U0268982

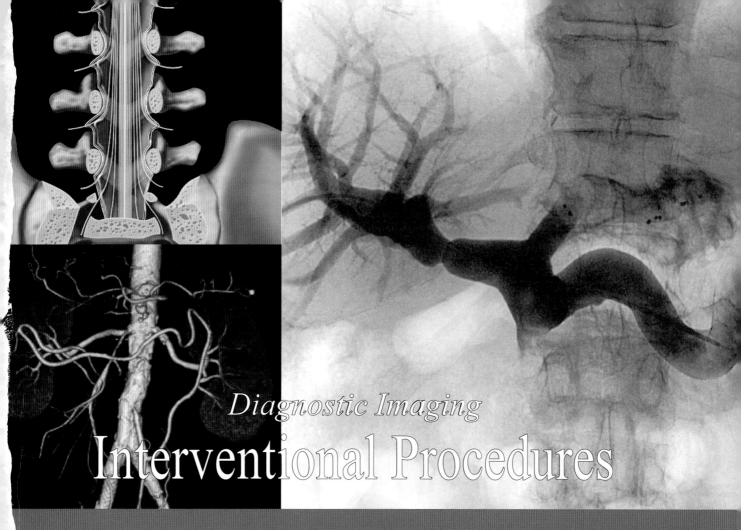

Diagnostic Imaging

Interventional Procedures

介入影像诊断学

操作技术

（原著第2版）

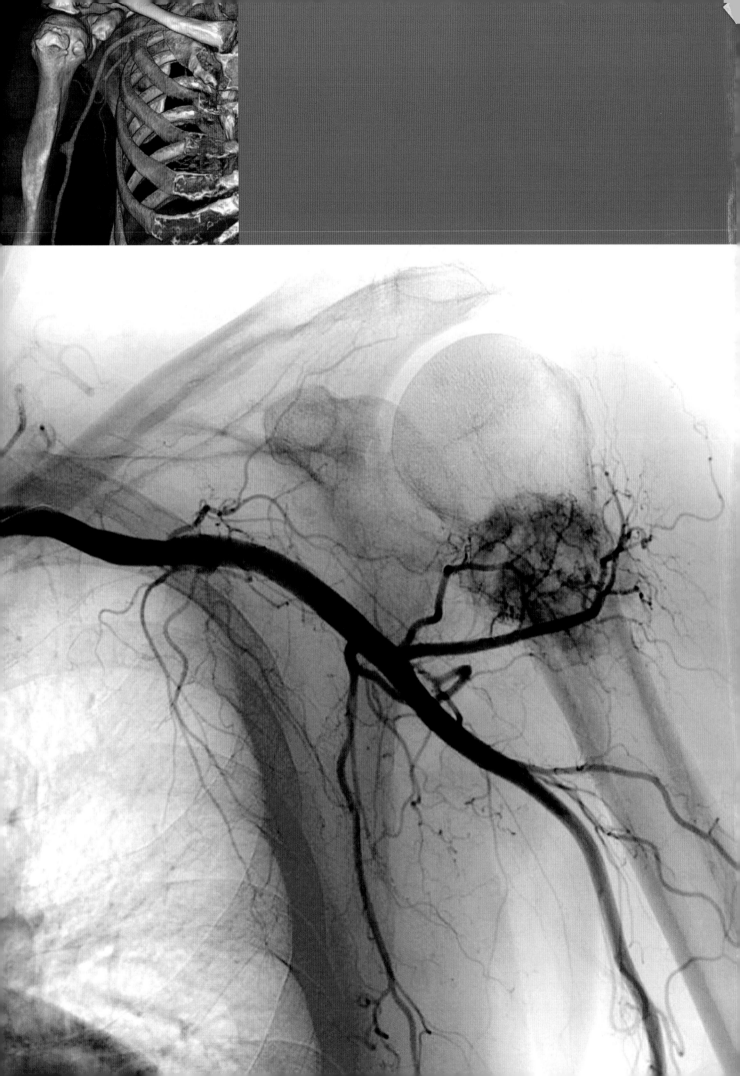

国际经典影像诊断学丛书

凤凰医学

Diagnostic Imaging

Interventional Procedures

介入影像诊断学
操作技术

（原著第 2 版）

原　著　［美］勃兰特·C.威布尔（Brandt C. Wible）
总主译　王振常
主　译　金　龙　高　堃

江苏凤凰科学技术出版社
南　京

图书在版编目（CIP）数据

介入影像诊断学：操作技术：原著第 2 版／（美）勃兰特·C. 威布尔著；金龙，高堃主译. —— 南京：江苏凤凰科学技术出版社，2020.05
ISBN 978-7-5537-7417-6

Ⅰ．①介… Ⅱ．①勃… ②金… ③高… Ⅲ．①介入性放射学－影像诊断 Ⅳ．① R81 ② R445

中国版本图书馆 CIP 数据核字（2019）第 213794 号

江苏省版权局著作合同登记号：图字 -10-2018-395

国际经典影像诊断学丛书

介入影像诊断学：操作技术（原著第 2 版）

原　　　著	[美] 勃兰特·C. 威布尔（Brandt C. Wible）	
总 主 译	王振常	
主　　译	金 龙	高 堃
特 约 编 辑	高爱英	
责 任 编 辑	程春林	
助 理 编 辑	李 鑫	
责 任 校 对	杜秋宁	
责 任 监 制	刘文洋	

出 版 发 行	江苏凤凰科学技术出版社
出版社地址	南京市湖南路 1 号 A 楼，邮编：210009
出版社网址	http://www.pspress.cn
印　　刷	江苏凤凰印务有限公司

开　　本	889mm×1194mm 1/16
印　　张	54.75
字　　数	2 000 000
插　　页	4
版　　次	2020 年 5 月第 1 版
印　　次	2020 年 5 月第 1 次印刷

标 准 书 号	ISBN 978-7-5537-7417-6
定　　价	480.00 元（精）

图书如有印装质量问题，可随时向我社出版科调换。

ELSEVIER

Elsevier (Singapore) Pte Ltd.

3 Killiney Road

#08-01 Winsland House I Singapore 239519

Tel: (65) 6349-0200

Fax: (65) 6733-1817

DIAGNOSTIC IMAGING: INTERVENTIONAL PROCEDURES, SECOND EDITION

Copyright © 2018 by Elsevier. All rights reserved.

ISBN: 978-0-323-52481-0

丛书译者审校委员会

译者名单

总主译　王振常

主　译　金　龙　高　堃

译　者　(以姓氏笔画为序)

王剑锋　苏天昊　李　惠　杨泽冉　杨翔宇

张　勇　张致远　周传国　黄　强　尉建安

韩燕京　魏宝杰

原著者名单

T. Gregory Walker, MD, FSIR
Interventional Radiology Integrated Residency
Program Director
Interventional Radiology Fellowship Program Director
Massachusetts General Hospital
Division of Interventional Radiology
Assistant Professor of Radiology
Harvard Medical School
Boston, Massachusetts

Keith B. Quencer, MD
Assistant Professor
Department of Radiology
Division of Interventional Radiology
University of Utah
Salt Lake City, Utah

Christos Georgiades, MD, PhD
Associate Professor of Radiology & Surgery
Director of Interventional Oncology
Johns Hopkins University
Baltimore, Maryland

Nathan Saucier, MD
Assistant Professor
Vascular & Interventional Radiology
University of Missouri-Kansas City School of Medicine
Kansas City, Missouri

Joseph A. Ronsivalle, DO, FSIR
Chairman, Department of Radiology
Medical Director, Interventional Radiology
The Guthrie Clinic
Sayre, Pennsylvania

A. Keith Rastogi, MD
Assistant Professor of Radiology
University of Missouri-Kansas City
Saint Luke's Hospital System
Kansas City, Missouri

Jessica Sanchez, MD
Assistant Professor of Radiology
University of Missouri-Kansas City
Saint Luke's Hospital
Kansas City, Missouri

Jennifer R. Buckley, MD
Department of Radiology
University of Missouri-Kansas City School of Medicine
Kansas City, Missouri

Anatoly Loskutov, MD
Department of Radiology
University of Missouri-Kansas City School of Medicine
Kansas City, Missouri

Chad Davis, MD
Department of Radiology
University of Missouri-Kansas City School of Medicine
Kansas City, Missouri

Clifford R. Weiss, MD, FSIR
Associate Professor
Radiology, Surgery, and Biomedical Engineering
Clinical Director
Center for Bioengineering, Innovation, and Design
Director of Interventional Radiology Research
Johns Hopkins University
Baltimore, Maryland

Christopher Bailey, MD
Department of Radiology
Johns Hopkins University School of Medicine
Baltimore, Maryland

Coleman O. Martin, MD
Clinical Associate Professor of Radiology and Neurology
University of Missouri-Kansas City Neuroscience Institute
Section of Neurointerventional Radiology
Saint Luke's Hospital
Kansas City, Missouri

Jared Halpin, MD
Neurointerventional Radiology Fellow
Saint Luke's Marion Bloch Neuroscience Institute
University of Missouri-Kansas City
Kansas City, Missouri

Mandeep S. Dagli, MD
Assistant Professor of Radiology
Division of Interventional Radiology
University of Pennsylvania School of Medicine
Philadelphia, Pennsylvania

Conrad Pun, MD
Assistant Professor
Vascular and Interventional Radiology
University of Wisconsin Hospitals and Clinics
Madison, Wisconsin

Kalie Adler, DO
Department of Radiology
University of Missouri-Kansas City
Kansas City, Missouri

Ross Holwerda, MD
Department of Radiology
University of Missouri-Kansas City School of Medicine
Kansas City, Missouri

Nikhil Bhagat, MD
Clinical Associate
Vascular and Interventional Radiology
Johns Hopkins Hospital
Baltimore, Maryland

Derek S. Vien, MD
Chief, Division of Vascular and Interventional Radiology
Department of Radiology
Kaiser Permanente Northern California
Sacramento/Roseville, California

Brian Holly, MD
Assistant Professor
Vascular and Interventional Radiology
Johns Hopkins Hospital
Baltimore, Maryland

John Werner, MD
Assistant Professor
Vascular and Interventional Radiology
Johns Hopkins Hospital
Baltimore, Maryland

Jessica Wen, MD
Russell H. Morgan Department of Radiology and
Radiological Science
Johns Hopkins Hospital
Baltimore, Maryland

S. Brandon Hancock, MD
Vascular and Interventional Radiology
Johns Hopkins Hospital
Baltimore, Maryland

Davood J. Abdollahian, MD
Vascular and Interventional Radiology Fellow
Johns Hopkins Hospital
Baltimore, Maryland
Madhavi Duvvuri, BA, MPhil
Johns Hopkins University School of Medicine
Baltimore, Maryland

Madhavi Duvvuri, BA, MPhil
Johns Hopkins University School of Medicine
Baltimore, Maryland

Lara Mrak, MD, PhD
Department of Radiology
University of Wisconsin Hospital and Clinics
Madison, Wisconsin

Franklin Nwoke, MD
Research Fellow in Interventional Radiology
Department of Interventional Radiology
Johns Hopkins Hospital
Baltimore, Maryland

Scott R. Shuldiner, BS
Johns Hopkins University School of Medicine
Baltimore, Maryland

其他著作者

Suhny Abbara, MD, FSCCT
Scott M. Brannan, MD
Julia R. Crim, MD
Suvranu Ganguli, MD
Zubin Irani, MD
Donald V. La Barge, III, MD, MBA
Raymond W. Liu, MD
Rahmi Oklu, MD, PhD
Gloria M. Salazar, MD
Ashraf Thabet, MD
Stephan Wicky, MD
Steven Wu, MD

献　词

感谢 Helen、Brayden、Brighton 以及我的家人，
感谢你们的信任、支持及鼓励。

感谢我的朋友及同事，
谢谢你们对我的启发与鼓励。

感谢美国和平组织。

BCW

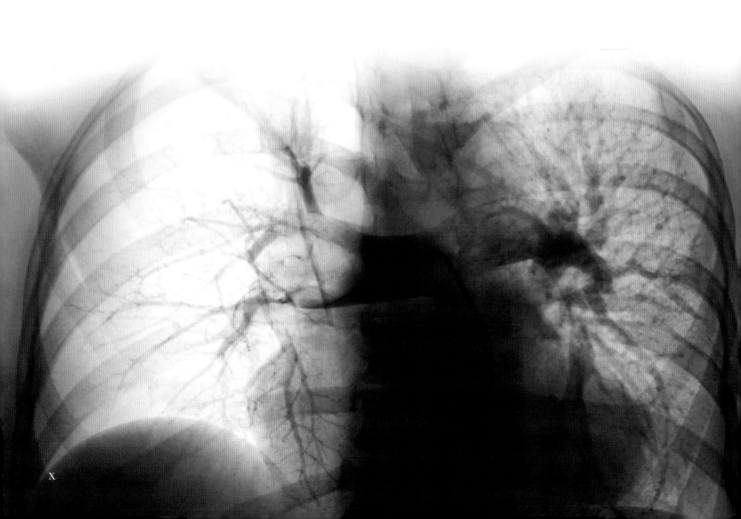

译者序

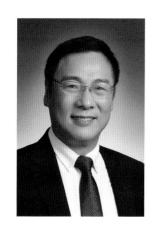

"国际经典影像诊断学丛书（Diagnostic Imaging）"是影像诊断的权威巨著，图文精美，出版后深受国内外读者喜爱。本系列丛书中文版由首都医科大学医学影像学系主译，共分为《头颈部影像诊断学》《消化影像诊断学》《骨肌影像诊断学（非创伤性疾病）》《儿童神经影像诊断学》《介入影像诊断学：操作技术》等5个分册，内容不但涵盖了系统的、全面的、最新的影像学知识和进展，还提供了影像医师临床必备的基本知识。新版译著较上一版内容更加丰富精彩，同时配有大量高质量的图片，还为每个疾病的诊断提供了多维度知识解读，更加适合放射学医师的临床学习、参考使用。

本套丛书的翻译工作启动于2018年1月，先后经过了初译、初审、二审及终审过程，历时16个月，于2019年5月完成整套丛书的翻译和出版工作。在丛书的翻译过程中得到了首都医科大学附属及直属9家医院多名专家、教授们的大力支持。所有译者对书稿翻译工作也都夜以继日、倾尽全力，他们在翻译过程中查询了大量国内外文献，在充分保留和表达原著的基础上，用最符合中文的表达习惯和最规范的医学术语对原著进行阐释，以努力做到"信、达、雅"。但由于本系列英文原著的作者众多，原书写作风格不统一的情况也时有发生，为此，即便临床工作极其繁忙，首都医科大学医学影像学系的编委会也在百忙之中多次召开研讨会，反复探讨本系列丛书的翻译原则、用语规范，并最终达成共识。此外，我们还有幸邀请了首都医科大学医学影像学系的多名专家对译稿进行审校，对丛书的翻译质量进行严格把控，力求更好地将原著内容呈现给广大读者。

最后，衷心感谢所有参与翻译、审校的同行和专家们付出的宝贵时间和精力，使得我们能在有限的时间内高质量完成这套"国际经典影像诊断学丛书"的翻译，为提高国内影像医师的专业技能奉献绵薄之力。

本套丛书虽经编委会反复推敲，不妥及错误之处在所难免，恳请各位专家、同道批评指正，以期修正补充。

医学博士、主任医师、教授、博士生导师
首都医科大学附属北京友谊医院副院长、影像中心主任
首都医科大学医学影像学系主任
中国医师协会放射医师分会会长

2019年4月

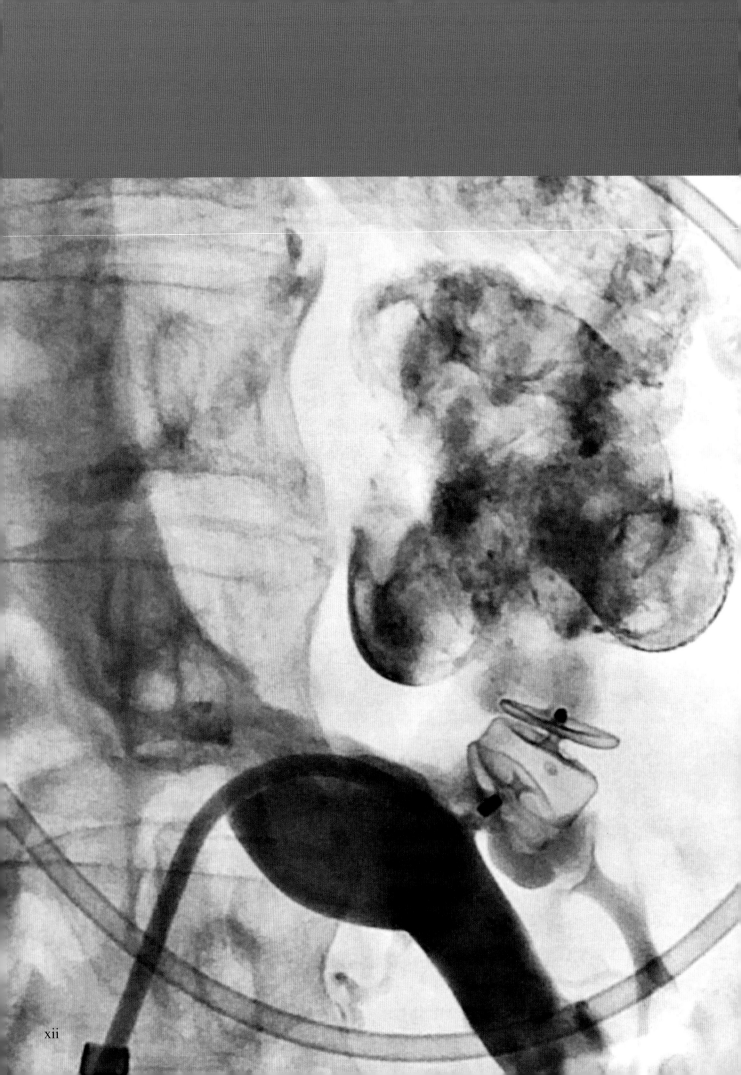

原著前言

欢迎翻阅国际经典影像诊断学丛书中的《介入影像诊断学：操作技术》第 2 版！作为用于指导"如何操作"和便于搜索的参考工具书，本书得到了实习生及经验丰富的介入医生的认可，延续了由 T. Greg Walker 医生和他的团队创建的第 1 版的风格。本书内容广泛，包括多种血管和非血管介入实际操作演示，涵盖了全面和详细的操作说明。语言简洁、重点突出，子章节目录便于快速搜索介入前、介入后的内容。

第 2 版的更新包括新加入了超过 800 多幅的高分辨率病例图像以及许多新的全彩图片。文中描述的操作通过更新的、更典型的病例分步举例说明。相关介入的参考文献、介入技术、设备、介入治疗预后也同样进行了更新。同时也编入了新的章节，包括介入治疗药物、腰椎穿刺、腹腔丛神经阻滞和骶骨成形术。

参与编写的人员包括来自麻省总医院的曾参与第 1 版的几位作者，几位来自约翰·霍普金斯大学、宾夕法尼亚大学、犹他大学、密苏里 – 堪萨斯大学和威斯康辛大学的医师，同时还有一些经验丰富的私人医生。我会永远感激他们的奉献精神、专业精神和辛勤工作。同时还要向 Elsevier 的 Amirsys 的编辑和插画师团队表示感谢，他们让国际经典影像诊断学丛书的风格独树一帜。

我尤其要感谢的是沃克医生，是他推荐我担任本著作第 2 版的主编。Amirsys 的 RADPrimer 团队多年的领导、STATdx 的特约作者、介入放射学课程主任和医学生轮转的经历，让我深刻认识到病例是我们行业最好的学习工具之一。有机会更新这样一本病例丰富且图片高清的专著，对我非常有吸引力，从那以后我发现这个过程是一次难忘的经历。希望您能在《介入影像诊断学：操作技术》（第 2 版）中找到对您的实践有价值的指导内容。

Brandt C. Wible, MD

Associate Professor
Vascular and Interventional Radiology
University of Missouri-Kansas City
Saint Luke's Hospital
Kansas City, Missouri

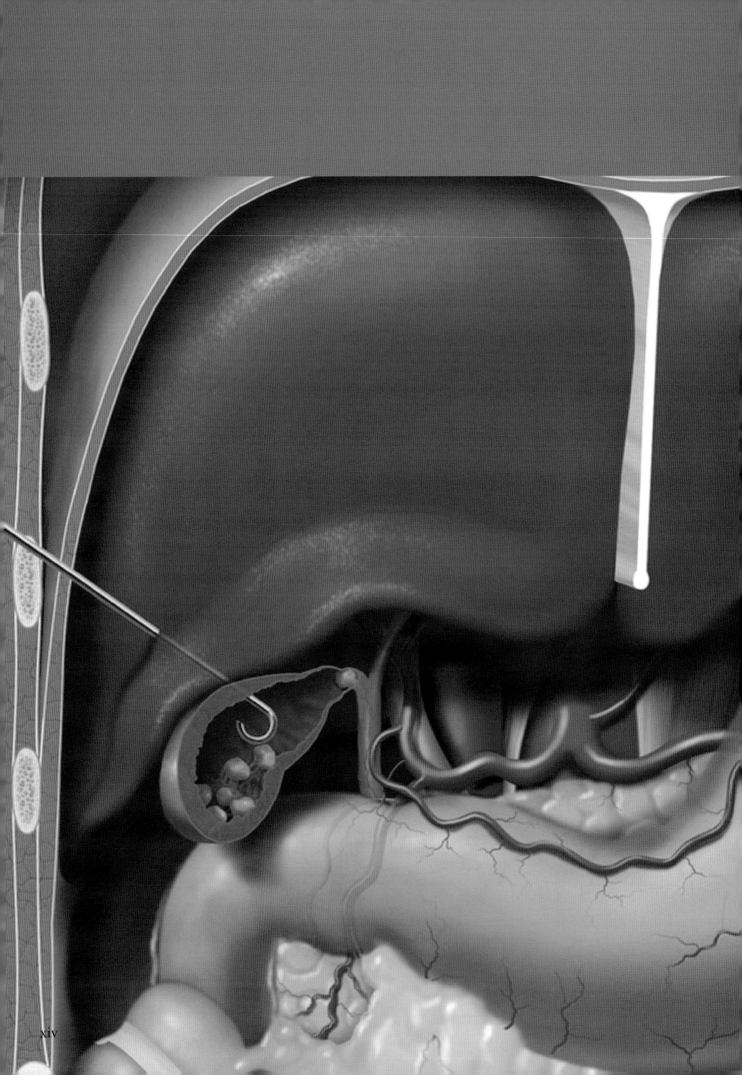

致　谢

文本编辑

Arthur G. Gelsinger, MA

Nina I. Bennett, BA

Terry W. Ferrell, MS

Karen E. Concannon, MA, PhD

Matt W. Hoecherl, BS

Megg Morin, BA

图像编辑

Jeffrey J. Marmorstone, BS

Lisa A. M. Steadman, BS

插图

Laura C. Wissler, MA

Richard Coombs, MS

Lane R. Bennion, MS

艺术指导及设计

Tom M. Olson, BA

Laura C. Wissler, MA

责任编辑

Lisa A. Gervais, BS

制作统筹

Rebecca L. Bluth, BA

Angela M. G. Terry, BA

Emily C. Fassett, BA

ELSEVIER

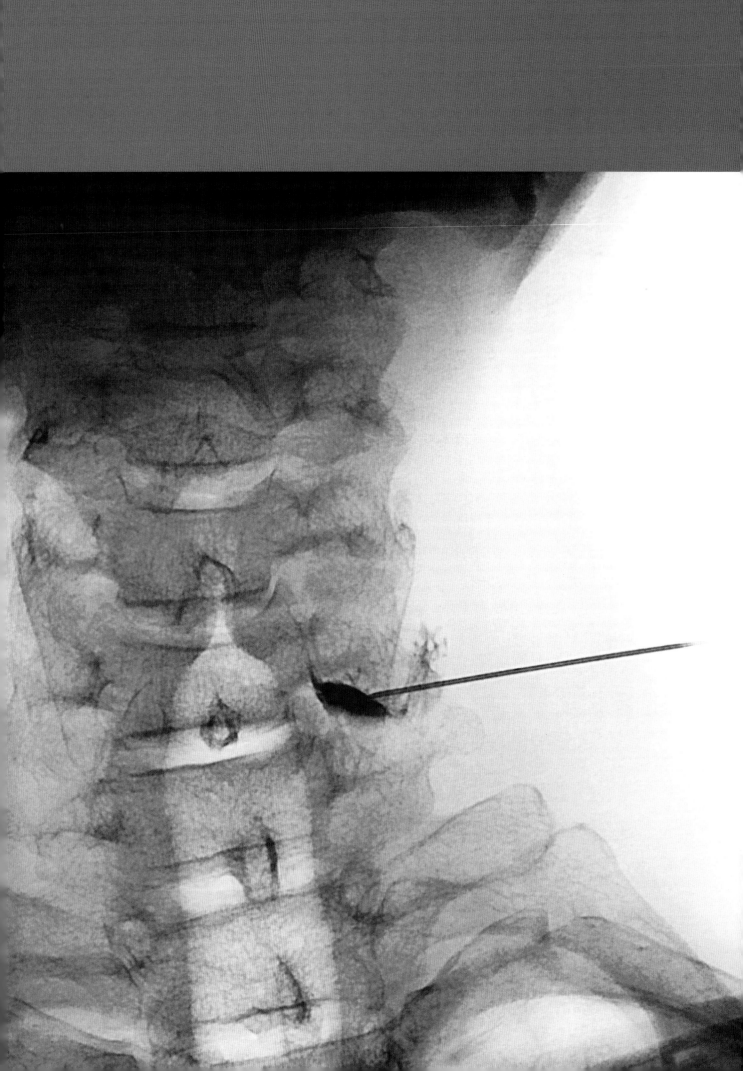

章节目录

目　录

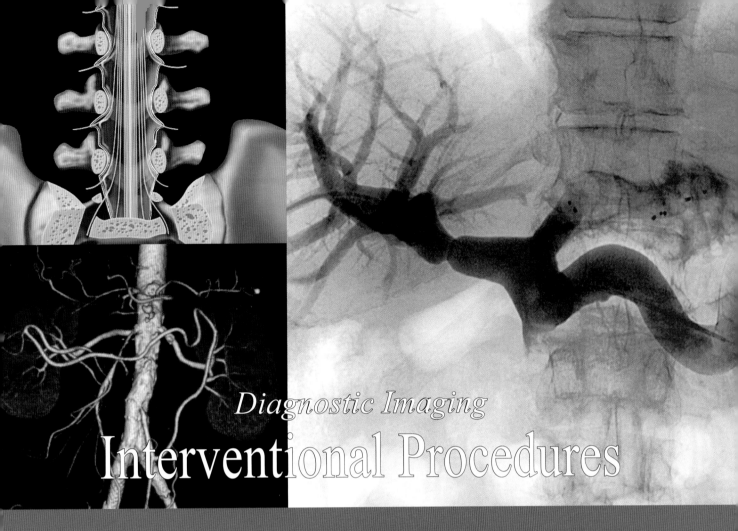

Diagnostic Imaging

Interventional Procedures

介入影像诊断学

操作技术

（原著第 2 版）

第 1 部分
一般原则

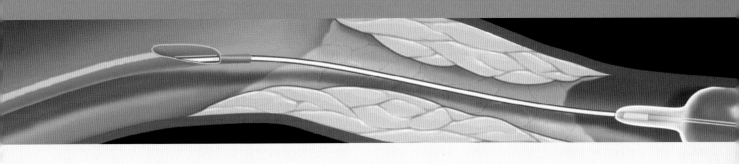

介入手术关注点

介入手术技术

关键点

术前影像的应用
- 图示正常与异常解剖
- 获取生理信息
- 用于计划介入手术
  - 确定适当种类和尺寸的器械

术前影像学检查
- 超声：包括灰阶、彩色多普勒、血管内超声
  - 优点：无创，良好的组织对比度
  - 缺点：窗口限制，依赖操作者水平
- 血管内超声：用于血管造影
  - 优点：描述腔内特征
  - 缺点：有创，增加费用和时间
- 超声心动图：包括经胸和经食道超声心动图
  - 优点：没有辐射，不需要对比剂
  - 缺点：显示三维能力有限

- CT：包括 CTA/CTV
  - 优点：出色的三维空间分辨率
  - 缺点：电离辐射，需要对比剂
- MRI：包括 MRA/MRV
  - 优点：显示组织特征最好的工具
  - 缺点：空间分辨率下降，费用昂贵，时间强度大
- DSA：包括锥形束 CT
  - 优点：指引血管介入
  - 缺点：有创，需要对比剂
- 放射性核素显像：包括核素显像，三维单光子发射计算机断层成像术（SPECT），正电子发射断层成像术（PET）
  - 优点：生理信息
  - 缺点：放射性同位素暴露

（左图）胸部矢状位 CTA 显示了一个明显的肺动静脉畸形（PAVM）➡️，具有一个单独的供血肺动脉➡️。（右图）同一患者的横断位 CTA 显示右肺下叶 PAVM 供血动脉➡️和引流静脉➡️。这种无创术前 CT 可以评估供血血管的直径和位置。介入术前仔细规划将最终减少手术时间、对比剂用量和辐射暴露剂量

肺动静脉畸形：术前规划（CTA）

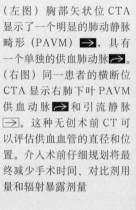
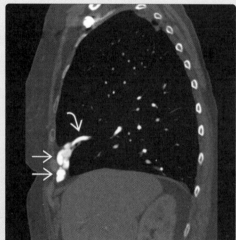
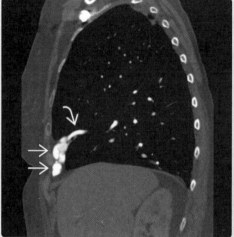

肺动静脉畸形：术前规划（CTA）

（左图）当导管选择 PAVM 供血肺动脉分支➡️时，进行同一患者的选择性 DSA，显示了右肺下叶 PAVM ➡️。它与用于术前规划的 CTA 有很好的相关性。（右图）栓塞弹簧圈➡️用于封堵 PAVM 的供血动脉。鞘和导管被放置在供血动脉内➡️

肺动静脉畸形：术前血管造影

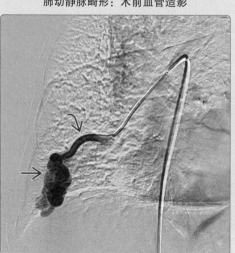

肺动静脉畸形：栓塞术后

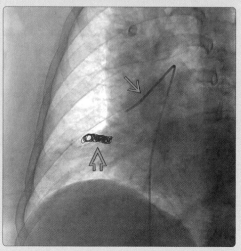

介 绍

术前影像选择

- 应在许多血管或非血管介入前获得术前影像
  - 图示正常 / 异常解剖或生理情况
  - 用于手术 / 介入前规划
  - 确定最佳的设备尺寸和形态
- 多种可供选择的成像方式
  - 超声
    - 包括灰阶和彩色多普勒
  - 血管内超声
    - 通常与血管造影同时使用
  - 超声心动图
    - 包括经胸或经食道超声
  - CT
    - 包括非门控 / 门控 CTA/CTV
  - MR
    - 包括 MRA/MRV
  - DSA
    - 包括基于 C 形臂锥形束 CT
  - 放射性核素显像
    - 包括核素显像，三维单光子发射计算机断层成像术（SPECT），单光子发射计算机断层成像术（PET）
- 为了获得介入手术的最佳效果，高度依赖于术前成像
  - 血管畸形
  - 颈动脉支架植入术（carotid artery stenting, CAS）
  - 腹腔动脉瘤血管内修补术（abdominal endovascular aneurysm repair, EVAR）
  - 胸主动脉血管腔内修复术（thoracic endovascular aortic repair, TEVAR）
  - 经动脉化疗栓塞术（transarterial chemoembolization, TACE）
  - 放射性物质栓塞术
  - 静脉曲张静脉腔内热消融（endovenous thermal varicose vein ablation, EVTA）
  - 经皮穿刺胆道介入治疗
  - 经颈静脉肝内门体分流术（transjugular intrahepatic portosystemic shunt, TIPS）
  - 子宫动脉栓塞术（uterine artery embolization, UAE）

成像方式

超声

- 优点
  - 没有辐射暴露
  - 花费低；简单方便
  - 很好显示实性和液性填充间隙组织结构
  - 实时显像
- 缺点
  - 声窗限制
  - 依赖操作者水平
  - 依赖患者体质情况

血管内超声

- 优点
  - 可以清楚地显示血管腔内情况
  - 准确地描述血管腔内及血管壁异常
  - 准确对血管腔内设备位置进行评估
- 缺点
  - 相对常规超声为有创检查
  - 增加手术花费
  - 增加额外的手术时间

超声心动图

- 经胸或经食道
  - 经食道需要镇定；有创
- 优点
  - 可对血流流速进行量化 / 梯度计算
  - 没有辐射或对比剂需要
- 缺点
  - 声窗限制
    - 各种可能遇到的声窗：肋间隙，肝，上腹部，或者胸骨上窝
    - 不能评价全部主动脉弓 / 大血管
    - 与 MR/CT 相比，三维展示能力有限

CT

- 优点
  - 准备展示血管解剖
  - 具备出色三维空间分辨力
  - 可以任意平面的图像后处理重建
  - 显示钙化最好的成像检查
- 缺点
  - 需要碘对比剂评价脉管系统
  - 使用电离辐射
  - 升主动脉搏动伪影 / 假瓣膜
- 禁忌证
  - 对碘对比剂严重过敏
  - 肾功能不全
    - 估计的肾小球滤过率（eGFR）>60：对比剂应用无禁忌证
    - eGFR>30 且 <60：可采取预防措施 / 水化

MR

- 优点
  - 相位对比成像允许血流量化
  - 允许在无静脉对比剂情况下的心血管评估
  - 显示组织特征的最佳工具
    - 软组织对比分辨率优于 CT
  - 即使碘对比剂过敏，也可能会使用

- 缺点
  - 时间长；通常需要几次屏气
  - 成本高；不容易获得
  - 低空间分辨率
  - 伪影可能会被误判为疾病
  - 不能很好地评估钙化
  - 检查过程中患者不易接近
    - 严重疾病状态下生命支持／监测困难
  - 由于采集时间过长，对于运动敏感
    - 可能需要镇静
- 禁忌证
  - 严重的幽闭恐惧症
  - 医疗植入物（例如起搏器，可编程心室分流器，药物泵，脑动脉瘤夹）
  - 肾衰竭时不能使用钆对比剂
    - 肾源性系统性纤维化的风险

DSA

- 优点
  - 血管介入的指导
  - 有关血流动力学的实时信息
- 缺点
  - 有创的
    - 如果仅是准备性检查，可能需要分阶段进行手术
  - 电离辐射
    - 患者和手术人员的暴露
  - 需要血管内应用对比剂
    - 通常使用含碘对比剂
    - 也可以使用二氧化碳
    - 有对比剂过敏／过敏反应或对比剂引起肾病的可能
  - 低估血管钙化／附壁血栓
  - 由于配准不良而引起伪影会造成严重的图像质量问题（如来自患者肠蠕动、呼吸运动）

放射性核素闪烁扫描成像

- 优点
  - 提供生理信息
    - PET 图像摄取标记的氟代脱氧葡萄糖（FDG），一种葡萄糖类似物；肿瘤是高度代谢／迅速合成 FDG
    - 锝（^{99m}Tc）标记的红细胞扫描检测出活动性消化道出血
- 缺点
  - 放射性同位素暴露
  - 高度敏感但可能不具特异性

规划具体手术

血管畸形

- 横断面（CTA/MRA）或超声图示血管解剖学情况
  - 对于流入动脉和流出静脉的勾勒

- 展示畸形病灶及其交通支
- 确定血流动力学特点
  - 高流量与低流量
  - 简单与复杂

颈动脉支架术

- 用各种检查方式确定狭窄的严重程度
  - 彩色多普勒超声与光谱分析
  - CTA/MRA
    - 包括 CTA 重建
    - 最大密度投影
    - 狭窄严重度的计算
  - 数字减影血管造影
    - 通常结合颈动脉支架成形手术
  - 支架选择通常基于术前 CTA/MRA 测量和动脉解剖
    - 存在各种支架设计，构型和长度
    - 血管直径对恰当量度目标血管的支架非常重要
  - 基于 CTA/MRA 测量和动脉解剖的血栓保护装置（EPD）选择
    - 各种类型的 EPD
    - 血管直径和长度对恰当量度目标血管的 EPD 非常重要

腹部血管内动脉瘤修复术

- 基于 CTA/MRA 测量的血管内覆膜支架的选择
  - 血管内覆膜支架的直径基于真实主动脉腔内的短轴
    - 紧邻最低水平的肾动脉以下的主动脉处测量
    - 10%～20% 的过度尺寸以确保良好的覆膜支架与主动脉的并置
- 近端位点需要超越正常主动脉处 10mm 或以上
- 血管内的器械进入需要髂外动脉直径≥7mm
  - 大多数器械的输送系统≥18Fr
  - 周径／过度的钙化限制了血管内的器械进入
- 过度迂曲的髂动脉可能使血管内器械进入难度加大
- 动脉瘤的颈部形态，角度和长度是近端封闭区适用性的决定因素
  - 颈部成角 >60° 是禁忌证
  - 非锥体颈部是最有利的解剖结构
  - 倒锥形（圆锥形）颈部有问题
  - 附壁血栓和过度钙化有问题
- 分叉处的覆膜支架需要最小的远端主动脉直径（又称远端颈）
  - 可以在小口径远端主动脉中放置主动脉单髂动脉覆膜支架，并结合跨股动脉覆膜支架
- 分支血管的通畅性和位置可以确定
  - 肾动脉与瘤颈的关系是至关重要的
  - 大的腰动脉和通畅的肠系膜下动脉可能易引发 II 型内漏
- 腹主动脉瘤（AAA）测量通常包括（但不限于）
  - 直径：动脉瘤颈；主动脉在分叉处；最大动脉瘤

- 直径：髂总、髂外和股总动脉
  - 长度：肾动脉最低至动脉瘤（颈长）；最低肾动脉至主动脉分叉处；最低肾动脉处至髂分叉处
  - 角度：近端和远端颈部成角；髂动脉过度成角

经静脉内曲张静脉热消融（EVTA）

- 术前复合超声成像
  - 静脉解剖图的绘制
  - 评估静脉瓣关闭时间和静脉回流
  - 对无功能的深浅静脉穿孔支的评估
  - 血栓后梗阻的证据
  - 深和浅静脉血栓形成评估
- 横断面成像：CTV/MRV
  - 怀疑盆腔／腹腔静脉流出性疾病
  - 如果静脉流出障碍，EVTA 则无效

经肝胆道介入治疗

- 术前复合超声成像
  - 显示胆管解剖
- 横断面 CT/MR 成像
  - 证明胆道梗阻的病因
  - 磁共振胆胰管成像用于显示胆道前解剖
- 肝胆核素成像
  - 评估胆漏

放射栓塞

- 靶向治疗不可手术的原发性和继发性肝脏恶性肿瘤
  - 术前增强 CT 或增强 MR 评估肿瘤负荷
    - 用于计算要递送的放射性剂量
  - CTA/MRA 评估血管解剖
    - 评估解剖变异
    - 肝肠动脉交通支
  - 预防性栓塞肝肠动脉交通支
    - 消除注射放射性球体对非靶病灶栓塞的潜在途径
  - 通过导管插管目标位置，注射 ^{99m}Tc 大分子集合的白蛋白用于放射性栓塞
    - 随后进行放射性核素肺灌注扫描；评估肺分流分数

胸腔血管内主动脉修复

- 用于治疗动脉瘤、横断、B 型夹层、壁内血肿、穿透性溃疡
  - 需要令人满意的近端密封区
  - 覆膜支架可能需要左锁骨下动脉开口，以获得足够的近端密封区
    - 需要椎体和颈动脉复合超声；评估是否需要左颈总动脉向左锁骨下动脉搭桥或左锁骨下转位
  - 可能需要截流主动脉弓分支以获得足够的近端密封区
  - 需要令人满意的远端位点
    - 需要 20mm 远端密封区
  - 基于 CTA/MRA 测量的覆膜支架选择

- 覆膜支架直径基于真实的主动脉短轴
  - 测定覆膜支架近端和远端密封区的主动脉直径
- 确定需要覆盖的长度
- 主动脉成角和迂曲的评估
- 主动脉的壁／腔内情况（例如，血栓负荷，钙化）
- 进入血管的特征
  - 股总动脉／髂动脉直径／迂曲／钙化情况

经导管动脉化疗栓塞

- 靶向治疗不能手术的原发性和继发性肝脏恶性肿瘤
  - 术前增强 CT 或增强 MR 评估肿瘤负荷
    - 需要肝实质受累 <50%
    - 评估肿瘤增强程度
      - 富血供肿瘤有更好的反应
  - CTA/MRA 评估血管解剖
    - 确定肿瘤的供血动脉
    - 评估解剖变异
    - 评估门静脉通畅

创建 TIPS

- 经皮肝内创建门静脉和体循环之间通路
  - 术前超声
    - 超声确认门静脉通畅
    - 彩色多普勒超声评估门静脉血流的方向（例如，向肝性与离肝性血流）
    - 存在／不存在腹水
    - 断层成像：CT 或 MR
  - 确认门静脉通畅
  - 评估竞争性的门体分流道
  - 显示静脉曲张的位置和范围
  - 显示门静脉与肝静脉的解剖关系
    - 获得最佳的肝内肝静脉到门静脉穿刺途径
  - 评估肝外门静脉分叉
    - 肝外门静脉穿刺有腹腔内出血的风险

子宫动脉栓塞

- 经导管输送颗粒栓塞子宫动脉
  - 术前对女性骨盆进行对比增强 MR 评估
    - 子宫肌瘤的位置：黏膜下，浆膜下，带蒂等
    - 肌瘤大小；压缩相邻结构
    - 肌瘤的血管情况；预测其对子宫动脉栓塞的反应
    - 子宫腺肌病：交界区 >12mm
  - 骨盆超声
    - 肌瘤的评估：位置，血管，大小
    - 子宫宫腔多普勒超声（产后出血）
  - 如果是幽闭恐惧症患者或 MR 禁忌证患者，则行 CT 检查
  - 数字减影血管造影
    - 与栓塞同时进行
    - 卵巢动脉对肌瘤的贡献
    - 评估子宫 - 卵巢血管吻合支

（左图）在颈动脉支架置入术前计划中，横断面成像和多平面重建是重要的。冠状位最大密度投影（MIP）显示左侧颈内动脉（ICA）严重狭窄➡，ICA远端和颈总动脉近端具备正常口径。（右图）矢状位MIP证实严重狭窄➡和正常口径远端左侧ICA。动脉口径影响选择的支架和栓塞保护装置的类型和尺寸

颈动脉支架：术前计划
（冠状位最大密度投影 CTA）

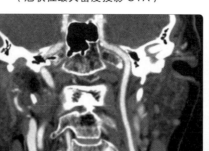

颈动脉支架：术前规划
（矢状位 MIP 最大密度投影 CTA）

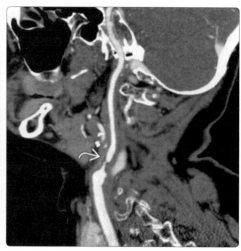

（左图）使用专用工作站上的后处理软件，可以在来自同一CTA的重建图像上绘制点。计算沿动脉过程的最小➡和最大直径➡。利用此图像评估狭窄程度➡。（右图）精确的动脉直径测量对于支架尺寸的选择非常重要。正常的远端ICA直径会影响栓塞保护装置的尺寸（如果使用的话）。这里计算狭窄远端的ICA直径➡

颈动脉支架：术前计划
（狭窄程度的计算）

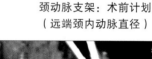

最小直径 =1.6mm
平均直径 =1.6mm
最大直径 =1.7mm

最小直径 =1.6mm
最大直径 =1.7mm

颈动脉支架：术前计划
（远端颈内动脉直径）

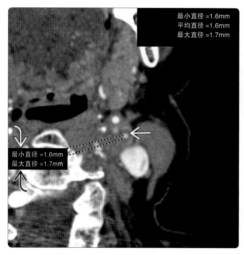

最小直径 =4.2mm
平均直径 =4.3mm
最大直径 =4.4mm

最大直径 =4.4mm
最小直径 =4.2mm

（左图）由于患者有颈动脉内膜剥脱术史和新发言语不利，因此对其行颈动脉支架术治疗的可行性进行评估。CTA显示严重的左侧ICA狭窄➡。（右图）术中DSA与术前CTA相关性良好，确认严重的ICA狭窄➡。CTA结果表明患者在解剖学上适合于具有栓塞保护的颈动脉支架治疗

颈动脉支架：术前和术中的比较

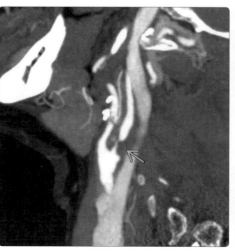

颈动脉支架：术前和术中的比较

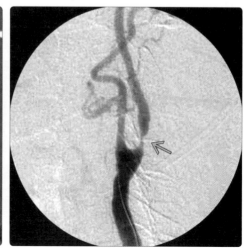

腹部血管内动脉瘤修复术（EVAR）：
术前计划（初始 CTA 成像评估）

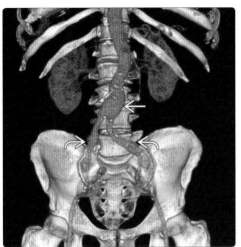

EVAR：术前计划
（初始 CTA 成像评估）

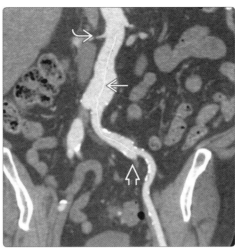

（左图）三维重建图像显示令人满意的腹主动脉瘤以上肾动脉以下颈部长度➡️。双侧髂总动脉远端均扩张➡️。对主动脉解剖结构进行仔细的术前分析对于选择合适的 EVAR 覆膜支架至关重要。（右图）冠状位最大密度投影图像上，中心线➡️绘制在从最低肾动脉➡️到髂动脉分叉➡️的主动脉至左髂总动脉腔内。这用于计算覆膜支架的长度，并且通常比使用横断位图像更准确

EVAR：术前计划
（近端颈部直径计算）

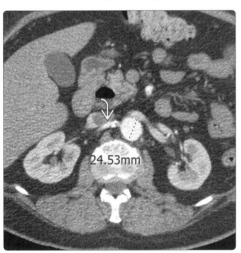

24.53mm

EVAR：术前计划
（覆膜支架尺寸选择工作表）

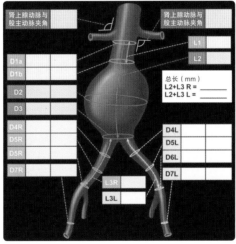

（左图）术前横断位增强 CT 图像用于计算多个部位的直径。在此图像中，最低肾动脉下方➡️的主动脉颈部直径为 24.5mm，评估长度在 10～15mm 以上（最佳近端封闭区的长度）。其他重要的直径包括主动脉分叉和髂总脉和髂外动脉。（右图）工作表用于从 CTA 图像数据中绘制血管长度和直径。然后选择合适的尺寸和长度的覆膜支架及其组件

EVAR：术中 DSA 主动脉造影
（满意的结果）

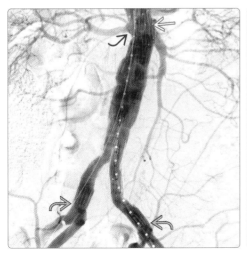

EVAR：术后成像监测
（3 个月随访）

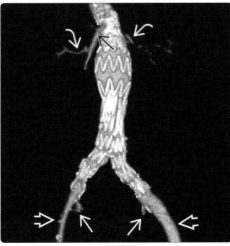

（左图）EVAR 期间的 DSA 显示覆膜支架从最低肾动脉➡️延伸至两个髂动脉分叉水平➡️。肾上支架部分➡️由设计用于辅助近端固定的裸金属支架组成。细致的术前计划对于获得良好的 EVAR 结果至关重要。（右图）在 EVAR 3 个月后的 3D 重建 CTA 显示通畅的肾动脉➡️，肠系膜上动脉➡️以及髂内动脉➡️、髂外动脉➡️。横断位图像显示良好的覆膜支架位置并且没有内漏出现

子宫动脉栓塞术：术前计划
（矢状位 MR）

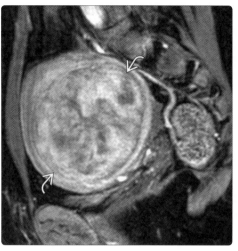

子宫动脉栓塞术：子宫内动脉 DSA
（左侧子宫动脉）

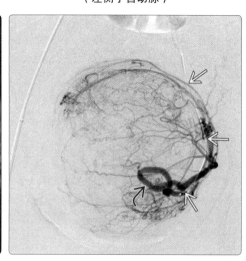

（左图）已知子宫肌瘤患者的 MR 矢状位增强 T_1WI 显示大而不均匀强化的子宫肌瘤➡️。MR 是子宫动脉栓塞前的优先评估方式，清楚地显示了肌瘤的大小和位置，以及强化程度。（右图）通过同轴微导管➡️选择性左侧子宫动脉➡️DSA 显示广泛的血管，对应于 MR 上见到的肌瘤强化。从该导管所在位置进行栓塞

急性消化道出血
（^{99m}Tc 标记的 RBC 核素显像）

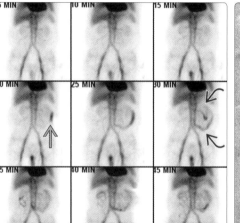

急性消化道出血
（数字减影血管造影）

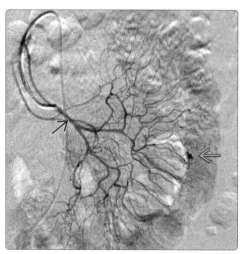

（左图）局部消化道出血可能很难发现，特别是鉴于其间歇性特点。DSA 前 ^{99m}Tc 标记的红细胞核素显像可以确定是否存在活动性出血及其位置。在这里，左腹部➡️的放射性聚集在小肠内分布➡️。（右图）如核素显像显示，出血➡️局限于肠系膜上动脉的空肠分支➡️。评估腹腔动脉和肠系膜下动脉是不必要的，降低了治疗期间的对比剂用量和辐射剂量

肝细胞癌的 TACE：术前评估
（初始 MR）

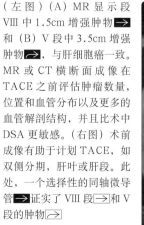
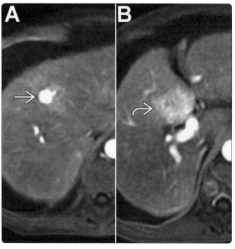

肝细胞癌的 TACE：过程中
（栓塞前 DSA）

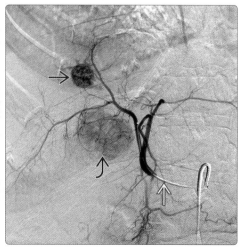

（左图）（A）MR 显示段 VIII 中 1.5cm 增强肿物➡️和（B）V 段中 3.5cm 增强肿物➡️，与肝细胞癌一致。MR 或 CT 横断面成像在 TACE 之前评估肿瘤数量，位置和血管分布以及更多的血管解剖结构，并且比术中 DSA 更敏感。（右图）术前成像有助于计划 TACE，如双侧分期，肝叶或肝段。此处，一个选择性的同轴微导管➡️证实了 VIII 段➡️和 V 段的肿物➡️

血管平滑肌脂肪瘤：术前计划
（横断位增强 CT）

血管平滑肌脂肪瘤：术前计划
（矢状位增强 CT）

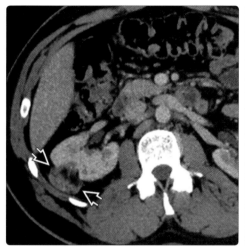
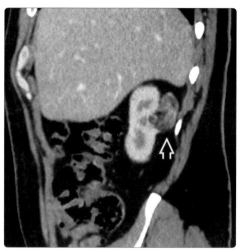

（左图）横断位增强 CT 显示了右肾一外生的、增强的、含脂肪肿物 ➡，考虑为血管平滑肌脂肪瘤。（右图）矢状面增强 CT 证实右肾血管平滑肌脂肪瘤 ➡ 的外生情况。术前成像提示，由于肿块的位置，部分肾切除术挑战较大。或者，血管内栓塞是可行的

平滑肌脂肪瘤：手术栓塞
（肾动脉造影）

血管平滑肌脂肪瘤：手术栓塞
（超选择性血管造影）

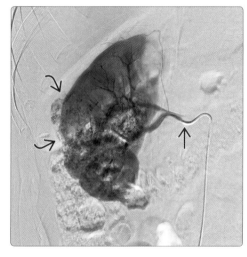
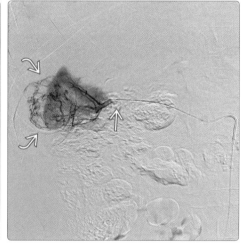

（左图）非选择性右肾动脉造影 ➡ 显示动脉强化 ➡ 和与外生血管平滑肌脂肪瘤相关的新生血管情况。（右图）同轴微导管进入直到这种超选择性右肾动脉造影 ➡ 能够显示血管平滑肌脂肪瘤动脉强化 ➡ 情况，与术前 CT 相关性良好。从这个位置进行的颗粒栓塞治疗血管肌脂瘤，可以对正常肾组织的损伤最小

静脉热消融（多普勒评估回流）

静脉热消融（多普勒评估回流）

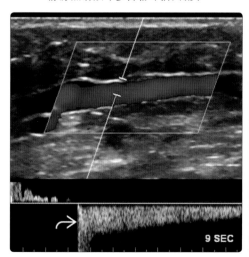
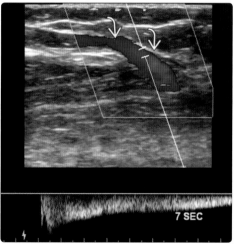

（左图）在静脉曲张热消融之前，必须行下肢深静脉和浅静脉超声和评估静脉回流的彩色多普勒超声。此例显示左侧大隐静脉有 9 秒的反流 ➡，表明存在静脉功能不全。（右图）彩色多普勒超声显示位于大腿后部的回流浅静脉曲张 ➡。术前双重超声检查也应包括对无功能的深浅静脉穿孔支的评估

关键点

术前工作

- 回顾有关的病史，影像学，实验室，手术适应证
- 对心脏事件，对比剂引起的肾病，镇静并发症进行风险分级
  - 采取适当的步骤（例如，心脏科咨询，术前术后水化用，麻醉支持）

知情同意书

- 患者／患者代表之间的沟通过程，以授权介入手术
- 组件包括手术的情况（目的，风险和收益），替代方案，患者理解和自愿接受
- 例外：有危险生命／危及四肢的紧急情况下，假定同意，不需代理

镇静

- 根据患者因素，操作者偏好，患者偏好和手术复杂性选择所需镇静程度
- 最常使用的是中度镇静
  - 通常苯二氮䓬类（米达唑仑）和阿片类（芬太尼）
  - 逆转阿片类药物用纳洛酮；氟马西尼逆转苯二氮䓬

术前

- 确保正确的患者，正确的手术，正确的侧面／部位，签署知情同意书
- 回顾相关实验室结果，病史，抗生素需求，特殊设备

生命体征：持续监测

替代对比剂：二氧化碳

（左图）显示中度镇静的手术。连续监测脉搏➡和氧饱和度➡。血压➡每5分钟测量一次。也可以监测呼气末二氧化碳➡和呼吸频率➡。这名患者过度通气。（正常乙醚35~45，RR<20）（右图）对于无法接受碘化对比剂的患者，二氧化碳对比剂是一种替代方法。在TIPS期间，通过肝静脉➡中的导管➡注入二氧化碳使门静脉➡和食道静脉曲张➡显影

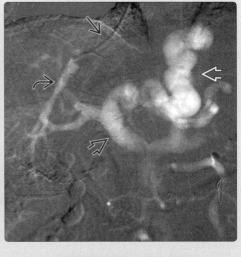

术前计划和成像

术前血管造影：与CT相关

（左图）横断位增强CT显示患者在被汽车卡住后遭受重大创伤。存在不严重的粉碎性骨盆骨折➡，这是对比外渗的证据➡。患者伴随头部受伤并且进行了插管。没有近亲可以联络到。推定同意进行盆腔血管造影和栓塞。（右图）右侧髂内血管造影显示多发的对比剂外渗➡。这些患者接受明胶海绵栓塞治疗。根据麻醉师协会（ASA）的标准分类，患者为V~E

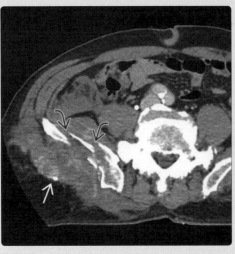

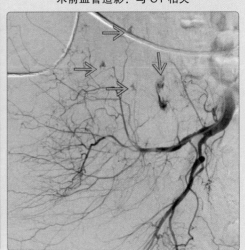

术前工作

心脏风险分层

- 修订后的心脏风险指数
  - 以下几点每项一分
    - 高风险手术
    - 缺血性心脏病
      - 心肌梗死病史，心绞痛，运动负荷测试异常，存在病理性 Q 波
    - 充血性心力衰竭
    - 脑血管病史
    - 胰岛素依赖性糖尿病
    - GFR>2mg/dl 的慢性肾功能不全
  - 心脏不良事件发生率
    - 0 分：0.4%
    - 1 分：1%
    - 2 分：7%
    - ≥3 分：11%

对比诱导的肾病风险分层

- 定义：对比剂使用后 72 小时内血清肌酐增加 25%
- 自然的过程
  - 通常血清肌酐短暂升高
    - 在 4~7 天的高峰期
  - <1% 将进展到肾衰竭／需要透析
- 评分系统
  - 低血压或主动脉内气囊泵使用 =5 分
  - 充血性心力衰竭 =5 分
  - 肾功能基线水平升高（血肌酐 >1.5mg/dl）=4 分
  - >75 岁 =4 分
  - 贫血 =3 分
  - 糖尿病 =3 分
  - 每 100ml 使用对比剂量 =1 分
- 预防
  - 水化
    - 选择性门诊患者：手术前后 12~24 小时饮水
    - 选择性住院患者：对比剂使用前、后 12 小时，给予 1ml/（kg·h）输液量

术前活动状态

- 与整体患者预后和术后结果相关
- 美国东部肿瘤协作组（ECOG）常用于癌症患者的量表
  - 0（完全活动）和 5（死亡）之间的得分
- 常用于肝病患者的量表
  - 终末期肝病模型（MELD）评分
    - MELD=3.78×ln［血清胆红素（mg/dl）］+6.43+11.2×ln［INR］+9.57×ln［血清肌酸酐（mg/dl）］
    - 最初用于预测 TIPS 后的结果
    - 慢性肝病的预后指标
    - 3 个月的死亡率
      - >40 周岁，约 70%
      - 30~39 周岁，约 50%
      - 20~29 周岁，约 20%
      - 10~19 周岁，约 5%
      - <9 周岁，约 2%
    - 也用作指定肝移植需要的客观工具
  - Child-Pugh 评分
    - 根据肝性脑病的分级，腹水的严重程度以及 INR，白蛋白和总胆红素的数值
    - 预测 1 年生存率
      - A：100%；B：80%；C：45%
    - 纳入巴塞罗那临床肝癌（BCLC）分期的 HCC 患者分类治疗中

镇 静

镇静程度

- 基于手术复杂性和患者的镇静计划
- 镇静水平（按镇静递减的顺序）
  - 一般气管内麻醉
  - 监测麻醉护理
  - 深度镇静
  - 适度镇静
  - 最小镇静／抗焦虑
  - 只局部麻醉

适度镇静

- 最常用的常规介入手术镇静计划／水平
- 定义：镇静状态允许患者保持对言语／触觉刺激有目的反应的能力
  - 维持心血管功能，呼吸功能和气道
- 典型的药物：苯二氮䓬类（例如咪达唑仑）+ 阿片类药物（例如芬太尼）
  - 协同行动
- 苯二氮䓬
  - 作用：抗焦虑，顺行性遗忘，镇静，肌肉松弛
  - 增强 γ-氨基丁酸（GABA）的作用
    - 降低神经元兴奋性
- 咪达唑仑（又名 Versed），苯二氮䓬类中优选
  - 典型成人的咪达唑仑剂量
    - 初始团注 0.5~2mg
    - 根据需要添加 0.5~1mg
    - 在衰弱患者，老年患者，呼吸功能不全患者，肝功能不全，肾衰竭患者中使用较低剂量
      - 单剂量：肾衰竭时代谢不变
      - 多次剂量：由于副产物积累，延长的手术增加了效果持续时间
      - 肝功能受损→清除率降低，影响更强，持续时间更长
  - 药代动力学
    - 由肝脏代谢，在尿中排泄
    - 作用开始：静脉注射后 2~5 分钟
      - 等待 5 分钟后再次给药
    - 消除半衰期：1.5~2.5 小时
      - 老年人，肥胖者，慢性病患者，充血性心力衰竭患者，肝功能损害患者，肾功能损害患

　　者会延长
- 肥胖症：咪达唑仑的全身清除率不变
○ 其他反应
- 激动，不自主的运动，多动，敌意，兴奋
　□ 见于儿童，老人，痴呆症患者
○ 孕妇分级 D
- 在母乳中排出
○ 用氟马西尼逆转
- 剂量：0.2mg
　□ 每 45 秒重复 1 次；可以重复 3 次
- 作用：苯二氮䓬结合位点对 GABAA 受体的竞争性抑制
- 生物半衰期：15~30 分钟
　□ 可能需要再次给药以避免再次镇定
- 降低癫痫发作阈值，可能会引起躁动
- 阿片类
○ 作用：镇痛
- μ 阿片受体激动剂
○ 副作用 / 不良反应
- 混乱，嗜睡，便秘，恶心，通气不足 / 呼吸暂停，胸壁僵硬（尤其是儿童患者），心动过缓，瘙痒，恶心
- 芬太尼（Sublimaze），首选阿片类药物
- 典型的成人芬太尼剂量
○ 初始推注 25~50μg
○ 根据需要，添加 25~50μg
- 高效（比吗啡强 50~100 倍）
- 广泛的治疗指数
- 药代动力学
○ 发病：立即到 5 分钟
○ 生物半衰期：10~20 分钟
○ 在肝脏中代谢
- 酯的水解
- 肝硬化 / 肝功能衰竭不影响药代动力学
- 肝脏血流量减少影响新陈代谢超过肝衰竭 / 肝硬化
○ 排泄到尿液和粪便中：无活性代谢物，肾衰竭无需减少剂量
○ 亲脂性：增加肥胖患者的分布容量，延长疗效
- 孕妇分级 C
○ 是否进入母乳
- 纳洛酮持续时间＜芬太尼；监控重新镇定
- 阿片药物拮抗剂：纳洛酮 0.4mg，每 4 分钟一次
- 镇静前清单
○ 过敏，药物，心血管问题
- 射血分数（EF）＜30%：考虑麻醉

镇静前清单
- 术前禁食禁饮状态（机构特定）
- 潜在不良事件的风险因素
○ Mallampati 得分 3 或 4
- 第 1 级：软腭和腭垂完全可见
- 第 2 级：腭垂完全可见

- 第 3 级：只有腭垂的基部可见
- 第 4 级：没有可见的腭垂部分
○ 面部畸形（小下颌），面部外伤，肥胖
○ 持续气道正压通气（CPAP）依赖性睡眠呼吸暂停的病史
○ 先前镇静的问题
○ EF＜30%
○ ASA 分数 4 或 5
- 0.5% 不良心肺事件来自中度镇静
○ 适当的患者选择和早期识别以及适当的干预可避免并发症

含碘对比剂反应

预防方案
- 对于有轻度 / 中度反应史的患者
○ 旨在防止进展到严重反应
○ 可能仍会有轻微的反应
- 13 小时准备（首选）
○ 在使用对比剂前 13 小时、7 小时和 1 小时，泼尼松 50mg PO，并且 1 小时前给予苯海拉明 50mg（PO/IV/IM）
- 1 小时准备（紧急情况）
○ 对比剂使用前 1 小时给予甲泼尼龙 40mg IV 和苯海拉明 50mg（PO/IV/IM）

反应的处理
- 荨麻疹
○ PO/IV 苯海拉明 25~50mg ±IM 肾上腺素（1∶1000）0.1~0.3mg
- 面部 / 喉头水肿
○ O_2 6~10L/min（通过面罩）
○ IM 肾上腺素（1∶1000）0.1~0.3mg
○ 如果情况严重，呼叫麻醉值班医生，有可能气管插管
- 支气管痉挛
○ O_2 6~10L/min（通过面罩）
○ IM 肾上腺素（1∶1000）0.1~0.3mg
○ 沙丁胺醇雾化器
○ 如果 O_2 饱和度下降，增加呼吸作用或缺乏对治疗的反应，以蓝色代码呼叫
- 低血压合并心动过速
○ 提升腿部
○ 团注 500~1000ml 生理盐水
○ O_2 6~10L/min（通过面罩）
○ 考虑 IM 肾上腺素（1∶1000）0.1~0.3mg
- 或者 IV 肾上腺素（1∶10 000）0.1mg
- 低血压伴心动过缓
○ 提升腿部
○ 团注 500~1000ml 生理盐水
○ O_2 6~10L/min（通过面罩）
○ IV 阿托品 0.6~1mg

CO_2 对比剂
- 优点：不致过敏，无肾毒性，价格低廉，可使用无限量

- 注射之间等待 2 分钟以允许通过肺排出
- 缺点
  - 不能在横膈以上使用
    - 脑、冠状动脉和脊髓空气栓塞的风险
  - 低估血管的尺寸
    - 依赖于不被遮盖血管的部分
      - 无法显示后部斑块／狭窄／病理变化
  - 较差的图像质量
  - 需要更高的辐射用于更快的拍摄速率
- 禁忌证：肺动脉高压，慢性阻塞性肺病，心脏右向左分流
- 并发症
  - 气体存留在心脏
    - 二氧化碳积存在右心房，阻止正常静脉回流
      - 引起心动过缓和低血压
      - 仅在静脉造影期间发生
      - 可能反映室内空气污染
    - 将患者置于左侧卧位

美国麻醉医师协会（ASA）身体状态分类系统	
评分	描述
ASA I	正常，健康的患者
ASA II	轻度全身性疾病（如肥胖 BMI 30~40，目前吸烟者，控制良好的糖尿病或高血压病）
ASA III	严重的全身性疾病（例如，BMI>40 的肥胖，血液透析的终末期肾病，酒精依赖，控制不良的糖尿病或高血压病）
ASA IV	严重的疾病对生命造成持续的威胁（例如近期卒中或心肌梗死，脓毒症，射血分数严重减少）
ASA V	垂死的患者；预计不能在没有手术的情况下存活（例如，腹主动脉瘤破裂，重大的创伤）
ASA VI	脑死亡患者；多个器官被移植
额外的"E"表示紧急手术；延迟会导致患病率或死亡率的增加	

- 气体存留在肠系膜动脉
  - 会引起腹痛
  - 腹主动脉瘤患者更常见

监 测

术中监测
- 持续氧饱和度监测
  - 脉搏血氧测量：测量血液中的 O_2 饱和度
    - 慢慢表示通气的变化
    - 等待 1~2 分钟来显示变化
- 连续心电图
  - 心律失常可能表示导丝／导管的位置不当
- 血压（每 5 分钟）
  - 低血压和饱和度降低
    - 鉴别：过度镇静，气胸
  - 低血压和心动过速
    - 鉴别：活动性出血，感染
- 二氧化碳图像：二氧化碳监测
  - 通气不足／高碳酸血症先于饱和度降低
    - 二氧化碳图像：无创测量呼出气中二氧化碳的分压
      - 测量通风
      - 提供对患者状况的快速评估
  - 正常 $EtCO_2$ 35~45mmHg
    - >45= 低通气（过度镇静）
    - <35= 过度通气（焦虑／疼痛）

术后监测／离开监护
- 恢复期时间和出院的适宜程度取决于患者，手术，手术时长，并发症，镇静剂量和制度
  - 典型标准
    - 修改的 Aldrete 评分≥9 或返回患者的基线水平
    - 患者不会有恶心，呕吐或显著的疼痛
    - 患者由负责任的成人陪同
  - 如果给予逆转剂，注意逆转剂后 1.5 小时内的再镇静反应
- 镇静后 24 小时内不得驾驶，操作重型机械，做出重要决定
- 镇静后健忘可持续数小时；给予书面的术后指示

Aldrete 评分					
活动	呼吸	意识	循环	颜色	评分
自愿或根据指示移动所有肢体	深呼吸或正常呼吸，自由咳嗽	完全清醒，警觉状态	血压处于或等于术前值的 20%	正常	2
自动或根据指示移动 2 个肢体	呼吸困难或浅呼吸	可被声音唤起	血压术前值的 20%~50%	苍白	1
不能移动	窒息	对语音或触摸无反应	血压与术前值不同，> 术前值的 50%	发绀	0
麻醉后恢复情况的评分，包括活动，呼吸，意识，血液循环和颜色 离开前通常需要 ≥ 9 分					

Ead H: From Aldrete to PADSS: Reviewing discharge criteria after ambulatory surgery. J Perianesth Nurs. 21(4):259-67, 2006.

辐射安全性

关键点

术语
- 辐射风险与患者年龄呈负相关
- 辐射照射的后遗症通常会延迟

术前
- 评估成像以确定手术是否需要电离辐射
  - 如果需要电离辐射，请评估如何最小化剂量
    - 减少剂量不应牺牲手术的安全性或有效性
    - CT 引导手术通常不需要像诊断性 CT 研究那样的图像质量
  - 检查患者是否已经接受了手术区域的大量的辐射
    - 重复较小的分次剂量也可引起放射损伤

术后
- 与患者讨论是否检查需要明显的放射剂量（以下任何一项）
  - 峰值皮肤剂量 >3 戈瑞（Gy）
  - 参考点空气比释动能 >5Gy
  - 比释动能空气乘积 >500Gy·cm^2
  - 透视时间 >60 分钟
- 告知患者可能的副作用
  - 解释症状可能不会出现数周至数月
- 计划安排适当的随访

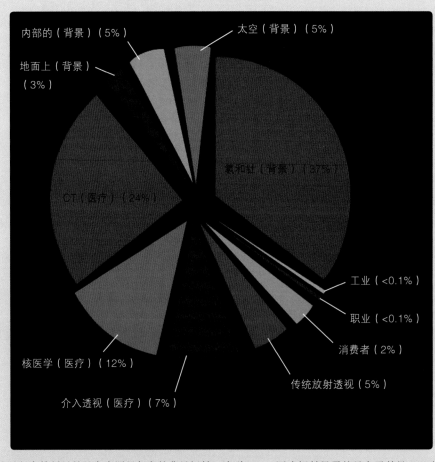

所有暴露类别：累积的有效剂量百分比（2006）

内部的（背景）（5%）
太空（背景）（5%）
地面上（背景）（3%）
氡和钍（背景）（37%）
CT（医疗）（24%）
工业（<0.1%）
职业（<0.1%）
消费者（2%）
传统放射透视（5%）
核医学（医疗）（12%）
介入透视（医疗）（7%）

2006 年美国人口的累积有效剂量的最大来源是氡和钍背景辐射，达到 37%。医疗辐射暴露的最大贡献是 24% 的 CT 检查，其次是 12% 的核医学。介入性透视检查占总有效剂量的 7%

术 语

定义

- 尽可能低到合理可行的水平（ALARA）：尽可能保持实际辐射照射远低于剂量限制

辐射基础

- 吸收剂量：物质吸收的能量
  - 以国际标准组织（SI）的戈瑞（Gy）测量
  - 1Gy=1J/kg
  - 辐射吸收剂量（rad）；过时的单位
    - 0.01Gy=1rad
- 当量剂量：基于剂量的有害生物效应的辐射剂量加权
  - 用国际单位西弗（Sv）测量
  - 1Sv=100伦琴（rem），非国际单位
    - 1REM在整个生命周期内增加癌症的概率为0.055%
    - Millirem（mrem）：通常用于描述医疗器械的剂量
- 有效剂量：考虑组织／器官敏感性和辐射特定损伤的等效剂量
  - 以Sv（SI）或rem（非SI）
- 电离辐射的影响
  - 确定性
    - 影响出现的阈值；在阈值以下，没有观察到影响
    - 影响的严重程度随着阈值以上剂量的增加而增加（例如辐射引起的脱发，皮肤损伤，白内障，不育）
  - 随机
    - 概率；对健康不确定性的影响
    - 事件发生的概率随着剂量增加而线性增加而没有阈值，但是效应的严重程度是恒定的（例如癌症）
  - 辐射剂量的生物效应
    - 10Sv：几天或几周内死亡的概率很高
    - 1Sv：癌症发生的可能性上升5.5%
    - 100毫西弗（mSv）：在生命期内癌症的概率为0.5%
    - 辐射风险与患者年龄呈负相关
    - 辐射暴露的后遗症通常会延迟，通常会在暴露后的数周至数月后

术 前

术前成像

- 评估成像以确定手术是否需要电离辐射
- 如果需要电离辐射，请评估最佳策略和患者体位以减少剂量

术前准备

- 影响透视剂量的因素
  - 患者的身材
  - 峰值千伏（kV），毫安（mA），时间
  - 与放射线发射源的距离
  - 图像放大和准直
  - 射线的角度：垂直，倾斜，侧向

介入操作

在透视中减少患者剂量的方法

- 优化可用资源
  - 尽可能／安全地使用超声引导
  - 在开始病例之前复查先前的成像（限制重复的术中成像）
  - 在开始病例之前了解患者以前的手术和病史（限制在某些情况下不必要的成像）
- 利用脉冲荧光透视
  - 在保持手术安全性和功效的同时，使用尽可能低帧率
  - 较低的帧频＝较低的剂量
- 利用最后一张图像保留，而不是点片图像
- 缩小：限制放大
  - 放大（几何和电子）通常会增加剂量
- 校准射束：将可视化区域限制在感兴趣内
- 最小化透视时间
  - 在移动患者或C形臂时不要透视
- 尽量减少数字减影血管造影的使用
  - 可以使用最后的图像保存来记录正常的发现（例如，股动脉入路穿刺点，通常的血液透析入路）
- 最大程度地改善探头与患者的差异（即增加患者台面高度）
  - 剂量与探头的距离成指数级的相反关系
- 尽量减少患者到探测器的距离
  - 将探测器移动距患者4英寸处＝剂量减少17%～29%
- 去除成像区域内不必要的组织
  - 在侧位视图中移开手臂
  - 如果可以，斜位将脊柱移出
- 将铅屏帘覆盖或遮挡在患者的目标区域以外
  - 孕妇周围屏蔽
- 定期调整X线角度
  - 减少对特定组织区域的剂量；将剂量散布在更大面积的组织上

在透视中减少操作者剂量的方法

- 减少患者剂量：减少对操作员的散射
  - 术者接受的最高剂量来自散射
- 佩戴防辐射设备（如含铅的眼镜，甲状腺围脖，背心，裙子）
- 最大限度地加大术者与患者／X线源之间的距离
  - 走出操作间进行高压注射／DSA
  - 使用延长管进行手推注射

年度职业剂量限制		
活动	标准国际（SI）单位	非SI单位
总有效剂量（全身）	50mSv	5rem
晶状体	150mSv	15rem
皮肤，器官，肢体	500mSv	50rem
总有效剂量（胎儿）	5mSv	0.5rem

急性放射暴露的组织反应	
剂量（Gy）	预期的反应
<2	白内障形成，骨髓抑制，认知障碍
2	短暂性皮肤红斑，白内障形成
3	暂时性脱发，永久性不育（睾丸）
4	暂时脱发
5	长时间皮肤红斑，部分永久性脱发
6	永久性不孕（卵巢），肺炎
7	永久性脱发，肾衰竭
10	长时间皮肤红斑，皮肤萎缩，毛细血管扩张
15	皮肤坏死
注意：许多反应不是急性的，可能几周到几个月后才发生	

- 优化 X 线源，患者，监护仪和设备的位置，以保持最大的操作距离
  - 某些手术（例如，血液透析通路取栓，椎体成形术，左肝胆道引流）要求术者距离相当近，即使增加的距离很小，也可导致术者剂量显著减少
- 辐射屏蔽
  - 安装在天花板上的移动屏蔽
  - 可移动的移动屏蔽
  - 手术台下方的屏蔽
- 倾斜或侧位成像时，探测器朝向术者（即 X 线源远离术者）
  - 减少对术者的散射
  - 对着 X 线源时，会接受更多的散射线
- 佩戴辐射监测徽章（全身，指环）
  - 审查季度剂量报告；根据所做的工作预测结果，识别出意想不到的结果
- 从透视射线中移出双手
  - 调整 X 线源和检测器角度
  - 需要伸手进入透视区域内操作时，进行间断性地透视
  - 当手靠近 X 线束时，严格校准

- 需要透视时，用止血钳或毛巾来间接把持手术器材

减少 CT 中患者剂量的方法
- 降低电压（kV）
  - 100kV 是良好的初始水平
  - 可能需要增加电流（mA），但总体剂量减少
- 增加螺距
- 尽量减少扫描次数
- 最小化视野
- 限制定位／预扫图像

妊娠患者指南
- 紧急：如果临床恰当，使用电离辐射
- 非紧急：优选超声 /MR，之后 CT/ 荧光透视
  - 左侧疼痛：考虑超声评估肾积水
  - 左下腹疼痛：考虑超声评估卵巢扭转
  - 右下腹痛
    - ＜妊娠 31 周，考虑超声
    - ＞妊娠 31 周后，考虑 MR
- 如果计划剂量 >10mGy，请考虑医学物理学家的建议
- 如果给予剂量 >50mGy，病例可能需要由医学物理学家审查
  - 肺栓塞常规 CT 检查，每个乳房可接受20mGy剂量
    - 两个角度乳房 X 线照相，通常接受辐射剂量为 3mGy

术 后

预期结果
- 适当的，有限的医学成像的风险
  - 无法确定的流行病学数据
  - 目前使用的线性无阈值模型可能过于保守
  - 医疗成像通常在年长的选择性人群中进行
- 适当的，有限的医学成像的相对风险
  - 很难定义，因为即使没有医学成像，患癌症的风险也相对较高（高达 42%）

应尽事宜
- 进行检查需要辐射剂量多时，需要与患者进行讨论
  - 告知患者可能的副作用
  - 计划适当的随诊

减少剂量：患者和术者

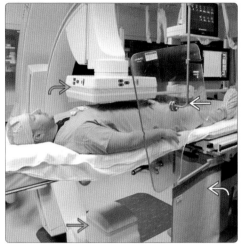

减少剂量：倾斜和侧向

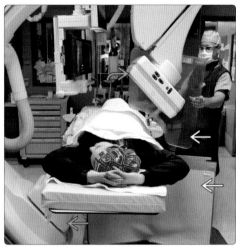

（左图）抬高患者远离 X 线源 ➡️，尽可能靠近探测器 ➡️。安装在天花板上 ➡️ 和手术台安装 ➡️ 的移动屏障已就位。（右图）在倾斜或侧位成像过程中，如有可能，应将 X 线源 ➡️ 远离（探测器 ➡️ 朝向）术者，以减少对术者的散射线暴露。移动防护屏正在使用中，操作员有轻型保护性背心，裙子，甲状腺围脖和铅防护镜

次优：侧位剂量

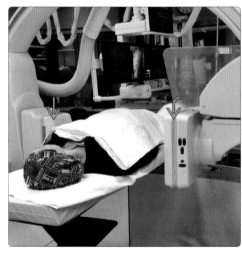

次优：术者在视野里的手

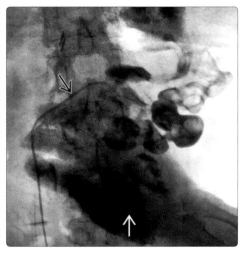

（左图）患者的手臂位于投照的路径内，不必要地增加了成像的组织量，从而增加了剂量。此外，患者更靠近 X 线源 ➡️ 而不是探测器 ➡️，再次增加剂量。（右图）通过调整荧光透视 X 线角度并增加校准，使用止血钳或毛巾来固定导管 ➡️，或在对比剂注射前后进行成像，可将术者的手 ➡️ 从该实腔 X 线图中排除。术者应考虑使用指环监测器

辐射诱发的临时脱发

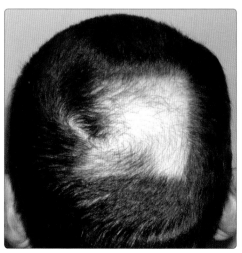

辐射诱发的皮肤损伤

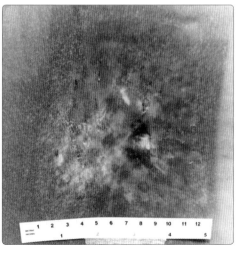

（左图）由于神经介入手术的辐射，该患者经历短暂的脱发。这通常发生在皮肤接受 3~4Gy 的剂量引起的急性损伤。（右图）复杂经颈静脉肝内门体分流术（TIPS）手术后，该患者出现严重皮肤红斑和局灶性坏死。这张照片是在 TIPS 之后 6 个月后拍摄的。手术 2 年后，皮肤已愈合，但仍留有大块的瘢痕

关键点

术前

- 在开始手术之前，几乎总是需要可靠的静脉通路
  - 允许快速、可靠地给予药物
- 在手术区域标注所有药物
  - 彩色注射器也可能限制药物混淆

介入操作

- 在手术之前，开启定时器管控"超时"
  - 确认患者过敏情况
  - 为对比过敏提供预处理
- 使用与组员的闭环交流来验证药物
- 如果药物没有预期效果，请检查静脉输液管
  - 管道可能断开，扭结或闭塞
  - 药物可能会渗入皮下组织
  - 在没有检查管道的情况下，给予额外的剂量可能导致药物过量
- 准备治疗对比剂或药物的过敏反应
- 有逆转性药物可用

术后

- 记录任何新发的对比剂或药物过敏
  - 更新患者的病历
- 监测患者接受镇静或镇痛
- 向患者及家属解释术后用药

药物和颜色编码注射器

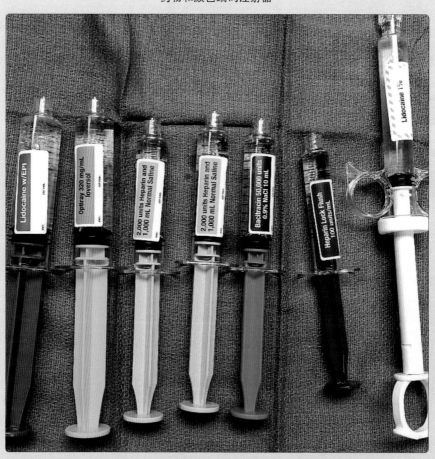

无菌区域的所有药物都有适当的标签。彩色注射器也可以减少药物混淆和错误的概率

术 前

镇痛 / 疼痛管理

- 阿片类药物
  - 次要效果可以产生镇静作用
  - 监测呼吸抑制
  - 阿片类逆转剂：纳洛酮（Narcan）
    - 常用剂量，每 2~3 分钟 0.1~0.2mg 静脉给药
  - 芬太尼（Sublimaze）：阿片类药物
    - 最常见的介入手术
    - 快速起效（1 分钟内），持续 30~60 分钟
    - 常用的初始剂量 25~100μg，根据需要再次给药
  - 氢可酮：阿片类药物
    - 常用剂量：55~10mg
  - 氢吗啡酮（Dilaudid）：强效阿片类药物
    - 典型剂量：0.5~2.0mg 静脉给药，或 2~4mg 口服
  - 吗啡：阿片类药物
    - 典型剂量：2~10mg 静脉给药
  - 羟考酮（Roxicodone）：阿片类药物
    - 典型剂量：5mg 口服
  - 曲马多（Ultram）：适用于中度疼痛的阿片类药物
    - 典型剂量：50~100mg
- 酮咯酸（Toradol）：强大的非甾体抗炎药
  - 常用剂量：15mg 静脉给药每 6 小时 1 次，或 10mg 口服每 4~6 小时 1 次
  - 肾功能不全患者慎用
  - 哌替啶（Demerol）：阿片类
    - 用于治疗寒战
    - 典型剂量：50~150mg 肌内注射，或 25~50mg 静脉给药

抗生素

- 氨苄青霉素（Omnipen）：广谱氨基青霉素
  - 常用剂量：250~500mg 口服每 6 小时 1 次，或 1~2g 静脉每 4~6 小时 1 次
- 氨苄西林 / 舒巴坦（Unasyn）：β - 内酰胺酶抑制剂
  - 常用剂量：1.5~3g 静脉给药每 6 小时 1 次
- 杆菌肽：5000~10 000U/ml 的浓度可以灌注入输液港或中心静脉导管通道
- 头孢唑林（Ancef）：第 1 代头孢菌素
  - 常用剂量：在手术 1 小时内 1~2g 静脉给药
- 头孢替坦（Cefotan）：第二代头孢菌素
  - 常用剂量：1~2g 静脉给药
- 头孢西丁（Mefoxin）：第二代头孢菌素
  - 常用剂量：1~2g 静脉给药
- 头孢曲松（Rocephin）：第 3 代头孢菌素
  - 常用剂量：1g 静脉给药
- 环丙沙星（Cipro）：氟喹诺酮
  - 常用剂量：250~500mg 口服每日 2 次，连用 5~

7 天

- 克林霉素（Cleocin）：林可酰胺
  - 常用剂量：600~900mg 口服或静脉给药
  - 青霉素过敏患者的选择
- 庆大霉素（Garamycin）：氨基糖苷
  - 常用剂量：1.5mg/kg 静脉给药
  - 通常与氨苄西林联合使用
    - 在青霉素过敏的患者中可能给予万古霉素或克林霉素治疗
- 左氧氟沙星（Levaquin）：氟喹诺酮
  - 常用剂量：每日 250~750mg 口服或静脉给药
- 甲硝唑（Flagyl）：硝基咪唑
  - 常用负荷剂量：1g 或 15mg/kg 静脉给药
  - 常用维持剂量：500mg 或 7.5mg/kg 静脉给药或口服
- 哌拉青霉素 / 他唑巴坦（Zosyn）：广谱青霉素与 β - 内酰胺酶抑制剂
  - 典型剂量 3.375g 静脉给药
- 万古霉素（Vancocin）：糖肽
  - 典型剂量 1g 或 15mg/kg 静脉给药
  - 青霉素过敏患者的选择

抗凝 / 抗血小板

- 氯吡格雷（波立维 Plavix）：噻吩并吡啶血小板抑制剂
  - 在支架放置当天 300mg 口服负荷剂量
  - 支架置入后每日 75mg 口服
- 低分子肝素（Lovenox）
  - 低分子量肝素
  - 常用剂量：每日 40mg，用于深静脉血栓形成（DVT）预防
  - 1mg/kg，每日 2 次，用于 DVT 治疗
- 肝素
  - 术中给药剂量
    - 基于体重的列线图：80U/kg
    - 标准治疗列线图：5000U 静脉给药
    - 在凝血酶原时间延长，华法林或患者体重较低的情况下减量
  - 连续输注
    - 基于体重的列线图：80U/kg 体重首次负荷剂量，18U/(kg·h) 静脉持续输注
    - 标准治疗列线图：5000U 静脉团注首次负荷剂量，800~1600U/h 静脉持续输注
    - 滴定至部分凝血酶原时间达到正常 1.5~2.5 倍
    - 立即起效，持续 60~90 分钟
  - 监测肝素诱导的血小板减少症（HIT）
  - 用硫酸鱼精蛋白逆转
    - 常用剂量 10mg/1000U 肝素，自上次肝素给药以来，随时间而下降

- 封闭中心静脉导管用
  - 仍可引起全身抗凝或过敏作用
  - 填充每个管腔
    - 肝素 1000U/ml：可导致 HIT
    - 组织纤溶酶原激活剂：约 2mg
    - 枸橼酸钠 4%
- 组织纤溶酶原激活剂（阿替普酶）
  - 常用剂量：0.5~1.0mg/h，导管定向溶栓
  - 常用剂量：用于药物机械溶栓时血栓内用量达 10mg
- 华法林（香豆素）
  - 典型的起初剂量：每日 2~5mg，连用 1~2 天
  - 对于 DVT 和（或）PE，滴定剂量达到国际标准化比率（INR），目标通常为 2~3
  - 效果持续约 5 天

抗焦虑 / 镇静
- 苯二氮䓬
  - 监测呼吸抑制
  - 苯二氮䓬逆转剂：氟马西尼
    - 氟马西尼（Romazicon）
      - 常用剂量：0.2mg 静脉给药，根据需要每分钟重复一次；最大剂量：1mg
  - 劳拉西泮（Ativan）：苯二氮䓬类
    - 常用剂量为 0.5~2.0mg 静脉给药或口服给药
    - 2~4mg 静脉给药，用于癫痫发作/癫痫持续状态
  - 咪达唑仑（Versed）：苯二氮䓬
    - 最常见的药物用于镇静
    - 确保足够的术前禁食禁饮状态，通常 6~8 小时
    - 2~4 分钟起效，持续 45~60 分钟
    - 通常以 0.5~1.0mg 静脉团注给药
    - 对于癫痫发作，也可给予 1mg 静脉给药
- 苯海拉明（Benadryl）：抗组胺药
  - 常用剂量：25~50mg 静脉给药或口服给药

血糖管理
- 高血糖管理
  - 胰岛素：常用剂量：皮下 5~10U
    - 治疗剂量可变
- 低血糖管理
  - 葡萄糖
    - 常用剂量：25g（50ml）50% 右旋糖（D50W）静脉给药
    - 也可以 15g（葡萄糖）片剂或 4 盎司果汁口服给药
  - 胰高血糖素：常用剂量 1mg 静脉给药，肌内注射或舌下含服

血压管理
- 急性抗高血压药
  - 可乐定（Catapres）：抗肾上腺素能药
    - 常用剂量：0.1~0.2mg 口服给药，可每小时重复 1 次

- 最大剂量：0.7mg
  - 肼苯哒嗪：血管扩张剂
    - 常用剂量：10~20mg 静脉给药；10~20 分钟起效
    - 持续 10~80 分钟，根据需要重复
    - 可能会加快心率
  - 拉贝洛尔（Trandate）：非选择性 β 受体阻滞剂
    - 常用剂量：20mg 静脉给药，5（峰值 10~15 分钟）分钟起效
    - 谨慎用于 COPD／哮喘
    - 降低心率
  - 美托洛尔（Lopressor）：β_1 受体阻滞剂
    - 常用剂量：5mg 静脉给药；可能重复 3 次
- 升压药
  - 多巴胺（Intropin）
    - 常用剂量：5μg/(kg·min)；滴定至最大 50μg/(kg·min)
  - 肾上腺素
    - 常用剂量：0.05~2.00μg/(kg·min)；滴定至目标血压（BP）
  - 去甲肾上腺素（Levophed）
    - 初次输注：8~12μg/min；滴定到目标血压
    - 常用的维持输液：2~4μg/min
  - 去氧肾上腺素
    - 初始输注：100~180μg/min；滴定到目标血压
    - 常用的维持输液：40~60μg/min

血液制品和容量复苏
- 白蛋白：扩张容量
  - 可提供 5% 或 25%
  - 通常在穿刺引流体积>5L 后给予
    - 常用剂量：去除 6~8g/L 的腹水
  - 低容量时也可以给予
    - 常用剂量：25g 静脉给药
- 冷沉淀
  - 含有纤维蛋白原，Ⅷ 因子，冯·维勒布兰德因子和 ⅩⅢ 因子
  - 用于以上任何因素的缺陷
    - 各种缺乏因子的所需剂量不同
  - 最常用来取代纤维蛋白原
    - 常用剂量：10U 用于纤维蛋白原替代
    - 每 5~10kg 患者体重 1U 将使纤维蛋白原增加 50~100mg/dl
- 新鲜冷冻血浆（FFP）
  - 包含所有凝血因子
  - 用于纠正服用需要紧急或紧急手术的华法林患者的 INR
    - 也用于多凝血因子缺陷的患者
  - 常用剂量 12~15ml/kg
    - 将凝血因子水平提高 20%~30%

- 1U＝200ml FFP
- 生理盐水：常用的推注 1L，通常因慢性心功能不全而减少
- 血小板：常用剂量：6U
  ○ 将血小板计数提高 30 000～60 000/μl
- 红细胞：1U 使血红蛋白增加约 1g/dl

对比剂反应管理

- 沙丁胺醇吸入剂：β 受体激动剂
  ○ 常用的剂量 2 次吸入（180μg）
    - 最多可以重复 3 次
- 葡萄糖
  ○ 多剂量选择
    - 口服：2 包糖（每包 15 克）或 4 盎司果汁
    - 静脉给予：1 支（25 克）50% 右旋糖
- 苯海拉明（Benadryl）：抗组胺药
  ○ 常用剂量：50mg 口服或静脉给药
- 肾上腺素
  ○ 常用的剂量选择
    - 0.1mg（1ml）1：10 000 静脉给药
      □ 总共可以重复到 1mg
    - 0.3mg（0.3ml）1：1000 肌内注射
      □ 总共可以重复到 1mg
- 呋塞米（Lasix）：常用剂量：20～40mg 静脉给药
- 胰高血糖素：常用剂量：1mg 肌内注射
- 拉贝洛尔：常用剂量：20mg 静脉给药
- 劳拉西泮（Ativan）：常用剂量：2～4mg 静脉给药
- 硝酸甘油：常用剂量：0.4mg 舌下含服
  ○ 可以每 5～10 分钟重复 1 次

对比反应预处理

- 美国放射协会（ACR）对比剂手册，10.2 版
- 选择性预防
  ○ 选项 1
    - 对比剂之前 13 小时、7 小时和 1 小时使用泼尼松 50mg 口服
    - 对比剂之前 1 小时，苯海拉明（Benadryl）50mg 静脉给药或口服
  ○ 选项 2
    - 在对比剂之前 12 小时和 2 小时，甲泼尼龙（Medrol）32mg 口服
    - 可选：对比剂前 1 小时苯海拉明 50mg，静脉注射或口服
- 紧急术前
  ○ 首选方案
    - 甲泼尼龙琥珀酸钠（Solu-Medrol）40mg 或氢化可的松琥珀酸钠（Solu-Cortef）200mg 每 4 小时静脉给药，直至应用对比剂
    - 对比之前 1 小时，苯海拉明（Benadryl）50mg 静脉给药
  ○ 第二方案

- 地塞米松硫酸钠（Decadron）7.5mg 静脉给药或倍他米松 6mg 每 4 小时静脉给药直至应用对比剂
    - 对比剂之前 1 小时，苯海拉明（Benadryl）50mg 静脉给药
  ○ 最后的方案
    - 苯海拉明（Benadryl）50mg 静脉给药
  ○ 注意：给予对比剂前 4～6 小时静脉给予类固醇未被证明是有效的

胃肠道

- 止吐／止吐药
  ○ 昂丹司琼（Zofran）：血清素受体阻断剂
    - 常用剂量：4mg 静脉给药，4～16mg 口服
  ○ 氯丙嗪（Compazine）：抗精神病药
    - 常用剂量：5～10mg 静脉给药或口服
  ○ 异丙嗪（Phenergan）：抗组胺药
    - 常用剂量：12.5～25mg 静脉给药或口服
    - 具有镇静作用
  ○ 甲氧氯普胺（Reglan）：促动力药
    - 常用剂量：10mg 静脉给药，10～15mg 口服
- 阻止／减少肠胃蠕动
  ○ 改善 DSA 成像（例如胃肠道出血研究）
  ○ 胰高血糖素：常用剂量
    - 0.2～0.5mg 静脉给药，减少胃／小肠
    - 0.50～0.75mg 静脉给药以减少结肠蠕动
    - 增加血糖

心率管理

- 心房颤动导致的心动过速
  ○ 地尔硫䓬（Cardizem）：钙通道阻滞剂
    - 常用剂量：20mg 静脉给药
      □ 可以重复给药，每次 25±15 分钟
    - 常用的输注速率：10～15mg/h
  ○ 普萘洛尔（Inderal）：β 受体阻滞剂
    - 常用剂量 1mg 静脉给药
    - 2 分钟后可重复给药，最大剂量 2mg 每 4 小时
- 心动过缓管理
  ○ 阿托品：抗胆碱能药物
    - 常用剂量：0.5～1.0mg 静脉给药

高钾血症管理

- 葡萄糖酸钙
  ○ 常用剂量：500mg 至 2g 静脉给药
- 短效胰岛素（NovoLog，Humalog）
  ○ 常用剂量：5～10U 静脉给药
  ○ 给糖预防低血糖

局部麻醉

- 利多卡因：酰胺类
  ○ 通常 1%～2%，含或不含肾上腺素
  ○ 最大皮下注射剂量：4.5mg/kg 至 300mg 不含肾上腺素，7mg/kg 至 500mg 含肾上腺素

预防性抗生素的管理建议

手术	常规预防建议	抗生素选择
血管造影，血管成形术，支架置入	无	1g 头孢唑林（Ancef）
下腔静脉滤器置入	无	
栓塞，肝脏（单纯或化疗栓塞）	是	1.5~3.0g 氨苄西林/舒巴坦（Unasyn）IV；1g 头孢唑林（Ancef）IV 和 500mg 甲硝唑（Flagyl）IV；2g 氨苄西林（Principen）IV 和 1.5mg/kg 庆大霉素（Garamycin）IV；1g 头孢曲松（Rocephin）IV
栓塞，肾脏或脾脏	是	1g 头孢曲松（Rocephin）IV
子宫动脉栓塞术	是	1g 头孢唑林（Ancef）IV；900mg 克林霉素（克来新）IV 和 1.5mg/kg 庆大霉素（Garamycin）IV；2g 氨苄西林（Principen）IV；1.5~3.0g 氨苄西林/舒巴坦（Unasyn）IV
经颈静脉肝内门体分流术	是	1g 头孢曲松（Rocephin）IV；1.5~3.0g 氨苄西林/舒巴坦（Unasyn）IV
胃造瘘术/胃空肠吻合术	如果是拉技术预防性使用，如果是推技术则没有共识	1g 头孢唑林（Ancef）IV
肝胆介入	是	1g 头孢曲松（Rocephin）IV；1.5~3.0g 氨苄西林/舒巴坦（Unasyn）IV；2µg 氨苄西林（Principen）IV 和 1.5mg/kg 庆大霉素（Garamycin）IV
泌尿生殖系统介入	是	1g 头孢唑林（Ancef）IV；1g 头孢曲松（Rocephin）IV；1.5~3g 氨苄西林/舒巴坦（Unasyn）IV；2µg 氨苄西林（Principen）IV 和 1.5mg/kg 庆大霉素（Garamycin）IV
肿瘤消融	没有共识	肝脏：1.5~3.0g 氨苄西林/舒巴坦（Unasyn）IV；肾或骨：1g 头孢曲松（Rocephin）IV
脓肿引流	是	1~2g 头孢西丁（Mefoxin）IV 每 6 小时 1 次；1~2 克头孢替坦（头孢坦）IV 每 12 小时 1 次；3 克氨苄西林/舒巴坦（Unasyn）IV 每 6 小时 1 次；3.375g 哌拉西林/他唑巴坦（Zosyn）IV
经皮活检	除非活检经直肠	80mg 庆大霉素（Garamycin）IV/IM 加 250mg 环丙沙星（Cipro）每日 2 次，每次 5 天
椎体充填扩张	是	1g 头孢唑林（Ancef）IV
青霉素过敏患者可给予万古霉素或克林霉素以及氨基糖苷类抗生素，如庆大霉素		

改编自：Venkatesan AM et al: Practice guidelines for adult antibiotic prophylaxis during vascular and interventional radiology procedures. J Vasc Interv Radiol. 21(11): 1611-30; 2010

○ 在栓塞之前也可以动脉内给予多达 10mg（例如，子宫动脉栓塞，化学栓塞）
- 氯普鲁卡因：酯类
  ○ 可用于利多卡因过敏患者
  ○ 最大皮下剂量：不含肾上腺素的 11mg/kg 至 800mg，含肾上腺素的 14mg/kg 至 1000mg
- 苯海拉明（Benadryl）：抗组胺药
  ○ 1% 的溶液可用于对酰胺类和酯类局部麻醉药过敏的患者
  ○ 监测镇静效果

其他
- 奥曲肽：生长抑素类似物

○ 肾上腺活检前，激素活性神经内分泌肿瘤的化疗栓塞
  – 200µg 皮下给药

拮抗药物
- 苯二氮䓬逆转
  ○ 氟马西尼（Romazicon）：苯二氮䓬拮抗剂
    – 常用剂量：每分钟 0.2mg 静脉给药
      □ 每 1 分钟重复剂量，最大剂量为 1mg
    – 可能比苯二氮䓬类药短
      □ 密切监测患者各项指标
- 肝素逆转
  ○ 硫酸鱼精蛋白

抗生素类和覆盖面		
抗生素类	示例药物	覆盖
氨基糖苷类	庆大霉素	革兰阴性需氧菌，假单胞菌
头孢菌素：第 1 代	头孢唑啉	皮肤菌群包括金黄色葡萄球菌，碱性革兰阴性菌
头孢菌素：第 2 代	头孢西丁	与第 1 代相比，金黄色葡萄球菌的覆盖率下降，但是革兰阴性覆盖率和一些厌氧菌覆盖率更好
头孢菌素：第 3 代	头孢曲松	与第 1 代和第 2 代相比，减少革兰阳性的覆盖率，包括金黄色葡萄球菌，但是具有改善的革兰阴性菌覆盖率和一些假单胞菌的覆盖率
头孢菌素：第 4 代	头孢吡肟	类似于第 3 代，但对假单胞菌的覆盖有所改善
糖肽	万古霉素	革兰阳性，链球菌，葡萄球菌，耐甲氧西林金黄色葡萄球菌（MRSA）
林可胺类	克林霉素	MRSA，厌氧菌
青霉素：第 3 代	氨苄西林	链球菌，碱性革兰阴性
青霉素：第 4 代	哌拉西林	假单胞菌
喹诺酮类：第 2 代	环丙沙星	革兰阴性，假单胞菌属，金黄色葡萄球菌（非 MRSA）
喹诺酮类：第 3 代	左氧氟沙星	革兰阴性，假单胞菌，革兰阳性，金黄色葡萄球菌（非 MRSA）
硝基咪唑	甲硝唑	厌氧菌

- 常用剂量：给予 10mg/1000U 的肝素
  - 根据最后一次肝素给药后的时间，剂量可能会减少
- 阿片类药物逆转
  - 纳洛酮（Narcan）：阿片样物质拮抗剂
    - 常用剂量：每 2~3 分钟 0.1~0.2mg 静脉给药
    - 通常比阿片类药物短
      - 患者必须密切监测并可能需要多次给药
    - 可能会导致恶心，退缩
- 华法林逆转
  - 维生素 K（植物二酮）
    - 常用剂量：1.0~2.5mg 口服
  - 新鲜冷冻血浆（FFP）用于紧急逆转

硬化剂
- 有些可以与空气混合形成泡沫
  - 改善表面接触并减少硬化剂量

- 十四烷基硫酸钠（STS）（Sotradecol）
  - 通常使用的浓度为 3%
  - 泡沫混合物：3（空气）：2（STS）：1（碘油）
  - 常用剂量：≤2ml
- 博莱霉素
  - 常用剂量：$1U/cm^3$ 泡沫（例如，在 1ml 盐水中的 6U 博来霉素 +1ml 白蛋白 +4ml 空气）
- 乙醇：强烈的硬化剂，谨慎使用
  - 常用剂量：估计硬化剂体积的 25%~50%
  - 神经损伤和皮肤／黏膜坏死可能
- 可用的其他硬化剂

血管痉挛管理
- 硝酸甘油：血管扩张剂
  - 常用剂量 100~200μg 静脉给药或动脉给药
- 维拉帕米：钙通道阻滞剂
  - 常用剂量：2.5mg 静脉给药

对比剂反应的治疗	
症状	治疗
所有的反应	保留静脉通路 监测生命体征 根据需要提供足够的 O₂ 根据需要，调用快速响应，代码或 911
焦虑（诊断排除）	让患者放心
支气管痉挛	轻度：2 喷（180μg）沙丁胺醇吸入器 中度：沙丁胺醇加考虑 0.1mg(1ml) 肾上腺素 1：10 000 IV 或 0.3mg(0.3ml) 肾上腺素 1：1000 IM 重度：沙丁胺醇和 0.1mg（1ml）肾上腺素 1：10 000 IV 或 0.3mg（0.3ml）肾上腺素 1：1000 IM 根据需要，调用快速响应，代码或 911
弥漫性红斑	以 6～10L/min 的速度给氧
荨麻疹	25～50mg 苯海拉明（Benadryl）PO 或 IV
低血糖	以 6～10L/min 的速度给氧 若患者可以安全吞咽：口服葡萄糖（2 个糖包或 15g 片剂或 4 盎司果汁） 若患者无法安全吞咽：1 支（25g）50% 右旋糖（D50W）IV，无法吞咽并且无法进入 IV：1mg 胰高血糖素 IM
低血压	1L 生理盐水 抬高腿部 如果对液体无反应：0.1mg（1ml）肾上腺素 1：10 000 IV（优选）或 0.3mg（0.3ml）肾上腺素 1：1000 IM 根据需要，调用快速响应，代码或 911
低血压伴心动过缓（血管迷走性）	若对液体和氧气无反应：0.6～1.0mg 阿托品 IV
低血压合并心动过速（过敏反应）	0.1mg（1ml）肾上腺素 1：10 000 IV（优选）或 0.3mg（0.3ml）肾上腺素 1：1000 IM
高血压危象	以 6～10L/min 的速度给氧 20mg 拉贝洛尔 IV 或 0.4mg 硝酸甘油舌下含服和 20～40mg 呋塞米（Lasix）IV 根据需要，调用快速响应，代码或 911
喉水肿	以 6～10L/min 的速度给氧 0.1mg（1ml）肾上腺素 1：10 000 IV 或 0.3mg（0.3ml）肾上腺素 1：1000 IM
肺水肿	以 6～10L/min 的速度给氧 抬高床头 20～40mg 呋塞米（Lasix）IV 根据需要，调用快速响应，代码或 911
癫痫发作	保护患者并开启一侧 根据需要以 6～10L/min 的速度给氧 如果不能自发解决：2～4mg 劳拉西泮（Ativan）IV 根据需要，调用快速响应，代码或 911

改编自美国放射协会对比剂手册。版本号 10.2 https://www.acr.org/quality-safety/resources/contrast-manual. Reviewed March 28, 2017. Accessed March 28, 2017.

关键点

术语

- 血管成形术：狭窄血管内置入球囊导管后充气；控制梗阻性斑块扩大管腔，改善血流

介入操作

- 选择性导管插管目标动脉／静脉
  ◦ 穿越病变前施用肝素团注
- 轻轻推进导丝穿过狭窄
  ◦ 务必避免夹层
  ◦ 如果导丝通过有阻力，不要继续推进导丝；停止，重新定向导丝／导管
  ◦ 保持导管平行于血管中心线
- 经过导线，穿过病变，推进诊断导管
  ◦ 利用硬导丝交换通过性导管
- 用 PTA 导管替换诊断导管
  ◦ 进行血管成形术；使用压力泵
- 取出 PTA 导管，留下穿过病灶的导丝
  ◦ 用 DSA 成像记录结果

术后

- 考虑动脉手术后的抗血小板治疗
- 考虑静脉手术后的抗凝治疗方案
- 安排患者随访
  ◦ 根据需要预约影像／无创性的检查
  ◦ 安排临床预约

结果

- 技术和临床成功率取决于
  ◦ 病变长度，位置，形态；流出道状态
  ◦ 再狭窄（发生率可能高达 40%）
  ◦ 药物洗脱球囊再狭窄率可能相对于传统血管成形术更有优势
- 最显著的潜在并发症
  ◦ 血管破裂（重新填充球囊以稳定）
  ◦ 远端栓塞，血栓形成

股总动脉偏心狭窄（血管成形术前）

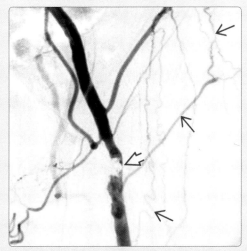

股总动脉偏心狭窄（血管成形术后）

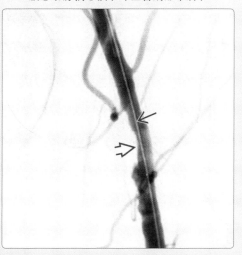

（左图）左侧股总动脉的前后位 DSA 显示局灶性，偏心，重度狭窄➡️。注意存在的众多侧支循环➡️，进一步证实了狭窄的严重性。（右图）血管成形术后 DSA 在先前狭窄部位显示正常的管腔口径➡️。导丝➡️留在狭窄部位，直到血管造影证实为满意的结果。侧支循环不再显影

血液透析症状性中心静脉狭窄（血管成形术前）

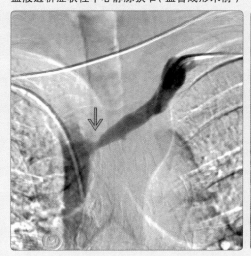

血液透析的症状性中心静脉狭窄（血管成形术后）

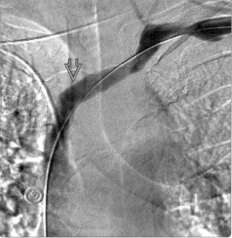

（左图）肾脏疾病结局质量倡议（K/DOQI）推荐的有或无支架置入的血管成形术治疗症状性中心静脉狭窄（CVS）➡️。（右图）PTA 具有较高的初始血管造影成功率（70%~90%）➡️。然而，PTA 破坏血管内膜并引发加速的新内膜增生（即复发性狭窄）。此外，支架置入相对于 PTA，CVS 的通畅性并不能改善。因此，避免对无症状患者进行任何干预

术 语

定义

- 经皮腔内血管成形术（PTA）：在狭窄的血管结构内扩张球囊以扩大管腔直径，改善血流动力学
  - 动脉血管成形术：主要机制是控制阻塞性动脉粥样硬化斑块的破裂
    - 内皮细胞剥离
    - 引起斑块／内膜中的裂隙；延伸中层
      - 几乎没有压缩斑块本身
  - 静脉血管成形术：狭窄静脉管腔的PTA
    - 拉伸整个静脉壁，通常没有裂缝
    - 通常需要高压球囊
  - 相关的支架：PTA通常与支架结合使用
    - 狭窄的预扩张PTA，允许支架前进到位
    - 支架置入后的PTA，最大限度地扩张和固定支架
  - 血管成形术后：在PTA后的几周内，发生内膜再内皮化；血管重塑
    - 由于多产新生内膜增生和（或）主要血管重塑（例如反弹）引起的PTA后再狭窄；主要是一种炎症反应
- 血管成形术导管设计
  - 导丝上型（OTW）：用于导丝通路／对比剂注射的中央腔，导管内的小平行腔用于气囊充气／放气
    - 传统的血管成形术球囊导管设计
    - 中央腔内的导丝改善了导管跟踪和推送性
    - 对比剂可以通过导管注入
  - 快速交换型（单轨）：导丝穿过球囊，离开球囊近端的导管，在导管轴外部运行
    - 日益流行的血管成形术导管
    - 不必要有交换长度导丝
    - 球囊通常具有较低的轮廓
    - 快速的气球充气／放气时间
    - 常与导引导管／鞘一起使用，以最大限度地减少以下缺点
      - 无法通过球囊导管注入对比剂
      - 比导丝之上型球囊导管的可追踪性／可推送性要差
- 各种血管成形术技术／技术
  - 传统的，又名普通老式球囊血管成形术（POBA）：球囊在狭窄的管腔内膨胀
    - 由球囊施加的向外力（在大气中测量）抵抗阻塞性病损／狭窄
    - 力度取决于
      - 直径，顺应性（弹性），充气压力和血管成形术球囊的长度
      - 狭窄的严重程度和形态
  - 切割球囊血管成形术：3～4个斑块刀（显微外科刀片）纵向固定在非顺应性球囊表面

- 斑块刀径向扩张，在斑块和血管中提供纵向切口
  - 理论上通过切刻斑块来减少血管拉伸／损伤优于不受控制的破坏
  - 1385例冠脉病变的随机试验：在6个月的随访中，切割和标准PTA之间无临床或血管造影差异
  - 一些小型研究表明再狭窄率较低
  - 通常不常用于动脉病变
  - 最常用于静脉狭窄的PTA
- 刻痕球囊血管成形术：金属丝成"笼"包围的球囊，用于局部集中扩张
  - AngioSculpt刻痕球囊（AngioScore）：半顺应性球囊环绕3～4个镍钛诺螺旋支柱
    - 球囊充气沿着支柱的边缘聚焦径向力，沿圆周压刻斑块
    - 与切割球囊血管成形术相似的技术；金属丝而不是刀片
  - VascuTrak PTA球囊（Bard Peripheral Vascular）：2根柔韧的纵向金属丝，外部平行的半顺应性球囊
    - 柔韧的金属丝在弯曲的血管中压刻斑块
    - 0.014英寸／0.018英寸快速交换系统
    - 球囊长度为20～300mm
- 冷冻血管成形术：将血管成形术与冷能结合治疗阻塞性动脉粥样硬化斑块
  - PolarCath外周扩张导管（Boston Scientific）
  - 液态氧化亚氮用于膨胀球囊，同时将其表面温度降至 -10℃
    - 理论上导致斑块反应改变，减少弹性回缩，细胞凋亡
  - 最近的试验表明冷冻成形术不能提供优于球囊血管成形术的结果
    - 不利的成本效益
    - 可能更高的再狭窄率
- 药物洗脱球囊血管成形术：涂有药物的球囊（例如紫杉醇）
  - 向血管表面递送抗增殖药物
    - 将局部药物应用于血管表面以防止再狭窄而不放置支架
    - 即使短时间暴露，高药物浓度也能减少新内膜增殖
  - 正在进行试验的研究设备

术 前

适应证

- 血流动力学显著的狭窄或阻塞
  - 最初可以用无创成像进行评估
    - 无创性检查（双相多普勒，CT，MR）
  - 合理的可能的PTA会改善症状

- PTA 是最合适的治疗选择

禁忌证

- 只有动脉血管成形术可能是不安全的或无效的，如果
  - 弥漫性动脉粥样硬化性疾病
    - 长段狭窄／闭塞
    - 偏心，重度钙化斑块
      - 体积庞大，息肉样斑块；与病变相关的血栓或栓塞
      - 远端栓塞风险
  - 邻近动脉瘤的狭窄（破裂风险）
- 静脉血管成形术可能无效，如果
  - 由于外在压迫造成的狭窄
  - 慢性静脉阻塞／血栓后

术前准备

- 核查项目
  - 临床病史和体格检查
    - 强调外周动脉疾病的危险因素
    - 详细的脉搏检查／多普勒评估
    - 目前的药物
      - 任何抗凝血剂，抗血小板药，口服降血糖药，抗高血压药
  - 过敏
  - 实验室检查
    - 电解质，肾小球滤过率（eGFR）
      - 正常的 Cr；eGFR>60
    - 全血计数（CBC）
      - 血小板计数 >50 000/µl
    - 凝血概况
      - 国际标准化比率（INR）≤1.5
      - 正常凝血酶原时间（PT），部分凝血活酶时间（PTT）
  - 限制口服摄入量：禁食水（NPO）在手术前 8 小时
    - 如果计划进行中度镇静／全身麻醉
    - 小口饮水送服任何口服药
- 药物
  - 肝素 [通常为 2500~5000U 推注（经静脉给药 IV 或经动脉给药 IA）]
    - 通常在经过病变之前应用
    - 可以术后继续应用（基于体重的剂量计算）
  - 血管扩张剂（例如硝酸甘油，通常 100µgIA 经动脉团注）
    - 预防／治疗导管引起的血管痉挛
  - 氯吡格雷（300mg 负荷，每日 75mg，最少 4~6 周）
    - 在手术前可以选择性地给予负荷剂量
  - 意识镇静（常用芬太尼和咪达唑仑）
  - 局部止痛（通常 1%~2% 利多卡因）
- 设备
  - 血管通路鞘
    - 基于球囊大小的要求

- 导丝
  - 0.035 英寸导丝
  - 头端成角或直线形状亲水导丝
    - 通常有利于穿越病变
    - 导丝直径取决于选择的球囊系统（例如，0.018 英寸 vs.0.035 英寸）
  - 硬导丝（例如 Amplatz, Lunderquist, McNa-mara, Rosen）
    - 将球囊推进病灶时的稳定性
    - 远端病变所需的交换长度
- 导管
  - 导管／鞘管；经常与快速交换系统同轴使用
    - 允许在血管成形术导管周围进行对比剂注射；精确地瞄准病变
    - 在推进系统时提供稳定性
  - 诊断大流量导管（例如，猪尾）
  - 选择性导管（如 Cobra, Simmons）
  - 血管成形术球囊导管
    - 高压与低压球囊
    - 特殊球囊（例如药物洗脱，刻痕）
    - 球囊直径，根据靶病变的长度
    - 系统（例如，0.018 英寸与 0.035 英寸）
  - 压力泵：允许校准球囊充气
  - 放射对比剂
  - 肝素盐水冲洗液
    - 浓度范围从 5~20U/ml

介入操作

设备准备

- 不要通过充气"测试"球囊
  - 球囊"缠绕"在导管周围；预扩张最好经过病变

手术步骤

- 获得血管通路
- 在导丝上引入血管鞘
- 获取诊断血管造影片；评估靶病变
- 考虑同轴引导导管／鞘（通常 5 或 6Fr）
  - 在球囊推进期间允许对比剂注射；精确定位 PTA 期间的病变
  - 通常与较小的系统（0.014 英寸或 0.018 英寸）一起使用
    - 4 或 5Fr 内部选择性导管
    - 理想选择是快速交换（单轨）球囊
  - 通过引入导引导管／鞘管进入同轴选择性导管
- 如果没有同轴鞘管，选择性导管交换诊断选择性导管
- 将选择性导管置于目标狭窄的近端
- 穿越病变前施用肝素团注
  - 2500~5000U 团注（经静脉给药 IV 或经动脉给药 IA）
- 推进超过狭窄的导线

- 轻轻推进导丝穿过狭窄
  - 为了避免血管夹层，必须做到这一点
  - 保持导管平行并居中于血管，将导丝走行在血管中央（即使是偏心性狭窄）
  - 如果导丝通过时遇到阻力，不要强迫（可能导致夹层）
    - 收回导丝，重新定向导管，在进入导线
    - 考虑不同的导管形状，不同的导丝，较小的口径导丝／导管
  - 保持导丝尖端的可视化（防止器官／血管分支穿孔）
- 沿导丝推送选择性导管在，跨过病变
  - 一旦导管超出病变部位，注射对比剂以确认管腔内部位置
  - 更换僵硬的导丝（例如 Amplatz，McNamara，Lunderquist，Rosen）
- 用于血管成形术导管交换选择性导管
  - 基本球囊尺寸基于相邻正常的血管直径
    - 注意：不要显著超大球囊（血管破裂的风险，加速内膜增生和随后的血管再狭窄）
  - 维持通过病变部位的导丝位置
  - 血管成形术球囊的中心置于病变处，将病变暴露在最大径向力
- 进行血管成形术
  - 使用压力泵进行球囊充气（高压，校准充气）
  - 用 50/50 对比剂／盐水混合物充球囊
    - 流体比空气产生更大的径向力
    - 100% 的对比度太黏稠，无法快速膨胀／放气；也是明显地不透射线
  - 通常由狭窄造成的球囊"腰部"
    - 随着持续的充气，腰部应该消失
      - 腰部消失意味着狭窄的纠正
- 放气，取出血管成形的球囊导管
  - 小心：此时不要移除导丝
    - PTA 后可发生血管夹层和活动性出血；保持导丝允许快速重新引入球囊以稳定血管破裂
    - 重复 PTA 或支架可能是必要的
    - 用导丝重新通过"刚操作"血管成形术部位很容易造成夹层
  - 通过导引导管／鞘管注射对比剂
    - 记录血管成形术结果
    - 确定是否进一步干预
      - 考虑使用直径较大的球囊重复 PTA
      - 如果 PTA 结果不佳，请考虑支架植入
    - 记录 PTA 后远端血管／器官的状态
  - 如果结果令人满意，请仔细取出导丝
  - 移除导引导管／鞘管（将反向弯曲导管推出血管，拉动其他导管形状）
  - 封堵入路
    - 手工压迫：取出通路鞘管，压缩穿刺部位（动

脉分级压迫 15 分钟）
    - 封堵器：按封堵器说明

替代操作／治疗
- 放射学
  - 旋切术
    - 与 PTA／支架置入结合使用
  - 主支架放置
    - 风险支架骨折，难以治疗的支架内再狭窄
    - 药物洗脱支架通常可以降低裸金属支架的再狭窄率
- 外科
  - 旁路手术，动脉内膜切除术

术 后

应尽事宜
- 考虑动脉手术后的抗血小板治疗
- 考虑静脉手术后的抗凝治疗方案
- 临床随访患者
  - 取决于治疗的病灶，可以获得
    - 无创性动脉研究（阻抗体积描记，脉搏容积记录，节段肢体压力；踝臂指数）
    - 双相多普勒评估
    - CTA／CTV，MRA／MRV

结 果

并发症
- 最严重的并发症
  - 目标动脉或静脉破裂
    - 可能致命
      - 保持导丝通过病变部位
      - 立即再充气球囊稳定破裂血管
      - 液体复苏，根据需要，呼叫代码组
      - 需要覆膜支架或手术修复
- 即刻／围手术期并发症
  - 远端栓塞（2%～8% 发病率）
    - 通常无症状的微小碎片
    - 宏观栓塞可能发生
    - 胆固醇栓塞（发生率 <1%）
      - 导管／导丝接触软脂质富含斑块后，胆固醇结晶栓塞
      - 栓塞小动脉；炎症／闭塞
      - 可引起组织缺血和坏死
      - 可能导致截肢，肠缺血，卒中，永久性肾衰竭，死亡
  - 限流血管夹层或内膜瓣
    - 支架置入治疗
  - PTA 部位立即或延迟血栓形成（5%）
    - 利用抗血小板／抗凝剂尽可能减少其发生
- 远期并发症

- 再狭窄（发生率可能高达 40%）
  - 取决于病变的长度，位置，严重程度，形态；球囊的选择
  - 重复 POBA 或药物洗脱球囊
  - 放置支架（药物洗脱，裸金属支架，覆膜支架）
- 其他并发症
  - 穿刺入路部位并发症（血肿，医源性动静脉瘘，假性动脉瘤）
  - 对比剂引起的肾病

预期结果

- 初始技术成功率高
  - 最初的技术成功取决于
    - 病变的解剖位置（如髂骨，股骨）
    - 闭塞／狭窄的长度（TASC 分类）
    - 病变形态（如偏心，钙化）
- 长期技术和临床结果取决于
  - 与初始成功率相同的因素

- 远端流出道的情况
- 相关风险因素
  - 吸烟，糖尿病，高脂血症
- 新生内膜增生
- DEB 治疗 PAD
  - 股腘动脉
    - 初始成功率：高达 95%（POBA／支架类似）
    - 12 个月的再狭窄：POBA 40%~60%（支架 25%~40%）
    - DEB（紫杉醇）：1 年时 65%~90% 首次通畅
    - 关于 DEB 与裸金属／药物洗脱支架的数据缺乏
  - 跛行和慢性肢体缺血（CLI）
    - 2 项随机对照研究表明 12 个月时 DEB 与 POBA 无差异
    - 近 1/2 的患者在 1 年内需要截肢：建议短期内改善（组织氧合，伤口愈合，保肢）优先于长期通畅

（左图）充气的血管成形术球囊的照片显示不透射线的标记➡️，表示球囊逐渐变细的边缘。这些标记有助于PTA期间气球的最佳定位。（右图）有静息痛和缺血性足溃疡的糖尿病患者接受血管造影。腘下动脉流出道显示重度的狭窄，包括胫前➡️和腓动脉➡️狭窄

血管成形术气球

传统球囊血管成形术

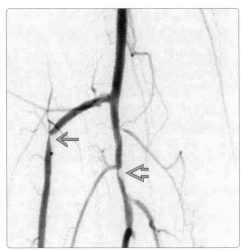

（左图）将3Fr导管➡️插管到腘下动脉。给予5000U肝素后，导丝➡️前进穿过胫前动脉部狭窄段➡️。直径0.014英寸的导丝通常用于腘下血管。（右图）血管成形用球囊已经延导丝➡️进入，并定位于跨接狭窄的部位，并充气球囊。在狭窄处，可见球囊凹陷的腰部➡️。球囊直径选择是基于目标血管测量的结果

球囊血管成形术

传统球囊血管成形术

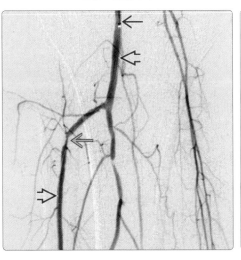

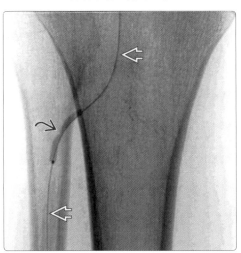

（左图）随着持续的球囊充气，使用压力泵加压达到约10个大气压，"腰部"被消除，这是成功的血管成形术所必需的。（右图）球囊撤出后的DSA显示了正常血管口径，而在扩张前该处➡️则是狭窄所在。导丝➡️留在狭窄处，直到DSA证实了良好的结果。如果需要额外的治疗，或者在并发症发生的情况下，保留导丝可以允许持续通过该病灶

传统球囊血管成形术

传统球囊血管成形术

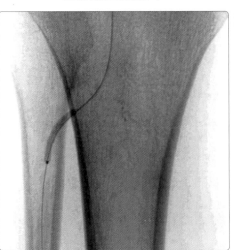

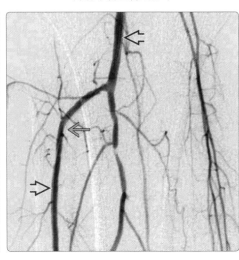

切割球囊 刻痕球囊

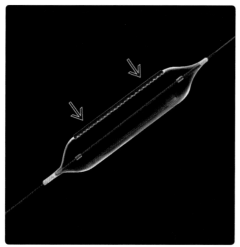 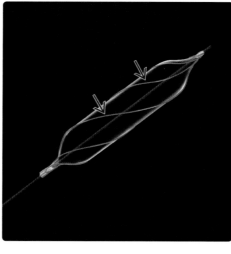

（左图）显微外科刀片（切斑刀）➡️纵向固定在非顺应性的血管成形球囊的表面，充气时径向扩张，使刀片切向斑块。（右图）伴顺应性球囊被柔性矩形镍钛诺支柱➡️包围。该设计旨在沿着镍钛诺的边缘聚焦均匀的径向力，对斑块进行压刻，并产生更精确和可预测的血管成形术结果

刻痕球囊血管成形术 刻痕球囊血管成形术

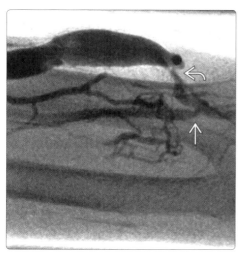 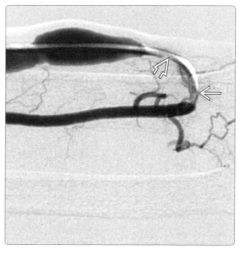

（左图）评估失败的血液透析瘘显示动静脉吻合处狭窄➡️和瘘管内邻近的狭窄病变➡️。瘘管无脉动，流量差。（右图）使用高压球囊进行常规血管成形术后，先前显示的静脉狭窄仅有很小的改善➡️。管腔直径接近位于血管内的导管直径➡️

刻痕球囊血管成形术 刻痕球囊血管成形术

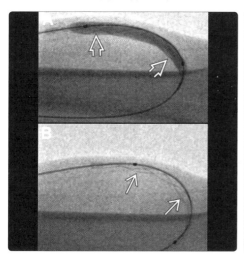 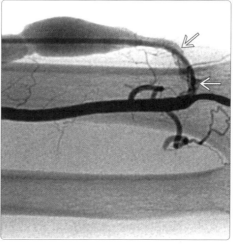

（左图）（A）随后，用刻痕球囊➡️进行重复血管成形术。（B）希望镍钛诺支柱➡️围绕球囊产生的额外更大的力度比最初的传统静脉血管成形术产生更满意的结果。（右图）刻痕球囊血管成形术后的静脉造影显示先前提到的静脉狭窄➡️的情况显著改善。之后在瘘中出现明显的脉动

（左图）图（A）显示充满液态氧化亚氮的低温成形球囊➡，将其温度降至-10℃，理论上引起斑块反应改变，弹性下降和细胞凋亡，其目的是减少再狭窄。荧光透视图像（B）显示了膨胀的冷冻球囊➡。请注意独特的球囊标记。（右图）弥漫性股浅动脉（SFA）狭窄➡显示在(A)之前和(B)之后的冷冻成形术。冷冻成形后，血管直径得到改善，但纤细的夹层通道➡与治疗区平行出现

冷冻球囊

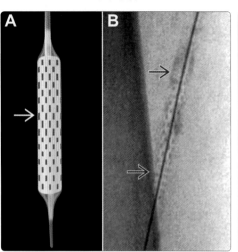

冷冻成形术

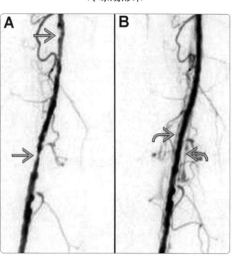

（左图）选择性左肾动脉造影显示近端重度狭窄➡伴有明显的狭窄后扩张➡或远端的动脉瘤。还有一个远端充盈缺损➡。这似乎代表着动脉瘤性血栓。（右图）在注射动脉期后期的DSA显像显示早期肾图➡，远端肾内动脉分支充盈，充盈缺损持续存在➡。这些图像中的发现对于动脉粥样硬化性肾动脉狭窄是非典型的表现

血管成形术的并发症

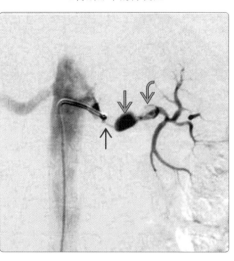

血管成形术的并发症

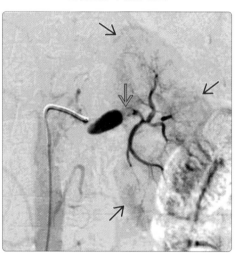

（左图）沿导丝➡用略大尺寸的球囊➡进行血管成形术。（右图）PTA后，由于发生动脉瘤而对比剂外渗➡。几项血管成形术原则被忽略：①对于动脉瘤相邻的狭窄进行PTA会增加破裂风险；②球囊不应该超过这样的程度；③应该留下一根导线穿过病变，直到证实成功。如果没有导丝进入，气囊不能充气进行填塞，有必要进行肾切除术

血管成形术的并发症

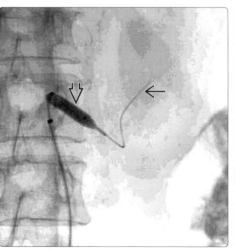

血管成形术的并发症

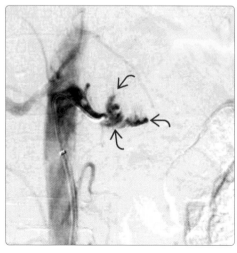

血管成形术组织切片

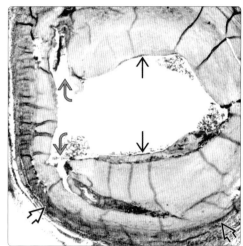

同轴快速交换系统（诊断性主动脉图）

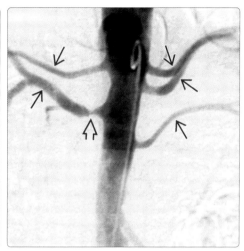

（左图）血管成形术后动脉的横断位病理标本显示增生性内膜➡️伴有血管成形术球囊充气导致的裂隙➡️。中层肌层➡️在内膜周围可见，通常对血管成形术作用后发生伸展，而不是撕裂，从而保持血管完整性。（右图）通过猪尾导管进行腹主动脉造影显示双肾多发肾动脉➡️，其中右侧一支优势肾动脉重度狭窄➡️

同轴快速交换系统（选择性右肾动脉 DSA）

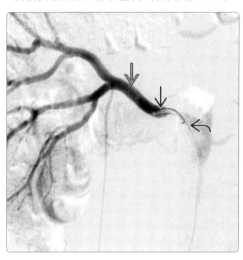

同轴快速交换系统（定位 0.014 英寸球囊）

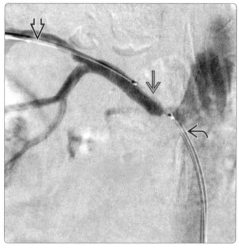

（左图）将 4Fr Cobra 导管➡️沿 0.035 英寸导丝同轴引入（通过 5Fr 导引导管➡️），进入后越过狭窄的右肾优势动脉支，取出 0.035英寸导丝并进行 DSA。（右图）引入 0.014 英寸导丝➡️，Cobra 导管被移除，并且通过导引导管➡️同轴引入快速交换血管成形球囊➡️。通过导引导管注射对比剂显示球囊位置应该稍微向后撤使狭窄居中

同轴快速交换系统
（孔状狭窄处的血管成形术）

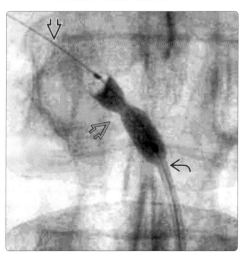

同轴快速交换系统
（次优结果，支架放置）

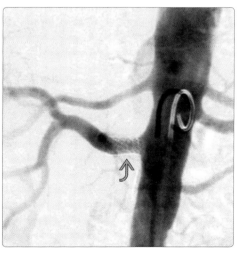

（左图）在 PTA 期间，"腰部"➡️压缩球囊，确认正确定位。导引导管末端➡️支撑球囊以防止进入主动脉。导丝➡️保持在原位。（右图）通过导管的 DSA 显示血管成形术的次优结果，如经常发生的开口处的肾动脉狭窄。随后，放置了球囊扩张式支架➡️，显著改善了血流。直到支架安全放置之后，才移除 0.014 英寸导丝

关键点

术语

- 斑块旋切术：通常通过基于导管的切割，刮削或研磨的机械装置，进行物理移除动脉粥样硬化斑块
  - 定向旋切术：旋转刀片切除斑块；切除斑块被移除
  - 螺旋旋切术：高速 360° 旋转装置尖端研磨斑块（微观颗粒）
  - 轨道旋切术：偏心安装旋转冠
  - 激光斑块消融术：去除支架内再狭窄和纤维帽

介入操作

- 沿导丝引入血管通路鞘管
  - 鞘管尺寸的大小需要基于所用斑块切除装置
- 引入诊断导管，获取流入图像
- 选择性插管，获得目标图像和流出情况
- 推进鞘管至狭窄的上游
- 在经过病变之前给予肝素
- 导丝 / 导管配合通过狭窄段

- 交换 0.014 英寸导丝
- 考虑放置栓塞保护装置（EPD）
- 通过鞘管沿导丝引入斑块旋切装置；可以通过鞘管注射以显示靶病变
- 进行斑块旋切术（根据设备特定用法）
- 通过鞘管获得血管造影
  - 确定是否需要进一步的斑块旋切术
- 移出栓塞保护装置 / 导丝
- 进行包括远端流出道的术后血管造影

结果

- 并发症
  - 远端栓塞：使用 EPD 进行避免
  - 动脉穿孔：过度积进的斑块旋切术
- 预期结果
  - 斑块消减可减少支架的应用
  - 中长期：与单独的血管成形术相似

定向的粥样斑块切除装置

定向旋切设备在使用中

（左图）图片显示了定向旋切设备的旋转刀片➡️和切割窗口➡️。切除的动脉粥样硬化斑块收集在装置尖端的腔室中➡️。（右图）DSA 显示股总动脉➡️中定向的斑块旋切装置的切割窗➡️。鼻锥➡️用于收集切除的斑块，延伸到股浅动脉（SFA）中。并显示了偏心斑块➡️

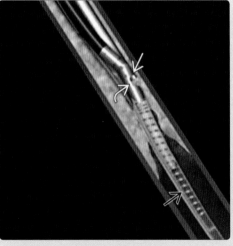

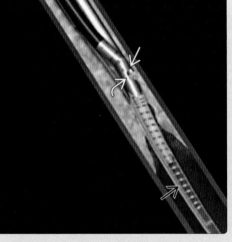

螺旋旋切装置

螺旋旋切连续输注

（左图）外周螺旋刀是螺旋旋切设备的一个例子。在 0.014 英寸导丝上，直径为 1.25~2.5mm。理论上，该装置在旋转时粉碎斑块，限制了闭塞性远端栓塞的风险。（右图）气流斑块旋切装置通过抽吸端➡️去除切除的碎片，降低栓塞的风险。多个较小的输注口➡️提供稳定的液体流量可以抽吸。前段切割刀片➡️和可扩展刀片➡️切削斑块

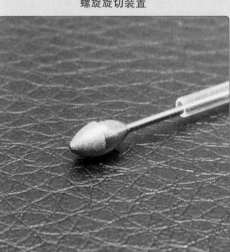

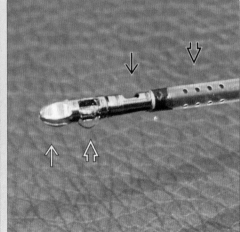

斑块旋切术

术　语

定义

- 斑块旋切术：通常通过基于导管的切割，刮削或研磨的机械装置，进行物理移除动脉粥样硬化斑块
  - 定向旋切术
    - 避免气压伤的好处
      - 降低夹层和内膜增生的风险
    - 旋转切割刀片切除斑块
    - 刀片安放在设备上的切割窗口中
      - 刀片针对斑块，在导管上弯曲而紧邻窗口
      - 窗口旋转／定位在斑块上
      - 刀片仅切除窗口暴露的区域
    - 切除的斑块被收集在装置尖端的腔室中
      - 设备必须移除以清空腔室
    - SilverHawk/TurboHawk/HawkOne（美敦力；普利茅斯，明尼苏达州）
      - 0.014 英寸单轨导丝兼容
      - 切除的斑块被收集在尖端可变容器中
      - HawkOne：2~7mm 直径的血管（考虑膝下）
      - TurboHawk：对于高度钙化病变的变体形式
  - 螺旋旋切术
    - 高速 360° 旋转装置尖端或毛刺
    - 优先研磨非弹性斑块
      - 微观无阻塞颗粒进入动脉循环
    - Phoenix（火山；圣地亚哥，加利福尼亚州）：5Fr，导丝上旋转叶片将碎片带入导管，减少远端栓塞的风险
    - Jetstream（波士顿科学公司；马尔堡市，马萨诸塞州）：旋转切削刀片扩大；持续输注和抽吸去除切除的碎片而不移除装置；考虑使用混合钙化和血栓性病变
    - Peripheral Rotablator（波士顿科学公司；马尔伯勒，马萨诸塞州）：通过 4Fr 导引鞘管进行旋转的钻石涂层毛刺
  - 轨道旋切术
    - 偏心安装旋转冠沙磨掉斑块
    - Diamondback 360°（心血管系统；圣保罗，明尼苏达州）：旋转钻石涂层冠，4Fr 装置，用于直径小至 2mm 的动脉
  - 激光斑块消融术
    - 准分子激光系统（Spectranetics；科罗拉多泉市，科罗拉多）
    - 可以去除支架内再狭窄和纤维帽

术　前

适应证

- 局灶性钙化动脉狭窄
  - 典型的斑块旋切理想病变
    - 狭窄的位置，钙化的程度和流出道的情况决定

了其适应性
    - 其他血管内选择（例如，血管成形术）也可以是适当的治疗
- 具有不适合其他血管内治疗特征的病变

禁忌证

- 具有高血栓栓塞风险的下肢狭窄／闭塞性外周动脉疾病（PAD）
  - 急性血栓闭塞
  - 体积庞大，息肉样斑块；与病变相关的血栓或栓塞
- 极度动脉迂曲
- 慢性完全闭塞，不能通过
- 未经批准在外周血管系统外使用

术前准备

- 核查项目
  - 临床病史和体格检查
    - 强调外周动脉疾病（PAD）风险因素
    - 详细的脉搏检查／多普勒评估
    - 目前的药物
      - 任何抗凝血剂，抗血小板药，口服降血糖药，抗高血压药
- 药物
  - 肝素
    - 通常在通过病变之前给予
    - 各种术中给药方案
    - 团注剂量为 2500~5000U；随后输注 1000U/h
    - 负荷剂量 50~100U/kg；随后连续输注 15~25U/（kg·h）
  - 血管扩张剂（例如硝酸甘油）
    - 常用的团注剂量为 100μg
    - 预防／治疗导管引起的血管痉挛
  - 氯吡格雷
    - 术前可以选择性地给予负荷剂量
      - 最低负荷剂量为 300mg
    - 术前继续维护剂量
      - 每日剂量 75mg，最少 4~6 周

介入操作

患者体位／位置

- 最佳操作方法
  - 患者通常仰卧
  - 股总动脉入路
    - 逆行与顺行入路
      - 股总动脉逆行返回盆腔，对侧下肢病变
      - 顺行性股总动脉入路可用于同侧下肢病变

手术步骤

- 常规步骤
  - 获得血管入路
  - 沿导丝进入血管入路鞘管
    - 粥样斑块切除装置适当的 Fr 尺寸
  - 通过鞘管引入适当的诊断导管

- 获取诊断性动脉造影；评估病变
  ◦ 如有必要，换用选择性导管，选择性插管目标动脉
  ◦ 将导管定位在目标狭窄的近端
  ◦ 穿过病变前给予肝素团注
    - 2500~5000U 团注（IV 或 IA）
  ◦ 轻轻推进导丝穿越狭窄
    - 为了避免血管夹层，必须做到这一点
    - 如果导丝通过遇到阻力
      □ 不要继续前进导丝；会出现夹层
      □ 收回导丝，重新定向导管，重新进入导丝
      □ 考虑不同的导管形状，导丝
    - 保持导管平行于血管中心线
      □ 必须将导丝穿过狭窄的中央通道，即使很偏心
    - 沿导丝推进选择性导管，横跨病变
    - 将交换导丝换成 0.014 英寸导丝
    - 可选性放置血栓保护装置（EPD）
    - 沿导丝引入斑块旋切装置
    - 进行斑块旋切术
      □ 经鞘管注射对比剂，评估粥样斑块切除进程
      □ 如果移除装置，请保持导丝穿过病变；避免需要重新通过病变
    - 在手术结束时通过鞘管注入对比剂
      □ 记录斑块切除的结果
      □ 确定是否需要进一步干预
    - 如果结果令人满意，请仔细取出导丝
      □ 如果使用 EPD，则重新捕获／移除装置
    - 获取完成动脉造影
      □ 记录流出道，最终斑块切除结果
    - 取出鞘管，封堵动脉穿刺部位
      □ 手动压迫穿刺部位
      □ 可以使用闭合装置
- 定向旋切术
  ◦ 根据 SilverHawk/TurboHawk 设备使用合适尺寸的鞘管
    - 快速交换（单轨）设计
      □ 装置需要 0.014 英寸导丝
  ◦ SpiderFX（ev3）EPD 经常同时使用
  ◦ 将装置紧邻放置在病变的近侧
  ◦ 将切割窗口／刀片对准粥瘤的方向
  ◦ 激活手动电机驱动（启用切割刀片）
  ◦ 通过病变稳定地推进装置
    - 切勿从切割刀片启用状态取下装置
      □ 会切除粥瘤，而远端栓塞
  ◦ 关闭电机，将装置定位在病灶上方
    - 关闭电机，将粥瘤压迫在鼻锥收集腔内
  ◦ 将切割刀片对准病变的不同部分
  ◦ 重复上述过程
    - 进行圆周旋切术
  ◦ 定期注射鞘管，检查进展情况
  ◦ 取下设备以清除鼻锥上的粥瘤

- 将导丝留在跨过病变的部位
  □ 必要时允许进一步的斑块旋切术
  ◦ 用血管造影术记录最终结果
- 螺旋旋切术
  ◦ Jetstream
    - 需要 7Fr 鞘管
    - 适合 ≥3mm 外周动脉
    - 对血栓／钙均有效
    - 设备需要适配 0.014 英寸导丝
    - 设备有 3 个组件
      □ 具有可扩展切割尖端的导管，抽吸／输注的功能
      □ 带有键盘控制箱以进行设备操作
      □ 带电源的控制台设备控制器，用于抽吸／输注的蠕动泵
    - 旋转切割尖端从 2.1mm 扩展到 3mm
    - 当切割尖端向前通过病变时，抽吸端口收集血栓／斑块
      □ 斑块消减，管腔扩大
      □ 随后根据需要进行血管成形术／支架置入术
- 轨道旋切术
  ◦ Diamondback 360° PAD 系统
    - 需要 4Fr 鞘管
    - 当系统通过病变前进时，冠在轨道上运行
      □ 钻石涂层冠的尺寸：1.25~2.25mm
      □ 可以增加管腔直径 2 倍
    - 冠削磨斑块；弹性无病区有顺应性的组织被推移，保持完整
    - 由变速气动电机驱动
    - 将专有的 0.014 英寸 ViperWire 通过病变部位
    - 沿导丝引入设备；激活设备
    - 冠在病变中前进和后退来消磨斑块
      □ 轨道周长随速度增加
    - 消磨的微观颗粒进入循环
      □ 平均颗粒直径 1.96μm

替代操作／治疗
- 放射学
  ◦ 血管成形术，支架置入
- 外科
  ◦ 血管旁路管道，动脉内膜切除术

结　果

并发症
- 最严重的并发症
  ◦ 粥样硬化的远端栓塞（约 3%）
    - 使用栓塞保护装置进行避免
  ◦ 动脉穿孔
    - 可能会发生过度积进的斑块去除
      □ 深切／削磨可能破坏中层
      □ 仅通过切除斑块直到腔内改善等于正常血管

直径进行避免
- 即刻／围手术期并发症
  - 血肿
    - 旋切装置需要更大的鞘管
  - 动脉血栓形成
    - 旋切术中肝素化；降低风险
- 远期并发症
  - 假性动脉瘤／动静脉瘘

定向斑块旋切术（前后位视图）

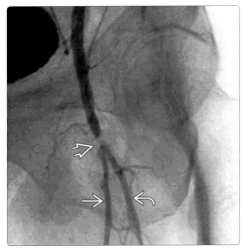

定向斑块旋切术（斜位视图）

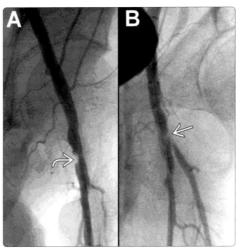

（左图）血管造影显示股总动脉远端股浅动脉➡️、股深动脉➡️分叉处的重度狭窄➡️。（右图）（A）右前斜位最好地显示了股浅动脉起始处的偏心性狭窄➡️，（B）左前斜位最好地显示了股深动脉起始处的重度狭窄➡️。由于涉及2个相邻动脉的起始处，无论血管成形术或支架术都是处理起来困难的病变。外科动脉内膜剥脱术或斑块旋切术是更好的治疗选择

定向斑块旋切术（可视化的装置）

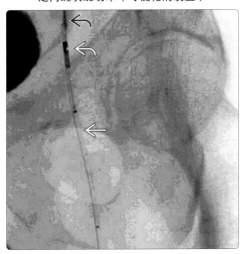

定向斑块旋切术（斑块旋切术后）

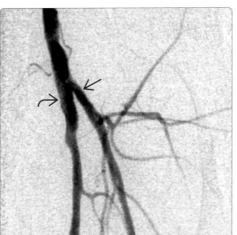

（左图）SilverHawk斑块旋切装置已通过0.014英寸导丝上的导向鞘管➡️推进到股总动脉中，切割窗口➡️位于装置的近端部位，切除动脉的收集腔➡️位于其远端。（右图）在使用定向旋切装置的斑块切除术后，股浅动脉➡️和股深动脉➡️明显通畅，所有分支血管也是如此

腘下斑块旋切术（初始DSA）

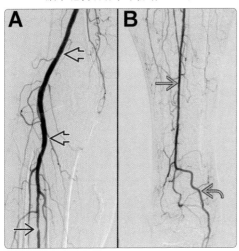

腘下斑块旋切术（斑块旋切术后）

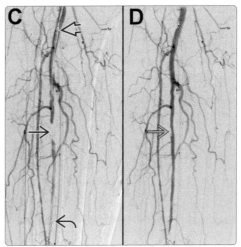

（左图）患有不愈合性足溃疡患者的右腿DSA显示（A）无明显异常的腘动脉➡️，但是腓动脉重度狭窄➡️。远端（B），腓动脉➡️是脚下唯一的供血血管，并形成足底弓➡️。（右图）斑块旋切术中的DSA显示（C）栓塞保护装置➡️在腓动脉病灶➡️的远端。斑块旋切装置➡️在腘动脉中。（D）斑块旋切术后，现有病变部位只有极少的不规则残留➡️

预期结果

- 注册／单中心数据显示初始技术成功率高（≥95%），支架需求减少，并发症发生率低，在慢性肢体缺血的情况下考虑斑块旋切术
- 中期和长期结果似乎并没有显示单纯血管成形术的

临床结果改善

- 大大增加手术成本／时间和辐射
- 没有比较不同斑块切除装置之间的疗效／安全性研究
- 目前正在进行比较斑块旋切术＋药物洗脱球囊的试验

（左图）DSA 显示严重股浅动脉（SFA）狭窄➡️，边缘非常不规则。鉴于狭窄的血管造影表现和符合远端栓塞的临床病史，斑块旋切术期间使用了远端栓塞保护装置。定向斑块旋切导管➡️位于 SFA 的近端。（右图）显示了旋切装置的手持式电池驱动单元➡️和尖端➡️。旋切装置尖端位于冲洗工具➡️内部，旨在清除收集室内切除的粥样斑块

斑块旋切术的栓塞保护（初始 DSA）

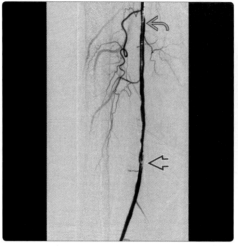

斑块旋切术的栓塞保护（斑块切除装置）

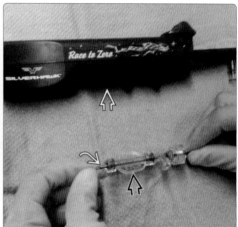

（左图）冲洗斑块旋切装置的远端收集室清出了切除的粥样斑块➡️的一大块核心。当切割刀片切除粥样斑块时，斑块被收集并压缩在收集室中。在多次穿过病灶后，必须移出该装置并清空腔室。（右图）照片显示被切除的粥样斑块➡️。斑块旋切术从动脉切除的斑块，其结果类似于手术内膜切除术

斑块旋切术的栓塞保护（清空的收集室）

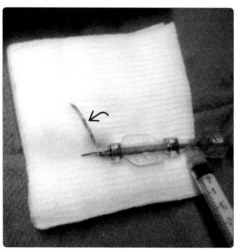

斑块旋切术的栓塞保护（切除内核）

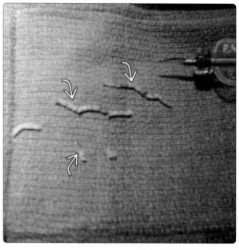

（左图）斑块旋切术后，原病灶部位只有微小的不规则区➡️。SpiderFX 栓塞保护装置➡️可以在病变的远端看到。在装置的远端部分存在充盈缺损➡️，与被捕获的栓塞碎片一致。（右图）照片显示：（A）栓塞保护装置远端的宏观碎屑➡️，与血管造影结果相关；（B）从保护装置移除分散的岩石状动脉粥样硬化碎片➡️

斑块旋切术的栓塞保护（斑块旋切术后）

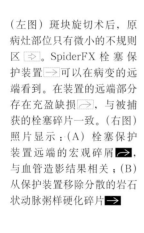
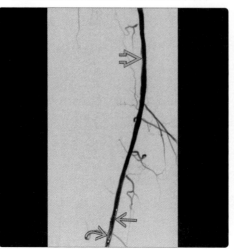

斑块旋切术的栓塞保护（栓塞保护装置）

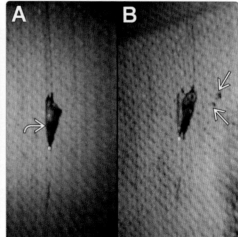

斑块旋切术的并发症（初始 DSA）

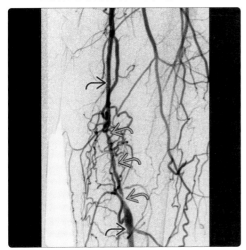

斑块旋切术的并发症（定向旋切装置）

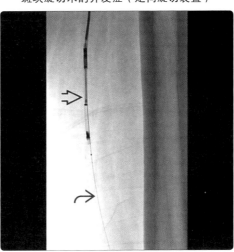

（左图）左侧股浅动脉远端（SFA）的放大 DSA 显示严重狭窄➡（以及多发的侧枝）和正常口径相邻动脉节段➡。未减影的观点显示病变严重钙化。（右图）透视平片显示导丝➡已经通过狭窄段并且 TurboHawk 斑块旋切术装置➡已经被引入并定位在病变的近侧。这种定向斑块旋切装置设计用于钙化病灶中的斑块切除

斑块旋切术的并发症（初始斑块旋切术后结果）

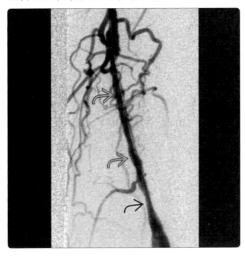

斑块旋切术的并发症（动脉穿孔，早期图像）

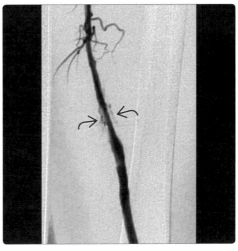

（左图）初次斑块旋切术后目标病变的 DSA 显示管腔内径➡明显改善，远端有一定程度的残余狭窄➡。进一步的斑块旋切术用于去除远端残留狭窄区域。（右图）在追加斑块旋切术后，整个治疗的股浅动脉（SFA）段的管腔口径满意。但是，新的线性对比剂聚集➡平行出现于远端治疗区的动脉管腔处

斑块旋切术的并发症（动脉穿孔，延迟图像）

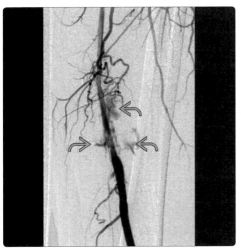

斑块旋切术的并发症（放置覆盖支架）

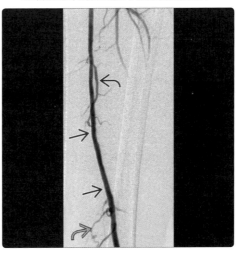

（左图）延迟图像显示远端治疗区产生的对比剂外渗➡，表明破坏了该处动脉的完整性。动脉穿孔或动静脉瘘可能会发生过度积进的斑块切除，这破坏中层。（右图）覆盖支架沿着斑块旋切术治疗区域➡的全长放置，保留近端➡和远端➡的侧支。覆盖支架置入消除了外渗并恢复了血管完整性

术语

- 溶栓术：清除／溶解血管内血栓的微创方法
  - 静脉内溶栓治疗提供全身剂量的药物，旨在促进纤维蛋白溶解
  - 血管内溶栓需要将导管／装置放入血栓形成的血管中
    - 导管引导的血栓溶解（CDT）：通过经皮放置的导管输注溶栓剂
    - 机械溶栓（MT）：使用血管内医疗装置破坏血栓
    - 药物机械血栓溶解（PMT）：使用组合式机械装置／血栓溶解剂

术前

- 适应证：急性／亚急性症状，动脉／静脉血栓形成
- 绝对禁忌证
  - 活动性出血／不可修复的凝血障碍
- 主动脉夹层
- 出血性／近期缺血性卒中史
- 最近的头部创伤／颅内手术／肿瘤

介入操作

- 通过鞘管或导管进行 DSA
- 导管／导丝通过闭塞段
- 开始所需的溶栓治疗
- ICU 在溶栓输注过程中的监测
  - 每 6~8 小时检测纤维蛋白原／部分凝血活酶时间（PTT）／全血细胞计数（CBC）值
- DSA 在 8~20 小时内重新评估血栓负荷

结果

- 并发症：出血，远端栓子（四肢），肺栓塞，再灌注综合征
- 预期结果：成功溶栓后的症状改善

动脉旁路移植物溶栓术前

动脉旁路移植溶栓术后

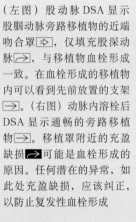
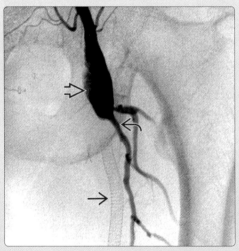
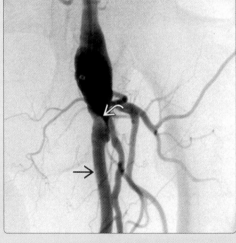

（左图）股动脉 DSA 显示股腘动脉旁路移植物的近端吻合罩，仅填充股深动脉，与移植物血栓形成一致。在血栓形成的移植物内可以看到先前放置的支架。（右图）动脉内溶栓后 DSA 显示通畅的旁路移植物。移植罩附近的充盈缺损可能是血栓形成的原因。任何潜在的异常，如此处充盈缺损，应该纠正，以防止复发性血栓形成

静脉血栓形成（溶栓前）

静脉血栓形成（溶栓后）

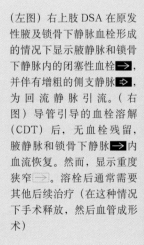
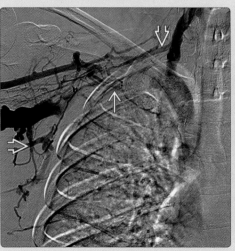
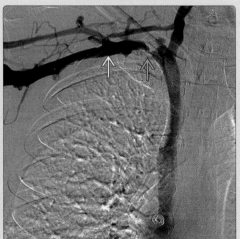

（左图）右上肢 DSA 在原发性腋及锁骨下静脉血栓形成的情况下显示腋静脉和锁骨下静脉内的闭塞性血栓，并伴有增粗的侧支静脉，为回流静脉引流。（右图）导管引导的血栓溶解（CDT）后，无血栓残留，腋静脉和锁骨下静脉内血流恢复。然而，显示重度狭窄。溶栓后通常需要其他后续治疗（在这种情况下手术释放，然后血管成形术）

术　语

定义

- 溶栓术：清除／溶解血管内血栓的微创方法
  - 静脉内溶栓治疗提供全身剂量的药物，旨在促进纤维蛋白溶解
    - 最常用的溶栓形式
      - 组织纤溶酶原激活剂（tPA）最常用的溶栓药物
  - 直接血管内溶栓需要将导管／装置放入血栓形成的血管中
    - 可以在动脉或静脉内放置
      - 局部治疗血栓形成的靶血管
- 血栓溶解剂：溶解血栓药物
  - tPA
    - 将纤溶酶原转化成纤溶酶
    - 半衰期 5 分钟；高纤维蛋白特异性
    - 重组 tPA（r-tPA）也可用；使用重组生物技术制造；各种专有品牌
      - Activase（阿替普酶）（Genentech）
      - Retavase（瑞替普酶）（EKR Therapeutics）
      - TNKase（替奈普酶）（Genentech）
  - 链激酶
    - 间接血纤维蛋白溶酶原激活剂
    - 由于抗原性而不受欢迎；由于抗体形成而失活
  - 尿激酶
    - 诱导全身溶解；纤维蛋白敏感性差
    - 在肝脏中代谢；半衰期 15 分钟
- 导管引导的血栓溶解（CDT）：通过经皮放置的导管输注溶栓剂
  - 也称为药物溶栓
    - 可能是动脉内或静脉内
      - 向血栓形成血管提供浓缩剂量
- 机械溶栓（MT）：使用血管内医疗装置破坏血栓
  - 使血栓变成宏观／微观碎片
- 药物机械血栓溶解（PMT）：组合式使用机械装置／血栓溶解剂
  - 与血栓溶解剂接触增加血栓表面积
  - 综合疗法通常更有效

临床血管血栓栓塞情况

- 急性肢体缺血（ALI）
  - 动脉灌注至肢体突然减少，潜在地威胁其身体健康
    - 毛细血管回流、脉搏、感觉可能会受到影响或缺乏
      - 检查 5 个 P：疼痛，苍白，无脉，瘫痪，感觉异常
    - 急性肢体缺血的原因
      - 来自近端源的动脉栓塞
      - 动脉中断／创伤
      - 急性原位动脉血栓形成
- 急性肠系膜缺血
  - 动脉闭塞形式可能是栓塞或血栓形成；静脉形式是血栓形成的
- 门静脉血栓形成
  - 主要形式：特发性
  - 次要的：已知的病因学因素
    - 例如促血栓形成状态／肿瘤／炎症
- 肺栓塞（PE）
  - 巨大的肺栓塞带来右心负担
- 下肢静脉血栓形成
  - 疼痛性股青肿（DVT）；严重形式的深静脉血栓形成（DVT）；全肢静脉引流的血栓性闭塞
    - 急性剧烈疼痛；发绀和水肿
    - 40%～60% 导致静脉坏疽；20%～50% 的截肢
    - 50% 的病例有恶性肿瘤
  - 血栓后综合征（PTS）：DVT 后遗症
    - 慢性静脉高压的结果
      - 由于瓣膜损伤，静脉反流，静脉回流受损
    - 积极治疗 DVT 以限制 PTS 风险
      - 20%～40% 的髂股 DVT 在 2 年内发展为 PTS
- 上肢静脉血栓形成
  - 腋锁骨下静脉血栓形成（ASVT）
    - 主要形式：Paget-Schroetter 综合征
    - 次要形式：伴有刺激性静脉损伤
      - 长期中心静脉导管／起搏器
      - 恶性肿瘤／淋巴结肿大

术　前

适应证

- 症状性急性或亚急性动脉或静脉血栓形成
  - 慢性血栓形成：再通成功率低

禁忌证

- 绝对禁忌证
  - 活动性出血／不可纠正的凝血障碍
  - 主动脉夹层
  - 出血性／近期缺血性卒中病史
  - 最近的头部创伤／颅内手术（<3 个月）
  - 颅内肿瘤
- 主要相对禁忌证
  - 远期缺血性卒中（>3 个月）
  - 近期胸部／腹部大手术（≤3 周）
  - 近期重大创伤（≤4 周）
  - 近期消化道出血（≤3 个月）
  - 长时间或创伤性心肺复苏（>10 分钟）
  - 未控制的高血压
  - 血管造影对比剂过敏
- 轻微的相对禁忌证
  - 妊娠
  - 肾或肝功能不全（出血风险）

术前影像学检查
- 超声
  - 对 DVT 有高灵敏度／特异性
    - 使用压缩／彩色多普勒技术
    - 涉及髂动脉和腔静脉则超声评估不佳
  - 对动脉闭塞具有高度敏感／特异性
    - 评估病变区域的流入情况
    - 评估主髂动脉受累及程度欠佳
- CTA／CTV
  - 非常适合主髂动脉／髂腔静脉评估
  - 显示血栓范围，解剖异常
  - 对下腔静脉／盆腔／股腘静脉的 DVT 具有高度敏感／特异性
  - 对主动脉／盆腔／股腘动脉闭塞高度敏感
    - 对于动脉闭塞的病因学不太具体
- MRA／MRV
  - 良好的血管解剖显示
  - 对血栓形成高度敏感／特异性
    - 可以区分急性和慢性

术前检查
- 核查项目
  - 检查出血／凝血参数
    - 在手术前纠正任何凝血障碍
      - 尽量减少出血并发症的风险
  - 尝试确定血栓形成的潜在原因
    - 潜在的高凝状态／凝血障碍
  - 回顾影像发现／确定涉及的血管
    - 入路部位应避免血栓边缘
      - 允许导丝／导管完全穿越
  - 评估肾功能
    - 最好 eGFR>60
  - 安排 ICU 收治（连续溶栓）
    - 确保护理人员熟悉溶栓治疗方案，设备，出血并发症的监测
  - 远端脉搏／神经状态的基线评估
- 药物
  - 肝素
  - 血栓溶解剂
  - 利多卡因 1%~2%（局麻药）
- 设备
  - 输液泵：确保泵压足够高，通过输液导管输送溶栓药
  - 输液导管：通常有多个侧孔／裂隙；各种导管／输注长度
    - 专有治疗输液系统
      - UniFuse 输液导管（AngioDynamics）
      - SpeedLyser 输液系统（AngioDynamics）
      - Cragg-McNamara 带瓣输液导管（ev3）
      - ProStream 输液线（ev3）

- MicroMewi 多个侧孔输液导管／微导管(ev3)
- 喷泉输液系统（Merit Medical）
- Mistique 输液导管（Merit Medical）
  - 脉冲＊喷雾灌注导管（AngioDynamics）：允许通过手动注射将血纤维蛋白溶解剂快速施用到血栓中
  - EkoSonic 血管内系统（Ekos）：US 加速溶栓输注导管
    - 高频率，在多个侧孔输液导管内的低能量的超声核心
    - 超声放松纤维蛋白链；暴露更多表面积用于纤维蛋白溶解
  - 机械血栓切除装置：通过凝血块的碎裂／抽吸实现血栓溶解的装置的例子
    - Indigo (Penumbra)；分离器辅助抽吸
      - Penumbra；分离器辅助抽吸，用于急性脑卒中的颅内使用
    - AngioJet 流变系统（Medrad）；通过伯努利效应逆行的液体射流将血栓拉入导管，在那里浸泡
    - AngioVac 通道和电路（AngioDynamics）；通过体外旁路回路进行高流量抽吸
    - 清洁旋转血栓切除系统（Argon Medical）；直接接触打碎血栓
    - Arrow-Trerotola PTD（Teleflex Medical）；直接接触打碎血栓
    - Aspirex S（Straub Medical AG）；旋转螺旋形成负压将血栓拉入导管（用于静脉，动脉，透析通路）
      - Rotarex S（Straub Medical AG）；旋转的螺旋形成高负压（可能对静脉使用过高）将血栓拉入导管

介入操作

手术步骤
- 引入溶栓／血栓切除装置
  - 考虑在手术前放置 Foley 导管
  - 动脉治疗：通常首选对侧股动脉通路
    - 最大限度地减少从逆行到顺行入路的第二次穿刺／转换需求
    - 同侧顺行穿刺对膝下以下闭塞有用
  - 静脉治疗
    - 考虑放置下腔静脉（IVC）滤器：防止髂股静脉栓塞引起的生命危险，可从颈内静脉进入（避免穿行血栓）并可能在手术完成后被移除
  - 无菌准备／铺单可能入路点
  - 根据需要启动镇静
  - 获得血管通路
    - 可以使用超声的导引，尽量减少穿刺尝试的次数，限制血栓溶解期间的出血风险

- 单壁穿刺技术是首选；双壁穿刺会增加出血风险
- 放置血管鞘管（通常≥6Fr）
  - 应比溶栓导管／装置至少大 1Fr 尺寸
  - 允许同时肝素输注
  - 允许在溶栓过程中进行血液采样
- 通过鞘管／导入器进行 DSA
  - 广泛的侧支建立表明慢性病变，这可能不适合溶栓
- 进入导管和亲水导丝（如 Glidewire, Roadrunner）通过血栓
  - 如果不能通过导丝
    - 逐步增加 1~2cm 的间隔进入导管和导丝
    - 考虑使用专门的 3~4Fr 平滑尖导管
    - 考虑使用同轴导管，一种可以达到血栓的更长的鞘管
    - 在血栓边缘短时间（2~4 小时）溶栓后再次尝试
    - 如果不能通过导丝，则待溶栓病灶的溶栓效果不好
- 一旦导管超出血栓，注射对比剂以确认导管是腔内
- 将亲水性导丝交换为非亲水性导丝（例如，Bentson，Rosen，Amplatz）
- 机械血栓切除术
  - 注意事项：治疗前给予肝素静脉团注；血栓的机械粉碎会导致危及生命的肺栓塞；腔内治疗会导致新的血栓形成
  - 考虑从简单的抽吸开始：将导管尖端（或 8~10Fr 鞘管）推入血栓并抽吸
  - 药物机械性血栓溶解：考虑在使用过程中通过机械血栓切除装置输送血栓溶解剂（例如 2~10mg tPA），或者在机械性血栓切除术之前通过导管插入血栓中
  - 可以单独设置，也可以分为两部分
    - 初始机械性血栓切除术可能"切碎"血栓；可以跟随导管引导的血栓溶解（CDT）
    - 单次治疗不充分可能会转化为 CDT
  - 可考虑在血栓段远端使用栓子保护装置（EPD）
    - 适合 EPD 的"着陆区"取决于血栓的位置
    - 对于髂、股静脉的大血栓，考虑下腔静脉滤器
  - 浸软血栓（通常为静脉）可以用血管成形术球囊进行：恢复管腔内血流为目标
  - 诱捕血栓（通常为动脉）可以通过放置覆盖支架来进行：恢复腔内血流为目标，同时防止栓塞现象
  - 血栓切除术后重新评估 DSA
    - 如果没有／痕迹残余血栓形成，则不需要进一步的血管内介入治疗；开始／继续全身抗凝
    - 如果有显著的残余血栓（和可接受的出血化验值），则考虑采用交替机械血栓切除装置或

CDT
    - 如果没有血管造影改善和慢性病迹象，考虑终止程序

- 开始溶栓／血栓切除术：考虑机械血栓切除与导管引导溶栓
  - 导管引导溶栓
    - 沿导丝上放置溶栓导管
      - 导管输注长度应该延伸到血栓的近端和远端
      - 多个侧孔导管均匀分布血栓溶解剂
    - 通过多侧孔导管开始连续输注溶栓剂
    - 阿替普酶 0.5~1.0mg/h
    - 瑞替普酶 0.5~1.0U/h
    - 替奈普酶 0.25~0.5mg/h
    - 尿激酶 60 000~240 000U/h
  - 通过导管鞘或外周静脉的侧臂开始持续输注肝素
    - 初始肝素团注 2000~5000U，然后以 100~500U/h 低剂量输注
  - 在溶栓输注期间留院观察
    - 经常需要 ICU 住院（遵照医院协议）
    - 每 6~8 小时检查纤维蛋白原，部分凝血活酶时间 PTT（抗 Xa），全血细胞计数（CBC）
      - 如果纤维蛋白原 <100mg/dl 或 PTT>60 秒，则停止溶栓剂；用相同速率的经导管的注入生理盐水代替血栓溶解
      - 如果纤维蛋白原 <150mg/dl 或自上次实验以来降低 >50%，溶栓率降低 1/2（从而减少剂量）
    - 至少每小时监测一次
      - 评估隐性出血（如颅内／消化道出血，血尿）
      - 检查导管插入部位是否有血肿／出血或管路断开
      - 检查远端脉搏是否有栓塞迹象
    - 当发生疼痛时给予镇痛
      - 动脉血运重建可能非常疼痛
    - 对患者的护理人员进行指导／解释预期
      - 术者角度的关心
      - 严格的卧床
      - 计划重复血管造影前 8 小时禁食禁饮（NPO）
  - 8~20 小时内溶栓的随访结果
    - 通常需要至少 8 小时的输注才能达到显著的清除效果
    - 患者应该（大多数情况下）返回 DSA
  - 取出输液导管后，通过导引鞘管获取 DSA；评估溶栓疗效
    - 如果没有／痕迹残余血栓形成，则不需要进一步的血管内介入治疗；开始／继续全身抗凝
    - 如果显著残留血栓（和可接受的出血检测值），重新开始溶栓输注并持续观察或考虑机械性血栓切除术

- 如果没有临床／血管造影改善和出现慢性病迹象，考虑终止手术
- 溶栓术后／血栓溶解
- 如果发现潜在的狭窄，进行血管成形术，然后完成 DSA
  - 如果血管成形术 DSA 显示残留狭窄／差的结果，考虑放置支架
  - 支架置入也通常用于纠正 May-Thurner 解剖（由于右侧髂总动脉压迫左侧髂总静脉导致的静脉回流功能受损以及股髂深静脉血栓形成）
- 如果溶栓结果令人满意并且没有潜在的异常
  - 移出留置导管和鞘套
  - 可以考虑在移出鞘管之前逆转抗凝
  - 对于动脉通路，可以使用血管闭合装置
  - 如果将下腔静脉滤器预防性放置，则可在溶栓完成时移除滤器

观察与报告
- 识别涉及的血管；堵塞的基线范围
- 提供使用的药物／溶栓剂剂量
- 描述溶栓结果
- 抗凝建议；临床随访

替代操作／治疗
- 外科
  - 开放手术血栓切除术
- 其他
  - 全身溶栓
    - 严重出血并发症的风险增加

术　后

应尽事宜
- 检查远端脉搏；与基线水平进行比较
- 如果灌注恶化或神经／肺功能下降，怀疑远端栓塞
  - 如果可能，与基线影像进行比较
  - 在下肢动脉溶栓期间，可能会出现缺血症状初始恶化的情况

- 部分溶解的血栓可能会栓塞，阻塞远端流出道
- 根据严重程度，可能需要停止溶栓／手术血栓切除／旁路搭桥
- 进一步评估或随访可能导致血栓形成的血管病变（例如狭窄）
- 在导管引导的血栓溶解（CDT）期间持续更新医师的咨询／会诊
- 溶栓后，开始／恢复抗凝
- 如果放置支架，推荐氯吡格雷 75mg，持续 6 周
- 可以定期进行无创成像监测发现再狭窄

结　果

并发症
- 最严重的并发症
  - 出血（卒中，内脏）
  - 远端栓子（肢端）或肺栓塞
- 即刻／围手术期并发症
  - 肺栓塞（静脉）
  - 再灌注综合征（动脉）
    - 对组织缺血／坏死的炎症反应
    - 症状包括肢体肿胀，全身炎症伴多器官衰竭和死亡
    - 治疗可能包括筋膜切开术以缓解骨筋膜室综合征，抗凝以防止进一步血栓形成或截肢
  - 对血栓溶解的过敏反应
  - 血管夹层
- 远期并发症
  - 穿刺部位的血肿形成
  - 血栓复发
  - 导管部位感染
    - 延长（＞72 小时）溶栓时建议预防性应用抗生素

预期结果
- 成功溶栓后的症状改善
  - 较短的病变与良好的临床结果相关
- 发现潜在的血管病变／压缩／狭窄

旁路移植血管血栓溶解
（主髂动脉 DSA，闭塞的右侧旁路移植血管）

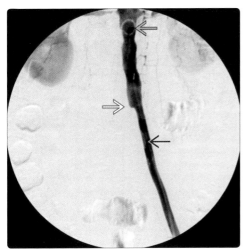

旁路移植血管血栓溶解
（股髂动脉 DSA，盆腔侧支）

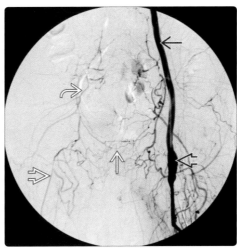

（左图）患有新发右下肢缺血的患者的 DSA，之前进行了主动脉双侧股动脉旁路移植血管手术治疗血管闭塞性疾病，显示通过通畅的左移植物血管➡将猪尾导管➡置于主动脉远端。移植血管分叉处右侧髂动脉支➡闭塞。（右图）盆腔 DSA 显示通畅的移植血管➡远端吻合支➡。小穿盆腔支➡和右髂内动脉动脉➡侧支在右下肢重建出小流出道血管

旁路移植血管血栓溶解（血栓形成的初始遍历）

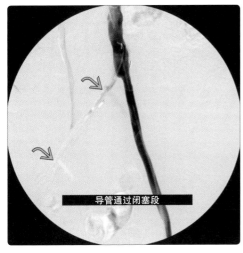

导管通过闭塞段

旁路移植血管血栓溶解（溶栓导管放置）

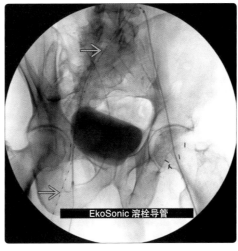

EkoSonic 溶栓导管

（左图）顺行导丝穿过阻塞段，使用反向弯曲导管在移植物分叉处通过不成功。进入右侧血栓形成的远端吻合，导丝和导管➡逆行通过闭塞段。（右图）左侧导丝进入右侧导管并收回到闭塞的肢体中。通过这根导丝，EkoSonic 溶栓导管➡被推进。导管尖端位于右侧股深动脉

旁路移植血管血栓溶解（底层狭窄未揭露）

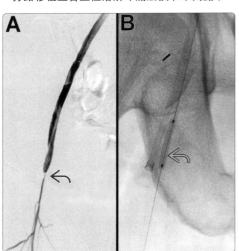

旁路移植血管血栓溶解（治疗下层狭窄）

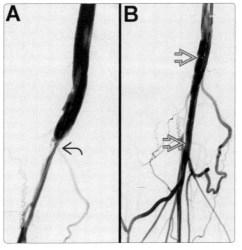

（左图）持续 tPA 输注（0.5mg／h）后 12 小时，重复 DSA 评估溶栓疗效。（A）发现移植血管远端吻合处的严重狭窄➡（可能是血栓形成的原因）。（B）进行了狭窄处的血管成形术➡。（右图）（A）血管成形术后狭窄➡只有轻微改善。（二）灵活的覆盖血管内支架➡被放置在难治性狭窄处。手术吻合口修复将成为可选择的治疗方案

（左图）双侧下肢严重肿胀患者的冠状位平扫CT显示髂总静脉明显扩张➡️，之后是严重狭窄的下腔静脉➡️。血栓➡️出现在左髂外静脉。（右图）患者被置于俯卧位，进入左侧腘静脉，并放置鞘管。（A）DSA静脉图显示大腿处股静脉血栓➡️，由于慢性深静脉血栓DVT血栓，出现广泛的侧支血管➡️。（B）股静脉血流终止于股骨头处➡️

髂静脉下腔静脉溶栓（初始增强CT）

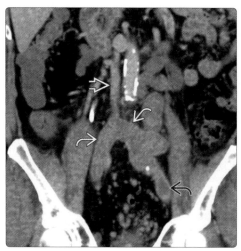

髂静脉下腔静脉溶栓（初始DSA）

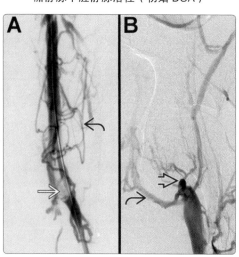

（左图）（A）通过左侧导管➡️DSA显示左髂静脉闭塞➡️，下腔静脉（IVC）无对比剂显影。（B）右侧腹股沟导丝➡️通过髂静脉内形成的血栓进入闭锁的IVC5。穿过左侧髂骨闭塞后，将EkoSonic导管➡️从左侧置入右侧髂静脉。（右图）（A）IVC血管成形术后➡️，（B）DSA显示改善的IV管径➡️。双侧血栓溶解导管进入IVC。可以考虑IVC放置滤器

髂静脉下腔静脉溶栓（超声加速溶栓）

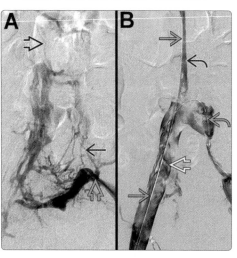

髂静脉下腔静脉溶栓（下腔静脉血管成形术）

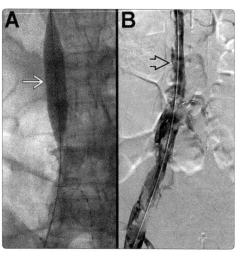

（左图）应用tPA导管引导的血栓溶解（CDT）后髂静脉血栓负荷明显下降。由于静脉狭窄，将一个大口径Wallstent3➡️放置在下腔静脉中，并将两侧较小口径的Wallstents5➡️放置在两个髂静脉中并延伸以使近端➡️终止于下腔静脉支架内。（右图）治疗2个月后的冠状增强CT显示通畅的双侧髂血管Wallstents6➡️向下腔静脉支架内延伸向头部，其中一小部分➡️可见

髂静脉下腔静脉溶栓（静脉狭窄处支架置入）

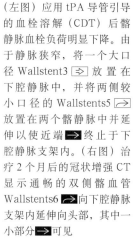
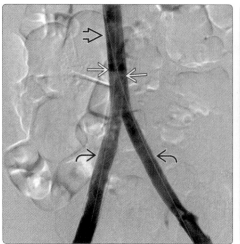

髂静脉下腔静脉溶栓（随访增强CT）

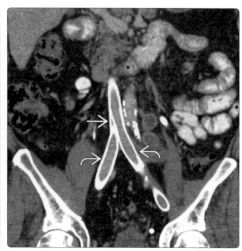

股静脉机械血栓切除术（DSA，孤立股静脉血栓）

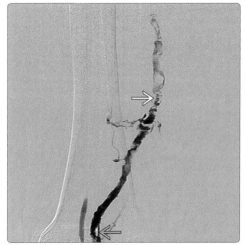

股静脉机械血栓切除术（治疗后）

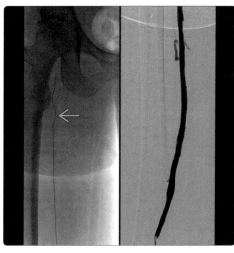

（左图）由于患者积极治疗的强烈愿望，一名活跃的42岁男性因股静脉血栓形成而需要进行血管内治疗。通过腘静脉鞘➡️获得的DSA显示亚急性血栓➡️，无明显的侧支静脉形成。（右图）通过5Fr导管（加上4000U肝素静脉给药）将8mg tPA分散到血栓中。(A）机械血栓切除术用氩气清洁器➡️完成。(B）随后，股静脉通畅，没有潜在的狭窄

肺栓塞（诊断性CT）

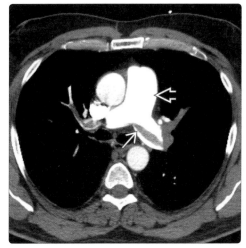

肺栓塞（左肺血管造影）

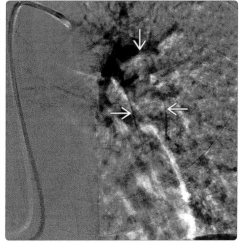

（左图）呼吸困难患者的横断位增强CT显示鞍状肺栓塞➡️和主肺动脉增粗➡️。（右图）数字减影左肺血管造影证实闭塞性血栓➡️，左肺下叶（LLL）最严重。主肺动脉压力也升高

肺栓塞（放置CDT输液导管）

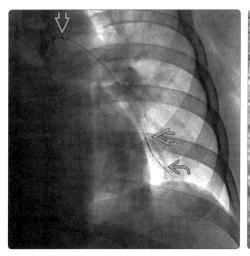

肺栓塞（溶栓后）

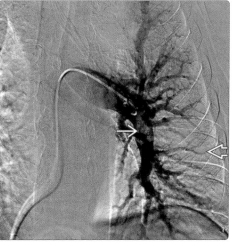

（左图）将输注导管推进到左肺下叶的肺动脉中。放射性标记物➡️显示输液侧端口的边缘。内部阻塞导丝➡️堵塞导管末端，迫使溶栓剂从侧孔流出。（右图）在20小时的导管引导的血栓溶解（CDT）(tPA 1mg/h）后，DSA显示左肺下叶血流显著改善。然而，部分闭塞性血栓仍然存在➡️，许多远端分支被截断➡️。此时，必须确定停止或继续CDT或在右肺开始CDT

（左图）患者出现急性左腿缺血。DSA 显示突然膝盖以上的腘动脉闭塞➡，通过代偿小侧支➡出现的膝下动脉段➡。（右图）（A）由于导丝不能穿过闭塞段，因此通过位于闭塞上方的端孔导管➡开始溶栓。（B）12 小时后，有些血管恢复了通畅➡，但明显的管腔不规则。这做为最终结果，患者服用华法林出院

次优动脉内溶栓（初始 DSA）

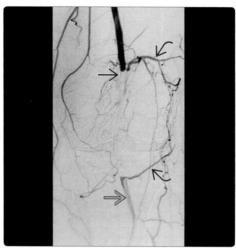

次优动脉内溶栓（溶栓后 DSA）

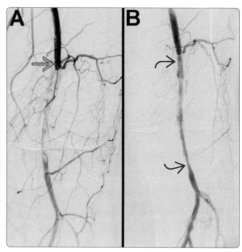

（左图）（A）患者 1 周后复发出现左腿缺血症状。再闭塞的腘动脉➡比以前向足侧更延长了➡。（B）利用 EkoSonic 导管➡穿过闭塞的节段，并启动应用 tPA 的导管引导的血栓溶解。（右图）动脉内溶栓后，腘动脉恢复通畅。然而，由于溶栓后 DSA 的动脉壁非常不规则，因此放置了一个覆盖的血管内支架➡

次优动脉内溶栓（复发性动脉血栓形成）

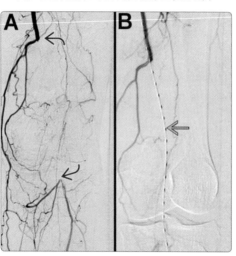

次优动脉内溶栓（溶栓后支架置入）

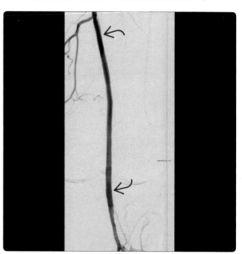

（左图）（A）右侧主动脉至股动脉的旁路移植血管急性闭塞，患者的初始 DSA 显示向远端的血栓➡，向近端支➡对比剂不充盈。（B）动脉内溶栓恢复移植血管通畅➡。（右图）患者出现低血压并出现右侧腹股沟区的疼痛，之后进行盆腔 CT 检查。右半盆腔内的血肿➡，与移植血管➡和腔内溶栓导管相邻➡，停止了进一步的溶栓。幸运的是，血管通畅性得到了恢复

溶栓并发症（自发性血肿）

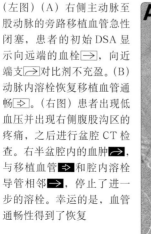
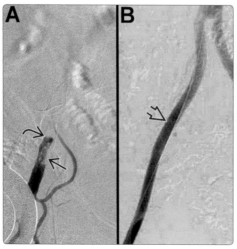

溶栓并发症（自发性血肿）

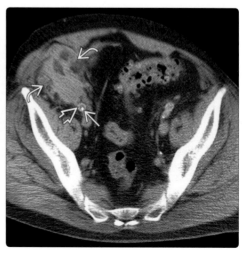

超声加速输注导管（图形表示）

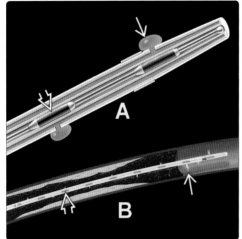

超声加速输注导管（EkoSonic 输液导管）

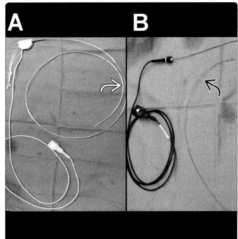

（左图）超声辅助输注导管（A）具有一个输注导管，导管包括多个输送溶栓剂⇒的侧孔，以及一根内芯导丝，导丝具有多个可传输高频能量的超声微型转导器⇒。（B）导管组件横跨整个闭塞段，可以分散输注溶栓剂。（右图）显示的是 EkoSonic（A）输注导管⇒和（B）带有多个超声微传导器的内芯导丝⇒

股髂动脉旁路
（盆腔 DSA，闭塞右侧移植血管）

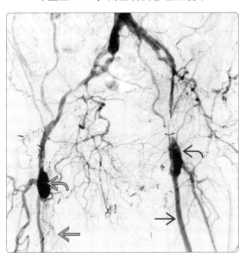

股髂动脉旁路
（股动脉 DSA，闭塞右侧移植血管）

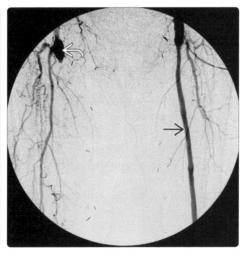

（左图）先前双侧股腘动脉旁路手术的患者新发作的严重右腿缺血。DSA 显示正常通畅的左侧旁路移植血管⇒，起自近端正常的吻合罩⇒。右侧的吻合罩⇒也可以看到，但移植血管⇒在这个层面以下未显影。（右图）DSA 在大腿近端水平再次证实了通畅的左侧股腘动脉旁路移植血管⇒。先前确定的右侧旁路近端吻合罩⇒的远端移植血管截断未显影

股腘动脉旁路（导管引导的血栓溶解）

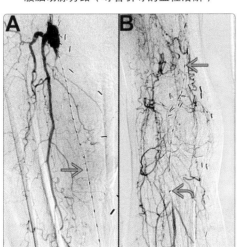

股腘动脉旁路
（溶栓后 DSA，未掩盖的狭窄）

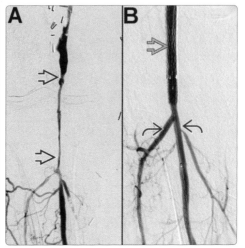

（左图）（A）导丝成功穿过闭塞的移植血管并放置 EkoSonic 溶栓导管。可见不透 X 线的微转换器⇒。（B）导管尖端⇒位于膝下腘动脉。（右图）（A）在 tPA 溶栓治疗后，DSA 发现严重的腘动脉狭窄病变⇒，应是移植物血栓形成的原因。（B）将覆盖的支架⇒放置在病变腘动脉处，并进行近端流出血管⇒的血管成形术

术语

- 栓塞：使用直接／经导管引入血管内药物进行出血控制／断流术／闭塞的治疗技术
  - 临时栓塞剂：血管的再通不可预知，通常发生在数周至数月内
  - 弹簧圈：机械金属闭塞装置；在离开导管时成盘绕构型，阻塞血管
  - 颗粒：微米级的固体；在毛细血管前／毛细血管水平；闭塞血管／断流组织
  - 塞子封堵装置：镍钛诺编织的可扩张的网状圆柱形塞子
  - 液体：通过复杂的血管结构流动／分配；可能凝固以封闭血管
  - 硬化剂：通过炎症／血栓形成导致血管阻塞的液体刺激物
  - 肿瘤学：传递化疗／放射性同位素

术前

- 栓塞的各种适应证
  - 排除潜在／实际的出血源
  - 治疗血管畸形
  - 治疗静脉功能不全
  - 肿瘤断流术
  - 配合计划外科手术

结果

- 可能的并发症
  - 异位栓塞
  - 术中血管内破裂出血，血管穿孔
  - 过度的组织缺血导致的坏死
- 不同结果取决于栓塞目标／栓塞剂的选择

弹簧圈（设计选项）

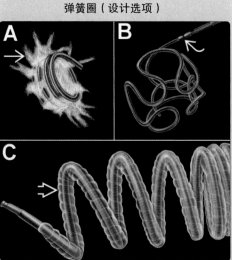

塞子封堵装置（Amplatzer）

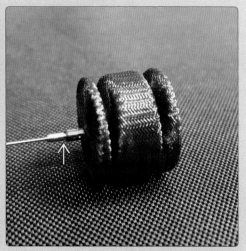

（左图）（A）纤维"可推动"弹簧圈具有可形成血栓的纤维➡，纤维从不透 X 线的自金属框架延伸出来。（B）一个可分离的非纤维框架弹簧圈➡保持连接到输送系统，直到精确放置。可以在框架线圈内部署更多的小弹簧圈。（C）亲水弹簧圈有一层水凝胶聚合物➡，当弹簧圈接触血液时会膨胀。（右图）Amplatzer 一旦释放就会自动展开，并通过逆时针旋转手持装置➡进行释放

明胶海绵浆

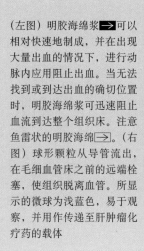

颗粒（微球）

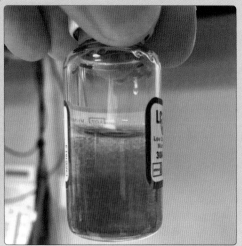

（左图）明胶海绵浆➡可以相对快速地制成，并在出现大量出血的情况下，进行动脉内应用阻止出血。当无法找到或到达出血的确切位置时，明胶海绵浆可迅速阻止血流到达整个组织床。注意鱼雷状的明胶海绵➡。（右图）球形颗粒从导管流出，在毛细血管床之前的远端栓塞，使组织脱离血管。所显示的微球为浅蓝色，易于观察，并用作传递至肝肿瘤化疗药的载体

栓塞术

术语

定义

- 栓塞：使用直接／经导管引入血管内药物进行出血控制／断流术／闭塞的治疗技术
  - 各种可用的栓塞剂
    - 分为临时和永久栓塞剂
- 临时性栓塞剂
  - 明胶海绵
    - 明胶海绵（Upjohn；Kalamazoo，MI）
      - 片状形式；可以切成碎屑／制作明胶海绵泥浆
    - 手术海绵（Ethicon；Somerville，NJ）
      - 片状形式类似于明胶海绵
      - 粉末形式（直径40~60μm）会导致远端闭塞；可能引起缺血／梗死
    - 需要快速栓塞动脉出血时考虑使用，与弹簧圈联合／三明治方式进行栓塞，在明确治疗之前临时闭塞分流，闭塞经皮肝穿刺通路，或永久性栓塞不理想时
      - 对小血管栓塞不理想
    - 价格便宜，随时可用，快速准备和具备效果
    - 可以制备成单一的鱼雷状或泥浆
    - 栓塞血管的再通是不可预知的，通常发生在数周至数月内
  - 自体血凝块
    - 引入患者血栓形成的血液制品
    - 有效持续时间短（小时）
- 永久性栓塞剂
  - 弹簧圈：机械金属栓塞装置；在离开导管时呈现盘绕构型，用纤维阻塞血管，溶胀水凝胶；各种尺寸，构象和形状（例如直的，塔形锥形，二维或三维形状）
    - 考虑使用弹簧圈时，可以将导管推进到目标血管
    - "可推动"0.035英寸或0.018英寸弹簧圈：廉价，前向输送
      - Azur 外周可推送亲水弹簧圈（Terumo）
      - Nester，Hilal，塔形栓塞弹簧圈（Cook Medical；Bloomington，IN）
      - VortX 栓塞弹簧圈（Boston Scientific）
    - 可以通过导管使用"弹簧圈推送用"导丝或利用注射器小心（半用力）注射1~3ml生理盐水
    - 如果位置不当，可能无法移除／而盘绕
    - 可分离的0.035英寸或0.018英寸弹簧圈：如果处于次优位置／构想中，可以撤回
      - Axium 可分离弹簧圈(ev3；Plymouth，MN)
      - Azur 亲水弹簧圈（Terumo；Somerset，NJ）
      - GDC，互锁，矩阵弹簧圈（Boston Scientific；Natick，MA）
      - DeltaPaq，DeltaWind 微线圈（Micrus Endovascular；San Jose，CA）
      - Orbit Galaxy（Codman Neurovascular）
    - 考虑将可分离的弹簧圈用于重要血管，高流量

分流道或可能不经意间发生异位栓塞的区域（如胃十二指肠动脉）
- 如果弹簧圈完全展开或时间过长，撤回并不总是可能的
- 存在多种分离设计（例如机械解脱，电解脱）
- 颗粒：微米级的固体；在毛细血管床前／毛细血管水平；闭塞血管／断流组织
  - Contour PVA（Boston Scientific）
    - 聚乙烯醇（PVA）颗粒；非球形不规则大小
    - 比类似大小的球形颗粒（微球）更近端的堵塞
    - 可能会聚集，导致近端血管／导管堵塞
  - 聚乙烯醇泡沫栓塞颗粒（Cook Medical）
  - Contour SE 微球（Boston Scientific）
    - 校准的 PVA 微球（泪滴形状）
  - 微球块（Terumo 医疗）
    - 校准的 PVA 亲水微球
  - Embospheres 微球（Biosphere Medical；Rockland，MA）
    - 校准的丙烯酸聚合物微球
    - 在引入过程中稍微压缩
    - EmboGold 变成红色
  - Embozene 微球（CeloNova BioSciences；Peachtree City，GA）
    - 含有 Polyzene-F 涂层的水凝胶微球
  - 考虑在远端末端小动脉／器官水平需要栓塞时使用
  - 可能导致严重的栓塞和随后的远端组织／器官缺血
  - 不要在血管分流或侧支血管存在的情况下使用
  - 关注异位栓塞
  - 塞子封堵装置：由镍钛诺编织，可扩张网状圆柱状塞子
    - Amplatzer 血管塞（St. Jude Medical；Saint Paul，MN）
      - 以类似弹簧圈栓塞的方式，机械封闭目标血管
      - 允许精确定位，短着陆区，快速闭塞
      - 建议超过目标血管直径的30%
      - AVP 4 设计通过 0.038″ 导管引入
      - 与弹簧圈比较通过弯曲的血管时追踪性较差
  - 液体：各种非固体栓塞
    - 考虑在特定的临床情况下使用：复杂的栓塞目标需要栓塞剂穿透导管到病灶［动静脉畸形（AVM）］，需要巩固靶血管（颅内动脉瘤），肿瘤使用（肝细胞癌），非血管靶点（胆漏）
    - 在使用之前，需要对每种特定的液体栓塞的特性和风险进行充分的培训和理解
    - 液体栓塞的引入前通常需要高级培训和经验，正确栓塞仍可能具有挑战性
    - 乙醇：96%~98%，立即使细胞蛋白质变性／导致小血管血栓形成
      - 可用于消融整个器官（如肾脏）
      - 也可用作硬化剂

- 注入时非常疼痛；可考虑全身麻醉
- 小心：确保在存在分流的地方不要注入乙醇
- 输送过程不可见（除非与碘油混合4：1）；计算所需的乙醇量，用对比剂稀释达到

- 碘化油（Guerbet；巴黎，法国）：乙碘油；含碘罂粟籽油
  - 用于传统的经动脉化疗栓塞术，其作为透视可见的化疗递送剂和短暂的动脉栓塞剂
  - 在淋巴管成像中可以封堵淋巴液外漏（50%～75%）
  - 在输送过程中添加到其他栓塞剂（例如乙醇，"胶"）
  - 溶解软塑料（例如导管柄，注射器，三通旋塞阀）

- 氰基丙烯酸正丁酯（n-BCA）Trufill（Cordis；Bridgewater，NJ）
  - 与离子介质（如血液）接触后凝固
  - 在输送之前立即将液体"胶"聚合物与碘化油混合
  - 与更多比例的碘化油（5：1）混合可以减慢胶聚合/凝固的速率；较低比例的碘化油混合（2：1）加快了聚合/凝固的速率
  - 非离子制备桌子，手套，导管，注射器至关重要
  - 所有设备都必须用非离子溶液（例如D5W）
  - 使用非离子溶液通过导管冲洗"胶"
  - 通常需要少量的n-BCA/碘油
  - 小心：导管在输送过程中可能会粘在血管上
  - 有非血管应用，因为闭塞不需要血小板/凝血剂

- Onyx（ev3 Neurovascular；Irvine，CA）
  - 溶于二甲基亚砜（DMSO）中的乙烯乙烯醇共聚物
  - 添加了不透射线悬浮的微粉化钽粉以提高可见度；如果治疗浅表血管畸形，可通过皮肤观察到钽
  - 随着DMSO的消耗，与外部接触的水溶液部分开始沉淀
  - 形式"泡沫"栓塞，类似熔岩般的流动特性
  - 非黏性；在输送期间导管不太可能粘附在血管上；允许更慢，更慎重的注射，对比n-BCA"胶"

- 凝血酶溶液
  - 未标注的应用，穿刺入路相关的假性动脉瘤，可以经皮注射凝血酶形成血栓
  - 迅速将纤维蛋白转化为纤维蛋白原，激活凝血级联反应，导致目标的血栓闭塞
  - 请注意，标识警告不适用于血管内注射
  - 通常需要非常小的用量（0.2～0.5ml）
  - 潜在的异位栓塞的严重影响；输注期间多普勒彩超观察远端脉搏

- 警告：如果患者先前对凝血酶有过敏反应，请勿使用

○ 硬化剂
- 清洁剂：通过炎症/血栓形成导致血管闭塞
  - 考虑用于静脉曲张，静脉畸形，盆腔淤血综合征，经静脉球囊闭塞逆行栓塞术
  - 可以作为液体使用，或与空气（或二氧化碳）混合形成泡沫
  - 泡沫的优点：增加与血管壁的接触，使用较少的硬化剂
  - 十四烷基硫酸钠-STS（Sotradecol）：轻度硬化剂；通常将3%STS（可在2ml小瓶中使用）与空气/CO_2混合（3ml空气：2ml STS：根据需要加入1ml碘化油使其可视化）
  - 聚多卡醇：广泛用于欧洲
  - 乙醇胺油酸碘帕醇（Ethamolin）：广泛用于日本
  - 鱼肝油酸钠（Scleromate）：不再优先应用
- 乙醇：立即引起蛋白质变性和细胞死亡
- 沸腾对比：由于患者疼痛，操作者风险而不经常使用
- 淋巴囊肿硬化疗法
  - 多西环素：腔内注射有效治疗淋巴管畸形，价格低廉，可广泛应用
  - 也描述了四环素，博来霉素，滑石粉，纤维蛋白胶的腔内注射

○ 肿瘤药物
- 考虑在特定的肿瘤情况下使用
- 药物洗脱微球
  - LC微球（欧洲DC微球）（AngioDynamics，Latham，NY）：蓝色，尺寸包括100～300μm，300～500μm和500～700μm
  - QuadraSphere（South Jordan，Merit Medical，UT）球体随着时间的推移而扩大：30～60μm，50～100μm，100～150μm和150～200μm
  - 化疗药物与离子球（伊立替康）或渗透球（阿霉素）结合并输注至化疗药物从微球释放到肿瘤，导致肿瘤床的浓度显着高于通过静脉内输送获得的浓度
- 放射性粒子：β发射粒子，钇90；嵌在微球上
  - SIR-Spheres（Sirtex Medical；North Sydney，AU）；树脂微球，每次剂量颗粒数量更多
  - TheraSpheres（Nordion；Ottawa，Canada）；玻璃微球的每个粒子具有更大的活性
  - 用于选择性内部放射治疗
○ 支架：与栓塞弹簧圈联合使用
- 支架辅助弹簧栓塞：非覆膜支架置于宽颈动脉瘤
  - 使用微导管通过支架间隙将弹簧圈引入动脉瘤/假性动脉瘤

术 前

适应证

- 排除潜在／实际的出血源
  - 动脉瘤
  - 动静脉瘘
  - 支气管动脉炎症
  - 假性动脉瘤
  - 与门静脉高压相关的静脉曲张
    - 食道胃底，肠系膜，胃周
  - 血管穿孔／破裂
- 治疗血管畸形
  - 先天性／后天性 AVM／静脉畸形
- 治疗静脉功能不全
  - 伴有静脉瓣膜功能不全
    - 盆腔淤血，男性精索静脉曲张
    - 隐静脉功能不全
- 肿瘤断流术
  - 实性良性／恶性肿瘤
    - 必须是有血管供应的栓塞才能有效
- 辅助计划外科手术：例如，部分肝切除术之前的门静脉栓塞术，预切除肿瘤断流术

禁忌证

- 对比剂过敏
- 肾功能不全
- 不可纠正的凝血障碍／出血性异常

介入操作

手术步骤

- 一般经动脉／颈静脉技术
  - 无菌准备／计划穿刺点的位置铺单
  - 获得动脉／静脉通路
  - 放置血管通路鞘管（根据需要）
  - 通过鞘管引入 4～5Fr 导管／导引导管
  - 选择性地将导管放置在目标血管中
    - 注入对比剂；获得 DSA 图像
  - 通过导引导管同轴引入微导管
    - 完成微导管进入目标病变
  - 通过微导管获取 DSA 图像
    - 确认适合栓塞的靶点
      - 确认按照计划的适当栓塞剂
    - 确认导管的栓塞位置
      - 如果使用液体／颗粒，请确认栓塞的流速
    - 如果治疗动静脉畸形，栓塞动静脉畸形血管巢对于成功至关重要
      - 必须封闭畸形血管巢以消除动静脉畸形
      - 近端供血动脉的栓塞无效
  - 继续栓塞
    - 在栓塞过程中透视监测
  - 栓塞后，获得完整 DSA 图像
    - 记录栓塞的结果
      - 确认令人满意的栓塞／治疗

- 确认重要血管通路的存在
  - 取出鞘管／导管
    - 在动脉／静脉穿刺部位进行止血
      - 手动压迫，封堵装置
- 明胶海绵栓塞技术
  - 以明胶海绵片形式提供
    - 明胶海绵片可以切成碎屑
      - 可以将碎屑压缩到注射器中；通过导管加压团注液体
    - 可以制成明胶海绵浆
      - 切成碎屑，放入 5～10ml 的注射器中；附加到三通阀
      - 将第二个充满液体的对比剂的注射器连接到三通阀上
      - 在注射器之间通过旋塞搅动流体／Gelfoam；形成浆
  - 通常用作临时性栓塞剂
    - 血管再通可能发生在 2～5 周内
      - 由不溶于水的明胶组成
      - 吸收液体／闭塞血管
    - 不需要永久的栓塞／闭塞
      - 期望的血管损伤的愈合／恢复
  - 选择性导管放置在目标近端
    - 有时用于没有主动外溢的非选择性栓塞
      - 例如，在盆腔创伤后低血压患者经验性髂内动脉栓塞
    - 在透视下注入明胶海绵碎屑／浆液
- 弹簧圈栓塞技术（一般性）
  - 放置鞘管，引入诊断导管
    - 将选择性导管于目标血管中
  - 获取诊断 DSA
    - 分析图像，计划栓塞
  - 可以使用 0.035 英寸或 0.014～0.018 英寸系统
    - 引入用于微弹簧圈的同轴微丝／导管
      - 定位微导管尖端用于栓塞
  - 继续进行弹簧圈栓塞
    - 填塞期间可以使用路线图透视
    - 在填塞过程中用透视进行监视
  - 使用略大于目标直径的弹簧圈
    - 如果治疗动脉瘤，首先用 3D 型弹簧圈支撑
      - 在放置了一个或多个 3D 弹簧圈后，放置填充弹簧圈，继续完成填塞
    - 可以使用可分离的弹簧圈进行精确放置
      - 可以收回／重新定位弹簧圈，直到从释放系统分离
      - 可以继续应用推送式弹簧圈
      - 避免将弹簧圈伸入任何需要保持通畅的相邻血管
    - 填塞过程中间断注射对比剂
      - 验证弹簧圈位置／评估栓塞进展／充分性
  - 填塞完成后，在取出导管／微导管前取得 DSA
    - 记录最终结果，发现任何异常情况

- 支架辅助填塞技术
  - 适用于宽颈动脉瘤
    - 允许填塞动脉瘤囊腔而没有卷绕突出到相邻／上游血管
  - 将微导丝／微导管放置在动脉瘤之外
  - 测量目标血管的尺寸，支架长度
    - 推进／放置支架在动脉瘤颈部
    - 将微导管穿过支架间隙进入动脉瘤；注入对比／确认位置
    - 通过微导管将弹簧圈引入动脉瘤
- 球囊辅助填塞技术
  - 也可用于宽颈动脉瘤
    - 填塞时提供暂时的球囊支撑
    - 主要用于神经介入病例
  - 使用 6Fr 导引导管
    - 使用全身性肝素化
  - 通过导引导管，同轴引入球囊；跨置在动脉瘤颈部
  - 通过导引导管，将同轴微导管放入动脉瘤中，在瘤颈部跨置充气球囊
  - 放置球囊充气时构建弹簧圈框架
    - 在分离弹簧圈之前放气球囊以查看弹簧圈构象，与上游血管的关系
    - 球囊仅短暂充气（约 2 分钟）
  - 弹簧圈框架构建后，放置填充／结束弹簧圈
    - 可以安全地插入后者而不用膨胀球囊
  - 取出微导管时充气
    - 防止弹簧圈移位
- 颗粒栓塞剂技术
  - 选择性插管靶动脉
    - 获取／分析 DSA 图像
  - 通过选择性导管同轴放置微导管
    - 使用微导管进行目标动脉／病变的超选择插管
      - 可以使用路径图透视指导
    - 在治疗注射之前获得导管尖端位于血管内的重复 DSA
      - 确认解剖上／令人满意的导管位置
      - 颗粒的近端栓塞通常不合需要；会导致断血不足
    - 根据 DSA／其他影像确定合适的栓塞颗粒大小
      - 如果使用球形栓塞剂，100～300μm 的颗粒可以达到更深远的程度／获得更彻底的断血
      - 300～500μm 可达到的程度略浅
      - 如果存在显着的动静脉分流，可能需要较大的颗粒（例如≥500～700μm）
  - 进行栓塞
    - 用稀释对比剂混合栓塞剂
    - 非常缓慢地控制栓塞剂
      - 透视下进入目标血管；确认朝向目标的顺向流动
      - 以非强制脉冲方式进行注射，以避免／尽量减少回流的可能性

- 栓塞终点
  - 栓塞至停滞／将近停滞
    - 对比剂在动脉中停滞，达到 5～10 次心跳
    - 对比剂回流至上游动脉
- 塞子装置封堵技术
  - 选择性插管靶动脉
    - 注入对比剂；获得 DSA 图像
      - 分析图像，计划栓塞
  - 确定用于栓塞的合适的大小／构象的塞子封堵装置；根据血管类型，血流量，可用"着陆区"
    - Amplatzer 血管塞：短的"着陆区"／单层网／单叶设计
      - 通过鞘管放置
    - Amplatzer 血管塞Ⅱ：可变"着陆区"／多层网状叶／大表面积
      - 直径范围从 3～22mm
      - 通过鞘管放置
    - Amplatzer 血管塞Ⅲ：用于高流量目标栓塞／多层网状层／延长边缘
      - 结果非常快速的闭塞
      - 通过鞘管放置（目前在美国无法使用）
    - Amplatzer 血管塞Ⅳ：低位血管塞
      - 通过 0.038″ 诊断导管输送
      - 双叶构象；11mm 长的血管塞，直径 4～8mm
  - 应使用血管塞的尺寸比预期堵塞部位的血管直径大 30%～50%
  - 必须能够将输送鞘管推进到目标血管中以进行塞子封堵装置的放置（只有低位装置可以通过导管输送）
    - 设备是自行展开的
      - 收回鞘管完成释放
      - 可以重新捕获，重新定位设备直到分离
  - 部署后，注入对比剂，获得 DSA
    - 确认令人满意的封堵
- 液体栓塞技术
  - 一般
    - 液体具有优异的穿透性／阻塞效果
    - 输送／分布有时难以控制
      - 有异位栓塞的可能，特别是存在高流量血流动力学的情况下
      - 有选择地注入目标供应血管；否则可能会伤害邻近的正常组织
  - 乙醇技术
    - 乙醇引起疼痛；取决于目标大小／位置，可能需要麻醉支持
    - 使用直接经皮或经导管进入
      - 取决于目标类型／位置
      - 考虑直接经皮进入浅表和慢流血管畸形
      - 经导管进入可用于实体器官栓塞，某些高流量的畸形
    - 到达目标，注入对比剂，获取图像
      - 注意对比剂用量要掩盖目标

- 在输注乙醇之前寻找分流，避开分流或提前阻塞分流道
  - 根据使用的对比剂量确定适当的注入乙醇的量
    - 初始用量＜需要的对比剂用量
    - 限制每次总的乙醇用量＜0.5ml/kg 体重（最高 40ml）
  - 在注射之前／之后使用对比剂注射
    - 确保正确分配／避免反流
  - 限制乙醇从病灶溢出
    - 经导管输注时，可以使用血管内闭塞球囊
    - 经皮输注时，直接采用止血带／手动加压
    - 在使用乙醇之前，可以用弹簧圈栓塞静脉流出道
  - n-BCA 栓塞技术
    - 将所需量的乙碘油吸入注射器
      - 将 n-BCA 与乙碘油混合；更高的 n-BCA 浓度（例如 1∶2）更快地固化
      - 根据流量／操作员的经验比例混合浓度
    - 当混合物＞70% n-BCA 时，钽粉增加 n-BCA 的射线不透性
    - 用 D5W 填充的 3ml 注射器冲洗微导管
    - 用透视监测 n-BCA 注射
      - 注射时使用空白路径图作蒙片；可以更好地观察栓塞剂
    - 在几秒钟内注入剂量并避免反流
    - 迅速撤回微导管
      - 避免将导管尖端粘到胶处
  - Onyx 栓塞技术
    - Onyx 34 用于高流量瘘／畸形
    - Onyx 18 用于小供血血管／较慢的分流
    - 用 D5W 填充的 3ml 注射器冲洗微导管
      - 用 D5W 溶液冲洗 3 次
    - 使用兼容注射器吸取 1ml 的 DMSO
      - 将 DMSO 注射器连接到微导管柄
      - 用 DMSO 填充微导管的死腔（通常为 0.2～0.3ml）1～2 分钟
    - 连接导管柄和 Onyx 注射器
      - 保持注射器垂直，柱塞向下
    - 缓慢注入 Onyx（～0.15ml/min）
      - 通过透视连续监测注射
      - 在注射过程中使用空白路径图作蒙片
    - 如果没有去所需的位置，暂停注射 15～30s，然后恢复注射
      - 避免回流／Onyx 进入正常动脉
      - 避免阻塞正常的静脉引流
    - 不要暂停注射＞2 分钟
      - Onyx 可能凝固并阻塞微导管
    - 去除微导管
      - 吸入注射器；慢慢撤回微导管
  - 凝血酶栓塞技术
    - 主要用于治疗穿刺点的并发症（即医源性假性动脉瘤）

- 硬化技术
  - 与乙醇使用类似的技术
  - 透视下引导对比剂造影
  - 可用生理盐水或空气（泡沫硬化剂）稀释用于皮肤病损
    - 将每次 3% Sotratetradecol 的用量限制为＜0.5ml/kg 体重（至多 20ml）
  - 最大限度地减少硬化剂从病灶溢出
    - 经导管输注时，可以使用血管内闭塞球囊
    - 经皮输注时，直接采用止血带／手动加压
    - 在使用硬化剂之前，可以用弹簧圈栓塞静脉流出道
- 肿瘤栓塞剂技术
  - 类似于空白颗粒使用的技术
  - 输注需要非常具体的适应证／技术

术　后

应尽事宜
- 临床管理
  - 如果出现，控制栓塞后综合征
    - 提供有症状的疼痛控制
    - 根据需要使用止吐药
    - 根据需要给予退热药
  - 确保足够的进食已经恢复
    - 广泛的乙醇／硬化疗法治疗后尤为重要
    - 监测尿量
  - 在四肢硬化治疗后监测任何间隔综合征的证据
    - 评估灌注／神经感觉状态

规避事项
- 异位血管栓塞
- 过度的栓塞导致意外的坏死

结　果

问题
- 用乙醇和洗涤剂硬化剂可以达到更有效的闭塞
  - 两种栓塞剂都会发生再通
  - 乙醇和洗涤剂都具有发生严重并发症的可能

并发症
- 最严重的并发症
  - 异位栓塞
  - 术中血管破裂出血，血管穿孔
  - 过度的组织缺血导致坏死
- 即刻／围手术期并发症
  - 对比剂引起的肾病
  - 栓塞后综合征
    - 疼痛，低热，乏力，恶心／呕吐／食欲减退
      - 非常常见肿瘤栓塞
  - 皮肤起疱／色素沉着／溃疡
    - 治疗皮下病变时可能会出现

预期结果
- 可能结果取决于栓塞目标／栓塞剂的选择

（左图）显示明胶海绵片。压缩海绵状片材以除去空气。在海绵状片材上滚动注射器是一个很好的方法。（右图）然后将明胶海绵片切成条状。可将条带紧紧卷成"鱼雷" 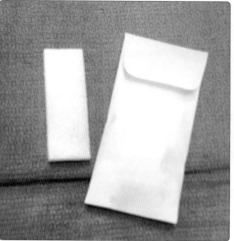，其可通过注射器、鞘管或导引导管注入。鱼雷是阻塞近端动脉（例如，末端动脉的创伤性出血）或经皮通道（例如，取出穿刺道相关的经肝穿刺的出血）的理想栓塞

临时性栓塞，逐步准备（明胶海绵）

临时性栓塞，逐步准备（切成条状）
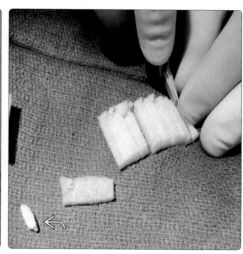

（左图）卷曲的鱼雷可以插入小容积（1～3ml）的注射器中，该注射器已充满盐水或对比剂，然后注入到所需位置。（右图）或者，可以制成浆液，以便在血管远端栓塞，超过鱼雷栓塞的深度。为了制成浆液，将明胶海绵条切成小块并放入10ml注射器中。然后压下柱塞以除去空气

临时栓塞，逐步准备（Gelfoam鱼雷）
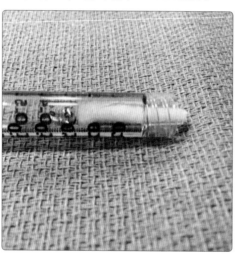

临时栓塞，逐步准备（明胶海绵浆液）
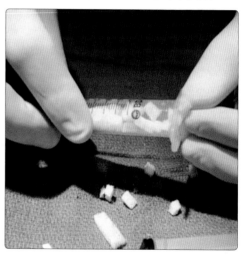

（左图）装有明胶海绵的注射器连接到三通阀和对比剂填充注射器。交替压下注射器，混合明胶海绵和对比剂。（右图）旋塞可稍微旋转 以减小三通阀的管腔。当溶液被搅动并通过较小的管腔时，明胶海绵颗粒尺寸减小，导致浆液更大的渗透性并降低了输注期间导管被堵塞的风险

临时栓塞，逐步准备（明胶海绵浆液）
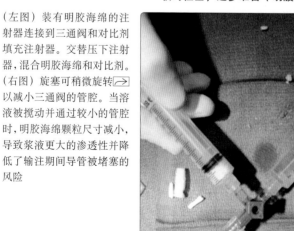

临时性栓塞，逐步准备（明胶海绵浆液）
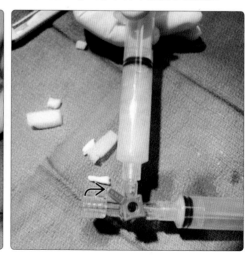

明胶海绵栓塞治疗骨盆创伤
（诊断性增强 CT）

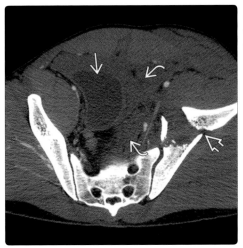

明胶海绵栓塞治疗骨盆创伤
（初始骨盆动脉造影）

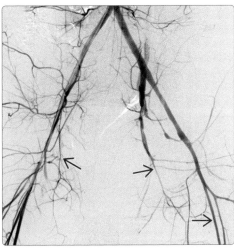

（左图）经历了钝性盆腔创伤的低血压患者左髂嵴有移位骨折 ➡ 盆腔大血肿推挤膀胱 ➡。患者接受外固定支架紧急骨盆稳定。（右图）手术后，患者保持低血压。骨盆 DSA 显示明显的弥漫性动脉血管收缩 ➡，反映了低血压状态。然而，没有证明对比剂外溢

明胶海绵栓塞治疗骨盆创伤
（髂内动脉 DSA）

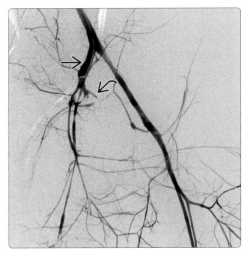

明胶海绵栓塞治疗骨盆创伤
（栓塞后 DSA）

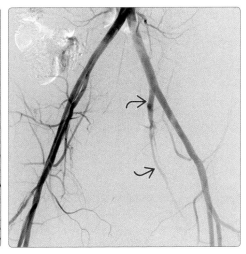

（左图）由于左侧骨盆血肿和髂骨翼骨折，获得左髂内动脉 ➡ DSA，显示突然的臀上动脉闭塞 ➡。（右图）左侧髂内动脉用明胶海绵浆经验性栓塞，结果血流动力学迅速稳定。12 小时后，患者再次变得严重低血压。重复盆腔 DSA（如图）显示血管收缩较少，先前栓塞的髂内动脉分支 ➡ 已有血流灌注

明胶海绵栓塞治疗盆腔创伤
（重复髂内动脉 DSA）

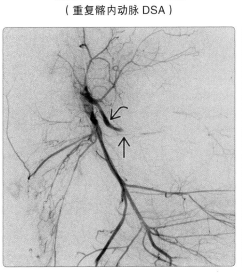

明胶海绵栓塞治疗骨盆创伤
（选择性线圈栓塞）

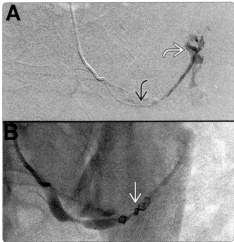

（左图）重复左侧髂内动脉 DSA 显示臀上动脉 ➡ 部分充盈，然后突然终止 ➡。（右图）（A）通过置于臀上动脉中的同轴微导管 ➡ 获得的 DSA 显示对比剂外渗 ➡。（B）进行受伤动脉的弹簧圈栓塞 ➡，患者再次稳定。尽管明胶海绵栓塞最初控制了出血，但由此产生的血管扩张使再灌注和再出血成为可能

（左图）在获得 DSA 时，从
屋顶跌下的 33 岁男性患有
3 级脾损伤的低血压。结果
显示包括上脾支➡️血管突
然切断，实质内染色缺失
⇨，脾与横膈分离符合包
膜下血肿➡️。（右图）创
伤部门拒绝行脾切除。DSA
图像显示弹簧圈栓塞中脾动
脉➡️，持续减少通过胃短
动脉➡️和胰腺侧支➡️供
应脾脏的血流

脾创伤（诊断性动脉造影）　　脾创伤（脾动脉的弹簧圈栓塞）

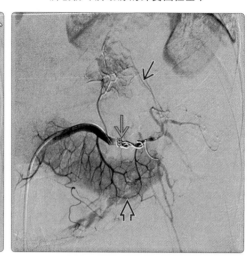

（左图）右肺下叶可见肺动
静脉畸形➡️。它本质上简
单，只有一条供血动脉➡️。
（右图）使用导引导管➡️，
5Fr 导管⇨和微导管（未
显示）的同轴系统进入并栓
塞肺动静脉畸形瘤巢➡️及
供血动脉➡️。可分离的弹
簧圈在这种情况下是非常合
适的，因为它们可以在释放
之前定位，从而限制弹簧圈
通过病灶分流到全身动脉的
风险

肺动静脉畸形（诊断性肺动脉造影）　　肺动静脉畸形（后置栓塞）

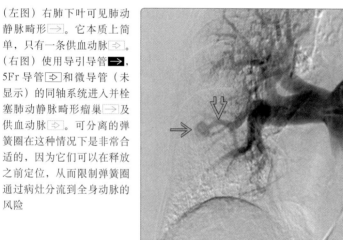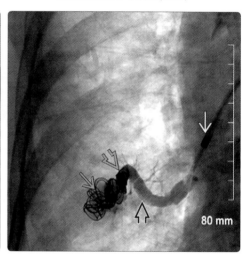

（左图）DSA 来自大量下消
化道出血的患者，表现为肠
系膜下动脉➡️和对比外渗
⇨汇集在脾曲，由左侧结
肠动脉远端分支产生➡️。
（右图）同轴微导管被推进
到左侧结肠升支血管，成功
地允许弹簧圈部署到动脉出
血源➡️。异位栓塞的低风
险倾向于使用不可分离的廉
价的弹簧圈而不是可分离弹
簧圈线圈

下消化道出血（诊断肠系膜下动脉 DSA）　　下消化道出血（弹簧圈栓塞后）

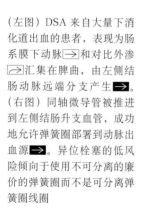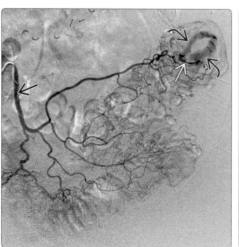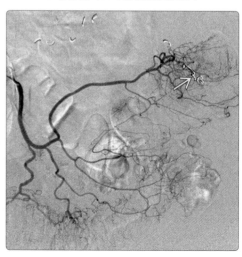

弹簧圈栓塞
（血液透析瘘的竞争静脉）

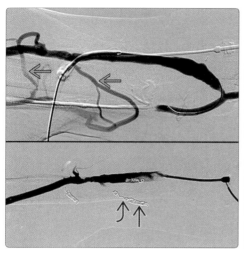

弹簧圈栓塞技术
（左侧内乳动脉的微弹簧圈栓塞）

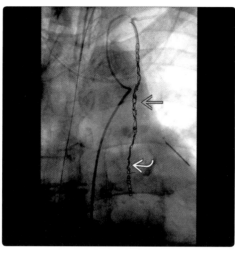

（左图）（上图）左臂头臂静脉血液透析瘘的患者，几个竞争静脉➡延长了透析治疗的时间。（下图）通过放置一个可分离的弹簧圈➡和几个较便宜的普通弹簧圈进行逐一栓塞➡。（右图）左侧内乳动脉的出血，在损伤位置的上方和下方用弹簧圈治疗➡。栓塞时，重要的是远端栓塞➡，以防止血流自远端逆行到达损伤位置

支架辅助弹簧圈栓塞
（初始增强 CT 评估）

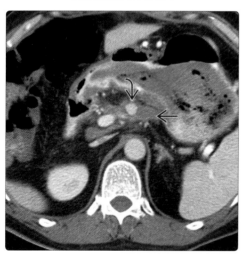

支架辅助弹簧圈栓塞
（选择性腹腔动脉 DSA）

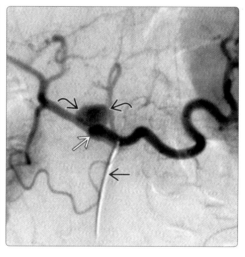

（左图）胰腺炎的患者发生急性消化道出血。增强 CT 显示胰腺➡中的假性动脉瘤（PSA）➡，认为是由于动脉壁暴露于胰酶引起的。（右图）通过眼镜蛇导管➡的腹腔动脉 DSA 证实大的 PSA ➡起自脾动脉近端➡。PSA 的呈宽颈部，非常靠近腹腔干的脾动脉起始处，使得栓塞困难

支架辅助弹簧圈栓塞
（动脉瘤基底支架置入）

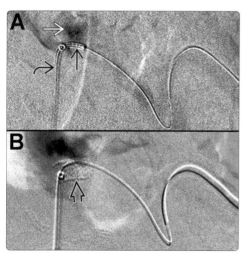

支架辅助弹簧圈栓塞
（弹簧圈栓塞后 DSA）

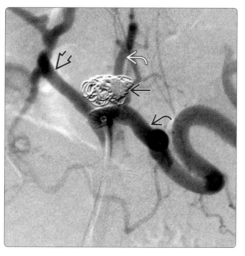

（左图）进行了支架辅助弹簧圈栓塞。（A）通过导引导管➡将一个球囊扩张支架➡放置在假性动脉瘤的颈部，可以看到对比剂在假性动脉瘤内显影➡。（B）使球囊膨胀，展开支架➡。（右图）同轴微导管然后穿过支架孔隙进入 PSA，在 PSA里面用弹簧圈填塞➡。在支架辅助弹簧圈栓塞术后，脾动脉➡，胃左➡和肝动脉➡保留通畅，但PSA 被栓塞

（左图）有月经过多，尿频和盆腔压迫感的妇女矢状位 T_1WI 增强 MR，示一大的强化的子宫肌瘤➡压迫膀胱➡。要求行子宫动脉栓塞。（右图）盆腔 DSA 显示增粗的两侧子宫动脉➡，由髂内动脉的前部分支发出。颗粒栓塞是一种理想的栓塞剂，可以阻塞供应肌瘤的无数动脉末端分支

颗粒栓塞（子宫肌瘤）

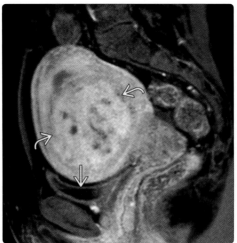

颗粒栓塞（初始骨盆 DSA）

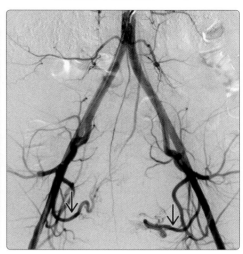

（左图）支气管 DSA 显示囊性纤维化和咯血患者增粗的右支气管动脉➡。颗粒栓塞达到远端小动脉闭塞，而将近端动脉保留通畅，未来或需要重复栓塞（近端栓塞弹簧圈将禁止后续治疗）。（右图）腹腔 DSA 突出显示几个肝脏强化病变➡。肿瘤微球（载有化疗药物的药物洗脱微球或载有钇的放射性微球）可以作为治疗选项

颗粒栓塞（咯血）

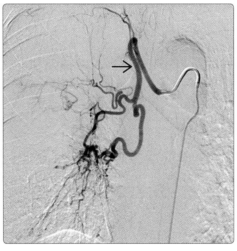

肿瘤微粒（肝转移性疾病）

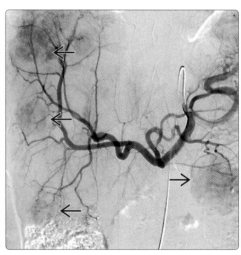

（左图）栓塞前左肾 DSA 可见大的血管平滑肌脂肪瘤（AML）➡。（右图）在栓塞期间血管造影实像显示相同的 AML。可以使用几种栓塞剂来栓塞这种 AML（颗粒，液体栓塞，明胶海绵或弹簧圈和塞子封堵装置）。在肾切除术前，价格便宜的明胶海绵和弹簧圈可能是合适的。在非手术情况下，颗粒和液体会有最好的结果，但在栓塞前预先拍摄图像时要谨慎是否存在分流道

血管平滑肌脂肪瘤（栓塞之前）

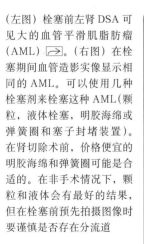
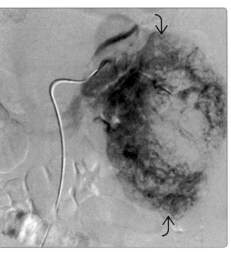

血管平滑肌脂肪瘤（栓塞中）

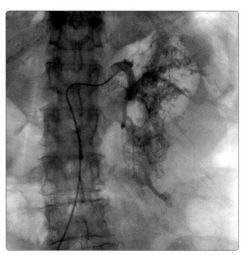

凝血酶
（经皮假性动脉瘤闭合）

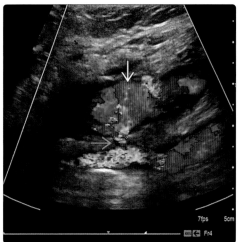

十四烷基硫酸钠和 Amplatzer
（经静脉球囊闭塞逆行栓塞术消除）

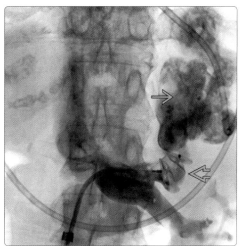

（左图）假性动脉瘤（PSA）➡源自近期的动脉穿刺部位。PSA 颈➡狭窄但不很长。由于凝血酶可能引起远端动脉闭塞，因此对 PSA 凝血酶栓塞的安慰通常是操作者特异的。（右图）十四烷基硫酸钠硬化疗法泡沫➡填充扩大的胃底静脉曲张，而 Amplatzer 封堵器➡位于扩大的左肾上腺静脉内。这些栓塞剂一起应该可以降低进一步的胃底静脉曲张出血的风险

静脉畸形的 Onyx 栓塞（上行静脉造影）

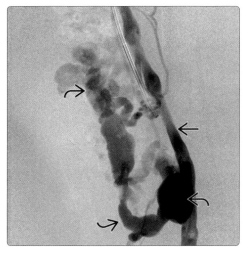

静脉畸形的 Onyx 栓塞（Onyx 栓塞）

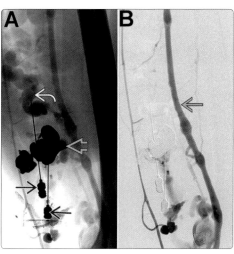

（左图）大腿远端 DSA 显示大静脉畸形➡与股静脉连通➡。（右图）（A）脊髓针➡经皮穿刺到深静脉"湖泊"➡，并缓慢注射 Onyx➡。（B）栓塞后，畸形的充盈较少，但股静脉➡仍然是通畅的。额外的治疗将是必要的

亚段胆管渗漏的胶与 Onyx 栓塞
（诊断窦腔造影图）

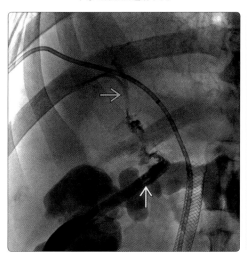

亚段胆管渗漏的胶与 Onyx 栓塞
（栓塞过程中）

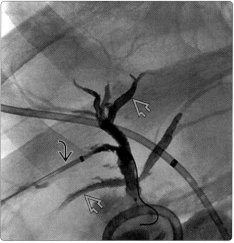

（左图）栓塞剂具有非血管效用［例如，淋巴囊肿硬化疗法；亚段胆管渗漏（ESBDL）栓塞］。对比剂通过外科手术引流管➡注入胆道➡，无意中手术切除胆道系统。（右图）寻求非手术选择。ESBDL 经肝引入➡和同轴微导管置于 ESBDL 内。缓慢注射 Onyx➡，然后快速"胶水"注射和拔除穿刺针，成功封闭胆漏

关键点

术语

- 血管支架：导管上装载的金属血管内假体；置于患病血管中
  - 球囊扩张式：装载在血管成形术球囊外部；膨胀球囊释放支架
  - 自膨式：装载在可伸缩的输送系统的鞘管里；自行膨胀
  - 药物洗脱：涂有药物的支架
  - 生物可降解：聚合物／金属合金／药物涂层
  - 覆膜支架（支架移植物）：与涤纶（Dacron）／膨体聚四氟乙烯（ePTFE）交织的移植物结合的金属支架

术前

- 适应证
  - 血流动力学显著的狭窄／阻塞
  - 辅助治疗血管成形术；欠佳的血管成形术结果
  - 血管损伤／活动性出血
  - 辅助其他治疗：支架辅助弹簧圈栓塞

介入操作

- 获得血管入路
- 定位导管近端狭窄／闭塞
  - 穿越病变前给予肝素团注
  - 轻轻推进导丝穿过病变
- 沿导丝推进选择性导管，穿过病变
  - 一旦导管超出病变部位，放置加硬导丝
  - 在支架置入前考虑血管成形术
- 用支架输送系统替换导管
- 在目标病变位置适当放置支架
  - 在放置前进行血管造影确认
- 在连续观察下放置支架
- 如有必要，随后进行血管成形术

术后

- 动脉支架：启动抗血小板治疗
- 静脉支架：如果伴随血栓形成，考虑全身抗凝

裸金属支架

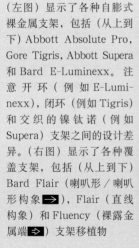

覆膜支架（支架移植物）

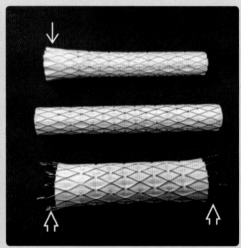

（左图）显示了各种自膨式裸金属支架，包括（从上到下）Abbott Absolute Pro, Gore Tigris, Abbott Supera 和 Bard E-Luminexx。注意开环（例如 E-Luminexx），闭环（例如 Tigris）和交织的镍钛诺（例如 Supera）支架之间的设计差异。（右图）显示了各种覆盖支架，包括（从上到下）Bard Flair（喇叭形／喇叭形构象➡），Flair（直线构象）和 Fluency（裸露金属端➡）支架移植物

支架放置（摄影外观）

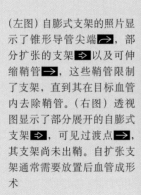

支架放置（透视外观）

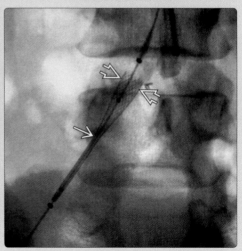

（左图）自膨式支架的照片显示了锥形导管尖端➡，部分扩张的支架➡以及可伸缩鞘管➡，这些鞘管限制了支架，直到其在目标血管内去除鞘管。（右图）透视图显示了部分展开的自膨式支架➡，可见过渡点➡，其支架尚未出鞘。自扩张支架通常需要放置后血管成形术

支架：血管

术语

同义词
- 血管内置假体

定义
- 血管支架：导管上装载的金属血管内假体
  - 提供血管内支架
    - 允许内皮化
      - 内皮细胞迁移到支架中
      - 导致支架内再狭窄
    - 提供血管内的硬度
      - 压缩动脉粥样硬化，撕开内膜
      - 抵抗弹性回缩
  - 置于病态血管中
    - 动脉
    - 肺动脉
    - 静脉
    - 门静脉
  - 适应证
    - 再通管腔狭窄／闭塞，包括
      - 动脉粥样硬化斑块 [例如，外周动脉疾病（PAD），慢性肠系膜缺血]
      - 静脉外源性压迫（例如 May-Thurner 综合征）
      - 内膜增生（例如，血液透析出入口狭窄）
    - 动脉瘤／假性动脉瘤排除
    - 创伤性／医源性动脉穿孔
    - 动静脉（AV）交通
    - 支架辅助弹簧圈栓塞
- 各种输送系统／口径
  - 0.035 英寸运送系统
  - 0.014 英寸／0.018 英寸输送系统
- 血管支架设计
  - 闭环：支架每个部分都有链路连接
    - 不太灵活，可能会出现纠缠
    - 偶尔不完全扩展
    - 更好的径向力／血管内脚手架
  - 开环：支架的一些部分链接缺乏
    - 符合有角度的船只／曲折的解剖
    - 较小的径向力／血管内脚手架
- 血管支架技术
  - 球囊扩张：安装在血管成形术（PTA）球囊外部
    - 移位风险；通过导引导管／鞘管引入避免移位
      - 充气球囊展开支架
      - 有些可变的直径范围
      - 更坚硬的支架设计
    - 很难适应不断变化的血管直径
    - 球囊式支架输送设计
      - 导丝上（OTW）：中央内腔用于进入导丝／对比剂注射的，小平行内腔用于支架展开期间

球囊膨胀／收缩
      - 快速交换（单轨）：导丝穿过球囊，从球囊近侧离开导管，与导管轴走行
  - 自膨式：装载在可伸缩输送系统的鞘管里；撤鞘后自行膨胀
    - 最常用镍钛合金制造
      - 不再压缩／约束时，合金重新获得原始形状
    - 需要适当的略大尺寸来实现可靠的血管内固定
    - 通常更灵活
    - 符合变化的血管直径
  - 药物洗脱：涂有药物的支架（例如，紫杉醇）
    - 向血管表面输送抗增殖药物
      - 局部药物可防止支架内狭窄
      - 药物减少新发的内膜增殖
  - 可生物降解：由聚合物／金属合金制成 ± 药物涂层
    - 支撑动脉，使自然愈合发生
      - 随后生物降解；随着降解的进行可以持续的释放药物
    - 几种可生物降解支架在临床试验中
      - 更多处于临床前的阶段
  - 放射性：基于导管的血管内近距离放射治疗，主要来自 γ／β 射线源
    - 多数研究涉及冠状动脉
    - 支架边缘高再狭窄发生率
    - 属于正在进行研究
  - 覆膜支架（支架移植物）：金属血管内支架结合涤纶或膨体聚四氟乙烯（ePTFE）交织的移植物
    - 血管腔内的过程；重新引导血流通过支架而不是原生血管
      - 金属支架的径向力固定移植物
      - 导管装载的输送系统
    - 3 种 FDA 批准的外周支架移植物
      - Atrium iCAST（Atrium Medical；Hudson, NH）：球囊式可膨胀 ePTFE 支架移植物
      - Bard Fluency（Bard；Tempe, AZ）：用 ePTFE 封装的自膨胀镍钛诺支架；可收回的输送系统
      - Gore Viabahn（WL Gore；DE, Newark）：内部为 ePTFE 织物移植结合外部的自膨式镍钛合金支架

术前

适应证
- 血流动力学显著的狭窄或阻塞
  - 主要治疗
    - 颈动脉狭窄
    - 开口处的狭窄（例如，肾动脉）
  - 辅助血管成形术的治疗；血管成形术结果欠佳

- 长段闭塞再通后出现明显不规则的管腔
- 弹性回缩
- PTA 后的限制夹层血流
- 恢复患病动脉段的完整性
  - 覆膜支架（支架移植物）
    - 提供血管内通道，通过附着于相邻的健康组织来排除患病部分
      □ 隔绝动脉瘤的治疗（例如腘动脉动脉瘤）
      □ 创伤性动脉穿孔
      □ 动静脉交通
- 配合其他疗法
  - 支架辅助动脉瘤 / 假性动脉瘤填塞 / 隔绝治疗

术前准备
- 核查项目
  - 临床病史和体格检查
    - 强调 PAD 的风险因素
      □ 还应该评估颈动脉 / 冠状动脉；伴随疾病发病率高
      □ 戒烟是预防的关键 / 减少疾病的复发 / 进展
    - 详细的脉搏检查 / 多普勒评估
      □ 记录下肢病变支架置入前后的踝臂指数
    - 目前的药物
      □ 任何抗凝血剂，抗血小板药，口服降血糖药，抗高血压药
  - 过敏情况
  - 实验室指标
    - 电解质，肾小球滤过率（eGFR）
      □ 最好是正常的肌酐水平；eGFR>60
    - 不常规推荐全血细胞计数（CBC）
      □ 如果评估，血小板计数 >50 000/μl
    - 凝血情况
      □ 推荐国际标准化比率（INR）≤1.5
      □ 对于接受静脉肝素治疗的患者，建议正常部分凝血活酶时间（PTT）
  - 限制口服摄入量：禁食水（NPO）在手术前 8 小时
    - 如果计划进行中度镇静 / 全身麻醉
    - 少量水服用任何口服药
- 药物
  - 肝素
    - 各种手术中给药方案
      □ 团注剂量为 2500~5000U；随后输注 1000U/h
      □ 负荷剂量 50~100U/kg；随后连续输注 15~25U/(kg·h)
    - 通常在通过病变之前给予
    - 有时术后可能会继续
  - 抗生素
    - 常规动脉支架置入目前尚未推荐预防性抗生素
    - 为感染高危患者考虑使用抗生素（即 7 天内再次介入手术，长期留置动脉鞘，延长手术时间）

- □ 1g 头孢唑林 IV
  - □ 如果患者对青霉素过敏，可考虑使用万古霉素或克林霉素
  - 血管扩张剂（例如，硝酸甘油）
    - 常用的团注剂量为 100μg 硝酸甘油
    - 预防 / 治疗导管引起的血管痉挛
  - 氯吡格雷（通常只用动脉支架）
    - 可以选择性地给予负荷剂量预处理
      □ 最小负荷剂量 300mg
    - 手术后继续维持剂量
      □ 每日剂量 75mg，最少 4~6 周
- 设备
  - 血管入路鞘管
    - 鞘的大小取决于支架 / 导管的大小
    - 如需要允许更换导管
      □ 减少穿刺点的局部并发症
  - 导管 / 鞘（通常 5~6Fr）
    - 允许在支架输送系统 / 导丝 / 血管成形术球囊周围同轴注射
    - 用于精确定位支架位置
  - 选择性导管和导丝
    - 构象取决于目标血管 / 病变
    - 亲水性导丝经常用于穿过病变
    - 硬导丝：在支架输送 / 放置于病变部位期间提供稳定性（例如，Amplatz，McNamara，Lunderquist，Rosen）
  - 支架和支架输送系统：取决于目标位置，大小，可达性
  - 校准压力泵装置
    - 用于精确大气压力充气球囊扩张支架和血管成形术
  - 血管成形术球囊导管
    - 可以在支架放置之前对病变进行预扩张
      □ 可能在球囊扩张支架术前需要
    - 在支架放置之后可行后扩张
      □ 自膨式支架可能需要

介入操作

患者体位 / 位置
- 最佳操作方法
  - 动脉支架
    - 通常逆行股总动脉入路用于盆腔，对侧下肢，肾脏，内脏动脉，大血管病变
    - 一些上肢病变需要肱动脉 / 桡动脉入路，一些肾脏 / 内脏病变（例如肠系膜上动脉）
    - 顺行性股总动脉入路可用于同侧下肢病变
  - 静脉支架
    - 股总静脉入路用于骨盆，下腔静脉，下肢静脉；有时用于上腔静脉 / 中央静脉

- 颈静脉入路用于一些静脉狭窄（例如，上腔静脉，肝静脉，TIPS 狭窄）
- 透析相关的静脉狭窄（外周和中央）通常通过瘘管 / 移植物进入

手术步骤

- 常规步骤
  - 获得血管通路
  - 沿导丝引入血管通路鞘管
  - 引入适当的诊断导管
    - 获取诊断血管造影片；评估靶病变
  - 考虑同轴系统（通常用于目标动脉，如颈动脉，肾动脉，肠系膜动脉）
    - 进入导引导管 / 鞘管（通常 5Fr 或 6Fr）
      - 允许通过导管鞘 / 导管围绕其内导管的间隙 / 支架 / 导丝进行注射
      - 支架放置期间精确定位的病变
    - 通过导引导管 / 鞘管同轴引入选择性导管（通常 4Fr 或 5Fr）
    - 确定支架类型，尺寸和系统
      - 球囊式或自膨快速交换支架通常使用较小口径系统（0.014 英寸或 0.018 英寸导丝）
      - 用于较大病变或覆膜支架的自彭张支架通常使用于较大口径系统（0.018 英寸导丝）
  - 穿越病变前施用肝素团注
    - 2500~5000U 团注（IV 或 IA）
  - 考虑为高风险患者使用抗生素
  - 沿导丝进入选择性导管穿过病变，从导管上移除导丝，注射对比剂以确定导管尖端的位置
  - 一旦导管尖端穿过病变部位，更换坚硬的导丝
  - 警告：始终保持导丝通过病变部位，直至支架放置后完成 DSA 并经复查后
  - 考虑在支架置入前进行血管成形术
  - 将支架推进到需要放置的位置
    - 在支架输送系统导管上寻找不透射 X 线的标记
    - 考虑在支架放置期间利用实时图像减影技术（例如，路径图）
    - 支架应该连接邻近疾病节段两端的健康血管
  - 小心放置支架
    - 在整个放置过程中观察显示屏
    - 在释放时支架，保持支架系统与血管入路呈一直线；导丝伸直和绷紧
    - 双脚站稳；考虑在放置（自膨支架）期间，将手固定于稳定的表面（例如，手术台）
      - 因为当应用双手时，自由浮动支架在放置期间更容易出现错位
    - 助手可以在放置过程中将鞘管保持在原位（自膨支架）
  - 去除支架输送系统
    - 维持导丝跨过整个支架部分

- 在导引导管 / 鞘管或入路血管鞘管内注射对比剂
  - 确认令人满意的支架位置 / 扩张效果
  - 确定是否需要进一步治疗
    - 如果需要额外的支架，需重叠 1cm
- 如果支架位置 / 扩展直径令人满意
  - 获取支架远端脉管系统的 DSA 图像
    - 记录流出道情况 / 无并发症
  - 撤出导丝
  - 撤出入路 / 导引鞘管
  - 在穿刺点确认止血
- 如果球囊扩张支架
  - 支架装载在球囊外部；如果穿越严重狭窄，可能会出现支架移位的风险
    - 在将支架穿过狭窄之前，防止因为血管成形（PTA）移位
    - 也可以首先用导引导管 / 鞘管通过狭窄来防止移位；定位支架，然后撤回导管 / 鞘管暴露支架
  - 使用校准的压力泵充气装置；充气至适当的大气压力
    - 球囊膨胀放置支架
  - 看到球囊完全放气
    - 从支架内取出球囊；留下导丝
  - 从导引导管 / 鞘管或入路鞘管注射对比剂
    - 确认令人满意的支架位置 / 扩张效果
- 如果自膨式支架
  - 支架套在可收缩的输送系统中
    - 收回输送导管的鞘管以展开支架
  - 在展开期间小心保持支架的位置；观察透视屏
    - 当收回输送系统时，注意支架位置改变的趋势；相应调整
    - 放置期间，一些支架明显缩短
  - 支架展开后，移除输送系统
  - 通常需要支架放置后的血管成形术
    - 球囊大小根据目标血管直径
- 如果穿越狭窄病变
  - 轻轻推进导丝穿过狭窄
    - 穿越病变时透视观察
      - 穿越病变时可以使用路径图
    - 为了避免血管夹层，必须做到这一点
    - 如果导丝通过时遇到阻力
      - 注意：不要继续前进导丝；可能导致夹层，血管穿孔
      - 收回导丝；重新定向导管；再次进入导丝
      - 考虑不同的导管形状，导丝
    - 保持导管平行于血管中心线
      - 直接导丝通过狭窄通道
      - 沿导丝推进导管通过病变
      - 将导管定位在病变远端；移出导丝

- □ 注入对比剂；确认导管尖端的位置
  - 按照步骤放置支架
- 如果静脉支架
  - ○ 病灶的位置决定了支架的适宜性：反复静脉血管成形术可能更适合维持长期的通畅
    - 胸腔入口：由于肌肉骨骼结构的畸形／骨折可能禁用静脉支架
    - May-Thurner 综合征：残余的外在压迫，在血管造影上可能是微小的，但在血管内超声（IVUS）时常常是明显的，这表明适合支架
    - 中央静脉：一些研究表明 PTA 术后开放性增加，对比支架置入术

替代操作／治疗

- 放射学
  - ○ 血管成形术
  - ○ 斑块旋切术
- 外科
  - ○ 血管旁路搭桥手术
  - ○ 动脉内膜剥脱术

术　后

应尽事宜

- 动脉支架
  - ○ 手术后开始抗血小板治疗
    - 氯吡格雷每日 75mg，4～6 周
    - 阿司匹林每日 81mg，无限期
- 静脉支架
  - ○ 如果溶栓后支架置入，考虑全身抗凝
- 临床随访患者
  - ○ 根据治疗的病变
    - 无创动脉研究
      - □ 阻抗容积描记图
      - □ 脉冲音量记录
      - □ 分节肢体压力；踝臂指数
    - 复合多普勒评估
    - CT 血管造影
- 鼓励改变生活方式

结　果

并发症

- 最严重的并发症
  - ○ 血管破裂
    - 可能由支架过大／激进的 PTA 引起
      - □ 始终保持导丝通过病变区，直至治疗后的 DSA 复查
    - 稳定情况可以通过给球囊充气来填塞破裂血管

- 需要覆膜支架或手术修复
  - ○ 其他血管损伤
    - 夹层，穿孔
- 即刻／围手术期并发症
  - ○ 穿刺点并发症：血肿，假性动脉瘤，AV 瘘
  - ○ 支架移位：支架太小
    - 如果导丝仍然穿过支架，可能会用较大的支架进行固定
  - ○ 对比剂过敏反应
  - ○ 对比剂引起的肾病
- 远期并发症
  - ○ 支架内再狭窄（ISR）
  - ○ 支架断裂
    - 通常在反复外在压迫的部位（例如锁骨下静脉）
    - 或反复扭转，压迫，屈曲的部位（例如股浅动脉）
  - ○ 即刻／延迟动脉支架血栓形成（2%～10%）
    - 利用抗血小板／抗凝剂尽可能减小
- 其他并发症
  - ○ 斑块的远端栓塞（2%～8% 发病率）或血栓
    - 通常是无症状的小碎片
    - 明显的栓塞也可能发生

预期结果

- 初始技术成功率高
  - ○ 最初的技术成功取决于
    - 病变的解剖位置（如髂动脉，股动脉）
      - □ 在活动较多的区域（如股总动脉，腘动脉）的长期结果欠佳；支架疲劳／断裂由于过度运动而发生
    - 闭塞／狭窄的长度（动脉：TASC 分类）
    - 病变形态（如偏心，钙化）
  - ○ 长期技术和临床结果取决于
    - 与初始成功率相同的因素
    - 下游血流的情况
    - 相关风险因素
      - □ 烟草，糖尿病，高脂血症
      - □ 高凝状态
    - 新生内膜增生
- 支架内再狭窄（ISR）
  - ○ 短期和长期的通畅率可能有变化
    - ISR 的 PTA 具有很高的短期直接手术成功率，中期和长期的通畅率令人沮丧
      - □ 含有药物洗脱球囊的 ISR PTA 在 1 年时开通率 >90%
    - 如果 ISR 与支架断裂有关，用覆膜支架或药物洗脱支架进行再次支架治疗通常是合适的

裸金属支架

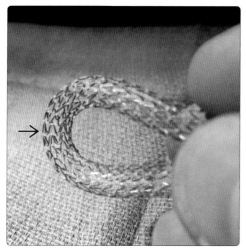

锁骨下动脉盗血（主动脉造影图）

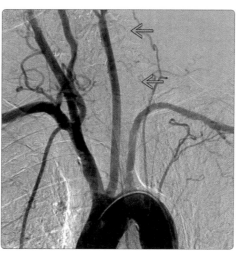

（左图）开环裸金属支架本质上更灵活，但骨架均匀性较低。闭环裸金属支架固有地具有较小的屈曲和适应性，但骨架均匀性增加。此外，在凸出的位置➡处，开环支架的支柱可延伸至内膜之外并且超出内膜，而较新的闭环裸金属支架设计（例如，所示的Gore Tigris）力图限制支柱延伸并提高灵活性。（右图）主动脉造影显示左侧椎动脉缺乏对比剂填充➡

锁骨下动脉盗血（左锁骨下动脉造影）

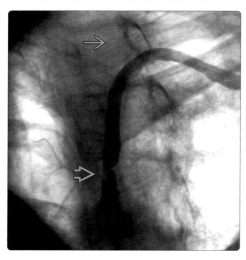

锁骨下动脉盗血（支架放置后）

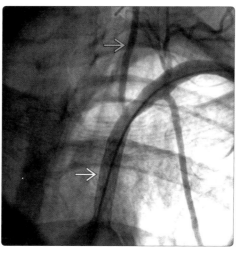

（左图）左锁骨下动脉的选择性动脉造影显示锁骨下动脉开口附近有部分梗阻性线状缺损➡。再次，椎动脉没有对比剂填充➡。（右图）放置裸金属支架后➡，正常的顺行血流恢复到左锁骨下动脉和椎动脉➡。裸金属支架的使用部分是由于担心椎管动脉起源不明显，可能在支架置入过程中无意中遮挡。患者的症状完全消失

双侧髂动脉支架（诊断动脉造影）

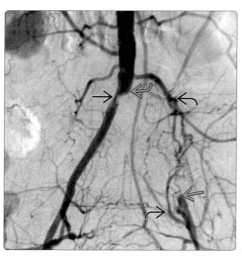

双侧髂动脉支架（支架放置后）

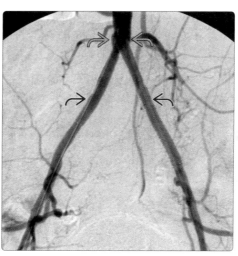

（左图）盆腔DSA显示左髂总动脉闭塞，从主动脉分叉➡处延伸至髂外动脉➡，通过髂腰动脉侧支➡重建。右髂总动脉近端严重的狭窄➡也存在。（右图）使用双侧股动脉入路，分别经过闭塞和狭窄，双侧支架➡同时放置，该构想称为"亲吻"➡支架。这为分叉处的两个动脉提供了骨架支撑

（左图）所示为覆盖支架（戈尔 Viabahn）的一个例子，由聚四氟乙烯（ePTFE）衬垫与外部镍钛诺支架结构连接组成。（右图）52 岁的女性患有突发性腹痛。腹部增强 CT（未显示）显示大动脉瘤➡，包括肝总动脉，肝固有动脉和右肝动脉，在该 DSA 主动脉造影图上很好地显示。并提示动脉瘤有即将破裂的风险

覆膜支架（支架移植物）

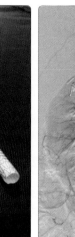

肝动脉瘤（主动脉造影图）

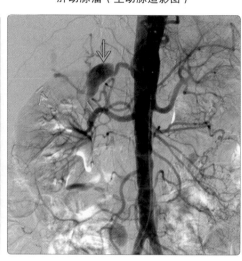

（左图）手术失败后，决定将动脉瘤隔绝在覆膜支架之外（未标注的应用）。在展开支架之前➡，左肝动脉➡和胃十二指肠动脉➡被栓塞以防止 Ⅱ 型内漏。通过导引鞘管注射的对比剂显示了支架展开期间的动脉瘤。（右图）支架置入后，动脉瘤➡内可见有对比剂滞留。虽然有短暂的痉挛➡，但右肝动脉仍然保持通畅。没有发生肝损伤

肝动脉瘤（支架放置）

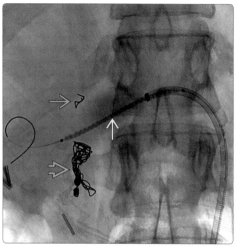

肝动脉瘤（主动脉造影图）

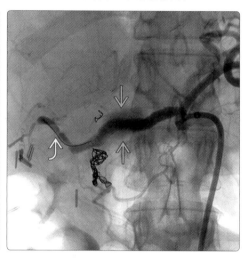

（左图）（A）矢状增强 CT 和（B）三维重建显示腘动脉动脉瘤➡含有层状血栓➡。动脉瘤近端➡和远端➡动脉口径正常。邻近病变节段正常的血管组织对覆膜支架隔绝动脉瘤至关重要。（右图）覆膜支架置入和血管成形术后，动脉瘤不再显影。该支架移植物➡隔绝动脉瘤，消除动脉瘤血栓形成或远端栓塞的风险

腘动脉动脉瘤
（增强 CT，三维后处理）

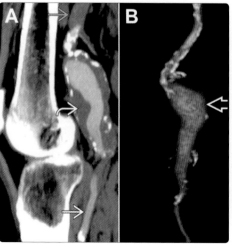

腘动脉动脉瘤
（隔绝之后动脉造影图）

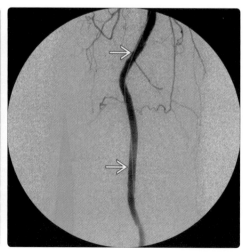

球囊扩张支架

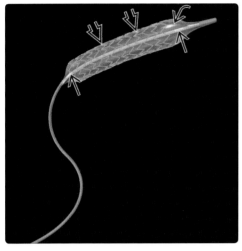

SMA 球囊扩张支架放置
（支架定位，球囊部分充气）

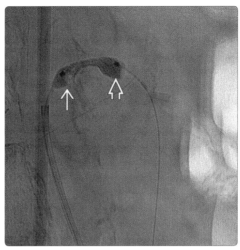

（左图）球囊扩张支架的图形显示球囊 ➡️ 已膨胀，从而扩张了支架 ➡️。有近端和远端不透 X 线的标记 ➡️，为精确释放支架显示了支架的边缘。（右图）跨手术台横向成像显示了球囊扩张支架被放置在 SMA 的起始处。请注意，球囊首先在支架的近端 ➡️ 和远端 ➡️ 扩张，防止展开时支架移位

SMA 球囊扩张支架放置
（球囊充分膨胀）

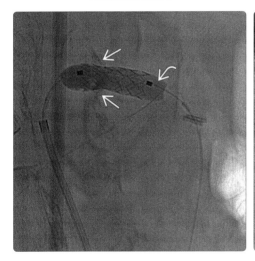

SMA 球囊扩张支架放置
（放置后血管造影）

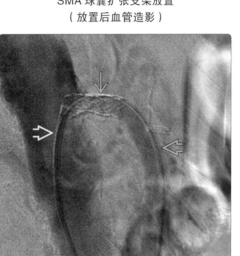

（左图）需要充分扩张球囊 ➡️ 的压力来扩张动脉粥样硬化斑块 ➡️，动脉粥样硬化斑块限制了通过 SMA 的血流量。一旦扩张，支架的高固有径向力维持血管的开放。（右图）一旦球囊被移除，对比剂通过导管鞘 ➡️ 注入。支架 ➡️ 位置理想，稍微延伸回主动脉。恢复了 SMA ➡️ 的足够顺向血流。注意略高于 SMA 的腹腔动脉没有显影，提示腹腔动脉闭塞

肾动脉球囊扩张支架放置
（诊断动脉造影）

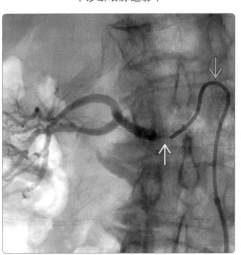

肾动脉球囊扩张支架放置
（诊断动脉造影）

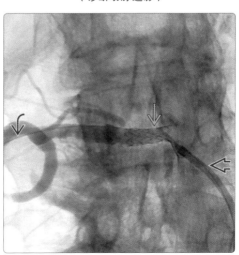

（左图）通过反向曲线导管 ➡️ 选择性插管动脉开口处获得的诊断性右肾动脉造影。肾动脉起始处 ➡️ 明显的重度狭窄。（右图）球囊扩张支架放置后 ➡️，但在取出 0.014 英寸导丝 ➡️ 之前，通过导管鞘 ➡️ 注射对比剂获得选择性肾动脉造影图，右肾动脉起始处的狭窄得到缓解

（左图）Atrium iCAST 是球囊扩张覆膜支架的一个示例，它是由聚四氟乙烯（PTFE）封装不锈钢支架。FDA 批准的适应证，用于治疗气管支气管狭窄，但是可以用于未标注的危及生命的动脉出血。（右图）在内镜下放置金属胆总管支架▭后，立即出现大量呕血和血压不稳定。紧急腹腔动脉造影显示肝固有动脉出血的假性动脉瘤▭

球囊扩张覆膜支架

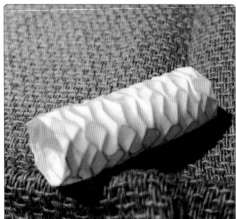

动脉胆管瘘
（急诊腹腔动脉造影）

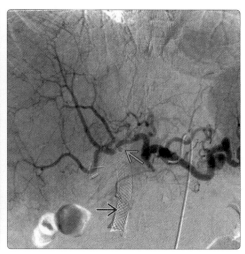

（左图）由于出血动脉瘤位置紧邻动脉发出处▭，支架只有很短的可释放区域，我们选择通过放置球囊扩张支架▭来最大化支架位置。在支架输送过程中，导管鞘▭进入了腹腔动脉。作为联合手术的一部分，胆总管支架被移除。（右图）虽然存在一些呼吸运动，但很明显覆膜支架▭封堵瘘口并隔绝了假性动脉瘤，同时保持肝动脉通畅

动脉胆管瘘
（球囊扩张覆膜支架放置）

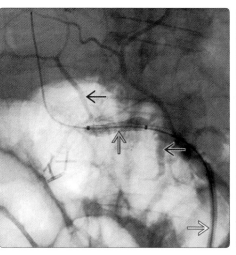

动脉胆管瘘
（支架放置后动脉造影图）

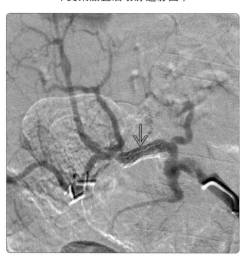

（左图）聚四氟乙烯(ePTFE)覆盖的支架部分▭置于肝实质内，尽量减少组织向内生长和胆汁渗透，组织向内生长和胆汁渗透可以影响支架通畅。支架裸露的金属部分▭置于门静脉内，使顺行血流畅通无阻地通过门静脉。（右图）通过高流量导管获得的一个门腔静脉造影图显示具有覆盖段▭和裸露段▭新的 TIPS 支架的结构，加上右侧▭和左侧▭门静脉的前向血流

TIPS 支架（Gore Viatorr）

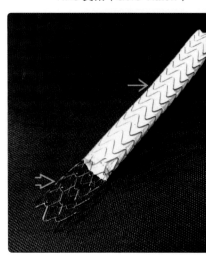

TIPS 支架
（支架放置后门腔静脉造影图）

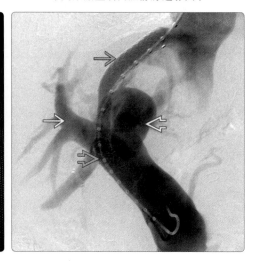

盆腔静脉阻塞（支架前）

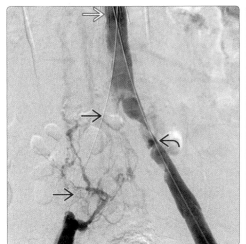

静脉阻塞（支架后）

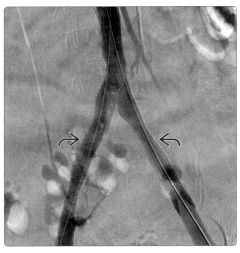

（左图）患者在透视检查台上俯卧，通过腘静脉鞘进行双侧对比剂注射显示左髂静脉➡️和右髂静脉狭窄区域↪️。注意下腔静脉的滤器腿部➡️。（右图）患者被诊断为 May-Thurner 综合征。在髂静脉放置无覆膜的自膨支架↪️，随后进行血管成形术，恢复静脉回流到下腔静脉而不残留狭窄

中心静脉阻塞（支架前）

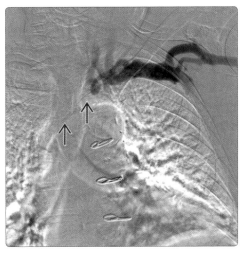

中心静脉阻塞（支架后）

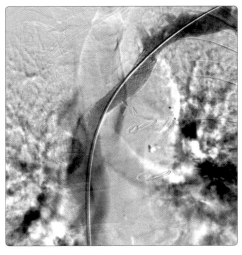

（左图）通过左臂移植物进行血液透析的患者诉最近左臂肿胀增加。静脉造影显示了左头臂静脉➡️的闭塞。（右图）在导丝和导管再通闭塞血管后，进行血管成形术。由于血管成形后外观欠佳，放置了支架。支架放置与血管成形术后中心静脉通畅的持续时间在文献中比较混乱；支架放置并不总是有益的

静脉支架内再狭窄
（支架断裂，锁骨下静脉）

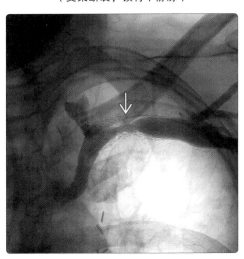

静脉支架内再狭窄
（血液透析瘘口流出道）

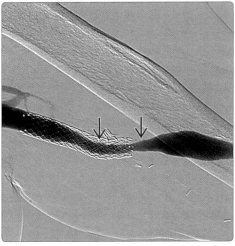

（左图）锁骨下静脉的支架置入常常导致支架断裂，并导致支架内的狭窄。在这种情况下，狭窄与高流量的血液透析瘘口相关，并且尽管反复血管成形术，会迅速再次发生狭窄。金属裸支架被放置，由于在锁骨和第一肋骨之间受到反复外在压迫而断裂➡️。（右图）狭窄和支架内再狭窄➡️常发生在血液透析瘘口和移植物的高流量静脉流出道内

（左图）在一位持续上腹压痛的年轻女性中，可见一个大的脾动脉动脉瘤➡伴钙化边缘➡。脾动脉动脉瘤在女性中比男性多4倍，特别是如果有多胎妊娠史的话。（右图）3D CTA重建再次显示了脾动脉动脉瘤➡，并显示出动脉瘤的宽颈➡，从脾动脉出现。由于她有症状，因此认为该患者有介入治疗适应证

支架辅助弹簧圈栓塞（诊断增强 CT）

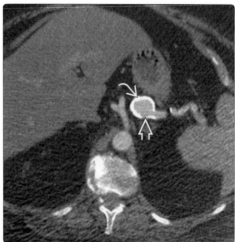

支架辅助弹簧圈栓塞（3D 计划 CTA）

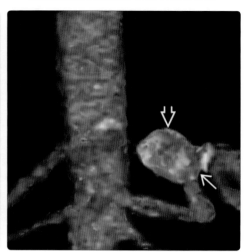

（左图）DSA 脾动脉造影显示脾动脉迂曲➡，证实了动脉瘤的宽颈➡。考虑的治疗选择包括在动脉瘤颈部放置覆膜支架以隔绝动脉瘤和弹簧圈栓塞。动脉曲折阻碍了较不灵活的覆膜支架选项。（右图）裸露的自膨式支架➡放置在钙化动脉瘤颈部➡。引导支架的导丝➡持续保持在原位

支架辅助弹簧圈栓塞术（脾动脉造影）

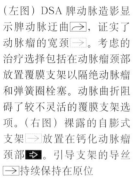
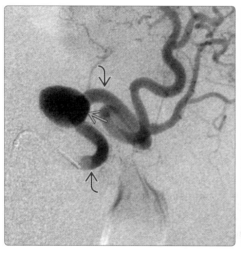

支架辅助弹簧圈栓塞（裸金属支架置入）

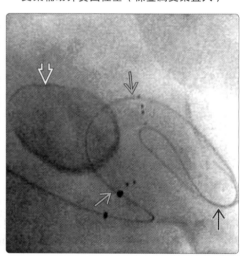

（左图）DSA 显示微导管➡已穿过裸金属支架➡的间隙到位，使导管尖端➡位于动脉瘤内。通过微导管注入对比剂，使动脉瘤显影并确认导管尖端的位置。（右图）DSA 显示多个栓塞弹簧圈➡已通过微导管引入动脉瘤。支架可防止弹簧圈脱落并阻塞脾动脉

支架辅助弹簧圈栓塞
（微导管通过支架）

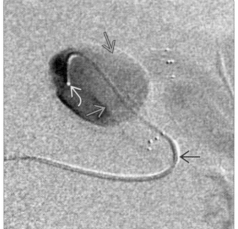

支架辅助弹簧圈栓塞
（弹簧圈放置于动脉瘤内）

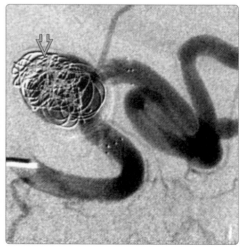

支架：血管

支架内膜增生（诊断性主动脉造影）

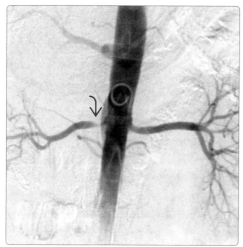

支架内膜增生（球囊扩张支架放置后）

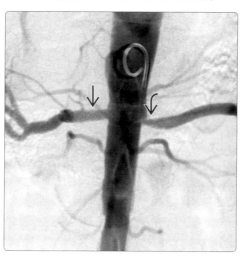

（左图）右侧肾动脉近端重度狭窄➘见于高血压控制不佳和轻度肾功能不全的患者。要求支架置入的血管内介入治疗。（右图）放置5mm×19mm球囊扩张裸支架➙后，右侧肾动脉近端没有残留狭窄的证据。左肾动脉也存在轻度狭窄➙

支架内膜增生（10个月随访）

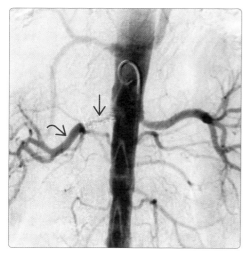

支架内膜增生（再次放置支架）

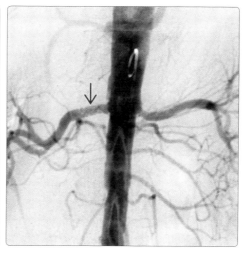

（左图）支架置入后高血压起初得到很好的控制，但患者在10个月后出现复发性高血压。重复血管造影显示支架内管腔狭窄➙，其远端肾动脉➙的管径正常，表现符合支架内内膜增生。（右图）在新支架内放置了一个新的球囊扩张支架，纠正了支架内狭窄并恢复了右肾动脉的正常管径➙

支架内膜增生（随访成像）

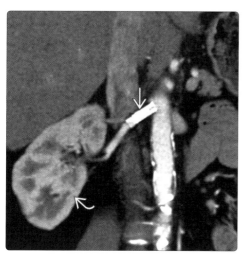

支架内膜增生（3D CTA）

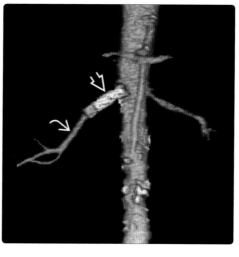

（左图）重建动脉期增强CT显示正常肾灌注➙和令人满意的支架位置➙，但由于支架金属密度造成的条纹伪影常常难以（或不可能）对支架腔内情况进行CT评估。（右图）三维CTA显示右肾动脉支架➙和远端肾动脉➙，但由于金属支架产生的伪影，观察支架腔内情况仍然很困难。如果有临床怀疑时，血管造影常常是诊断内膜增生所需要的

支架：非血管

术语

- 非血管支架：导管输送的人造通道；置于患病的胆道/肠道/尿道/气管支气管结构以适应各种适应证
  - 自膨式：在收回输送系统后自行膨胀
  - 球囊扩张支架：装载在血管成形术球囊外部；膨胀球囊释放支架
  - 覆膜支架：织物整合到金属支架的内部/外部以形成不渗透屏障
  - 塑料输尿管支架：设计用于治疗/预防上尿路梗阻

术前

- 适应证
  - 恶性/一些良性阻塞的再通
  - 隔绝瘘管或渗漏（例如泌尿系，胆道）
- 注意事项
  - 目标：缓解情况，向手术过渡，手术的替代

- 持续时间：永久与临时
- 支架特点：覆膜与裸露，自膨式与球囊扩张式

介入操作

- 确定狭窄的长度，相邻非狭窄段的直径以及支架的最佳位置
- 使硬的导丝穿过狭窄
- 收回输送鞘以放置支架
- 在放置期间保持支架的位置
- 根据需要进行术前/术后的扩张

术后

- 如果导管可以安全留置，后续随访可以注射对比剂
  - 胆道和输尿管支架
- 胃肠道支架术后 24 小时，评估支架扩张
  - 口服对比剂/上消化道系列
  - 普通 X 线照相

（左图）设计用于治疗恶性胆道梗阻，Gore Viabil 聚四氟乙烯（PTFE）覆膜物➡阻止肿瘤向内生长，可选的开窗➡，保持胆囊管的开放，锚固鳍片➡限制支架移位。（右图）Wallstent 具有较高的径向力，但释放后可能缩短。它有很多应用，包括治疗结肠，胆道和血管阻塞。可回收类型可用于治疗良性胆道梗阻

覆膜的自膨式胆道支架

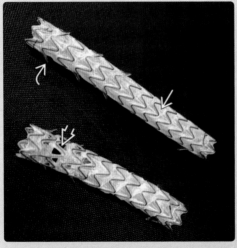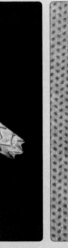

裸露的自膨式支架

（左图）这种 Atrium iCAST 球囊扩张型聚四氟乙烯（PTFE）封装的支架，是 FDA 批准用于治疗气管支气管狭窄。存在其他重要的但未标注的用途，包括在需要精确放置支架时急诊治疗动脉出血（例如，肝固有动脉）。（右图）双 J 支架位于输尿管内，猪尾形状的一端位于膀胱内➡，一端位于肾盂内➡。支架通过导丝推进。细绳➡可以收回支架以获得最佳定位，然后将其移除

球囊扩张覆膜支架

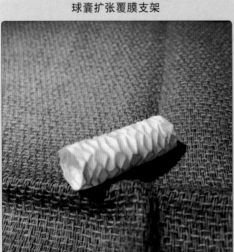

塑料输尿管支架

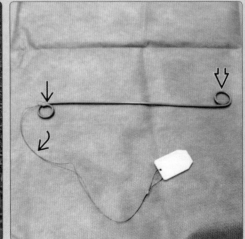

支架：非血管

术 语

定义

- 非血管支架：导管输送的人造通道；置于患病的胆道／肠道／尿道／气管支气管结构以适应各种适应证
  - 抵抗由外在压迫，瘢痕形成，恶性肿瘤引起的管腔狭窄／闭塞
  - 增强腔壁的完整性，促进瘘管／渗漏的闭合
- 自膨式支架：装载在可伸缩输送系统的鞘管里；撤鞘后自行膨胀
  - 用于许多非血管支架应用
  - 输送器上的支架受到限制／折叠
    - 径向力在扩张时锚定支架
  - 大多数从远端向近端展开
  - 自膨式金属支架（SEMS）：由各种金属材料组成
    - 埃尔吉洛伊非磁性合金
      - 钴，镍和铬合金
      - 高径向力
    - 镍钛诺
      - 镍和钛合金
      - 增加灵活性；有助于有角度的部位
      - 与其他支架相比，径向力更低
    - 不锈钢
    - MR 兼容性
      - 大多数镍钛诺／埃尔吉洛伊合金支架可能会成像
      - 检查制造商数据表
  - 自膨式塑料支架（SEPS）
    - 比 SEMS 更少使用
    - 用于某些气管支气管和食道应用
      - 更大的输送系统
      - 可放置在内镜／支气管镜中
    - 例如 Polyflex（Boston Scientific；Natick，MA）
      - 可移除的覆膜支架
      - 聚酯和硅树脂组成
- 球囊扩张支架：装载在血管成形术球囊的外部
  - 放置支架需要球囊膨胀
  - 可应用于气管支气管
- 覆膜支架：织物整合到金属支架的内部／外部以形成不渗透屏障
  - 最常见的织物：硅树脂，聚氨酯，膨体聚四氟乙烯
  - 比裸露支架更耐肿瘤向内生长
  - 减少金属网格的上皮化
    - 支架移位的风险较高
  - 部分或完全覆膜
    - 近端和远端裸露
      - 增加上皮生长
      - 降低支架移位的风险
    - 可能会取出完全覆膜的支架
      - WallFlex 食道支架（Boston Scientific；Natick，MA）
- 位置特异性支架
  - 塑料上尿路支架：肾盂输尿管，输尿管
    - 输尿管梗阻
    - 输尿管漏，使受伤的输尿管在支架骨架上愈合
  - 胆道
    - 胆道梗阻：考虑阻塞的病因和患者在支架选择中的预期寿命
      - 预期寿命 <1 年：永久支架
      - 良性病因：可回收的支架（例如塑料，覆膜支架）
    - 胆漏：可回收的支架（通常是塑料）
      - 通过内镜放置塑料胆道支架

术 前

适应证

- 再通（姑息，向手术过渡）
  - 恶性梗阻
    - 胆管树
    - 食道，胃，十二指肠，结肠
    - 输尿管／膀胱
    - 气管支气管树
  - 良性食道或结肠狭窄
    - 临时措施
- 排除（姑息，手术替代治疗）
  - 瘘或穿孔（覆膜支架）
  - 尿漏（输尿管支架）

术前准备

- 核查项目
  - 临床病史和体格检查
    - 阐明良性与恶性病因
- 药物
  - 预防性抗生素（各种选择）
    - 胆道和输尿管支架
- 设备
  - 导丝和导管
    - 5Fr 定向导管（例如 Kumpe）
    - 亲水成角尖端／直导丝穿越阻塞
    - 0.035 英寸硬导丝（例如 Amplatz）来放置支架
  - 球囊扩张：如果无法用 SEMS 输送系统穿过严重狭窄，请考虑扩张
    - 大小取决于部位，长度和狭窄的严重程度
    - 通常不需要预先扩张狭窄
    - 谨防穿孔的可能
    - 如果无法用 SEMS 输送系统穿过严重狭窄，请考虑扩张
    - 放置后不需要扩张，但如果支架膨胀效果差，则考虑扩张
  - 输尿管支架
    - 双 J 输尿管支架套件
      - 8~10Fr：长度 20~28cm

支架注意事项

- 覆膜与裸露
  - 覆盖支架减少恶性肿瘤向内生长

- 永久与可回收
- 放置机制（自膨式与球囊扩张式）
  - 可以更精确地放置球囊扩张支架，使用更大的力量，但是可能难以沿着输送路径导航角度
- 支架属性
  - 缩短比例：当支架扩张时，它们的缩短程度有区别（属性设计）
  - 径向力：高径向力可能会导致疼痛（如食道，胆道）
  - 灵活性：新的支架设计提高了灵活性
    - 有助于有角度的结构
  - 抗移位机制：支架设计功能可以降低支架移位的风险
    - 喇叭口或环尾，外鳍
  - 金属支架
    - 大多数金属支架不可回收，仔细考虑将其用于良性疾病
    - 金属支架置入可能影响未来的治疗选择（例如，手术）
    - 长期使用与晚期并发症有关
  - 塑料支架
    - 使支架更容易前进
    - 改进的内径：外径比例（大管腔）
    - 例如 Ultrathane（Cook Medical；Bloomington，IN），Percuflex（Boston Scientific；Natick，MA）
- 适当的多学科管理计划
  - 关于支架类型／必要性的共识

介入操作

手术步骤

- 常规步骤
  - 确定狭窄的长度，相邻非狭窄管道的直径以及支架的最佳位置
  - 穿过狭窄病变
    - 轻轻推送导丝较软尖端穿过狭窄
      - 亲水成角尖端／直导丝有用
    - 沿硬 0.035 英寸导丝放置支架
- SEMS 部署
  - 撤回输送鞘管以展开支架
  - 用透视观察放置
  - 在放置期间保持支架的位置
    - 放置期间可能会改变支架位置
    - SEMS 可能会被重新限制／重新收回
      - 不透 X 线标记描绘了输送系统重新收回支架的界限
      - 放置在这个标记之外的支架（"不归路"）不能被重新收回
  - 放置后球囊扩张通常是不必要的
    - 可能需要 1～2 天才能完成扩张
- 胆道支架
  - 覆膜与裸露支架使用有争议
    - 理论上覆膜的支架与较少的肿瘤向内生长／闭塞相关

- 覆膜支架可能有较高的胆囊炎和胰腺炎发生率
  - 选择在狭窄近端和远端延伸至少 1～2cm 长度的支架
- 胃肠支架术
  - 食道
    - 覆膜支架是为狭窄选择的 SEMS
    - 新覆膜的 SEMS 设计可降低迁移风险
      - Ultraflex／WallFlex 食道支架（Boston Scientific；Natick，MA）
    - 覆膜支架用于瘘的治疗
  - 十二指肠
    - 无覆膜的自膨式支架
      - Wallflex 十二指肠（Boston Scientific；Natick，MA）
    - 如果梗阻存在，同时进行胆道支架
  - 结肠
    - 非覆膜支架通常在美国使用
      - Wallstent
      - Wallflex Colonic（Boston Scientific；Natick，MA）
- 输尿管支架
  - 利用已有的经皮肾造口
    - 进行顺行肾盂造影以确认位置并评估输尿管开放情况
  - 使用导管和导丝完成通过狭窄
  - 估计双 J 输尿管支架的最佳长度
  - 沿导丝引入后放置支架

术 后

术后成像

- 如果导管可以安全留置，后续随访可进行注射对比剂
  - 胆道和输尿管支架
- GI 支架术后 24 小时，评估支架扩张情况
  - 口服对比剂／上消化道系列
  - 普通平片

结 果

并发症

- 即刻／围手术期并发症
  - 出血：手术过程中出现医源性血管损伤
  - 疼痛：支架置入，位置，过度扩张
  - 支架损坏／断裂
- 远期并发症
  - 支架阻塞
    - 肿瘤向内生长：最常见的并发症，依赖于肿瘤和支架类型
      - 可能需要新的留管，重叠支架
    - 食物嵌塞
      - 可能需要内镜取出
  - 支架移位：覆膜支架的发生率↑ vs. 裸露支架的发生率
    - 考虑新的重叠支架放置

○ 支架侵蚀引起的穿孔
  - ↑接受贝伐珠单抗治疗的患者的发生率
• 总体
  ○ 复杂的风险因素包括支架类型，操作者经验，狭窄位置，化疗的同时使用、放疗和贝伐珠单抗

预期结果

• 在预后合理的患者中，支架可以提高生存率和生活质量
• 支架放置技术的成功率高
• 早期临床成功率高；支架随着时间的推移而闭塞
  ○ 肿瘤向内生长（恶性肿瘤）
  ○ 支架变硬／浓缩

胆道支架（支架前经皮胆管造影）

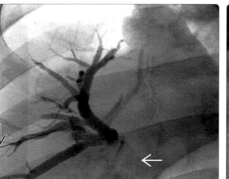

胆道支架（支架后胆管造影）

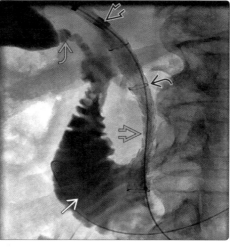

（左图）对比剂通过 21 号 Chiba 针➡进行注射，显示胰腺头部恶性肿瘤患者扩张的右肝胆管和胆总管梗阻➡。（右图）通过输送鞘管➡进行对比剂注射，确认胆总管通畅，对比度溢入十二指肠➡，之后放置自膨式胆道支架。支架包含覆膜（上方）段和开窗（下方）段，之间由不透 X 线的条带➡分隔。胆管成形术可能会减少剩余的胆总管的狭窄➡，注意胆囊管的通畅➡

输尿管支架

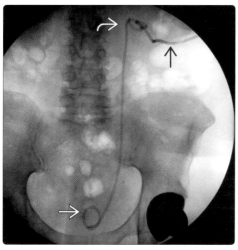

结肠直肠支架

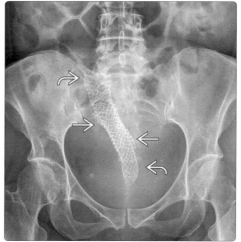

（左图）双 J 输尿管支架已被放置在输尿管梗阻的腹膜转移癌的患者体内。近端猪尾➡在肾盂中，而远端猪尾➡在膀胱中。肾造口术的保险导管➡已经被暂时保留。（右图）一名 47 岁转移性胃癌的女性患者的腹部平片，肿瘤外生压迫和阻塞结肠。一个结直肠支架➡延伸穿过并与第二支架重叠➡

塑料临时胆道支架

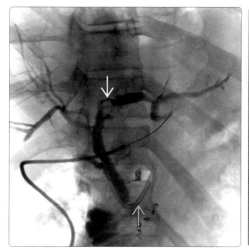

气管支气管支架

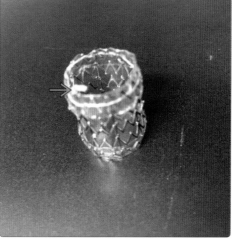

（左图）所示为在胆红素升高患者的内镜检查期间，放置的塑料胆总管支架➡的一个示例。随后，该胆道造影显示左肝管有阻塞的石块➡。随后用网篮取出了石头和临时支架。（右图）在支气管镜检查期间，可以放置气管支气管覆膜支架的一个例子。通过抓住并拉动蓝色不透 X 线的条带➡，可以在放置后操控该特定支架

术语

- 栓塞保护装置（EPD）：血管内装置，旨在防止斑块／碎片／栓塞物质脱落而阻塞远端脉管系统
- 各种设计
  - 过滤器：导丝装载多孔过滤装置；放置在靶病变的远端
  - 远端闭塞：超过病灶的球囊闭塞
  - 近端血流阻塞：颈总动脉 CCA 近端球囊闭塞，第 2 个球囊闭塞颈外 ECA；抽吸制造血流反转／防止栓子

术前

- 适应证：斑块／胆固醇／血栓形成的颗粒／碎片可能在血流重建期间栓塞血管
  - EPD 显著降低栓塞并发症
- EPD 使用的禁忌证
  - 没有足够的 EPD "着陆区"
  - 慢性完全闭塞血运重建

介入操作

- 选择性插管包含病变的动脉
  - 获取病变和 EPD "着陆区"的 DSA
- 用 EPD 输送鞘管交换选择性导管
  - 将鞘管置于病变的近端
- 使用透视指导引入／放置 EPD
  - 使用 DSA 确认令人满意的位置
- 进行介入手术；重新捕获／收回 EPD

结果

- 最严重的并发症
  - 由于 EPD 失败／错位导致的远端栓塞
    - 与颈动脉狭窄 CAS 相关的围手术期卒中
    - 周围动脉疾病PAD介入手术期间的远端肢体缺血
- 预期结果
  - 预防源于导管介入的栓塞并发症，例如 PTA，斑块旋切术和支架置入术

远端闭塞栓子保护：导丝装载的球囊装置

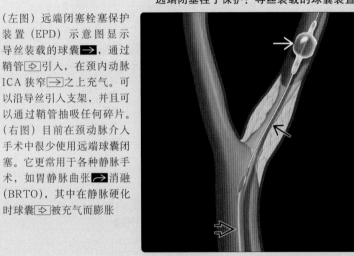

（左图）远端闭塞栓塞保护装置（EPD）示意图显示导丝装载的球囊➡️，通过鞘管➡️引入，在颈内动脉 ICA 狭窄➡️之上充气。可以沿导丝引入支架，并且可以通过鞘管抽吸任何碎片。（右图）目前在颈动脉介入手术中很少使用远端球囊闭塞。它更常用于各种静脉手术，如胃静脉曲张➡️消融（BRTO），其中在静脉硬化时球囊➡️被充气而膨胀

胃静脉曲张硬化期时使用的远端闭塞球囊装置

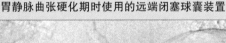

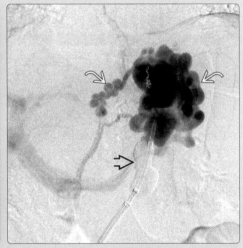

远端滤器 EPD：右锁骨下动脉支架术

（左图）右上肢不适患者的头臂动脉 DSA 显示右侧锁骨下动脉近端严重狭窄➡️。右颈总动脉（CCA）➡️明显通畅。（右图）将 6Fr 血管鞘➡️放置在头臂动脉中，并在颈动脉分叉处下方的 CCA 放置远端滤器 EPD ➡️，为了在介入手术期间保护颅内血管。导丝➡️前进穿过锁骨下狭窄，并放置支架➡️

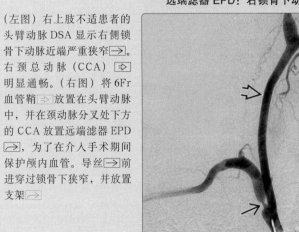

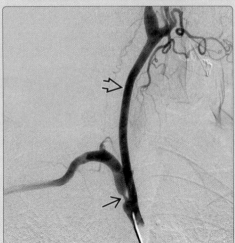

远端滤器 EPD：右锁骨下动脉支架术

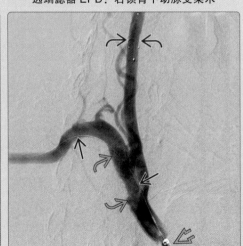

栓塞保护

术 语

同义词
- 脑保护装置

定义
- 栓塞保护装置（EPD）：血管内装置，旨在防止斑块／碎片／栓塞物质脱落而阻塞远端脉管系统
  - 用于各种血管床的介入手术
    - 颈内动脉（ICA）／椎动脉
    - 冠状动脉／隐静脉移植血管
    - 肾动脉
    - 上肢／下肢动脉
    - 静脉介入
  - 基于作用机制分为 3 类
    - 滤器：导丝装载的多孔过滤装置；放置在靶病变的远端
      - 滤器直径可变，可以最好的遄置于血管，以捕获栓塞碎片
      - 穿过目标病变时，保持滤器收缩状态
      - 鞘管回缩放置血管内的滤器
      - 滤器放置后，装载滤器的导丝变成工作导丝
    - 远端闭塞：球囊闭塞，位于病变的远端
      - 早期的栓塞保护形式；现在很少用于颈内动脉 ICA 介入
      - 球囊闭塞导管仍然用于其他血管床的栓塞保护
      - 可与液体栓塞剂一起使用，以防止异位栓塞
    - 近端血流阻塞：使用导管兼容鞘管近端阻塞目标动脉，远端有阻塞球囊（又名循环控制装置）
      - 球囊在病变近端的颈总动脉（CCA）处充气
      - 另外一个较小的闭塞球囊通过鞘管放入颈外动脉（ECA）
      - 可以主动抽吸鞘管；制造血流反转以防止颈内动脉 ICA 栓子
      - 一项专有设计允许主动逆流；鞘管的中心腔通过外部过滤器连接到股总静脉中；造成暂时的动静脉瘘
      - 鞘管的中心腔还允许导丝／导管／支架引入

术 前

适应证
- 一般
  - 来自斑块／胆固醇／钙／血栓的颗粒／碎片可能在血管重建介入手术期间栓塞(例如,血管成形术,斑块旋切术,支架)
    - 与栓塞事件有关
      - 导丝通过靶病变
      - 任何装置通过目标病变
      - 血管成形术（PTA）扩张靶病变
      - 斑块切除装置未能完全捕获所有切除的粥样斑块
      - 目标病变处的支架植入
      - 支架放置后的扩张
- 颈动脉支架（CAS）放置
  - FDA 在 CAS 手术中强制要求使用 EPD
    - 显著减少围手术期卒中率
- 肾动脉支架（RAS）和血管成形术手术
  - 许多研究者建议尽可能使用 EPD
    - 胆固醇栓子是术后电解质和肾小球滤过率（eGFR）下降的潜在病因
  - 肾动脉过短可能妨碍使用
- 周围动脉疾病（PAD）的介入
  - 一些建议在血运重建治疗过程中使用（尤其是斑块旋切术，溶栓）
    - 减少栓塞碎片引起的远端肢体（如小腿／足）缺血的可能
  - 腘下动脉的介入不切实际
    - 非常小管径的目标动脉
- 经导管主动脉瓣置换术（TAVR）
  - 由于大脑 EPD 的使用，TAVR 后的神经系统并发症可能会减少
    - MR 上观察到的临床"沉默"脑梗死与神经认知功能改变相关
      - 这些梗死发生在 TAVR 后 80% 的患者中
    - 最近的多中心随机对照试验比较了使用和不使用 EPD 的 TAVR
      - EPD 由两个滤器组成，在 TAVR 之前，分别位于头臂动脉和左侧颈总动脉 CCA
      - 在随机分配的 EPD 患者中，99% 捕获了显著的碎片
      - 卒中 30 天时 9.1%（对照组）和 5.6%（使用 EPD 患者）；没有统计学意义（P=0.25）
      - MR 上看到的受保护地区的新病灶体积减少了 42%
    - 对 TAVR 期间使用 EPD 的随机对照试验的 Meta 分析
      - EPD 的使用与脑梗死成像标志物减少相关
      - 出院时神经功能恶化评分的风险降低
- 液体栓塞和硬化剂介入
  - 使用液体栓塞剂时，栓塞目标的近端或远端膨胀球囊
    - 暂时停止／减缓血液的流入／流出
    - 防止液体栓塞剂进入血液循环
    - 栓塞后球囊缓慢放气可以逐渐恢复血流
      - 尽量减少液体栓塞剂在循环中的团注
  - 最常用于静脉手术
    - 例如，经静脉球囊闭塞逆行栓塞术，血管畸形

禁忌证
- 慢性完全闭塞血运重建

- 最初不能使用滤器／远端封堵装置
  - 只能经通畅的管腔穿过／放置装置
- 如果管腔重新建立，则可以使用远端装置
- EPD 没有充足的"着陆区"
  - 病灶远端的血管直径过小
    - 血管直径可能不适合 EPD 的尺寸
  - 目标病变与 EPD 放置的"着陆区"之间的距离不够
    - 例如，分叉点之前动脉很短
      - 滤器／远端 EPD 存在问题
      - 常见于肾／腘动脉
    - 非常近端的病变（如大血管起始处）
      - 可能会阻塞近端血流封锁装置

术前影像学检查

- 超声
  - 显示／描述目标病变／狭窄特征
    - 病变／狭窄的严重程度／长度；血管管径
  - 显示相邻的正常血管节段
    - 可能无法充分显示 EPD "着陆区"
  - 评估颈动脉病变最有用
    - 可以评估／描述肾脏病变特征
    - 通常不足以／描述 PAD 病变特征
    - 可以描述颈动脉斑块特征
      - 评估斑块稳定性／不稳定性
      - 可能预示栓塞风险
  - 通常需要补充 CTA/MRA
- CTA
  - 需要应用对比剂使血管显影
    - CTA 很好的显示解剖细节
      - 显示／描述目标病变／狭窄的特征
      - 可以获得准确的血管测量值；用于确定适当的 EPD 尺寸／计划
      - 可以显示／描述 EPD "着陆区"的特征
  - 可以获得三维，容积再现的最大密度投影图像
    - 非常适合程序规划
      - 显示血管迂曲，分叉
      - 描述病变远端的脉管系统流出道的特征
- MR
  - 可以获得与 CTA 相似的解剖细节
  - 可能有不够准确的血管测量值
    - 高估狭窄
    - 很难确定合适的 EPD 尺寸／计划
    - 可能很难描绘远端狭窄情况
  - 可用于描述颈动脉斑块的特征
- DSA
  - 评估血管系统的"金标准"
    - 通常与介入手术相结合
  - 仅显示管腔特性
    - 斑块特征评估不佳
    - 未减影的图像可以显示重要的钙化 Ca^{++}

- 可以获得准确的血管测量
  - 用于确定适当的 EPD 尺寸／计划
  - 用于确定适当的装置尺寸
    - 例如血管成形术球囊，支架
- 非常适合手术规划／指导
  - 显示实时血流特点
    - 可以准确评估血流逆转的充足性

术前准备

- 核查项目
  - 临床病史和体格检查
    - 适应证
    - 适用于栓塞保护的适应证
  - 回顾相关的术前成像
    - 适当栓塞保护的解剖情况
    - EPD 的尺寸／类型
  - 过敏
  - 实验室检查
    - 肾小球滤过率
      - 正常肌酐和 eGFR>60
    - 全血细胞计数
      - 血小板计数 >50 000/μl
    - 凝血情况
      - 国际标准化比值（INR）≤1.5
      - 正常凝血酶原时间，部分凝血活酶时间
  - 获得书面手术知情同意
- 药物
  - 镇静／镇痛药物
  - 抗凝
    - 肝素 2000~5000U IV
- 设备
  - 滤器 EPD
    - RX Accunet (Abbott Vascular；Santa Rosa, CA)
    - AngioGuard XP (Cordis；Warren, NJ)
    - FilterWire EZ (Boston Scientific；Natick, MA)
    - FiberNet (Lumen Biomedical；Plymouth, MN)
    - EmboshieldNAV[6] (Abbott)
    - Spide (ev3；Plymouth, MN)
  - 远端阻塞 EPDs
    - 导丝装载的闭塞球囊
      - GuardWire 临时闭塞系统（Medtronic；Minneapolis, MN)
    - 大直径闭塞球囊；导管装载，设计用于沿导丝放置（很少用于远端栓塞保护）
      - Coda 球囊导管(Cook Medical;Bloomington, IN)
      - Reliant Balloon 导管（Medtronic

Endovascular；Santa Rosa，CA）
- 近端血流阻塞 EPDs
  - Gore 血流反转（WL Gore；Newark，DE）
  - Mo.MA 装置（Invatec；Brescia，Italy）

介入操作

手术步骤
- 常规操作
  - 选择性插管含有病变的动脉
    - 将导管置于病变近端
  - 获取病变 /EPD "着陆区" 的 DSA
    - 对于颈动脉 CAS，必须在 EPD 放置或任何介入手术之前获得颅内 DSA
  - 用 EPD 输送鞘管交换选择性导管
    - 将鞘管置于病变的近端
  - 在 EPD 放置之前给予肝素
  - 使用透视指导引入 / 放置 EPD
    - 使用 DSA 确认令人满意的位置
    - 在过程中观察 EPD 的位置
      □ 避免过度操作或重新定位 EPD；可能导致血管痉挛，夹层
  - 进行介入
    - 在 EPD 移出之前获得 DSA
      □ 评估任何血管痉挛 / 其他异常
  - 重新捕获 / 收回 EPD
  - 获取完成 DSA 图像
- 远端滤器 / 远端阻塞装置
  - EPD 收缩状态下仔细通过病变
    - 在穿过病变时可以使用路径图指导
  - 在 EPD 放置之前通过鞘管获得 DSA
    - 确认令人满意的 EPD 位置
      □ EPD 必须离病变远端足够远以允许血管成形术 / 支架放置而不接触 EPD
  - 使用透视指导来放置 EPD
- 近端流量阻塞装置
  - 沿导丝推进尖端载有球囊鞘管
  - 在颈总动脉 CCA 中定位球囊；利用 DSA 确认位置
    - 球囊必须足够靠近病灶以允许介入而不接触 EPD
  - 通过球囊鞘管颈外动脉 ECA 端口引入球囊导丝
    - 在颈外动脉 ECA 放置球囊导丝；用 DSA 确认
  - 在给球囊充气之前进行 DSA
  - 第一次膨胀颈外动脉 ECA 球囊，然后颈总动脉 CCA 球囊
    - 用稀释的对比充气球囊
  - 观察患者对球囊闭塞的反应
    - 检查患者的精神 / 运动状态
    - 如果不耐受，请放气球囊
  - 如果使用主动血流反转，将外部滤器连接至鞘管侧口和先前放置的股静脉血管鞘；这会导致血流逆转
    - 也可主动抽吸鞘管
  - 在介入术前用 DSA 确认流量反转

替代操作 / 治疗
- 颈部颈总动脉入路进入颈总动脉 CCA
  - 直接进入颈总动脉 CCA 并放置近端血流反向 EPD，然后进行血管成形术和颈动脉支架置入 CAS
    - 完全避免经过弯曲和动脉粥样硬化的胸主动脉弓
    - 可能会减少 CAS 手术过程中远端脑栓塞的发生率
  - 与颈动脉支架置入 CAS 相关的栓塞性卒中，高达 8% 发生在介入手术的对侧
    - 提示栓塞发生在操纵主动脉弓内的导丝和导管时，而不仅在支架放置期间发生栓塞

结　果

并发症
- 最严重的并发症
  - 未能防止远端栓塞引起
    - 与颈动脉支架 CAS 相关的围手术期卒中
    - 周围动脉疾病 PAD 介入期间的远端肢体缺血
    - 与肾动脉支架 RAS 相关的肾功能下降
  - EPD 失败的各种原因
    - EPD 的尺寸不合适 /EPD 错位
    - 栓塞负担超过 EPD 的能力
    - 滤器形式的 EPD 不能完全回收
    - 近端血流阻塞 EPD 的抽吸 / 血流逆转不充分
- 即刻 / 围手术期并发症
  - 无法收回 / 重新捕获 EPD
  - 与 EPD 相关的局部血管痉挛
    - 发生过度操纵 EPD
    - 可能会严重；未经治疗可能导致缺血 / 卒中
    - 动脉内给予 100μg 硝酸甘油治疗
      □ 可根据需要增加剂量
  - 颅内动脉血栓形成
    - 可能继发于动脉血流减少 / 缓慢，抗凝不充分

预期结果
- 预防源于导管介入的栓塞并发症，例如血管成形术，斑块旋切术和支架置入术
  - 单中心研究和 Meta 分析显示，使用 EPD 时手术并发症的发生率较低

（左图）示意图显示远端滤器 EPD4 ⇨，放置超过动脉粥样硬化颈内动脉 ICA 狭窄 →。滤器装载在导丝 → 上，并通过位于颈总动脉 CCA 中的导引鞘管 ⇨ 引入。导丝将用于随后的支架放置。（右图）左颈总动脉 DSA 显示颈内动脉 ICA 近端严重狭窄 →。狭窄远端的颈内动脉 ICA 仍然是正常管径 →。基于成像，选择适当大小的 EPD

远端滤器 EPD：放置过滤器 EPD 的示意图

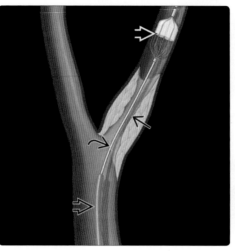

远端滤器 EPD：初始颈总动脉 DSA 成像

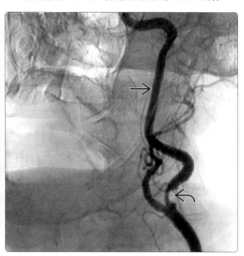

（左图）DSA 显示鞘管 → 已被放入颈总动脉 CCA，并且已引入远端滤器 EPD5 →。EPD 尖端的导丝 → 已经成功通过颈内动脉 ICA 狭窄段。（右图）在 EPD 推进通过颈内动脉 ICA 狭窄之后，取出约束装置的鞘，并放置自膨式的 EPD ⇨。EPD 装置和狭窄之间必须有足够的距离才能放置支架，而不会使 EPD 与支架输送系统接触

近端滤器 EPD：EPD 通过狭窄段

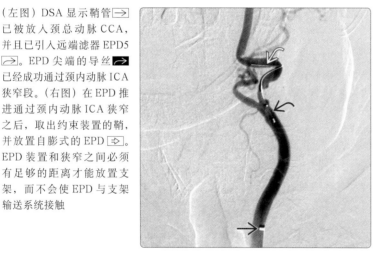

远端滤器 EPD：EPD 放置在狭窄远端

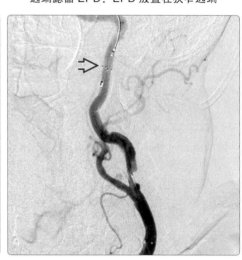

（左图）DSA 显示颈动脉支架 → 已经通过鞘管沿 EPD 的导丝 → 引入。支架将跨过狭窄段放置。通过鞘管进行对比剂注射可用于在放置前确认合适的支架位置。（右图）支架展开后获得的 DSA 图像显示（A）支架的位置令人满意，仅有很小的残余狭窄 →。（B）在支架术后血管成形消除了残余狭窄 → 后，回收 EPD，并获得完成时的 DSA

远端滤器 EPD：位于狭窄处的颈动脉支架

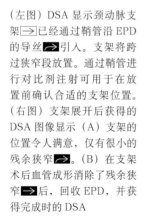
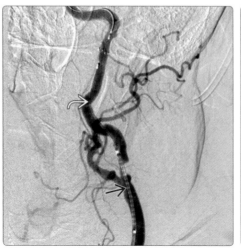

远端滤器 EPD：颈动脉支架放置后的 DSA

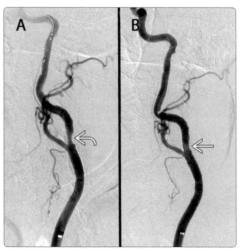

栓塞保护

近端血流阻塞 EPD：放置保护装置的示意图

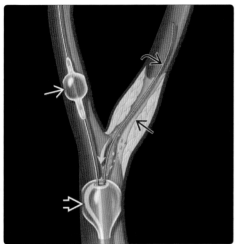

近端血流阻塞 EPD：
初始 MR 血管造影成像评估

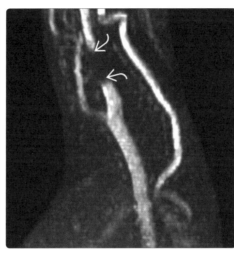

（左图）示意图显示近端血流阻塞 EPD。颈内动脉 ICA 狭窄➡️以下的颈总动脉 CCA 中，鞘管远端的阻塞球囊➡️充气膨胀。颈外动脉 ECA 中，第二个较小的球囊➡️充气。通过鞘管放置的导丝➡️在鞘管被抽吸时前进穿过狭窄段。这样反转颈内动脉 ICA 血流并且可以捕获任何栓塞碎片（黄箭头）。（右图）可以在术前图像上测量血管尺寸。MR 会高估狭窄严重程度，因为在这种情况下，颈内动脉 ICA 一段表现成闭塞状态➡️

近端血流阻塞 EPD：初始选择性颈动脉 DSA

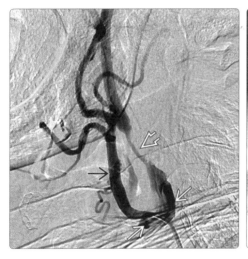

近端血流阻塞 EPD：放置保护装置的透视

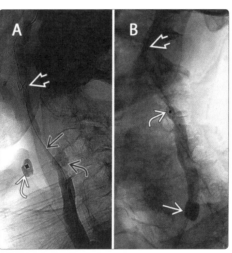

（左图）选择性颈总动脉 DSA 显示颈内动脉 ICA➡️在远离 CCA 分叉处严重狭窄➡️和通畅的颈外动脉 ECA➡️。该解剖结构是使用近端血流阻塞 EPD 的理想状态。（右图）（A）侧位和（B）斜位投影图像显示颈外动脉 ECA➡️和颈内动脉 CCA 球囊➡️充气，并且放置了 Emboshield NAV® 滤器➡️也被用于额外的栓塞保护。对比剂注射显示导丝穿过狭窄➡️和狭窄近端的大钙化斑块➡️

近端血流阻塞 EPD：颈内动脉 ICA 支架放置

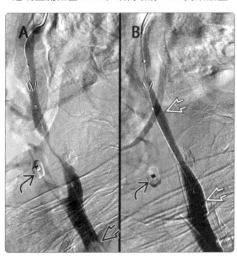

近端血流阻塞 EPD：支架置入后的 DSA

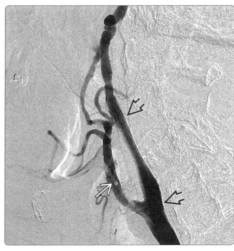

（左图）DSA（A）颈动脉支架置入术之前和（B）颈动脉支架置入术➡️期间显示颈外动脉 ECA➡️和颈总动脉 CCA➡️球囊膨胀。当狭窄被导丝，导管或装置越过时，球囊鞘管被抽吸，从而逆转颈内动脉 ICA 中的血流以防止任何颅内栓塞。（右图）颈总动脉 CCA 完成 DSA 显示扩张良好的支架➡️，处于满意的位置，无残余狭窄。Emboshield NAV® 滤器已被移出，但放气的颈外动脉 ECA 闭塞球囊➡️仍保留在原位

（左图）左侧股浅动脉的 DSA 显示（A）偏心和不规则狭窄➡，充盈缺损➡可能代表血栓或易碎的粥样斑块。（B）导丝➡已经穿过病变➡。（右图）透视图像显示放置Spider EPD。（A）利用导丝穿过病变，将包含收缩 EPD➡的鞘管➡沿导线推进，定位在期望的位置。（B）回缩鞘管，自膨装置➡被放置在动脉中

周围动脉介入：栓塞保护的斑块旋切术

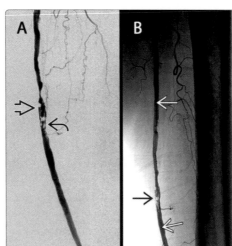

周围动脉介入：蜘蛛 EPD 的放置

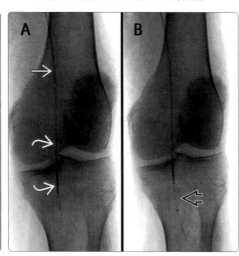

（左图）在股浅动脉 SFA 狭窄斑块旋切术期间获得的 DSA 显示腘动脉中的蜘蛛栓塞保护装置➡。EPD 内的大的充盈缺损➡代表栓子碎片。装置中尚未捕获第二个充盈缺损➡，在腘动脉中更偏向头侧。（右图）去除 EPD 后获得的照片显示有大量的填充➡蜘蛛装置的动脉栓塞碎片。由于介入期间发生大量的栓塞，碎片➡也延伸到 EPD 之外

周围动脉介入：由 EPD 俘获的栓塞碎片

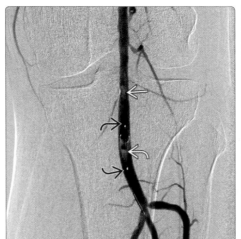

周围动脉介入：由 EPD 俘获的栓塞性碎片

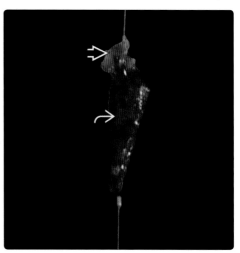

（左图）在动脉血栓溶解期间可以使用 EPD 以防止溶解血栓的栓塞。EPD 放置之前必须通过闭塞段。（A）有急性股浅动脉 SFA 闭塞➡，伴有腘动脉的血流重建➡。（B）使用路径图指导，导丝➡和导管➡通过阻塞段。（右图）（A）穿过病灶后，将 Spider EPD1➡置于远端，开始溶栓。EPD 中的充盈缺损➡表示栓塞碎片。（B）溶栓后，放置覆膜支架➡

溶栓期间的栓塞保护：穿越急性动脉闭塞

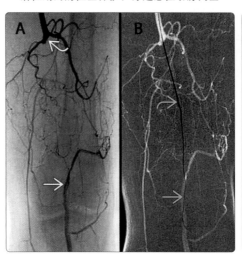

血栓溶解期间的栓塞保护：EPD 俘获栓塞碎片

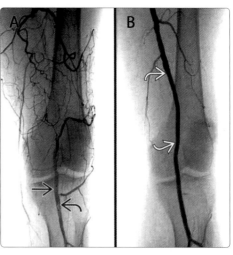

静脉曲张栓塞术中行球囊闭塞栓塞保护：内镜检查

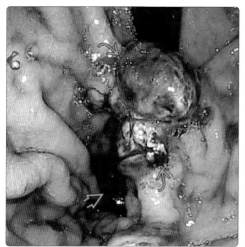

静脉曲张栓塞术中行球囊闭塞栓塞保护：增强 CT

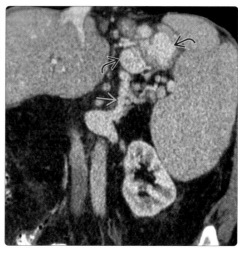

（左图）从有门静脉高压病史和反复发作呕血的患者获得的上消化道内镜检查图像，显示有大面积胃静脉曲张，伴有粘连血块区域。这些是孤立的静脉曲张，主要位于胃底，没有明显的食道静脉曲张。（右图）来自增强 CT 的冠状图证实了内镜下可见的大而孤立的胃静脉曲张，也表明腹膜后有一个胃肾分流

球囊阻塞栓塞保护：胃膈分流静脉造影

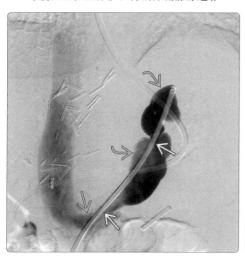

球囊阻塞栓塞保护：胃静脉曲张的造影

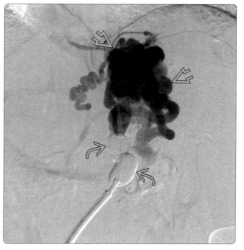

（左图）经静脉球囊闭塞逆行栓塞术（BRTO）针对胃底静脉曲张被认为是患者最好的治疗选择。将球囊闭塞导管通过左肾静脉推进，并将尖端置于胃肾分流道中。（右图）球囊充气后，注入对比剂，使静脉曲张显影。球囊起到了 EPD 的作用，在给予硬化剂期间，保护全身静脉循环免于任何栓塞物质的反流

球囊阻塞栓塞保护：给予硬化剂溶液理

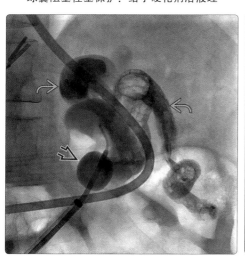

球囊阻塞栓塞保护：治疗后随访 CT

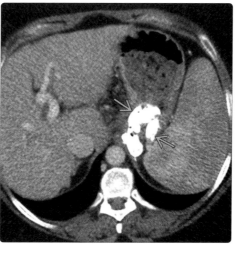

（左图）在透视监视下，球囊充气后，缓慢注射硬化剂。可以使用各种硬化剂，液体的或一致泡沫的形式，包括油酸乙醇胺碘帕醇，十四烷基硫酸钠和聚多卡醇。N-氰基丙烯酸正丁酯（胶）和无水乙醇也被用作液体硬化剂。（右图）在经静脉球囊闭塞逆行栓塞术（BRTO）治疗后，获得的增强 CT 显示在所需位置的胃静脉曲张内有高密度栓塞剂

第 2 部分

静脉系统、门静脉系统和淋巴系统介入

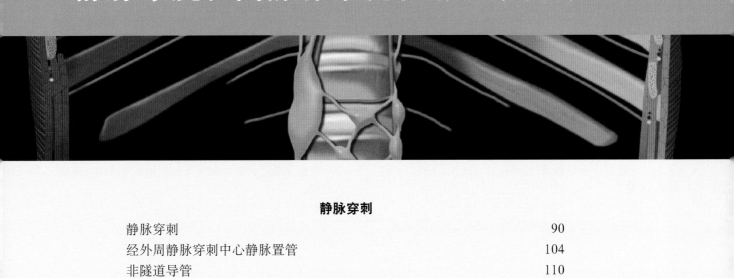

关键点

术语

- Seldinger 技术：细针穿刺后经穿刺针送入导丝；拔除穿刺针后沿导丝交换导管鞘／导管
- 可用的穿刺路径
  - 颈内／外静脉
  - 股总静脉
  - 锁骨下静脉
  - 腘静脉
  - 大隐／小隐静脉
  - 经腰下腔静脉
  - 经肝下腔静脉或门静脉

术前

- 回顾适应证，选择最佳入路
- 回顾术前影像学检查结果，确保规划入路通畅

介入操作

- 可以选择超声引导下进针
  - 21G 穿刺针搭配 0.018 英寸导丝／微穿刺套装
  - 18G 穿刺针搭配 0.035 英寸系统
- 确认经穿刺针回血
- 透视下经穿刺针送入导丝
  - 插入微穿鞘；导丝型号最大为 0.035 英寸
- 放置所需的导管鞘／导管

术后

- 止血
- 观察穿刺点，防止出现与穿刺相关的潜在并发症

结果

- 影像引导下穿刺成功率近 100%
  - 盲穿失败率为 5%～13%
- 并发症：气胸，动脉穿刺，空气栓塞，静脉穿孔

静脉穿刺

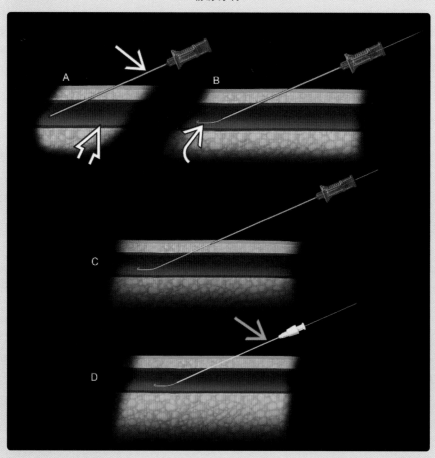

图示应用 Seldinger 技术及微穿套装行静脉穿刺：①穿刺针➡️刺入靶静脉➡️；②微导丝➡️经穿刺针送入静脉管腔；③沿导丝拔除穿刺针；④沿导丝将微穿鞘➡️送入静脉管腔

术 语

定义

- Seldinger 技术：细针穿刺后经穿刺针送入导丝；拔除穿刺针后沿导丝交换导管鞘／导管
  - 可用的穿刺路径
    - 经颈静脉入路：操作及导管置入最常用的穿刺路径
      - 颈内静脉通常优于颈外静脉
      - 颈内静脉闭塞时颈外静脉常扩张
      - 右侧穿刺优于左侧穿刺
      - 中心静脉置管距离最短
      - 达到上腔静脉，右心及肺血管的最直接通路
      - 可直达下腔静脉
      - 在解剖学上最易进入肝静脉的静脉入路
    - 股总静脉入路：除颈静脉入路外第二常用的穿刺路径
      - 定位于股动脉搏动点内侧，无需超声引导即可成功穿刺
      - 是中央静脉或血液透析置管的的安全入路，但较颈静脉入路导管感染率高
      - 在进行某些操作时是优选入路（如，治疗髂静脉压迫综合征，髂静脉及下腔静脉溶栓，顺行颈内静脉入路行岩下窦取血）
      - 体外膜氧合
    - 锁骨下静脉入路：最少用的上部中心静脉入路
      - 气胸发生率最高
      - 容易发生症状性狭窄／血栓形成
      - 术后狭窄可能影响后续上肢透析瘘／移植物的静脉血流
      - 静脉无法触及，不能确保通过压迫安全止血
    - 贵要静脉／头静脉／臂静脉入路
      - 经外周静脉穿刺行中心静脉置管（PICC）最常用的入路
      - 某些情况下（如，腋静脉创伤性血栓形成综合征）行静脉开通的良好入路
    - 腘静脉入路
      - 适用于诊断性下肢／盆腔静脉造影
      - 可作为髂股静脉深静脉血栓形成（DVT）±腘静脉血栓形成溶栓治疗的穿刺入路
    - 大／小隐静脉入路
      - 可作为静脉功能不全／静脉曲张的穿刺入路
      - 可作为髂股静脉深静脉血栓形成 ± 腘静脉血栓形成溶栓治疗的替代穿刺入路
    - 经腰下腔静脉入路
      - 可作为上腔静脉／肾下水平下腔静脉阻塞患者行补液或透析治疗时的挽救性中心静脉入路
      - 存在右侧输尿管和肾脏损伤的风险
    - 经肝静脉入路
      - 可作为上腔静脉／肾下水平下腔静脉阻塞患者的中心静脉和透析入路
      - 可作为门静脉／肠系膜静脉介入诊疗入路

术 前

适应证

- 中心静脉入路
  - 用于补液或置换治疗的导管置入
    - 首选颈内静脉
  - 操作入路
    - 经颈静脉肝组织活检
    - 经颈静脉肝内门腔静脉分流术／球囊闭塞逆行静脉栓塞术（TIPS/BRTO）
    - 下腔静脉滤器植入／取出
    - 治疗中心静脉狭窄／闭塞
    - 性腺／盆腔静脉栓塞术
    - 治疗静脉功能不全／静脉曲张
    - 肺动静脉畸形（AVM）栓塞术
    - 经静脉心脏起搏器／除颤器植入
    - 体外膜氧合
  - 诊断性静脉造影

禁忌证

- 一般禁忌证
  - 凝血功能异常
    - 低出血风险：INR>2.0；血小板<50 000/μl
    - 中、高出血风险：INR>1.5；血小板<50 000/μl
  - 靶静脉闭塞
  - 局部皮肤感染
- 操作特异性禁忌证

术前影像学检查

- 回顾术前影像学检查结果，了解相关解剖／病理情况
  - 平扫和增强 CT 检查（颈部／胸部／腹部／骨盆）
    - 经腰穿刺入路的患者术前推荐行 CT 检查确认解剖结构
  - 既往静脉超声检查
    - 确认／排除静脉入路的通畅性
  - 既往血管造影检查
    - 对血液透析患者尤其重要

术前准备

- 核查项目
  - 指征：术前需要确定合适的靶静脉
  - 临床病史
    - 中心静脉置管或深静脉血栓形成
      - 靶静脉或穿刺部位静脉闭塞会增加操作风险
      - 血液透析患者中心静脉闭塞的风险明显增加
    - 既往介入／手术史
  - 穿刺部位检查
    - 应用超声检查确认血管通畅性
    - 局部皮肤情况（如，蜂窝织炎）

- 既往穿刺瘢痕（提示穿刺困难／无法完成）
  ○ 抗凝药物
    - 基于手术而非穿刺点选择决定是否停用抗凝／抗血小板药物
      □ 经肝穿刺时慎用抗凝治疗
  ○ 过敏：碘，乳胶，术后胶带／绷带
  ○ 实验室检查：手术操作特异性
  ○ 需要适度镇静的手术需禁食禁饮
    - 如计划行镇静治疗需禁食（NPO）8 小时（不同医院略有差别）
    - 可用一小口水送服口服药物
  ○ 获得知情同意：探讨血管损伤，气胸（颈内静脉和锁骨下静脉入路），感染，血肿／出血，空气栓塞以及手术失败的可能性
- 药物
  ○ 局部麻醉药
  ○ 镇静／镇痛药，抗血栓药，手术特异性抗生素
    - 最近发表的研究推荐个体化治疗，不支持对每一个患者预防性应用抗生素
- 设备
  ○ X 线透视设备
  ○ 超声设备
    - 5~8MHz 超声探头，探头套，凝胶
  ○ 最大程度的无菌操作环境
    - 无菌手术衣和手套，帽子，口罩，眼镜
  ○ 皮肤消毒液
    - 2% 氯己定
    - 聚维酮碘和 70% 乙醇
  ○ 无菌单
  ○ 微穿套装
    - 21G 穿刺针（经肝穿刺和经腰穿刺需较长的穿刺针）
    - 0.018 英寸微导丝
    - 微穿扩张器和导管鞘组
  ○ 如果靶静脉狭窄或迂曲可能需要 0.035 英寸导丝和短弯头导管
  ○ 手术刀：#11 手术刀片
  ○ 扩张器
  ○ 导管鞘

介入操作

患者体位／位置
- 最佳操作方法
  ○ 颈内静脉入路
    - 患者取仰卧位
    - 头转向穿刺点对侧
  ○ 股总静脉入路
    - 患者取仰卧位；双下肢伸展
    - 穿刺点位于股骨头下 1/3

  ○ 锁骨下静脉入路
    - 患者取仰卧位；头转向靶静脉对侧
    - 穿刺点位于锁骨和第 1 肋之间
  ○ 贵要静脉／头静脉／臂静脉入路
    - 患者取仰卧位；手臂伸直，外展
    - 穿刺点位于肘窝之上
  ○ 腘静脉入路
    - 患者取俯卧位；穿刺点位于腘窝
  ○ 大隐静脉／小隐静脉入路
    - 患者取仰卧位 [大隐静脉（GSV）]；俯卧位 [小隐静脉（LSV）]
    - GSV 穿刺点位于膝关节上方或下方；LSV 穿刺点位于膝关节下方
  ○ 经腰下腔静脉入路
    - 患者取俯卧或俯卧后斜位
    - 穿刺点位于右椎旁
    - 在右髂嵴上方进针，朝向 $L_2 \sim L_3$ 椎间盘水平，椎旁约 1cm 处穿刺
  ○ 经肝穿刺静脉入路
    - 患者取仰卧位
    - 右侧肋间或前肋下缘穿刺
      □ 经肝静脉可进入下腔静脉
      □ 经肝实质直接穿刺下腔静脉
    - 腹中线穿刺下腔静脉置管更好，因为穿过肝实质的距离最短
  ○ 经肝门静脉入路
    - 患者取仰卧或左斜位
    - 超声／透视引导下穿刺，依术者经验／便捷程度而定
    - 门静脉右支
      □ 门静脉右支入路是大多数介入操作的首选
      □ 低位穿刺有助于避免穿刺胸膜
      □ 经肋间或前肋下缘穿刺
    - 门静脉左支
      □ 常选择前正中线穿刺门静脉左支

手术步骤
- 常规步骤
  ○ 连接血流动力学监测设备
    - 血压，心电图，氧饱和度
  ○ 消毒液清洁皮肤
    - 备皮面积大于预期术区域面积
  ○ 铺无菌单隔离无菌区
- 引导方式
  ○ 超声引导
    - 可实时显示静脉，动脉和穿刺针
      □ 穿刺成功率最高
      □ 可降低穿刺点并发症的风险
      □ 可降低误穿动脉的风险
    - 用无菌探头套包裹探头

- □ 在探头上涂抹凝胶
- □ 排出探头套内的残留气体
- □ 在无菌探头套外部涂抹无菌凝胶
- 扫描识别靶静脉和邻近的动脉结构
  - □ 应用传感器加压很容易使静脉压缩
  - □ 动脉不易压缩，呈搏动性
  - □ 如难以分辨动静脉，可用彩色多普勒／双功能或频谱多普勒确认
- 确认靶静脉通畅
- 选择横断位或靶静脉的长轴方向扫描
- 横断位超声图像显示穿刺针位于靶静脉外侧（图像垂直于靶静脉）
  - □ 横断面图像上看到的静脉，可能偏于一侧
  - □ 于扫描平面穿刺针平行于超声探头刺入
  - □ 穿刺针自屏幕一侧刺入，穿刺针全程可见
  - □ 穿刺过程中可见穿刺针使静脉侧面凹陷
  - □ 确定进针深度有难度
- 横断位超声图像显示穿刺针位于靶静脉上方（图像垂直于靶静脉）
  - □ 横断面图像上静脉位于屏幕中央
  - □ 于探头中点刺破皮肤，穿刺针平行于靶静脉直接刺入
  - □ 穿刺针与扫描平面成角，仅部分可见
  - □ 穿刺过程中穿刺针使静脉顶部形成凹陷
  - □ 将导丝送入血管腔有挑战性
- 纵向超声图像显示穿刺针位于靶静脉上方（图像平行于靶静脉）
  - □ 探头平行于靶静脉
  - □ 于扫描平面内进针，穿刺针平行于探头刺入
  - □ 穿刺针自屏幕一侧刺入，穿刺针全程可见
  - □ 穿刺针直接刺入靶静脉
  - □ 穿刺过程中穿刺针使静脉顶部形成凹陷
  - □ 同时追踪穿刺针和血管有挑战性
- ○ 静脉造影引导
  - 当超声无法识别靶静脉时使用
  - 对比剂过敏和肾功能不全时避免使用
    - □ 通过静脉内造影导管／蝶形针向靶静脉内（如手部静脉，肘前静脉）注入对比剂
    - □ 注射对比剂使靶静脉显影
    - □ 中心透视，目标放大并校准
    - □ 透视下向靶静脉进针
- ○ CT 引导
  - 可用于一些经腰穿刺的病例
  - 无法实时显示穿刺针／导丝的推进
- ○ 解剖标志
  - 用与可触及的动脉或骨结构的已知解剖关系定位静脉
  - 最常用于股总静脉或锁骨下静脉穿刺
- • 颈内静脉入路

- ○ 识别颈内静脉
- ○ 选择"低位"或"高位"穿刺
  - 低位穿刺
    - □ 主要用于留置导管和药盒植入
    - □ 从侧面穿刺使得留置导管和药盒导管呈平缓的弯曲
    - □ 将探头呈横向置于静脉旁锁骨上方
  - 高位穿刺
    - □ 用于非留置导管及多数介入操作
    - □ 从前上向下穿刺通常最容易
    - □ 将探头置于锁骨上，横断位显示颈内静脉／垂直于靶静脉
- ○ 通过降低视野深度放大靶静脉
- ○ 确定邻近颈动脉位置（避免误穿颈动脉）
- ○ 调整增益以清晰显示静脉和动脉管壁
- ○ 靶静脉上方皮肤局部麻醉
  - 麻醉后皮丘使体型偏瘦者静脉与体表距离增大，皮肤切口时更加安全
- ○ 21G 细针穿刺
  - 斜置探头显示穿刺针
- ○ 应用超声识别穿刺针尖
  - 注意
    - □ 选择远离动脉的进针轨迹；防止误穿动脉
    - □ 穿刺方向不宜急骤向下；降低气胸风险
- ○ 进针直至针尖使静脉侧壁变形
  - 继续进针，针尖使静脉壁隆起
  - 使静脉管壁隆起后，快速进针直至管壁弹回，表明穿刺针已进入静脉管腔
  - 显示针尖位于静脉管腔内
- ○ 确认针尾有回血
  - 如果没有自发回血，可以尝试抽吸
  - 如果抽吸仍无回血，可注入生理盐水冲洗穿刺针后再次抽吸
  - 静脉血呈暗红色；动脉血呈鲜红色
- ○ 经穿刺针送入 0.018 英寸导丝
  - 导丝送入过程中不应该有阻力
  - 如果导丝送入过程中遇到阻力，可尝试转动穿刺针以改变针尖斜面方向，同时尝试边旋转边再次推进导丝
  - 如果仍有阻力，可将导丝撤回穿刺针内，稍撤穿刺针，尝试再次送入导丝
    - □ 可以考虑撤出导丝并抽回血以确认针尖位于血管内
    - □ 可以考虑更换微导丝（如 goldtippedNitrex, Covidien, UK）
    - □ 注意：如果回撤导丝过程中遇到阻力，停止回撤导丝并将穿刺针与导丝同时拔出；避免锋利的针尖斜面切割导丝
- ○ 送入导丝应在 X 线透视下进行

- 导丝尖端送入上腔静脉内近上腔静脉与心房交界处
- 通常情况下导丝应位于中线右侧；导丝位于中线左侧提示导丝位于动脉内，永存左上腔静脉或导丝穿出静脉腔外
- 如果导丝不沿中央前进，考虑可能存在中心静脉迂曲或闭塞
  □ 可通过穿刺针／微穿鞘进行静脉造影，评估颈内静脉／中心静脉的通畅性
  □ 如果颈内静脉下部闭塞，可以考虑颈外静脉穿刺入路
  □ 如果中心静脉闭塞，可以考虑替代的穿刺点和入路
- 用 #11 手术刀片做皮肤浅切口
  - 皮肤切口可以在穿刺之前或之后进行
- 拔出穿刺针，沿 0.018 英寸导丝送入扩张器（微血管鞘）
- 从导管鞘内撤出扩张器及微导丝
  - 注意：防止空气进入穿刺针／血管鞘／导管；用拇指／指头，夹子，止血阀或导丝封闭，预防空气栓塞
- 引入 0.035 英寸导丝，进入上腔静脉，为稳定导丝也可将导丝进一步推进至下腔静脉
  - 导丝送入过程应在 X 线透视下进行
  - 导丝位于心房可能引起心律失常；此时应回撤／重置导丝
- 拔除微穿鞘
- 如果需要可行 X 线透视下筋膜扩张
  - 轻柔牵引拉直导丝可防止导丝弯折
  - 注意：送入扩张器时其前端不要超过导丝末端；否则可能导致致命的血管损伤，纵隔出血和心包填塞
- X 线透视下沿导丝送入合适的导管鞘／导管
  - 轻柔牵拉导丝可提高导管／导管鞘的跟进性
  - 调整导管鞘／导管与静脉横断位一致可避免导丝扭曲
- 股总静脉入路
  - 穿刺的解剖标志
    - 触诊／定位股总动脉（CFA）
    - 股总静脉位于 CFA 后内侧
  - 超声引导下穿刺，步骤与颈内静脉穿刺相似
    - CFA 是不易压缩的，搏动的
    - 识别 GSV，避免误穿
    - 使探头垂直于股总静脉
  - 使用 21G 微穿针
  - 确认穿刺针尾有回血
    - 回血应为非搏动性
    - 如果没有自发回血，可以尝试抽吸回血
  - 将 0.018 英寸导丝经穿刺针送入股静脉管腔

- 导丝送入过程应在 X 线透视下进行
  - 导丝尖端搏动性移动或导丝跨越中线提示导丝可能进入动脉
- 用 #11 手术刀片做皮肤浅切口
- 拔出穿刺针，交换微穿鞘
- 从导管鞘内撤出扩张器及微导丝，将 0.035 英寸导丝送入下腔静脉
  - 导丝送入应在 X 线透视下进行
  - 导丝应该保持在中线右侧
- 拔出微穿鞘，如果需要可行 X 线透视下筋膜扩张
- 根据手术计划沿导丝送入合适的导管鞘／导管
- 如需要请参考上述颈内静脉入路的操作过程
- 锁骨下静脉入路
  - 穿刺的解剖标志
    - 患者取头低脚高位
    - 于锁骨中／外 1/3 交界处下、外 1cm 处进针
    - 朝向胸骨切迹进针
    - 沿锁骨下缘进针，同时回吸，观察是否有回血
    - 回血后移除注射器，送入导丝，置入导管鞘
  - 穿刺入路静脉造影
    - 经外周静脉注入对比剂行静脉造影
    - 于锁骨下静脉跨越第 1 肋处穿刺；防止气胸的发生
  - 超声引导下穿刺
    - 与颈静脉穿刺原则相同；如果需要可参考上述颈内静脉穿刺的操作过程
    - 锁骨下静脉位于锁骨下动脉的前下缘
- 贵要静脉／头静脉／臂静脉入路
  - 首选超声引导下穿刺
  - 避免过度操作，防止血管痉挛
  - 考虑扩张静脉
    - 在腋下放置止血带
  - 辨别手臂静脉，选择合适的靶静脉
    - 通畅的静脉易于压缩
    - 动脉呈搏动性，不易压缩
  - 探头放置垂直于靶静脉
  - 21G 微穿针穿刺
    - 超声识别针尖
  - 进针直至针尖使静脉前壁变形
    - 刺入静脉管腔
    - 针尾可见回血
  - 经穿刺针将导丝送入静脉管腔
    - 导丝送入过程不应有阻力
    - 导丝送入应在 X 线透视或超声引导下进行
  - 用 #11 手术刀片做皮肤浅切口
  - 沿导丝送入导管鞘／导管
  - 有时需要静脉造影引导
    - 超声引导失败时
    - 无法送入导丝／导管；可疑静脉狭窄／闭塞

- 与颈静脉穿刺原则相同；如果需要可参考上述颈内静脉穿刺操作过程
- 腘静脉入路
  - 首选超声引导下穿刺
    - 腘静脉位于腘动脉后外侧（俯卧位时位于腘动脉上方）
    - 解剖变异常见：重复，高位汇合等
  - 识别小隐静脉
  - 其余操作与贵要静脉穿刺类似
- 大隐静脉／小隐静脉入路
  - 首选超声引导下穿刺
  - 考虑扩张靶静脉
    - 头高脚低位
    - 靶静脉以上扎止血带
  - 其余操作与贵要静脉穿刺类似
- 经腰穿刺下腔静脉入路
  - 利用解剖标志 X 线透视穿刺肾下水平下腔静脉
    - 右侧椎旁穿刺点位于髂嵴上方中线右侧 8~10cm
  - 21G 长穿刺针朝向 L_2~L_3 椎间盘水平椎旁进针
    - 保持 C 形臂与穿刺针横断位，确保穿刺路径准确
    - 减少导管在下腔静脉穿刺点的扭曲
  - 进入下腔静脉时可感觉到阻力消失
    - 穿刺针搏动提示位于其主动脉内；边退针边回吸
  - 回吸血液
  - 经穿刺针将 0.018 英寸导丝送入下腔静脉管腔
    - 送入导丝的过程应在 X 线透视下进行
  - 用 #11 手术刀片做皮肤浅切口
  - 拔出穿刺针，交换微导鞘
  - 从导管鞘内撤出扩张器及微导丝，将 0.035 英寸导丝送入下腔静脉
    - 导丝送入应在 X 线透视下进行
    - 导丝应该保持在中线右侧
  - 拔出微导鞘，如果需要可行筋膜扩张
  - 根据手术计划沿导丝送入合适的导管鞘／导管
  - 如果股静脉通畅，可经股静脉将导管送入下腔静脉
    - 可将导管作为穿刺目标
  - 儿科患者可应用超声引导下穿刺
  - CT 引导下穿刺
    - 右侧椎旁入路；朝向下腔静脉穿刺
    - 通常穿刺肾静脉下方水平下腔静脉
    - 不会有血管搏动传递到穿刺针
    - 可以作为 X 线透视引导下导管插入建立静脉通路的第一步
- 经肝中心静脉入路
  - 首选超声引导下穿刺
    - 可穿刺肝静脉或下腔静脉肝段
  - 21G 长穿刺针穿刺下腔静脉或肝静脉
  - 抽吸回血
    - 注射对比剂确认穿刺针位置

- 沿 0.018 英寸微导丝交换微穿鞘
- 送入 0.035 英寸硬导丝至上腔静脉
- 拔出微穿鞘，如果需要可行筋膜扩张
- 根据手术计划沿导丝送入合适的导管鞘／导管
- 经肝门静脉入路
  - 超声引导
    - 在直接引导下以 21G 长穿刺针穿刺门静脉右支或左支
    - 抽吸回血
      - 注射对比剂以确认穿刺针位置
    - 沿 0.018 英寸微导丝交换微穿鞘
    - 交换 0.035 英寸导丝
    - 拔出微穿鞘，如果需要可行筋膜扩张
    - 根据手术计划沿导丝送入合适的导管鞘／导管
  - X 线透视引导
    - 21G 长穿刺针向肝门进针
    - 缓慢回撤穿刺针，同时注入对比剂，直至门静脉显影
      - 通常门静脉显示为向肝血流
      - 门静脉高压症时可见离肝血流
    - 其余操作与超声引导穿刺类似

术　后

应尽事宜

- 拔除血管鞘／导管／导丝
- 压迫止血
  - 止血通常需要 2~5 分钟
  - 高中央静脉压的患者在上部中央静脉穿刺后可能需升高床头
- 封闭皮肤切口
  - 组织胶；皮下缝合；绷带包扎；Steristip（3M, St.Paul, MN）
- 穿刺点无菌敷料覆盖
- 观察穿刺点是否有出血或血肿
  - 要特别注意可能被衣服或床单遮盖的穿刺点（股，腘静脉穿刺点等）
- 卧床休息
  - 上部中央静脉穿刺的卧床患者或镇静恢复的患者需升高床头
    - 降低穿刺点静脉压力
    - 减少出血或血肿的发生
    - 注意：上部静脉穿刺入路未封闭的患者，升高床头可能增加静脉空气栓塞的危险
  - 经腰，经肝和股静脉穿刺的患者术后需卧床休息 2 小时
  - 与具体操作相关的处理
- 气胸的预防
  - 术后立即行 X 线透视检查
  - 术后行站立前后位吸气／呼气胸片检查，如果需

要可复查胸片（通常每隔1~4小时或次日上午复查）

规避事项

- 穿刺针误穿动脉
  - 应用超声监测穿刺针尖的位置
  - 确认进入静脉前勿送入扩张器或导管鞘
    - 将导丝送入至下腔静脉的膈下／膈上位置
    - 注射对比剂／数字减影血管造影术确认穿刺点
    - 避免注入小气泡
- 导丝脱落进入血管
  - 时刻保持对导丝控制
  - 选择足够长度的导丝以便于穿刺针／扩张器／导管鞘／导管的交换和插入
  - 绝不能使导丝完全进入穿刺针／扩张器／导管鞘／导管内
- 导丝切割
  - 不能生硬回撤被卡住的导丝；针尖斜面可能会切割导丝
  - 不要经穿刺针送入亲水导丝；针尖斜面可能会切割导丝涂层
- 扩张器或导管鞘推送过程中如其前端超过导丝尖端，可能造成血管损伤
  - 保持血管内的导丝长度足够
  - 在X线透视监视下送入扩张器／导管／导管鞘
- 空气栓塞
  - 时刻确保应用夹子，止血阀或导丝封闭穿刺针／导管鞘／导管

结　果

并发症

- 误穿动脉
  - 发生率：超声引导下穿刺1%，盲穿3%
- 气胸
  - 锁骨下穿刺的发生率：3%~5%
- 空气栓塞
  - 中心静脉置管时的发生率：0.13%
  - 有潜在的致命风险
- 出血／血肿
  - 发生率：0.2%

并发症处理

- 误穿动脉
  - 保持镇静
  - 在制定合理的处理方案前不要撤出穿刺针／导管鞘／导管
  - 处理方案取决于器械直径和穿刺部位
  - 处理方案
    - 穿刺针：拔除穿刺针，压迫止血
    - 扩张器／导管鞘：器械拔除前可以请血管外科急会诊
      □ 可以／推荐行外科修复
      □ 可以／推荐行动脉造影并应用球囊或覆膜支架封闭动脉破口
    - 颈动脉：如果出现神经系统损伤的表现可行颈部CTA检查
  - 动脉损伤修复后：应用超声复查，观察穿刺部位有无持续出血／假性动脉瘤征象
- 气胸
  - 评估气胸程度
    - 术中可应用X线透视评估
    - 如果需要，术后可即刻行立位前后位胸部呼气／吸气位平片检查
    - 如果需要，可定期行立位前后位胸部呼气／吸气位平片检查
    - 如果需要，可行胸部CT检查
  - 对于稳定的少量气胸可行保守治疗
  - 对于中度气胸或任何程度的进展性气胸可行小口径胸腔引流管置入
    - 连接水封瓶，海姆利希阀门，墙壁负压吸引（−20mmHg）
- 空气栓塞
  - 患者取左侧卧位或部分左侧卧位2小时或至病情稳定
  - 高流量吸氧
  - 对于失代偿患者，可经导管抽吸空气栓子
  - 大量静脉空气栓塞的患者可能需要心肺复苏

预期结果

- 在靶静脉通畅的情况下，超声引导下穿刺的成功率为99%~100%
- 盲穿的失败率为5%~13%

静脉穿刺

静脉穿刺（垂直于血管的影像）

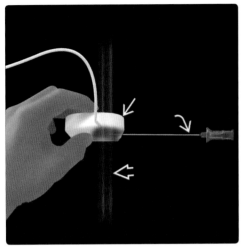
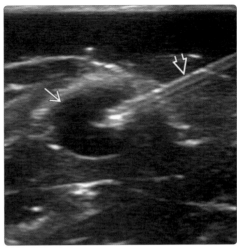

（左图）图片显示超声探头➡️置于靶静脉➡️上方，在横断面图像上可见血管。穿刺针➡️平行于扫描平面垂直刺入血管。（右图）对应横断面超声图像显示血管➡️。穿刺针➡️从血管一侧刺入并可见穿刺针全长

静脉穿刺
（穿刺针置于靶静脉上方的横断位超声）

静脉穿刺（垂直于血管的影像）

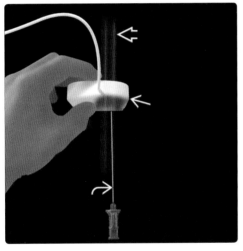
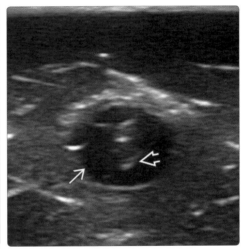

（左图）图片显示超声探头➡️置于靶静脉➡️上方，在横断面图像上可见血管。穿刺针➡️垂直于扫描平面平行刺入血管。（右图）对应横断面超声图像显示血管➡️。穿刺针从血管上方刺入。穿刺针与扫描平面成角，仅部分可见➡️

静脉穿刺
（穿刺针置于靶静脉上方的矢状位超声）

静脉穿刺（平行于血管的影像）

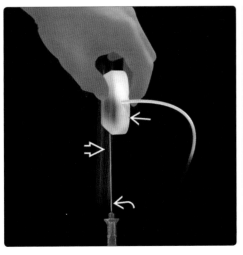
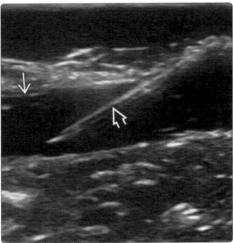

（左图）图片显示超声探头➡️置于靶静脉➡️上方，在长轴方向上显示血管。穿刺针➡️平行于扫描平面及血管插入。（右图）对应长横断位超声图像显示血管➡️。穿刺针平行于扫描平面刺入血管并可见穿刺针全长➡️

颈内静脉解剖（三维对比增强 CT）

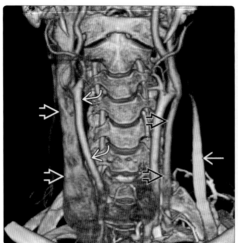

颈内静脉解剖（横断位对比增强 CT）

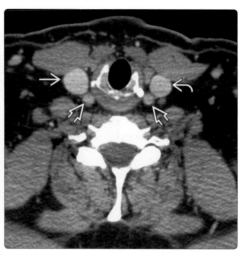

（左图）三维 CT 重建显示粗大的右侧颈内静脉➡以及位于其内侧的右侧颈总动脉➡。左侧颈内➡及颈外➡静脉细小。双侧静脉不对称的情况较为常见。（右图）下颈部横断位对比增强 CT 显示右侧➡和左侧➡颈内静脉通畅，分别位于相应的颈动脉前外侧➡

颈内静脉穿刺步骤（超声引导下进针）

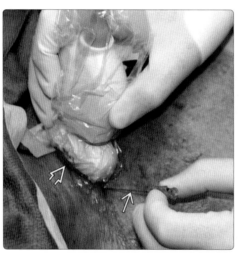

颈内静脉穿刺步骤（穿刺针压迫并使血管壁出现凹陷）

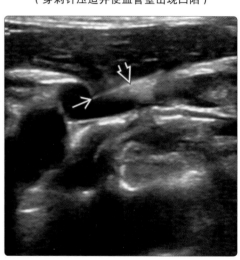

（左图）超声引导下颈静脉穿刺术中照片显示在超声引导下微穿针➡从前外侧路径刺入➡。（右图）对应超声引导下静脉穿刺图像显示穿刺针回声➡，穿刺针尖压迫血管壁并使静脉管壁出现凹陷➡。继续加压进针，刺破凹陷处的静脉管壁进入静脉管腔

颈内静脉穿刺步骤（回血）

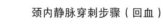

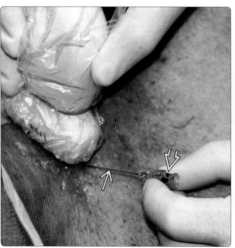

颈内静脉穿刺步骤（显示位于管腔内的针尖）

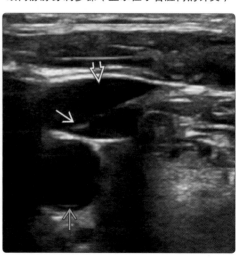

（左图）超声引导下，微穿针➡刺入静脉管腔。针尾回血证实针尖位于管腔内➡。（右图）对应超声图像证实穿刺针尖➡位于静脉管腔内➡。可见颈动脉➡位于颈内静脉深处

颈内静脉穿刺步骤（送入微导丝）

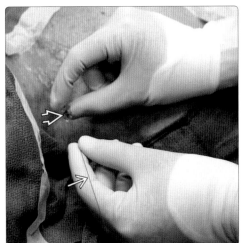

颈内静脉穿刺步骤（微导丝送入中心静脉）

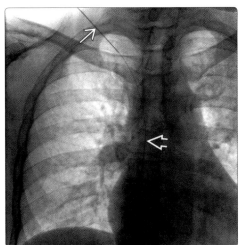

（左图）一旦确认穿刺针尖位于静脉腔内，稍调整穿刺针➡方向，使之与静脉长轴方向一致。微导丝➡经穿刺针送入静脉内，导丝送入过程中不应该遇到阻力。（右图）X线透视点片显示微穿针➡位于右侧颈内静脉内，微导丝尖端➡位于右心房

颈内静脉穿刺

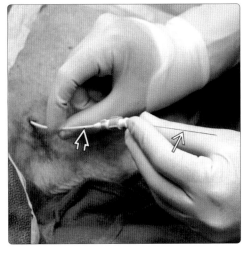

颈内静脉穿刺

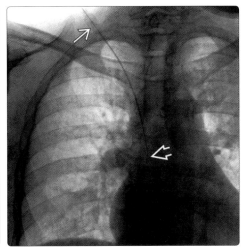

（左图）微导丝➡送入上腔静脉后，沿微导丝交换微穿鞘➡。（右图）X线透视点片显示微穿鞘➡沿微导丝送入➡。微导丝尖端位于上腔静脉与心房交界处上方

颈内静脉穿刺步骤（微穿鞘送入 & 更换更粗的导丝）

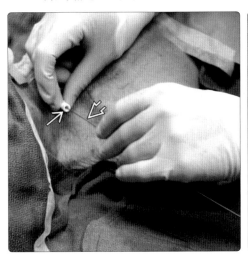

颈内静脉穿刺步骤（导丝送入下腔静脉）

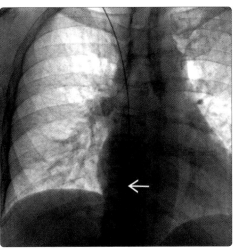

（左图）微穿鞘沿微导丝送入。拔除微穿鞘➡的内扩张器及微导丝，交换0.035英寸导丝➡。（右图）X线透视点片显示0.035英寸导丝➡经微穿鞘（显示欠清）穿过右心房进入下腔静脉

颈内静脉穿刺步骤（沿导丝推进导管鞘）

颈内静脉穿刺步骤（导管鞘位置确认）

（左图）撤出微穿鞘后的术中照片显示可撕脱鞘➡已经沿着导丝推入静脉➡。（右图）X 线透视点片显示可撕脱鞘➡沿 0.035 英寸导丝➡送入，定位准确

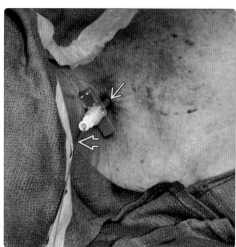
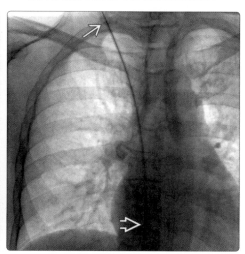

股静脉穿刺（理想的穿刺位置）

股静脉穿刺
（股总动脉和股总静脉的解剖关系）

（左图）图示穿刺针➡位于股骨头➡上方右侧股总静脉➡上，黄色箭头指示最佳静脉穿刺点。（右图）冠状位对比增强 CT 显示股静脉➡位于股总动脉的内侧稍后方➡。股静脉的最佳穿刺位置位于腹股沟韧带➡下方

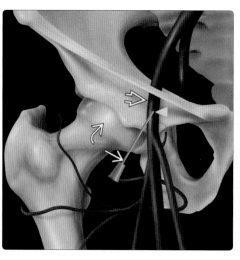
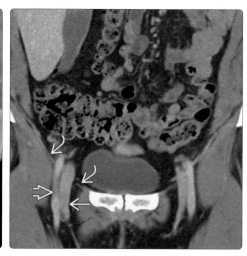

股静脉穿刺（横断位超声）

股静脉穿刺（加压状态下的横断位超声）

（左图）灰度超声显示右侧股总静脉➡位于右侧股总动脉➡的内侧稍后方。（右图）同一患者右侧腹股沟加压状态下的灰度超声显示压缩的股总静脉➡位于未被压缩且处于搏动状态的股总动脉➡内侧

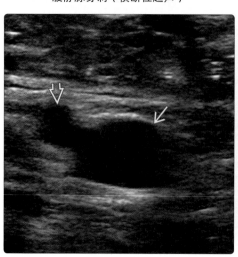
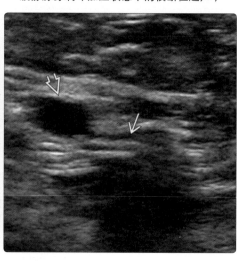

股总静脉穿刺（横断位彩色多普勒超声）

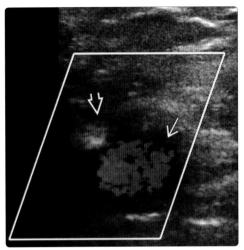

股总静脉穿刺（横断位对比增强 CT）

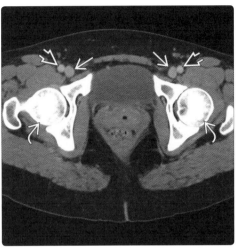

（左图）右侧腹股沟彩色多普勒超声显示股总静脉➡️位于股总动脉➡️的内后方。动脉搏动通常明显。显示静脉内血流可能需要展开大腿。（右图）横断位对比增强 CT 显示股总静脉最佳穿刺位置位于股骨头➡️水平。股总静脉➡️位于股总动脉➡️内侧稍后方

股总静脉穿刺（静脉造影）

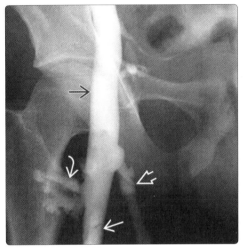

股总静脉穿刺（中央静脉造影图）

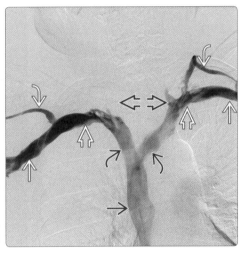

（左图）股静脉造影显示股静脉➡️（也称股浅静脉）在大腿与大隐静脉➡️和股深静脉➡️汇合形成股总静脉➡️。（右图）上胸部双侧数字减影血管造影显示腋静脉➡️，锁骨下静脉➡️和头静脉➡️。双侧头臂静脉➡️和上腔静脉➡️增强显影不均匀与双侧无强化颈内静脉➡️产生的混合伪影有关

锁骨下静脉穿刺（横断位对比增强 CT）

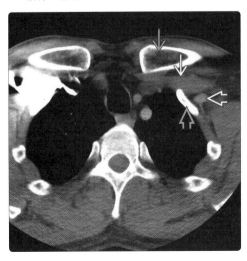

锁骨下静脉穿刺（矢状位对比增强 CT）

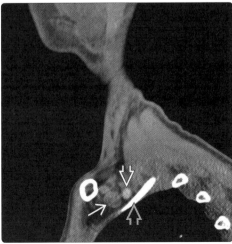

（左图）上胸部层面横断位对比增强 CT 显示锁骨下静脉➡️于锁骨➡️与第 1 肋骨➡️之间走行。锁骨下动脉➡️位于静脉的后上方。（右图）锁骨内中交界层面矢状位对比增强 CT 显示锁骨下静脉➡️位于锁骨下动脉➡️的前下方。第 1 肋骨➡️下缘是锁骨下静脉穿刺最佳位置，可减少气胸的概率

（左图）静脉造影引导下穿刺显示止血钳尖 ➡ 位于锁骨下静脉 ➡ 上方。在锁骨下方 ➡ ，与第1肋骨 ➡ 重叠。如果在该点进行穿刺，下方的肋骨可以避免穿刺针进入肺引起气胸。（右图）左侧腘窝的灰度超声显示腘静脉 ➡ 位于腘动脉 ➡ 后方。右侧图像显示静脉 ➡ 是可压缩的而动脉 ➡ 不可压缩

锁骨下静脉穿刺（静脉造影引导）

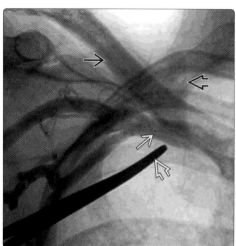

腘静脉穿刺
（加压状态和非加压状态下的横断位超声）

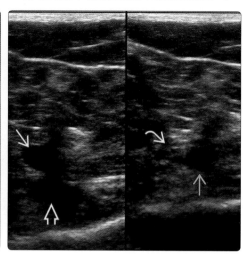

（左图）术中平片显示以微穿鞘 ➡ 行腘静脉 ➡ 插管。经微穿鞘注入对比剂显示腘静脉及股静脉内大量充盈缺损 ➡ ，符合急性深静脉血栓形成。（右图）横断位超声显示肱动脉 ➡ 毗邻粗大的肱静脉 ➡ 。可见针尖 ➡ 使静脉前壁稍凹陷。动脉应该是搏动的，静脉是可压缩的

腘静脉穿刺（急性深静脉血栓形成）

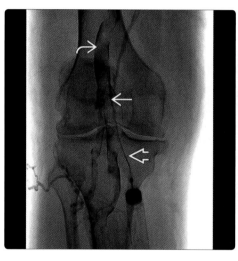

臂静脉穿刺（横断位超声）

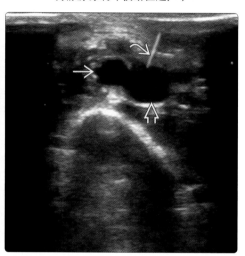

（左图）经股入路将猪尾导管 ➡ 置于下腔静脉，作为经腰穿刺的目标。随后应用套管针行经皮经腰下腔静脉穿刺，导丝 ➡ 进入下腔静脉，尖端朝上，放置血管鞘 ➡ 。（右图）经腰输液港植入后平片显示输液港 ➡ 位于后外侧肋骨表面，导管 ➡ 位于下腔静脉，尖端位于肾静脉上方的下腔静脉内

经腰下腔静脉穿刺（X线透视图像）

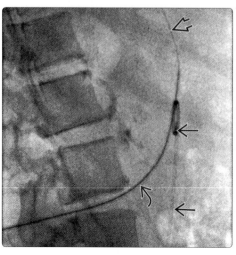

经腰下腔静脉穿刺（输液港植入）

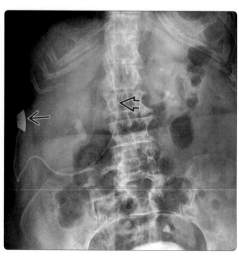

经肝下腔静脉穿刺

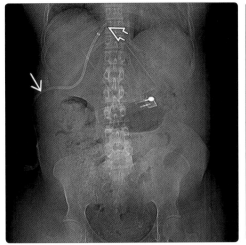

经肝门静脉穿刺（门静脉位置）

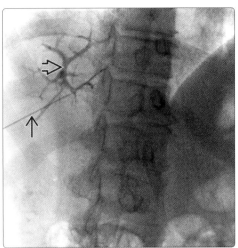

（左图）CT 定位片显示通过右肝静脉放置的经肝隧道式透析导管➡。导管尖端位于腔静脉心房交界处下部➡。（右图）门静脉栓塞前行经肝门静脉穿刺。通过自右侧腋中线途径刺入的千叶针➡注射对比剂，右侧门静脉分支➡显影。经穿刺针送入 0.018 英寸导丝，再交换 0.035 英寸导丝

经肝门静脉穿刺（穿刺操作）

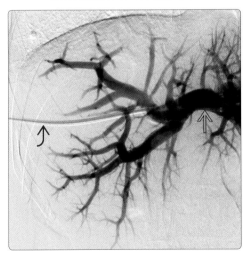

经肝门静脉穿刺（左侧入路）

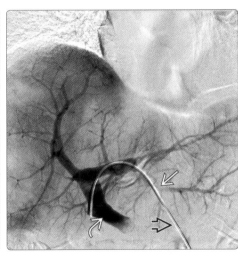

（左图）沿 0.035 英寸导丝送入导管鞘➡，随后将导管鞘置于门静脉右支➡，经导管鞘可送入导管并行门静脉 DSA 造影。（右图）选择性门静脉栓塞，经门静脉左支➡外周分支插管。将导管➡送入门静脉主干➡，进行数字减影门静脉造影。穿刺门静脉外周分支降低了穿刺过程中如意外损伤肝动脉造成严重出血的风险

颈静脉穿刺并发症

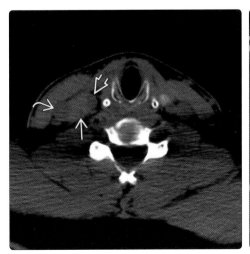

颈静脉穿刺并发症

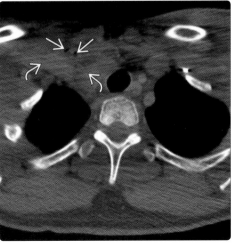

（左图）颈静脉盲穿失败后的横断位非对比增强 CT 显示右侧颈内静脉➡与颈总动脉➡之间高密度区➡。查体可见肿胀、变色。检查所见符合穿刺颈动脉或颈静脉导致的血肿表现。（右图）更低层面的横断位对比增强 CT 显示与穿刺失败相关的弥漫血肿➡和软组织积气➡

关键点

术语

- 经外周静脉穿刺中心静脉置管（PICC）
  ○ 可在病房或门诊操作
  ○ 提供短期和中期静脉通路

术前

- 各种不同的PICC直径，长度，构型
  ○ 高压PICC可以允许高压注入对比剂
  ○ 单腔，双腔或三腔导管

介入操作

- PICC置管首选贵要静脉，其次为肱静脉；头静脉容易发生静脉痉挛／血栓形成
- 超声或静脉造影用于图像引导
- 如果可能的话，首选单侧壁穿刺
- X线透视下送入导丝
- 沿导丝送入可撕脱鞘
- 用导丝标记距腔静脉心房交界处的距离

- 将PICC管截成一定长度并经导管鞘送入
- PICC管外固定并覆盖敷料
- 管腔抽吸和冲洗
- PICC管放置／重新定位／更换后需要拍X线透视点片／胸片
  ○ 管头应位于腔静脉心房交界处

术后

- 经常冲洗PICC管，防止管腔堵塞
- 不再需要时及时拔除

结果

- 最严重的并发症
  ○ 感染
  ○ 导管头端位置不良
  ○ 心律失常
  ○ 动脉误穿
- 技术成功率：>95%

双腔 PICC 管

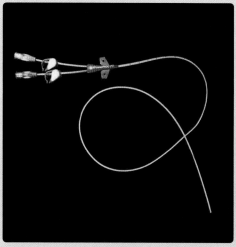

右上肢 PICC

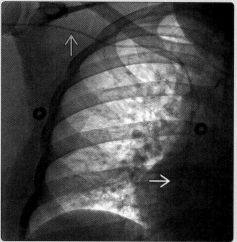

（左图）照片示裁剪至合适长度前的典型双腔可CT增强用PICC管。（右图）右胸X线透视点片显示导管➡自右上肢进入中心静脉。PICC尖端应该位于腔静脉心房交界处➡。目标为上腔静脉下1/2至右心房上1/2之间的部分。患者体位不同，导管尖端位置明显变化

PICC 置管

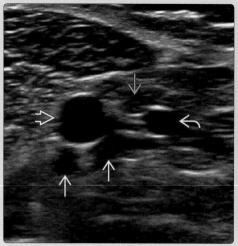

贵要静脉中线置管

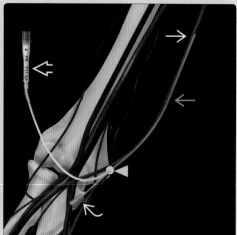

（左图）中臂横断位超声显示成对的肱静脉➡和毗邻的肱动脉➡。此患者的贵要静脉➡很靠近肱血管。尝试肱静脉穿刺时应避开正中神经➡。（右图）图片显示了穿刺针➡的可能进针点（黄色箭头），随后中线导管➡插入肘前正中静脉旁的贵要静脉➡。注意中线导管的短尖➡

术　语

同义词

- PIC 线

定义

- 经外周静脉穿刺中心静脉置管（PICC）：用于提供短期和中期静脉通路的小口导管
  - 最常见的中心静脉导管（仅在美国置管病例数就超过 100 万）
  - 可在病房或门诊操作

术　前

适应证

- 静脉穿刺要求导管尖端位于中心静脉，如上腔静脉（SVC）
  - 用于高渗溶液的灌注，或给入可能会刺激静脉内皮细胞的药物
    - 抗生素
    - 化疗
    - 细胞毒药物
  - 血管升压类药物
  - 心力衰竭患者使用的正性肌力药物
  - 肠外营养
  - 提供抽血的通路（实验室工作），用于对比剂注入
  - 用于因菌血症，败血症或凝血功能异常而不能建立其他永久性通路的情况

禁忌证

- 中心或外周静脉闭塞／深静脉血栓形成／静脉炎
- 上肢无可用的静脉通路
- 透析患者，肾移植受体及肾功能不全未来可能需要建立透析通路者
  - 反复 PICC 插管或长期留置导管可能引起上肢静脉血栓形成；可能导致静脉不适于建立透析通路（如，动静脉瘘）
  - 可用小口径隧道中心静脉导管替代
- 在经常需要建立静脉通路的年轻患者中的应用存在争议（如，囊性纤维化，短肠综合征）
  - 反复 PICC 插管可能引起静脉血栓形成，后续通路建立困难，慢性手臂肿胀
  - 可用小口径隧道中心静脉导管或皮下药盒植入替代

术前影像学检查

- 回顾患者术前影像检查资料
- 应用术前超声评估穿刺的目标静脉，明确静脉的解剖结构／通畅性

术前准备

- 核查项目
  - 临床病史和体格检查
    - 计划治疗时间
    - 使用的灌注／药物类型
    - 所需导管腔的数量
  - 凝血功能异常：共识指南推荐当 INR>2.0；血小板 <50 000/μl 时予以纠正
- 目前的给药方案
  - 华法林：目标为 INR<2.0
  - 氯吡格雷：术前 5 天停药
  - 阿司匹林：无需停药
  - 低分子量肝素（治疗剂量）：手术当天停药
- 过敏
- 实验室检查
  - 查看凝血功能，生化，血细胞计数
- 体格检查
  - 评估穿刺点有无刺激／感染
  - 穿刺前评估
- 签署知情同意书
- 药物
  - 1% 利多卡因或异丙卡因局部麻醉
  - 肝素盐水（100U/ml）
- 设备
  - X 线透视设备
  - 超声设备
    - 5~8MHz 超声探头，消毒后的探头套，凝胶
  - 静脉造影用碘对比剂
  - 最大程度的无菌环境
    - 无菌手术衣和手套，帽子，口罩，眼镜
    - 备好的皮肤消毒溶液
      - 2% 氯己定
      - 聚维酮碘和 70% 乙醇
    - 无菌单
  - 10ml 注射器配 25G 针头用于局麻
  - 止血带（可选）
  - 微穿套装
    - 21G 穿刺针
    - 0.018 英寸微导丝
    - 撕开鞘（内扩张器内腔 0.018 英寸，外鞘管腔与 PICC 直径匹配）
  - 手术刀：#11 手术刀片
  - 导管
    - 各种 PICC 直径，长度，构型的导管
      - 单腔，双腔或三腔导管
      - "高压 PICC"用于经 PICC 高压注射对比剂
  - PICC 外固定方式
    - StatLock（Bard；Covington，GA）固定器
    - 3-0 不可吸收线缝合

介入操作

患者体位／位置

- 最佳操作方法
  - 患者取仰卧位，手臂外展，手掌向上
  - 可于肱二头肌上扎止血带以扩张静脉
  - 静脉穿刺点通常位于肘上
    - 解剖高度变异
    - 贵要静脉

- □ 最常用
- – 肱静脉
  - □ 常重复
  - □ 常临近肱动脉及正中神经
  - □ 可能需要穿刺静脉侧壁以避免损伤动脉和神经
- – 头静脉
  - □ 小静脉；容易发生痉挛
  - □ 头静脉弓通过困难
  - □ 导管相关的血栓形成发生率最高
- – 肘前静脉
  - □ 不常用

操作步骤

- 常规步骤
  - ◦ 选择适合 PICC 置管的手臂
    - – 多数患者首选非优势手臂
    - – 如果曾行腋窝淋巴结清扫，可使用对侧手臂
  - ◦ 消毒液清洁皮肤，自肱二头肌上方水平至腋窝下
  - ◦ 将止血带置于腋下（可选）
  - ◦ 铺无菌单隔离无菌区
- 超声引导
  - ◦ 用无菌套包裹 5~8MHz 探头
    - – 探头上涂抹凝胶
    - – 在无菌探头套外涂抹无菌凝胶
  - ◦ 扫描手臂静脉选择合适的靶静脉
    - – 通常静脉易于压缩
    - – 动脉是搏动的，不易压缩
    - – 注意：捆绑过紧的止血带可能导致正常的动脉搏动消失
  - ◦ 靶静脉上方皮肤局部麻醉
    - – 注射过多的局部麻醉剂可能会压迫静脉或使之显示不清
    - – 静脉穿刺成功后可给予进一步麻醉
  - ◦ 应用微穿针进行靶静脉穿刺
  - ◦ 经穿刺针将导丝送入静脉管腔
    - – 导丝送入时不应遇到阻力
      - □ 导丝盘成环或成团提示导丝位于血管外
    - – X 线透视监视下送入导丝
  - ◦ 释放止血带
  - ◦ 用 #11 手术刀片做皮肤浅切口
  - ◦ 沿 0.018 英寸导丝送入扩张器
    - – 将导丝送至腔静脉心房交界处，测量导丝长度
    - – 如果导丝送入困难可行静脉造影明确导丝位置
      - □ 确认解剖
      - □ 明确是否存在外周或中心静脉狭窄／闭塞
  - ◦ 将导管截至合适长度
    - – 测量导丝自皮肤至腔静脉心房交界处距离，确定长度
    - – 测量导丝或 PICC 时应考虑到撕开鞘的长度，以免导管过长
  - ◦ 经撕开鞘送入 PICC
    - – 可在 PICC 内应用导丝加强，导丝前端不能超

- 过 PICC 头端
  - – 如果进管困难，可经导丝送入导管
  - – PICC 尖端的理想位置为腔静脉心房交界处
- ◦ 抽吸和冲洗 PICC 所有管腔
  - – 抽吸确认管腔通畅性／功能性
  - – 用肝素溶液封管，保持管腔通畅
- ◦ 于皮肤固定 PICC，无菌敷料包扎
  - – 可用 3-0 丝线缝合
  - – 无法缝合时可使用固定装置
- 静脉造影引导
  - ◦ 对比剂过敏和肾功能不全时应避免使用
  - ◦ 静脉内置入造影导管或应用蝶形针穿刺手背静脉
    - – 引导过程中用于注射对比剂
  - ◦ 靶静脉上方皮肤局部麻醉
  - ◦ 在腋窝扎紧止血带
    - – 扩张静脉，防止对比剂回流
  - ◦ 注入对比剂使上臂静脉显影
    - – 中心透视，放大靶静脉，准直
  - ◦ 透视下进针穿刺靶静脉
    - – 针尖触及静脉壁应可使静脉壁明显凹陷或"漂白"靶静脉
    - – 针尖轻柔刺入静脉管腔
      - □ 应避免前后壁穿刺，预防对比剂外溢
      - □ 观察针尾是否有血液或对比剂回流
  - ◦ 导丝经穿刺针送入静脉管腔
    - – X 线透视监视下送入导丝
  - ◦ 其余操作与超声引导穿刺类似
- PICC 管置换或重新定位
  - ◦ PICC 管过长：可简单地回撤
  - ◦ PICC 管头端位置不良：重新定位或更换新管
    - – 可误入颈内静脉，奇静脉，对侧头臂静脉
    - – 初次置入的 PICC 管过短时更易发生
  - ◦ 下列情况需更换 PICC 管
    - – 导管失功
    - – PICC 管部分脱出
    - – 需额外的 PICC 管腔
  - ◦ 充分准备好 PICC 管的体外部分
  - ◦ 沿 PICC 管腔插入 0.018 英寸导丝
    - – 换管时可沿导丝将 PICC 管完全撤出
      - □ 插入新的可撕脱鞘
      - □ 经可撕脱鞘置入新 PICC 管
    - – 重新定位时可用导丝重新定位 PICC 管位置
      - □ 可能需要将 PICC 管部分撤出，然后再送入导丝，将 PICC 管置入预定位置
      - □ 如果因为初次置入的 PICC 管太短而导致头端位置不良，可能需要更换更长的 PICC 管

观察与报告

- PICC 管置入，重新定位或置换后应 X 线透视点片或拍摄胸部平片
  - ◦ 证明 PICC 管头端位于腔静脉心房交界处
- 操作报告包括

- 导管头端的位置，导管长度
- 是否进行了管腔的抽吸和冲洗

替代操作 / 治疗
- 床旁 PICC 管置入
  - 超声引导下穿刺；无 X 线透视影像
    - 插管前通过体外测量自穿刺点至胸部的导管长度以估测 PICC 管长度
      - PICC 管置入后行胸部 X 线检查证实导管头端位置
    - PICC 管头端确认系统
      - Sherlock 3CG 尖端确认系统（Bard AccessSystems，Inc，Salt Lake City，UT）磁性追踪 PICC 管头端并与心电图波进行对比以确定适合的 PICC 管头端位置
      - 对置入后是否需行胸部平片检查存在争议
- 中线
  - 导管头端位于或邻近腋中线进行外周插管（一般长度为 20cm）
  - 通过贵要静脉，头静脉和肘正中静脉置管
  - 停留时间通常不超过 6 周

术　后

规避事项
- 在静脉穿刺点过度操作 / 同一穿刺点多次穿刺；可能引起血管痉挛或血肿，造成静脉闭塞
- 重新置入拔出的导管
  - 可能导致与置管相关的感染
- 导管位置过深进入右心房
  - 心律不齐
- 导管误入动脉：如果可能，拔出 PICC 管
- 肱动脉或正中神经损伤
- 空气栓塞

应尽事宜
- 操作完成后拍摄胸部平片 / 透视点片
  - 记录导管位置
  - 如果考虑导管头端位于奇静脉，需行侧位摄片
- 预防穿刺点出血 / 血肿
- 药物治疗后或 2~3 次/周冲洗 PICC 管腔，预防堵管

结　果

问题
- 如果导丝和（或）PICC 管未能送入中心静脉
  - 如可能需要行静脉造影
    - 评估是否存在静脉狭窄 / 闭塞
      - 应用血管成形术治疗静脉狭窄，送入 PICC 管
  - 如果临床可接受也可将 PICC 管头端置于腋中线外侧

并发症
- 即刻 / 围手术期并发症
  - 动脉误穿
  - 出血或血肿

- 严重出血风险<1%
  - 心律失常
    - 可能出现在推进导丝或导管期间
  - 导管头端位置不良
  - 神经损伤
    - 肱静脉穿刺时更常见
  - 空气栓塞
- 远期并发症
  - 静脉血栓形成
    - 穿刺点血栓形成发生率
      - 肱静脉（10%）
      - 贵要静脉（14%）
      - 头静脉（57%）
  - 静脉炎（4%）
  - 静脉狭窄
  - 心律失常
    - 头端位置不良 / 导管过长
  - 感染
    - 最常见的细菌是肠球菌及耐甲氧西林金黄色葡萄球菌
    - 随导管置入时间延长和管腔数增多，感染率增加
    - 感染类型：导管定植；导管相关血液感染；出口部位感染
  - PICC 管失功：无法冲洗 / 抽吸
    - 纤维蛋白或血栓堵塞端孔
    - 导管扭结
    - 导管断裂
      - 最可能发生在 PICC 管拔除过程中
    - 导管头端位置不良或移位
      - 导管头端可能会移位到对侧头臂静脉，颈内静脉或奇静脉
    - 导管头端临近或贴血管壁

PICC 相关并发症的治疗
- 静脉血栓形成
  - 全身抗凝
  - 如果临床状况恶化，可移除 / 重置导管
- 感染
  - 确定感染来源
    - 直接导管培养
    - 导管及外周血同时培养
  - 移除或重置导管
  - 抗菌治疗
    - 血培养阳性
    - 如果有败血症的临床证据可行经验性治疗
- PICC 管失功
  - 影像学评价（定位，物理完整性）
  - 导管位置不良
    - 可尝试在 X 线透视下重新定位
    - 如果不成功可置换新管 / 重新定位
  - 纤维蛋白鞘或血栓形成
    - 用 2mg 阿替普酶封管，持续 60 分钟

（左图）术中图片显示无菌探头套包裹的超声探头➡用于显示穿刺的靶静脉。在超声引导下微穿针➡刺入靶静脉。（右图）PICC管置入过程的横断位超声显示的针尖回声➡使贵要静脉的前壁➡凹进。穿刺针刺入管腔，针尾可见回血，证实针尖位于管腔内

超声引导下PICC管置入，操作步骤（超声引导）

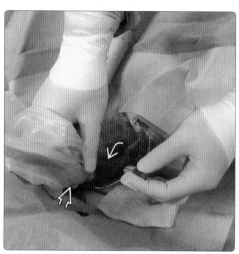

超声引导下PICC管置入，操作步骤（超声引导）

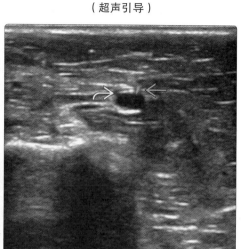

（左图）术中图片显示针尾➡回血，证明针尖刺入血管腔内。此时小心地控制穿刺针防止脱出。移除超声探头的微小动作都可能导致针尖脱出。（右图）矢状位超声证实针尖➡成功刺入管腔内。静脉的前壁➡，后壁➡和无回声的静脉腔显示清晰

超声引导下PICC管置入，操作步骤（静脉穿刺）

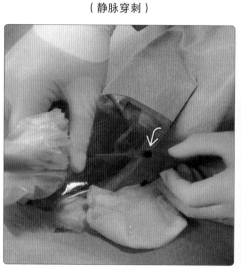

超声引导下PICC管置入，操作步骤（静脉穿刺）

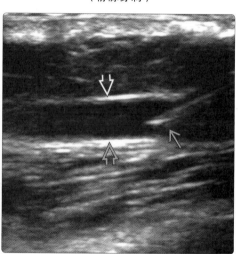

（左图）微导丝➡经微穿针➡送入靶静脉腔内。导丝送入过程不应遇到阻力。应用镍钛合金微导丝（如，Nitrex），轻微旋转微导丝以及旋转针尖斜面（远离皮肤）有助于导丝前进。（右图）矢状位超声显示微导丝➡经穿刺针进入静脉管腔。置入PICC管的余下步骤在X线透视下完成

超声引导下PICC管置入，操作步骤（送入微导丝）

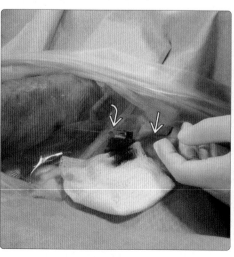

超声引导下PICC管置入，操作步骤（送入微导丝）

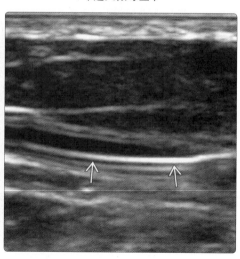

- 用力抽吸
- 重复 1 或 2 次
- 或者，将 2mg 阿替普酶溶入 50ml 生理盐水中，

以 17ml/h 的速率经导管注入

预期结果
- 技术成功率：>95%

静脉造影引导下静脉穿刺

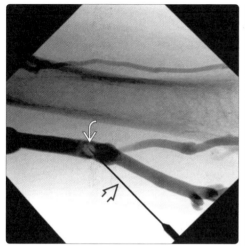

PICC 管置入，操作步骤（可撕脱鞘置入）

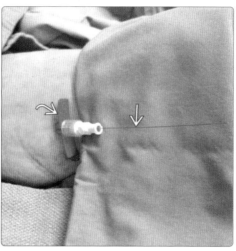

（左图）X 线透视静脉造影可替代超声，引导静脉穿刺。穿刺针刺入管腔前，穿刺针 ⇨ 抵住血管壁引起管腔内相对"变白" ➡。（右图）X 线透视确认微导丝尖端位置后，沿微导丝 ➡ 插入血管鞘 ➡。标记导丝自穿刺入口至腔静脉心房交界处的长度（用止血钳或弯曲的导丝）。移除导丝，将 PICC 管裁剪至导丝的长度

PICC 管置入，操作步骤（插入 PICC 管）

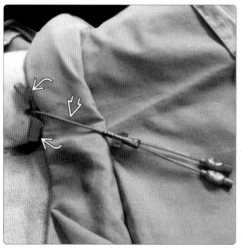

PICC 管置入，操作步骤（固定 PICC 管）

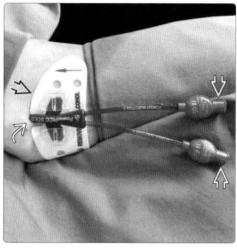

（左图）撕裂可撕脱鞘 ➡ 前经可撕脱鞘插入 PICC 管。PICC 管直径变宽 ➡，密封静脉穿刺道，在撤除血管鞘前 PICC 管不要完全进入。经 PICC 管插入微导丝或加硬内芯，使管头位于腔静脉心房交界处。（右图）PICC 管的喇叭口型部分 ➡ 插入皮肤。随后用缝线或固定装置进行固定，如 StatLock ⇨。经管腔抽吸及冲洗 ⇨ 确认功能正常

PICC 相关静脉狭窄

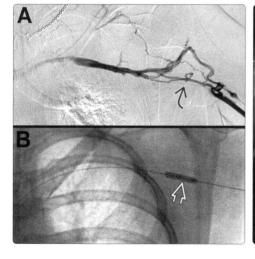

PICC 管位置异常

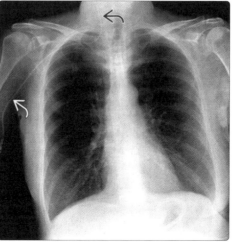

（左图）（A）静脉造影显示一位无症状的，有多次 PICC 置管病史的患者的左侧重要静脉 ➡ 严重狭窄。导管无法通过狭窄。（B）通过行静脉血管成形 ⇨ 可使 PICC 管成功插入。（右图）另一位患者的平片显示 PICC 管 ➡ 尖端朝向颈部 ⇨。这种 PICC 管位置异常应通过导丝交换并重新定位新的 PICC 管，避免潜在的颈静脉血栓形成

关键点

术语
- 非隧道导管：短期中央静脉导管，经皮置于中央静脉
  - 典型留置时间为数天至数周

术前
- 指征
  - 提供短期中心静脉入路
  - 作为隧道导管置入前的临时措施；可用于相同目的
  - 血流动力学监测

介入操作
- 选择穿刺入路
  - 首选右侧颈内静脉
  - 锁骨下静脉是最少推荐的上穿刺通路
  - 股静脉穿刺血栓形成／感染率最高
- 手术步骤
  - 超声引导下静脉穿刺

- 导丝插入中心静脉
- 扩张透析／留置导管的皮肤通道
- 沿导丝插入导管
  - 有些导管经可撕脱鞘置入
- 导管尖端置于腔静脉心房交界处
- 抽吸／冲洗导管腔；覆盖敷料
- 术后拍摄胸部平片

结果
- 影像引导下置管成功率 >99%
- 并发症
  - 气胸（1%）
  - 非隧道中央静脉导管，无论选择哪种静脉入路感染率都是最高的
  - 频繁导管置入引起静脉血栓形成

右侧颈内静脉透析导管　　　　左侧颈内静脉透析导管

（左图）非隧道透析导管➡插入右侧颈内静脉（IJV），导管尖端➡位于腔静脉心房交界处。在皮肤穿刺点部位可见导管尾端➡。右侧颈内静脉是非隧道导管和隧道导管的首选穿刺静脉。（右图）胸片显示左侧颈内静脉内双腔非隧道透析导管➡的尖端➡位于上腔静脉（SVG）。右侧颈内静脉可见一较短的单腔非隧道中心静脉导管➡

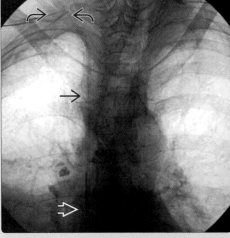
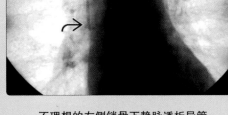

右侧股总静脉透析导管　　　　不理想的左侧锁骨下静脉透析导管

（左图）非隧道透析导管➡经股置入总静脉，导管尖端➡位于下腔静脉（IVC）。如果没有上部穿刺入路可用，可以采用股总静脉入路。（右图）DSA静脉造影片显示非隧道透析导管位置不良。导管尖端位于左侧头臂静脉／无名静脉➡，而非首选的空间较大的右心房➡，在该部位导管尖端血栓形成➡很少发生

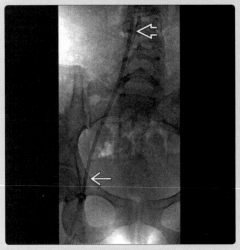
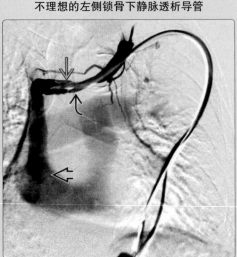

术 语

同义词

- 临时中心静脉导管
- 临时透析导管
- 中心静脉导管

定义

- 非隧道导管：短期中心静脉导管，经皮置于胸／腹部的中心静脉
  - 导管可用于疾病急性期的治疗
  - 典型留置时间为数天至数周
  - 不适用于门诊患者
- 非隧道导管的类型
  - 端孔导管
    - 最常用的类型
    - 尖端可修剪至所需长度
  - 交错尖端导管
    - 被设计用于在最小混合下同时进行抽吸／灌注
      - 典型的作用是临时血液透析或血浆置换
      - 尖端不能修剪
  - 瓣膜尖端导管
    - 瓣膜向内打开抽吸／向外灌注
      - 尖端不能修剪
      - 有转接器，导管外部可修剪至合适长度

术 前

适应证

- 短期中心静脉通路
  - 隧道导管禁用的患者
    - 穿刺部位感染，菌血症
      - 隧道导管将被置入
    - 因凝血功能障碍无法置入隧道导管
  - 隧道导管置入前的临时措施；可用于相同目的
    - 灌注疗法
      - 化学药物治疗
      - 全肠外营养
      - 腐蚀性药物
    - 戒断／替代疗法
      - 血液成分提取
      - 干细胞治疗
      - 血液透析
  - 血流动力学监测（如，肺动脉导管）

禁忌证

- 相关禁忌证包括
  - 凝血功能异常：国际标准化比值（INR）>2.0；血小板<50 000μl
  - 靶静脉血栓形成或慢性闭塞
  - 中心静脉闭塞
- 对导管材料过敏

术前影像学检查

- 回顾患者术前影像检查结果
- 应用术前超声评估穿刺目标静脉，明确静脉解剖／通畅性

术前准备

- 核查项目
  - 临床病史和体格检查
    - 计划治疗时间
    - 所需导管腔的数量
    - 应用的治疗或灌注／药物的类型
  - 既往中心静脉置管史
    - 有导管置入史的透析患者静脉闭塞的风险增加
  - 术前影像
    - 确定最佳穿刺路径
    - 评估目标穿刺路径的通畅性
  - 近期用药
    - 华法林：目标 INR<2.0
    - 氯吡格雷：无需停药
    - 阿司匹林：无需停药
    - 低分子量肝素（治疗剂量）：手术当天停药
  - 过敏评估
  - 实验室检查
    - 血小板计数／红细胞压积检查不作为常规推荐
    - 肝病或应用华法林治疗的患者推荐行 INR 检测
  - 体格检查
    - 评估穿刺点有无刺激／感染
    - 穿刺前评估
  - 签署知情同意书
- 药物
  - 1% 利多卡因或异丙卡因用于局部麻醉
  - 肝素盐水（100U／ml）
  - 肝素
- 设备
  - X 线透视设备
    - 引导导丝／导管插入
    - 确认导管尖端位置
  - 超声设备
    - 确认静脉通畅性
    - 引导静脉穿刺
      - 5~8MHz 超声探头及无菌探头套
  - 最大程度的无菌技术环境
    - 无菌手术衣和手套，帽子，口罩，眼镜
  - 备好的皮肤消毒溶液
    - 2% 氯己定
    - 聚维酮碘和 70% 乙醇
  - 无菌单
  - 穿刺针（微穿针或 18G 穿刺针）
    - 微穿套装
      - 21G 穿刺针

- 0.018 英寸导丝
  □ 微穿扩张器／血管鞘组合
- 0.035 英寸导丝
  □ J 形或短 Amplatz 导丝
- 与导管尺寸匹配的可撕脱鞘
- 手术刀
  □ #11 手术刀片
- 符合临床需要的导管
  □ 导管类型：中心静脉导管，透析导管，采血导管
  □ 单腔，双腔或三腔导管
○ 10ml 注射器配 25G 针头用于局麻
○ 导管外固定方法
- StatLock（Bard；Covington, GA）固定装置
- 3-0 不可吸收缝合线

介入操作

患者体位／位置

- 最佳操作方法
  ○ 首选穿刺路径
    - 首选颈内静脉（IVJ）穿刺
      □ 右侧颈内静脉优于左侧
      □ 如果颈内静脉闭塞选择颈外静脉
    - 股总静脉穿刺
      □ 如果颈内静脉穿刺路径不可用，可选择股总静脉
      □ 颈部／上胸部损伤的患者
      □ 股总静脉置管感染率高；应尽量避免
    - 锁骨下静脉是最少用的上部穿刺路径
      □ 气胸风险高
      □ 症状性血栓形成／狭窄的发生率较高
- 患者取仰卧位
  ○ 头转向靶颈内静脉对侧

手术步骤

- 颈内静脉非隧道导管
  ○ 颈内静脉穿刺
  ○ 插入微导丝和微穿鞘
  ○ X 线透视引导下 0.035 英寸导丝插入下腔静脉
  ○ 确定导管所需的合适长度
    - 通过测量微导丝确定所需导管长度
    - 测量导丝时要包含鞘的外部分，否则导管将会过长
    - 中心静脉导管置入前需裁剪至合适长度
    - 导管尖端应位于腔静脉心房交界处
  ○ 透析／采血导管需要扩张皮肤穿刺道
  ○ 中心静脉导管推进（每种导管类型）
    - X 线透视引导下沿导丝推进导管
    - 或者经可撕脱鞘插入导管
      □ X 线透视引导下沿导丝送入可撕脱鞘

      □ 拔出导丝及鞘芯，经可撕脱鞘插入导管
  ○ 确认导管尖端定位准确
  ○ 抽吸／冲洗导管腔
  ○ 根据制造商的说明书向透析／采血导管内注入肝素
  ○ 导管固定于皮肤，无菌敷料覆盖
  ○ 导管放置后拍摄 X 线透视图像或胸片
    - 记录导管／尖端位置
    - 排除气胸，纵隔增宽，导管尖端位置不良
- 锁骨下静脉非隧道导管
  ○ 锁骨下静脉穿刺
  ○ 将导丝经穿刺针插入锁骨下静脉
    - 其他方面，与颈内静脉非隧道导管置入步骤相同
- 股总静脉非隧道导管
  ○ 股总静脉静脉穿刺
  ○ 送入导丝／血管鞘
    - 0.035 英寸导丝送入下腔静脉
    - 其他方面，与颈内静脉非隧道导管置入步骤相同
      □ 通常所需导管更长，导管尖端位于下腔静脉中央

替代操作／治疗

- 放射学
  ○ 经外周静脉中心静脉置管
    - 较中心静脉导管流量更低
    - 避免用于肾衰竭患者；保护上肢静脉
      □ 此类患者的上肢静脉将来可能要用于创建血液透析的动静脉瘘（AV）
  ○ 隧道中心静脉导管
    - 较非隧道式感染率更低
    - 可满足长期中心静脉置管的需求
- 外科
  ○ 床旁超声引导下或"盲法"置管
    - 导管置入后拍摄胸片
      □ 确认导管尖端位置
      □ 排除气胸
    - 多篇文献证实在超声引导下穿刺时，并发症大幅度减少

术 后

应尽事宜

- 观察穿刺点是否有出血／血肿
  ○ 如果可能，在上部静脉穿刺后升高床头
    - 降低穿刺点的静脉压
    - 降低穿刺点出血／血肿的风险
- 导管置入后
  ○ 如在 X 线透视引导下插管
    - X 线透视点片
      □ 记录导管路径，尖端位置
  ○ 床旁置管：前后位立位吸气／呼气胸片
    - 记录导管路径，尖端位置

- 上部静脉穿刺后排除气胸

规避事项

- 如果导管通过缝合外固定
  - 避免缝合针穿刺导管
  - 荷包缝合不要"卷曲"导管
- 导管尖端深入右心房
  - 可能引起心律失常
- 空气栓塞

非隧道导管特异性并发症的处理

- 感染
  - 拔除或重置导管
  - 确定感染来源
    - 导管尖端细菌培养
    - 导管及外周穿刺点同时血培养
  - 抗菌治疗
- 静脉血栓形成
  - 全身抗凝
- 导管失功
  - 对导管位置及物理完整性进行影像学评估
  - 导管位置不良
    - 可尝试 X 线透视下重新定位
    - 如果失败可换管或重新定位
  - 纤维蛋白鞘或血栓形成
    - 用 2mg 阿替普酶封管 60 分钟
    - 用力抽吸
    - 重复 1 或 2 次
    - 2mg 阿替普酶加入 50ml 生理盐水中,以 17ml/h 的速率经导管注入

结　果

并发症

- 即刻／围手术期并发症
  - 气胸（1%～3%）
  - 空气栓塞（<1%）
    - 透析导管置入时空气栓塞的发生率更高
  - 动脉误穿（1%～3%）
  - 上腔静脉撕裂／心包填塞（<1%）
  - 出血（<1%）
    - 包括凝血功能异常及血小板缺乏的患者
  - 血肿（<1%）
  - 导丝或导管引起的异位节律
- 远期并发症
  - 感染
    - 非隧道中心静脉导管较其他类型的静脉穿刺感染率更高
      - 感染率：5.3/1000 导管天数
      - 是导管相关菌血症／败血症的主要原因
    - 最常见的细菌是肠球菌及耐甲氧西林金黄色葡萄球菌
    - 感染模式
      - 导管定植
      - 导管相关血液感染
      - 置入部位感染
    - 穿刺点选择影响感染风险
      - 股静脉插管感染率最高
  - 静脉血栓形成
    - 导管引起的中心静脉血栓形成较为常见
      - 股静脉插管发生率最高（约 20%）
      - 总体发生率：4%
  - 导管失功（10%）
    - 冲洗／抽吸欠佳
      - 导管位置不良
      - 导管尖端内／周围纤维蛋白鞘或血栓形成
      - 隧道导管因为留置时间较长,更加常见

预期结果

- 影像引导下置管成功率 >99%
- 盲穿失败率为 5%～13%
- 导管寿命受通畅性／感染等情况的影响

非隧道血液透析导管

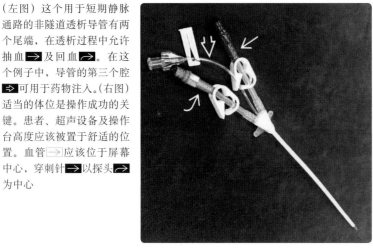

操作步骤：非隧道导管置入
（超声引导下右侧颈内静脉穿刺）

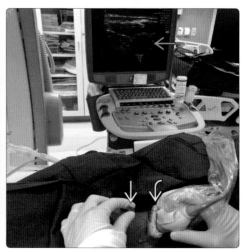

（左图）这个用于短期静脉通路的非隧道透析导管有两个尾端，在透析过程中允许抽血→及回血→。在这个例子中，导管的第三个腔⇨可用于药物注入。（右图）适当的体位是操作成功的关键。患者、超声设备及操作台高度应该被置于舒适的位置。血管→应该位于屏幕中心，穿刺针→以探头→为中心

操作步骤：非隧道导管置入
（插入微导丝）

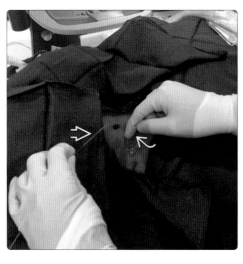

操作步骤：非隧道导管置入
（皮肤切口扩张）

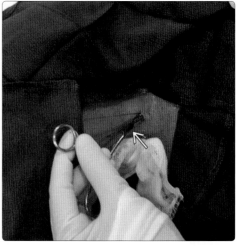

（左图）暗红色回血后沿着静脉走行轻微倾斜→穿刺针，插入微导丝⇨。如果导丝前进受阻，旋转导丝，改变穿刺针角度，应用X线透视或重新穿刺。不要在导丝位于穿刺针内时撤出穿刺针。（右图）有些操作者在穿刺前做皮肤切口，有些在穿刺后。无论如何，皮肤切口可用止血钳→钝性扩大而非刀片切割，因为皮肤具有弹性

操作步骤：非隧道导管置入
（临时扩张器）

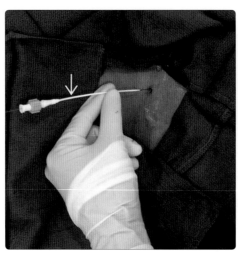

操作步骤：非隧道导管置入
（微扩张器/导丝拔出）

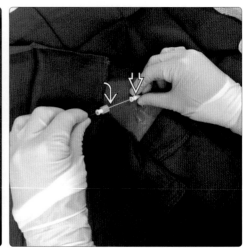

（左图）X线透视下操作时可随时检查微导丝的位置。随后沿微导丝插入临时扩张器→。（右图）沿微导丝拔出微血管鞘扩张器→，操作过程中可用手指封堵微血管鞘⇨，以防止出血（通常是在患者呼气过程中）或空气栓塞（在患者吸气过程中）

操作步骤：非隧道导管置入
（导丝置入）

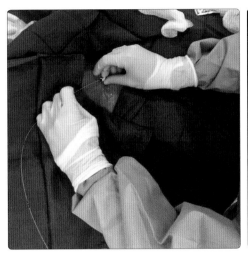

操作步骤：非隧道导管置入
（导丝显影）

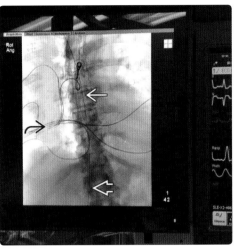

（左图）X 线透视引导下非亲水性导丝通过微扩张器，应该能轻松进入中心静脉。如果没有 X 线透视且导丝前进困难，不要盲目推进。应该停止操作，在影像引导下再次尝试。（右图）优化监视器以辅助手术，限制距离和反射。重置或移除干扰可视化的心脏导丝 ➡。导丝 ➡ 进入下腔静脉 ➡ 时监测心律失常

操作步骤：非隧道导管置入
（通道扩张）

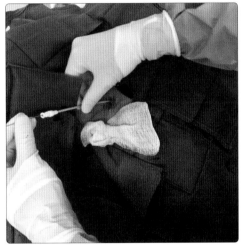

操作步骤：非隧道导管置入
（导管插入）

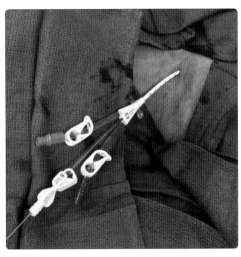

（左图）沿导丝扩张皮肤通道。扩张器抵近静脉即可，不能超过已知的导丝的长度。插入扩张器超过导丝前端可能导致纵隔穿孔和患者死亡。（右图）有些非隧道导管被裁剪至一定长度，其他的通过可撕脱鞘置入。导管沿导丝前进的方式与扩张器类似，进管直至导丝露出导管尾端。拔出导丝，确保导管功能正常

操作步骤：非隧道导管置入
（最终导管位置）

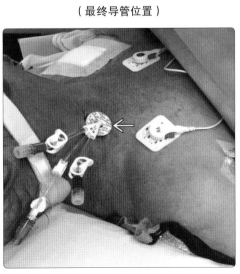

操作步骤：非隧道导管置入
（最终导管位置）

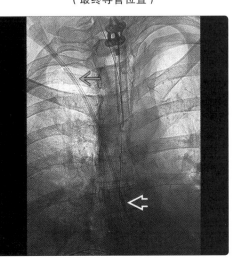

（左图）用盐水冲洗、肝素封管，并用固定装置或缝合固定导管。可应用无菌固定盘固定 ➡，然后包扎（未显示）。（右图）X 线透视可见非隧道导管 ➡ 及导管尖端 ➡ 位于预期的右心房位置。确认无气胸，纵隔增宽及导管尖端未明显跨越中线（如，误将导管置入动脉）

术语

- 定义：中期或长期的中心静脉导管，经皮置于胸或腹部中心静脉
  - 隧道构成天然感染屏障
  - 有各种不同用途的隧道导管

介入操作

- 首选颈内静脉穿刺（右侧 > 左侧）
  - 获得颈内静脉通路，放置扩张器
- 创建皮下隧道
  - 导管穿过隧道进入静脉
  - 导管尾端应该位于隧道内
- 用可撕脱鞘替换扩张器
- 通过可撕脱鞘插入导管
  - 移除血管鞘，保持导管在适当的位置
- 导管尖端置于右心房中部

术后

- 控制感染
  - 暂时性菌血症，考虑更换导管
  - 血培养阳性／败血症时移除导管
- 导管失功的处理
  - 交换／更换导管

结果

- 并发症
  - 大量空气栓塞（>1%）
  - 出血或血肿（发生率：0.2%）
  - 感染（发生率：5%～10%；随时间增加而升高）
  - 导管失功（发生率：19%～20%）
  - 静脉血栓形成（迟发并发症）
- 预期结果
  - 隧道导管置入成功率 >95%
  - 导管寿命受通畅性／感染等情况限制

双腔隧道透析导管

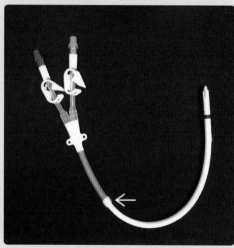

（左图）照片为典型的双腔隧道透析导管。聚酯纤维口➡️的最佳位置是在皮下隧道中间。（右图）图片显示双腔导管➡️通过皮下隧道➡️进入颈内静脉➡️。导管的聚酯纤维接口➡️促进隧道内的组织内向生长，形成抗感染屏障

右侧颈内静脉隧道透析导管

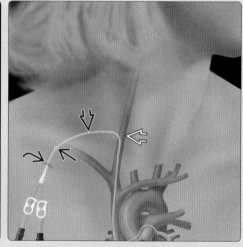

右侧颈内静脉隧道透析导管

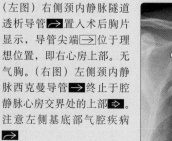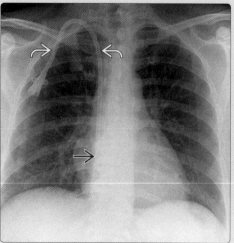

（左图）右侧颈内静脉隧道透析导管➡️置入术后胸片显示，导管尖端➡️位于理想位置，即右心房上部。无气胸。（右图）左侧颈内静脉西克曼导管➡️终止于腔静脉心房交界处的上部➡️。注意左侧基底部气腔疾病➡️

左侧颈内静脉隧道中心静脉透析导管

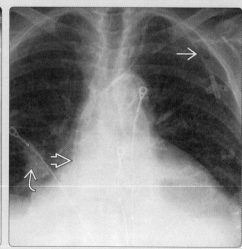

术 语

定义

- 隧道导管：中期或长期中心静脉导管，经皮置于胸或腹部中心静脉内
  - 隧道形成天然防感染屏障
  - 聚酯纤维接口促进组织内生
    - 导管固定于隧道内
    - 增强隧道的天然抗菌屏障
  - 各种隧道导管的适应证范围
    - 透析（HD）导管
    - 采血导管
    - 经外周插入中心静脉隧道导管
      □ Hickman 导管
      □ Broviac 导管
      □ Groshong 导管

术 前

适应证

- 中期或长期中心静脉通路
  - 灌注治疗
    - 化学药物
    - 全肠外营养
    - 腐蚀性药物
  - 戒断／替代疗法
    - 血液成分提取法
    - 干细胞疗法
    - 血液透析
      □ 急性肾功能损伤透析
      □ 桥接动静脉透析造瘘或移植
      □ 动静脉造瘘或移植失败患者的最终选择
  - 保留外周穿刺的同时进行中心静脉穿刺
    - 小口径隧道式中心静脉导管替代经外周中心静脉导管（PICC）
      □ 慢性肾功能障碍患者
      □ 为动静脉透析造瘘保留上臂静脉
      □ 上肢静脉闭塞／深静脉血栓形成／静脉炎

禁忌证

- 穿刺部位感染
- 败血症或病因不清的发热 >24 小时
  - 对于败血症患者，应保证隧道导管置入前至少48~72 小时反复血培养阴性
  - 应保证隧道导管置入前至少 48~72 小时无发热
- 凝血功能异常
  - 国际标准化比值（INR）>1.5；血小板<50 000/μl
    - 靶静脉或中心静脉闭塞／深静脉血栓形成／静脉炎
- 对导管材料过敏

术前影像学检查

- 回顾患者术前影像检查结果，确认／排除靶静脉或中心静脉的通畅性
  - 术前颈部或胸部对比增强 CT
  - 术前靶静脉超声影像
- 术前超声检查靶静脉通畅性

术前准备

- 核查项目
  - 临床病史和体格检查
    - 计划治疗时间
    - 所需导管腔的数量
  - 凝血功能异常：共识指南推荐 INR<1.5；血小板>50 000/μl
  - 用药
    - 华法林：目标为 INR<1.5
    - 氯吡格雷：术前 5 天停药
    - 阿司匹林：无需停药
    - 低分子量肝素（治疗剂量）：手术当天停药
  - 过敏史
  - 实验室检查
    - 评估凝血，基础代谢，血细胞计数，血培养
  - 体格检查
    - 评估穿刺点有无刺激／感染
    - 穿刺前评估
  - 需要适度镇静的手术患者术前需禁食水
    - 如果计划镇静，术前 8 小时禁食（依医院协议而定）
    - 小口水送服口服药物
  - 签署知情同意书
- 药物
  - 1% 利多卡因或异丙卡因用于局部麻醉
  - 肝素水冲洗（100U/ml）
  - 术前抗生素：个体化
    - 近期的出版物不支持普遍预防性应用抗生素
    - 操作分类为清洁操作
    - 重视无菌
  - 镇静剂／止痛剂

介入操作

患者体位／位置

- 最佳操作方法
  - 穿刺路径
    - 首选颈内静脉（IVJ）
      □ 右侧颈内静脉优于左侧，可提供通向上腔静脉的短直路径
      □ 如果颈内静脉闭塞可选择颈外静脉
    - 锁骨下静脉是最少用的上部穿刺路径
      □ 气胸，血栓形成／症状性血管狭窄的风险更高
      □ 计划行动静脉造瘘或移植的肾衰竭患者禁用
    - 股总静脉穿刺
      □ 如果上部穿刺路径不可用，可选择股总静脉入路
      □ 感染率高
    - 经腰静脉穿刺
      □ 如果其他穿刺路径均不可用，可选择
    - 经肝静脉穿刺

手术步骤

- 颈内静脉隧道导管
  - 颈内静脉穿刺
  - 插入导丝／血管鞘后
    - 0.035 英寸导丝插入上腔静脉
    - 测量自皮肤至右心房的导丝长度
      - 确定血管内导管长度
    - 沿导丝送入扩张器
  - 选择创建皮下隧道的穿刺点
    - 锁骨下 4~5cm 的三角肌间沟
    - 不应该太靠中线或腋窝
  - 沿计划的隧道路径进行皮肤麻醉
  - 根据导管直径做水平的小切口
  - 通过切口插入打通隧道的工具
  - 使尖端位于扩张器旁的静脉切口部位
    - 将导管尖端贴于隧道器的背面
    - 通过隧道将导管置于静脉切口部位
      - 最初将袖口置于隧道远侧末端靠近静脉穿刺点
  - 沿导丝将扩张器替换为可撕脱鞘
    - 在 X 线透视下将血管鞘插入上腔静脉
  - 移除可撕脱鞘内的扩张器，导丝
    - 如果没有止血瓣膜，操作过程中注意封堵血管鞘
      - 预防出血／空气栓塞
  - 通过可撕脱鞘插入导管
    - 将导管插入上腔静脉
  - 撕开可撕脱鞘，保持导管位于适当的位置
  - 柔和地回撤导管，将之置于理想位置
    - 中心静脉导管尖端位于腔静脉心房交界处的上部
    - 透析／采血导管位于右心房上部
  - 透析／采血导管必须位于静脉腔的侧部
  - 评估接口位置
    - 接口应该位于隧道中部
    - 至少位于皮肤切口内 1~2cm
  - 评估导管打折的情况
  - 抽吸／冲洗导管腔
  - 用皮肤胶，缝线或局部胶粘剂封闭静脉切口部位
  - 导管固定于皮肤
    - 2-0 或 3-0 不可吸收缝线
    - StatLock 固定器
  - 向管腔内注入合适的冲洗液
    - 透析／采血导管通常用肝素盐水（100U／ml）冲管，冲洗用量取决于导管直径和长度
  - 无菌敷料覆盖
  - 操作完成后 X 线透视点片／胸片
- 锁骨下静脉隧道导管
  - 锁骨下静脉穿刺
  - 可撕脱鞘插入锁骨下静脉
    - 其他方面，与颈内静脉隧道导管步骤相同
- 股总静脉隧道导管
  - 股总静脉穿刺
  - 插入最初的导丝／鞘后
    - 0.035 英寸导丝送入下腔静脉

- 其他方面，与颈内静脉非隧道导管置入步骤相同
  - 大腿上部创建皮下隧道；直接朝向股静脉穿刺点
    - 与颈内静脉隧道导管步骤相同
  - 通过可撕脱鞘插入导管
    - 导管尖端位于腔静脉心房交界处的下部
  - 其余步骤与颈内静脉隧道导管相同

替代操作／治疗

- 放射学
  - 非隧道式中心静脉导管
    - 临时应用；长期应用有感染风险
  - 经外周中心静脉导管置入（PICC）
    - 较中心静脉导管流量更低
    - 避免用于肾衰竭患者；保护上肢静脉

术　后

应尽事宜

- 观察穿刺点是否有出血或血肿
  - 上部静脉穿刺后可以升高床头
    - 降低穿刺点的静脉压
    - 降低发生出血／血肿的风险
- 如果担心气胸
  - 首先行肺 X 线透视评估
  - 拍摄前后位直立吸气／呼气胸片
  - 用听诊器听诊呼吸音
- 导管插入后
  - X 线透视点片
    - 记录导管路线，尖端位置
  - 拍摄前后位直立吸气／呼气胸片
    - 除外气胸；记录导管路线，尖端位置

规避事项

- 如果导管通过缝合外固定
  - 避免缝合针穿刺导管
  - 荷包缝合不要"卷曲"导管
- 导管尖端深入右心房
  - 可能引起心律失常
- 空气栓塞
- 指导患者不要让导管浸水
  - 可能导致感染

受损的中心静脉导管的管理

- 导管失功
  - 检查胸片上导管的位置
  - 尝试抽吸导管
  - X 线透视下注入造影剂
    - 如果导管尖端有血栓或纤维蛋白鞘
      - 通过管腔注入溶栓药（如 2mg 组织型纤溶酶原激活物）
      - 应用圈套器从尖端机械性剥离纤维蛋白鞘或行纤维蛋白鞘成形术；通常只能暂时缓解
    - 交换／更换导管
    - 如果导管异位
      - 可尝试用导丝重新定位
      - 交换／更换／移除导管

- 如果中心静脉血栓形成
  - 导管溶栓
  - 全身抗凝
  - 如果导管尚有功能，抗凝治疗期间可予以留置，除非不再需要
  - 如果导管从有血栓形成的静脉中撤除，该穿刺点不能再用
- 导管感染
  - 从无明显原因的发热至隧道排出脓性分泌物
    - 如果是暂时的菌血症，可更换导管
      - 抗生素治疗
    - 败血症／血培养阳性
      - 导管移除，尖端血培养
      - 抗生素治疗
      - 导管重新插入前 48 小时患者应无发热且血培养阴性
- 更换导管
  - 适应证
    - 暂时性菌血症
    - 导管无功能／故障
  - 操作步骤
    - 皮肤／导管外部分无菌准备
    - 经导管腔抽吸肝素
    - 导管隧道局部麻醉
    - 使用止血钳钝性分离
      - 沿导管路线；袖口周围的瘢痕组织
    - 通过导管腔插入硬导丝
    - 将导管稳定的牵拉出隧道
      - 操作过程中保持导丝稳定
    - 对于功能障碍的透析导管，将导管稍后撤，注射造影剂
      - 使纤维蛋白鞘显影
    - 如果存在纤维蛋白鞘
      - 沿导丝移除导管
      - 引入 8Fr 或 9Fr 鞘
      - 用 8×4 或 10×4 的球囊对整个纤维蛋白鞘行成形术；球囊对纤维蛋白鞘的损伤可能与迟发性（3 年后）中央静脉狭窄存有关；不要使用球囊过度扩张
      - 重复注入造影剂
      - 沿导丝移除鞘
    - 沿导丝引入新导管
      - 如果导管不能通过，沿导丝置入可撕脱鞘；通过鞘插入导管
    - X 线透视确认导管尖端位置
- 移除导管
  - 适应证
    - 导管感染
    - 不明原因的败血症；可能源于导管
    - 导管失功／断裂／不再需要
  - 如果仍需要导管，在移除导管前确认其他可用／

  通畅的穿刺路径
  - 操作步骤
    - 初始步骤与更换导管相同
    - 将袖口／导管与隧道分离后
      - 将导管稳定的牵拉出隧道
    - 如果合适，导管尖端送培养／药敏／革兰染色
    - 静脉穿刺部位压迫 10 分钟
      - 使患者取直立位以降低穿刺点静脉压

结　果

并发症
- 即刻／围手术期并发症
  - 出血或血肿（发生率：0.2%）
    - 通道出血的治疗
      - 插入后使患者取直立位以降低穿刺点静脉压，减少出血
      - 在静脉穿刺部位及沿导管通道应用数字压迫器
      - 应用明胶海绵填塞导管毗邻的通道
      - 应用液体止血剂，如 D-StatFlowable（Vascular Solutions；Minneapolis，MN）
  - 空气栓塞（发生率：<1%）
    - 可能与应用大口径透析导管／采血导管有关
      - 取左侧卧位，使气体聚集于右心房
      - 高流量吸氧
      - 严重时可行右心房插管，抽吸空气
      - 可能需要心肺复苏
  - 气胸（发生率：1%）
    - 锁骨下穿刺时发生率最高
    - 如出现症状性气胸，可置管抽吸引流
  - 误穿动脉（颈动脉误穿发生率：1.7%）
    - 如扩张器／鞘／导管置入
      - 拔出导管前，请血管外科急会诊
      - 可能需要外科修复或动脉造影／支架术
  - 导管插入失败（发生率：<1%）
  - 导丝或导管诱发的心律失常
- 远期并发症
  - 感染（发生率：5%~10%；随时间延长而增加）
    - 导管细菌定植
    - 导管相关血流感染
    - 出口感染
  - 导管失功（发生率：10%~20%）
    - 无法冲洗／抽吸：最常见的问题
      - 常由于导管尖端内／周围形成纤维蛋白鞘
      - 静脉血栓形成（有症状的：5%~15%）
      - 导管尖端异位
      - 导管扭结
  - 症状性静脉狭窄

预期结果
- 隧道导管置入成功率 >95%
- 导管寿命受通畅性／感染限制

第2部分 静脉系统、门静脉系统和淋巴系统介入

操作步骤：颈内静脉隧道导管置入
（静脉穿刺）

操作步骤：颈内静脉隧道导管置入
（静脉穿刺）

（左图）图片显示超声引导下经颈静脉置入隧道导管，超声探头➡用于识别颈内静脉。微穿针➡自前外侧途径穿刺。（右图）超声引导下静脉穿刺过程中，超声显示的穿刺针尖➡向管腔内"顶起"静脉壁➡。持续施压进针，穿刺针刺穿管壁进入静脉管腔

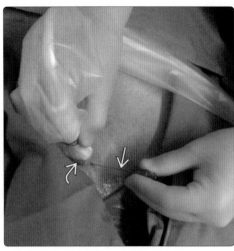

操作步骤：颈内静脉隧道导管置入
（插入微导丝）

操作步骤：颈内静脉隧道导管置入
（插入微导丝）

（左图）术中照片显示微穿针尾部回血后，经微穿针➡送入微导丝➡，导丝一直送入至上腔静脉（SVG）。（右图）点片显示微导丝➡已通过微穿针送入➡。X线透视监测导丝经穿刺针送入的过程，确保导丝进入上腔静脉

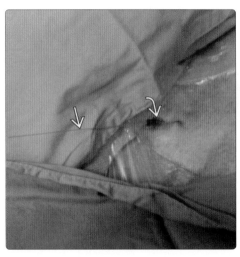
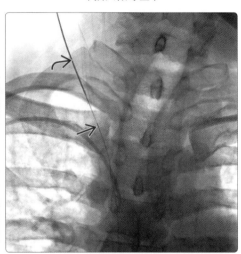

操作步骤：颈内静脉隧道导管置入
（过渡扩张器）

操作步骤：颈内静脉隧道导管置入
（标准导丝）

（左图）移除微穿针后的术中照片显示过渡扩张器➡沿导丝送入。这个扩张器有一个内部组件和微导丝匹配，另有一个外鞘和标准导丝匹配。（右图）在移除微导丝和内部组件后过渡扩张器的外鞘➡可插入标准导丝➡

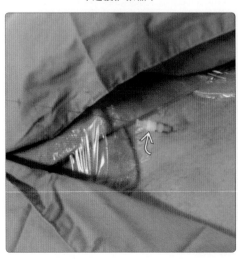
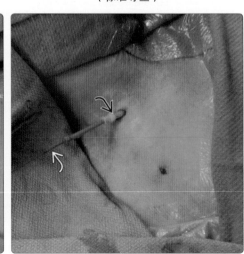

隧道导管

操作步骤：颈内静脉隧道导管置入
（创建隧道）

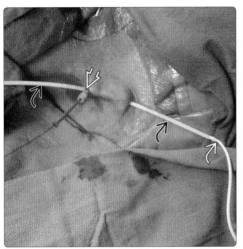

操作步骤：颈内静脉隧道导管置入
（导管穿过隧道）

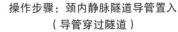
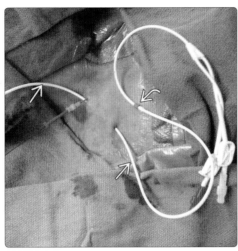

（左图）术中照片显示导管尖端➡️与隧道装置➡️连接，被用于创建皮下隧道。隧道器从紧邻颈内静脉穿刺鞘➡️和导丝的软组织穿出。（右图）导管➡️从新创建的皮下隧道中被牵出。隧道必须有足够的长度，导管上的袖口➡️在隧道内的长度至少1~2cm

操作步骤：颈内静脉隧道导管置入
（袖口位于隧道内）

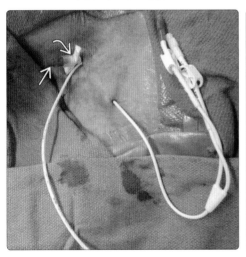

操作步骤：颈内静脉隧道导管置入
（静脉导管插入）

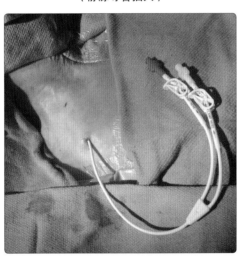

（左图）袖口被拉入皮下隧道，不再暴露。原始穿刺鞘被可撕脱鞘➡️替换。内部扩张器➡️被移除后，毗邻的导管尖端将被引入并置于腔静脉心房交界处下方。将鞘撕开，导管留在合适的位置。（右图）可撕脱鞘移除后，隧道导管拥有完整的皮下通道，提供天然的抗感染屏障

操作步骤：颈内静脉隧道导管置入
（冲洗管腔，无菌敷料覆盖）

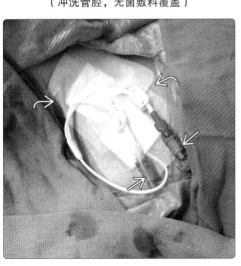

操作步骤：颈内静脉隧道导管置入
（最终的胸片）

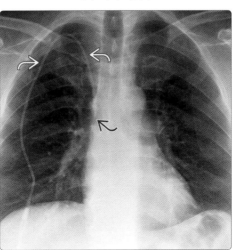

（左图）插入后照片显示无菌敷料覆盖➡️及无菌帽➡️被附于导管尾端。无菌敷料覆盖前，冲洗所有管腔，导管通过荷包缝合固定于皮肤并关闭静脉切口。（右图）隧道导管置入后胸片显示导管无扭结➡️，尖端位置适宜，无气胸➡️

股静脉隧道导管

股静脉隧道导管

（左图）X 线透视点片显示隧道透析导管➡经右侧股静脉途径置入。导管尖端➡位于肾静脉水平以上的下腔静脉内。当上肢中心静脉阻塞时可应用股静脉通路。（右图）右股隧道透析导管置入后的术中照片显示双腔导管➡。导管被固定于皮肤，无菌敷料覆盖➡

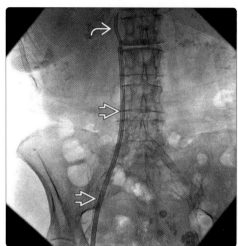

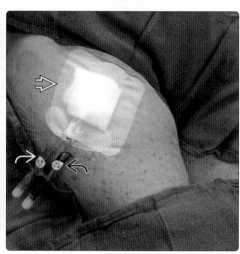

经肝的隧道透析导管

经肝的隧道透析导管

（左图）CT 扫描图像显示经肝隧道透析导管➡尖端位于腔静脉心房交界处的上方➡。（右图）侧位 CT 扫描图像显示经肝透析导管➡置入用于急诊透析，因经腰透析导管➡故障。导管尖端均位于右心房

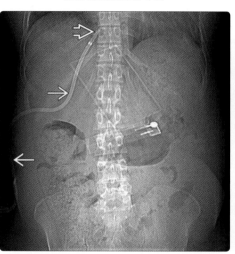

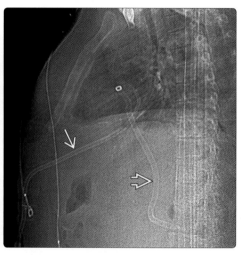

导管引起的中心静脉阻塞
（右侧头臂静脉）

导管引起的中心静脉阻塞
（左侧头臂静脉）

（左图）静脉造影显示右侧头臂静脉➡自右侧血液透析导管处闭塞。颈部可见静脉侧支➡。左侧隧道透析导管➡是无功能，很可能是由于其尖端➡异位。（右图）静脉造影显示隧道导管➡通过中央闭塞的，含有小的局限性血栓➡的左侧头臂静脉➡。如果移除而非交换导管，这条穿刺路径将会丢失

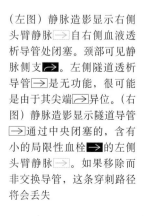

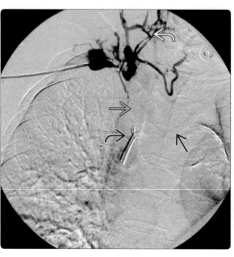

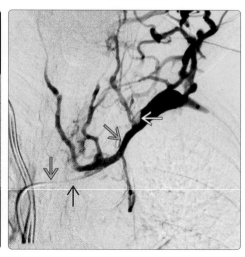

导管失功：纤维蛋白鞘
（诊断性 DSA）

导管失功：纤维蛋白鞘
（纤维蛋白鞘剥脱）

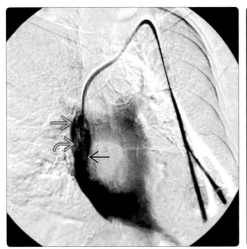

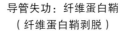
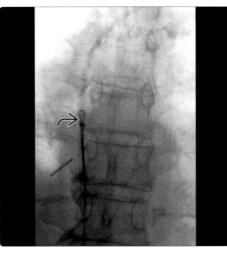

（左图）通过失功的导管腔注入对比剂后 DSA 显示对比剂逆流➡️，由于血栓或纤维蛋白鞘➡️包绕导管尖端➡️。通过管腔注入溶栓药，如果导管是被血栓闭塞，可能恢复通畅性。（右图）如果隧道导管被周围的纤维蛋白鞘堵塞，用鹅颈抓捕器➡️剥离纤维蛋白鞘，有助于恢复导管通畅性

导管失功：纤维蛋白鞘
（诊断性中心静脉造影）

导管失功：纤维蛋白鞘
（血管成形术）

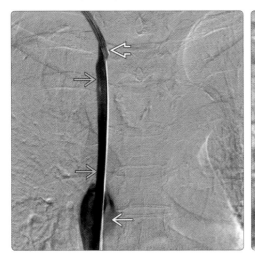

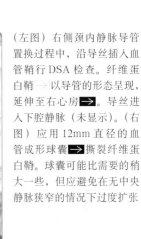

（左图）右侧颈内静脉导管置换过程中，沿导丝插入血管鞘行 DSA 检查。纤维蛋白鞘➡️以导管的形态呈现，延伸至右心房➡️。导丝进入下腔静脉（未显示）。（右图）应用 12mm 直径的血管成形球囊➡️撕裂纤维蛋白鞘。球囊可能比需要的稍大一些，但应避免在无中央静脉狭窄的情况下过度扩张

导管失功：纤维蛋白鞘
（诊断性中心静脉造影）

导管失功：纤维蛋白鞘
（血管成形术）

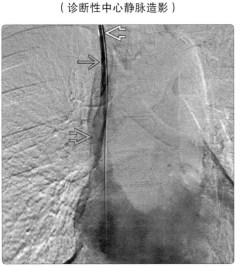

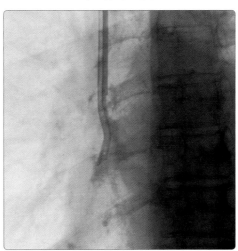

（左图）血管成形术后经血管鞘➡️行 DSA，显示上腔静脉➡️内的纤维蛋白鞘破裂。然而，头臂静脉上部的纤维蛋白鞘仍完好无损➡️。（右图）新的隧道透析导管沿已经存在的导丝置入，导管尖端终止于右心房上部。此时导管功能正常

术语

- 导管药盒：完全植入式中心静脉通路装置，由皮下药盒和静脉导管附件组成
- 植入部位
  - 胸部药盒：需要畅通的颈静脉或锁骨下静脉
  - 手臂药盒：适用于双侧乳房切除术，需进一步行双侧胸部放射治疗的患者
  - 腰部药盒：如果中央静脉闭塞，可供选择
- 药盒选择
  - 高压药盒：可用于经常做对比增强 CT 的患者
  - 双腔药盒：适用于除化学治疗外还需要药物治疗／全肠外营养（TPN）的患者
  - 低剖面药盒：为儿童或极瘦弱的患者设计／外周插入
  - 12Fr 旋涡药盒：用于光分离置换

术前

- 回顾治疗指征，决定合适的植入部位
- 回顾术前影像，检查计划静脉路径的通畅性
- 回顾用药清单和实验室检查结果

介入操作

- 胸部药盒：颈内静脉穿刺
  - 沿导丝插入 8-F 可撕脱鞘
  - 在前胸壁创建皮下囊袋，隧道导管通向静脉切开部位
  - 经可撕脱鞘插入导管
  - 裁剪导管，固定于药盒，将药盒置于皮下囊袋内
  - 缝合封闭囊袋／皮肤切口

结果

- 并发症
  - 胸壁血肿：最常见
  - 感染：总体导管发生率 5.6%

药盒

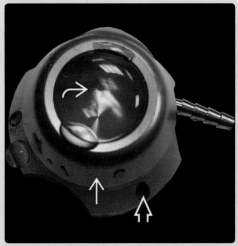

药盒

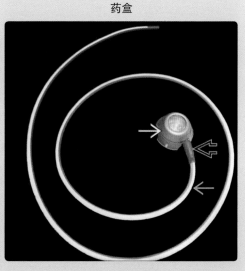

（左图）一个智能药盒（AngioDynamics，Latham，NY）的例子。这是药盒的典型外观，有一个金属储液室 →，被覆可供穿刺的硅帽 →。缝合孔 → 可用于将药盒缝合于胸壁。（右图）药盒导管和药盒 → 连接 →，两者间有连接环 → 以帮助加固连接。导管通常在连接前被裁剪至合适的长度

正常的胸部药盒植入后

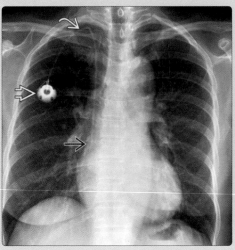

Huber 穿刺针

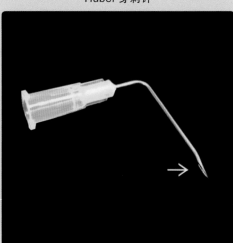

（左图）平片显示一个单腔胸部药盒 →，其导管进入颈内静脉入口的路径轻度弯曲 →。导管尖端 → 位于腔静脉心房交界处最佳。（右图）Huber 穿刺针专门设计为侧面腔 → 而非末端穿刺。Huber 穿刺针可用于反复穿刺药盒的硅帽，而不会取出或切割硅胶

药 盒

术 语

定义

- 导管药盒：完全植入式中央静脉通路装置，由皮下药盒和静脉导管附件组成
  - 用于提供长期中央静脉通路
    - 通常需要数月到数年
  - 药盒储存结构
    - 硅盘嵌于塑料或钛金属体
    - 允许 1000~2000 次穿刺（19~22GHuber 非取芯穿刺针）
  - 导管结构
    - 6~16Fr 导管型号
    - 硅橡胶／聚氨酯材料
    - 预连接或可连接的
    - 静脉导管阀门：只能用正常盐水冲洗
      - 如果肝素过敏，有利的
  - 也称为
    - 可植入的皮下药盒
    - 静脉导管
    - 静脉通路装置
- 药盒配置／规格
  - 单腔或双腔药盒
    - 耐高压药盒：可用于对比增强 CT 检查时注入对比剂
      - 在很多中心作为标准药盒植入
    - 低剖面药盒：适用于极瘦弱的／瘦的患者，手臂植入
      - 药盒高度小，减少皮下凸起
      - 降低药盒侵蚀的风险
    - 迷你／小型药盒：适用于小儿／矮小的患者
      - 囊袋小／周围软组织少
    - 双腔药盒：患者需要全肠外营养及药物治疗／化学治疗
      - 其中 1 个管腔常用于全肠外营养

术 前

适应证

- 一般适应证
  - 长期中心静脉通路
    - 化学治疗（最常用）
    - 全肠外营养
    - 抗菌治疗
    - 长期血制品应用
- 胸部药盒植入
  - 药盒首选／标准植入部位
  - 需要通畅的颈内／颈外静脉
    - 通常经颈内静脉置管
    - 也可通过锁骨下静脉置管
      - 理论上并发症发生率更高（如气胸，静脉血栓形成）

- 肾病或透析患者应避免使用此路径；对将来可能穿刺的腋／锁骨下静脉加以保护
  - 需要通畅的上腔静脉（SVC）
    - 导管尖端置于腔静脉心房交界处的上方
  - 胸壁软组织条件满足囊袋制作要求
  - 适用于没有进一步行胸部放射治疗／外科手术计划的患者
    - 对药盒植入部位行放射治疗影响伤口愈合／导致更高的裂开率
    - 皮下药盒可能遮挡胸部的靶病变
- 手臂药盒植入
  - 适用于双侧乳腺切除术后的患者
  - 适用于未来可能行双侧乳腺切除术或胸部放射治疗的患者
    - 需要通畅的上腔静脉／手臂静脉
- 腰部药盒植入
  - 适用于手臂／颈部／中心静脉血栓形成的情况
    - 需要通畅的下腔静脉
    - 不推荐应用于下腔静脉滤器植入的患者

禁忌证

- 败血症或不明原因发热>24 小时
  - 败血症患者，要求药盒置入前>48 小时重复血培养为阴性
- 皮肤活动性感染
- 凝血功能异常
  - 国际标准化比值（INR）>1.5；血小板<50 000/μl
- 靶静脉或中心静脉闭塞
- 药盒置入前／后 2 周应用贝伐单抗（Avastin）的患者
  - 贝伐单抗属于血管生成抑制剂
    - 会增加伤口无法愈合／药盒侵蚀／伤口裂开的风险

术前影像学检查

- 回顾相关的术前影像学检查结果
  - CT 平扫和对比增强 CT
    - 经腰药盒植入推荐术前行腹部 CT 检查，确认解剖结构
  - 术前超声检查相关静脉情况

术前准备

- 核查项目
  - 临床病史和体格检查
    - 中心静脉穿刺或导管药盒植入既往史
      - 风险增加，穿刺入路静脉或中心静脉闭塞
    - 关于恶性肿瘤相关治疗的情况
      - 既往乳腺切除术病史／颈部淋巴结清扫影响穿刺／药盒植入部位的情况
  - 目前／未来治疗计划
    - 对药盒区域进行放疗可能延缓伤口愈合，增加药盒侵蚀／伤口裂开的风险；药盒可能遮挡胸部靶病变
    - 手术前／后 2 周应避免使用贝伐单抗

□ 用药会增加伤口裂开的风险
- 目前用药的情况
  - 停用抗凝／抗血小板药物
  - 华法林：目标为 INR<1.5
  - 氯吡格雷：术前五天停药
  - 阿司匹林：无需停药
  - 低分子量肝素（治疗剂量）：手术当天停药
  - 贝伐单抗：手术前／后两周停药
- 过敏
  - 药物：肝素，抗生素，镇静剂和止痛药
  - 对比剂
  - 导管材料：硅树脂，聚氨酯
  - 乳胶，胶带，绷带等
- 实验室检查
  - 评估凝血，血细胞计数
- 术前 8 小时禁食禁饮
  - 小口水送服药物
- 体格检查
  - 评估穿刺点有无刺激／感染
  - 确定软组织适宜植入药盒
    □ 软组织情况不良可能导致伤口裂开／皮肤坏死，药盒暴露
  - 评估穿刺部位既往既往是否经过穿刺
- 签署手术／镇静知情同意书
• 药物
- 局部麻醉
  - 1% 利多卡因或赛罗卡因用于皮肤麻醉
  - 1% 利多卡因和肾上腺素用于药盒囊袋构建麻醉
- 术前抗生素
  - 头孢唑林 1g 静脉注射：术前单次给药
  - 克林霉素 600mg 静脉注射：用于青霉素过敏的患者
- 应用镇静剂／止痛药中度镇静
- 肝素
- 肝素盐水
• 设备
- 静脉穿刺
  - 胸部／手臂药盒：5Fr 微穿套装
  - 腰部药盒：22G Chiba/18G trocar 穿刺针
- 导丝
  - 0.018 英寸微导丝
  - 0.035 英寸 3-J 导丝或短 Amplatz 导丝
  - 0.035 英寸硬导丝或 Amplatz 导丝（腰部药盒）
- 鞘／导管
  - 6Fr 可撕脱鞘（上肢药盒）
  - 8Fr 可撕脱鞘（胸部药盒）
  - 腰部药盒
    □ 5Fr 猪尾导管
    □ 扩张器
    □ 8Fr 30cm 可撕脱鞘
- 药盒选择：耐高压药盒，双腔药盒，低剖面药盒，

迷你药盒，等等
  - 根据患者的身体状况和治疗需要选择
  - 根据医疗供应商与医疗机构签订的协议，有多种药盒可供选择

介入操作

患者体位／位置
• 胸部药盒：仰卧位
- 颈部／上胸部皮肤消毒／铺巾
• 手臂药盒：仰卧位／手臂外展至解剖位置
• 腰部药盒：仰卧右前斜位

器械准备
• 准备／冲洗导管／鞘／药盒储存器

手术步骤
• 常规步骤
- 消毒／铺巾
  - 1% 利多卡因局部麻醉
- 静脉穿刺
  - 胸部和手臂药盒：超声引导下应用 5Fr 微穿套装进行静脉穿刺
  - 腰部药盒：X 线透视引导下应用 21G Chiba 穿刺针穿刺
- 应用止血钳钝性分离静脉穿刺点软组织以防止导管扭结／皮肤标记
• 创建药盒囊袋
- 1% 利多卡因或赛罗卡因皮肤局麻
  - 1% 利多卡因和肾上腺素用于药盒囊袋构建麻醉
- 用 #15 刀片做皮肤切口
  - 长度足够以容纳选择的药盒
- 应用止血钳／夹钳钝性分离筋膜
  - 大小以可以容纳药盒为准
    □ 不应过大；药盒应与囊袋贴合
    □ 囊袋过大时药盒移动范围过大
    □ 操作过程中经常以药盒评估囊袋大小
- 可将药盒缝合于囊袋中（可选）：如果药盒与囊袋贴合紧密则不需要缝合
  - 将不可吸收的锚定缝合线穿过药盒边缘的硅填充口，行中间和侧方锚定
  - 缝合会使后续药盒移除困难
- 不要收紧缝线或把药盒置于囊袋中
  - 在药盒与导管连接前保持药盒位于囊袋外
• 创建皮下隧道／导管插入
- 1% 利多卡因或 1% 利多卡因加肾上腺素麻醉穿刺道
- 用金属／塑料隧道装置
  - 药盒包装内通常带有此类装置
- 将导管头端与隧道装置连接
- 将隧道器尖端刺入皮下组织
  - 应该自囊袋边缘进入
- 隧道器经皮下自囊袋到达静脉入口部位
- 隧道器尖端毗连血管鞘
  - 确保导管／鞘之间距离最短

- 使导管与隧道装置脱离
  - 也可反向使用隧道装置
    - 隧道器尖端自静脉入口部位附近刺入皮下组织
      - 隧道器自静脉入口部位经皮下组织进入囊袋
      - 使隧道装置与导管脱离
  - 自可撕脱鞘内拔出导丝／扩张器
  - 将导管尖端插入鞘内
    - 插入导管使其尖端位于合适的位置
      - X 线透视确认
  - 鞘撕开并移除
    - 在鞘撕开过程中应用 X 线透视，确保导管位置不变
- 导管与药盒连接
  - 导管经鞘及隧道送入后，调整导管尖端至合适位置
    - 位于上腔静脉中点以下，右心房中点以上
  - 将连接器滑向近端，用手指捏紧导管，将导管剪切至合适长度
  - 将导管连接于药盒的导管接口
    - 使用连接器／锁环将导管固定于药盒的导管连接口
  - 将药盒植入囊袋前先冲洗药盒
    - 确保药盒与导管连接紧密，无渗漏
- 固定药盒／闭合囊袋
  - 将药盒植入囊袋中
  - 收紧缝合线
  - 缝合囊袋
    - 使用 3-0 可吸收缝线间断皮下缝合
    - 使用 3-0 薇乔可吸收缝线间断／连续缝合切口
    - 胶带固定
    - 注意：避免缝合针穿刺导管
  - 关闭静脉切口：胶带，皮下缝线或组织胶
  - 无菌敷料覆盖
- 胸部药盒插入
  - 颈内静脉穿刺
    - 使用微穿套装／超声引导
      - 超声探头向头侧置于锁骨上
      - 从侧面抵近颈内静脉，穿刺静脉侧壁
    - 沿 0.018 英寸导丝插入扩张器
    - 以 0.035 英寸导丝（如 3J，Amplatz 导丝）交换微导丝
  - 渐次扩张静脉穿刺口
  - 沿导丝插入 8Fr 可撕脱鞘
  - 创建前胸壁皮下囊袋
  - 创建导管的皮下隧道
  - 通过可撕脱鞘插入导管
    - 剥开鞘
  - 确定裁剪导管的合适位置
    - 导管尖端置于腔静脉心房交界处
  - 确保连接环位于导管中央的裁剪部位
  - 导管裁剪至合适长度，用手指抓紧导管
  - 连接导管与药盒，连接环固定

- 将药盒植入囊袋
- 用非取芯针建立经皮药盒通道
  - 药盒冲洗／抽吸
  - 肝素封闭药盒：4～5ml 肝素冲洗（100U／ml）
  - 穿刺针可移除，需要化学治疗或灌注治疗的患者可保留穿刺针
- 皮下／表皮下缝线和免缝胶带或皮肤胶封闭皮肤切开
- 免缝胶带或皮肤胶封闭静脉切口部位
- 手臂药盒插入
  - 超声引导下贵要／肱静脉穿刺
  - 送入 0.035 英寸导丝
  - 沿导丝送入 6Fr 可撕脱鞘
  - 肱二头肌前内侧创建皮下囊袋
  - 倒退隧道技术
    - 向中心静脉推进导管；导管尖端位于腔静脉心房交界处
    - 导管倒退通过皮下隧道；连接至药盒
      - 调整药盒导管连接口朝向中心静脉
  - 前向隧道技术
    - 隧道起自囊袋下缘
    - 隧道与鞘构成平缓的曲线
      - 从囊袋至鞘呈 U 形路线
      - 导管从鞘旁穿出
    - 连接导管与药盒
      - 药盒导管连接口朝向手的方向
  - 将药盒植入／固定于囊袋
  - 锚定缝合
  - 关闭囊袋／皮肤切口
- 腰部药盒插入
  - 患者取仰卧位
    - 右侧股总静脉穿刺（可选择的），为经腰静脉通路提供目标
    - 5Fr 猪尾导管头端置于下腔静脉的中下部
      - DSA 下腔静脉造影
    - 猪尾导管头端置于肾静脉水平
      - 将导管固定于腹股沟
  - 肾下水平下腔静脉穿刺
  - 确认回血：0.018 英寸导丝插入下腔静脉
  - 7Fr 扩张管插入下腔静脉
  - 移除内固定物和导丝
    - 通过引导鞘注入对比剂
      - 确认静脉内的位置
    - 0.035 英寸硬导丝送入下腔静脉上部
  - 连续扩张通道至 8Fr
    - 沿导丝将 8Fr 可撕脱鞘插入下腔静脉
  - 创建皮下囊袋
    - 应横向创建囊袋
      - 药盒如果位于肋腹部／背部患者感到不适
    - 囊袋应位于骨上
      - 右侧肋缘以下；右髂嵴以上

- □ 囊袋下方的骨质使药盒更易植入
- ○ 隧道导管经皮下隧道自囊袋抵近可撕脱鞘
- ○ 导管经鞘送入下腔静脉
  - 导管尖端位于下腔静脉／右心房交界处
  - 移除可撕脱鞘
- ○ 导管裁剪至合适长度，连接药盒
- ○ 囊袋内植入／固定药盒
- ○ 收紧缝合线
- ○ 闭合囊袋／皮肤切口
- ○ 患者恢复仰卧位
  - 沿 0.035 英寸导丝拔除 5Fr 猪尾导管
    - □ 确保导管药盒无移位
  - 手法压迫止血
- • X 线透视药盒检查
  - ○ 无法抽吸／冲洗药盒时用于评估
  - ○ Huber 穿刺针刺入药盒
  - ○ 注入对比剂；X 线透视下监测
  - ○ 获取 DSA 影像
    - 评估导管尖端位置
    - 排除导管周围纤维蛋白鞘／血栓形成
- • 移除药盒
  - ○ 囊袋上做横向切口
    - 可将之前愈合的切口作为目标
    - 切开不宜过深，避免切断药盒导管
    - 钝性分离导管，导管下放置止血钳抬高导管
    - 轻柔分离包绕导管的纤维蛋白鞘
    - 自隧道拔除导管，压迫止血
  - ○ 从囊袋中分离药盒
    - 药盒通常包绕在纤维瘢痕中
    - 切断并去除锚定缝合线（如果存在）
  - □ 用 3-0Vicryl 可吸收缝线缝合两层关闭囊袋
    - 如果移除感染的药盒
      - □ 不关闭囊袋；碘仿填塞
      - □ 2 期愈合

替代操作 / 治疗
- • 外科
  - ○ 锁骨下药盒植入
    - 并发症：动脉误穿（2%），气胸（3.4%）

术 后

应尽事宜
- • 获得术后胸片／X 线透视影像
  - ○ 记录导管位置；排除气胸
- • 卧床休息
  - ○ 胸部药盒：观察 1 小时；床头升高 15°
  - ○ 手臂药盒：保持手臂掌心向上 1 小时
  - ○ 腰部药盒：平卧休息 4 小时
- • 观察穿刺部位出血／血肿

规避事项
- • 囊袋过大
  - ○ 药盒可能在大囊袋中翻转／移位

- • 隧道导管走行尖锐成角
  - ○ 如果尖锐成角，导管可扭结／闭塞
- • 锁骨上穿刺点过高
  - ○ 颈部移动时可能导致导管移位
- • 胸壁药盒囊袋过低
  - ○ 如果药盒植入位置接近乳头，由于局部皮肤敏感，患者会感觉不适
  - ○ 肥胖或乳房过大的患者，由仰卧位变为直立位可能导致药盒下移，位于上腔静脉之上的导管相应回撤
- • 肥胖患者创建囊袋过深
  - ○ 触诊／接入药盒困难
- • 在血栓形成部位操纵导管
  - ○ 如果静脉穿刺／推进导丝困难，应注入对比剂观察
- • 导管误入动脉
- • 通过鞘送入导管过程中出现空气栓塞
- • 导管损坏
  - ○ 静脉切口关闭过程中，缝合针可能误穿导管
    - 生理盐水／对比剂冲洗药盒
      - □ 关闭囊袋前应排除导管损伤

结 果

并发症
- • 即刻／围手术期并发症
  - ○ 血肿：最常见
  - ○ 动脉误穿
  - ○ 气胸（<1%）
  - ○ 空气栓塞（<1%）
  - ○ 需要麻醉的囊袋／静脉切口疼痛
  - ○ 通路或靶静脉损伤
- • 远期并发症
  - ○ 药盒囊袋感染：总体发生率 3%～7%
    - 手臂药盒（感染发生率 9.9%）
  - ○ 导管相关败血症
  - ○ 深静脉血栓形成（DVT）：总体发生率 5%～7%
    - 锁骨下静脉药盒（发生率 9.9%）
    - 颈内静脉药盒（发生率 2.0%）
    - 手臂药盒（发生率 4.5%～11.4%）
  - ○ 伤口缺损／皮肤坏死，药盒暴露
    - 最常见于瘦的／极瘦弱的患者
  - ○ 纤维蛋白鞘／血栓导致的导管失功 2°
    - 无法冲洗／抽吸
  - ○ 导管移位
    - 可能导致药盒失功
  - ○ 导管破裂或断开

导管药盒特异性并发症的治疗
- • 药盒囊袋感染
  - ○ 通常需要移除导管药盒
  - ○ 感染解除后可植入新的导管药盒
- • 导管相关败血症
  - ○ 如果抗生素治疗>48 小时仍证实存在菌血症，需

要移除导管药盒
- 深静脉血栓形成：全身抗凝治疗
  ○ 如深静脉血栓形成向中心静脉蔓延，移除导管药盒
- 伤口裂开／皮肤坏死，药盒暴露

○ 通常需要移除药盒
- 导管失功
  ○ X 线摄片确定导管位置，X 线透视及对比剂注射数字减影评估导管完整性

胸部药盒植入，操作步骤（最初的静脉穿刺）

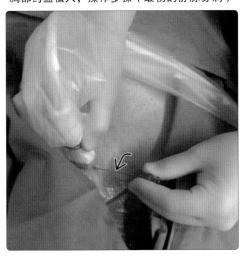

胸部药盒植入，操作步骤（微穿刺过渡扩张器）

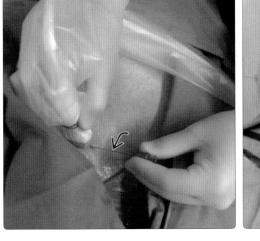

（左图）确认血管通畅后，超声引导下应用 21G 微穿针➡完成颈内静脉穿刺。穿刺针路径显示穿刺针平行于超声探头，从侧面静脉刺入。0.018 英寸导丝经微穿针尾送入，在 X 线透视引导下送入颈内静脉。（右图）随后拔出微穿针➡，沿微导丝交换 5Fr 微穿过渡扩张器

胸部药盒植入，操作步骤（创建皮下囊袋）

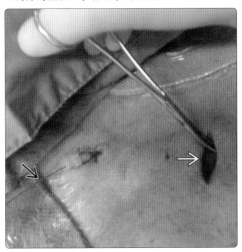

胸部药盒植入，操作步骤（皮下隧道）

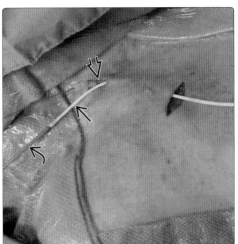
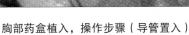

（左图）X 线透视下以 0.035 英寸导丝➡交换微导丝。随后在锁骨下 2~3 指处的前胸壁创建一长度足够容纳药盒的切口➡。用止血钳钝性分离，创建一个足够容纳药盒的囊袋。（右图）导管➡与隧道装置末端➡连接，自囊袋经皮下穿过，于静脉切口部位穿出➡

胸部药盒植入，操作步骤（剥开引导鞘）

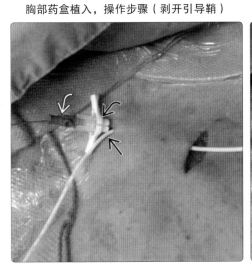

胸部药盒植入，操作步骤（导管置入）

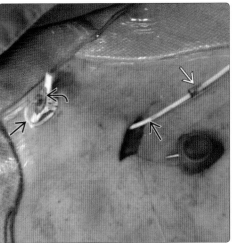

（左图）将过渡扩张器换为可撕脱鞘➡和扩张器➡，在 X 线透视引导下推进至上腔静脉。导管➡应紧邻可撕脱鞘，二者之间无皮肤干扰。（右图）移除扩张器和导丝，如果鞘管尾端没有止血瓣膜（防止空气栓塞），则需用手封闭鞘管尾端➡。通过鞘将导管➡引入心房。劈开并剥去鞘，把导管和连接环➡留在合适的位置

- 确保穿刺针位于药盒内
- 导管位置不良
  - 尝试 X 线透视下重新定位
  - 如果失败，可移除药盒后植入新药盒
- 导管破裂或断开
  - 移除药盒后植入新药盒
- 纤维蛋白鞘／血栓导致导管故障 2°
  - 通过药盒注入对比剂，DSA 造影确认

（左图）推进导管尖端至腔静脉心房交界处，修剪导管（用手指握紧导管）。用连接器将导管与药盒导管接口连接➡。将药盒植入皮下囊袋。将缝合药盒与囊袋的 Vicryl 可吸收缝线↗收紧。（右图）囊袋通常是 2 层封闭。4-6 可吸收的（3-0）缝线间断缝合较深的皮下组织。可吸收缝线连续表皮下缝合，或简单地应用"组织胶"和免缝胶布关闭皮肤➡

胸部药盒植入，操作步骤（导管／药盒连接）

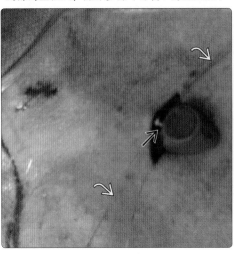

胸部药盒植入，操作步骤（缝合皮下囊袋）

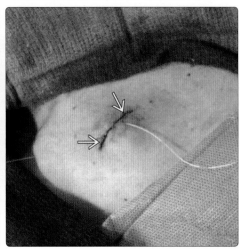

（左图）药盒植入后，应摄片确认药盒位置并排除并发症。不同体位，导管尖端位置➡可发生较大变化。（右图）同一患者直立所见。当患者站立时，药盒下移，导管尖端➡上移，此类情况在肥胖或胸部较大的妇女尤其明显。可以通过上移药盒位置，使其靠近锁骨来减少这种移动

导管尖端位置（患者仰卧位）

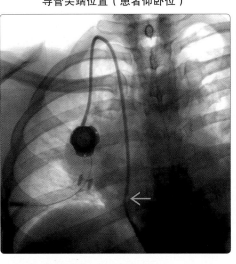

导管尖端位置（患者立位）

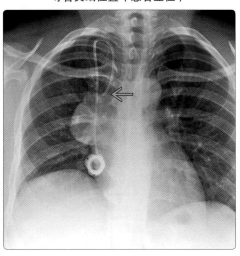

（左图）一位接受长期抗凝治疗的患者药盒囊袋➡上方可见广泛瘀斑，沿皮下导管隧道➡延伸。这种可缓解的血肿是药盒插入相关的最常见的并发症。（右图）胸部药盒植入 1 个月后，药盒➡上方被覆的皮肤发生侵蚀。药盒植入前后 2 周内应用抗血管生成药物如贝伐单抗会增加发生此类并发症的风险

胸部药盒并发症（血肿）

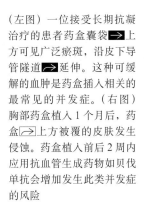

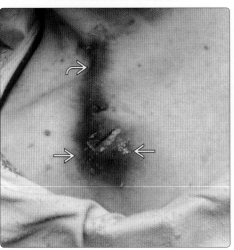

胸部药盒并发症（药盒侵透皮肤）

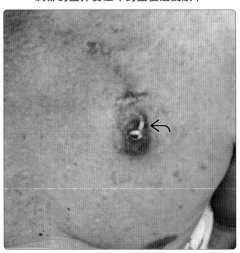

- 注入组织纤溶酶原激活剂：2mg 注入药盒；30
  分钟后抽吸
- 经股静脉途径剥离纤维蛋白鞘

预期结果

- 药盒成功植入后可立即使用
  - 技术成功（100%）
- 术中并发症（5%）
- 长期并发症（8.7%）

胸部药盒并发症（颈内静脉高位穿刺）

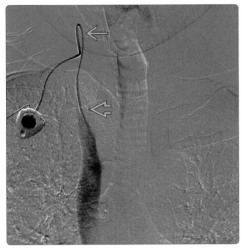

导管药盒异位（初始位置）

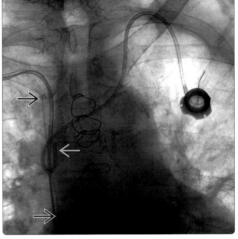

（左图）在颈部高位穿刺颈内静脉可能不是问题，但也可能导致导管折曲➡️或导管在颈内静脉翻转，需要加以修正。这个病例中导管尖端退回至颈内静脉/头臂静脉交界处➡️。（右图）一个失功的颈内静脉药盒，导管位置异常，尖端向上➡️。经股静脉插入 RIM 导管，将导管下拉复位➡️

药盒导管位置异常（可偏转导丝）

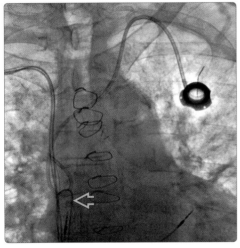

药盒导管尖端位置异常（最终的位置）

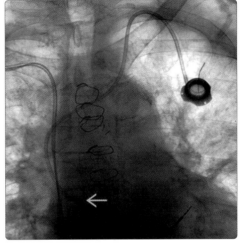

（左图）RIM 导管的力量不足以修正导管位置，应用可偏转导丝➡️勾取导管并将其拖拽至合适位置。（右图）药盒导管的最终位置位于右心房内是可接受的➡️。不需要更换左侧颈内静脉药盒

纤维蛋白鞘引起药盒失功（诊断性药盒评估）

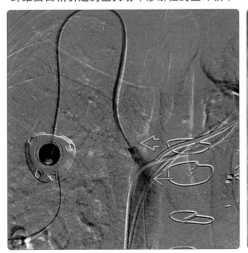

纤维蛋白鞘引起药盒失功（纤维蛋白鞘剥离）

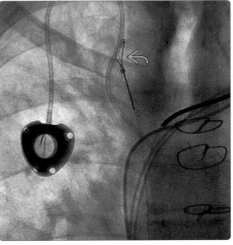

（左图）此患者的药盒冲洗正常，但无法抽吸，这种典型的表现提示纤维蛋白鞘形成。经药盒注射对比剂，DSA 显示导管尖端无对比剂➡️，反而在纤维蛋白鞘➡️上缘可见对比剂。（右图）对纤维蛋白鞘有多种治疗选择。可以用组织型纤溶酶原激活剂封闭药盒，通过新的颈内静脉通路更换药盒，或应用圈套器➡️剥离导管上的纤维蛋白鞘

血管外药盒植入（诊断性评估）

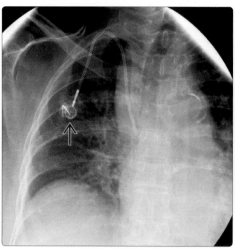

血管外药盒植入（可能的导管异位）

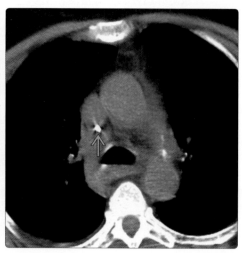

（左图）76岁老年男性，主诉经近期植入的药盒注射时疼痛。X线透视影像证实Huber针正确刺入药盒储存器内➡️。导管在这个角度显示位置良好。（右图）拍摄胸部CT用以评估药盒和导管位置，并观察潜在的血管问题。在评估时，无法确定导管➡️是位于血管内还是位于上腔静脉后方

血管外药盒植入（诊断性对比增强CT）

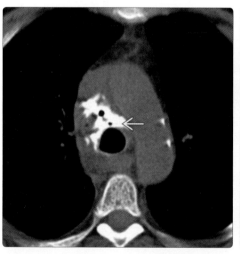

血管外药盒植入（造影透视）

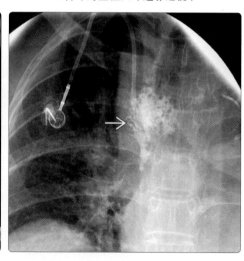

（左图）经药盒缓慢注入对比剂后反复进行CT成像显示造影剂填充纵隔➡️。毫无疑问，药盒植入位置异常。（右图）患者被安置在X线透视操作台上，准备移除药盒。X线透视可见对比剂淤积于纵隔内➡️。最终，发现导管先进入颈内静脉后又穿出血管腔，向下横行至血管外的纵隔内

手臂药盒植入，操作步骤（静脉穿刺）

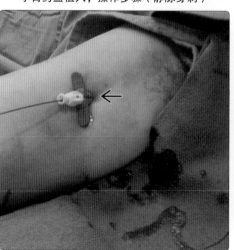

手臂药盒植入，操作步骤（创建皮下囊袋）

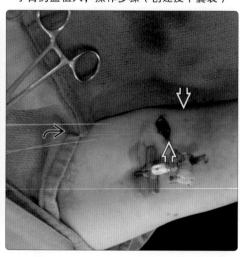

（左图）超声引导下应用微穿套装穿刺臂静脉，交换0.035英寸导丝，沿导丝以可撕脱鞘扩张穿刺通路至6Fr➡️。（右图）在穿刺点内侧做皮层下切口，于肱二头肌➡️以上水平钝性分离至肌肉筋膜层面，创建药盒囊袋。用2根（可选的）3-0可吸收缝线固定药盒储存器➡️

手臂药盒植入，操作步骤
（导管穿越皮下隧道及连接）

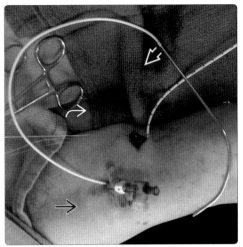

手臂药盒植入，操作步骤（透视影像）

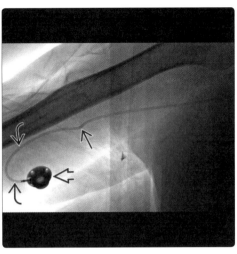

（左图）导管自药盒囊袋➡经过皮下隧道到达静脉切口部位➡。将导管与隧道器分离，经可撕脱鞘推进导管至右心房。修剪导管并将其与药盒连接，封闭囊袋➡。（右图）植入后X线透视点片显示药盒➡导管连接口朝下。导管在到达静脉切口部位➡前的皮下隧道内曲度平缓➡

腰部药盒植入，操作步骤（下腔静脉造影）

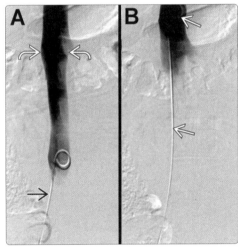

腰部药盒植入，操作步骤（插入导管）

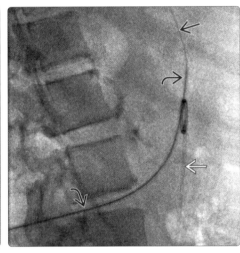

（左图）（A）经股静脉穿刺，猪尾导管➡置于下腔静脉下部行静脉造影，可见肾静脉➡。（B）导管➡推进至肾静脉水平，在腹股沟固定。（右图）患者取俯卧位，右侧背部及侧腹部消毒铺巾。将猪尾导管➡作为目标，套管针经软组织斜行穿刺下腔静脉。导丝➡及Neff鞘➡插入下腔静脉

腰部药盒植入（最终的导管位置）

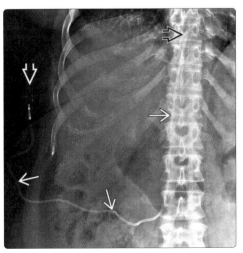

腰部药盒植入（局部下腔静脉血栓形成）

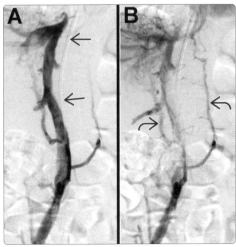

（左图）于可提供潜在支撑的下位肋骨或髂嵴之上创建皮下囊袋。导管➡自药盒囊袋经过皮下隧道到达穿刺鞘，进入下腔静脉，导管尖端位于腔静脉心房交界处➡，导管尾端与药盒➡连接。（右图）失功的腰部药盒，腔静脉造影显示（A）导管的上部周围的下腔静脉狭窄并血栓形成➡。（B）延迟影像显示静脉侧支➡。全身抗凝或许有助于恢复药盒功能

关键点

术语

- 原发性锁骨下静脉－腋静脉血栓形成（ASVT）
  - Paget-Schrötter 综合征，静脉血栓形成，静脉型胸廓出口综合征
  - 与机械性静脉压迫有关
- 继发性 ASVT
  - 比原发性更常见
  - 放置中心静脉导管／起搏器是主要原因
- SVC 闭塞
  - 恶性肿瘤：肺癌，淋巴瘤，或其他恶性肿瘤
  - 良性疾病：导管的置入，心脏起搏器的植入，接受高流量的透析

介入操作

- 原发性 ASVT
  - 最好由放射科和外科等多学科的医师组成 MDT 负责诊治

- 手术成功的关键是溶栓／血栓切除术
- 在行手术减压之前避免行静脉成形术
- 胸廓出口处禁忌放支架
- 继发性 ASVT
  - 占锁骨下静脉－腋静脉血栓形成的 80%
  - 引起静脉损伤多数是放置导管／起搏器导线引起
- 血管成形术／支架植入术
  - 覆膜支架可以避免肿瘤侵袭
  - 如果涉及头臂静脉可能需要平行植入裸支架
  - 头臂支架通畅率较低
- 上腔静脉阻塞
  - 恶性：威胁生命的阻塞需要急诊血管内支架植入
  - 恶性：肿瘤侵犯需支架植入
  - 良性：12 个月之间行 PTA 或支架植入效果是相当的
  - 良性：支架植入可用于 PTA 治疗后效果欠佳的患者

胸廓出口平面图

（左图）显示了胸廓出口的解剖结构特征。锁骨下静脉➡️在锁骨下动脉➡️前面，前斜角肌➡️和第 1 肋➡️，位于锁骨后方➡️。（右图）DSA 静脉造影显示右锁骨下静脉的充盈缺损➡️并伴有广泛侧支➡️形成。这名年轻的男性患者有急性的手臂肿胀，是典型的静脉胸廓出口综合征

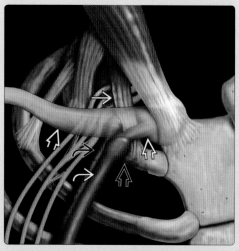

原发 ASVT 静脉血栓形成

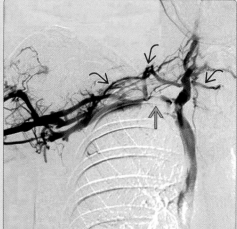

中心静脉闭塞

（左图）这名 77 岁女性需要新的血液透析通道，通过右侧肱静脉➡️长鞘造影获得中心静脉图像。图像显示右侧头臂静脉狭窄➡️和上腔静脉（SVC）➡️闭塞，最终进行了再通和血管成形术。（右图）左上肢静脉造影显示闭塞的与起搏器导线相关的腋静脉➡️和锁骨下静脉➡️

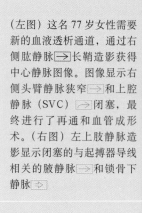

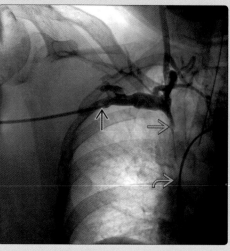

继发性腋锁骨下静脉血栓形成

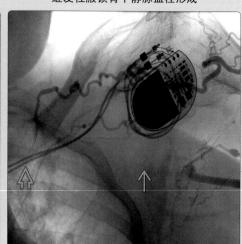

上肢和中心静脉介入

术 语

同义词
- 头臂动静脉 = 无名动静脉
  - 头臂静脉是首选
  - 与无名动脉不同，无名静脉是双侧的

定义
- 锁骨下静脉 - 腋静脉血栓形成（ASVT）
  - 原发性 ASVT
    - 也称 Paget-Schroetter 综合征，促使血栓形成，称为静脉胸廓出口综合征
    - 血栓形成／狭窄／腋下闭塞／锁骨下静脉
    - 常发生在年轻人的重复练习（如游泳、举重）或长时间进行肩外展等运动中
      - 男：女 = 2：1
      - 15～35 岁
      - ＞70% 的患者累及支配上肢
    - 在锁骨连接处，多发生静脉压迫
      - 肥大的／宽的锁骨下或前斜角肌外压静脉
      - 重复创伤导致增厚和纤维化
      - 静脉内膜损伤可促使血栓形成
      - 锁骨和第一肋骨畸形罕见
    - 临床症状／体格检查
      - 突发严重的单侧上肢肿胀引起静脉高压
      - 造成管腔临近闭塞的血栓易引起临床表现
      - 突出静脉臂／肩／胸部患侧发展迅速
      - 急性症状重，如果被忽视／不治疗则出现疼痛和肿胀
      - 症状改善则可恢复活动
      - 肺栓塞发生率 10%
  - 继发性 ASVT
    - 比原发性 ASVT 的更为常见，占所有 ASVT 的 80%
    - 病因与静脉损伤有关系
      - 长期中心静脉导管、心脏起搏器是主要原因（＞60%）；并且发病率是增加的
      - 恶性肿瘤／淋巴结肿大（25%～29%）
      - 创伤／手术
      - 放疗
    - 还可能包括头臂静脉
    - 年龄较大，健康状况较差等人员易受影响
- 上腔静脉梗阻（SVCO）
  - 恶性病因：最常见
    - 占 60%～85%
    - 最常见的病因：支气管癌，小细胞肺癌，淋巴瘤，纵隔转移癌
    - 症状通常比良性梗阻严重
      - 发展迅速
      - 中心性 SVC 多累及右心房，也可能累及奇静脉
  - 良性病因：发病率增加
    - 最常见的病因
      - 慢性／频繁地行中央静脉置管
      - 经静脉留置起搏器
      - 纤维性纵隔炎
  - 上腔静脉综合征（SVC）
    - 临床表现
      - 颈部肿胀（100%），面部水肿（48%～82%），颈静脉怒张（63%），呼吸困难（54%～83%），咳嗽（22%～58%）
      - 不常见表现包括声音嘶哑、头痛、晕厥、头晕、膈神经麻痹、胸痛
    - 4 级威胁生命的 SVC（5% 定义介绍）
      - 明显喉头水肿或脑水肿，或血流动力学的改变
      - 需要急诊血管内支架置入术
      - 如果血管内支架置入术是可行的，放射治疗不是一线治疗方法
    - 如果血栓是病因（28% 定义）：5 天内开始抗凝治疗是一线治疗方法，有效率 88%
    - 如果病因与感染有关：应用抗生素是一线治疗方法

解剖学
- 相关静脉解剖
  - 上肢深静脉
    - 头臂静脉（通常成对），腋下静脉，锁骨下静脉
  - 上肢静脉
    - 头静脉、贵要静脉、肘正中静脉
      - 贵要静脉主要汇入肱静脉
      - 肱静脉终止于腋静脉
    - 腋静脉开始在大圆肌的周边通过
      - 在第一肋外缘成为锁骨下静脉
  - 纵隔静脉
    - 由锁骨下静脉／颈内静脉连接形成头臂静脉
    - 头臂静脉汇合形成了 SVC
      - SVC 在胸骨柄后面／胸骨右侧
    - 慢性阻塞性闭塞症侧支引流
      - 奇静脉系统；在颈部、胸部都是无名且并行的
- DSA 造影剂量，最大限度地减少使用

术 前

适应证
- 原发性 ASVT
  - 急性肿胀和疼痛，炎性股蓝肿在最极端的情况下
  - 曾患有静脉炎的肢体报道高达 44%
  - 慢性疼痛、感觉丧失、职业伤残
- 继发性 ASVT
  - 是梗阻的症状
  - 需要降低血液透析的流量参数
- SVCO

- 多为良性症状或伴有恶性的阻塞
- 血液透析大多可以恢复中央静脉通畅

禁忌证

- 严重心力衰竭：上肢静脉再灌注可能引起肺水肿
- 菌血症／败血症：不应置入覆膜支架
- 溶栓剂所涉及的危险因素

术前影像学检查

- 超声
  - 进行初筛／上肢静脉疾病特征
    - 上肢静脉／ASVT
      - 提高准确性
    - 可见血栓或非压缩性静脉血栓的诊断
    - 静脉受压，排除血栓形成
      - 对于正常静脉扩张可能误诊
  - 评估头臂静脉不可靠／SVC
    - 解剖可能阻碍超声"窗"
    - 无正常心房波／呼吸衰竭／血栓形成
      - 低速／单相顺行
    - 颈静脉／锁骨下静脉怒张，提示中心静脉阻塞
- CT 静脉造影（CTV）
  - 建议使用头臂／SVC CTV 的步骤
    - 背负式对比剂注射技术
      - 第一步：100ml 的对比剂 4ml/s 的速度注射
      - 第二步：生理盐水 80ml/20ml 的对比剂以 3ml/s 注射
      - 在 65~90 的延迟期捕获的图像
  - 在静脉延迟期注射造影剂往往会导致静脉增强不均匀
  - 增强 CT/CTV 表现
    - 血栓是低密度的充盈缺损
    - 血栓周围伴有对比剂
      - 血栓周围有轨道征
    - 静脉扩张
    - 下肢深静脉血栓后可变成慢性 DVT
      - 严重静脉狭窄／管腔隐约可见
      - 偏心性线性的充盈缺损
      - 钙化
    - SVC 狭窄／闭塞
      - 提示肿瘤可能存在
      - SVC 消失或缩小
      - 管腔内充盈缺损
      - 突出的奇静脉弓和静脉
- MR 静脉成像（MRV）
  - 用于评价对造影剂敏感的病灶
  - T_1WI：急性血栓显示为高信号
  - T_2WI：高亮的 SSFP 血栓是低信号
    - SSFP 成像提供了动态信息
  - TR-MRA 模仿对比造影，对侧支血流的对比显示清晰

- 改进现有平扫序列
- 结合 CT 来评估 ASVT 并识别机械性静脉阻塞的部位及原因
- 静脉造影
  - 介入治疗的金标准
  - 影像指导介入治疗
  - 如果静脉造影没有静脉狭窄或闭塞，考虑重复静脉造影，考虑功能性梗阻
    - 根据患者的症状，改变造影的位置及动作

注意事项

- 原发 ASVT
  - 最好由放射科医生和外科医生 MDT 诊治
  - 避免静脉缝合术前行手术减压
  - 治疗指南（Exeter 协议）
    - 选择合适的患者（年轻的，肢体不完整，短暂发作，运动员）
    - 血管内溶栓 [0.5~1.0mg tPA]，IV 型肝素和阿司匹林
      - 不行静脉成型术的情况
    - 手术切除和静脉切除术后
    - 术后 3 个月用阿司匹林或华法林
    - 手术后 2~3 周进行静脉造影，4~6 周后恢复活动
- 血液透析患者的中心静脉狭窄
  - 25%~40% 的血液透析患者可能发生
  - 可能表现为高循环率或在血液透析时凝血延长
  - 重复的血管内介入需谨慎
  - 在介入时行血液透析不会互相影响

术前准备

- 核查项目
  - 临床病史和体格检查
    - 临床病史
      - 梗阻的病因（恶性／良性）
      - 既往放疗／化疗／心脏介入病史／起搏器／血液透析通路
      - 介入或手术之前的干预措施
      - 是否有溶栓的禁忌证
    - 体格检查
      - 确定是否是中心静脉阻塞
      - 有无心脏衰竭的临床症状，行超声心动图来测定射血分数
    - 确定现在口服的药物，特别是抗凝剂或抗血小板药物
  - 可行
    - 至少需要讨论及告知的是目标静脉或邻近血管／非血管结构损伤的可能，狭窄／闭塞通过不畅，造影剂肾病、感染、心包和纵隔出血（SVCO）、死亡
  - 过敏
    - 如果有必要需要术前用药

- 止血的风险
  - 诊断性血管造影＝低出血风险
    - 如果口服华法林或有肝脏疾病的患者需要测 INR
    - 血小板、红细胞压积、APTT：不常规推荐检测的
  - 静脉介入＝中度出血风险
    - 推荐测量 INR
    - 如果接受静脉肝素注射的患者建议测量 APTT
    - 血小板、红细胞压积：不是常规推荐测量的，如有患者有症状需要测量
- 实验室检查
  - 电解质、肾小球滤过率（eGFR）需要正常的
    - Cr：EGFR>60
  - 全血细胞计数
    - 血小板计数>50 000/μl
  - 凝血
    - INR≤1.5
    - 正常凝血酶原时间、部分凝血活酶时间
- 术前规划
  - 复习所有相关的可用成像
- 围手术期规划
  - 住院期间制订患者的溶栓治疗计划
  - 慢性肾衰竭患者制订血液透析计划
  - 抗凝管理
- 药物
  - 镇静／镇痛剂
    - 静脉血管成形术可能非常痛苦的
    - 支架置入术也可能引起短暂的暂时性疼痛
    - 对于中心静脉再通术全身麻醉是非常必要的
  - 抗栓药物
    - 在术前需要肝素，2000~5000IV
    - 通过导管留置或在靠近血栓处局部给溶栓药
      - tPA（alteplase 阿替普酶），0.5~1.0mg/h
      - 重组组织型纤溶酶原激活物［（RPA）瑞替普酶；替奈普酶］reteplase；tenecteplase
      - 尿激酶
    - 低分子肝素，术前和术后应用华法林治疗
  - 预防性使用抗生素
    - 操作过程：清洁
    - 可能感染的细菌：金黄色葡萄球菌和表皮葡萄球菌
    - 诊断性血管造影，经皮血管成形术（PTA）建议不要使用抗生素
    - 血管内支架（裸金属支架）植入
      - 常规支架植入不推荐应用抗生素
      - 高风险的患者（在 7 天内重复介入或操作时间延长）可应用抗生素治疗

- 1g 头孢唑啉
- 如果青霉素过敏，可应用万古霉素或克林霉素
  - 包括血液透析通路的支架植入术
    - 抗生素推荐
    - 1g 头孢唑啉
    - 万古霉素或克林霉素
- 设备
  - 建立静脉通路
  - 导丝
    - 0.035 英寸导丝 - 启动机导线
    - 斜或直头亲水导丝
      - 对于血管分叉处的病变
    - 硬导丝（如 Amplatz、罗森、Lunderquist）
      - 为血管成形术或支架置入提供稳定性
  - 导管／血管鞘
    - 连接血管鞘
    - 选择合适的导管
      - 定向导管（例如，kumpe/Berenstein）
    - 冲洗导管
      - 冲洗猪尾管／欧姆尼导管
  - 血管成形球囊（PTA）导管
    - 根据靶目标病灶选择合适的导管长度及直径
    - 通常需要高压球囊
    - 对于顽固的病变需要切割球囊
  - 药物溶栓治疗的机械／设备
    - 血栓抽吸设备（Medrad；Warrendale，PA）
    - Cat 凝血系统（Kensey Nash；Exton，PA）
    - 网格系统（Kensey Nash；Exton，PA）
    - Ekosonic 导管系统（Ekos；Bothell，WA）
  - 支架
    - 自膨支架，覆膜支架，金属裸支架
      - 支架（波科；Natick，MA）
      - GPS 保护装置（Covidien；Mansfield，MA）
    - 自膨支架，覆膜支架
      - 流畅性血管内支架（Bard；Tempe，AZ）
      - 血管内覆膜支架（Gore；Flagstaff，AZ）

介入操作

患者体位／位置
- 最佳操作方法
  - 锁骨下静脉病变
    - 肱静脉入路
      - 可能也需要股动脉入路
  - 头臂静脉病变
    - 肱静脉／腋静脉入路
      - 可能也需要股动脉入路
      - 可能需要双侧腋静脉入路的方法（"牙线"技术）
  - SVC 病变

- 可能需要多条入路的方法
  - 可能包括股静脉／头臂静脉／颈静脉

手术步骤

- 具体程序目标
  - 定位狭窄／闭塞部位，确定获得治疗的最佳入路访问治疗
  - 评估潜在的血栓和需要溶栓部位／是否需要全身抗凝
  - 如果恰当，尽量使血管恢复通畅
- 一般情况
  - 在超声引导下穿刺静脉
  - 选择合适的血管鞘
    - DSA 造影可以使用的血管鞘
      - DSA 造影可以使用的合适的导管
  - 应用合适的导管有助于诊断
  - 选择适合靶目标病灶血管的导管
  - 把导管插入邻近狭窄／血栓形成的位置
    - 获取 DSA 图像；确定狭窄／闭塞的血管解剖结构
      - 血管解剖决定 PTA 与溶栓治疗方案
      - 长的血栓需要溶栓
  - 推进导丝穿过狭窄／血栓形成
    - 亲水导丝可以最好的通过病变部位
    - 一旦导丝通过病变的中心则交换坚硬的非亲水导丝（例如 Amplatz）
  - 进行血管成形术和（或）溶栓治疗
- 腋下 - 锁骨下静脉狭窄／血栓形成（保守治疗）
  - 如果考虑血栓与导管相关，考虑拔出导管
    - 必须考虑置入导管的医疗需求
      - 如果没有其他的入路可供选择，则不能轻易拔除导管
    - 抗凝治疗可迅速缓解症状
      - 保留 ± 拔除导管
      - 减少异位栓塞，有利于血管的通畅
      - 经典的抗凝过程是 6 个月
- 腋下锁骨下静脉狭窄／血栓形成（介入管理）
  - 血管成形术
    - 明确闭塞／狭窄的节段
      - 可能需要高压球囊
      - 不推荐在原发性 ASVT 手术之前使用
    - 胸廓出口处通畅需要使用支架
      - 因相邻的肌肉骨骼结构的压缩支架断裂率较高
      - 远期血管通畅率较低
      - 如果有必要，考虑置入覆膜支架；不能覆盖静脉出入口
  - 导管内溶栓（CDT）
    - 可能需要长时间的遮挡
      - 对急性血栓形成有效
    - 优于 CDT 的机械溶栓
      - 减少血栓负荷

- 使用 CDT 溶解残留的血栓
- 也可以使用 CDT 单独治疗
- 使用多孔 /Ekos 输液导管
  - 应用最大溶栓药物浓度溶解，需要用导管穿过血栓；
  - 血栓的长度需要与插入导管的长度配比
- 可给的溶栓药
- 持续数小时的灌注治疗
  - 经典的灌注：TPA 0.5~1.0mg/h
- 根据纤维蛋白原时间行再次静脉造影来评估血栓的进展
- 再行 CDT 后可能需要其他的干预措施
  - 血管成型术／取栓术
- 机械溶栓／药物溶栓
  - 对长时间血栓有用
    - 对慢性的血管闭塞／血栓形成也是有效
  - 与 CDT 相比处理时间短暂
    - 治疗时间为 60~90 分钟
    - 可能需要多个设备
  - 有效减少血栓负荷
    - 对压缩血栓有用
    - 如果有必要可以联合 CDT
  - 多种设备可以选择（例如 AngioJet、Cleaner）
- 手术
  - 第一肋骨切除对原发 ASVT 的溶栓／取栓成功是非常必要的
    - 必须减轻静脉压迫
    - 显著提高远期通畅率
    - 如果有必要切除肋骨后可放置支架
    - 也可以进行静脉补片成形术
  - 溶栓、取栓术后肋骨切除的延迟可导致静脉再闭塞
  - 一些研究表明手术切除前溶栓是不必要的，只提推荐凝治疗
- SVC 狭窄／闭塞
  - 在颈／上肢（上肢）和股骨（下肢）交叉处病变需要处理
  - 广泛 SVC 血栓形成需要溶栓
    - CDT 优于机械溶栓
  - 恶性 SVCO
    - 一线治疗支架置入，优于单独应用 PTA
    - 需要大直径的支架（如 Wallstent）
    - 覆膜支架可阻止肿瘤侵入
      - 不能覆盖静脉分叉处
      - 覆膜支架的直径对治疗 SVC 可能是不够的
  - 全国肾脏基金会肾脏疾病预后质量倡议对血液透析并发良性 SVCO 的治疗指南
    - 行 PTA 后狭窄段即刻会使放置的支架萎缩
    - 行 PTA 后放置的支架治疗后会有 30% 残余狭窄

- 行 PTA 并在病变处放置支架后 3 个月内病变可能复发
  - 如果涉及头臂静脉闭塞
    - 可能需要行覆膜支架
      - 头臂静脉延伸为 SVC
      - 头臂静脉支架通畅率较差
- 中心静脉闭塞血管再通的技术进展
  - 确保每个患者接受适当的培训和训练，以及风险／获益
  - 复习所有的影像
    - 了解靶静脉闭塞的通路
    - 相邻解剖结构及血管的位置关系
    - 闭塞静脉与上腔静脉的位置关系
  - 对于 1~2cm 的梗阻准备硬鞘(7~8Fr, 不透 X 线的)
  - 准备 3~5Fr 导管（例如 Quick-Cross, Spectranetics；Colorado Springs, CO）
  - 轻轻注入造影剂多次透视确定血管走行
  - 在梗阻点远端放置血管圈套器作为目标并捕捉导丝
  - 通过 1~2cm 梗阻段
    - 交换亲水导丝（Glidewire, Roadrunner, Advantage）
    - 交替亲水或非亲水性的硬导丝（Amplatz）
    - 交替使用亲水性／诊断性直角／成角导管
    - 使用导丝及导管通过 3~5Fr 导管
    - 不断推进已经通过阻塞部分的导丝
    - 可以使用肝内门体分流术（TIPS）针，或类似型号的针通过梗阻处
    - 考虑热消融导管治疗 (Baylis Medical Company Inc.；Montreal, Canada)
  - 注入造影剂再进 1~2cm，以确保在管腔内的位置准确

替代操作／治疗
- 外科
  - 静脉旁路／静脉转位
- 其他
  - SVCO（恶性）
    - 外照射和（或）化疗

术 后

应尽事宜
- 如果是 CDT 治疗
  - 监测纤维蛋白原的水平
    - 应保持在 100mg/dl 以上
      - 低水平增加出血并发症的发生率
    - 如果纤维蛋白原水平<100mg/dl
      - 减少溶栓药物剂量／停止输液
- 术后 3~6 个月服用华法林抗凝
  - 在 ASVT 后应用
  - 行 SVC 支架后应用意义不大

结 果

并发症
- 最严重的并发症
  - 与溶栓相关的并发症
    - 出血性并发症（发生率 0%~17%）
      - 颅内／腹膜后／出血
  - 肺部感染（<1%）
  - 静脉穿孔
    - SVC 血管成形术后出现的并发症
      - 如果 SVC 破裂，可能出现心包压塞
  - SVC 支架移位／栓塞心脏
- 即刻／围手术期并发症
  - 静脉通路的并发症
    - 出血／血肿／神经损伤
  - SVC 支架的急性血栓形成
- 远期并发症
  - SVC 支架闭塞
    - 内膜增生（良性疾病）
    - 肿瘤向内生长（非覆盖＞覆盖）
  - 裸金属支架与新生内膜增生，与骨折、移行、缩短有关

预期结果
- ASVT
  - 最初溶栓治疗成功率高
- 恶性 SVC 阻塞
  - 在达到 68%~100% 通畅时症状缓解
    - 立即抢救可成功
- 良性 SVC 阻塞
  - 重复干预对维持通畅是必要的
  - 在 12 个月内单独行 PTA 支架是比较通畅的
    - 1 项研究发现单纯 PTA 治疗的通畅性与行内支架优越，但再通畅性更相似
  - 放置支架可能有益于 PTA 抵抗性病变
  - 用于治疗 SVC 梗阻的支架通畅率
    - 最初的通畅率
      - 6 个月：46%~84%
      - 12 个月：20%~56%
    - 次要通路
      - 6 个月：76%~97%
      - 12 个月：20%~56%
    - 镍钛记忆合金支架比钢支架具有更高的主要通畅性
    - 支架移植物可以减少再狭窄率并获得中期疗效
      - 12 个月时的初始通畅率为 39%~100%
      - 9~12 个月的通畅率 80%~100%
      - 侧支静脉阻塞风险率
    - 很难与使用不同结构和材料的支架进行比较研究

（左图）左上肢 DSA 静脉造影显示腔内血栓➡闭塞腋静脉和锁骨下静脉，侧支静脉➡绕过闭塞段。头静脉➡和颈内静脉➡保持通畅。（右图）导管引导溶栓治疗（CDT）通过位于腋窝和锁骨下静脉➡内的导管进行，在 2 个显影标记➡之间注入组织纤溶酶原激活剂（tPA）

原发性腋静脉和锁骨下静脉血栓形成
（诊断性静脉造影）

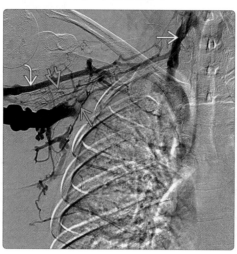

原发性腋静脉和锁骨下静脉血栓形成
（导管定向溶栓）

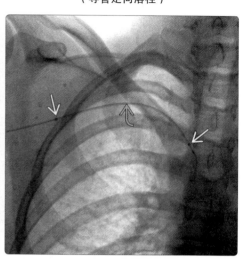

（左图）在血栓溶解前行 CDT。随后的右上肢和中心静脉 DSA 静脉造影显示锁骨下静脉口存在重度狭窄➡。（右图）在狭窄段行经皮血管成形术（PTA）➡而不是手术治疗（推荐的治疗），无需手术干预

原发性腋静脉和锁骨下静脉血栓形成
（潜在的静脉狭窄）

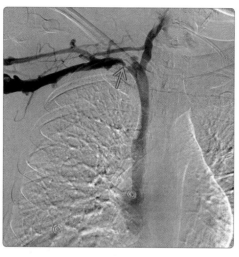

原发性腋静脉和锁骨下静脉血栓形成
（血管成形术）

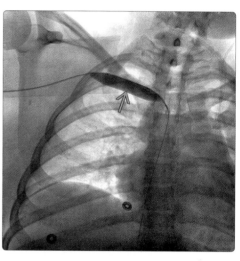

（左图）PTA 后，狭窄症状缓解，并伴有手臂中度➡外展。（右图）手臂的过度外展可显露锁骨下静脉口，持续性主要与锁骨下静脉➡血栓形成一致，即在这个时候没有解决，因持续的外源性压迫可能导致反复血栓形成

原发性腋静脉和锁骨下静脉血栓形成
（狭窄明显缓解）

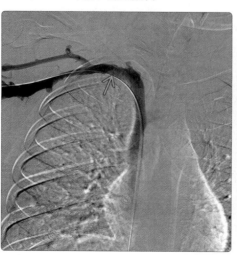

原发性腋静脉和锁骨下静脉血栓形成
（外部压迫仍然存在）

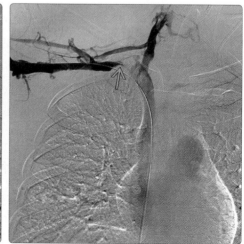

原发性腋静脉和锁骨下静脉血栓形成
（诊断性静脉造影）

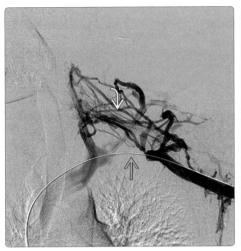

原发性腋静脉和锁骨下静脉血栓形成
（溶栓及切除术后）

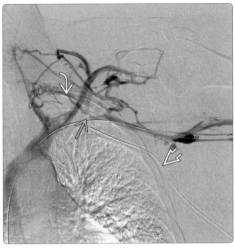

（左图）一个 18 岁游泳者，急性手臂肿胀，DSA 静脉造影显示：由于斜角肌肥大导致锁骨下静脉⇨外压性完全闭塞。在闭塞静脉➡周围形成多条侧支从而保持良好的静脉回流。（右图）在第一肋骨手术切除后进行血管内溶栓，多次静脉造影显示残余锁骨下静脉⇨狭窄，侧支静脉充盈➡。手术后皮下引流⇨

原发性腋静脉和锁骨下静脉血栓形成
（血管成形术）

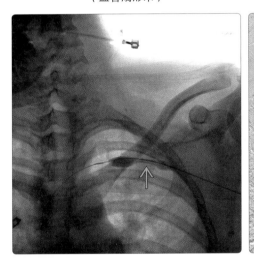

原发性腋静脉和锁骨下静脉血栓形成
（狭窄缓解）

（左图）在手术切除肥厚的中间斜角肌后 2 周进行PTA。血管成形术中气囊⇨的腰部提示血管的基础狭窄。（右图）溶栓，手术减压和 PTA 后，ASVT 已经解决了➡。最终 DSA 静脉造影提示图中的血管现在具有正常口径，并且在手臂外展和内收时都未受压

原发性腋静脉和锁骨下静脉血栓形成
（诊断性静脉造影）

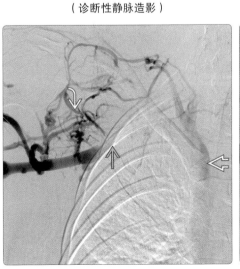

原发性腋静脉和锁骨下静脉血栓形成
（狭窄缓解）

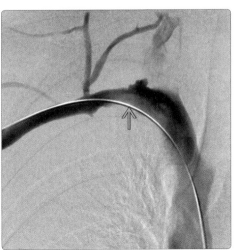

（左图）一位 23 岁的棒球投手，DSA 静脉造影显示腋静脉闭塞⇨和侧支静脉充盈➡。头臂静脉⇨通畅。（右图）手术减压和 PTA 溶栓治疗后 DSA 静脉造影显示没有残留的锁骨下静脉⇨狭窄或血流受限

（左图）矢状面彩色多普勒超声显示腋静脉➡通畅，头静脉➡远端的锁骨下静脉无血流➡。后一静脉显示如颜色所示的血液逆流。符合右锁骨下静脉血栓栓塞。（右图）右侧颈内静脉矢状面彩色多普勒超声显示彩色静脉血流➡。多普勒波形分析显示正常心房波形和呼吸相位，表明SVC➡通畅

原发性腋静脉和锁骨下静脉血栓形成
（超声评估／诊断）

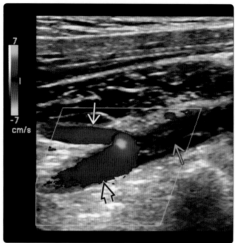

原发性腋静脉和锁骨下静脉血栓形成
（超声评估／诊断）

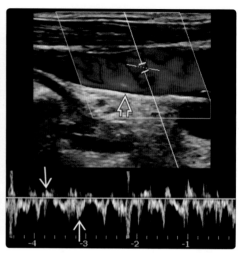

（左图）双臂抬高时获取的冠状MRV显示：右锁骨下静脉➡局部管腔狭窄，无血栓形成。狭窄静脉➡局部可见侧支静脉。（右图）不同患者的冠状MRV显示右锁骨下静脉➡血栓形成，存在明显的静脉侧支➡。急性血栓形成引起的手臂疼痛和肿胀通常会随着静脉侧支迅速发展而改善

原发性腋静脉和锁骨下静脉血栓形成
（MRV评估／诊断）

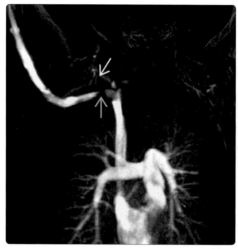

原发性腋静脉和锁骨下静脉血栓形成
（MRV评估／诊断）

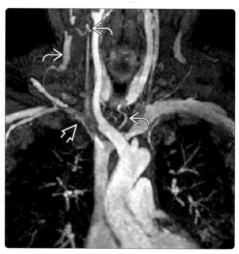

（左图）右臂肿胀患者，静脉造影显示锁骨下静脉➡内急性血栓形成，延伸至腋静脉➡。这是血液透析留置导管导致的医源性血栓➡，即继发性ASVT。（右图）另一位患者，右臂肿胀情况与前一患者类似。右侧头臂静脉➡狭窄与血液透析导管有关。经头臂静脉➡平行于透析导管引入球囊对狭窄段行血管成形。右臂肿胀缓解

继发性腋静脉和锁骨下静脉血栓形成
（诊断性静脉造影）

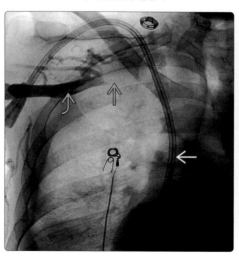

继发性腋静脉和锁骨下静脉血栓形成
（血管成形术）

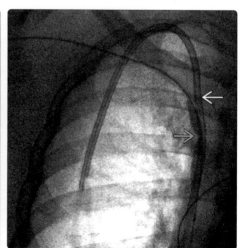

复发性锁骨下静脉狭窄
（支架内再狭窄）

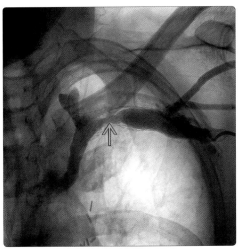

复发性锁骨下静脉狭窄
（血管成形术后狭窄解除）

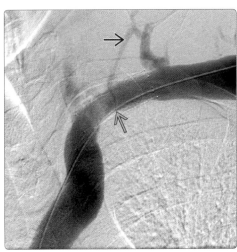

（左图）由于血液透析留置导管导致的继发性 ASVT，锁骨下静脉支架植入。支架内再狭窄通常发生于肋锁关节➡️处。（右图）PTA 后，狭窄解除，锁骨下静脉➡️血流恢复。可见充盈的侧支静脉➡️减少

头臂静脉闭塞（诊断性静脉造影）

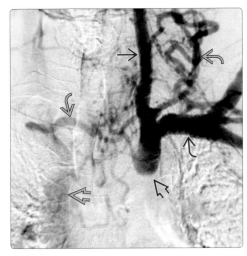

头臂静脉闭塞（闭塞开通）

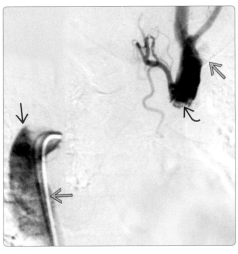

（左图）既往多次行中心静脉导管血液透析患者的 DSA 静脉造影显示左头臂静脉闭塞➡️伴颈内静脉➡️和锁骨下静脉➡️扩张。可见多发的静脉侧支➡️，其中一些汇入隐约可见的 SVC➡️。（右图）导管➡️进入 SVC➡️和远端左侧头臂静脉➡️。导丝经 SVC 进入左锁骨下静脉并被成功抓取

头臂静脉闭塞（血管内支架植入）

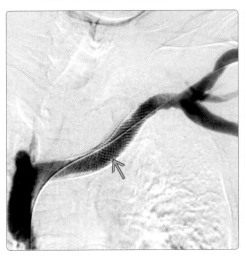

头臂静脉闭塞（支架内再狭窄）

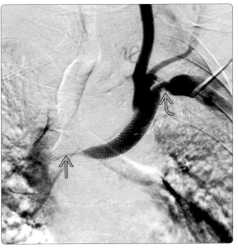

（左图）行锁骨下、头臂静脉 PTA，但仍可见存在明显的残余狭窄。植入一个大直径自膨式 Wallstent 支架➡️，并行支架后扩张。（右图）3 个月后，手臂和面部肿胀复发。再次 DSA 造影显示仅中线侧重度支架内狭窄➡️，支架与锁骨下静脉连接处中度狭窄➡️。这种迟发性并发症常见，可以用血管成形术治疗

（左图）该图显示了面部，颈部，胸部和上肢扩张的侧支静脉，提示中心静脉闭塞。（右图）经颈外静脉 ➡ 和 SVC ➡ 导管鞘注射造影剂行 DSA 静脉造影显示 SVC ➡ 上段完全闭塞。注意右侧头臂静脉 ➡ 内的急性血栓形成

侧支静脉循环图

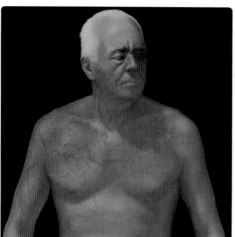

右侧头臂静脉闭塞（诊断性静脉造影）

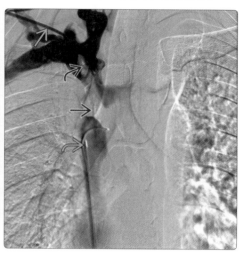

（左图）闭塞的血管阻断了血液透析通路，推进射频导丝和 4Fr 导管 ➡ 通过闭塞段血管，并从上方抓取导丝 ➡。（右图）行闭塞段血管 PTA。再次静脉造影显示无狭窄 ➡ 残留，不需要植入支架

右侧头臂静脉闭塞（再通）

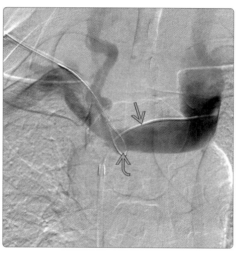

右侧头臂静脉闭塞（血管成形术后）

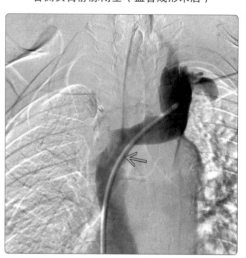

（左图）一例右侧头臂静脉再通的病例显示：射频导丝 ➡ 经导管 ➡ 和鞘管 ➡ 向上穿过血管闭塞处，进入上方的圈套器 ➡，该圈套器经上肢的血管鞘 ➡ 送入。（右图）为确保安全，中心静脉再通过程中应行斜位透视监测。与此前的后前位图像相比，斜位摄片可见器械位置不变

右侧头臂静脉闭塞
（再通过程中后前位摄片）

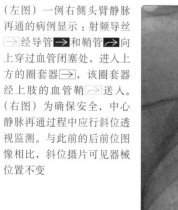
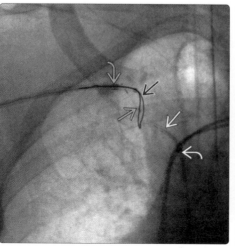

右侧头臂静脉闭塞
（再通期间斜位摄片）

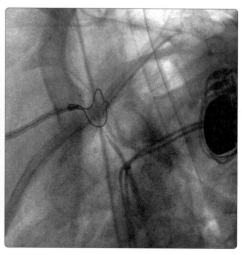

左侧头臂静脉（诊断性静脉造影）

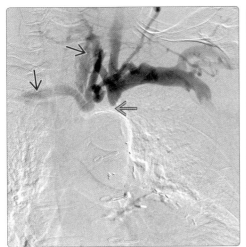

左侧头臂闭静脉塞（支架植入后）

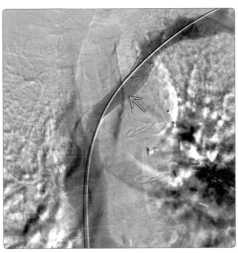

（左图）经左臂血液透析瘘造影发现左侧头臂静脉→闭塞，右侧颈部可见增粗的侧支引流静脉→。（右图）在再通的头臂静脉内植入血管内支架对于保持静脉通畅是必须的。左臂静脉→引流明显改善，侧支不再明显

上 SVC 梗阻（平行支架）

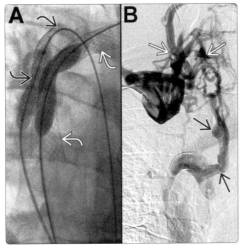

上 SVC 梗阻（平行支架）

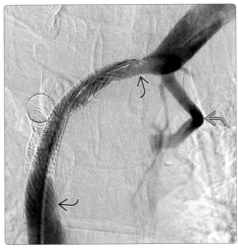

（左图）（A）右侧头臂静脉无法再通。将支架→植入左侧头臂静脉狭窄处，再将平行支架→植入奇静脉以保持静脉引流路径的开放。（B）平行支架术后→DSA显示侧支静脉→向心脏引流。（右图）左侧头臂静脉DSA显示经另一个平行支架→，而不是经侧支静脉引流→

SVC 梗阻（病因为血栓形成）

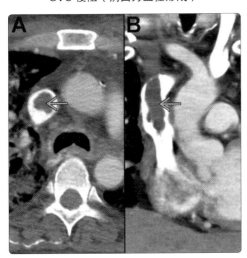

SVC 梗阻（支架植入不成功）

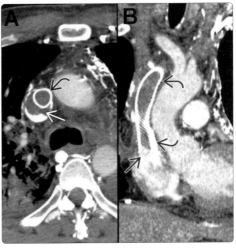

（左图）（A）横断位和（B）冠状增强 CT 重建图像显示 SVC 内大血栓→。患者头部，颈部和双侧上肢肿胀，经4周华法林抗凝治疗症状无明显改善。（右图）（A）和（B）显示从左侧头臂静脉→植入房室交界处的无覆膜 Wallstent 支架→未能撑开血栓→。肿胀症状未能缓解

（左图）图示由肺癌➡侵犯引起的上部 SVC 狭窄，这也是恶性 SVC 梗阻➡最常见的病因。头臂前静脉，锁骨下静脉➡和腋静脉以及颈外静脉➡和颈内静脉➡明显扩张。（右图）右腋静脉血管造影➡显示广泛的肋间➡，颈部➡和胸壁➡侧支静脉形成。SVC 闭塞导致中心静脉回流通过奇静脉➡

SVC 梗阻图片（病因为恶性肿瘤）

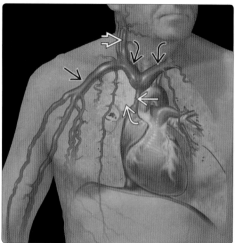

SVC 梗阻（静脉造影表现）

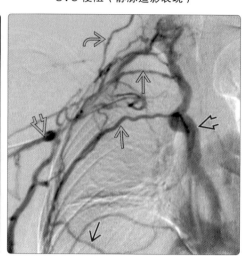

（左图）肺癌患者➡，头颈部肿胀，横断位增强 CT 显示纵隔肿物环绕并压迫 SVC➡。（右图）（A）DSA 图像与横断位增强 CT 图像符合，可见重度不规则恶性狭窄➡，阻塞水平以上静脉扩张➡。（B）植入大直径自膨式 Wallstent➡支架后，狭窄明显改善。患者症状迅速改善

SVC 梗阻（病因为恶性肿瘤）

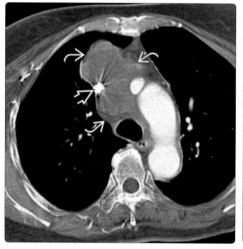

SVC 梗阻（血管内支架植入）

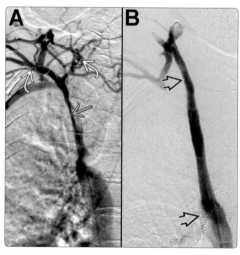

（左图）支架植入 3 个月后，增强 CT 显示（A）肿瘤组织长入支架内➡，几乎完全堵塞支架内腔。这是恶性梗阻支架植入术后的常见情况。（B）支架尾端残余管腔较大➡。（右图）自未注射造影剂的静脉流入的血液可造成类似支架内组织内生或血栓形成的伪影➡。DSA 造影显示：来自锁骨下静脉➡的血流冲刷伪影在行 Valsalva 动作造成颈内静脉流量增加时完全缓解➡

SVC 梗阻（肿瘤侵入支架）

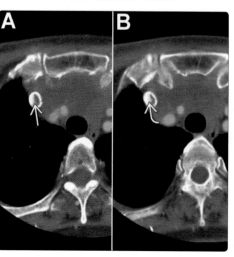

静脉冲刷（伪影）

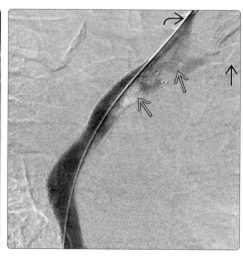

恶性 SVC 狭窄（诊断性静脉造影）

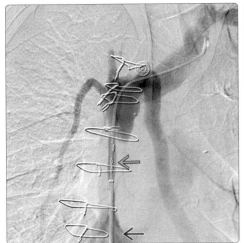

恶性 SVC 狭窄（支架植入后）

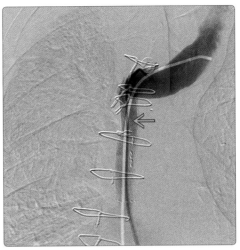

（左图）已知恶性肿瘤包绕 SVC ⇨ 的患者，DSA 静脉造影显示：狭窄向下延伸至右心房 ⇨。这个位置的血管内治疗必须非常谨慎。心包常沿 SVC 向上延伸，SVC 损伤可导致危及生命的心包填塞。（右图）使用保守的 14mm 直径自膨式支架 ⇨ 恢复 SVC 血流，患者的症状迅速解决

恶性 SVC 梗阻

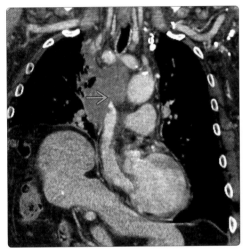

恶性 SVC 梗阻（测量）

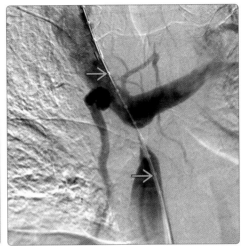

（左图）冠状增强 CT 显示纵隔恶性肿瘤导致 SVC 上部 ⇨ 梗阻。（右图）跨越 SVC 闭塞段，用标记导管行 DSA 静脉造影 ⇨。1cm 的标记可用于计划拟使用的支架直径和长度。通过右侧颈内静脉鞘和导管同时注射对比剂，充盈阻塞两端的静脉管腔

恶性 SVC 梗阻（支架植入后）

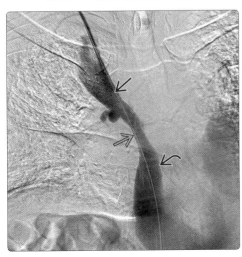

正常双侧中心静脉造影

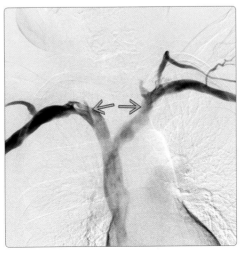

（左图）自膨式支架自右头臂静脉 ⇨ 至 SVC ⇨ 置放，恢复 SVC 梗阻段 ⇨ 的血流。需要考虑的主要因素包括肿瘤内生，覆盖正常血管分叉的风险以及决定是否放置覆膜支架或裸支架的总体预期寿命。（右图）双侧上肢静脉注射造影剂获得的正常中心静脉造影。注意来自颈内静脉 ⇨ 正常的血流冲刷影像

关键点

术语

- 血栓后综合征（PTS）：晚期 DVT 后遗症
  - 来自瓣膜反流和静脉阻塞导致慢性静脉高压
  - 在 2 年内髂股深静脉血栓发生率 20%～40%
- 导管引导溶栓（CDT）和药物机械性溶栓（PMT）
  - 增强的血管内系统性溶栓治疗

介入操作

- 治疗 DVT 的专家建议
  - 最佳处理建议仍然是不完善的
  - 对于功能状态良好，症状急性发作（<14 天），髂股动脉或肺动脉受累，或对肢体运动有威胁的静脉缺血的年轻患者，应考虑采用 CDT/PMT 进行早期血栓清除
  - 对单独的股动脉 DVT 推荐使用无 CDT/PMT 的抗凝治疗

- 绝大多数 DVT 患者应该单独接受全身抗凝治疗
- 围手术期 IVC 过滤器植入
  - 对于急性 DVT 或 PE 抗凝治疗的患者，一般推荐使用 IVC 滤器
    - 当发展到 IVC 或者 DVC 时，或心肺功能明显受限时，可能不适合行 DVT
- 慢性髂静脉阻塞／压迫性病变
  - 建议使用自膨式金属支架来恢复血管通畅／解决狭窄

术后处理

- 全身抗凝（通常 3 个月或延长）
- 不再推荐使用弹力压缩袜

结果

- 适当情况下，DVT 的 CDT/PMT 可能会降低中度至重度 PTS 与常规治疗的风险

IVC 血栓形成

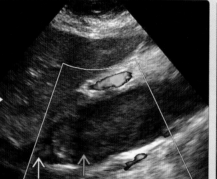

May-Thurner 综合征

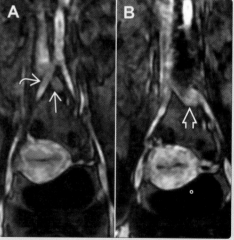

（左图）腹部矢状位超声显示血栓 ➡ 在上腔静脉（IVC）内向上延伸至肝脏 ➡，可见肝转移瘤部分显影。肝内部分的 IVC 血流通畅 ➡。（右图）冠状 MRA 显示（A）右侧髂总动脉 ➡ 在髂静脉 ➡ 汇入 IVC 附近穿过左髂总静脉的前方。（B）左侧髂总 ➡ 静脉受压处近端扩张

IVC 血栓形成（诊断性增强 CT 成像）

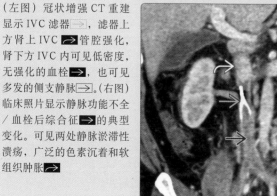

慢性 DVT 晚期后遗症

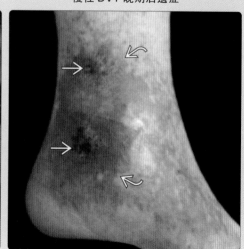

（左图）冠状增强 CT 重建显示 IVC 滤器 ➡，滤器上方肾上 IVC ➡ 管腔强化，肾下方 IVC 内可见低密度、无强化的血栓 ➡，也可见多发的侧支静脉 ➡。（右图）临床照片显示静脉功能不全／血栓后综合征 ➡ 的典型变化。可见两处静脉淤滞性溃疡，广泛的色素沉着和软组织肿胀 ➡

术　语

同义词

- May-Thurner 综合征 = Cockett 综合征，髂静脉或髂腹股沟压迫综合征
- 股静脉 = 股浅静脉

定义

- 静脉血栓栓塞症（VTE）
  - 包括深静脉血栓形成（DVT）和肺部栓塞（PE）
  - 发病率和死亡率的重要来源
  - 每年发生 1：1000 人
- 导管溶栓（CDT）
  - 通过血管内导管将纤维蛋白溶解剂直接输送到血栓中
  - 可以增加纤维蛋白溶解血栓的剂量
  - 通过络脉减少纤维蛋白溶解旁路血栓
  - 可减少总纤溶剂量，及治疗／住院时间
- 慢性静脉功能不全（CVI）
  - 静脉回流和门静脉高压
  - 损伤，静脉瓣无力和静脉梗阻
- DVT：在深静脉（通常是下肢）形成血凝块，常伴有炎症（血栓性静脉炎）
  - 解剖分布
    - 髂股动脉 DVT：包括股静脉和（或）髂总静脉（CFV）
    - 股静脉 DVT：涉及腘静脉，股静脉和（或）股深静脉
    - 小腿 DVT：涉及所有深小静脉
      - 腓前，胫前静脉和（或）胫后静脉
      - 小腿 DVT，不包括腘静脉
  - DVT 症状／影像检查的时间
    - 急性 DVT：持续时间 <14 天
    - 亚急性 DVT：15～28 天
    - 慢性 DVT：持续时间 >28 天
  - DVT 涉及左腿比右腿多 3～5 倍
    - 可能由于 May-Thurner 解剖／综合征
  - 与髂股动脉压迫／闭塞相比，严重的症状比远端 DVT 更加严重
    - 可导致血栓后综合征（PTS）
  - 在美国／每年 >250 000 人住院治疗
  - 危险因素：急性疾病，抗磷脂综合征，癌症，遗传性血栓形成，老年人，长途旅行，重大创伤，肥胖，口服避孕药／激素替代疗法，瘫痪性卒中或固定术，妊娠，早期 VTE，手术，静脉曲张
- PTS：晚期 DVT 后遗症
  - 20%～40% 的首次急性髂股 DVT 在 2 年内可发展为 PTS
    - 5%～10% 发展为严重的 PTS
  - 复发性同侧 DVT 和 2～6X ↑ 风险相关的 PTS 可

发展为慢性静脉高压
  - 由于瓣膜反流和静脉阻塞
    - DVT 后瓣膜损伤导致反流
  - 血栓形成导致静脉回流障碍的 PTS 以 Villalta 分级来评估 PTS 的严重程度
  - 以出现的症状评分 0（无），1（轻度），2（中度），3（严重）
    - <5= 无 PTS，5～14= 轻度／中度 PTS，≥15= 严重的 PTS
  - 患者症状
    - 疼痛（休息或步行时），痉挛，沉重，瘙痒，麻木
  - 临床症状
    - 红肿，色素沉着，皮肤硬结，静脉扩张，胫前水肿
  - 其他迹象／症状
    - 静脉跛行，皮肤脂性皮肤硬化和溃疡，症状以站立后／活动恶化
- May-Thurner 解剖：偶然发现；无症状性的 DVT
  - 由右髂动脉向斜前方压迫左髂静脉
    - 右侧髂动脉压迫静脉从而压迫脊椎
    - 在髂静脉汇合处进入下腔静脉（IVC）
  - 常见
    - 发病率：女性（41%）> 男性（27%）
    - 很少有症状
- May-Thurner 综合征：因出现症状而发现；进行的 DVT
  - 由右髂动脉向斜前方压迫左髂静脉
    - 右侧髂动脉压迫静脉从而压迫脊椎
    - 在髂静脉汇合处发生在 IVC
    - 产生腔内纤维性静脉瘢痕
      - 通过血管内超声（IVUS）检查诊断
      - 由外科医生和病理学家定义，叫作静脉"刺激"
- 股白肿：大面积静脉血栓形成相关的下肢肿胀无发绀
- 股蓝肿：大面积静脉血栓形成相关的下肢肿胀与肢体威胁下肢发绀
- 近端／远端血栓：血管外科协会（SVS）建议使用精确的解剖学术语（例如髂股，腘静脉，小腿）对近端／远端的血栓进行表征
  - 在 IVC 中包含 ± 扩展名

术　前

适应证

- 考虑目标血管的腔内治疗
  - 治疗 VTE 的严重表现
    - 肢体受威胁的急性静脉闭塞（即，静脉曲霉菌）
    - 威胁生命，器官
  - 减少 VTE 的短期影响
    - 目前的抗凝治疗，可使 VTE 进展

- 尽快缓解 DVT 相关的症状
  - 尽量降低与 VTE 相关的长期并发症
    - 降低 PTS（CaVenTtrial）
    - 减少瓣膜损伤及反流和静脉阻塞
- 考虑治疗
  - 低出血风险和正常功能性患者
    - 急性腘 DVT，如果症状严重或抗凝治疗难以进行
    - 急性髂股 DVT
    - 亚急性症状 / 慢性髂股 DVT
    - 急性 / 亚急性 / 慢性 IVC 血栓形成
  - 功能较差，出血风险较低的患者，无论预期寿命如何
    - 症状性急性 / 亚急性 IVC 血栓形成
    - 股蓝肿保肢
  - 考虑保守治疗
    - 无症状 DVT
    - 分离的腘部或小腿的 DVT
- 关于早期血栓的清除及其他因素
  - DVT 的位置（例如，髂股，IVC 的延伸）
  - 急性血栓（例如，症状 <14 天）
  - 患者预期寿命（例如≥1 年）
  - 基本 / 活动
  - 出血风险
  - 术后患者的风险 / 受益 / 替代疗法
- 血管内治疗对 DVT 的治疗仍然存在争议
  - CDT 可能↓ PTS，但无法改善生活质量
  - CDT 可能与输血有关，CDT 相关的出血，PE，IVC 滤器放置
  - ATTRACT（急性静脉血栓形成：辅助导管溶栓治疗）试验即将完成，可能会解决一些关于 CDT/PMT 和 PTS 的争议
- VTE 的主要治疗方法是全身抗凝
  - 防止 PE，血栓扩张，VTE 复发
  - 20%～40% 的患者接受抗凝，治疗进展性 PTS

禁忌证

- 绝对禁忌证
  - 活动性出血 / 不可修复的凝血障碍
  - 出血性 / 近期缺血性中风史
  - 最近的头部创伤 / 颅内手术（<3 个月）
  - 颅内肿瘤
- 主要的相对禁忌证
  - 远期的缺血性卒中（>3 个月）
  - 最近的主要胸 / 腹部手术（≤3 周）
  - 最近的重大创伤（≤4 周）
  - 最近的消化道出血（≤3 个月）
  - 长时间或创伤性心肺复苏（>10 分钟）
  - 不能控制的高血压
- 较小的相对禁忌证
  - 妊娠

- 感染性血栓
- 肾或肝功能不全（出血风险）

术前准备

- 核查项目
  - 临床病史
    - 急性发作史
      - 疼痛，水肿，发绀，跛行
      - 皮肤变化（例如色素过度沉着，皮肤溃疡）
      - 持续时间，开始日期
      - 位置（单侧，双侧），（小腿，大腿，臀部）
    - VTE 风险因素
      - 以前的 VTE
      - 高凝状态（如凝血因子 V Leiden）
    - 目前的药物
      - 抗凝血剂，抗血小板药物
      - 错过剂量，维持剂量
    - PE 的任何症状
      - 呼吸急促，呼吸困难，胸痛，心悸
    - 存在 IVC 滤器
  - 体格检查
    - 生命体征：心率，血压，呼吸频率，氧合度
    - 四肢末梢：水肿，皮肤溃疡 / 色素沉着过度，表浅静脉曲张
  - 过敏反应（例如，肝素，对比剂，镇静剂）
  - 实验室检查
    - 电解质，肾小球滤过率（eGFR）
      - Cr；eGFR>60
    - 全血细胞计数
      - 血小板计数 >50 000/μl
    - 凝血概况
      - 国际标准化比率≤1.5
      - 纤维蛋白原水平
      - 高凝状态评估（急性指标）
    - D- 二聚体（如果存在）
      - 交联纤维蛋白的降解产物
      - 敏感度高（急性血栓形成）
      - 特异性低或中度（恶性病变，感染，妊娠，增加年龄都可升高）
      - 阴性预测值高（极少有阴性结果）
      - 阴性结果有助于排除急性 VTE
  - 术后计划
    - 住院期间可用于潜在 CDT 的监测 [组织纤溶酶原激活剂（tPA）]
      - 在 tPA 监测期间，医院协议通常需要 ICU 或降压单元
    - 抗凝 / 抗血小板管理
      - 启动门诊相关咨询服务
      - 2016 年 CHEST 出版关于监测 tPA 的持续时间和术后处理的指导方针

- 知情同意
  - 静脉造影：导管／导管损伤血管，造影剂可引起的造影剂肾病
  - 血栓溶解：可导致死亡，颅内血肿（卒中），其他部位出血，血肿
  - 静脉阻塞／狭窄：血管再通过程中导致的损伤，血管成形术过程中的疼痛，支架定位不理想
  - 治疗计划
    - 根据现有的临床实践指南讨论现在的临床局限性
    - 讨论手术过程出现的意外（例如，慢性闭塞／血栓，压迫静脉，不确定的静脉狭窄）
- 药物
  - IV 肝素，2000～5000U
  - 血栓溶解剂
    - 可用的各种代理
      - tPA；前列地尔注射液
      - 重组 tPA（rPA；瑞替普酶；替奈普酶）
      - 尿激酶
    - 通过导管置于血栓内，局部使用可以增加剂量
  - 低分子量肝素（LMWH）
    - 华法林可在术前及术后口服治疗
  - 镇静剂／止痛剂：通常使用芬太尼
    - 使用利多卡因后接触不会过度疼痛
    - 穿过静脉阻塞，血管成形术，放置支架可能会非常疼
    - 如果是非急性血栓，过程可能会很长，可能存在静脉阻塞
- 设备
  - 用于静脉通路的微静脉套装
  - 导丝
    - 0.035 英寸启动器导丝
    - 倾斜或直线倾斜的亲水性（例如，Glidewire，Roadrunner）
      - 用于穿越血栓形成的部分
    - 硬导丝（例如 Amplatz，Rosen，Lunderquist）
      - 为血管成形术或支架提供稳定性
  - 导管和鞘
    - 血管通路鞘
      - 通常从 5Fr×11cm 鞘开始使用
      - 可以扩大到 8～10Fr×50cm
    - 选择导管
      - 推动性 5Fr 导管可用于诊断（例如，Kumpe/Berenstein）
      - 亲水性 4～5Fr 导管可穿过慢性阻塞处
    - 冲洗导管
      - 尾部／全面冲洗（1cm 标记可以帮助支架放置之前的测量）
  - 经皮腔内血管成形术（PTA）球囊导管
    - 基于目标病变的直径／长度
    - 通常需要高压气囊
  - 溶栓设备
    - Possis AngioJet（Medrad）
    - ThromCat 系统（KenseyNash）
    - Trellis 系统（Bacchus 导管）
    - EkoSonic 导管系统（Ekos）
    - 机械血栓切除系统（Indigo mechanical thrombectomy system）（Penumbra）
  - 自扩无覆膜支架
    - Wallstent（波科）
    - ProtégéGPS（Covidien）
    - S.M.A.R.T.Control（Cordis）

学会指南
- 胸科医师学会临床实践指南（2016）
  - 深静脉血栓腔内治疗建议
    - 急性下肢近端 DVT：在 CDT 建议全身抗凝治疗
    - 风险与受益 -CDT 在所有急性 DVT 患者其治疗方法不确定；因此对于没有临床症状的静脉性坏疽，抗凝是唯一的选择
    - 对患有 CDT 最有可能受益的患者
      - 髂股 DVT
      - 症状＜14 天
      - 一般状态良好
      - 生存期≥1 年
    - 总体证据等级（2C 级）
  - 下腔静脉滤器植入术
    - 建议对急性 DVT 或 PE 抗凝治疗的患者使用下腔静脉滤器（1B 级）
      - 不适用于重症 PE 患者
  - 不建议使用加压袜（防止 PTS）
    - 从 2012，胸部第 9 版，建议使用压力袜
    - 从 2014 开始引用
- SVS 与美国静脉论坛临床实践指南（2012）
  - 血管内血栓的治疗建议
    - 建议以下尽早行血栓溶栓治疗（2C 级）
      - 首次髂股 DVT，第 1 期
      - 症状＜14 天
      - 生存期长，可运动，全身功能良好
      - 出血风险低
    - 建议由于髂股 DVT 导致的下肢静脉缺血需早期行血栓清除术（1A 级）
    - 单发的下肢 DVT 建议常规抗凝治疗（1C）
  - 建议尽早行早期血栓溶栓的情况
    - 插管技术（CDT 或 PMT）
    - 如果技术可行考虑在 CDT 上行 PMT 治疗
    - 手术静脉血栓溶栓的治疗禁忌
  - 围手术期置入下腔静脉滤器（IVC）
    - 患有 CDT 建议不要使用下腔静脉过滤器

- 考虑下腔静脉滤器的风险 / 获益，当 DVT 进入下腔静脉或有明显的心肺功能受限制时应用
  ○ 辅助使用静脉支架
    - 推荐使用自膨式金属支架治疗慢性股静脉阻塞 / 压缩病变
    - 不建议使用股静脉和腘静脉支架
  ○ 早期血栓切除术作为辅助传统管理
    - 推荐标准疗程术后全身抗凝

介入操作

目标

- 诊断性静脉造影
  ○ 确定 DVT 的解剖范围，包括 IVC 受累情况
  ○ 基于血管造影的表现和临床病史确定是否为急性 / 慢性 DVT
- 急性 / 亚急性 DVT 的溶栓
  ○ 全身性抗凝，CDT 或 PMT
- 治疗下肢的静脉闭塞 / 狭窄
  ○ 考虑用支架治疗髂骨病变；血管成形术治疗腘窝处的病变

患者体位 / 位置

- 理想情况下，通过正向的入路进入导丝 / 导管
- 静脉通路的适当位置取决于所涉及的解剖水平
  ○ 腘静脉 DVT/ 闭塞
    - 腘静脉或小隐静脉通路
  ○ 髂股和腘静脉 DVT/ 闭塞
    - 典型的腘静脉闭塞
  ○ 腘 DVT/ 闭塞
    - 股静脉通路 (双侧入路治疗髂静脉汇合部血栓)
    - 可通过大隐静脉进入
    - 也可根据需要经颈内静脉通路进入

手术步骤

- 经皮穿刺
  ○ 超声引导穿刺
    - 在血栓形成的静脉穿刺针头不回血
    - 可以使用微穿针穿刺
      □ 0.018 英寸导丝不能穿过慢性组织的血栓
      □ 可以考虑使用特殊的导丝 (例如，0.014 英寸硅树脂涂层的 Nitrex，Covidien)
      □ 如果导丝不能穿过可以考虑使用 19G 针 / 0.035 英寸导丝
    - 可放置过渡扩张器 / 硬扩张器
      □ 换 0.018 英寸导丝为 0.035 英寸
- 考虑放置 6～7Fr 长的导管鞘，这将导致 DVT/ 闭塞
  ○ 当通过闭塞处时需要增加的导管 / 导丝支撑性
- 诊断静脉造影 (劣势)
  ○ 通过进入鞘或导管进行 DSA 静脉造影
    - 定义解剖和狭窄 / 闭塞的部位
      □ 获取 DSA 图像；根据多个视图

- □ 屏住呼吸可能有助于 IVC 成像
- □ 静脉侧支可能会绕过阻塞的静脉，导致真实闭塞的血管走行模糊
- □ 通过血流造影实时可视化动态图，来了解病变的血流
  ○ 进展导线超前狭窄 / 血栓形成
    - 亲水导丝适用于穿过病变
    - 多次重复缓慢推进导丝，再推进导管
    - 然后将导管尖端嵌入血栓边缘推进亲水导丝
    - 穿过形成的血栓，要使用造影剂，来确认导管在管腔内的位置
    - 将导丝保持稳定的进入闭塞的 IVC
    - 再次导丝上推进亲水导管
    - 确定 DVT 的上缘边界
      □ 手动注射对比剂确认导管尖端位置
      □ 屏住呼吸使用 DSA 进行下腔静脉造影 (解剖，血栓，IVC 过滤器)
      □ 可以使用导向钢丝 (如 Amplatz，Rosen) 代替亲水导丝进入 IVC
- CDT
  ○ 可以作为单独治疗或继续使用机械溶栓
    - 溶解容易溶解的血栓，然后使用 CDT 溶解残余血栓
  ○ 测量 DVT 的长度
    - 将导管置于血栓的上方，并以导管上的标记置于鞘管处
    - 将导管拉回血栓的下方；将护套上的标记放置在导管上
    - 测量导管标记之间的距离
  ○ 选择导管的多个侧孔
    - 必须穿过整个血栓长度；导管稍长于血栓是可以的
    - 导管的长度不能小于血栓的长度
  ○ 启动 CDT
    - 通常计划 CDT>6 小时，过夜，多天
    - 典型输注：tPA0.5～1.0mg/h
      □ 如果是双侧输液导管需要分开计量
    - 至少每 6 小时监测一次纤维蛋白原水平
      □ 低水平会增加出血并发症的发生率
      □ 如果纤维蛋白原水平 <150mg/dl，则减少 1/2 比率 (剂量) 血栓溶解剂
      □ 如果在 6 小时内纤维蛋白原水平 ↓ >1/2，则再次减少 1/2 溶栓剂的比例
      □ 如果纤维蛋白原水平 <100mg/dl，请停止溶栓，并以相同的速度通过导管，替换为生理盐水
    - 监测 ICU/ 二级病房的患者
    - 每隔一段时间重复静脉造影以评估病情的进展
  ○ CDT

- – 血栓切除术／血管成形术／支架术后需要的其他干预措施
  - ○ 超声 CDT：EKOS EndoWave（EKOS Corp）
    - – 利用超声／辅助 CDT
    - – 超声发出的能量与纤维蛋白溶解剂一起释放到血栓中
    - – 与标准 CDT 相比可减少治疗时间和溶解剂剂量
    - – 开始与 CDT 相同（导管长度，tPA 率，纤维蛋白原 /ICU 监测）
    - – EkoSonic 血管内治疗系统已获得 FDA 批准用于治疗 PE
- PMT
  - ○ 将机械性破裂血凝块与输入性溶栓治疗结合起来
    - – 机械血栓切除术（无 tPA），可清除 26% 血栓
  - ○ 使用 tPA 的 PMT 对于清除血栓凝块非常有效
    - – 对慢性阻塞／血栓形成有效
    - – 可能需要多次使用设备
    - – 可能的治疗时间为 60~90 分钟
    - – PMT 治疗后需要后续 CDT
      - □ 与单独 CDT 比较，总体治疗时间更短
      - □ 由于在 ICU 治疗时间缩短，潜在的节省成本
  - ○ PMT 不会对所涉及的通路产生不利影响
  - ○ 注意：在 PMT 期间确保充分抗凝（IV 肝素）
  - ○ Rheolytic PMT：AngioJet，Medrad，Inc
    - – 通过文丘里真空效应破坏 & 吸取血凝块
    - – ↓ICU／住院；↑血红蛋白尿／肾功能障碍
- 血管成形术
  - ○ 可以使用血管成形气囊浸渍血块
    - – 溶栓前机械破坏
  - ○ 可以进行静脉狭窄段的局部血管成形术
    - – 如果效果不佳，可考虑辅助支架置入
    - – 溶栓后静脉内皮细胞可增加血栓形成
- 支架
  - ○ 主要用于股腘静脉手术
    - – 髂静脉的节段需要大直径（例如，12~16mm）的支架
      - □ 支架通常从骨盆伸入 IVC
      - □ 经常使用自扩张的裸支架
      - □ 随着直径的增加，一些支架的长度显著缩短（例如，Wallstent）
    - – 首先放置直径较小的髂支架
      - □ 用较大的支架居中延伸，在较小的支架内重叠
    - – 将支架锚定在所需的位置支架血管成形术
  - ○ 如果需要，可在髂股动脉段
  - ○ 由于支架材料／设计／结构的进步，支架不断改进（灵活性／更少的金属磨损）
  - ○ May-Thurner 综合征溶栓治疗后大直径自膨式支架治疗效果最佳
- 解剖学
  - ○ 股段：股静脉和（或）腘静脉血栓形成
    - – 易于患者进入腘窝
    - – 进行腘静脉／股骨 /CFV 的 DSA 静脉造影
      - □ 确定血栓形成的程度
    - – 继续进行 PMT 或 CDT 溶栓
      - □ 可以执行静脉狭窄的局灶性 PTA（例如直径 6~8mm）
    - – 如果静脉狭窄在溶栓和 PTA 后持续存在，则可能需要支架置入
  - ○ 股髂静脉节段：股骨／髂静脉血栓形成
    - – 通过腘静脉后行 DSA 检查
      - □ 确定血栓形成的程度
    - – 继续进行 PMT 或 CDT 溶栓
    - – 通过骨盆和盆腔静脉需要保持通畅
      - □ 可能需要 PTA 治疗和支架植入
      - □ 倾向位置可以压缩 CFV 对抗氟代表倾斜体位是 CFV 可被检查床压迫（而不是狭窄）
  - ○ 髂 - 下腔静脉段：髂静脉 /IVC 的血栓形成
    - – 排除作为 May-Thurner 综合征病因
      - □ 右髂动脉可压迫左髂静脉
      - □ 腰椎间盘突出
      - □ IVUS 可能对评估有用；可能识别 Thurner 静脉 "刺"
    - – 如果 May-Thurner 综合征确定
      - □ 溶栓后通常需要维持髂静脉通畅
      - □ 可能需要续接支架从髂静脉延伸到 IVC
      - □ 单侧支架通常应延伸至 IVC
    - – IVC 血栓形成可能与留置 IVC 过滤器有关
      - □ 通过阻塞静脉重新进入领域
      - □ 溶栓后考虑滤器的移除
      - □ 如果是永久滤器，可能需要从髂静脉放置双侧支架；延伸到超过过滤器尖端的 IVC
    - – 血栓形成可能是由于 IVC 闭锁（罕见）
      - □ 如果足够的侧支形成，可能不需要溶栓

替代操作／治疗
- 外科
  - ○ 手术血栓切除术
  - ○ 瓣膜成形术／静脉瓣重建手术
    - – PTS 患者的结果不理想
      - □ 50% 改善临床结果／血流动力学
- 其他
  - ○ 全身抗凝
  - ○ AngioVac 套管和电路（AngioDynamics）
    - – 在长达 6 小时的体外循环过程可清除大块的软血栓（IVC，PE）

术　后

应尽事宜

- 全身抗凝
  - 咨询适当的科室／管理全身抗凝（例如，肺癌、血液科、住院医师、初级保健）
  - 第二天／出院前开始口服全身抗凝药
  - 适当的全身抗凝
    - 近端 DVT，孤立远端 DVT 和 PE
      - 非癌性血栓的抗凝：达比加群，利伐沙班，阿哌沙班，依托沙班＞维生素 K 拮抗剂＞LMWH
      - 癌症相关血栓的抗凝：LMWH＞维生素 K 拮抗剂＞达比加群，利伐沙班，阿哌沙班，依托沙班
  - 持续时间：抗凝治疗 3 个月
    - 由暂时性的危险因素或手术引起的近端 DVT
    - 如果是远端 DVT，需要抗凝
      - 没有严重的症状／危险因素，需持续抗凝，超过 2 周会形成深静脉侧支；如果随访影像学显示 DVT 持续存在，需开始抗凝
      - 存在严重的症状／危险因素，需要抗凝治疗
    - 推荐 3 个月的时间＞延长治疗
  - 持续时间：3 个月与延长时间（无预定停止日期）
    - 由于出血风险，可随时发生 DVT 或 PE
    - 与癌症相关的治疗，依赖于出血风险高低
  - 抗血小板药的作用尚未确定
    - 如果患者拒绝抗凝，在某些情况下推荐使用阿司匹林／氯吡格雷
    - 与动脉疾病相似的治疗方案
      - 氯吡格雷每日 75mg
      - 阿司匹林 81mg 或 325mg 每日
- 不推荐穿弹性压缩长袜
  - SOX 试验（2014）（大型，双盲，随机，多中心）未发现 PTS 发生率变化 ±ECS
  - CHEST，第 10 版不再推荐使用 ECS

结　果

问题

- 独立治疗盆腔静脉狭窄的血管成形术常常无效
  - 静脉支架具有更好的长期通畅性

并发症

- 最严重的并发症
  - 与溶栓相关的并发症
    - 出血性并发症（发生率 0%~17%）

- CaVenT 试验 CDT 组中主要出血 3.2%
  - 颅内／腹膜后／消化道出血
    - 肺栓塞症状（1%）
      - 溶栓治疗大血栓有关 IVC 过滤器放置是有争议的
    - 反向生长的栓子
  - 静脉穿孔
  - 心脏移位／栓塞
- 即刻／围手术期并发症
  - 获得性静脉通道的并发症
    - 出血／血肿／神经损伤
  - 静脉支架急性血栓形成
- 远期并发症
  - 新生的内膜增生导致支架血栓形成
    - 可以采用二级介入治疗：溶栓，留置支架血管成形术，附加支架置入

预期结果

- 髂股动脉 DVT 后遗症 >6 个月全身抗凝
  - 在 5 年
    - 95% 门诊静脉高血压
    - 90% 的 CVI
- 血管内溶栓的成功概率
  - CDT
    - 成功率 80%~90%
    - 输液时间可变
  - PMT
    - 去除了 82% 的血栓
    - 比 CDT 更短的输液时间
  - 增强超声
    - 整体 91%（完成 70%）溶栓
    - 中位输注时间为 22 小时
- 血管内溶栓后的 PTS
  - CaVenT 试验（2012）：DVT 常规治疗后发生 PTS 的比较 ±CDT
    - DVT 治疗 6 个月后
      - 30%~32% 的患者有 PTS（组间无显著差异）
      - 髂股静脉开放：CDT 组 66%，对照组 45%
    - DVT 治疗 24 个月后
      - CDT 后 PTS 绝对风险降低 14%
      - 7= 需要治疗的次数，以预防 1 个 PTS
      - 生活质量：组间没有差异
  - ATTRACT 试验（2017）：比较急性 DVT，全身抗凝治疗 ±PMT
    - 实验完成；等待结果公布
      - 可以修改 PMT 后的预期结果

急性股腘静脉血栓形成

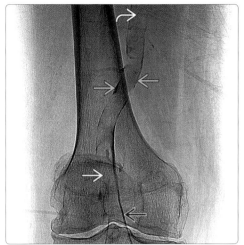

亚急性股腘静脉血栓形成

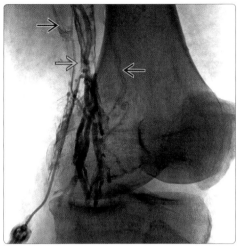

（左图）使用 4Fr 微穿刺鞘 ➡️ 经皮腘静脉 ➡️ 穿行刺。经鞘注入对比剂勾画出血栓结构并周向填充，在周围的空间内，产生一个连续的电车轨道样的外观 ➡️，提示血栓向上延伸进入股静脉 ➡️。（右图）与之相比，腘静脉血栓的轮廓显示不清 ➡️，侧支静脉增粗 ➡️，提示该方法示此处血栓欠敏感

急性 VS. 慢性深静脉血栓形成

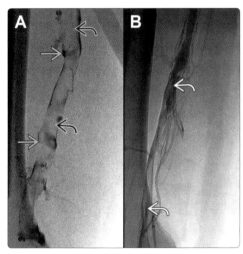

急性髂静脉血栓形成

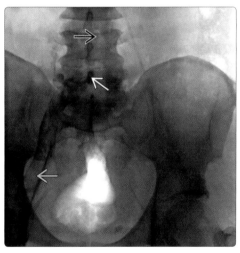

（左图）静脉造影显示（A）急性 DVT，可见明确的填充缺陷 ➡️，股静脉扩张。静脉瓣轮廓可辨 ➡️（B）慢性 DVT 有广泛的线样瘢痕 ➡️，静脉瓣不可辨别。（右图）患者俯卧位，透视和经腘静脉注射造影剂比较栓子的进展。急性血栓 ➡️ 延伸至整个髂静脉，在 IVC ➡️ 没有对比剂出现。右髂动脉压迫左髂静脉 ➡️

导管溶栓后急性髂静脉血栓形成

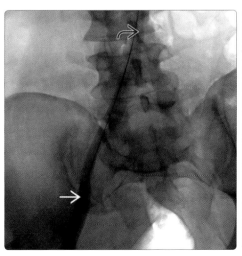

导管溶栓后急性髂静脉血栓形成

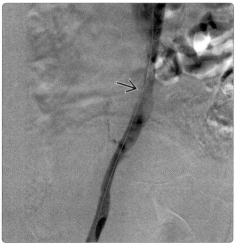

（左图）在经导管注射 tPA 20 小时后（其中通过导管从血栓上方进入 IVC 的下方，注射 TPA，1mg/h），静脉造影显示在髂静脉 ➡️ 内没有多余的充盈缺损，对比剂迅速流入 IVC ➡️。导管溶栓后急性髂静脉血栓形成（右图）DSA 清晰显示左髂静脉 /IVC 汇合 ➡️，造影未见重度狭窄，增加放大倍数，多角度观察或行 IVUS 检查有助于排出狭窄

（左图）32 岁女性患者，因左腿肿胀和 DVT 接受拜瑞妥（利伐沙班）治疗，最终解决 DVT；然而，左腿的肿胀仍然存在。盆腔 MRV 显示左侧髂静脉闭塞➡️，在中线向对侧股静脉➡️延伸形成良好的盆腔侧支循环。（右图）双侧髂静脉造影显示左髂总静脉严重的血栓形成伴狭窄➡️，MRV 显示左髂静脉未完全闭塞。血流可从左侧髂静脉流至右侧髂内静脉➡️

May-Thurner 综合征（诊断性 MRV）

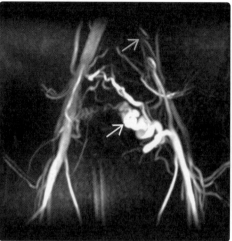

May-Thurner 综合征（静脉造影）

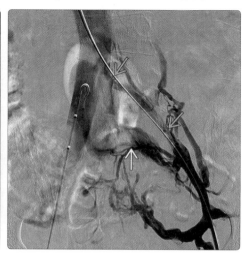

（左图）为了恢复左腿内侧静脉回流，血管内支架可向狭窄部位推进➡️。由于冲洗导管在右髂静脉➡️内，可使 IVC 同时显影。（右图）14mm 直径，无覆膜的自膨式支架➡️部分展开，静脉造影确保支架延伸至 IVC，超出静脉狭窄段

May-Thurner 综合征（支架定位）

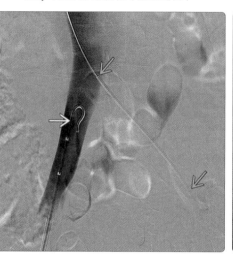

May-Thurner 综合征（支架植入）

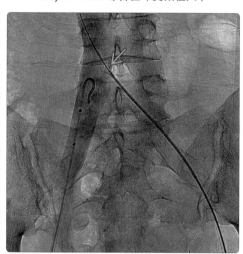

（左图）血管成形术中应用 12mm 直径球囊扩张➡️局部狭窄，造影证实血管有潜在的瘢痕形成。注意髂外静脉的狭窄，行血管成形术前支架➡️无法完全扩张。（右图）经左侧腹股沟鞘➡️造影显示髂总静脉狭窄➡️完全消失。侧支静脉回流不明显。如果考虑进一步恢复血流，处理残留的非局限狭窄病灶，左侧髂外静脉狭窄➡️可能需要进一步行血管成形术

May-Thurner 综合征（血管成形术后）

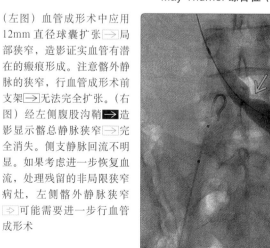

May-Thurner 综合征（支架植入术后静脉造影）

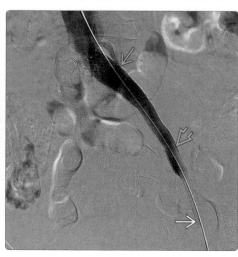

股蓝肿（临床表现）

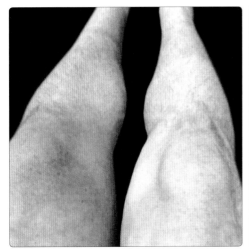

股蓝肿（CFV 超声）

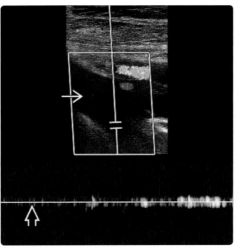

（左图）45 岁男子，参加为期 2 周的多个棒球巡回赛，有 ED 没有其他重要的病史。显示左下肢（LLE）和臀部呈现一个冰冷的伴有疼痛的发绀。LLE 脉搏减弱。静脉注射肝素。（右图）彩色多普勒超声显示从髂外静脉延伸至小腿静脉（急性）血栓 ➡ 低回声，光谱波形显示缺乏血流 ➡

股蓝肿（CT 血管造影三维重建）

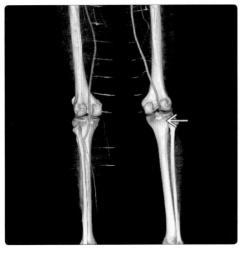

股蓝肿（诊断性静脉造影）

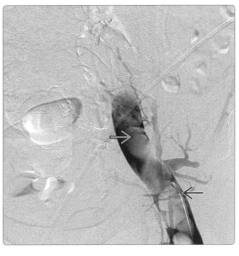

（左图）CT 血管造影评估 LLE 搏动减少，腘动脉远处的 LLE 动脉 ➡ 显示不良，可能是由于 DVT 的压迫所致。（右图）LLE 导管 ➡ 静脉造影显示扩张的左股和髂静脉内 ➡ 有广泛的闭塞性血栓。广泛的侧支形成。通过 CFV 从 IVC 开始 1mg/h 静脉注射 TPA-CDT (Courtesy N. Saucier, MD)

股蓝肿（溶栓后）

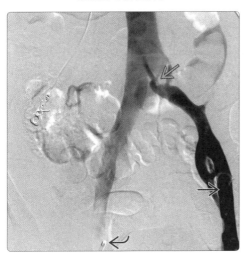

股蓝肿（左髂静脉 IVUS 成像）

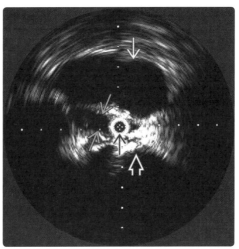

（左图）经 31 小时的 CDT 后，通过左侧 Omni Flush 导管 ➡ 和右侧鞘 ➡ 进行盆腔静脉造影显示盆腔血栓完全溶解。可见左侧髂总静脉重度狭窄 ➡。（右图）经左髂静脉进入，IVUS ➡ 成像显示右侧髂前动脉 ➡ 与其后方椎体 ➡ 之间的静脉受压明显 ➡ （由 J.J. Borsa 医学博士提供）

股蓝肿（支架植入后）

股蓝肿（支架植入后）

（左图）在计划放置内支架时，IVUS 可以与静脉造影术相辅相成，并且可能比静脉造影更敏感，但 IVUS 发现的细微异常病灶的临床意义尚不清楚。在治疗后的图像中，支架➡️与血管壁非常贴近，髂静脉狭窄解除。（右图）盆腔静脉造影可见植入的 Wallstent 裸支架➡️。LLE 内血流恢复，下肢肿胀消失

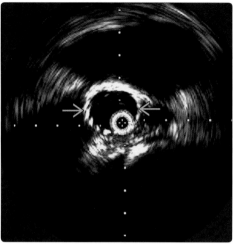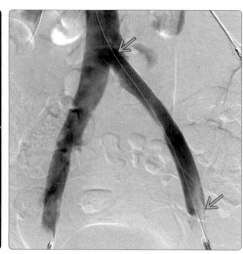

May-Thurner 综合征（初始 MR 成像）

May-Thurner 综合征（诊断性静脉造影）

（左图）钆增强横断位 SPGR MR 显示患有左腿严重肿胀➡️和急性髂股➡️ DVT 患者的右髂总动脉和腰椎➡️之间的左髂静脉严重受压。（右图）经双侧腹股沟鞘行静脉造影，可见左侧髂总静脉阻塞➡️导致左髂总静脉近端扩张，形成广泛的侧支静脉引流➡️。右侧髂总静脉和 IVC➡️显示清晰

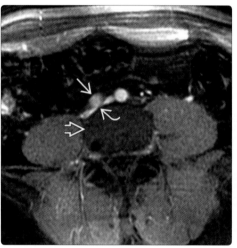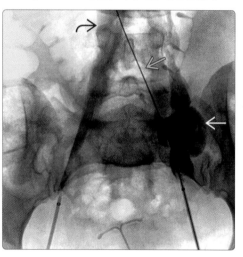

May-Thurner 综合征（治疗后）

May-Thurner 综合征（治疗后）

（左图）经左侧股静脉鞘行静脉造影➡️，可见自膨式支架➡️的位置良好，髂总静脉恢复正常管径。仍可见侧支循环是常见的情况➡️；然而，现在血流优先流经支架而不是通过侧支循环。（右图）治疗后 3 个月，确认支架通畅➡️。可见右侧股总动脉➡️在前方与左髂静脉相邻但互不压缩

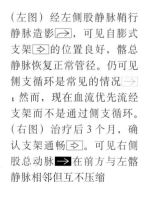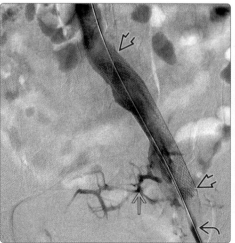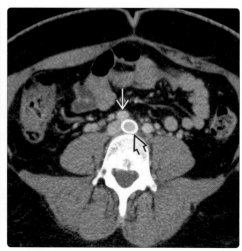

治疗后并发症（放置 tPA 溶栓导管）

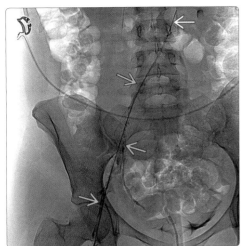

治疗后并发症（导管注射 tPA 溶栓后）

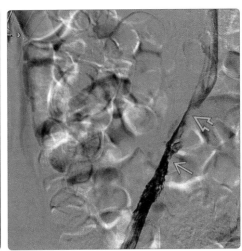

（左图）一名患有左腿肿胀的 31 岁女性，俯卧在检查床上（图左为患者左侧）。经导管注入对比剂显示其通过侧孔排出➡，而没有在导管尖端排出➡，提示血栓的存在。（右图）在 CDT 输注 tPA 20 小时后，纤维蛋白原减少，治疗停止。随后的 DSA 显示残留的慢性血栓附着于血管壁➡，其中大部分类似于血管狭窄➡

治疗后并发症（支架植入）

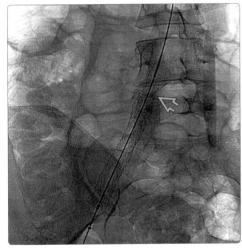

治疗后并发症（支架植入术后）

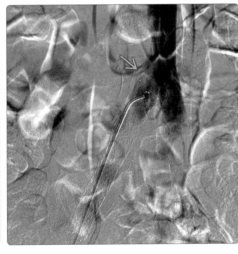

（左图）自行扩张的无覆膜支架通过左侧腘静脉进入左侧髂静脉，患者俯卧，支架的残余狭窄符合血管狭窄表现➡。（右图）DSA 静脉造影显示支架植入后支架内血流通畅，尽管支架未完全延伸至 IVC➡中。肠管会影响减影图像效果

治疗的并发症（随访 2 年）

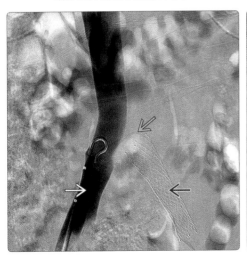

治疗的并发症（随访 2 年）

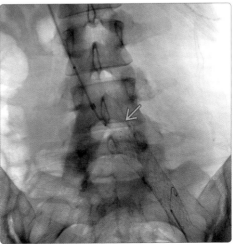

（左图）持续全身抗凝治疗 2 年后左腿仍肿胀。经右侧髂静脉（患者仰卧）➡内的导管注入对比剂，可见左髂静脉➡支架与 IVC 不连续➡。（右图）支架内膜增生和纤维化➡加重，且有来自右侧髂动脉的外在压迫，从上方和下方开通再狭窄的支架均未成功

（左图）接受持续抗凝治疗的 31 岁女性患者，双下肢进行性肿胀，盆腔静脉造影显示，永久 IVC 滤器位置正确➡️，但是在滤器和侧支静脉➡️处发现 IVC 严重狭窄➡️。（右图）双侧股静脉导丝跨越狭窄进入肾上水平 IVC➡️。在肾静脉以及滤器上、下方 IVC 内同时进行 PTA

滤器相关的 IVC 狭窄（DSA 盆腔静脉造影）

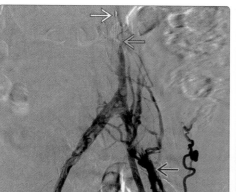

滤器相关的 IVC 狭窄（血管成形术和再通）

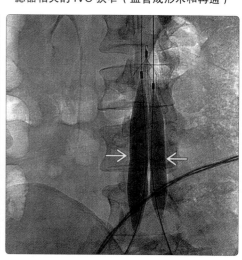

（左图）PTA 后，经双侧 CFV 鞘管行盆腔静脉造影显示 IVC 血流通畅，尽管静脉内血流层流仍未恢复➡️。由于侧支静脉充盈显著降低，未行支架植入术。（右图）通过 2 个股静脉鞘进行静脉造影显示髂总静脉粘连➡️。滤器下面的肾下静脉系统（IVC）➡️几乎完全血栓形成，并通过扩张的旁路侧支血管➡️优先静脉回流➡️

滤器相关的 IVC 闭塞
（血管成形术后 DSA 盆腔静脉造影）

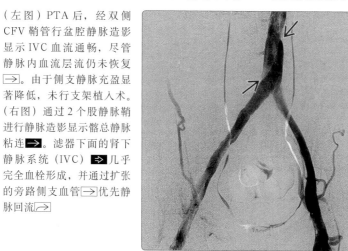

IVC 支架穿过滤器（诊断性静脉造影）

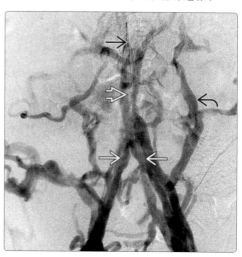

（左图）（A）导丝通过 IVC 进入，同时进行血管成形术➡️，在滤器下方放置支架。（B）双 Wallstents➡️已送入但未释放。IVC 滤器➡️由近端➡️延伸至上方。（右图）（A）放置"对吻"自膨式支架后，行球囊➡️扩张，保证在放置滤器时管腔足够。（B）支架植入后 DSA 造影显示支架➡️和侧支内血流通畅➡️

IVC 支架跨越滤器
（血管成形术和支架定位）

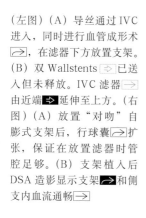
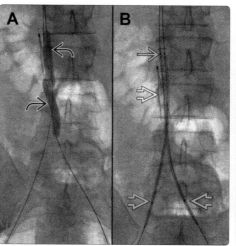

IVC 血栓形成
（静脉血管成形术和支架植入术）

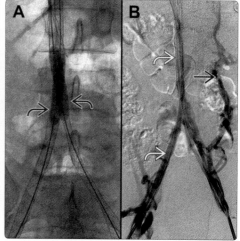

IVC 血栓形成的治疗（治疗后 DSA 静脉造影）

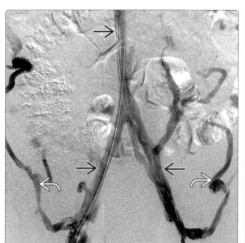

IVC 血栓形成的治疗（腹部增强 CT 随访）

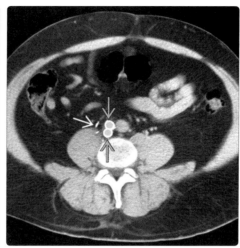

（左图）支架扩张成形术后 →，尽管侧支循环仍有血流通过，但两个支架均通畅 →。患者出院后继续服用华法林，随访症状改善。（右图）3 个月随访，静脉期横断位增强 CT 显示平行的髂动脉支架 → 内的对比度相同，表明支架通畅。可见由于 IVC 滤器 → 移位导致其穿透下腔静脉

支架内闭塞的再通（CFV DSA）

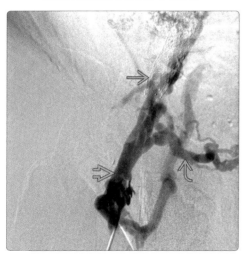

支架内闭塞的再通（射频导丝）

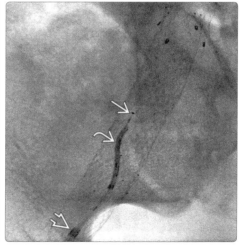

（左图）30 岁女性患者，DSA 显示双侧髂静脉支架植入 2 年后右侧支架闭塞 →，患者出现反复下肢肿胀。右侧髂外静脉支架 → 闭塞，盆腔侧支静脉 → 增多。（右图）同轴推进 6Fr 鞘 →，弯头导管 → 和亲水导丝（包括硬导丝和导丝尾端）都未能通过闭塞的支架内部。最终，尝试了射频导丝（Baylis Medical）→

支架内闭塞的再通（支架内血管成形术）

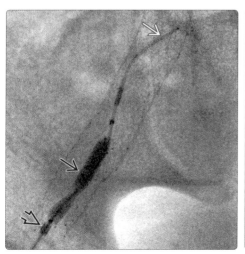

支架内闭塞的再通（双侧骨盆 DSA 静脉造影）

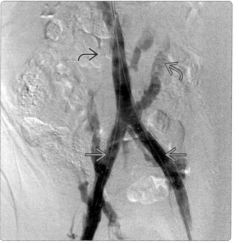

（左图）（在多角度透视观察下）射频导丝只前进了几厘米，更换加硬导丝 →。应用血管成形术（5mm）→ 来扩大通道直至鞘管 → 可以顺利的进入。（右图）通过交换射频导丝和血管成形术，髂静脉 → 被开通并恢复血流。请注意侧支循环静脉 → 的持续充盈和 IVC 滤器的支脚突出于血管外 →。支架再次闭塞仍可能发生

术语

- VCF：经皮置入腔静脉的医疗设备
  - 设计用于机械捕获肺栓塞
  - 机械预防肺栓塞
- 永久性过滤器：长期抗凝禁忌
- 非永久性过滤器：可选（可取出／可更换）临时性的

术前

- 在有静脉血栓栓塞（VTE）的情况下放置滤器的适应证
  - 有抗凝的禁忌证
  - 抗凝失败
  - 抗凝治疗有并发症
- 在没有 VTE 疾病的情况下放置滤器的适应证
  - 高 VTE 风险；抗凝治疗不适用
- VCF 清除／中断的指征
  - 腔静脉血管无中断
    - 没有抗凝治疗的禁忌证

- 没有形成 VTE 的风险增加
- 放置过滤器的解剖位置
  - 肾以下水平的下腔静脉（IVC）：最理想的位置
  - 肾以上 IVC：妊娠，解剖变异，IVC 受压，性腺／肾静脉血栓

介入操作

- VCF 放置
  - 注射造影剂进行 DSA 造影
    - 确定肾静脉水平并确认 IVC 直径
  - 如有必要，可以使用 IVUS 或 CO_2 静脉造影
  - 准备并放置 VCF
- VCF 清除
  - 进行腔静脉造影
  - 如果无法确定血栓的头端，可以使用圈套或圆锥体进行确定
  - 如果放置过程中滤器倾斜或顶点卡在腔静脉壁上，则取出滤器需要其他方式帮助

临时滤器

临时滤器：正确植入

（左图）照片展示了圆锥形 Cook Celect 可回收腔静脉滤器（VCF），自动定心设计➡，其顶端有回收钩➡，支脚处有锚➡。（右图）DSA 显示植入 Celect 滤器后的平片。滤器居中，无倾斜➡。滤器顶点和回收钩接近肾静脉流入水平➡。每个支脚末端的锚点可防止滤器移位➡

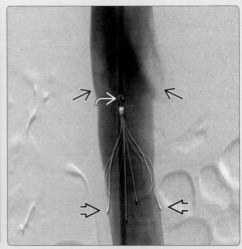

临时滤器

永久滤器

（左图）Denali 腔静脉滤器与 Celect 滤器设计相似，但其自动定心的腿更加倾斜，腿和钩是连在一起的➡，由一块镍钛合金加工而成➡。请注意支脚上的锚口可以防止滤器移位➡。（右图）鸟巢滤器的设计独特，适用于直径大于 30mm 的宽大下腔静脉。该滤器有 2 个 V 形支柱➡，其上的细丝可以任意缠绕➡

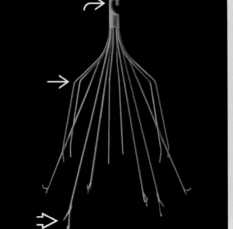

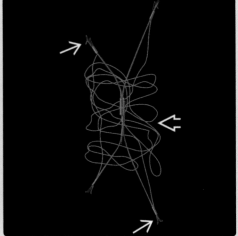

术 语

缩略词

- 腔静脉滤器（VCF）

定义

- VCF：经皮植入下腔静脉管腔内的医疗器械
  - 用于机械性的捕获静脉栓子
  - 预防肺栓塞（PE）
  - 多种植入操作的指导
- 永久滤器：用于永久性的腔静脉阻断
  - 长期抗凝禁忌的患者
  - 植入后不可回收
    - 放置的越来越少；临时滤器更受欢迎
  - 多种专门的设计
    - Gianturco-Roehm Bird's Nest（Cook Medical；布卢明顿，IN）
      - V 形的带有随机缠绕的导丝的支柱支架
      - 可以放置在直径 40mm 的下腔静脉（IVC）中
      - 在行 MR 检查时可产生明显伪影
    - 格林菲尔德（波科公司，马萨诸塞州内蒂克）
      - 锥形设计；可填充 70%~80%IVC 但不影响血流通过
      - 钛合金导丝（OTW）配置
    - Simon Nitinol（巴德；卡温顿，乔治亚州）
      - 2 级滤器设计：上部锥形／下部中心有自膨式的支架
      - 在行 MR 检测时产生的伪影很小
    - TrapEase（Cordis；Bridgewater，NJ）
      - 镍钛；自定式双篮设计
      - 可用于直径达 30mm 的 IVC
    - VenaTech（B.Braun；伯利恒，宾夕法尼亚州）
      - 由 Phynox 制造：非铁磁性合金设计与 MR 的兼容性高
      - 锥形设计；由 6 根纵向锚侧轨固定，可使支架居中
- 非永久性过滤器：为临时腔静脉阻塞使用而设计
  - 可选择的，可回收滤器
    - 用于降低 PE 风险使用后需去除
    - 也可以永久保留；<50% 的人选择去除过滤器
    - 回收支架的周期：可随时调整（根据支架而定）
    - 不适用于短期抗凝的患者
  - 临时滤器
    - 不适用于永久性放置
    - 必须在血栓机化并粘附到 IVC 上之前移除
    - 在美国不提供此支架
  - 可转换（可选）的滤器
    - 可以在结构上改变为不再起过滤器作用的永久性装置
    - 如果没有转换，则提供永久保护
  - 可用的非永久性过滤器

- Crux Vena Cava 过滤系统（Volcano；SanDiego，CA）
  - 自定心，无倾斜螺旋设计
  - 尾部和头部钩可取出
  - 颈静脉或股动脉也可放置（和检索）
- Denali（巴德；卡温顿，乔治亚州）
  - 2 级过滤装置：6 个带锚的主腿，6 个辅助腿
  - 圆锥形自动定心设计，在顶端有可取回钩
  - 以前的更替支架不可用（例如，G-2，Meridian，Eclipse）
- 昆特郁金香（库克医疗；布卢明顿，印度）
  - 圆锥形设计，在顶端有可取回钩
  - 带锚的 4 条主腿
  - 每条主腿都有 2 条副腿用于过滤／稳定
- Celect（库克医疗；布卢明顿，IN）
  - 圆锥形设计，在顶点有取回钩
  - 上部自居中层／下层挂钩
- 选择性 ELITE（Angiotech；温哥华，哥伦比亚省）
  - 锥形设计，在顶点有可回收钩；6 个带锚的支柱
  - 有 5Fr 内径输送护套
  - 可以通过腘静脉或肘静脉放置
  - 可通过 OTW 放置更稳定性和精确
- OptEase（Cordis；Bridgewater，NJ）
  - 类似于 TrapEase；尾部检索挂钩
- SafeFlo（拉斐尔医疗；多佛尔，DE）
  - 镍钛诺双环锚定设计；代替了基于支柱的滤波器设计
  - FDA 批准仅用于永久植入；欧洲指南认为可取出收回

- 放置过滤器的解剖位置／指标
  - 肾 IVC：理想／首选 VCF 的位置
    - 正常 IVC 和肾静脉
      - 立即低于最低肾静脉水平
    - 环左肾静脉的病变
      - 将滤器放置在此水平或肾上水平
  - 肾上 IVC：在放置肾下 VCF 有障碍时使用
    - 解剖变异
      - 多重肾静脉内膜下血管（发生率为 1%~2%）：左侧 IVC 引流至正常的左肾静脉；汇入右侧 IVC；形成单一的正常肾上腺 IVC
      - 左侧 IVC（发生率 0.5%）：IVC 进入左侧肾静脉；最后形成单一的正常肾上腺 IVC
      - 位置较低的静脉插入肾静脉
    - 妊娠
    - IVC／性腺／肾静脉中形成血栓
    - 盆腔包块压迫下肾静脉及内膜下腔静脉
    - 手术放置 IVC 术后可能发生
  - 双侧髂总静脉：置入肾上静脉滤器备用部位
    - 解剖变异

▫ 多重的 IVC
▫ 位置低的静脉插入肾静脉
▫ Megacava
- 在手术中可能操作 IVC
○ 上腔静脉（SVC）：可考虑为上肢深静脉血栓形成（DVT）
- 不会经常发生
- 文献中建议在选择性的亚组患者中获益
- 风险包括
▫ SVC 血栓形成
▫ 距离心脏近时可转移到心脏
▫ SVC 穿孔
• 血管内超声（IVUS）：特别设计的导管；小型美国远端探头
○ 提供 360° 血管内视野
- 可视化内皮静脉融合
- 相邻的动脉／静脉结构可视化
○ 如果不能使用荧光镜，则提供图像引导
- 床旁 IVC 滤器放置
- 无相对禁忌

术　前

适应证
• 存在静脉血栓栓塞（VTE）风险的相关疾病
○ 抗凝禁忌证
- 自发性出血
- 颅内肿瘤
- 出血性脑卒中
- 近期的大手术
- 易出血的体质
- 有跌倒的风险
○ 抗凝的并发症
○ 抗凝失败
- 尽管接受抗凝治疗，但仍有 PE 症状或 DVT 的复发／进展
- 无法维持足够的抗凝时间
○ 最近有 VTE 病史需要停用抗凝药物的围手术期患者
○ 髂静脉有移动的血栓
- 由介入放射学协会（SIR）批准和美国放射学会（ACR）批准
- 数据显示获益很局限
○ 大栓子的 PE 溶栓或血栓切除术或血栓内膜切除术
- 由 SIR，ACR，美国胸科医师学会（ACCP）批准；而美国心脏协会（AHA）不赞同
• 无 VTE 疾病
○ VTE 高危患者的预防措施；抗凝治疗无效
- 严重创伤
▫ 高度危险的损伤：颅骨、骨盆／长骨严重的骨折，脊髓损伤伴有缺损
- 颅内出血

- 依照高风险手术程序进行
▫ 行走／行动困难可增加 VTE 风险
- 由 SIR，ACR 批准；ACCP 不赞同
• 滤器去除／中断过滤功能
○ 适应证
- 没有进一步的抗凝禁忌
- 永久 VCF 不必要
- 临床有意义的 PE 风险可以接受
- 返回患有 PE 的高风险状态
- 预计生存时间较长，从而移除滤器可以受益
- 保证滤器可安全地移除／转换
○ 好处
- 移除滤器可降低 IVC 血栓／DVT 的风险
▫ 留置 IVC 滤器反而会增加风险
- 移除滤器可能有血栓碎片移位的风险
○ 确定的厂家滤器移除的安全期
- 通常可以在厂家的保质期以后的很长时间内也可以安全地移除

禁忌证
• 完全闭塞／闭锁／不存在 IVC
○ 可通过侧支静脉回流
- PE 可能性不大
• 缺少静脉穿刺部位
• 严重的不可纠正的凝血功能障碍
• 菌血症或不可治疗的全身感染

术前影像学检查
• 检查是否可用；并确定是否有主要静脉的异常／变异
○ CTA 或 CTV/MRV
- 评估不同的静脉解剖结构
▫ IVC 闭锁／重复
▫ 左肾静脉迂曲
▫ 腔静脉粗大
- 评估静脉通畅
▫ 排除／确认血栓形成或闭塞
○ 美国／双面
- 评估 DVT 的存在程度
- 确定 VCF 放置的静脉及穿刺的部位

术前准备
• 核查项目
○ 临床病史和体格检查
- 手术适应证
- 保持静脉穿刺通路部位通畅性
○ 过敏
○ 实验室检查
- 电解质，肾小球滤过率（eGFR）
▫ 趋于正常的 Cr；eGFR＞60
- 全血细胞计数
▫ 血小板计数 ＞50 000/μl
- 凝血检查
▫ 国际标准化比率≤2.0
○ 造影剂禁忌证

- 可能需要使用 IVUS 或 CO_2 静脉造影进行成像引导
  ○ 血流动力学不稳定的患者 /ICU
    - 考虑 IVUS 床旁 VCF 放置
  ○ 签署知情同意书
- 药物
  ○ 局部麻醉药：利多卡因 1%～2%
  ○ 术前 1 小时停止静脉输注肝素
- 设备
  ○ 通用
    - 19G 针或微穿刺接入装置
    - 0.035 英寸导丝
    - 过滤和输送系统套件（专利）
  ○ X 线透视引导
    - 透视／血管造影设备
  ○ IVUS 引导
    - IVUS 探针／导管
      □ 使用 8Fr 血管鞘插入
  ○ VCF 取出
    - 适当大小的血管鞘
    - 滤器回收套件（专有）
      □ GüntherTulip VCF回收装置(Cook Medical；Bloomington，IN)
      □ 回收锥去除系统（Bard；Covington，GA）
      □ Amplatz GooseNeck 套 圈 (Covidien；Mansfield，MA)
      □ Bard Snare 检索试剂盒（Bard；Covington，GA）
    - 难以取回的辅助材料
      □ 尖端偏转导丝
      □ 血管成形（PTA）球囊
      □ 支气管活检钳
      □ 复合弯头导管

介入操作

患者体位／位置
- 最佳操作方法
  ○ 经颈静脉入路
    - 适应证
      □ 双侧股骨／髂静脉 DVT
      □ 门诊；血肿风险较小
      □ 大的盆腔肿块，妊娠
  ○ 经股动脉入路
    - 适应证
      □ IVUS 放置的首选
      □ 颈静脉条件不佳／闭塞
    - 首选右侧股静脉穿刺
      □ 滤器输送路径比左侧更适宜
  ○ 经常根据个人习惯而定

手术步骤
- 透视引导

○ 静脉穿刺，置入血管鞘
  - 可以使用经颈静脉或经股静脉入路
○ 沿 0.035 英寸导丝送入冲洗导管和回收鞘
  - 导管尖端位于髂静脉汇合处稍上方 IVC 内
○ 造影
  - 20～30ml，流速为 15～20ml/s
  - 如果对碘剂过敏，也可以使用二氧化碳作为对比剂
○ 评估 IVC 与肾静脉
  - IVC 直径
    □ 大多数 IVC 滤器直径＜28～30mm
    □ 粗大下腔静脉：IVC 直径＞30mm
  - IVC 血栓形成
  - 肾静脉的位置、数量和来源
  - 解剖变异
  - 外源性压迫与肿瘤侵袭
○ 用于滤器输送系统的导管
○ 根据厂家说明书和 IVC／肾静脉解剖结构放置滤器
  - 正常 IVC／肾静脉解剖：肾下 VCF
    □ 在肾静脉水平或正好位于肾静脉水平下方定位滤器尖端
  - 如果肾下 VCF 放置有问题
    □ 确定肾上下腔静脉与双侧髂总静脉滤器是否合适
  - Megacava：双侧髂总静脉滤器或 Gianturco-Roehm 鸟巢滤器
○ 进行后置滤器放置或 KUB 成像
  - 包括滤器的位置角度／倾斜度
○ 移除血管鞘
○ 手动压迫止血
- IVUS 引导
  ○ 用 19G 穿刺针行股静脉穿刺
  ○ 送入 0.035 英寸导丝
  ○ 放置短的 8Fr 血管鞘
  ○ 沿导丝送入 IVUS 导管
  ○ 将 IVUS 导管推送到右心房水平
  ○ 回拉 IVUS 测量
    - 确定肾静脉水平
      □ 右肾动脉在肾静脉水平向前穿过 IVC
      □ IVC 在肾静脉水平变为椭圆形
    - 确定髂静脉汇合的水平
  ○ 单一静脉造影通路技术
    - 用 IVUS 确定肾静脉的最低点
    - 用 Steri-strips 在鞘处标记 IVUS 导管
      □ 在导丝引导下移动 IVUS 导管
    - 测量 IVUS 导管尖端至 Steri strip 距离
    - 将 VCF 输送护套标记为相同的距离
    - 通过导丝推进 VCF 输送系统
    - 根据使用说明进行放置
    - 移除血管鞘
    - 手动压迫止血

- 拍摄腹部平片
  - 确认过滤器位置
- 双重静脉血管造影通路技术
  - 通过股骨静脉插入血管鞘进行 IVUS 图像
  - 获取双重股静脉或颈静脉通路
    - 引导 VCF 系统
  - 在实时 IVUS 成像过程中放置 VCF
- 其他步骤与单一静脉造影通路技术相同
- 无对比透视引导
  - 如果有注射造影剂的禁忌证和 IVUS 不可用
  - 根据 CT 确定适当的放置部位
  - 使用 Cobra-1 导管进入每个肾静脉
    - 使用骨骼的标志标记肾静脉水平
    - 依照骨骼标志放置过滤器
- 滤器的取出
  - 取出路径
    - 颈静脉通路大多数用于可回收滤器的取出
    - 股静脉通路多用于 OptEase 滤器寻找
    - 颈静脉或股静脉通路可用于 Crux 滤器取出
  - 放置直径和长度合适的的血管鞘
    - 通常包含在取出系统中
  - DSA 引导下腔静脉造影术
    - 就需要评估血栓，滤器／腿的位置
  - 如果有血栓存在
    - 取出禁忌
      - 推荐行抗凝治疗
    - 小的血栓病灶不妨碍滤器取出
  - 如果在 IVC 中心没有血栓和 VCF
    - 可以使用合适的 VCF 检索设备
    - 捕捉滤器的小孔回收挂钩
    - 使用导管鞘来折叠滤器的腿
      - 折叠而不是将滤器拉入鞘
      - 以限制对血管壁的损害
  - 如果 VCF 倾斜／嵌入 IVC 血管壁中
    - 游离腔静脉壁上的 VCF 顶点
      - 使用尖端偏转导丝／反向弯曲导管
      - 在 VCF 和 IVC 血管壁之间充 PTA 球囊
      - 在 VCF 内膨胀 PTA 球囊；施加牵引力
      - 从 VCF 抓握顶点，使用支气管内膜钳解剖内皮
    - 一旦钳居中，用套圈来捕捉挂钩
      - 可以使用支气管内镊子或取出锥体
    - 在 VCF 上进行安装护套并移除
  - 取出后，通过血管鞘管进行 DSA 静脉造影
    - 显露 IVC
      - 评估狭窄程度，及不规则或外渗的血管
  - 可以考虑使用短期抗凝

替代操作／治疗

- 外科
  - IVC 中断：IVC 血栓形成的发生率高
    - 结扎，剪裁，折叠，缝合

- 其他
  - 系统性抗凝治疗静脉血栓栓塞症（VET）

术 后

应尽事宜

- 择期筛选临床随访的患者
  - 根据需要联系回访的患者
  - 提高回访率，并减少并发症
    - 可回收滤器的时间窗滤器的厂家而异
  - 如果患者一直有临床症状，可以永久保留滤器
- 介入医生应积极参与后续护理，并提取出的成功率并尽量减少并发症

结 果

并发症

- 最严重的并发症
  - 滤器移位（发生率为 1%～3%）
    - 可以栓塞右心房／心室
      - 操作失误为最常见的原因
      - 其他原因：巨大骨折，器械断裂
      - 如果滤器残留在心脏中，据报道死亡率为 45%
  - 过滤部件的断裂／渗透
    - 损害的组件可能会出现异位栓塞
      - 可潜在的危及生命的
    - 过滤器渗漏多数是又临床症状的
      - 相邻的组织结构可能被穿透或渗漏
- 即刻／围手术期并发症
  - 造影剂问题（过敏／肾病）
  - 心律失常，空气栓塞
    - 选取颈静脉穿刺途径最常见
  - 滤器放置问题
    - 放置不牢固
    - 设备打开不完整
    - 过度倾斜
      - 对 PE 不起保护作用
      - 可以重新定位或放置第二个滤器
    - 滤器放置错位：放在了髂静脉
  - 静脉插入部位的血栓形成（高达 6%）
  - PE
  - 气胸
- 远期并发症
  - 增加后续 DVT 的风险
  - PE（1%～5%）（永久性滤器）
  - 移位（5%～27%）（永久性滤器）
    - >2cm 滤器的位置从最初的位置变化
  - 在 IVC 外侧移位
    - 可穿透主动脉，肠，骨，邻近器官
      - 通常临床不太重要
    - 报道发病率高达 40%～95%
      - 更有可能滤器不会回到原位

- ○ 滤器断裂
- • 其他并发症
  - ○ IVC 血栓形成（2%～30%）

- – 可能是无症状
- – 可能会导致下肢巨大肿胀

  术前计划：滤器放置的位置　　　　术前成像：滤器放置的位置

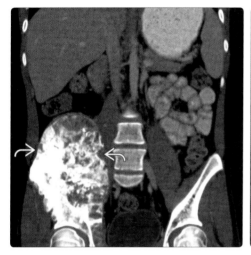 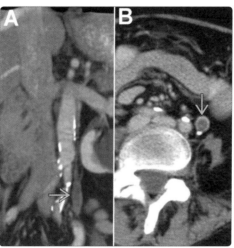

（左图）CT 显示为骨肉瘤 ➡️ 计划行手术切除的患者。因为术后下肢需要长时间制动。所以预防性术前临时植入 VCF。如有术中涉及下腔静脉（IVC）操作，将影响滤器放置的最佳位置。(右图)冠状位(A)和横断位(B)显示女性患者行造影显示在左侧卵巢静脉中有血栓栓塞 ➡️，该患者有使用抗凝药物禁忌证，肾上 VCF 的位置可以显示

  术前计划：解剖变异　　　　右：术前计划：解剖变异

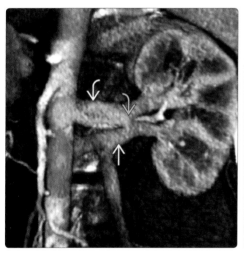 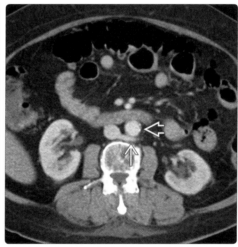

（左图）显示左肾静脉周围结构。肾静脉主干 ➡️ 通常会有水平的（或向下的）侧支生成 ➡️。肾静脉的相通 ➡️ 可能形成血栓，如果 VCF 放置位置低于肾下级，可能形成肺栓塞。（右图）横断位影像（同一患者）发现左肾静脉 ➡️ 在腹主动脉后走行 ➡️。主动脉后的左肾静脉 IVC 开口并低于正常水平，且要求 VCF 的位置较低

  术前成像：解剖变异　　　　术前计划：血栓形成

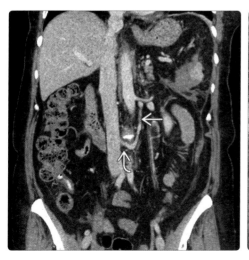 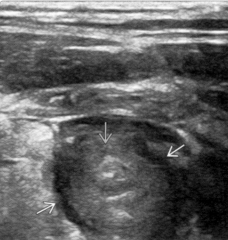

（左图）这个病例显示左肾交通静脉的主动脉后下半部分 ➡️ 在 L_3 ➡️ 水平放置 IVC。（右图）右侧颈内静脉（IJ）超声提示静脉内有混杂的高回声 ➡️。彩色多普勒显像提示血栓形成并无血流通过 ➡️。这可能是通过股静脉置入 VCF 的指征

（左图）穿刺静脉通路，将导丝放入IVC ➡️。之后通过跟进丝导管进行静脉造影。（右图）进行下腔静脉造影，以评估IVC的解剖位置、管径大小和通畅性。需要注意 ➡️ 在 $L_1 \sim L_2$ 椎间隙水平可有肾静脉分流。还要注意骨性标志与IVC之间的最大直径 ➡️，这决定了放置IVC的安全距离

VCF 放置：导丝的位置

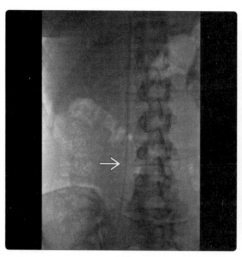

VCF 放置：初始图像

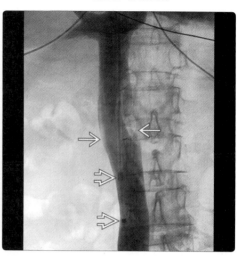

（左图）如果有使用 CO_2 碘化造影剂的禁忌证，可以使用 CO_2 造影。随着 CO_2 上升，识别肾静脉会更困难。（右图）这个病例显示，腔静脉直径超过了导丝标记的直径 ➡️。标记之间的距离为28mm，而腔静脉直径为32mm ➡️，与 Megacava 一致。图中显示的是鸟巢过滤器（Bird's Nest filter）或双侧髂静脉过滤器。需要关注的是肾静脉的汇入 ➡️

VCF 放置：CO_2 成像

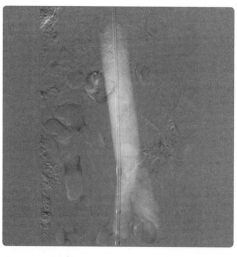

VCF 放置：Megacava

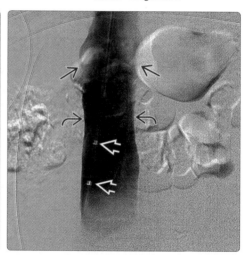

（左图）此图显示肾静脉与下腔静脉重叠。左侧的IVC ➡️ 汇入正常的左肾静脉 ➡️ 并加入右侧IVC ➡️ 汇合成单个肾上静脉 ➡️。在这种情况下，需要应用肾上腺IVC或双侧肾下IVC。（右图）DSA静脉造影显示髂总静脉 ➡️ 和下腔静脉 ➡️ 内有充盈缺损，并与髂静脉血栓相融合。最明显的充盈缺损显示肾静脉 ➡️ 的汇入

VCF 放置：重叠的 IVC

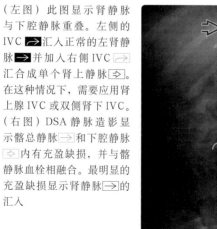

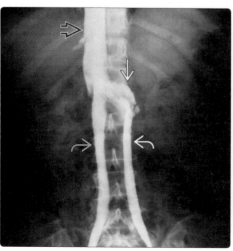

VCF 放置：髂静脉血栓

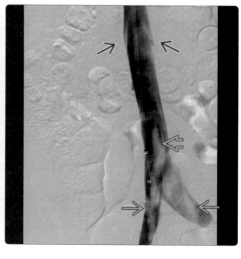

VCF 放置：IVUS 引导

VCF 放置：IVUS 引导

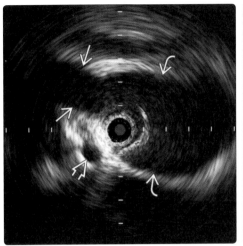
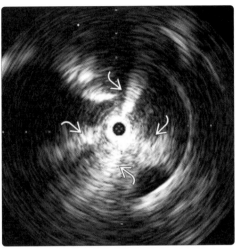

（左图）血管内超声（IVUS）在放置 VCF 之前可显示 IVC ➡ 和右肾静脉 ➡。右肾动脉 ➡ 在肾静脉水平前横跨 IVC。IVUS 可提供360°血管内成像，并且有造影剂禁忌证的患者可以应用。（右图）IVUS 引导可显示从管腔中心向周边辐射的 IVC 线性结构 ➡。这些是 IVC 滤器的柱形结构

VCF 放置：肾静脉的选择

VCF 放置：肾静脉的选择

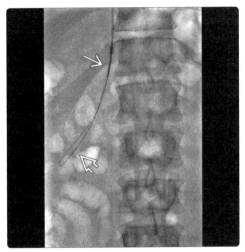
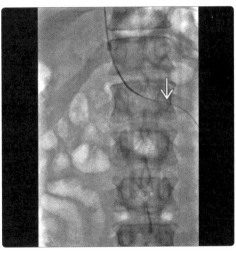

（左图）如果静脉造影无法证实肾静脉的位置，可以单独造影选择每个肾静脉。右肾静脉造影使用 45°导管 ➡ 和导丝 ➡。（右图）左肾静脉 ➡ 也可以用这种类似的方式造影选择。可以通过造影定位肾静脉的位置。也可以通过横断面成像确定肾静脉的数量和位置

VCF 放置：股动脉处的放置

VCF 放置：股动脉处的放置

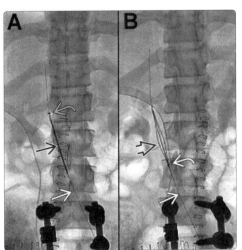
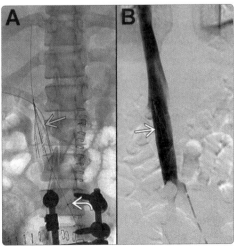

（左图）（A）通过鞘输送滤器 ➡，直到它位于鞘尖端 ➡。过滤器的尾端连接推进导丝 ➡。（B）固定导丝 ➡，抽出导管鞘尖端 ➡，使过滤器脱离，从而膨胀 ➡。（右图）（A）连续将鞘撤出 ➡，使滤器 ➡ 充分膨胀并展开，与血管壁接合，从而固定滤器。（B）腔静脉造影以最终确认滤器 ➡ 的位置

VCF 放置：放置滤器的最佳位置

VCF 放置：放置滤器的次选位置

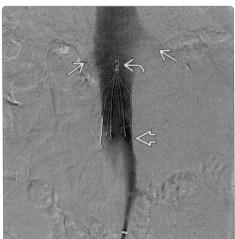
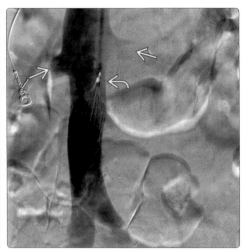

（左图）DSA 造影显示股静脉放置 Denali 滤器后，滤器居中，无倾斜。滤器顶点和回收钩➡️接近肾静脉➡️的汇入水平。每个支柱➡️末端的锚可防止过滤器移位。（右图）DSA 显示 VCF 放置后的滤器的尖端恰好低于肾静脉开口➡️。但是滤器是倾斜的➡️，这可能导致尖端嵌入血管壁，滤器的取出更加困难

VCF 放置：Megacava

VCF 放置：肾上 IVC

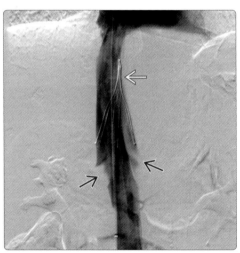

（左图）（A）DSA 造影显示直径为 35mm 的 IVC ➡️，与 Megacava 一致。（B）放置鸟巢 VCF（Bird's Nest VCF），它适用于直径达 40mm 的 IVC。注意，两个导丝可能缠结在一起，X 线下可能显示不清➡️。（右图）DSA 造影显示两个肾静脉开口➡️。由于性腺静脉需要汇入，可回收滤器放置在肾上静脉开口处➡️，左肾静脉有血栓栓塞的可能。注意滤器角度

VCF 放置：位置不正确

VCF 放置：位置不正确

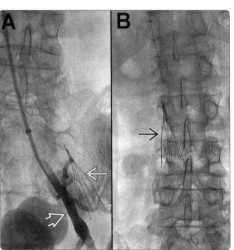
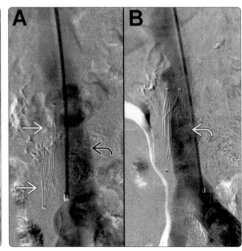

（左图）（A）IVUS 显示左髂外静脉临时 VCF 错位➡️。造影显示髂内静脉➡️。（B）肾下 IVC 造影重新定位 VCF ➡️。（右图）（A）通过颈静脉放置 TrapEase 永久性 VCF ➡️，未完全开放，放置在 IVC 外部➡️，这可能放置在了右侧的性腺静脉中。（B）在 IVC 中放置第二个 VCF ➡️，原来的滤器留在了原位

VCF 取出：标准技术

VCF 取出：标准技术

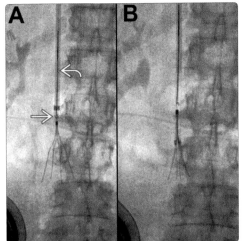

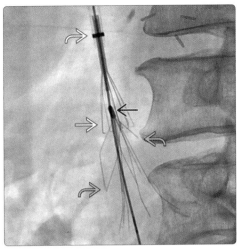

（左图）（A）这个病例显示，通过使用横断位鞘圈套➡️钩住滤器顶端➡️。（B）然后将鞘推进滤器使其在 IVC 中折叠并使腿部脱离。（右图）可以用移除 VCFs± 尖钩来取出锥形滤器➡️。一旦滤器顶点被锥体包围➡️，推动鞘就会抓住锥体的顶端，并使 VCF 从血管壁塌陷并分离➡️。注意多足滤器可能会➡️断裂并有少量碎片

VCF 取出：高级技术

VCF 取出：高级技术

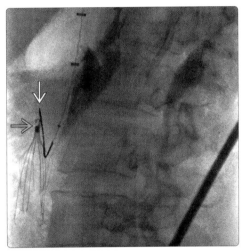

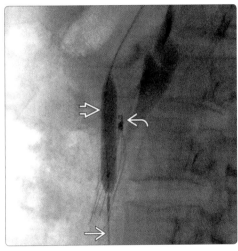

（左图）滤器取出之前保证嵌入血管壁的钩是游离状态。如果钩向血管壁内生长，套圈➡️不能被推送到滤器的顶点上➡️，滤器将不能取出。（右图）导丝在➡️ VCF 和腔静脉壁之间并向前推进。然后将血管成形气囊➡️在 VCF 的前方充气，将钩➡️从血管壁释放。滤器同样被抓获并移除

VCF 取出：高级技术

VCF 取出：高级技术

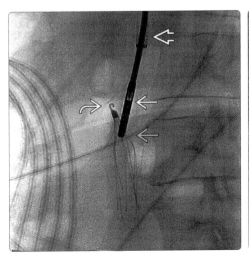

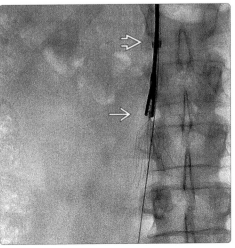

（左图）在 VCF 钩嵌入 IVC 壁的患者中，使用支气管镜的镊子➡️夹住近端滤器的腿➡️。钩子➡️被牵引出并释放。然后抓住钩子并通过鞘将 VCF 移除➡️。（右图）如果滤器的顶点平行于其鞘的轴线方向➡️，也可以单独使用镊子将嵌入的 VCF 移除。鞘➡️必须足够大（14~16Fr）以容纳滤器的镊子通过

（左图）此例演示，移除通过两个颈静脉鞘放置的嵌入在血管尖端的永久性滤器。通过第1个鞘➡️，在滤器球囊➡️下面放置一根导丝➡️和反向弯曲的导管➡️。然后使用导丝尖端套住滤器通过同样的鞘。（右图）然后通过鞘的将导丝的尖端拉出，并移除导管。现在导丝的两端都在鞘外，可以牵拉VCF的顶点

VCF 取出：高级技术

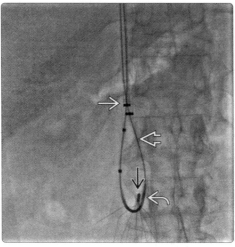

VCF 取出：高级技术

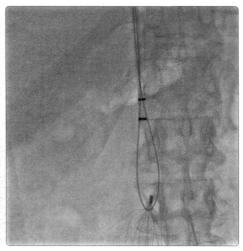

（左图）牵引力施加在导丝的末端➡️，在腔静脉内拉开滤器的球囊➡️，并从腔静脉壁取出椎体，并从第2个鞘插入➡️。（右图）当球囊与椎体吻合后，然后通过第2个鞘在椎体和VCF推进导丝。注意滤器在鞘上可向下移动➡️。VCF从腔静脉壁脱离，然后一起通过鞘移除

VCF 取出：高级技术

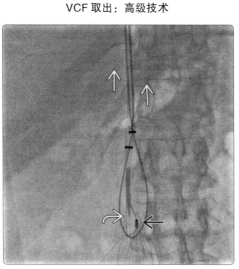

VCF 取出：高级技术

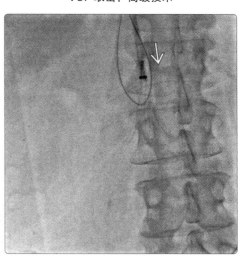

(左图)DSA腔静脉造影显示滤器的位置倾斜➡️，其尖端和腿突出腔静脉壁➡️。在这种情况下，标准取出技术往往是无效的。（右图）DSA腔静脉造影显示准备移除VCF➡️内的一个中等大小的充盈缺损。滤器和血栓通过护套被移除没有并发症发生

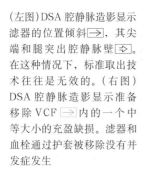

VCF 取出：并发症

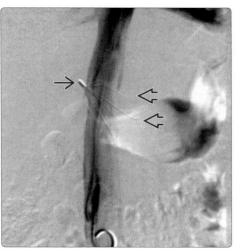

VCF 取出：并发症

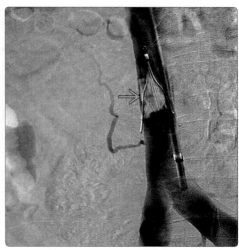

VCF 取出：并发症

VCF 放置：并发症

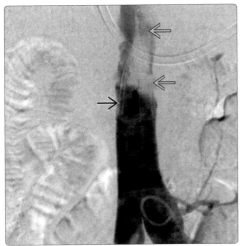
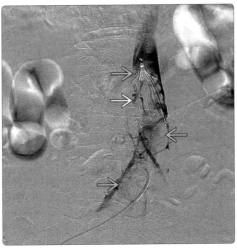

（左图）DSA 造型显示 VCF 内有一个大血栓的充盈缺损➡并延伸到滤器边缘➡。根据血栓大小，抗凝或溶栓是清除 VCF 血栓前的必要手段。（右图）双侧下肢肿胀患者的 DSA 造影（俯卧位）显示，左上方的髂总静脉闭塞，充盈缺损向下延伸至 VCF 下方➡。VCF 血栓对整个 IVC 的血流可产生影响➡，可导致广泛的双侧 DVT

VCF 取出：并发症

VCF 取出：并发症

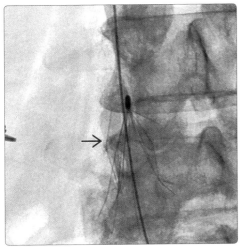
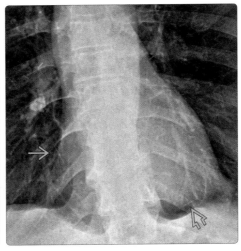

（左图）图中显示已经放置多年的 Bard Recovery 滤器试图取出之前的图像。有多条滤器的腿部折断，且 1 条腿➡与滤器已经分离，并黏附在腔静脉壁上。（右图）同一位患者的胸部 X 光片显示右下肺中部➡和心脏底部➡的线性阴影。由行 CT 证实，这些 VCF 片段分别位于右肺动脉的小分支和右心室心肌中

VCF 取出：并发症

VCF 取出：并发症

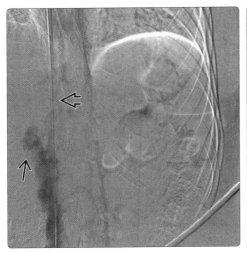
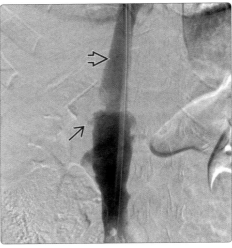

（左图）DSA 腔静脉造影显示腔静脉破裂后，可回收过滤器难以取出。行造影时可见造影剂外渗➡和肾上 IVC➡造影浑浊。（右图）患者低血压血压性休克。使用导丝将一个大口径的气囊充气后以恢复 IVC 的通畅并填塞外渗血流。长时间的压迫后，血流恢复➡，只有少量造影剂外渗➡的现象。重要器官恢复正常，患者状态良好

第 2 部分 静脉系统、门静脉系统和淋巴系统介入

关键点

术语

- 取出血管内异物（FB）
  - 经皮／移除动脉／静脉／心脏腔内异物
    - 去除位置不合适的支架（动脉／静脉）
    - 栓塞线圈，封堵器
    - 导丝，鞘，导管碎片
  - 取出／移除的过程中使用成像设备

术前

- 发现取出 FB 指征
  - FB 错位／栓塞位置不合适
- FB 取出禁忌
  - 取出的风险大

介入操作

- 选择合适的通路（动脉 vs. 静脉）
- 放置合适尺寸的鞘
  - 根据 FB 的尺寸和取出装置的大小选用
- 将引导鞘放置在 FB 附近
- 推进引导导管末端将装置取出
  - 吸引／捕捉 FB
- 通过连接鞘移除 FB
- DSA 造影评估
  - FB 取出后评估脉管系统的走行有无异常

结果

- 大多数研究报告取出异物的成功率很高（90%）
- 无法取出血管内 FB 的原因
  - 无法进行／圈套 FB
  - 嵌入／嵌入血管内
- 可能的并发症
  - 血管或心腔的穿孔／裂伤
  - FB 的异位到远端栓塞

异物取出（套圈设计）

异物取出（手术钳）

（左图）显示了用于血管内异物取出的两种圈套器。Amplatz GooseNeck ➡ 有一个单一的套圈 ➡。定向导管可以 90° 成角 ➡，EN 圈套有 3 个交错的镍钛合金环 ➡。（右图）（A）横断位和（B）冠状位图像显示主动脉分叉处存在血管内异物 ➡。该封堵装置可用于卵圆孔未闭，或异物移位，需要使用镊子进行取出

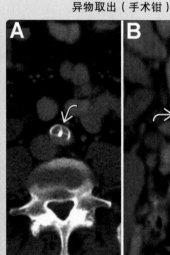
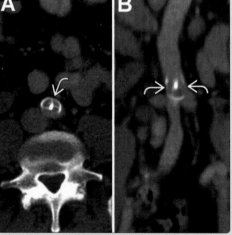

消失的导丝（诊断性平片）

消失的导丝（回收鞘）

（左图）胸片显示在血液透析放置导管过程中，导丝异位 ➡，并跨越了肺动脉分叉处。（右图）鞘进入肺动脉，通过鞘推进 GooseNeck 套圈 ➡ 和猪尾导管 ➡。猪尾导管接合导丝 ➡ 并将其拉到血管内腔的中心，然后用套圈抓住取出

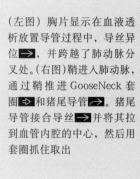
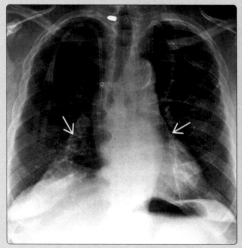
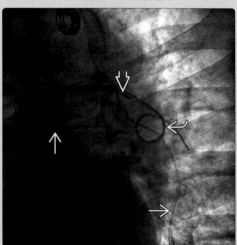

术　语

定义

- 血管内异物（FB）取出
  - 经皮／移除动脉／静脉／心脏腔内异物

术　前

适应证

- 移除异位或栓塞的 FB
- 移骨折部位的静脉通路导管碎片
- 移除错位／移位的 IVC 滤器
- 其他血管内 FB
  - 碎片，去除骨折碎片

禁忌证

- 不可纠正的凝血障碍
- 与 FB 相连的广泛血栓
- 血管内 FB，留置时间极长
  - FB 内皮化，并侵入血管
  - 对患者不再构成临床威胁
- FB 位置导致移除风险很高
  - 心脏内的 FB 穿透心肌
  - FB 穿透血管壁并有穿孔
- 患者预期寿命短

术前影像学检查

- CT 是首选
  - 评估 FB 和相邻结构的位置

术前准备

- 核查项目
  - 临床病史和体格检查
  - 有关血管内 FB 的详细资料
    - FB 的类型和位置
    - FB 留置时间
    - 导致 FB 的原因
    - 与清除 FB 有关的并发症
    - 如果不取出可能出现的并发症
  - 目前的药物和过敏的情况
  - 实验室检查
    - 肌酸酐，肾小球滤过率，CBC，凝血功能
  - 心电图
    - 有 FB 后心脏／肺部基础
  - 手术／镇静／麻醉同意
- 药物
  - 局部麻醉
  - 如果有指征，需镇静
- 设备
  - 行血管造影所需的材料
  - 动脉／静脉鞘
    - 可能需要大直径或长鞘
      - 取决于所使用的取出系统／工具
      - 取决于要取出的 FB 的类型／大小
  - 导管
    - 冲洗导管（例如猪尾）
      - 可以与顶向偏转导丝组合使用
    - 选择导管（例如 Cobra，Kumpe，Davis）
      - 用于目标血管的导管插入
      - 将导丝／套圈／鞘定位在 FB 附近
    - 可使用血管成形（PTA）球囊导管
      - 用于重新定位／重新放置支架
  - FB 取出的设备
    - Amplatz GooseNeck 套圈（Covidien）
      - 单圈套圈；直径从 5~35mm
      - 通过 4~6Fr 导管放置
      - 相对于导管成 90°角的套圈
      - 微套圈可用于使用微导管
    - Atrieve 血管套圈套装（Angiotech）
      - 3 个非交错环组成；直径范围
      - 通过 3.2~7Fr 导管放置
    - Curry 回收器（COOK 医疗）
      - 单回路设计
    - Dotter 回收器（COOK 医疗）
      - 30mm×70mm 螺旋网篮
      - 适用于圆形 FB 的取出
    - EN 套圈（Merit Medical）
      - 3 个交错的镍钛环；直径范围
      - 迷你套圈系统使用 3.2Fr 导管
      - 标准圈套系统使用 6~7Fr 导管
    - Expro 精准套圈／微型精准套圈（解决血管内的 FB）
      - 0.035 英寸或 0.014 英寸（用于微导管）
    - 钳子
      - 多种灵活和刚性的设计
      - 支气管活检钳有"鳄鱼钳"；可用于 FB 取出
      - 通常需要大直径的鞘
      - 可以非常有效吸引／抓住 FB
    - Indy OTW 回收器（COOK 医疗）
      - 4 圈镍钛诺线圈；40mm 的网篮

介入操作

患者体位／位置

- 取决于 FB 的位置和部位
  - 动脉 vs. 静脉 FB
    - 动脉内 FB 通常通过股动脉入路
    - 静脉内 FB 通常通过颈静脉或股静脉入路
  - 为取出 FB 找到最合适的入路
    - 通常最容易收集／抓住 FB 的游离末端
      - 与血管平行的纵向定位通常更易取出 FB
      - 可能需要重新定位／重新定向 FB
  - 有时需要 2 个通路
    - 一个通路用于重新定位／重新定向 FB
    - 另一个用于进行／回收 FB
- 血管鞘的类型取决于几个因素
  - FB 的大小决定鞘的大小
    - 如果需要较大的鞘，则影响入路的选择
  - FB 的位置影响进入鞘的长度

- ○ 使用的回收装置影响鞘尺寸／长度
  - 使用带钳子的装置通常需要大鞘

手术步骤
- 常规步骤
  - ○ 获得适当的血管通路
  - ○ 放置血管通路鞘
  - ○ 通过鞘引入取出装置
  - ○ 用器械吸引／捕捉 FB
  - ○ 通过鞘取出装置和 FB
  - ○ 取出后需进行 DSA 造影获取图像
    - 确认完全取出并评估血管
      - □ 无残留，无夹层／穿孔／血栓
- 使用套圈导管
  - ○ 最常用的回收取出设备
    - 导管／导丝／线圈碎片的第一选择
  - ○ 选择合适的套圈直径
    - 取决于血管／心室直径
    - 取决于 FB 的大小／形状
  - ○ 将引导导管置于 FB 游离端附近
  - ○ 提前释放引导导管末端的套圈
  - ○ 通过套圈来吸引／抓住 FB
    - 可以使用扭矩控制装置旋转圈套器来控制方向
      - □ 可以更精确地定位套圈的位置
    - 最好近端来抓取圆柱形的 FB
      - □ 保持 FB 的长轴与血管对齐
  - ○ 将套圈上的导管推进，收紧套圈
    - 通过套圈环拉住 FB
  - ○ 通过鞘撤回圈套和 FB
  - ○ 取出后进行 DSA 造影
- 使用镊子
  - ○ 用于取出植入的／合并 FB
    - 可非常有效地抓住／重新定位 FB
    - 可用于解剖出贴在 FB 壁上的组织
      - □ 必须谨慎；会撕裂相邻的血管壁
  - ○ 很多镊子装置非常坚硬
    - 刚性装置需垂直进到靶向 FB
    - 许多镊子装置需要大直径的鞘
      - □ 通常 14~18Fr 鞘
      - □ 使用长鞘；防止血管损伤
    - 可能需要手动轻轻弯曲镊子
      - □ 允许镊子指向 FB；不能垂直 FB
- 重新定位／定向 FB
  - ○ 取出过程中首先需要重新定位 FB 的更合适位置
    - 对于嵌入的 FB 是必需的
  - ○ 各种重新定位方法
    - 镊子
    - 尖端带偏转导丝的猪尾导管
      - □ 将猪尾导管放置在 FB 附近
      - □ 旋转导管使猪尾环与 FB 接合
      - □ 拧紧偏转导丝；抓取 FB
      - □ 将牵引力施加于导管使 FB 复位
      - □ 可以使用反向导丝代替猪尾导管

- 有角度的导管和亲水／硬导丝
  - □ 在 FB 和血管壁之间放置成角导管
  - □ 在 FB 和血管壁之间推进导丝
  - □ 在导丝上推进成角导管
  - □ 操纵导管角度／导丝重新定向 FB
- 将血管成形气囊置于 FB 附近并充气，气囊调整 FB 的方向
- 管理错位支架
  - ○ 各种技术
    - 用套圈／其他取出设备取出支架
    - 创建环绕支架的环路
      - □ 通过支架放置引导导丝
      - □ 重新定向引导导丝使其在支架旁逆行
      - □ 卡住导丝末端，形成支架周围的环
      - □ 同时取出套圈和导丝
      - □ 将支架拉入鞘（通常较大直径）
    - 重新定位，然后重新放置支架
      - □ 通过支架放置导丝
      - □ 将 PTA 气囊通过导丝推进支架
      - □ 局部使球囊充气以抓取支架
      - □ 然后取出带有支架的 PTA 导管，或者从第 2 个入路捕捉 PTA 导管／支架
      - □ 将支架／球囊重新放置在合适的血管中
      - □ 通过气囊来展开支架
  - ○ 技术很大程度上取决于支架特性
    - 自膨镍钛支架难以抓取
      - □ 在小血管内，难以抓取
      - □ 使用套圈；难以重新定位
      - □ 支架不能过度扩张
    - 塌陷的球扩支架
      - □ 通过支架抓取并重新定位导丝／PTA 球囊是很困难的
      - □ 回收／移除支架更有效

替代操作／治疗
- 外科：FB 的手术探查和切除
- 观察：在无症状的患者中是不可接近或稳定的 FB

术 后

应尽事宜
- 为了防止血栓形成，考虑抗凝并同时进行血管壁重塑／愈合

结 果

并发症
- 最严重的并发症
  - ○ 血管／心脏损伤
    - 血管／心腔穿孔／破裂
      - □ 可能出现严重出血／填塞
    - 血管剥离，闭塞或血栓形成
  - ○ FB 的进一步远端栓塞
    - 可能会在血液流通缓慢的地方留置
- 即刻／围手术期并发症

取出血管内异物

- 心律失常
  - 心内 FB 可能会很严重
- 血管内的并发症
  - 血肿，假性动脉瘤，AV 瘘

预期结果
- 多数研究报告取出的成功率高（90%）
- 无法取出血管内 FB 的原因
  - 无法抓取／圈套 FB
  - FB 嵌入／融合到血管内

血管内异物（静脉导管碎片）

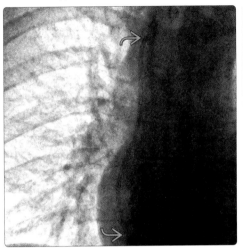

血管内异物（GooseNeck 支架取出）

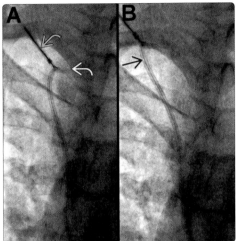

（左图）在取出血管内导管时遇到阻力。尝试再次撤出，导管在静脉入口处断裂。该图显示了导管碎片➡，有栓塞到心脏和（或）肺动脉的危险。（右图）（A）从右侧颈内静脉插入 GooseNeck 套圈➡，在颈内动脉的头端碎片➡被抓取。（B）碎片➡通过静脉鞘被取出

血管内异物（取出导管碎片）

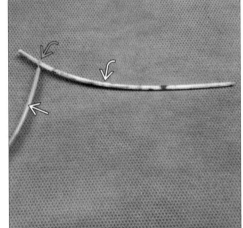

血管内异物（脱落球囊支架）

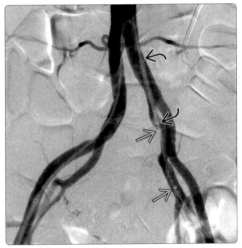

（左图）取出后，导管碎片➡仍然位于用于取出的 GooseNeck 套圈➡环➡中。套圈对于取出这种血管内外来的异物非常有用。(右图) DSA 显示，通过肱动脉进入左侧髂内动脉放置球囊支架，支架➡从球囊中移出（用不透射线标记标记物）➡并且在骨盆平面上将导管靠近球囊

血管内异物（球囊和支架的套圈）

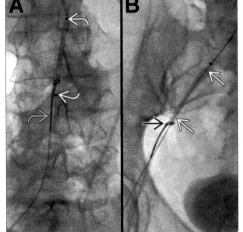

血管内异物（支架的位置）

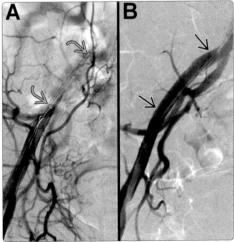

（左图）（A）将导管从主动脉远端撤出。从右股动脉置入一个圈套器➡，用来套住支架➡。（B）然后使用圈套器➡将支架重新定位到气囊上➡的原始位置。（右图）（A）该套圈用来引导重新定位支架➡进入右侧髂外动脉。（B）使气囊充气，并且支架被放置在了髂外动脉➡，从而消除了支架成为血管内异物的可能性

关键点

术语

- 解剖
  - 典型的卵巢静脉引流
    - 左侧卵巢静脉→左侧肾静脉→下腔静脉
    - 右侧卵巢静脉→下腔静脉
  - 曲张的子宫－卵巢静脉→髂内静脉→髂总静脉→下腔静脉
- 盆腔淤血综合征
  - 该慢性疾病的特征是盆腔疼痛、压迫感、坠涨感
  - 上述症状是由扩张卵巢静脉或髂内静脉瓣膜功能失常产生的逆向血流引起的
- 诊断标准
  - 扩张的卵巢静脉、子宫静脉以及子宫－卵巢静脉弓（直径大于4~5mm）
  - 卵巢静脉造影剂逆流／瓣膜关闭不全
  - 造影剂充盈双侧盆腔静脉，盆腔静脉内造影剂停滞

介入操作

- 诊断性静脉造影
  - 评估下腔静脉、左肾静脉、卵巢静脉、髂总静脉、髂内静脉
- 卵巢静脉栓塞
  - 预测盆腔内子宫－卵巢曲张静脉容量，以硬化剂栓塞
  - 于卵巢静脉远端放置弹簧圈
  - 以2ml硬化剂及弹簧圈交替栓塞卵巢静脉至静脉近端起始处
- 髂内静脉栓塞
  - 对于76%~100%的患者是必要的
  - 优先选择硬化剂
- 栓塞后静脉造影所示栓塞终点
  - 卵巢静脉自起始部以远2~4mm闭塞；髂内静脉自起始部闭塞
  - 卵巢静脉及髂内静脉的属支不显影

盆腔静脉曲张

盆腔静脉曲张

（左图）典型的盆腔淤血综合征冠状面解剖，左侧卵巢静脉➡️及髂内静脉➡️反流导致盆腔静脉曲张➡️，使得对侧骨盆静脉显影➡️。（右图）一位痛经、间断盆腔疼痛患者的增强CT显示双侧盆腔静脉迂曲、扩张➡️，通过子宫－卵巢静脉弓双侧卵巢静脉显影➡️。扩张静脉的尾部可见显影➡️

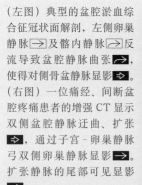
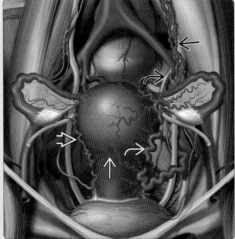
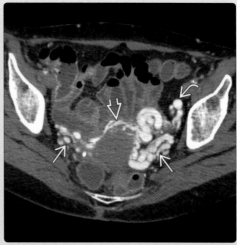

卵巢静脉反流

盆腔子宫周围静脉曲张

（左图）左侧肾静脉造影➡️显示扩张的左侧卵巢静脉➡️可见造影剂反流。（右图）经阴多普勒彩超可见大量有血液充盈的扩张管状结构，与子宫周围的静脉曲张血管相一致➡️

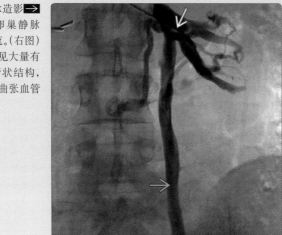
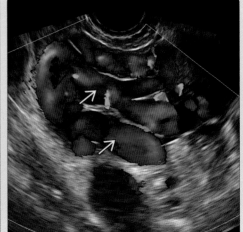

盆腔淤血综合征（卵巢静脉综合征）

术 语

定义

- 盆腔淤血综合征（pelvic congestion syndrome, PCS）：由于盆腔静脉功能异常以及受累静脉扩张导致的慢性盆腔疼痛（持续 6 个月以上）
  - 髂内静脉或卵巢静脉扩张使得瓣膜功能异常，形成反流所致
    - 迂曲的、丰富的盆腔或卵巢周围静脉
  - 高危因素包括遗传、内分泌因素、骨盆手术史、子宫后倾位、静脉曲张病史、静脉和多胎妊娠
  - 症状和体征
    - 在骨盆、外阴或大腿压迫感、坠胀感
      - 通常与增加腹部压力的运动、姿势和活动有关
    - 会阴部或下肢浅静脉曲张
    - 性交痛（71%）、痛经（66%）
    - 膀胱激惹症状、尿频
    - 傍晚时症状加重，仰卧时症状减轻，女性月经期症状加重
  - 盆腔淤血综合征的标志是在更年期后消失
    - 该综合征可能是由性腺功能紊乱合并静脉扩张或淤血引起的
- 盆腔淤血综合征的解剖学因素
  - 卵巢静脉
    - 左侧卵巢静脉汇入左侧肾静脉
      - 可与肠系膜下静脉相交通
    - 右侧卵巢静脉直接汇入下腔静脉
      - 在右肾静脉下方汇入下腔静脉
    - 通常卵巢静脉曲张是双侧多发的
    - 通常认为静脉直径 >10mm 时才会出现卵巢静脉功能不全
      - 静脉直径与盆腔静脉功能异常无相关性
      - 卵巢静脉与髂内静脉间存在广泛的交通支，因而卵巢静脉可能并无扩张
    - 左侧盆腔淤血综合征更加常见
      - 左侧卵巢静脉瓣缺失率约 15%，右侧约 6%
  - 髂内静脉（IIV）
    - 分为脏支和壁支
      - 脏支：膀胱、阴道和子宫分支，直肠、阴唇、阴蒂分支
      - 壁支：髂腰静脉，臀上、臀下静脉，闭孔静脉，骶静脉丛
    - 左侧盆腔淤血综合征更加常见
      - 左侧卵巢静脉瓣缺失率约 15%，右侧约 6%
  - 子宫 - 卵巢静脉弓
    - 由子宫卵巢血管吻合形成
      - 双侧子宫内膜静脉可以相交通
    - 对于子宫 - 卵巢静脉弓形成的盆腔静脉曲张，不完全栓塞不能改善持续的疼痛症状

- 盆腔淤血综合征的病因学
  - 受多种因素影响
    - I 度瓣膜关闭不全
      - 瓣膜缺失或功能不全
    - 静脉流出道堵塞
      - "胡桃夹"样结构压迫左肾静脉，使得静脉压力升高，可能引起反流
    - 异常解剖变异
      - 经主动脉后的左肾静脉有可能造成静脉压力升高，导致子宫 - 卵巢静脉反流
    - 调节血管舒缩性激素功能异常
      - 子宫或卵巢静脉激素高敏感

术 前

适应证

- 与盆腔静脉曲张相关的慢性疼痛，时间大于 6 个月，与月经周期无关
- 已证实血液由功能异常的性腺静脉逆流至盆腔曲张静脉

禁忌证

- 盆腔炎性疾病活动期，其他感染性疾病
  - 应在栓塞前进行治疗
- 存在其他可致盆腔疼痛的因素且未行治疗的：子宫内膜异位，腺瘤，子宫肌瘤，盆腔肿瘤
  - 排除或治疗导致盆腔疼痛的因素
- 已证实血液由功能异常的性腺静脉逆流至盆腔曲张静脉
  - 受多因素影响
- 不能改善的凝血功能障碍
- 严重造影剂过敏
  - 术前预防地抗过敏治疗
- 严重肾功能不全

术前影像学检查

- 核查项目
  - 症状不典型患者多偶然发现静脉曲张
    - 由盆腔淤血综合征以外因素导致的慢性盆腔疼痛患者，也可偶然发现静脉曲张
      - 临床症状一定要与影像学检查相关联
  - 影像检查对卵巢或盆腔曲张静脉的检出有限
    - 仰卧位会降低静水压
      - 导致静脉压力下降，造成假阴性
  - 非侵入性筛查手段
    - 增强 CT，B 超，磁共振静脉成像（MRV）
  - 对于临床高度怀疑卵巢或盆腔静脉曲张而非侵入影像检查诊断不明的患者，可行静脉造影
- 增强 CT
  - 扩张的卵巢静脉；增粗、迂曲的盆腔静脉
    - 卵巢静脉直径大于 8~10mm
  - 卵巢静脉反流
    - 动脉期扩张的卵巢静脉或子宫周围静脉可见造

　　　影剂充盈
　　　▫ 表示卵巢静脉反流
- 解剖学异常（如"胡桃夹"综合征）、解剖学变异（如主动脉后左肾静脉）
　- 肾静脉受压导致流出道梗阻，可能会造成卵巢静脉反流
- MR
　○ T₁WI
　　- 盆腔曲张静脉流空信号
　　　▫ 血液流动造成无信号或低信号
　　- 含IV价钆剂的3D T₁梯度回波序列对于盆腔曲张静脉显影最好
　　　▫ 盆腔曲张静脉在梯度回波序列呈高信号
　○ T₂WI
　　- 曲张静脉多呈低信号
　　- 由于血流相对缓慢，也可能呈稍高信号或混杂信号
- 超声
　○ 灰阶超声
　　- 骨盆疼痛患者的初步影像学检查
　○ 彩色多普勒超声
　　- 经阴超声检查可通过彩色多普勒或波谱分析识别盆腔曲张静脉
　　　▫ 子宫和卵巢周围多发扩张管状结构内可见静脉信号
　　　▫ 迂曲的盆腔静脉直径>4mm；血流缓慢（约3cm/s）
　　　▫ 双侧盆腔的曲张静脉可通过双侧骨盆静脉的吻合支交通
- 静脉造影
　○ 直接显示迂曲扩张的卵巢或盆腔静脉
　　- 影像学诊断的金标准
　○ 选择性插管卵巢静脉造影显示
　　- 血流由左肾静脉回流到卵巢静脉，常常合并静脉扩张
　　- 子宫静脉充血
　　- 卵巢静脉丛充血
　　- 同侧或对侧骨盆静脉充血
　　- 外阴、阴道或下肢静脉曲张
　○ 诊断标准
　　- 卵巢、子宫以及子宫-卵巢静脉弓扩张（直径≥5mm）
　　- 卵巢静脉造影剂反流或静脉瓣膜功能不全
　　- 双侧盆腔静脉充盈
　　- 外阴、阴道或下肢静脉曲张
　　- 骨盆静脉造影剂中度停滞

术前准备
- 核查项目
　○ 临床病史和体格检查
　　- 评估症状，排除其他诊断

　　- 全面的妇科评估和骨盆检查
　○ 过敏史
　　- 询问患者过敏史并进行适当治疗
　　- 盆腔淤血综合征的治疗并非十分紧急
　　　▫ 严重过敏患者需要提前12小时行口服激素治疗
　○ 实验室检查
　　- 电解质及肾小球滤过率（eGFR）
　　　▫ 肌酐正常且肾小球滤过率>60ml/min
　　- 血常规（CBC
　　　▫ 血小板>50 000/μl
　　- 凝血功能电解质及肾小球滤过率（eGFR）
　　　▫ 国际标准化比值（INR）≤1.5
　　　▫ 正常的凝血时间（PT）、部分凝血时间（PTT）
　○ 术前谈话
　　- 栓塞后疼痛，异位栓塞，其他静脉损伤，造影剂肾病，感染，压痛，症状不完全缓解等
　○ 回顾断层影像
　　- 评估卵巢静脉扩张程度及对比剂充盈情况
　　- 排除左肾静脉压迫及解剖学变异
　　- 寻找扩张的盆腔静脉
　　- 确认计划静脉通路（上腔静脉或下腔静脉）开放
　　　▫ 排除下腔静脉滤器或其他可能干扰操作的异物
　○ 观察一夜
　　- 止吐药和镇痛剂可能是必要的
　○ 特殊考虑
　　- 美国血管外科学会、美国静脉论坛推荐应用卵巢及盆腔静脉栓塞治疗盆腔淤血综合征（2B级推荐）
- 药物
　○ 1%~2%利多卡因（局部麻醉）
　○ 预防性应用抗生素：左氧氟沙星500mg静脉滴注一次
- 设备
　○ 导管
　　- 左肾静脉
　　　▫ 7Fr导引导管/Cobra导管（股静脉入路）
　　　▫ Cobra/H-1/MPA导管（颈静脉或上肢静脉入路）
　　- 左侧卵巢静脉
　　　▫ 经左肾静脉导引导管置入4~5Fr JB-1/hockey stick/MPA/Cobra导管（股静脉入路）
　　　▫ Cobra/MPA/H-1导管（颈静脉或上肢静脉入路）
　　- 右侧卵巢静脉
　　　▫ 7Fr反曲导引导管或5Fr Simmons-2导管插管静脉开口（股静脉入路）
　　　▫ 4~5Fr JB-1/hockey stick-shaped导管插管至远端静脉（股静脉入路）
　　　▫ Cobra/MPA/H-1导管（颈静脉或上肢静脉入路）

- 髂内静脉
  - 由对侧置入 Cobra 导管，同侧成襻（Waltman loop）或用 5Fr Robers/simmons 导管进行同侧插管（股静脉入路）
  - Davis/MPA/H-1 导管（颈静脉或上肢静脉入路）
- 顺应性球囊导管（用于髂内静脉及卵巢静脉栓塞术）
  - 7Fr Berman wedge 导管
- 栓塞材料：固体、液体以及临时栓塞剂
  - 永久性固体栓塞剂
    - 0.035 英寸弹簧圈可栓塞直径高达 3～5mm 静脉
    - Amplatzer 血管栓
  - 组织胶
    - 3% 十四烷基硫酸钠（STS）
    - 5% 鱼肝油酸钠
  - 明胶海绵颗粒（临时栓塞剂）
  - 造影剂与组织硬化剂混合物
    - 碘油（Ethiodol，Savage Laboratories，Melville，New York）

介入操作

患者体位／位置
- 可以经颈静脉或经股静脉入路插管卵巢静脉
- 可以经颈静脉或经股静脉入路插管髂内静脉

材料设备
- 栓塞剂准备
  - 硬化剂
    - 提前准备 3% 十四烷基硫酸钠（STS）
      - 空气：碘油：STS 以 3：2：1 比例混合
      - 空气：STS 以 4：1 比例混合
      - 与明胶海绵颗粒制成混悬液
    - 5% 鱼肝油酸钠
      - 与明胶海绵颗粒制成混悬液

手术步骤
- 具体操作目标
  - 评估双侧卵巢及髂内静脉证实盆腔淤血综合征，确定受累静脉范围
  - 完全栓塞受累卵巢静脉后，栓塞扩张的髂内静脉
- 静脉入路
  - 可采用经颈静脉或经股静脉入路
    - 入路选择取决于操作者的喜好
  - 放置 7Fr 血管鞘
    - 便于更换各种导管
  - 也可以使用上臂静脉通道
    - 放置 5Fr 血管鞘
- 静脉造影：下腔静脉造影，左侧肾脏、性腺、髂总、髂内静脉造影，确认腔静脉功能异常
  - 7Fr 导引导管于左肾静脉
    - 进行左肾静脉造影

- 确认左肾解剖结构正常，无解剖学变异或"胡桃夹"综合征
- 可以通过瓦尔萨尔瓦动作(Valsalva maneuver)或头低脚高位诱发卵巢静脉反流
- 重要的是确定有无解剖学变异、重复以及静脉引流方式、引流血管
- 卵巢静脉造影：通过导引导管用 4～5Fr 导管选择性造影
  - 选择性插管左侧卵巢静脉
    - 在左侧卵巢静脉近心端造影
    - 瓦尔萨尔瓦动作诱发反流或静脉曲张
  - 选择性插管右侧卵巢静脉
    - 在右侧卵巢静脉近心端造影
    - 瓦尔萨尔瓦动作诱发反流或静脉曲张
  - 若静脉造影证实瓣膜功能不全
    - 进一步选择性插管卵巢静脉远端至骨盆水平；进行静脉造影
    - 通过手推造影来确定填充盆腔内子宫 - 卵巢曲张静脉的造影剂量；用于计算合适的硬化剂量
- 髂内静脉造影：应用顺应性球囊插管至髂内静脉起始部
  - 如果通过股静脉路径
    - 对侧髂内静脉
      - Cobra 导管插管至对侧髂总静脉
      - 选择性插管髂内静脉
      - 把导丝置入静脉主干
      - 将 Cobra 导管置管为顺应性球囊导管
      - 应用球囊导管行静脉造影
      - 计算填充静脉曲张所需造影剂的量，用于估计硬化剂体积
      - 确定静脉引流方式
    - 同侧髂内静脉
      - 将 Cobra 导管成襻（Waltman loop），或选择 Roberts/Simmons 导管
      - 选择性插管至髂内静脉
      - 重复对侧髂内静脉造影步骤
  - 如果选择经颈静脉路径
    - 应用 Davis/MPA/H-1 导管选择性插管双侧髂内静脉
    - 重复经股静脉通路造影步骤
- 栓塞
  - 重要的是完全栓塞整条功能不全血管，包括其属支
  - 栓塞卵巢静脉后功能不全的髂静脉有可能给盆腔的静脉曲张供血
    - 一般推荐行髂内静脉造影和栓塞
  - 卵巢静脉
    - 栓塞材料：组织硬化剂
      - 较为经典的是应用 STS 泡沫
      - 3ml 空气、2ml 3% 的 STS、1ml 生理盐水（射线可穿透）或乙碘油（射线不能通过）

- 在卵巢静脉起始部放置球囊导管堵塞静脉
- 注入造影剂评估静脉容积，确定完全填塞盆腔内卵巢－子宫曲张静脉所需硬化剂的量
- 按估算量注入硬化剂，并观察其与造影剂的相对运动
- 在静脉起始部保持球囊膨胀状态 5 分钟
- 注意：硬化剂可不受察觉地分散至全身各处，尤其是在高血流情况下
  - 栓塞材料：弹簧圈
    - 将 4Fr 或 5Fr 直导管插管至骨盆边缘
    - 用弹簧圈由卵巢静脉远端栓塞至根部
    - 多条卵巢静脉或汇合至多条引流静脉时需要分别栓塞相应静脉
    - 应用的弹簧圈不同，花费也不同
  - 栓塞材料：组织硬化剂与弹簧圈配合使用（首选方法）
    - 应用 4Fr 或 5Fr 直导管插管至骨盆边缘
    - 放置弹簧圈（通常是 6~8mm），如果可能，继续推进导管越过弹簧圈
    - 在患者做 Valsalva 动作时注入造影剂评估充盈曲张静脉所需造影剂体积，注入计算好量的硬化剂（STS 泡沫）
    - 回撤导管至弹簧圈水平，继续放置弹簧圈以便填塞得更加牢固
    - 回撤导管（5~10cm），放置弹簧圈，将导管头越过弹簧圈
    - 注射造影剂并计算两枚弹簧圈之间静脉容积，注射硬化剂（STS 泡沫）
    - 回撤导管至后方弹簧圈水平，放置弹簧圈以便牢固栓塞
    - 交替注射硬化剂及放置弹簧圈，直至栓塞至卵巢静脉起始部
  - 髂内静脉静脉曲张
    - 将球囊导管头端放置于髂内静脉起始部后打起球囊，堵塞静脉血流
    - 静脉造影时估算静脉容量并注入硬化剂
      - 硬化剂优于弹簧圈；于静脉内进行栓塞治疗可减少异位栓塞风险
    - 保持球囊膨胀状态 5 分钟
    - 抽空球囊：吸出过量的硬化剂
    - 在对侧髂内静脉进行重复操作
- 栓塞后静脉造影终点
  - 卵巢静脉由起始部以远 2~4mm 被完全栓塞
  - 髂内静脉由起始部被完全栓塞
  - 造影时双侧卵巢或髂内静脉引流血管影消失

替代操作／治疗

- 手术
  - 经腹腹腔镜卵巢静脉结扎术
    - 在一项研究中，患者在术后 12 个月内疼痛完全缓解，且盆腔静脉曲张未见复发

- 行子宫切除术、双侧卵巢输卵管切除术同时行静脉结扎术
  - 住院时间和术后恢复时间较长
  - 育龄患者的生育问题
- 现在认为子宫切除术不再适用于盆腔淤血综合征的治疗
- 其他
  - 药物治疗
    - 如果合并潜在的疾病（例如内分泌失调）
      - 使用美荃孕酮 50mg/d 或戈舍瑞林（GnRH 类似物）每月 3.6mg，用药时间 6 个月
      - 雌激可扩张静脉，低雌激素状态或应用孕激素抗雌激素治疗可能会改善相应症状
- 腹腔镜治疗和调节血管药物具有相似的效果

术 后

注意事项

- 观察一夜并应用镇痛药物
  - 确保术后有效镇痛
    - 患者激发的镇痛泵，可应用二氢吗啡酮或芬太尼
- 非甾体抗炎药
- 在术后 3 个月、6 个月和 12 个月进行临床随访

术后禁忌

- 避免搬重物以及 Valsalva 动作

结 果

并发症

- 最严重的并发症
  - 肺动脉异位栓塞
    - 既往报道行髂内静脉栓塞的患者出现过上述并发症
- 即刻／围手术期并发症
  - 卵巢静脉穿孔
    - 发现静脉穿孔时，继续向前推进导管至远端未受损静脉段
      - 用弹簧圈栓塞整条卵巢静脉，包括受损部分
  - 栓塞后综合征：80%~90% 的患者均会出现
- 远期并发症
  - 感染
- 其他
  - 穿刺点出血、血肿
  - 深静脉血栓、肺栓塞
  - 对含碘造影剂过敏
  - 造影剂肾病
- 栓塞后的患者中，3%~9% 的患者出现并发症
- 68%~100% 的盆腔淤血综合征患者在栓塞治疗后症状得到完全或部分缓解
  - 远期临床获益研究
    - 术后 60 个月约 93% 的患者症状得到改善
    - 术后 45 个月约 83% 的患者症状得到改善

盆腔淤血综合征（卵巢静脉综合征）

- 术后 14 个月 64% 的患者症状完全缓解，29% 的患者症状部分缓解
- 骨盆疼痛视觉模拟量表研究
  - 治疗后由 7.3 分下降至 0.8 分

- 栓塞组由 7.8 分下降至 3.2 分，双侧卵巢切除术组由 7.8 分下降至 4.6 分
- 6%~32% 的盆腔淤血综合征患者行静脉栓塞后症状未得到缓解

静脉期（左肾静脉受压）

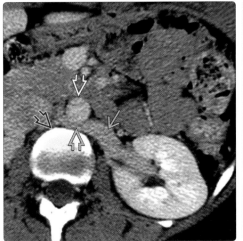

增强 CT 静脉期（左侧卵巢静脉扩张）

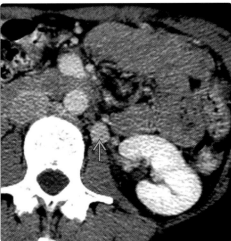

（左图）增强 CT 静脉期横断位可见扩张的主动脉后左肾静脉➡️，该患者合并左侧慢性盆腔不适。在脊椎➡️和主动脉➡️之间的主动脉后左肾静脉部分➡️受压将导致静脉静水压力升高及卵巢静脉反流。（右图）扩张的左卵巢静脉➡️反流将导致盆腔静脉充血或静脉曲张，引发盆腔淤血综合征相关症状

增强 CT 静脉期（左侧卵巢静脉扩张）

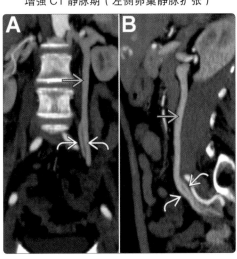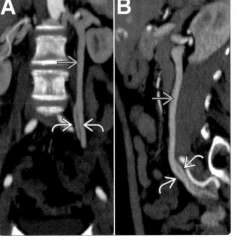

横断位盆腔曲张静脉

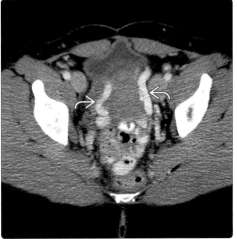

（左图）增强 CT 冠状位（A）和矢状位（B）重建显示，动脉期左卵巢静脉➡️全长强化且明显扩张，表明静脉反流。向静脉尾端寻找可见多发的卵巢静脉属支➡️显影。本患者可发现多发的卵巢静脉属支，需要分别栓塞。（右图）增强 CT 横断位可见双侧子宫旁迂曲、扩张的静脉➡️，是盆腔淤血综合征的典型表现

核磁冠状位（左侧卵巢静脉扩张）

经阴彩色多普勒超声（扩张的子宫周围静脉）

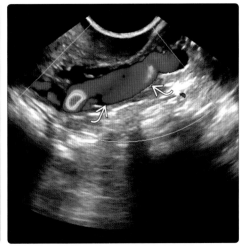

（左图）钆剂 MRA 检查的冠状 MIP 显示，动脉期可见扩张的左侧性腺静脉➡️强化，与卵巢静脉反流一致。钆剂增强的 3D T_1 梯度回波成像是显示盆腔曲张静脉最有效的序列。（右图）左侧附件区可见明显扩张的静脉➡️，与增强 CT 显示一直。通常认为盆腔静脉直径大于 4mm 是异常的

- 栓塞前后卵巢激素水平无显著变化
- 栓塞治疗对月经周期或生育没有负面作用
- 报道显示栓塞后可正常妊娠
- 目前并没有随机对照研究比较栓塞剂的优劣

- 卵巢静脉栓塞术：技术上成功率为100%
  - 左侧复发概率约33%
  - 右侧通常再次和左侧同时栓塞
- 76%～100%的盆腔淤血综合征患者为缓解症状需要

增强 CT 横断位（子宫周围曲张静脉）

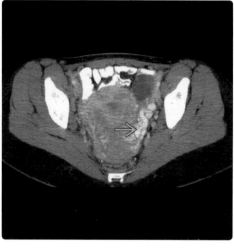

诊断性静脉造影

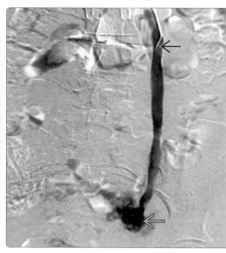

（左图）骨盆增强 CT 显示子宫周围静脉扩张➡️，该患者伴有慢性盆腔疼痛、坠胀感，在长时间站立后或傍晚时上述症状加重。（右图）5Fr 导管插管左侧卵巢静脉➡️，Valsalva 呼吸时造影证实静脉血经卵巢静脉反流至子宫静脉➡️

左侧卵巢静脉栓塞

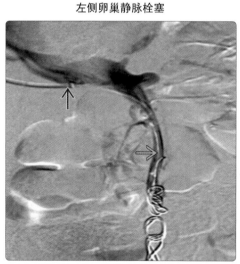

右侧卵巢静脉栓塞

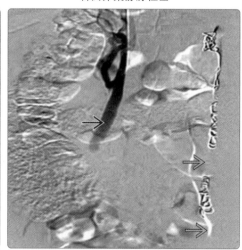

（左图）5Fr 导管➡️插管左肾，微导管➡️超选左侧卵巢静脉，从骨盆边缘至卵巢静脉近端栓塞弹簧圈。（右图）之后行右卵巢静脉造影➡️，图示左侧卵巢静脉内弹簧圈间可见间隔➡️。在弹簧圈间间断注入较为廉价的硬化剂或明胶海绵颗粒可以显著降低手术费用

右侧卵巢静脉栓塞

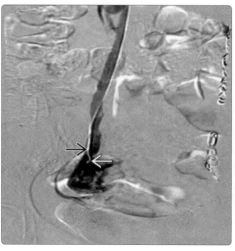

卵巢静脉栓塞后

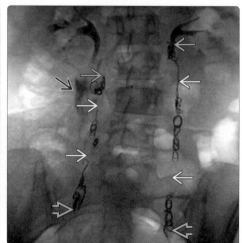

（左图）5Fr 导管➡️配合微导管➡️超选右侧卵巢静脉，由骨盆边缘开始栓塞。（右图）用弹簧圈由骨盆边缘➡️至双侧卵巢静脉近端➡️进行栓塞。沿静脉全长连续栓塞弹簧圈或交替栓塞弹簧圈和硬化剂➡️。图中可见右侧卵巢静脉造影剂外渗➡️

行髂内静脉栓塞治疗

- 可与卵巢静脉栓塞同时进行或间隔 4~6 周后行 2 期栓塞
- 双侧栓塞：用硬化剂栓塞在技术上成功率为 100%

经颈静脉栓塞（栓塞前左肾静脉造影）

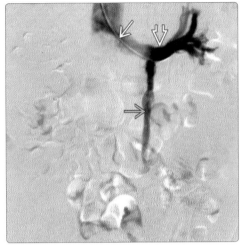

经颈静脉栓塞（左侧卵巢静脉造影）

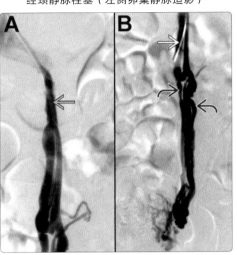

（左图）MPA 导管➡️经颈内静脉选择性插管左肾静脉➡️。DSA 静脉造影评估静脉解剖形态，进一步排除或证实卵巢静脉反流➡️。DSA 造影时 Valsalva 动作可能会有助于发现反流，本例患者便是如此。（右图）卵巢静脉➡️造影需在静脉近端（A）和远端（B）分别造影，以便发现是否存在侧支引流及多条引流静脉➡️，之后将导管➡️伸至骨盆水平

经颈静脉栓塞（左侧卵巢静脉远端造影）

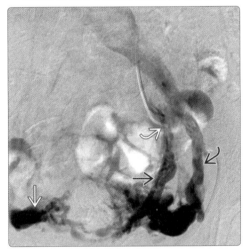

经颈静脉栓塞（弹簧圈栓塞）

（左图）DSA 下插管➡️左侧卵巢静脉➡️造影显示对侧卵巢静脉➡️和左髂内静脉➡️显影。由于静脉引流血管较多，经卵巢静脉行盆腔曲张静脉硬化治疗是无效的。（右图）（A）左卵巢的主干➡️中放置了多个弹簧栓子➡️。（B）在栓塞主干静脉后，继续插管➡️其余引流静脉➡️，并用弹簧圈栓塞

经颈静脉栓塞（右侧卵巢静脉）

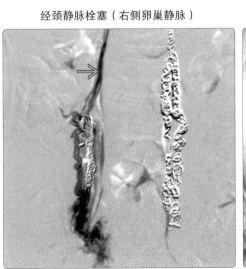

经颈静脉栓塞（栓塞后静脉造影）

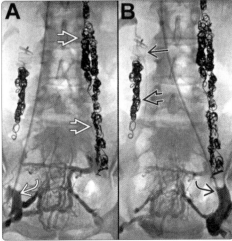

（左图）左卵巢静脉全部栓塞后，行右卵巢静脉➡️插管造影。（右图）弹簧圈栓塞➡️左卵巢静脉以及弹簧圈➡️配合硬化剂➡️栓塞右侧卵巢静脉后，球囊导管插管右侧髂内静脉（A），球囊辅助下行右侧➡️及左侧➡️髂内静脉造影（B）。这再次证实盆腔曲张静脉是跨中线双侧引流的。十四烷基硫酸钠硬化治疗需经球囊导管辅助进行

（左图）Cobra 导管▣经股静脉插管左肾静脉▣，静脉造影显示卵巢静脉反流▣，证实瓣膜功能异常。肾静脉近端▣较淡显影是由于主动脉外压造成的，因为肾静脉位于主动脉后。(右图）在卵巢静脉的起始部▣再次行静脉造影显示扩张的卵巢静脉▣反流。主动脉后肾静脉内静水压升高导致了该病理生理学变化

经股静脉栓塞（栓塞前左肾静脉造影）

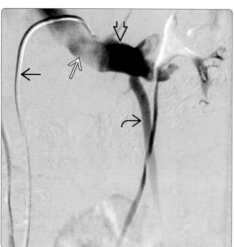

经股静脉栓塞（左侧卵巢静脉反流）

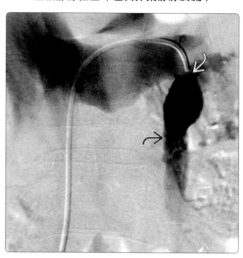

（左图）（A）导管尖端▣置于卵巢静脉的起始部行近端静脉造影，显示多条卵巢引流静脉▣。（B）卵巢静脉远端静脉造影也表现为盆腔▣和子宫周围▣静脉曲张。(右图）导管尖端▣置于左卵巢静脉的一条引流静脉主干▣，通常用比目标卵巢静脉直径大 3~5mm 的弹簧圈栓塞

经股静脉栓塞（左侧卵巢静脉造影）

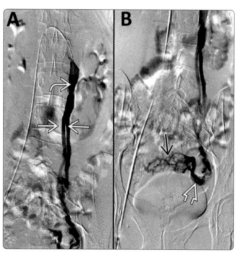

经股静脉栓塞（卵巢静脉远端造影）

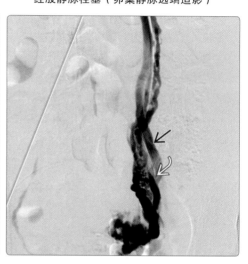

（左图）若不采用弹簧圈配合硬化剂栓塞，单纯采用弹簧圈栓塞时，需要完全栓塞卵巢静脉尾端至肾静脉汇合处（A）。栓塞双侧静脉交通支▣后，继续栓塞异常静脉▣（B）。(右图）整条左侧卵巢静脉▣栓塞后，再次行左肾静脉▣造影，显示靶血管仅有一小部分显影▣

经股静脉栓塞（弹簧圈栓塞）

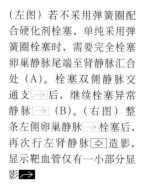
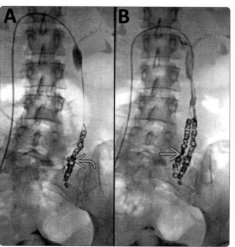

经股静脉栓塞（栓塞后静脉造影）

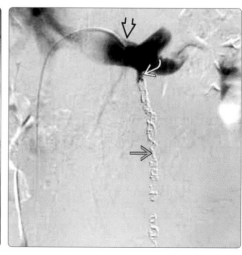

经股静脉栓塞（右侧卵巢静脉造影）

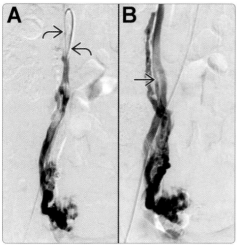

经股静脉栓塞（髂内静脉造影）

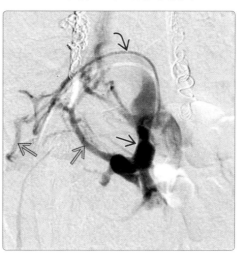

（左图）（A）通常用反向曲线导管⤵（如 Simmons 导管或成 Waltman 襻）经股静脉插管右侧卵巢静脉。（B）插管右侧卵巢静脉后（右侧髂内静脉分支），置入导丝至静脉尾端，并将反向曲线导管置换为直导管➡以便于栓塞。（右图）髂内静脉造影时可应用前向导管➡（如 Cobra 导管）行对侧髂内静脉➡插管。静脉造影显示双侧盆腔曲张静脉➡显影

经股静脉栓塞（髂内静脉造影）

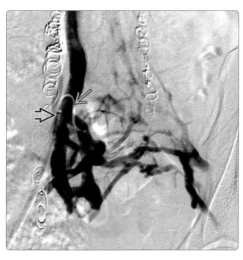

经股静脉栓塞（栓塞后状态）

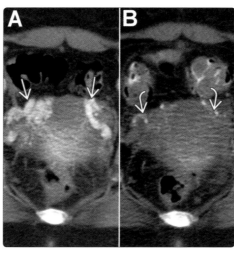

（左图）同侧髂内静脉插寮需要应用反向曲线导管➡或形成 Waltman 襻。在手术过程中，可使用股静脉鞘⇨便于更换导管。（右图）（A）治疗前增强 CT 显示盆腔双侧子宫周围静脉曲张治疗显示大的双侧子宫骨盆静脉曲张➡。（B）弹簧圈栓塞双侧卵巢静脉栓塞、硬化剂栓塞双侧髂内静脉后，所有曲张静脉均未见显影➡

造作并发症（卵巢静脉穿孔）

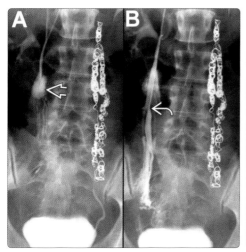

造作并发症（异位栓塞）

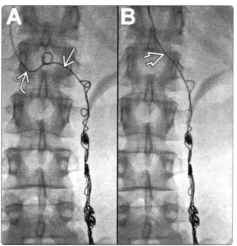

（左图）卵巢静脉造影显示（A）与导管间断附近可见造影剂外溢⇨，证实卵巢静脉穿孔。及时识别后(B)，导管➡通常可以跨过穿孔部位伸入静脉远端，栓塞整条卵巢静脉（包括穿孔部位）。（右图）（A）一枚弹簧圈➡从卵巢静脉伸至左肾静脉，这可导致肾静脉血栓形成。（B）可以用抓捕器➡抓住弹簧圈➡近端慢慢拉出体外

关键点

术语

- 正常睾丸静脉引流
  - 蔓状静脉丛→精索内静脉（internal spermatic vein, ISV）
    - 左侧精索（内）静脉→左侧肾静脉
    - 右侧精索（内）静脉→下腔静脉（由左肾静脉下方直接汇入）
- 精索内静脉曲张病因
  - 精索内静脉瓣膜闭锁不全或缺失
- 受累概率
  - 90% 左侧，1% 右侧，9% 双侧
    - 孤立性右侧精索内静脉曲张仍需寻找潜在的病理原因

准备

- 精索内静脉曲张比较常见（15%），通常无症状
  - 治疗指征
    - 疼痛，占位，明显影响外观

- 不育
  - 症状明显时需要治疗，往往与精液成分异常有关，而女性伴侣有正常的生育能力
- 青少年及儿童睾丸萎缩

治疗

- 因患者需要做 Valsalva 呼吸，可应用小剂量镇静药
- 射线防护很重要
  - 避免 DSA 检查
  - 避免在睾丸上方拍片
  - 应用性腺防护设备
- 优先选择弹簧圈配合硬化剂栓塞

结果

- 95% 介入手术成功，30%
- 精液成分有 50% 的机会改善
- 有 30% 的患者术后可以生育
- 有 4% 概率复发

精索内静脉曲张的二维灰阶超声

精索内静脉曲张的彩色多普勒超声

（左图）二维灰阶超声显示左睾丸后可见扩张的波纹样无回声结构。没有 Valsalva 呼吸时直径 3.6mm ➡，Valsalva 呼吸时直径 5.1mm ➡。（右图）当患者做 Valsalva 呼吸时，静脉反流 ➡ 量增加。静脉直径大于 2mm 且 Valsalva 呼吸时静脉反流量增加时，超声可诊断精索内静脉曲张

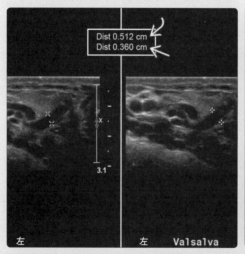
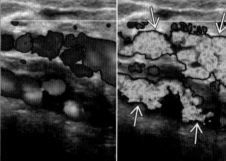

栓塞前精索内静脉造影

弹簧圈配合 STS（十四烷硫酸钠）栓塞

（左图）右侧股总静脉内放置 7Fr 鞘后，7Fr 性腺导引导管插管精索内静脉（ISV）➡，并通过该导管放置一根 5Fr Berenstein 导管 ➡。在 Valsalva 呼吸时行静脉造影显示，造影剂通过精索内静脉 ➡ 反流至静脉远端扩张的蔓状静脉丛 ➡。（右图）弹簧圈配合 2% STS 用于栓塞 ISV。第一枚弹簧圈 ➡ 放置于腹股沟管内环水平，第二枚弹簧圈放置于骶髂关节 ➡ 水平

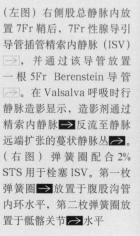
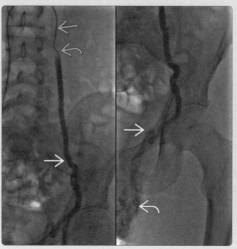
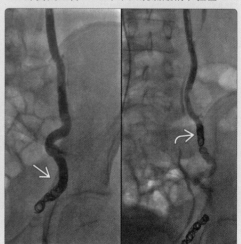

精索静脉曲张

术 语

定义

- 解剖
  - 正常睾丸静脉引流
  - 蔓状静脉丛→精索内静脉 (internal spermatic vein, ISV)
    - 左侧精索内静脉→左侧肾静脉
      - 在 10%~20% 的病例中存在左侧 ISV 的解剖变异（多条性腺静脉分支汇入左肾静脉）
    - 右侧精索内静脉→下腔静脉（由左肾静脉下方前外侧直接汇入）
      - 在 20%~25% 的病例中存在解剖变异（多条分支，多条分支之一汇入右肾静脉）
    - 精索内静脉又名性腺静脉、睾丸静脉
    - 蔓状静脉丛又名精索内静脉丛
  - 代偿引流途径
    - 存在 ISV 反流时及 ISV 栓塞后睾丸主要静脉引流途径
      - 阴部外静脉→大隐静脉
      - 睾提肌静脉（又名精索外静脉）→腹壁下静脉
      - 输精管静脉→膀胱上静脉→髂内静脉
- 精索静脉曲张病因学
  - 精索内静脉瓣膜关闭不全或缺失
- 精索静脉曲张患者不育症病因学
  - 睾丸温度升高
  - 其他可能性较低的假说
    - 有毒代谢产物反流
    - 静脉血滞留导致局部低氧
  - 男性不育症患者最常见的原因
    - 约 40% 的男性不育患者存在精索静脉曲张，男性中有 15% 存在精索静脉曲张
    - 然而 75% 的精索静脉曲张患者生育能力是正常的

术 前

适应证

- 症状性精索静脉曲张
  - 疼痛、包块、外观异常
- 不孕（以下 3 条标准应同时具备）
  - 触诊阳性的精索静脉曲张
    - 触诊阴性没有证据证实会影响生育功能
  - 精液成分异常
    - 精子形态异常，运动能力或计数下降
  - 女性伴侣有正常生育能力
- 青少年、儿科患者睾丸萎缩
- 精索静脉曲张是一种常见疾病（15%）且通常无症状
  - 只有符合上述指征时才进行治疗

禁忌证

- 活动性感染
- 重度造影剂过敏

术前影像学检查

- B 超
  - 静脉直径大于 2mm，Valsalva 呼吸时静脉反流量加
- CT
  - 一般不需要
  - 可用于评估右侧孤立性精索静脉曲张的潜在病理因素
    - 下腔静脉血栓
    - 盆腔或腹膜后肿物
  - 可以显示"胡桃夹"现象，它可以导致左侧精索静脉曲张
    - 主动脉与肠系膜上动脉间的左肾静脉受压迫

术前准备

- 核查项目
  - 一侧还是双侧
    - 90% 为左侧
    - 1% 为右侧
      - 右侧孤立性精索静脉曲张需要寻找潜在病理原因
      - 下腔静脉血栓
      - 腹膜后肿物或淋巴结压迫右侧性腺静脉
    - 9% 为双侧
  - 临床病史
    - 症状：疼痛，睾丸萎缩，不育
      - 对于不育患者，介入治疗前先行精液分析
    - 介入治疗前
  - 体格检查
    - 仰卧位及站立位对比检查
    - Valsalva 呼吸前后对比检查
  - 过敏史
    - 药物，造影剂，乳胶
  - 用药史
    - 抗凝药物，抗血小板药物，口服降糖药物
  - 实验室检查
    - 可能与之前的实验室检查结果不一致
      - 尤其是健康的年轻患者
    - 如果之前有实验室检查结果
      - INR<1.8；血小板 >50 000/µl
      - eGFR>45
  - 介入治疗相关风险
    - 交代潜在风险，血栓性静脉炎（<5%），精索静脉曲张复发（<4%），治疗失败，血管损伤，异位栓塞，造影剂肾病，术后疼痛
- 药物
  - 术中不影响意识的镇静药物
    - 因患者需要行 Valsalva 呼吸，因此要用小剂量
  - 1%~2% 利多卡因局部麻醉
  - 介入治疗前可予患者酮咯酸（酮咯酸 15~30mg，IV）
- 设备

精索静脉曲张临床分级

级别	B超	触诊	视诊
0 级	+	−（Valsalva 呼吸时亦为阴性）	−
1 级	+	+（只有 Valsalva 呼吸才会出现）	−
2 级	+	+（无需 Valsalva 即可出现）	−
3 级	+	+	+
Dubin 和 Amelar 提议将 0 级称为亚临床静脉瘤			

Dubin L et al: Varicocele. Urol Clin North Am. 5(3):563-72, 1978.

- 导管
  - 用于股静脉入路的导管
    - 左侧 ISV：7Fr Hopkins-customized 性腺导引导管
    - 右侧 ISV：反曲导管（Simmons 1）
  - 用于颈静脉入路的导管
    - 左侧 ISV：Cobra-1 导管
    - 右侧 ISV：多用途导管（MPA），猎人头
  - 微导管
    - 左侧精索静脉曲张时很少需要
    - 右侧精索静脉曲张栓塞时需要
- 弹簧圈
  - 推送式
  - 超过静脉直径 20%
  - 常用的弹簧圈直径为 4~10mm
  - 左侧：0.035 英寸导丝（用于 4~5Fr 导管）
  - 右侧：0.018 英寸导丝（需要用微导管）
- 硬化剂
  - 2% 的十四烷基硫酸钠（STS）泡沫
    - 2ml 3% STS 和 1ml 生理盐水混合
    - 混合约 3ml 的空气
    - 混合均匀
- 性腺防护装置

介入操作

患者体位 / 位置

- 患者取仰卧位
- 治疗途径由操作者选择
  - 股静脉入路
  - 颈静脉入路

手术步骤

- 具体操作目标
  - 评估双侧 ISV 是否存在静脉反流或静脉瓣功能不全，是否为精索静脉曲张
  - 完全栓塞 ISV 等静脉
- 建立静脉治疗通道（颈静脉或股静脉）
  - 置入选择好的导引导管或血管造影导管
  - 选择性插管精索内静脉
- 精索内静脉造影
  - 左侧精索内静脉
    - 选择性插管左肾静脉

- 股静脉途径：Hopkins 导引导管及 5Fr Berenstein 导管
- 颈静脉途径：Cobra/MPA/H-1 导管
  - 插管置左侧 ISV 开口远端
    - 若 ISV 未显影，则用反特伦德伦伯卧位或 Valsalva 呼吸
  - 右侧精索内静脉
    - 选择性插管右侧精索内静脉
      - 股静脉途径：反曲导管（Simmons 1 或 Simmons 2）
      - 颈静脉途径：Cobra/MPA/H-1 导管
    - 在右肾静脉下方偏前外侧插管 IVC
  - 行精索内静脉造影
    - 在 Valsalva 呼吸时注射 10~20ml 造影剂
    - 视野包括 ISV 起始段至耻骨联合
      - 注意到性腺保护及照射剂量
      - 只有在必要时才使用 DSA
- 栓塞治疗
  - 弹簧圈配合 STS 栓塞（首选）
    - 如上所述 STS 混合溶液
    - 第一枚弹簧圈放置于腹股沟管内环水平
      - 骨性标志：耻骨上支
      - 静脉标志：由垂直走行向斜行走行移行部
    - 弹簧圈直径要大于血管直径 20%
      - 这里不需要致密栓塞
      - 直径通常为 6~8mm
      - 患者 Valsalva 呼吸时放置弹簧圈
    - 放置弹簧圈后尝试将 5Fr 导管放至远端
      - Valsalva 呼吸时注入造影剂
      - 注意回流至蔓状静脉丛的造影剂量
      - 按前述估算造影剂量注入 STS 置换血管中留置的造影剂
      - 既往担心 STS 回流至睾丸，现在认为该风险极小
      - 通常用量为 4~6ml
      - 弹簧圈可使 STS 停留在静脉远端
    - 回撤 5Fr 导管至弹簧圈水平
      - 继续在该位点栓塞弹簧圈以达到致密栓塞
      - 为使栓塞更加牢固，可以使用较前更小的弹簧圈
    - 回撤 5Fr 导管至弹簧圈近端

- □ Valsalva 呼吸时行静脉造影，以确保完全栓塞
- □ 如果发现侧交通支，则栓塞该血管
- 回撤 5Fr 导管至骶髂关节上缘水平
  - □ 在该位点放置一枚弹簧圈
  - □ 超过静脉直径约 20%
  - □ 此处无需致密栓塞
  - □ Valsalva 呼吸过程中放置弹簧圈
- 尝试将 5Fr 导管放置该弹簧圈远端
  - □ Valsalva 呼吸时在两枚弹簧圈间注入造影剂
  - □ Valsalva 呼吸时注入 STS（一般为 2ml）
  - □ 基于对比剂的量注入 STS 置换弹簧圈间停滞的造影剂
- 回撤 5Fr 导管至骶髂关节处
  - □ 继续栓塞弹簧圈以达到致密填塞
  - □ 小号弹簧圈更有助于致密填塞
- 回撤 5Fr 导管至弹簧圈近端至骶髂关节处
  - □ 在 Valsalva 呼吸时行静脉造影
  - □ 确保栓塞完全、无静脉反流
  - □ 若仍有反流，则继续栓塞治疗
- 完成手术
  - □ 移除血管鞘、导引导管和 5Fr 造影导管
  - □ 压迫静脉穿刺点止血
- 单纯弹簧圈栓塞
  - 比弹簧圈配合 STS 栓塞花费更高
  - 插管至精索内静脉远端约耻骨联合上缘水平
    - □ 将该点至精索内静脉起始部全长用弹簧圈栓塞
    - □ 将精索静脉全长完全栓塞
  - 如果发现较大侧支，则选择性插管后栓塞该血管
  - 小的侧支血管随着时间的推移可能会扩大，导致精索静脉曲张复发
- n-BCA 胶
  - 在骶髂关节水平经微导管注射 n-BCA 胶
    - □ 在注射前后用 5%～10% 的葡萄糖（非离子）溶液冲洗微导管（避免胶水堵塞导管腔）
  - 既往 n-BCA 胶操作经验有以下风险
    - □ 异位栓塞可能
    - □ 微导管可能会跟靶血管粘连到一起

替代操作 / 治疗
- 外科
  - 微创腹股沟管下精索静脉结扎术
    - 目前首选术式
      - □ 2% 精索静脉曲张复发
      - □ <1% 形成鞘膜积液
      - □ 恢复最快的手术术式
  - 微创腹股沟管精索静脉结扎术
    - 10% 精索静脉曲张复发；1% 形成鞘膜积液
  - 开放手术精索静脉结扎术
    - 高腹膜后结扎（Palomo）
      - □ 在髂前上棘和肾静脉之间
      - □ 可能会结扎睾丸动脉或睾丸淋巴管
      - □ 12.5% 精索静脉曲张复发；8% 形成鞘膜积液

- 腹腔镜精索静脉结扎术
  - 在精索静脉汇入肾静脉前结扎
  - 睾丸动脉与精索静脉分开走行处结扎
  - 11% 精索静脉曲张复发；8% 形成鞘膜积液
- 手术并发症
  - 鞘膜积液
    - □ 结扎淋巴管所致
  - 精索静脉曲张复发
    - □ 静脉侧支没有全部结扎

术　后

注意事项
- 术后卧床休息
  - 股静脉途径：2 小时
  - 颈静脉途径：1 小时
- 止痛治疗：非甾体类抗炎药
- 患者指导
  - 48 小时内不可提重物或进行剧烈运动
  - 轻、中度的睾丸疼痛较为常见
- 3 个月后复查
  - B 超
  - 反复精液评估（如果出现不育）

预　后

并发症
- 最严重的并发症
  - 弹簧圈异位栓塞至肺（极少发生）
- 即刻／围手术期并发症
  - 精索静脉穿孔
    - 由于导丝或导管操作造成
    - 很少有临床意义，但会影响插管
    - 可能需要中止操作，并在 1～2 周内重新尝试介入治疗
- 远期并发症
  - 蔓状血栓性静脉炎
    - 高达 5% 的患者出现该并发症，通常是自限性的
    - 非甾体抗炎药治疗
- 其他并发症
  - 4% 精索静脉曲张复发
    - 未进行栓塞治疗的侧支静脉扩张
    - 潜在"胡桃夹"综合征患者复发率较高
  - 形成鞘膜积液概率约 0%

预期结果
- 手术技术成功率（90%～97%）
  - 精索静脉存在异常侧支时成功率较低
- 精液成分改善（27%～75%）
  - 需术后 3 个月才会出现变化
    - 精子形成的时间
- 生育率（12%～40%）
- 与手术相比术后恢复速度快

精索静脉曲张

（左图）穿刺右侧股静脉，放置7Fr血管鞘。经血管鞘放置7Fr性腺导引导管 ➡ 和一根100cm 5Fr Berenstein导管。导引导管通常可使ISV的操作干扰降至最低。（右图）在静脉造影确认成功插管ISV（精索静脉）后，将5Fr导管 ➡ 插管至静脉远端后再次行静脉造影。腹股沟管的内环处于耻骨联合水平，即ISV走行更加倾斜处 ➡

分步演示：弹簧圈配合 STS 栓塞
（放置导引导管）

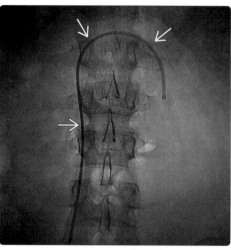

分步演示：弹簧圈配合 STS 栓塞
（静脉插管造影）

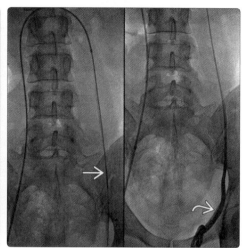

（左图）第一枚弹簧圈放置在腹股沟管的内环水平 ➡。随后将5Fr导管进管至该弹簧圈远端。在患者Valsalvas呼吸时使用"造影剂置换法"注射STS。随后再次栓塞弹簧圈 ➡ 已达到完全栓塞。（右图）5Fr导管撤回至骶髂关节 ➡ 的水平。栓塞一枚弹簧圈，5Fr导管进管至该弹簧圈远端，注射STS。回撤导管，继续栓塞弹簧圈以达到致密栓塞 ➡

分步演示：弹簧圈配合 STS 栓塞
（第一枚弹簧圈）

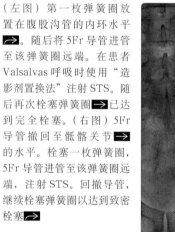
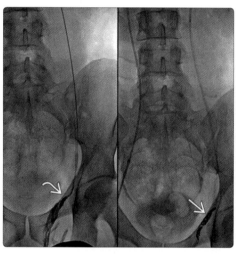

分步演示：弹簧圈配合 STS 栓塞
（继续栓塞治疗）

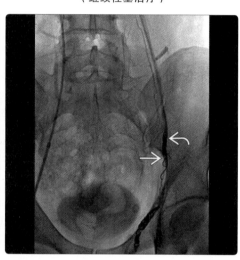

（左图）在静脉造影术中经常遇到精索内静脉并行静脉，需要栓塞所有可见的并行静脉。上图可见2条并行的静脉引流ISV ➡，腹股沟管内有3条并行静脉 ➡，蔓状静脉丛 ➡ 可见血管扩张。（右图）（A）分别插管两条引流静脉，应用线圈 ➡ 和STS进行栓塞。（B）之后于并行静脉交汇处再次栓塞一枚 ➡

并行卵巢静脉（栓塞前）

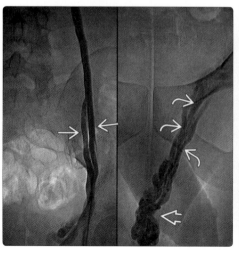

并行卵巢静脉（栓塞后）

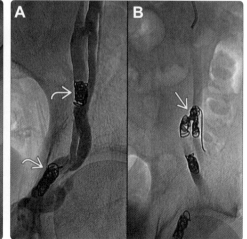

双侧精索静脉栓塞（左侧静脉造影）

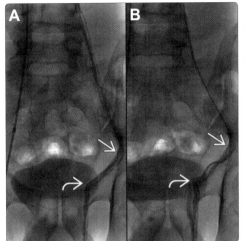

双侧精索静脉栓塞（左侧栓塞治疗）

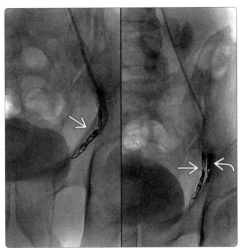

（左图）9% 的患者出现双侧 ISV（精索静脉），不像孤立性的右侧精索静脉曲张，无需寻找潜在的致病原因。近端（A）和远端（B）的 ISV 造影显示腹股沟内环➡、外环➡位置以及是否含有多条并行引流静脉。（右图）左侧 ISV 是使用 STS 配合弹簧圈的"三明治"技术➡进行栓塞的，并且细心地栓塞了并行的引流静脉➡。如果未将所有的引流静脉完全栓塞，则 ISV 将会继续存在或复发

双侧精索静脉栓塞（右侧静脉造影）

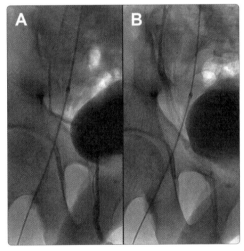

双侧精索静脉栓塞（右侧栓塞治疗）

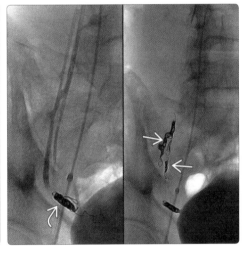

（左图）右侧 ISV 在前外侧略低于肾静脉的位置汇入 IVC（下腔静脉）。使用反向弯曲导管（Simmons 1 或 2）插管至腹股沟处。近端（A）和远端（B）ISV 造影可显示静脉反流。（右图）通常右方 ISV 栓塞需要使用微导管和微弹簧圈，腹股沟管内环已放置一枚弹簧圈➡，之后栓塞并行引流静脉➡

"胡桃夹"综合征（横断位）

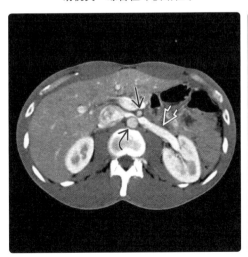

"胡桃夹"综合征（冠状位）

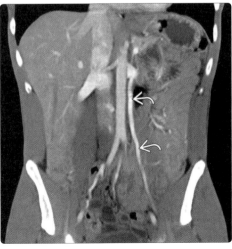

（左图）主动脉➡和 SMA（肠系膜上动脉）➡夹角减小可使上述两条静脉间的左肾静脉➡受压产生相应的临床症状（又名"胡桃夹综合征"）。（右图）"胡桃夹"综合征的症状包括左腰疼痛，反复的肉眼血尿以及左侧精索静脉曲张➡。即使患者没有"胡桃夹"综合征，SMA 压迫左肾静脉亦可造成左肾静脉压力升高，也印证了左侧精索静脉曲张更为多发的特点

（左图）在Valsalva呼吸时通过12°反曲Trendelenburg导管行左肾静脉造影，见近端的ISV反流量很小➡，与静脉瓣功能正常的静脉造影类似。然而造影可见左肾包膜静脉反流➡。（右图）尝试通过ISV近端静脉瓣➡失败后，用5Fr Berenstein导管➡插管左肾包膜静脉属支，行静脉造影证实与ISV远端及一处中等大小的静脉曲张(未显示)相交通➡

左肾包膜静脉反流（肾静脉造影）

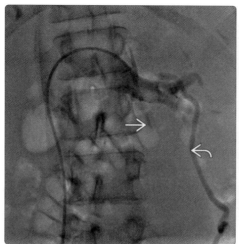

左侧肾包膜静脉反流（肾静脉造影）

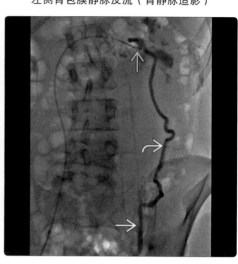

（左图）由于血管走行迂曲，术中应用一根变节导管配合0.018英寸GT导丝➡插管至腹股沟内环水平➡。于该处放置一枚6mm 0.018英寸弹簧圈，并注射1ml 2% STS。（右图）在该静脉近端继续栓塞弹簧圈并注射STS➡，最后弹簧圈栓塞左肾包膜静脉与ISV汇合处➡。随后又对肾门部的侧支血管进一步栓塞线圈、注射STS➡

左肾包膜静脉反流（初始弹簧圈栓塞）

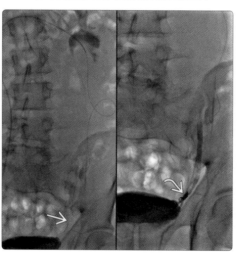

左侧肾包膜静脉反流（继续栓塞）

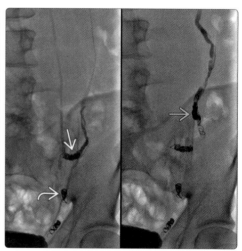

（左图）尝试插管左侧ISV时，可见造影剂外溢➡，出现穿孔。反复静脉造影后辨认ISV➡。（右图）尽管有造影剂外溢，仍然可以插管至ISV远端栓塞弹簧圈➡。ISV远端可见更多的穿孔➡。ISV穿孔通常不会引发典型临床问题（例如腹膜后血肿或显著性失血），但外溢的造影剂会使目标血管显示不清

精索静脉穿孔

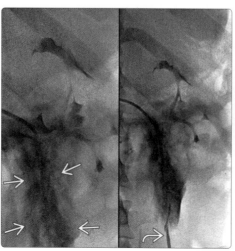

精索静脉穿孔

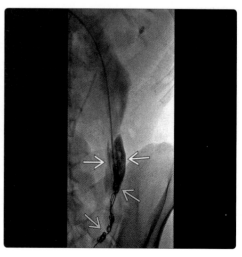

精索静脉曲张栓塞术（术前超声检查）

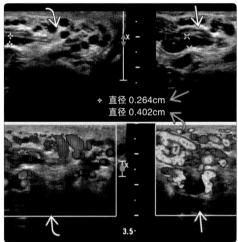

精索静脉曲张栓塞术（术前静脉造影）

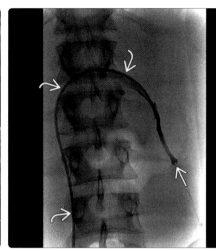

（左图）在 Valsalva 呼吸 ➡ 和无 Valsalva 呼吸 ➡ 时 B 超可见蔓状静脉丛扩张，彩色多普勒超声显示 Valsalva 呼吸时扩张更加明显。无 Valsalva 呼吸时 ➡ 直径为 2.6mm，Valsalva 呼吸时 ➡ 直径为 4.0mm。（右图）放置 7Fr 性腺导引导管 ➡ 后，ISV 静脉造影未见瓣膜功能异常所致的造影剂反流 ➡ 至静脉属支或蔓状静脉丛

精索静脉曲张栓塞术（术中静脉造影）

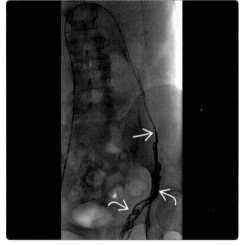

精索静脉栓塞术

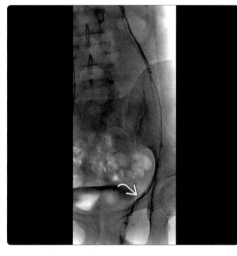

（左图）鉴于患者的症状（睾丸萎缩和疼痛），进一步干预是必要的。超滑导丝导管 ➡ 配合通过功能异常的静脉瓣。ISV 中段静脉造影证实了静脉反流 ➡，表明了血液逆流至该静脉的中段及远段。同时可以看到多条并行引流静脉。（右图）在 Valsalva 呼吸时通过造影剂置换法注射 2% STS 泡沫。在腹股沟管内放置一枚直径 4mm 弹簧圈 ➡

精索静脉曲张栓塞术

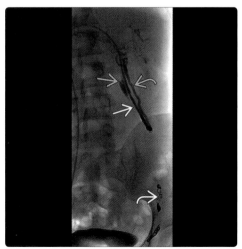

精索静脉曲张栓塞术（术后静脉造影）

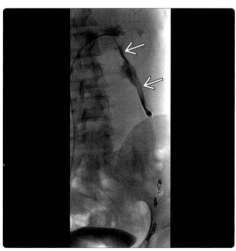

（左图）沿静脉由远及近交替栓塞 4~6mm 弹簧圈及注射 STS，第二枚弹簧圈 ➡ 栓塞一条并行引流静脉。之后的弹簧圈栓塞至异常的 ISV ➡ 和肾门侧支静脉 ➡ 交汇处。注意导管尝试穿过 ISV 异常瓣膜处时血管腔外可见少量造影剂 ➡。（右图）随后左肾静脉造影见肾门处上部侧支静脉 ➡ 反流，但并未通过近端弹簧圈反流至卵巢静脉远端

操作前

- 肾上腺静脉造影／肾上腺静脉取血
  - 诊断 1° 醛固酮增多症和原发性醛固酮增多症相关的肾上腺腺瘤
  - 影像检查发现肾上腺占位合并皮质激素分泌过多导致库欣综合征时，可造影检查证实该肿物是否是肾上腺来源

- 肾上腺静脉解剖
  - 多数人的肾上腺腺体都分别有单一引流静脉
  - 右肾上腺静脉直接汇入下腔静脉
  - 左肾上腺静脉汇入左肾静脉

- 肾经脉造影／肾静脉取血
  - 肾静脉造影现多与治疗相关（如生殖静脉栓塞）
  - 较少用于肾血管源性高血压的诊断

- 肾静脉解剖
  - 通常每侧肾脏都有单一引流静脉，左肾静脉走行于主动脉前方、肠系膜上动脉后方，在右肾静脉对侧汇入 IVC（下腔静脉）

- 右肾静脉比左肾静脉短，在第 2 腰椎水平汇入 IVC

介入操作

- 肾上腺静脉取血
  - 插管难易程度上比较，右肾静脉比左肾静脉更困难，应该首先进行插管或取血
  - ACTH（促肾上腺皮质激素）激发试验时，在注射 ACTH 前后分别行肾静脉取血（1° 醛固酮增多症）
  - 注射 ACTH 后醛固酮／皮质醇比值升高，可作用于双侧肾上腺
  - CT 或 MRI 检查证实为肾上腺肿物所致的内源性库欣综合征患者，体内皮质醇水平升高，升高的皮质醇可分泌至双侧肾静脉

- 肾静脉造影／肾静脉取血
  - 左肾静脉压迫综合征（"胡桃夹"综合征）
    - 行支架植入前可先行保守治疗（成人 6 个月，小于 18 岁则 2 年）

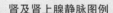

肾及肾上腺静脉图例

右肾静脉（数字减影血管造影表现）

（左图）图片显示右肾上腺 ➡、肾 ➡ 和生殖静脉 ➡ 直接汇入下腔静脉（IVC）；左肾上腺 ➡ 和性腺静脉 ➡ 在主动脉前汇入左肾静脉（LRV）➡。LRV 在 SMA ➡ 和主动脉之间走行，可能会受到外部压迫。（右图）通过反向曲线导管（Mikaelsson）➡ 轻柔注射 3ml 造影剂可见右肾上腺静脉主干 ➡ 和静脉属支 ➡

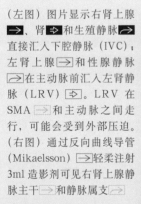

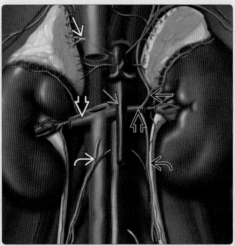

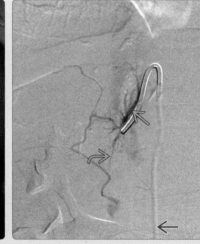

左侧肾上腺静脉（局部血管造影表现）

双侧肾上腺静脉同时取血

（左图）Simmons 2 导管插管 LRV，回撤导管直至导管头端进入左肾上腺静脉。通过导管注入 3ml 造影剂可观察到左肾上腺静脉主干 ➡、属支 ➡ 以及隐约可见的 LRV ➡。（右图）同时插管双侧肾上腺静脉，注入造影剂后可见右肾上腺静脉显影 ➡。双曲线肾导管插管右肾上腺静脉 ➡，通过同轴微导管插管左肾上腺静脉 ➡

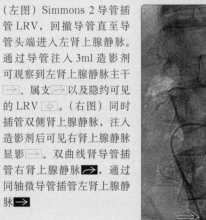

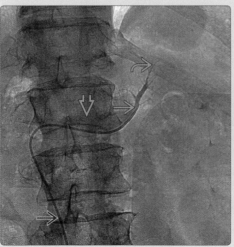

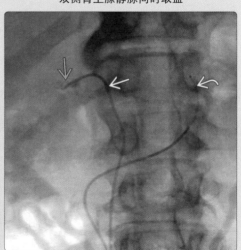

术 语

同义词

- 肾上腺静脉取血（AVS），肾静脉取血（RVS），肾静脉肾素抽样（RVRS），侧化肾静脉肾素比值比（RVRR）
- "胡桃夹"综合征（NCS）= 左肾静脉（LRV）压迫综合征

定义

- 原发性醛固酮增多症：肾上腺分泌醛固酮过多
  - 2/3 是由于一侧泌醛固酮激素腺瘤（APA）所致，如康式综合征
    - 可切除单侧肾上腺治疗
    - 2% 的患者为双侧 APA
  - 1/3 由双侧肾上腺增生引起，如特发性醛固酮增多症
    - 需终生应用盐皮质激素受体阻断剂（螺内酯）治疗
- 库欣综合征：长期过度接触糖皮质激素导致的复杂临床症候群
  - 最常见的原因是使用外源性糖皮质激素或促肾上腺皮质激素（ACTH）
  - 内源性原因包括释放促 ACTH 释放激素的脑垂体瘤、肾上腺肿瘤（良性或恶性）或异位分泌 ACTH 的肿瘤
- NCS（"胡桃夹"综合征）：LRV 受压所致的症候群
  - 与盆腔淤血综合征、盆腔静脉曲张相关
  - "胡桃夹"现象：不合并临床症状的 LRV 受压患者

肾上腺静脉解剖

- 多数人的肾上腺腺体都分别有单一引流静脉
  - 偶有多发肾上腺静脉的患者
  - 肾上腺静脉与腹膜后和肾包膜静脉交通
- 右肾上腺静脉由后外方直接汇入下腔静脉
  - 一般位于右肾静脉 2~4cm 以上
  - 小的副肝静脉很少汇入右肾上腺静脉，反之亦然（10% 的概率）
- 左肾上腺静脉汇入左肾静脉
  - 一般距右肾静脉入口 3~5cm
  - 很少直接汇入 IVC

肾静脉解剖

- 通常每侧肾脏均有单一引流静脉
  - 肾静脉很少有静脉瓣
  - 与腹膜后静脉相交通（如腰静脉、奇静脉、性腺的静脉）
- 左肾静脉由主动脉及肠系膜上动脉间汇入 IVC（下腔静脉）
  - 左肾静脉经 IVC 偏前方汇入
- 右肾静脉较短，于 L_2 椎体水平汇入 IVC
- 常见的肾静脉解剖学变异

  - 前侧"胡桃夹"综合征：主动脉及肠系膜上动脉间的肾静脉受压
  - 后侧"胡桃夹"综合征：主动脉及脊柱间的肾静脉受压

术 前

适应证

- AVS
  - 确诊后，需要确定激素紊乱原因来指导治疗
  - 原发性醛甾醇增多症
    - 诊断原发性醛甾醇增多症
      - 血钾 <3.5mmol/l，舒张期高血压表明醛甾酮增多症
      - 其他实验室数据：血浆肾素和 24 小时尿钠、皮质醇、醛固酮
      - 最常见是 2 级高血压
    - 确定手术和药物治疗
      - 金标准是区分是腺瘤还是双侧肾上腺增生
      - APA 及双侧肾上腺增生是最常见的亚型
      - 双侧肾上腺增生需行药物治疗
      - 单侧 APA 手术切除该侧肾上腺及可使血压正常
      - 美国和日本内分泌协会对所有 1°醛固酮增高患者都推荐肾静脉取血（AVS）决定是否需要外科治疗
    - 对于 1°醛固酮增高患者 AVS 优于影像学检查
      - 可以最为精确地区分亚型
      - 确诊 APA 需要证实双侧醛固酮分泌过度
  - 库欣综合征
    - 对于影像学检查发现肾上腺肿块的患者，AVS 用于评估肾上腺是否过度分泌皮质醇
    - 鉴别库欣综合征的致病因素对于治疗极其重要
      - 对于内源性库欣综合征，尿皮质醇分泌升高；血浆皮质醇水平在地塞米松试验中没有下降
      - 垂体或异位激素分泌患者通常有较高的血清 ACTH 水平
      - 对于单发有分泌功能的肾上腺肿块，血清 ACTH 可能很低，需要行 AVS 定位
      - 局部切除单侧有功能的肾上腺肿块
  - 嗜铬细胞瘤和副神经节瘤
    - 随着 MR 和 CT 的进展，AVS 现较少应用
      - 当影像学检查阴性或诊断不明时，需要 AVS 判断是否存在隐匿的嗜铬细胞瘤
      - 当影像学检查显示一侧有肿瘤时，注意观察对侧，在家族综合征中可出现双侧肿瘤，如希佩尔林道综合征
- 肾静脉取血
  - 肾血管性高血压
    - 肾动脉狭窄（RAS）是高血压的病因才可诊断肾血管性高血压
    - 分侧肾静脉肾素活性的比值阳性是 RAS 治疗预

后的独立因素

- 分侧肾静脉肾素活性的比值已较少用于评估或治疗生血管性高血压
  ○ 肾素瘤
    - 诊断性的及单侧小病变
    - 罕见的分泌肾素的肾肿瘤，CT 或 MRI 可发现
    - 年龄较小（小于 25 岁），女性患者多有严重的高血压、低血钾

- 诊断及治疗性肾静脉造影
  ○ "胡桃夹"综合征
    - 因肠系膜动脉与腹主动脉之间的肾静脉受压而导致的高血压
      □ 少见原因：胰腺或腹膜后肿瘤，腹主动脉瘤，左肾下垂，妊娠状态
    - 可能导致慢性左腰部及盆腔疼痛，血尿，直立性蛋白尿，不典型的胃肠道症状
    - 可能导致男性精索静脉曲张、女性盆腔淤血综合征
    - 左肾静脉支架植入术可不同程度改善相关症状
    - 不治疗也可能自行缓解（如体型较瘦患者体重指数增加，儿童患者慢慢成长后）
  ○ 盆腔淤血综合征
    - 左卵巢静脉汇入 LRV
    - 左肾静脉造影可能显示造影剂反流到扩张的卵巢静脉，表明静脉瓣膜功能不全
  ○ 精索静脉曲张
    - 左侧精索内（性腺）静脉直接流入 LRV
    - 左肾静脉造影可显示造影剂反流至性腺静脉，证实静脉瓣膜功能不全

禁忌证
- "胡桃夹"综合征是介入治疗禁忌证
  ○ 因伴随疾病较多无法行肾上腺切除术
  ○ 患者要求终身药物治疗
  ○ 怀疑肾上腺皮质癌需要外科手术治疗的患者
  ○ 有 I 型和 III 型基因突变的家族性高醛固酮血症的患者
- 造影剂过敏
- 肾功能不全

术前影像学检查
- 横断位薄层静脉期增强 CT，用于显示右肾上腺静脉解剖
  ○ 可用于指导插管、评估右肾上腺静脉是否汇入副肝静脉

注意事项
- 最佳肾上腺静脉取血
  ○ 最佳用药时间为取血前 6 周
  ○ 取血前应纠正低钾血症，否则将减少醛固酮分泌
  ○ 取血前患者应该保持仰卧位 1 小时
  ○ 尽量减少患者术中疼痛和情绪变化，否则将影响醛固酮分泌，使分侧肾静脉肾素水平不准确

- 没有确凿的证据表明促皮质激素是否会影响测量
- 如果不使用促皮质激素，在早上行 AVS 可避免肾上腺皮质激素的昼夜波动
- 如果不使用促皮质激素且肾上腺静脉解剖无变异，可同时插管双侧肾上腺静脉取血以避免时间相关的激素浓度变化
- AVS 前调整降压药物，可用 α-肾上腺素能受体阻滞剂和非二氢吡啶类钙拮抗剂（维拉帕米），以防影响肾素分泌
- 确保直接肾素 <25/L；血浆肾素活性 <60ng/（ml/h）

- 最佳肾静脉取血
  ○ 最好在操作前 4 周用药
  ○ 严格遵守必要的操作步骤
  ○ 取血前患者保持 4 天 <40mg/d 的低钠饮食
  ○ 患者每天 24 小时的尿样进行检查，患者在手术前的午夜进行检查
  ○ 在手术前一天通过 24 小时的尿液检查来验证严格的低钠饮食
  ○ 患者在手术前一晚保持卧床

术前准备
- 核查项目
  ○ AVS
    - 确保手术前 6 周没有服用任何盐皮质激素受体阻滞剂（螺内酯）
  ○ RVRS
    - 在取血前 4 周停止 β 受体阻滞剂、ACEI 类、利尿剂
- 药物
  ○ AVS：推荐刺激方案：促皮质素（替可克肽），ACTH 的合成亚基
    - 50mg/h，取血前 30 分钟给药
    - 在取血前 15 分钟团注 0.25mg，然后 0.15～0.20mg/h 滴注
    - 取血过程中团注 250mg
  ○ RVRS：刺激肾素释放方案
    - 口服卡托普利 25mg
    - 依那普拉利静脉注射，0.04mg/kg（最高 2.5mg）
    - 取血前 60～90 分钟注射卡托普利注射液（1mg/kg）
- 血管鞘和造影导管
  ○ 股静脉入路置入血管鞘（5～7Fr）
  ○ 造影导管
    - 应该选择尖端有侧孔的造影导管
    - 右肾上腺静脉插管常用 Simmons、SOS 或 Mikaelsso 导管
    - VAN 导管（波士顿科技）有尖端带侧孔的 Simmons 1 状导管
    - 左肾上腺静脉和双肾静脉插管多用 Cobra、Simmons 导管

- 含碘造影剂
- 用于样本采集的标本瓶
- 知情同意书：肾上腺或肾静脉夹层、血栓形成，肾上腺周围血肿，检查阴性

介入操作

手术步骤

- 具体操作目标
- 肾上腺静脉造影和取血
  - 穿刺股总静脉建立静脉通道，置入 6~7Fr 血管鞘
  - 原发性醛固酮增多症
    - 通常先插管右侧肾上腺静脉取血，再插管左侧，之后取外周静脉血
    - 外周静脉样本：从血管鞘里或肾静脉水平下的 IVC 留取
    - 留取血样检测醛固酮和皮质醇
      - 正常的皮质醇浓度表明正确插管至肾上腺静脉
    - 可通过不同方案应用促皮质素刺激分泌
  - 库欣综合征
    - 通常先插管右侧肾上腺静脉取血，再插管左侧，之后于肾上腺上方及肾静脉下方 IVC 取外周静脉血
    - 不需要促皮质激素刺激
    - 留取血样检测皮质醇
  - 嗜铬细胞瘤：潜在的嗜铬细胞瘤需要检测 3- 甲氧基肾上腺素和去甲基肾上腺素
  - 肾上腺静脉插管取血
    - 右肾上腺静脉
      - 右肾上腺静脉较短（1~15mm），位于肾静脉后上方
      - 使用反曲导管（SIM 1，VAN）选择性插管右肾上腺静脉
      - 肾上腺静脉通常呈经典的三角形
      - 浅表蜘蛛网状静脉可显影
      - 注意分辨肾上腺静脉和副肝静脉
      - 如果肾上腺静脉汇入副肝静脉，则应将导管头跨过副肝静脉进入肾上腺静脉
    - 左肾上腺静脉
      - 使用 Cobra 2、Simmons 1 或 Simmons 2 导管插管左侧肾上腺静脉，可能需要同轴微导管
      - 造影导管需插管至肾上腺及左膈下静脉汇合处远端，肾上腺静脉分支近端
    - 肾上腺静脉特征
      - 血管造影呈三角形
      - 中心静脉与较小的静脉以星状或针状沟通
      - 与腹膜后静脉交通
    - 确认导管位置，轻轻注射 1~3ml 造影剂
      - 向肾上腺静脉注射造影剂时患者可能会感到背痛，尤其是右侧
    - 由肾上腺取血

- 缓慢、间断的抽吸
- 留取 5~8ml 样本为最佳（与所在机构的实验室协商）
- 如果抽血很顺畅，导管可能已从肾上腺静脉脱出
- 在导管尖端扎几个小孔有助于防止取血时静脉破裂
- 在每个标本瓶上记录取血的时间和位置（左和右）

- 肾静脉取血
  - 穿刺股总静脉建立静脉通道，置入 5Fr 血管鞘
  - 5Fr Cobra、Simmons 或 VAN 导管（尖端带侧孔）插管双侧肾静脉
    - 左肾静脉插管应该跨过性腺静脉
  - 确保没有需要取血的静脉属支或变异静脉
  - 肾素激发
    - 依那普利刺激，注射前及注射后 20 分钟留取血样
    - 卡托普利刺激（1mg/kg），取血前 60~90 分钟给药
  - 留取 5~10ml 血样
    - 分别在双侧肾静脉内取血
    - 在肾静脉上方和下方的 IVC 取血
    - 取血要快，肾素水平随时间变化

- 用于诊断和（或）治疗的肾静脉造影
  - 穿刺股总静脉建立静脉通道，置入 5Fr 血管鞘
  - 5Fr Cobra、Simmons 或 VAN 导管（尖端带侧孔）插管左侧肾静脉
  - 当导管由肾静脉撤回至下 IVC 时测定压力
  - 行左肾静脉造影
    - 查看左肾静脉有无受压或狭窄
    - 评估静脉属支
    - 注意性腺静脉有无反流
  - LRV 血管支架
    - 成年人或老年人在支架置入前行 6 个月保守治疗
    - 18 岁以下患者考虑保守治疗和观察
      - 自发缓解率较高
      - 除非症状无法耐受，否则观察 2 年以上
    - 如果存在 LRV 血管支架置入指征
      - 选择高径向力的裸支架
      - 选择与血管形状的相适应的支架
      - 选择释放后长度缩短较少的支架

替代操作 / 治疗

- 放射学
  - 通过多平面的 C 形臂 CT 成像技术 180° 旋转摄影
    - 当 C 形臂 CT 显示导管处于错误的位置时，需重新插管
  - 影像学或其他检查可降低取血的必要性
    - 多个研究发现 CT 和 MR 定位分泌醛固酮的微腺瘤准确性较差
    - 在一项研究中对 CT 可疑的病例行静脉取血后

发现，若未行取血检查 22% 的人将出现误诊，25% 的人会行不必要的肾上腺切除术

- 新的研究表明 ^{11}C-美托咪酯的 PET-CT 可作为一种非侵入性的分侧 APA 检查
  - 与 AVS 相比患者更倾向于 ^{11}C-美托咪酯的 PET-CT
  - 半衰期 20 分钟的 ^{11}C 需要现场有回旋加速器
  ◦ CT 或 MR 可经常发现肾素瘤
- 外科
  ◦ "胡桃夹"综合征治疗包括肾固定术、肾静脉旁路术、LRV 转位术、SMA 转位术

术 后

注意事项
- 肾静脉取血
  ◦ 留取静脉血时，请注意取血时间，并注意在样本瓶上标注左和右
  ◦ 选取合适的样本瓶留取血液标本，以便进行实验室分析；确保符合进行精确分析的实验室要求（例如，冷藏样品）
  ◦ 遵循严格的预处理及操作规定
- "胡桃夹"综合征
  ◦ 支架置入，服用氯吡格雷 30 天、阿司匹林 3 个月
- 患者指导

禁忌
- 肾上腺血管体细小、容易破裂，避免暴力注射造影剂
- 通常应用较细的造影管插管肾上腺静脉，在取血时避免多余操作，防止导管移位

预后
- 肾静脉取血
  ◦ 血浆皮质醇浓度（PCC），血浆醛固酮浓度（PAC）
  ◦ 选择指数（SI）
  - PCC（一侧）/PCC（IVC）
  - 建议非激发状态的阈值为 SI>2.0
  - 建议促皮质素激发后的阈值为 SI>3.0
  - 若检测值大于阈值则表明导管位置在肾上腺静脉内
  ◦ 侧化指数（LI）
  - PAC（较高侧）/PCC（较高侧）：PAC（较低侧）/PCC（较低侧）
  - 建议非激发态阈值为 LI>2.0
  - 建议促皮质素激发后的阈值为 LI>4.0
  - LI 值 > 阈值表明 AVS 存在偏侧性
  - 对于未行双侧插管的患者无法计算 LI 值
  ◦ 血样样可以鉴别功能性肾上腺腺瘤和原发性肾上腺增生
  - ACTH 用药后，肾上腺腺瘤患者醛固酮／皮质醇比值升高；偏侧影响
  - 双侧腺体偏侧影响比例通常大于 4：1
  - 在双侧肾上腺增生中，ACTH 用药前后没有偏

侧影响，但醛固酮／皮质醇比率高于 IVC

- RVRS
  ◦ 肾静脉肾素水平大于对侧 1.5 倍是阳性结果
  - 一项研究表明以 1.72 作为 RVRR 阈值更好
  ◦ 由肾静脉下到肾上腺以上的下腔静脉血肾素浓度升高将进一步证实肾血管性高血压
- 左肾静脉压迫
  ◦ 左肾静脉与下腔静脉间压力梯度 >3mmHg
  ◦ 侧支血管显影
  ◦ 超声显示左肾静脉中心到肾门的收缩期双联峰值 >4.2~5.0
  ◦ CT 显示 LRV 中央与肾门处静脉直径比值小于 50%

结 果

难点
- 由于解剖结构富有挑战性，最常见的困难是右肾上腺静脉插管失败
- 错将肝尾状叶引流静脉当做肾上腺静脉进行插管

并发症
- 最严重的并发症
  ◦ 肾上腺静脉夹层或破裂（0.5%），肾上腺出血或梗死（0.5%）
- 其他并发症
  ◦ 造影剂过敏或造影剂肾病
  ◦ 穿刺点出血，静脉血栓形成，感染
  ◦ 并发症发生率为 0.2%~13.0%
  ◦ 肌纤维异常增生造成左肾静脉血管支架堵塞
  ◦ 有报道称血管内支架异位至 IVC 和右心房，可能是由于支架尺寸过小所致

预期结果
- 肾上腺静脉取血
  ◦ 确诊高醛固酮血症原因的最准确手段
  ◦ 更严格的（或更高的）SI 阈值会使测量结果更加可信，但很少有 AVS 研究能够成功地进行双侧选择性插管
  ◦ 更严格的（或更高的）LI 阈值可使筛选人群行肾上腺切除术的疗效更好，但会漏掉了一些潜在的可治愈的患者
- 肾静脉取血
  ◦ RVRR 刺激阳性可提示 RAS 血管成形术后高血压缓解更明显
  ◦ 其他评估 RAS 血管成形术的研究发现医学干预对患者有明确好处，但治疗并不仅仅局限于 RVRR 刺激阳性的患者
- "胡桃夹"综合征
  ◦ 一项纳入 61 例患者的队列研究显示：对于符合左肾静脉支架植入适应证的患者行支架治疗后，术后 64 个月 97% 的患者症状得到改善
  ◦ 目前没有时间更长的随访研究

肾上腺静脉取血（放大的外观）

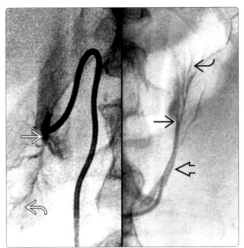

主动脉后左侧肾静脉造影

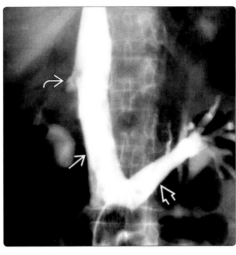

（左图）5Fr 导管静脉插管右肾上腺静脉造影，显示静脉主干➡和属支➡，微导管插管左肾上腺静脉➾造影显示静脉主干➡和属支➡。（右图)静脉造影显示，LRV➾以异常的的低位汇入IVC➡，这种外观是典型的主动脉后 LRV，是一种常见的解剖变异。可看到右肾静脉➡的一小部分由正常的位置汇入 IVC

左肾静脉受压狭窄（增强 CT 横断位）

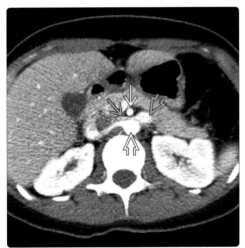

左肾静脉受压狭窄（增强 CT 矢状位）

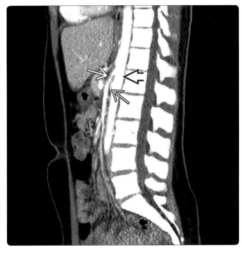

（左图）一位左腰疼痛的患者侧增强 CT 横断位显示：当 LRV➾穿过 SMA➡和主动脉➾之间时受压变窄，狭窄后的 LRV 管径扩张➾。（右图）增强 CT 矢状位显示了在 SMA➡和主动脉➾之间的 LRV➾受压变窄的程度（Courtesy K. Quencer, MD.）

左肾静脉受压狭窄（超声横断位）

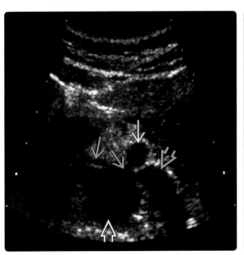

左肾静脉受压狭窄（诊断性静脉造影）

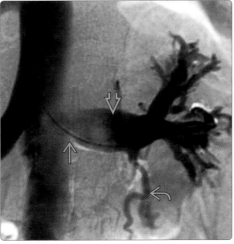

（左图）横断位灰度超声显示：SMA➡和主动脉➾之间的 LRV➾受压狭窄，在肾脏和受压静脉部分之间的 LRV➾管径扩张。（右图）左肾静脉造影证实：SMA 和主动脉之间的 LRV 受压变窄➡，近端 LRV➾和左性腺静脉➡扩张（Courtesy K. Quencer, MD.）

关键点

术语

- 岩下窦静脉取血（IPSS）
  - 评估内源性库欣综合征的病因是否为分泌促肾上腺皮质激素（ACTH）的垂体腺瘤
- 胰腺内分泌肿瘤：动脉刺激和选择性静脉取血（ASVS）
  - 用于胰腺内分泌肿瘤定位
- 1度甲状旁腺功能亢进：选择性静脉取血（SVS）
  - 影像学检查阴性或不确定，以及手术治疗无效的1度甲状旁腺功能亢进患者

术前准备

- IPSS 提高了鉴别脑垂体瘤和异位分泌 ACTH 瘤的准确性
- 甲状旁腺 SVS 对诊断局限性异位性甲状旁腺或手术无效的敏感性高于 90%

介入操作

- 对于 IPSS，获得外周血基础值，同时行岩下静脉窦静脉取血
  - 注射 100μg 促肾上腺皮质激素释放激素
  - 注射后 3 分钟、5 分钟、10 分钟、15 分钟留取岩下窦及外周血样本
  - 中心与外周 ACTH 比值基础值 >2，刺激后岩窦内与外周血 ACTH 的比值 >1.4
- 对于 ASVS，促钙素会导致肝静脉胰岛素或胃泌素水平升高（>50% 为阳性）
  - 由动脉局部注射预测肿瘤位置
- 对于甲状旁腺功能亢进的 SVS，从颈部或纵隔静脉获得血液样本，多个位置取血
  - 通过导管插管证实：样本与周围血中甲状旁腺激素（PTH）比值大于 1.5 倍为阳性

垂体和甲状旁腺静脉引流

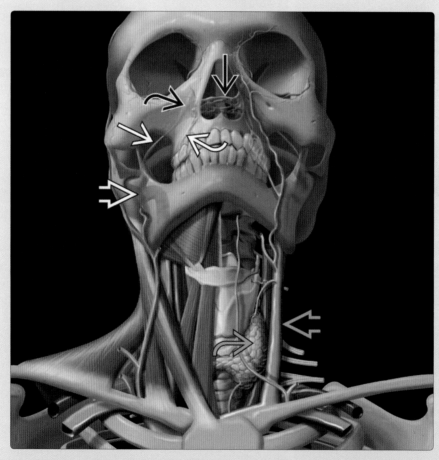

垂体静脉丛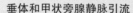汇入海绵窦，这些静脉丛通过岩上静脉窦和岩下静脉窦汇入乙状窦和颈内静脉。甲状旁腺的正常位置在甲状腺的后部，甲状旁腺和甲状旁腺静脉汇入颈内静脉和头臂静脉

术　语

定义

- 岩下窦取血（IPSS）：由双侧岩下窦静脉取血
  - 评估分泌促肾上腺皮质激素（ACTH）的垂体腺瘤是否为内源性库欣综合征的病因
  - IPSS 是公认的确认库欣综合征 ACTH 来源的金标准
- 用于胰腺内分泌肿瘤：动脉刺激和选择性静脉取血（ASVS）
  - 用于胰腺内分泌肿瘤的术前定位
    - 评估胃泌素瘤、胰岛素瘤、血管活性肠肽瘤、胰高血糖素瘤、生长抑素瘤、胰多肽瘤（PPoma）
- 1 度甲状旁腺功能亢进：选择性静脉取血（SVS）：甲状旁腺静脉取血化验甲状旁腺激素（PTH）
  - 术前不能通过影像学检查定位的功能性甲状旁腺瘤患者
    - 影像学检查阴性或不确定的患者，手术治疗无效的 1 度甲状旁腺功能亢进患者

术　前

适应证

- IPSS
  - 库欣综合征：由于过度接触糖皮质激素导致的复杂临床症候群
    - 最常见的原因是使用外源性糖皮质激素或促肾上腺皮质激素（ACTH）
    - 内源性原因包括释放 ACTH 的脑垂体瘤、肾上腺肿瘤（良性或恶性）或异位分泌 ACTH 的肿瘤
      - 脑垂体或异位 ACTH 瘤患者血清 ACTH 通常较高
      - 内源性库欣综合征患者尿皮质醇含量升高，在地塞米松抑制试验中血浆皮质醇水平未见下降
    - 40%～50% 的脑垂体库欣病患者，行 MR 检查未见脑垂体占位；另外即使见到占位也无法证明有功能
      - 30～40 岁的人群中，10% 的人会出现脑垂体异常
      - IPSS 可更加准确地区分脑垂体源性和异源性 ACTH
- 胰腺内分泌肿瘤：术前定位
  - 胰岛瘤占 50%～60%
    - 症状：低血糖、心悸、复视、血清胰岛素和 C 肽水平升高
    - 75% 为单发良性肿瘤，10% 为恶性肿瘤（20% 的发病率）
  - 胃泌素瘤（发生率 20%）
    - 导致佐林格-埃利森综合征：严重的消化性溃疡，胃酸分泌过多，血清胃泌素升高，腹泻和非 B 细胞胰岛细胞瘤
    - 40% 的胃泌素瘤是胰腺内的，60% 是胰腺外的；通常为多发
      - 十二指肠是常见的的胰腺外胃泌素瘤部位（40%）
    - 富血供的，但比胰岛细胞瘤程度低
- 1 度甲状旁腺功能亢进
  - 估计患病率为 1∶1000
    - 2 次校正后的血钙浓度 >2.65mmol/L
    - PTH 异常升高或正常
    - 尿钙排泄比 >0.01
  - 85% 的病例是由于甲状旁腺腺瘤
    - 上甲状旁腺通常位于甲状腺上极的后外侧
    - 下甲状旁腺随胸腺一同发育并下降
    - 10% 的甲状旁腺腺瘤可能为异位的，5%～10% 的甲状旁腺是异位甲状旁腺
      - 异位位置：前纵隔腔（10%），后纵隔（3%～5%），甲状腺内（1%～3%），食管后（1%）
  - 反复性甲状旁手术的患者手术失败或并发症发生率较单次手术增加
    - 由于术后粘连
  - 持续的甲状旁腺功能亢进患者的术前定位检查
    - 可以降低重复手术切除的难度及并发症发生率
    - 影像学定位检查包括超声、闪烁显像（^{99m}Tc 甲氧异腈）、CT
    - 侵入性的 SVS 也用于定位
    - 当影像学检查阴性或不能确定时，以及颈部手术前，常常需行 SVS 检查

术前准备

- 药物
  - IPSS：100mg 促肾上腺皮质激素释放激素（CRH）
  - ASVS：5ml 葡萄糖酸钙（0.025mEq Ca^{2+}/kg）
    - 用于胰腺细胞瘤或胃泌素瘤定位
      - 胃泌素瘤患者可以使用30U/5ml 生理盐水配制

介入操作

手术步骤

- IPSS
  - 穿刺股总静脉，置入 2 个血管鞘
  - 造影导管分别选择双侧颈内静脉（internal jugular, IJ）
    - 从右侧股静脉插管选择左侧颈内静脉更为容易
  - 静脉注射肝素
    - 通常是 5000U 团注
    - 预防静脉窦血栓及脑梗死
  - 微导管插管双侧颈内静脉
    - 超选插管双侧岩下窦
    - 注射造影剂确认导管位置
  - 经微导管及血管鞘同时留取静脉血样本
  - 静脉注射 100mg 激动药物 CRH
    - 静脉注射 CRH 后第 3 分钟、5 分钟、10 分钟、15 分钟留取岩下窦及外周血样本
  - 在标本瓶注明取样时间、位置及左右
  - 将样品送至实验室进行化验

- 胰腺内分泌肿瘤：ASVS
  ○ 穿刺股总动脉建立通路
    - 放置血管鞘
  ○ 经颈静脉或股静脉穿刺建立通路
    - 放置血管鞘
  ○ 选择性插管肝中及肝右肝静脉
  ○ 选择性插管 SMA、肝动脉、胃十二指肠动脉、脾动脉、胰腺动脉分支
    - 在每条动脉选择性插管造影
      □ 获得 5ml 肝静脉血液样本作为基线
      □ 每次选择性动脉插管后通过动脉导管注射促分泌素
      □ 给药后 20 秒、40 秒、60 秒留取肝静脉血样；有些样本最长需要等到给药后 3 分钟留取
    - 每次给药间隔为 5 分钟；在每条动脉均需重复操作
  ○ 标本送检前需置于冰盒
- 1 度甲状旁甲亢进：SVS
  ○ 穿刺股总静脉建立通路并置入血管鞘
    - 使用导引导管选择颈静脉或纵隔静脉
      □ 同轴微导管超选更小的静脉
  ○ 从血管鞘留取外周静脉血作为基线
  ○ 从颈静脉或纵隔静脉留取血液样本
    - 双侧颈内静脉（远端，中部，近端）
    - 双侧锁骨下静脉（远端和近端）
    - 双侧头臂静脉（远端和近端）
    - 甲状腺中和甲状腺上静脉
    - 双侧甲状腺下静脉
      □ 上甲状旁腺及下甲状旁腺常规静脉引流途径
    - 胸腺静脉
    - 胸廓内（乳内）静脉
    - 上腔静脉（SVC）
  ○ 准确地标明取血位置，按照实验室的具体要求存放（例如标本瓶、在冰盒保存）

替代操作 / 治疗

- 放射学
  ○ 甲状旁腺静脉的静脉取血替代方法
    - 甲状旁腺超声可以定位及区分增大的腺体
      □ 依赖操作人员
      □ 对异位甲状旁腺的敏感度较低
    - ^{99m}Tc 甲氧异腈闪烁显像通过甲状腺及甲状旁腺内放射性同位素积累，定位甲状旁腺
    - 与甲状旁腺相比，放射性同位素在甲状腺内清除更快，从而定位甲状旁腺
    - 联合超声和 ^{99m}Tc 甲氧异腈检查比单独应用其中一项项检查更为敏感
    - 增强 CT 和 MR 用于检测异位甲状旁腺
  ○ 胰腺内分泌肿瘤：可行 ASVS
    - 增强 CT 的动脉和静脉期
    - 磁共振的快速自旋回波脂肪抑制序列和动态增强
      □ 比增强 CT 更敏感
    - 超声内镜能准确定位小病变，但胰尾部病变敏

感性较低
  □ 假阳性率高
    - 生长抑素受体闪烁扫描法（^{111}铟奥曲肽）；胰岛细胞瘤的敏感性较低
    - 经肝门静脉取血死亡率为 0.7%，并发症概率为 2.2%
      □ 已被 ASVS 取代
- 外科
  ○ 对于 IPSS，在 ACTH 依赖的库欣病且合并脑垂体腺瘤患者
    - 直接手术，无需取血

术　后

预期结果

- IPSS
  ○ 中心与外周血 ACTH 基础比值 >2 为阳性结果
  ○ 因为 ACTH 的分泌物是间断式的，可通过 CSH 刺激增加敏感性检查；刺激后比值峰值 >3 强烈提示库欣病
  ○ 双侧岩窦内静脉血 ACTH 比值 >1.4 表示同侧垂体微腺瘤
- 胰腺内分泌肿瘤：ASVS
  ○ 促钙素会引起肝静脉内胰岛素或胃泌素水平升高（阳性率 >50%）
  ○ 实验证实局部动脉插管注射促钙素后会引起上述激素水平升高，可预测胰腺内的肿瘤
- 原发性甲状旁腺亢进：SVS
  ○ 插管行 SVS 后，外周血 PTH 增加 1.5 倍为阳性

注意事项

- 在留取静脉血时，注意时间；在所有的样本瓶上注明左右
- 选择适当的容器收集样本进行实验室分析，严格按照实验室的样本分析要求（如冷藏样品）

禁忌

- 二氮嗪可使 ASVS 产生假阴性结果，在 ASVS 之前停止用药

结　果

并发症

- IPSS 相关并发症
  ○ 脑卒中，蛛网膜下腔出血，海绵窦血栓形成，脑神经麻痹
- ASVS 相关并发症
  ○ 钙刺激时系统性胰岛素释放引起的低血糖，注射葡萄糖酸钙引起的高钙血症（均罕见）

预期结果

- CRH 刺激下 IPSS 敏感性（88%～97%）
- ASVS 敏感性：胃泌素瘤（77%）、胰岛素瘤（92%）
  ○ 单独血管造影敏感性：胃泌素瘤（20%～86%）（与位置相关）、胰岛素瘤（35%～94%）
- 甲状旁腺 SVS 对异位腺体的定位和评估手术成功与否具有很高的敏感性（>90%）

岩下窦取血（磁共振冠状位）

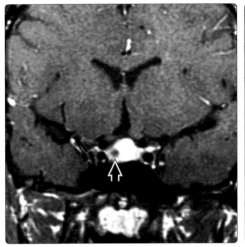

岩下窦取血（静脉造影）

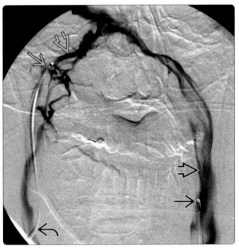

（左图）该患者血清 ACTH 升高，磁共振平扫怀疑该患者有垂体微腺瘤➡。（右图）随后导引导管➡插管至右内颈静脉，同轴微导管➡超选至右侧岩下窦➡。造影导管➡同时插管左侧颈内静脉➡，并将微导管插入岩下窦与对侧同时进行静脉取血

原发性甲状旁腺亢进
（⁹⁹ᵐTc 甲氧异放射性核素扫描）

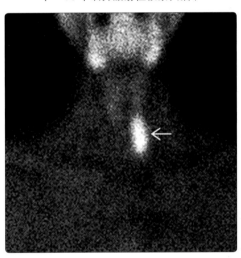

原发性甲状旁腺亢进（超声）

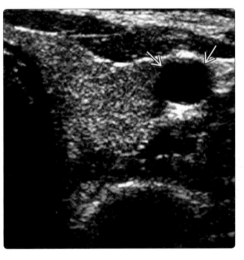

（左图）该原发性甲状旁腺功能亢进患者行核素检查时，甲状腺左下叶可见放射性元素浓聚➡，提示该处有可能存在功能性甲状旁腺瘤。（右图）超声可见甲状腺左下叶低回声结节➡，与核素检查浓聚位置一致，证实可能存在甲状旁腺瘤。选择性静脉取血可能对影像检查阴性、可疑诊断以及先前颈部手术治疗无效的患者是必要的

胰岛素瘤（增强 CT）

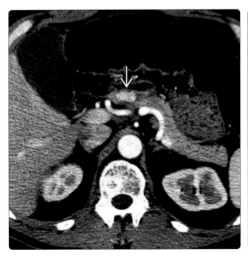

胰岛素瘤（腹腔干动脉造影）

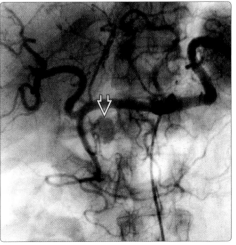

（左图）在一个患有严重低血糖、窦性心动过速和复视的患者增强 CT 检查中发现，胰腺头部可见局部强化➡。实验室检测显示血清胰岛素和 C 肽水平升高。（右图）造影可见一个肿块➡与 CT 异常强化部分相对应。当需要刺激和静脉取血时，可动脉内选择性注射葡萄糖酸钙后，留取肝静脉血样

静脉曲张微创手术和硬化治疗

关键点

术语

- 静脉切除术：机械性撕脱病变静脉，浅表的曲张静脉段可使用小钩经多个穿刺切口撕脱
- 硬化治疗：经皮注射组织硬化剂来栓塞病变的浅表曲张静脉段
- 浅表静脉：包括集合静脉、大隐静脉（GSV）、小隐静脉（SSV）等无数静脉分支

术前

- 治疗近端至远端浅表静脉功能不全对于获得良好的预后至关重要
- 经过适当的临床评估后，必须首先通过静脉内热消融和（或）硬化治疗解决 GSV/SSV 反流问题
- 可以在治疗近端静脉疾病后或同时进行静脉切除术／硬化治疗

介入操作

- 曲张静脉微创手术
  - 直接在靶静脉上方做微切口
  - 插入静脉切除钩，抵着静脉旋转
  - 将钩住的静脉经切口轻轻地撕脱
- 硬化治疗
  - 注射液体硬化剂应从近端腿部静脉向远端进行
  - 泡沫硬化剂疗法推荐使用逆向模式

术后

- 多数患者的症状／外观明显改善
- 治疗区的穿着是后续护理的关键
- 应穿戴 II 级梯度加压弹力袜（30~40mmHg）
  - 施加额外压力，保持穿着到位

（左图）临床照片显示患者小腿的网状→和蜘蛛状→静脉。硬化治疗对于这些类型的静脉曲张是一种适当且有效的治疗方式。（右图）像这种网状静脉→和区域性毛细血管扩张→常常是症状性的，适合硬化治疗

治疗前（网状和蜘蛛状静脉）

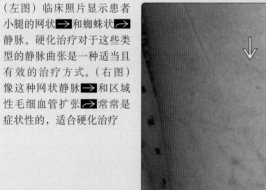

治疗前（网状静脉和毛细血管扩张）

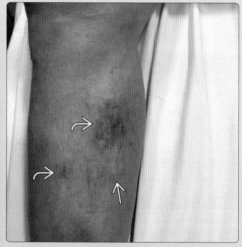

（左图）临床照片显示粗大的浅表曲张静脉→，起源于前附隐静脉，并沿大腿外侧延伸至小腿→。这些浅表静脉曲张可通过静脉曲张微创手术治疗。进行小腿近端外侧面→静脉切除术时应谨慎，否则可能会损伤腓总神经。（右图）常用于静脉曲张经皮硬化治疗的器械包括硬化剂和小号针头

治疗前（大面积浅表静脉曲张）

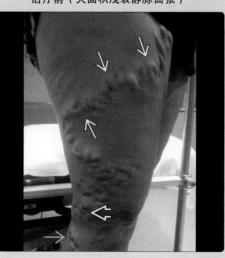

硬化治疗器械

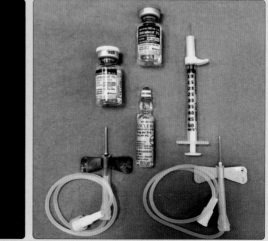

术　语

同义词

- 静脉曲张微创手术，显微外科静脉切除术，办公室静脉切除术，穿刺撕脱静脉切除术，Müller 静脉切除术，经皮微创静脉切除术

定义

- 静脉切除术：机械性撕脱／去除病变的浅表曲张静脉段
  - 通过多个穿刺切口插入小钩
  - 钩子用于撕脱／移除静脉段
- 硬化治疗：经皮注射硬化剂使病变的浅表曲张静脉内形成血栓
  - 泡沫硬化剂：组织硬化剂与空气／二氧化碳混合形成可注射的泡沫
    - 可用于消除大隐静脉 (GSV)，小隐静脉 (SSV)，穿支静脉
- 浅表静脉：位于肌肉间隔周围筋膜表面的下肢静脉
  - 包括集合静脉、大隐静脉 (GSV)、小隐静脉 (SSV) 等无数静脉分支
- 浅表静脉功能不全：通常由浅表静脉壁原发性退行性疾病引起
  - 瓣膜功能不全
    - 导致静脉反流／静脉高压
- 静脉反流：在瓣膜失效的静脉内血液逆行流动
  - 在静脉下方肌肉放松后，躯干静脉回流持续 >0.5~1.0 秒有临床意义

术　前

适应证

- 在 GSV/SSV 静脉曲张消融术中，对曲张侧支静脉的辅助治疗
- GSV/SSV 充分消融术后，治疗持续存在的曲张侧支静脉
- GSV/SSV 消融禁忌时，曲张侧支静脉的初步治疗
  - 例如，深静脉系统受损时
- 由局部来源（如机能不全的穿支静脉）供血的静脉曲张的治疗
- 硬化治疗（而非静脉切除术）治疗毛细血管扩张状、网状静脉

禁忌证

- 拟行静脉切除术和（或）硬化治疗的区域存在感染性皮炎、蜂窝织炎
- 出血倾向或凝血机能障碍
  - 相对禁忌证
- GSV/SSV 不适于静脉曲张微创手术（太深）
- 局麻药物过敏
- 无法行走或穿弹力袜
- 严重的周围性水肿或淋巴水肿
- 已知的心脏右向左分流（硬化治疗）
- 妊娠

术前准备

- 核查项目
  - 完全治疗近端至远端浅表静脉功能不全对于获得良好的预后／限制复发至关重要
  - 临床评估后，首先用静脉热消融 (EVTA) 和（或）硬化治疗治疗 GSV/SSV 反流
    - 可以在治疗近端静脉疾病之后或同时进行静脉切除／硬化治疗
  - 脚踝部的静脉曲张微创手术：应特别注意避免神经血管损伤
- 药物
  - 肿胀麻醉
    - 注射大量稀释的局部麻醉剂进行大面积麻醉
      - 静脉曲张微创手术可使用与 EVTA 一样的混合物（0.1% 利多卡因）
    - 使用局部麻醉剂的量应按患者体重计算
      - 利多卡因最大剂量为 5mg/kg 体重；如果添加肾上腺素，利多卡因的用量可达 7mg/kg
      - 肾上腺素的潜在优势是收缩浅表静脉，减少出血量
      - 与肾上腺素相关的潜在风险包括皮肤坏死、心动过速
  - 组织硬化剂
    - 洗涤剂：通过蛋白质变性破坏静脉细胞膜
      - 十四烷基硫酸钠 (Sotradecol；Angio Dynamics；Queensbury，NY)
      - 聚乙二醇单十二醚 (Asclera；BioForm Medical；Weisbaden，DE) (Aethoxysclerol；Teuto-Brasileiro Laboratorio；Anápolis，Goiás，Brazil)
      - 鱼肝油酸钠 (Scleromate；Glenwood LLC；Englewood，NJ)
      - 乙醇胺油酸酯 (Ethamolin；QOL Medical；Vero Beach，FL)
    - 渗透剂：通过细胞梯度（渗透）脱水和细胞膜变性使水分失衡来损伤细胞
      - 高渗氯化钠溶液
      - 含葡萄糖的氯化钠溶液 (Sclerodex；Omega Labs；Mogadore，OH)
    - 化学刺激物：通过直接腐蚀内皮细胞破坏细胞屏障
      - 铬酸甘油 (Sclermo；Laboratoires E.Bouteille；Limoges，France)
      - 多碘化碘
    - 最常使用高渗盐水、十四烷基硫酸钠、聚多卡醇、铬酸甘油

介入操作

手术步骤

- 静脉曲张微创手术
  - 患者取站立位，用手术笔或标记笔标记待治疗静脉

○ 患者仰卧于手术台上；无菌准备／治疗区域铺巾
○ 可使用透照法重新定位靶静脉
○ 在静脉周围缓慢进行肿胀麻醉
  - 便于静脉抽出，减少患者不适
○ 在静脉上方皮肤做微切口
  - 微切口大小在 1~3mm 之间
    □ 更长的微切口可能会引起更明显的可见瘢痕；色素沉着的可能性更大
  - 在大腿、小腿和脚做垂直微切口可使外观更好
  - 在膝盖周围，应使用张力线
○ 通过微切口插入静脉切除钩，在垂直平面上抵着靶静脉旋转
○ 钩住静脉后，轻轻地经切口拽到皮肤表面，用蚊式钳夹住
○ 轻柔的旋转和牵拉以松解静脉；从静脉周围外膜组织中缓慢地撕脱
○ 随着轻轻牵引，更长段静脉段被牵出，重新用钳子接近皮肤表面钳夹静脉
  - 减少静脉受到的牵拉力
○ 静脉被钩住后，应该容易被拽出
  - 如果患者感到疼痛或静脉切除需要过大的拉力，可能是钩到了神经／肌腱等结构
    □ 移除钩子，尝试重新插入
○ 术中／术后局部压迫止血
• 硬化治疗
  ○ 需要良好的照明、透视或超声
    - 确定静脉；为穿刺／注射提供指导
    - 较大的曲张静脉可应用超声引导下注射；网状静脉／毛细血管扩张无需引导
  ○ 使用小号穿刺针
    - 针头向斜上方穿刺
      □ 更准确地评估穿刺深度
  ○ 硬化剂浓度取决于硬化剂类型、血管大小
    - 较小的血管需要的药物浓度较低
  ○ 泡沫硬化治疗较液体硬化剂停留的时间更长；延长了药物与血管壁的接触时间
    - 较低的浓度可以实现相同的效果
    - 泡沫由二向或三向活塞，2 个注射器（1 个为室内空气，1 个为硬化剂）产生
    - 空气溶液混合物在 2 个注射器之间快速通过，快速搅动产生泡沫
    - 通常空气与硬化剂比例为 3：1 至 5：1
  ○ 回血可以确认进入了较大的静脉
  ○ 注射液体硬化剂应从腿部近端静脉向远端进行
    - 泡沫疗法推荐使用逆向模式（远端至近端）
  ○ 应准确和缓慢地进行注射
  ○ 每次注射通常为 0.1~0.4ml
    - 使用 1ml 注射器（感觉阻力，控制容量）
  ○ 间隔 2~3cm 进行注射
  ○ 严重的疼痛或灼烧感常提示药物外渗
    - 注入生理盐水或利多卡因

    □ 稀释硬化剂
  ○ 少量注射，低压注射可将不良反应降至最低，如毛细血管扩张垫、缺血性溃疡和药物外渗

术 后

应尽事宜
• 治疗区域的穿戴是后续护理中的关键步骤
  ○ 用无菌条、无菌纱布、高弹性绷带覆盖微切口
  ○ 如果可能，应在敷料外穿 II 级梯度加压弹力袜（30~40mmHg）
    - 施加额外的压力，保持敷料在正确位置
    - 或者，可以使用纱布／弹性绷带／胶带"三重包裹"24 小时
• 手术后 1~2 天取下无菌纱布
• 穿 2~3 周的弹力袜（仅限白天）
• 鼓励患者手术后立即在家中尽可能地多走动
• 术后第 1 周避免剧烈运动或提重物
  ○ 避免增加治疗部位静脉压力
• 使用非处方药（如布洛芬或对乙酰氨基酚）来控制疼痛
• 让患者复诊以评估微切口情况
• 鼓励治疗部位防晒（防晒霜／皮肤覆盖物）：减少瘢痕变色

结 果

并发症
• 最严重的并发症
  ○ 硬化治疗后暂时性视力障碍
    - 推测为内皮素介导的神经系统并发症
      □ 类似于先兆偏头痛；而非缺血事件
    - 可能的触发机制：泡沫进入脑循环
    - 危险因素包括卵圆孔未闭和偏头痛史
    - 症状可能持续 30 分钟至 3 小时
  ○ 深静脉血栓形成（罕见）
• 即刻／围手术期并发症
  ○ 静脉曲张微创手术
    - 对小的皮肤神经的损伤可能会导致感觉异常、疼痛、暂时性足下垂
    - 血肿，更常见于腘窝区域
    - 感染（包括未完全切除部分的静脉炎，伤口感染，蜂窝织炎）
  ○ 硬化治疗
    - 浅表性血栓性静脉炎
      □ 加压、非甾体抗炎药治疗
      □ 吸出液化的血栓有助于症状缓解
    - 过敏反应，荨麻疹，可能的全身性过敏反应
    - 组织坏死（外渗／小动脉注射）
• 远期并发症
  ○ 短暂性色素沉着
    - 由于血肿再吸收后含铁血黄素染色；炎症后黑素细胞

静脉曲张微创手术和硬化治疗

- 通常会在几周到几个月内消失
- 可能无法完全缓解（应包括在知情同意书内）

预期结果

- 大多数患者获得良好的症状缓解／美容效果

静脉曲张微创手术（治疗前站立评估）

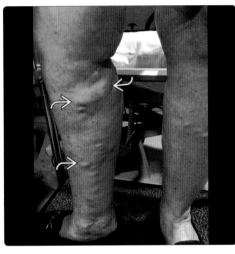

静脉曲张微创手术（超声显示反流）

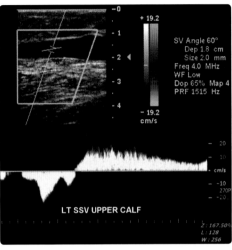

（左图）临床照片显示一名患者小腿后部存在广泛显著的静脉曲张➡️，伴有明显小腿疼痛和肿胀。（右图）彩色多普勒超声显示小隐静脉（SSV）明显反流。另外的图像显示，小腿后部粗大的静脉曲张源自功能不全的SSV。患者最初接受SSV静脉内激光消融以消除反流的源头。在行静脉曲张微创手术之前须消除反流

静脉曲张微创手术（曲张静脉被抽出皮肤）

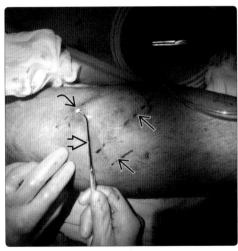

静脉曲张微创手术（撕脱曲张静脉）

（左图）术中照片显示用标记笔勾画出来➡️的曲张静脉。行肿胀麻醉以便静脉抽出和减轻不适。做微切口➡️并插入静脉切除钩➡️。切除钩抵着静脉旋转，通过切口将其带到皮肤表面。（右图）静脉➡️被带到皮肤表面后，用蚊式钳➡️钳夹，使静脉松弛，并慢慢将其从静脉周围的外膜组织中抽出

硬化治疗（曲张静脉穿刺）

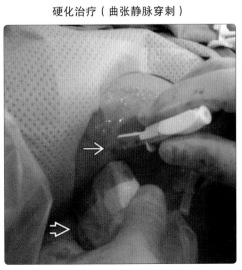

硬化治疗（注入硬化剂）

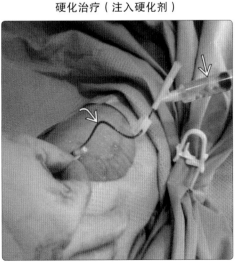

（左图）静脉曲张硬化治疗的术中照片显示穿刺针➡️在超声引导➡️下刺入靶静脉。超声用于引导将硬化剂注入曲张静脉。（右图）术中照片显示了一个装有硬化剂的小注射器➡️，连接于穿刺针的连接管➡️。在超声引导下，将少量硬化剂缓慢低压注入靶静脉

209

术语

- 静脉内热消融（EVTA）：热能经血管内传递到静脉管壁的过程
  - 引起不可逆阻塞，最终纤维化
  - 消除引起浅静脉功能不全的无功能浅表躯干静脉
  - 可以应用激光或射频能量

术前

- 适应证：症状性下肢静脉功能不全影响生活质量
  - 疼痛，酸痛，搏动感，沉重，疲劳，瘙痒，夜间痛性痉挛、躁动、肿胀
  - 慢性静脉高压引起的皮肤改变
- 应用多普勒超声对静脉系统进行全面评估
- 评估解剖、生理功能、通畅性和反流情况
  - 评估深部／表浅／穿静脉

介入操作

- 微创穿刺入口为功能不全静脉段的最低部位，避免穿刺小腿下 1/3
- 传送导丝越过隐-股静脉或隐-腘静脉连接处
  - 沿导丝置入导引鞘
- 在超声引导下，经导引鞘将消融装置推进至拟治疗静脉的最中央位置
- 治疗导管到位后，实施静脉周围肿胀麻醉
- 启动并慢慢回撤导管，确保每段治疗的血管有足够的能量沉积
  - 各种系统的撤回速度／所需能量不同

术后

- 后续护理中，适当的按压至关重要
  - 如果可以耐受，可选用 II 级梯度加压弹力袜（30~40mmHg）

穿刺前评估（大隐静脉反流）

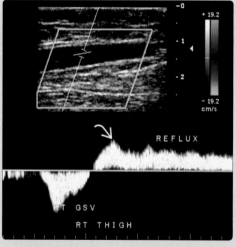

临床图片（治疗前和治疗后）

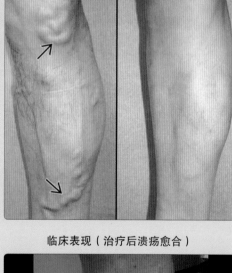

（左图）多普勒超声显示大隐静脉（GSV）反流 ➡，反流是由静脉瓣关闭不全导致的静脉功能不全引起的。反流持续 >0.5~1.0 秒有临床意义。（右图）大隐静脉热消融术之前右腿图像（A）显示在大隐静脉分布区多条曲张静脉 ➡。消融术后 6 个月（B），曲张静脉未见显示

静脉内激光消融术（静脉微穿刺）

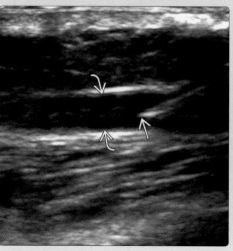

临床表现（治疗后溃疡愈合）

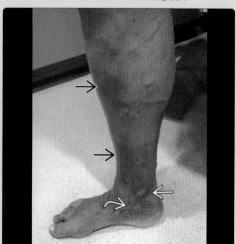

（左图）超声显示引入导丝前，微穿针尖端 ➡ 位于大隐静脉管腔内 ➡。如果导丝进入过程中遇到阻力，可行超声检查确认导丝是否走行于管腔内。（右图）患者治疗几个月后的临床图片显示内踝溃疡 ➡ 已治愈。注意色素沉着 ➡ 以及脂性硬皮病 ➡ 是慢性静脉功能不全的特征性表现

术　语

定义

- 静脉内热消融（EVTA）：内部的热能传递到静脉壁的过程
  - 静脉不可逆闭塞，最终纤维化
  - 用于消除引起浅静脉功能不全的无功能浅表躯干静脉
  - 激光（不同波长）或射频能量
- 浅表静脉：位于肌肉间隔周围筋膜表面的下肢静脉
  - 包括躯干静脉
    - 大隐静脉（GSV）
    - 小隐静脉（SSV）
  - 包括连接大隐／小隐静脉的吻合静脉
    - 贾科米尼静脉：大隐静脉的后内侧支
    - 大腿前支（ATT）
      - 起自隐 - 股静脉连接处（SFJ）；越过大腿前方
  - 也包括无数被称为集合静脉的静脉分支
- 浅静脉功能不全：通常由浅静脉壁原发性退行性疾病引起
  - 导致静脉反流／慢性静脉高压
- 静脉反流：静脉内出现逆行血流；有缺陷静脉瓣无法阻止血液逆流
  - 静脉下方肌肉放松后反流持续时间 >0.5~1.0 秒有临床意义
- CEAP 分级：临床症状，病因，解剖学和病理生理学
  - 基于对疾病严重程度的观察，总结慢性静脉疾病的疾病状态
  - 帮助报告成功的临床治疗
  - 静脉严重程度评分（VSS）是附加的疾病严重程度分级谱

术　前

适应证

- 临床表现
  - 下肢静脉功能不全的症状影响生活质量
    - 疼痛，酸痛，悸动，沉重，疲劳，瘙痒，夜间痛性痉挛、躁动、肿胀
    - 采取保守治疗后，症状持续存在／缺乏改善
      - 医用级别弹力袜试验可以作为初始保守治疗
  - 慢性静脉高压的皮肤改变
    - 冠状静脉扩张，脂性硬皮病，萎缩性布兰奇色素沉着
  - 愈合的或活动性溃疡
  - 出血，广泛瘀伤
  - 水肿
  - 血栓性浅静脉炎
- 解剖学
  - 超声证明大隐／小隐静脉内有血液反流

- 在确保深静脉回流的情况下，治疗无功能的浅表躯干静脉是安全的
  - 深静脉反流常与无功能的躯干静脉引起的深部静脉系统超负荷有关

禁忌证

- 妊娠或哺乳
- 静脉内热消融后阻塞的深静脉系统不足以支持静脉反流
- 活动性深静脉血栓形成
- 静脉段极度迂曲而无法穿越
- 静脉流出道阻塞导致下肢静脉功能不全，在静脉内热消融之前处理
  - 髂静脉压迫（May-Thurner）
  - 髂静脉血栓形成

术前影像学检查

- 超声
  - 评估可疑的静脉功能不全和瓣膜功能不全的主要影像检查方法
  - 应用多普勒超声全面评估静脉系统是治疗成功的关键
    - 评估解剖，生理功能，通畅性和反流
      - 评估深／浅静脉
      - 评估穿静脉
    - 以站立姿势行检查
    - 确定疾病类型和计划治疗
- 磁共振静脉造影术（MRV）
  - 用于评估选定病例的盆腔静脉解剖
    - 可疑静脉流出道阻塞
  - 用于评估选定／复杂病例的下肢静脉解剖
    - 显示浅表躯干静脉的解剖
  - 钆磷维塞三钠 [Ablavar(Lantheus；N. Billerica, MA)] 被用作 MRV 对比剂
    - 钆基对比剂；包含的钆比所有其他 MRA 造影剂少 70%
    - 白蛋白结合程度高（约85%）
      - 延长的血管内滞留
    - 与其他药物相比，它是理想的血管成像的对比剂，可迅速从血液中清除
      - 对静脉系统成像非常有用

术前准备

- 核查项目
  - 与当前静脉疾病相关的完整病史
    - 长时间站立／坐会导致症状加重
    - 在傍晚最显著
    - 既往有静脉血栓形成史
    - 静脉功能不全／静脉曲张的家族史
  - 既往保守治疗史
    - 弹力袜试验
    - 对保守治疗的反应

- 既往静脉外科手术／介入史
  - 可能使静脉内热消融手术复杂化
- 合并症，药物，过敏史，相关的家族史
- 完成腰部以下的体检
  - 可见的静脉畸形
  - 四肢水肿
  - 皮肤色素沉着过度，冠状静脉扩张，湿疹，脂性硬皮症，溃疡
- 患者的 CEAP 得分
- 照片有助于记录病变的严重程度／范围
- 药物
  - 肿胀麻醉（约 0.1% 利多卡因）
    - 注入大量稀释的局部麻醉剂以产生大面积的麻醉
      - 将 30ml 1% 利多卡因与 250ml 生理盐水（NS）混合，再加入 20ml 生理盐水（总量 300ml）
      - 可将之冷却以增加热沉效应，保护静脉周围结构
    - 局麻药物剂量应根据患者的体重确定
      - 最大剂量为利多卡因 5mg／kg
  - 1% 利多卡因：初始穿刺局部皮肤麻醉
- 设备
  - 热源：激光或射频发生器
  - 包含能量沉积导管的套装
  - 护目镜：手术时在室内的术者、患者及工作人员使用的激光专用衰减眼镜
  - 标记笔
  - 聚维酮碘或氯己定皮肤清洁剂
  - 微穿套装
  - 双相超声部件
  - 无菌的超声探头套和凝胶
  - 克莱因泵：用于肿胀麻醉（如果有的话）
  - 25G 或 22G 1.5 英寸长穿刺针
  - 手术刀
  - 可吸收纱布，弹力绷带
  - 合适的梯度加压弹力袜

介入操作

患者体位／位置
- 仰卧位大腿内侧进针
- 如果选择治疗小隐静脉，选择俯卧位

手术步骤
- 常规步骤
  - 患者上台前，应用超声再次确认／绘制功能不全的静脉位置／范围
    - 确定穿刺大隐静脉／小隐静脉的最佳位置
    - 穿刺功能不全静脉的最低段，避开小腿下 1/3
      - 头高足低位可能便于操作
  - 用标记笔标记待治疗区域
  - 治疗区域无菌准备／铺巾

- 待穿刺部位局部麻醉
- 在超声引导下应用微穿套装进行静脉穿刺
- 引入 0.018 英寸微导丝和过渡扩张器
  - 用 0.035 英寸导丝交换微导丝
  - 有些套装允许在 0.018 英寸导丝上引入输送鞘
- 导丝从隐 - 股静脉或隐 - 腘静脉连接处中央穿过
  - 如导丝进入曲张静脉／侧支静脉而不在隐静脉内
    - 尝试不同的导丝（例如，弯头导丝）
    - 在超声引导下送入导丝
- 做皮肤小切口以引入 EVTA 装置
- 沿导丝置入血管导引鞘
- 超声引导下，通过引导鞘将消融装置插入待治疗静脉的最中心位置
  - 确保导管尖端不在深静脉系统中
  - 治疗大隐静脉时，尖端的理想位置为隐 - 股静脉连接部以下 2～3cm
  - 小隐静脉消融治疗时，尖端置于小隐静脉进入肌肉筋膜下层之前的头侧末端
- 治疗导管就位后，用泵（如果有的话）进行静脉周围浸润麻醉
  - 超声引导下将麻醉针置于静脉旁
  - 在隐静脉周围形成液体环晕
    - 外部加压／排空静脉
    - 提高传递到静脉壁的热量
    - 将静脉与周围结构分开，麻醉的同时隔热
- 治疗之前，应用超声再次确认导管尖端位置
- 活动并缓慢撤退导管，确保每个治疗节段都有足够的能量沉积
- 移除装置后，手动压迫静脉穿刺点进行止血
- 如果需要，在此时可辅助静脉切除术／硬化治疗
- 静脉内激光消融（EVLA）
  - 激光波长：810nm，940nm，980nm，1064nm，1320nm，1470nm
    - 新的 1470nm 波长作用于水，可以有效的使静脉特异性发热
    - 防止与静脉壁接触的一些设计（VenaCure NeverTouch，AngioDynamics，Latham，NY）
  - 连续的能量传输范围：6～14W
  - 使用至少 70J/cm（对于 1470nm 光纤为 40J/cm）治疗几乎不会失败
- 射频消融（RFA）
  - ClosureFAST 射频导管（Medtronic，Minneapolis，MN）
    - 20 秒消融可以治疗 7cm 血管段
    - 提供 95～120℃的热能
  - 非常轻微的疼痛、压痛、瘀伤
    - 控制加热被认为可以避免静脉穿孔；减少静脉周围炎症

隐静脉消融术

替代操作 / 治疗

- 放射学
  - 硬化剂，液体或泡沫
    - 1% 或 3% 十四烷基硫酸钠（STS）（Sotradecol）
      - 医生将其与室内空气混合
      - 无肿胀，无发热
    - 1% 聚多卡醇泡沫（Varithena, BTG International, West Conshohocken, PA）
      - 商业制备和供应 [氮气含量 <0.8% 的 O_2：CO_2（65：35）混合气体的专有微泡沫发生装置]
      - 无肿胀，无发热
  - 基于 2- 氰基丙烯酸正丁酯（n-BCA）的制剂（VenaSeal, Medtronic, Minneapolis, MN）
    - 通过专用设备提供专用黏合剂
    - 无肿胀，无发热，无硬化
    - 术后不需要弹力袜
- 外科
  - 外科手术静脉剥脱
  - 透照静脉切开系统（Trivex, LeMaitre Vascular, Burlington, MA）
- 其他
  - 使用弹力袜保守治疗

术 后

应尽事宜

- 适当的穿戴是后续护理中的关键步骤（热消融）
  - 用无菌纱布包裹腿部，高弹性绷带
  - 应该穿及腰或至大腿高度的梯度加压弹力袜（至少 20~30mmHg）
- 鼓励患者手术后立即在家尽可能走多动
- 术后 1~2 周避免做更剧烈的运动
- 使用非甾体抗炎药来控制疼痛和抗炎
- 术后 2~4 周日间使用弹力袜
- 随访疗效

术后影像学检查

- 超声随访治疗肢体
  - 随访至少 4 周
  - 评估经过治疗的静脉段
    - 确认经过治疗的静脉段闭塞
    - 评估起源于经过治疗的静脉段的静脉曲张情况
      - 可预测是否需要辅助手术（例如：硬化治疗，静脉曲张微创手术）
  - 应包括对深静脉系统的评估

- 深静脉血栓清除术
- 在隐静脉消融之前评估是否存在深静脉反流
  - 在成功进行隐静脉消融后可能完全消除或改善

结 果

问题

- 未经处理的曲张静脉可能发生浅静脉炎
- 大隐静脉头侧 10~15cm 段最容易治疗失败
- 尽管大隐静脉或小隐静脉的静脉内热消融治疗令人满意，但静脉曲张仍然存在
  - 可能是由于股前支静脉或贾科米尼静脉反流治疗失败
  - 可能是由于流出道阻塞，如髂静脉受压，髂静脉血栓形成

并发症

- 最严重的并发症
  - 深静脉血栓形成（发病率 1%~2%）
  - 皮肤灼伤（发病率 1%~4%）
- 即刻 / 围手术期并发症
  - 隐神经或腓肠神经损伤可导致术后疼痛 / 感觉异常（发生率为 5%~10%）
  - 感染包括浅表性血栓性静脉炎，伤口感染，蜂窝织炎（发病率 2%~10%）
- 远期并发症
  - 治疗失败包括静脉再通
- 其他并发症
  - 静脉内热诱发血栓（EHIT）：术后热诱导的大隐 / 小隐静脉血栓进入股静脉或腘静脉
    - 与自发性血栓的超声特征不同
      - 24 小时内产生回声
      - 经常好转或完全缓解（7~10 天）
    - 某些研究者在围手术期进行抗凝治疗来预防深静脉血栓 / 静脉内热诱发血栓

预期结果

- 大隐 / 小隐静脉的激光和射频消融术都有很高的技术和临床成功率
  - 大部分治疗失败病例发生在 1 年内
- 症状明显缓解 / 复发率低
  - 改善现有的静脉曲张；减轻或解除腿部疼痛
- 瘀伤 / 胀感，治疗后 4~7 天达到高峰
- 最近批准的疗法有望取得满意的效果
  - 聚己醇泡沫硬化治疗
  - 静脉注射 N- 丁基 -2- 氰基丙烯酸酯（n-BCA）闭塞大隐静脉

临床表现
（大隐静脉分布区的静脉曲张）

临床表现
（由大隐静脉功能不全引起的静脉曲张）

（左图）照片有助于记录介入治疗之前和之后的表现。（A）这个患者大隐静脉走行区有大面积的静脉曲张➡️。（B）典型的大隐静脉疾病很少出现后部静脉曲张➡️。（右图）照片显示由于大隐静脉功能不全引起的大腿粗大的浅表静脉曲张➡️。曲张静脉越过膝盖延伸至小腿内侧➡️

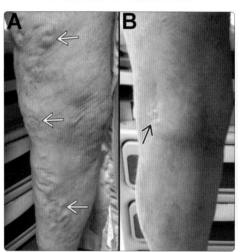
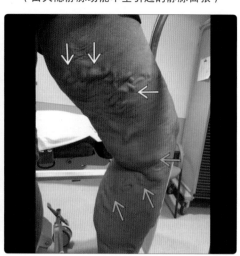

术前超声图像（评估大隐静脉反流）

临床表现（静脉瘀滞性溃疡）

（左图）彩色多普勒超声显示该症状性静脉曲张患者的大隐静脉有严重的反流➡️，持续时间达到9秒➡️。如果大隐静脉不存在反流，应考虑其他静脉曲张病因，如交通瓣膜功能不全。（右图）（C）静脉淤滞性溃疡➡️是严重静脉功能不全的后遗症，在不消除潜在静脉反流疾病的情况下不会愈合。（D）大隐静脉消融术后，溃疡➡️愈合

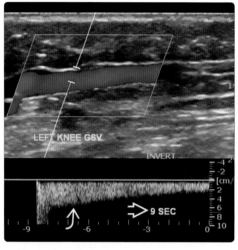
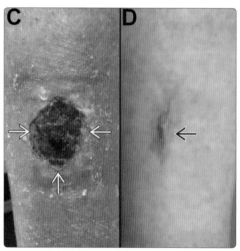

术前超声成像（评估静脉曲张反流）

术前超声成像（评估小隐静脉反流）

（左图）该患者在腘窝处可见静脉曲张➡️，表现为显著反流➡️。这些曲张静脉与大隐静脉引起的大腿内侧曲张静脉相延续。（右图）小隐静脉应始终作为多普勒超声评估下肢静脉功能不全的一部分。当腘窝或小腿后静脉曲张存在时，这一点尤为重要，因为这可能是由小隐静脉功能不全引起的。此时小隐静脉显示反流＞3秒➡️

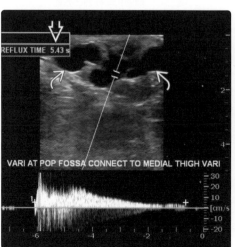
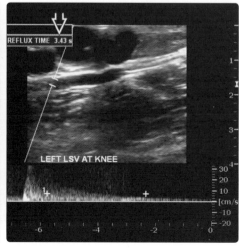

隐静脉消融术

静脉内激光消融（微创静脉穿刺）

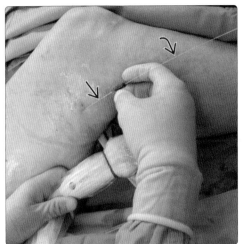

静脉内激光消融（微创静脉穿刺）

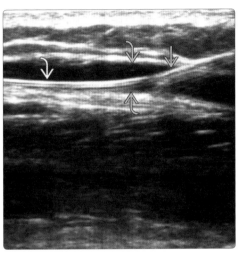

（左图）术中照片显示在超声引导下微穿针➡️及0.018英寸导丝➡️插入左侧膝盖上方的大隐静脉。（右图）超声显示大隐静脉内通路。可见微穿刺针➡️位于大隐静脉➡️管腔内。也可以清晰地看到0.018英寸微导丝➡️位于静脉腔内

静脉内激光消融（放置校准鞘）

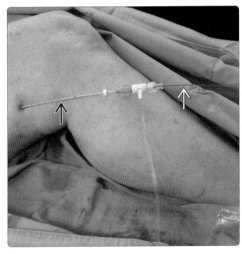

静脉内激光消融（激光光纤头的定位）

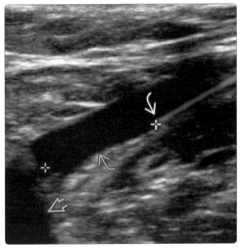

（左图）术中照片显示沿导丝➡️引入的校准鞘➡️。鞘管已被推进越过隐-股静脉连接部。导丝和内部扩张器将被移除并更换为激光光纤。（右图）矢状位超声显示大隐静脉➡️及股总静脉➡️。光纤尖端➡️位于距隐-股静脉连接部近端2~3cm处。谨慎地定位光纤尖端可以最大限度地减少引起股静脉血栓的机会

静脉内激光消融（进行肿胀麻醉）

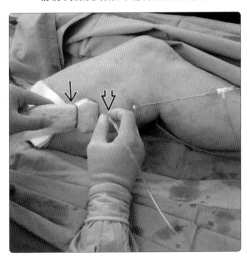

消融之前（进行肿胀麻醉）

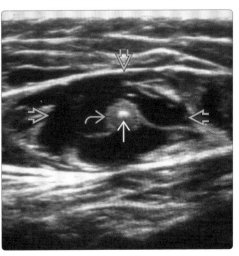

（左图）术中图片显示实时超声引导下➡️通过输液泵，用一种稀释的（约0.1%利多卡因）缓冲的局部麻醉剂进行肿胀麻醉➡️。（右图）超声显示鞘和光纤➡️的回声位于受压的大隐静脉➡️内，被环状的肿胀麻醉形成的声晕➡️环绕

（左图）对比增强磁共振静脉造影（CEMRV）对于超声显示不清的静脉解剖复杂病例，可能是有价值的辅助成像手段。尽管先前对该病例进行了左侧大隐静脉剥脱，但大腿仍可见起源于股前支静脉（ATT）和贾科米尼静脉的粗大静脉曲张➡。右侧大隐静脉➡仍然存在。（右图）双侧小腿磁共振静脉造影（MRV）显示右侧粗大的静脉曲张➡源于大隐静脉➡，左侧小腿广泛的静脉曲张➡由股前支静脉（ATT）和贾科米尼静脉灌注而成。MRV可很好地显示这种复杂的静脉解剖结构

（左图）如果存在腹部或盆腔静脉流出道阻塞，通过隐静脉消融以消除大隐静脉反流造成的静脉曲张可能会失败。横断位MRV显示位于脊椎与左侧髂总动脉➡之间的左侧髂静脉➡明显受压，c/w变异型May-Thurner结构。常由右侧髂总动脉压迫引起。（右图）血管内超声（IVUS）确认流出道梗阻后，植入左髂静脉支架➡。随后的大隐静脉热消融术取得了成功

（左图）个别患者大隐静脉消融4周后的照片显示左腿肿胀伴有腘窝处粗大的曲张静脉➡。尽管患者的大腿内侧静脉曲张得到了解决，但仍有持续的小腿疼痛和肿胀。（右图）使用钆氟化钠对比剂进行左腿MRV成像，以进一步评估浅静脉系统。（A）冠状位和（B）矢状位3D MRV显示腘窝静脉曲张➡由贾科米尼静脉➡灌注而成

可供替代的MRV成像（大腿静脉的解剖评估）

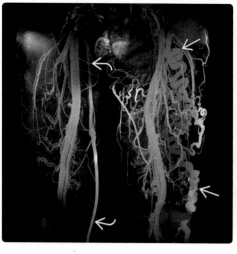

可供替代MRV成像（小腿静脉的解剖评估）

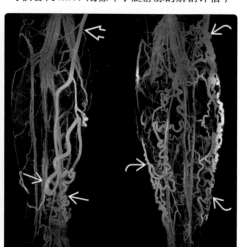

盆腔静脉流出道阻塞（MRV评估盆腔静脉）

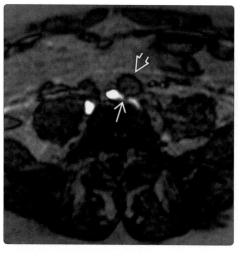

盆腔静脉流出道梗阻（左髂静脉支架植入）

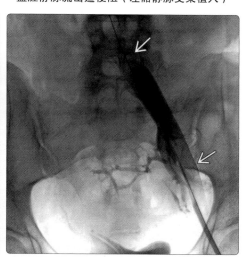

消融后静脉曲张仍存在（贾科米尼静脉反流）

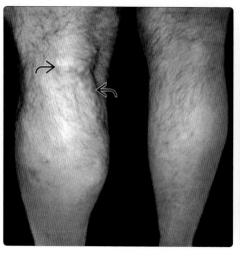

消融后静脉曲张仍存在（贾科米尼静脉反流）

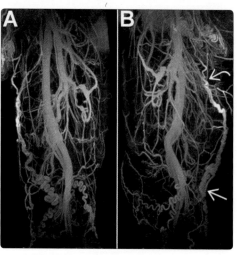

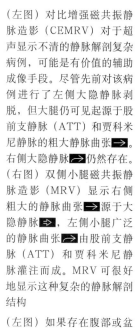

大隐静脉消融失败（隐‐股静脉支流反流）

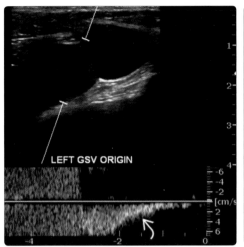

大隐静脉消融失败（股前支静脉）

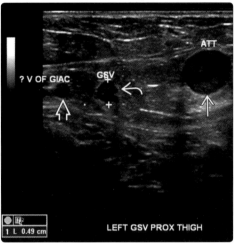

（左图）可能有附属的浅静脉支流在隐股静脉连接部附近汇入大隐静脉。这些支流的反流可能是静脉曲张的来源。该患者可见扩张的大隐静脉以及明显的反流➡️。（右图）隐‐股静脉连接部以下大腿近侧的横断位超声显示股前支静脉➡️较大隐静脉➡️更粗大。也存在小的贾科米尼静脉➡️

大隐静脉消融失败（股前支静脉反流）

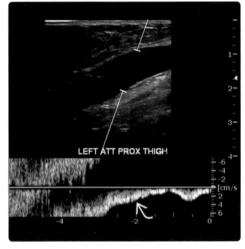

大隐静脉消融失败（股前支静脉）

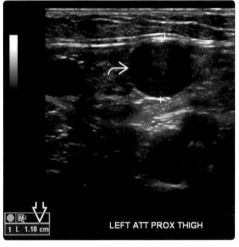

（左图）多普勒超声显示股前支静脉存在明显反流➡️，说明存在持续性静脉功能不全。如果大隐静脉消融后异常的股前支静脉仍存在，症状性静脉曲张可能无法解决。（右图）稍低位的横断位超声显示股前支静脉➡️明显扩张，直径>1cm➡️。在这个病例中，属支静脉功能不全是静脉曲张的主要病因

大隐静脉消融失败（股前支静脉）

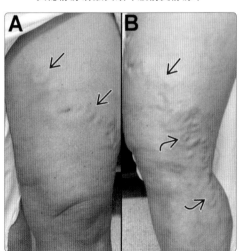

大隐静脉消融失败（股前支静脉）

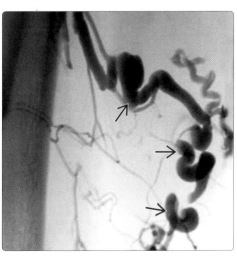

（左图）正位(A)和侧位(B)照片显示增粗迂曲的股前支静脉➡️以及静脉曲张➡️。这是股前支静脉及其相关静脉曲张的典型分布。（右图）前后位静脉造影也显示迂曲的前支静脉➡️。目前可用的热消融技术器材需要相对较直的通路通向靶静脉。对此类病例进行硬化治疗或静脉切除术是合适的选择

术语

- 血管畸形（VMF）：最常见的血管异常，由无内皮细胞增殖的异常血管团组成
  - 低流量：毛细血管、静脉（VM）、淋巴管（LM）或"混合"畸形
  - 高流量：动静脉直接交通
- 分类
  - 国际血管畸形研究学会（ISSVA）分类（2014 年修订）
    - 基于细胞特征、流动特征、相关临床特征和遗传学的被广泛认可的分类系统
  - SE Mitchell 血管异常流程图
    - 结合临床和影像学检查结果进行准确的 VMF 诊断
  - Yakes 分类
    - 通过血管结构分类动静脉畸形，为每种亚型提供血管内治疗选择

术前

- MR、CT、US 和血管造影综合用于 VMF 的诊断和分类
- 除应用成像诊断和定性病变外，患者还应进行血液学检查，包括全血细胞计数，凝血功能以及（对于 VM）D- 二聚体和纤维蛋白原的检查

介入操作

- AVM：可进行栓塞治疗
- VM 和 LM：可以进行硬化治疗
- 动静脉瘘（AVF）：大多数在几个月内自行缓解，连续影像随访和临床评估即可

结果

- VM：65% 的病例在泡沫硬化剂治疗后 6 个月完全闭塞
- LM：硬化治疗疗效不确定；治愈罕见
- AVM：80% 的患者栓塞后临床症状显著改善

（左图）图示为 SE Mitchell 血管异常流程图（SEMVA-FC）。缩写定义如下：VM= 静脉畸形；LM= 淋巴管畸形；AVM= 动静脉畸形；NICH= 非退行性先天性血管瘤；RICH= 快速消退型先天性血管瘤。（右图）图示为 SEMVAFC（连续的）。缩写定义如下：IH= 婴儿血管瘤；KHE= 卡波西血管内皮瘤

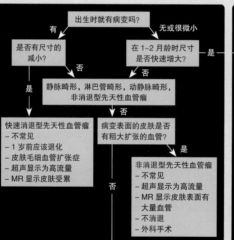

SE Mitchell 血管异常流程图：血管肿瘤（Ⅰ）

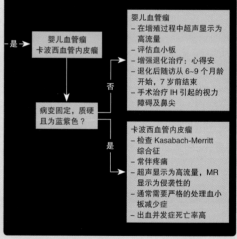

SE Mitchell 血管异常流程图：血管肿瘤（Ⅱ）

（左图）图示为 SEMVAFC。缩写定义如下：UE= 上肢；LE= 下肢。（右图）图示为 SEMVAFC。缩写定义如下：BRBN= 蓝色橡皮疱痣综合征；CMVM= 皮肤黏膜静脉畸形；GVM= 肾静脉畸形；KT=Klippel Trénaunay 综合征

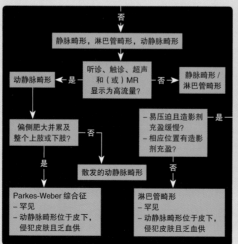

SE Mitchell 血管异常流程图：血管畸形（Ⅰ）

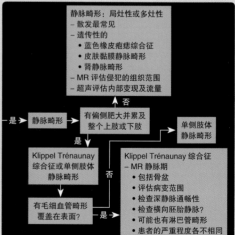

SE Mitchell 血管异常流程图：血管畸形（Ⅱ）

术　语

定义

- 血管畸形（VMF）：最常见的血管异常，由无内皮细胞增殖的异常血管团组成
  - 低流量：毛细血管、静脉（VM）、淋巴管（LM）或"混合"畸形
    - 静脉畸形（VM）
      - 最常见的血管畸形，由具有异常平滑肌的扩张静脉组成，随着时间的推移，静脉畸形可扩张
      - 与全身脉管系统沟通或不沟通
      - 通常是散发的，但可以作为遗传综合征的一部分发生（例如 Klippel-Trénaunay）
      - 大小、位置和外观的多样性：从小的、孤立的、局部于皮肤和皮下组织的病灶到横跨多个组织平面并围绕血管、神经和内脏器官的弥漫性肿块
    - 淋巴管畸形（LM）
      - 第二常见的 VMF，由充满淋巴液的淋巴管组成的良性囊性病变
      - 多为散发；然而，有些与遗传综合征有关（如 Turner，Noonan）
      - 根据囊肿大小分为大囊型（大），微囊型（小）或混合型
      - 应避免使用以前应用的术语，如淋巴管瘤和囊状水瘤
    - 毛细血管畸形（CM）
      - 局限于表层皮肤，以前称为葡萄酒色痣
      - 如果不治疗，可以变暗、变厚并变成结节状
      - 常与先天综合征有关（如 Sturge-Weber，Parkes Weber，Klippel-Trénaunay）
  - 高流量：动静脉直接连通
    - 动静脉畸形（AVM）
      - 复杂的动静脉血管交通网络
      - 通常比其他 VMF 更具侵袭性
      - 流入的动脉血通过畸形血管团转入引流静脉，引起组织缺血和静脉高压
      - 瘤巢完全消除被认为是"治愈性的"，术后复发率高
    - 动静脉瘘（AVF）
      - 动脉和静脉之间直接异常交通，中间无畸形血管团
      - 获得性（最常见）或先天性
      - 由于动脉血液经由瘘管分流，肢体局部缺血可发生在 AVF 远端（盗血现象）
  - 与 VMF 相关的综合征
    - Klippel-Trénaunay 综合征：静脉畸形合并淋巴管畸形和毛细血管畸形
    - Parkes Weber 综合征：静脉畸形合并淋巴管畸形、毛细血管畸形和动静脉畸形
    - Sturge-Weber 综合征：沿面部和眼神经分布的皮肤毛细血管畸形；软脑膜血管异常（毛细血管畸形，静脉畸形）

分类

- 国际血管畸形研究学会（ISSVA）分类（2014 年修订）
  - 基于细胞特征、流动特征、相关临床特征和遗传学的最广泛认可的分类系统
  - 定义了涉及血管异常的各学科团队所有成员使用的通用语言
  - 大致将血管异常分为非肿瘤性病变（VMFs）和肿瘤性病变（血管源性肿瘤）
- SE Mitchell 血管异常流程图（SEMVAFC）
  - 将临床和影像学检查结合起来，用于准确诊断 VMF
  - 利用类似于 ISSVA 的分类模式来保存通用语言
  - 可识别与 VMF 相关的综合征
- Yakes 分类
  - 通过血管结构分类动静脉畸形，为每种亚型提供血管内治疗选择

低流量畸形：临床特点

- 临床表现和体格检查
  - VM
    - 表现为柔软、可压缩、无脉动的蓝色病变
    - 常出现疼痛、肿胀，取决于位置、功能障碍或外观缺陷异常
    - 大小和分布不同；可能涉及多个解剖位置
    - 多数是孤立的，但可能与遗传综合征有关（例如，蓝色橡皮疱样痣综合征）
    - 可发生在任何解剖深度（即皮肤、皮下组织、肌肉等）并且经常浸润和延伸至下层或附近结构
    - 受影响区域的位置或 Valsalva 动作可能引起血液积聚及随后的病变扩大
    - 最常发生在头部、颈部和四肢，但可以出现在身体的任何地方
  - LM
    - 表现为柔软、无搏动的单囊或多囊病变
    - 经常出现肿胀，取决于位置、功能障碍或外观缺陷异常
    - 局部感染或全身感染时会变得肿胀和疼痛
    - 大小各异，从微囊到大囊（>1~2cm）或混合型
    - 可以孤立或与遗传综合征相关（如 Turner，Noonan）
    - 最常见于头部和颈部，但胸部、腋下和会阴也是常见的部位
  - CM
    - 呈粉红色斑块，但随着时间延长可能会变暗、变厚并变为结节样

- 可以孤立存在或与其他 VMF 共存，或与遗传综合征相关（如 Kippel-Trénaunay，Sturge-Weber，Parkes Weber）
- 在某些情况下，体格检查和影像学检查用于排除潜在的畸形

高流量畸形：临床特点，非脑血管

- 临床表现和体格检查
  ○ AVM
    - 表现为温暖的、可触及的肿块，边界不清，局部皮肤变红
    - 周围脂肪组织环绕最常见
    - 常伴有明显的震颤／杂音
    - 最常位于四肢，躯干和内脏
    - 晚期可出现出血、周围软组织溃疡和高输出量心力衰竭
    - 可能导致周围或下游器官"盗血"
    - 由于高心输出量可能导致心力衰竭
  ○ AVF
    - 呈现为可触及的搏动性肿块，通常伴有杂音及血管周围震颤
    - 只有先天性的 AVF 归类为 VMF：大多数是获得性的（例如创伤性或医源性）
    - 先天性 AVF 罕见，可发生于身体任何部位，通常表现为婴儿期高输出量心力衰竭
    - 病变远端肢体可出现跛行、深静脉血栓形成、静息疼痛和静脉曲张

术　前

术前影像学检查

- 低流量畸形
  ○ MR
    - 常用于儿童的初步评估，优点为可用性广泛、患者舒适度好、无电离辐射、可用于产前诊断以及血流动力学表征的实时检测
    - 低流量病灶表现为单相低速的低回声或无回声
    - 压迫或 Valsalva 动作可能对超声感应血流有帮助
    - 病变内钙化区域可见静脉石，提示静脉畸形
    - 用于指导低流量血管异常的硬化治疗和术后成像，以评估经治病变周围的血管系统
    - 有助于区分血管瘤和 VMF
    - 缺点包括视野有限，难以对畸形的全貌进行描述
  ○ 超声
    - 初步评估，优点为可用性广泛、患者舒适度好、无电离辐射以及血流动力学表征的实时检测
    - 用于指导低流量血管异常的硬化治疗和术后成像，以评估经治病变周围的血管系统
    - 由于视野小，所以在较大的 VMF 中使用受限
    - 彩色多普勒超声可区分高流量和低流量的 VMF
      □ 静脉畸形：可压缩，低回声／回声不均匀肿块

- 在发育不良的静脉中可能会出现静脉反流
- 在血液不流动或时缓慢流动区域可呈无回声表现
  - 依赖操作者的检查方式，应由经过培训的技术人员进行操作，并由放射科医师监督以确保可靠性
  ○ CT
    - 对低流量 VMF 价值有限
  ○ 淋巴显像
    - 放射性同位素淋巴闪烁造影术的价值有限
  ○ DSA
    - 对低流量 VMF 价值有限
- 高流量畸形
  ○ CTA
    - 鉴于该检查方法的视野大，作为评估大的 AVM 的首选方法，可评估病变范围、临近的重要结构以及供血动脉和引流静脉的情况
  ○ MR
    - 提供大视野评估大的 AVM 的另一种首选方法，可评估病变范围和临近的重要结构
    - 对于 AVF 的显示 MRA 优于传统的 MR，可显示引流静脉早期充盈
    - AVMs：在对比剂增强的 MRA 动脉期，T_1 和 T_2 加权像上表现为匐行状低信号流空（流空效应）
    - DCE-MRA 用于评估供血动脉和引流静脉，并显示动脉期早期静脉充盈
    - 常规的血管造影术在识别和区分畸形血管团、供血动脉和引流静脉方面最为精确
    - 邻近的组织可能有明显的水肿、纤维蛋白沉积和组织过度生长
  ○ 超声
    - 供血动脉显示为高速舒张期血流，低阻抗波形
    - 引流静脉显示为高速搏动性动脉样血流
    - 可能存在血管周围震颤
  ○ DSA
    - 对于治疗计划的制定很关键
      □ 用于评估畸形血管团、供血动脉和引流静脉，并确定治疗方法／计划
      □ 治疗计划通常用于评估治疗后残余病变

术前准备

- 核查项目
  ○ 考虑进行硬化剂治疗的患者均应询问详细的病史和进行体格检查
  ○ 除应用影像检查诊断和定性病变外，患者还应接受血液学检查，包括全血细胞计数，凝血功能以及（对于 VM）D-二聚体和纤维蛋白原的检查
    - 伴 D-二聚体升高（>5 倍上限）和低纤维蛋白原的患者被认为有局限性血管内凝血（LIC），应进行血液学咨询

- 通常在介入治疗前和治疗后 10 天对患者进行低分子量肝素（LMWH，Lovenox）治疗

治疗：低流量畸形

- 无创
  - 弹力着装减少血液瘀滞可以治疗肢体肿胀和四肢疼痛
  - 应用阿司匹林和低分子量肝素（LMWH）降低血栓并发症的风险
  - 西罗莫司（雷帕霉素）对其他疗法难以治疗的大范围的 LM 和 VM 可能是有效和安全的
  - 激光光凝和电光协同技术对位于皮肤的病变治疗有效
- 硬化治疗
  - 指将硬化剂直接注射入 VMF 的囊性空间中，导致炎症反应，包括血栓形成，纤维化和最终的病变收缩
  - 硬化剂（VM）
    - 乙醇是最常用的硬化剂
      - 高效，慎用以避免并发症
      - 风险包括神经损伤，皮肤灼伤和术后明显肿胀
      - 为避免心血管并发症，乙醇总剂量不大于 1ml/kg，注射速率不大于 0.1ml/(kg·5min)
      - 其他常见药物包括：3% 十四烷基硫酸钠（通常与空气和碘油混合）和聚多卡醇
      - 风险与乙醇类似
      - 3% 十四烷基硫酸钠液体的总剂量不应超过 0.5ml/kg
  - 博来霉素（通常与空气发泡）已被证明是有效治疗 VM 的新型药物
    - 不会导致血栓形成或炎症，特别适用于头部和颈部以及 VM 涉及肌腱的情况
    - 风险包括持续的皮疹；使用博来霉素 48 小时后，需要避免任何皮肤刺激
    - 博莱霉素剂量限值为 400U，由于存在肺纤维化风险，需要终生随访观察
- 硬化剂（LM）
  - 多西环素
    - 可仅注射给药或通过留置导管进行连续给药
  - 博来霉素（通常与空气混合形成泡沫）

治疗：高流量畸形

- AVM
  - AVM 栓塞治疗是最复杂的手术之一；这些笔记只是基础的／教育的
  - 术前准备
  - 与低流量畸形处理方法相似
- 栓塞（一般方法）
  - 动脉
    - 选择 AVM 主要的供血动脉，然后应用微导丝超选远端供血动脉

- 目标是将导管定位在邻近畸形血管团的供血动脉远端分支内
- 在尽可能靠近畸形血管团时注射／放置栓塞材料（即，乙醇／胶水／玛瑙／线圈）
  - 静脉
    - 当为单支引流静脉时最成功的治疗方法
    - 类似于动脉方法，目标是尽可能接近畸形血管团
    - 闭塞栓塞部位远端的球囊可用于防止异位栓塞
    - 在尽可能靠近畸形血管团时放置栓塞材料（即，乙醇／胶水／玛瑙／线圈）
  - 直接细针穿刺
    - 在缺少供血动脉或引流静脉的情况下可采用这种方法
    - 直接穿刺进入畸形血管团并注射／放置栓塞材料（即，乙醇／胶水／玛瑙／线圈）
    - 术后护理
      - 由于约 98% 的 AVM 会在 5 年内扩大或复发，因此在此期间经常门诊随访是必要的
    - 如果症状复发，可再行介入治疗

介入操作

手术步骤

- 常规步骤
  - 获得知情同意
  - 要求患者用一根手指定位病变部位并做标记
  - 诱导麻醉
  - 术前超声显示 VM
  - 患者进行无菌准备并铺巾
  - 超声引导下经皮穿刺静脉畸形
    - 使用 4cm 或 7cm 21 号针头穿刺进入畸形区域，然后连接到柔性管和 3ml 注射器上
  - 通过回血（VM）或淋巴液反流（LM）证实穿刺成功
  - 硬化治疗前 DSA 静脉造影显示 VM；硬化治疗应用对比剂充盈病灶（LM）
- VM
  - 如果确定存在大的引流静脉，可以使用手动压迫来防止硬化剂流向全身脉管系统
  - 如果需要，可能需要使用胶水或线圈来堵塞较大的引流静脉
  - 双针技术也可用来降低破裂的风险
    - 双针技术要求在 VM 内放置 2 针：1 针注射硬化剂，另一针负责畸形区域的减压
  - 使用阴性对比技术，在 X 线透视引导下将硬化剂注入 VM 的每个穿刺部位
  - 硬化剂应在 VM 内滞留 15~20 分钟
  - 到停留时间后，断开给药注射器，观察针头有无静脉反流

Yakes 分类

类型	描述	治疗
I	直接沟通的单一动静脉瘘	机械性栓塞装置（如血管塞，弹簧圈）
IIa	多支供血动脉及引流静脉（典型的 AVM 病变）	
IIb	典型的 AVM 病变合并有瘤样扩张引流静脉	
IIIa	多发 AVF 汇入单一瘤样扩张的引流静脉	弹簧圈栓塞该单一引流静脉
IIIb	多发 AVF 通过多条引流通道汇入瘤样扩张的静脉	弹簧圈分别栓塞每条引流静脉
IV	组织内弥漫性的 AVF，已累及器官或组织内的毛细管床	经导管或结合直接穿刺栓塞治疗
AVM= 动静脉畸形。Yakes 分类通过血管结构分类动静脉畸形，为每种亚型提供血管内治疗选择		

血管畸形 ISSVA 分类

单纯	混合
毛细血管畸形（C）	毛细血管 - 静脉畸形（CVM），毛细血管 - 淋巴管畸形（CLM）
淋巴管畸形（LM）	淋巴管 - 静脉畸形（LVM），毛细血管 - 淋巴管 - 静脉畸形（CLVM）
静脉畸形（VM）	毛细血管 - 动静脉畸形（CAVM）
动静脉畸形（AVM）	毛细血管 - 淋巴管 - 动静脉畸形（CLAVM）
动静脉瘘	毛细血管 - 静脉 - 动静脉畸形（CVAVM），毛细血管 - 淋巴管 - 静脉 - 动静脉畸形（CLVAVM）
国际血管畸形研究学会 2014 年修订 ISSVA 血管畸形分类	

- 如果观察到静脉反流，应该进行另一次 DSA，重复注射硬化剂并在病灶区滞留 15～20 分钟
  - 使用博来霉素后，预计不会形成血栓，并且不需要重新评估和重新治疗
  - 如果需要，移除针头后轻压穿刺点
- LM
  - 淋巴管畸形囊内容物完全排出，注入约 50% 容积的硬化剂（通常为多西环素）
  - 如果需要，移除针头后轻压穿刺点
  - 对于较大的淋巴管畸形囊，沿导丝将小的 5～6Fr 可锁定引流管置于淋巴管畸形内并注入约 50% 容积的硬化剂（多西环素）
  - 患者随后进行连续的多西环素灌注，直至引流量基本为零，此时可拔出引流管
- AVM
  - 一般栓塞原则如上述高流量畸形治疗部分所述
- AVF
  - 由于获得性 AVF 通常在几个月内自发缓解，通常连续影像和临床评估即可
  - 持续存在的先天性和大型 AVF 需要外科手术或血管内修复（例如，瘘血管内置入覆膜支架或弹簧圈或血管塞置于瘘管内）

术　后

应尽事宜

- 术后可以应用冰袋，避免穿过紧的衣服

- 类固醇可能会减少肿胀，特别是如果治疗的病变发生在面部、颈部或易受骨筋膜室综合征影响的肢体
- 大多数患者在硬化治疗后需要住院观察和疼痛管理
- 患者通常在硬化治疗 1 周后到医院随诊
- 硬化疗后 6～10 周进行 MR／临床随访以评估治疗反应
- 对于更大更复杂的病变，可能需要多疗程治疗
- 如果症状复发，患者应该每年一次或更早复查

结　果

并发症

- 最严重的并发症
  - 异位栓塞
    - 某些栓塞剂更容易发生异位栓塞
      - 液体（如乙醇，硬化剂）
      - 粒子
    - 使用超选择性导管堵塞病变流入道和（或）流出道以避免异位栓塞
  - 心肺衰竭需要复苏
    - 罕见但严重的乙醇栓塞后遗症
    - 与肺动脉压升高有关
  - 骨筋膜室综合征
    - 通过限制硬化剂用量来避免
    - 经常进行术后监测
  - 肺栓塞
  - 死亡

- 即刻／围手术期并发症
  - 疼痛
  - 血管炎症
  - 一过性血红蛋白尿
  - 穿刺点并发症
    - 血肿，假性动脉瘤，医源性 AVF 形成
- 远期性并发症
  - 深静脉血栓
  - 皮肤／皮下组织损伤：高达 11.9%
    - 皮肤起疱／红斑
    - 皮肤／皮下组织坏死
  - 肌肉坏死
  - 周围神经病变：高达 8.6%
    - 多见于静脉畸形的治疗

预期结果
- AVM 治疗
  - 约 80% 的患者在栓塞后临床症状显著改善
    - 但是，完全治愈 <20%
  - 用乙醇处理 II 型 AVM 有 85% 成功率
    - 复杂病变的成功率较低
  - 分期手术可能是必要的，特别是对于治疗复杂的高流量畸形
    - 必须考虑辐射暴露问题
    - 大多数患者需要多种治疗方式
- VM 治疗
  - 泡沫硬化剂治疗后 6 个月，完全闭塞率为 65%
- LM 治疗
  - 硬化治疗效果好坏参半；治愈罕见

用 Onyx 胶栓塞 AVM（MRA 初始评估）

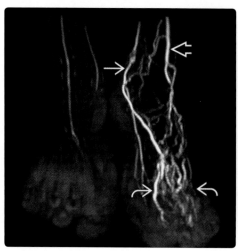

用 Onyx 胶栓塞 AVM（MRA 初始评估）

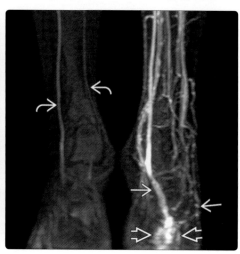

（左图）患有左前脚掌搏动性肿物患者的 3D 钆增强 MRA 显示异常血管分布➨对应着组织缺失区域。胫骨前动脉➡和胫骨后动脉➡增粗。（右图）稍延迟的图像显示右侧仍为动脉期➡，而左前脚掌异常区域➨有非常明显的静脉➡引流。MRA 表现符合高流量 AVM

用 Onyx 胶栓塞 AVM（诊断性 DSA 评估）

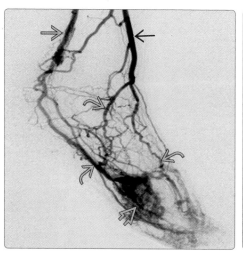

用 Onyx 胶栓塞 AVM（诊断性 DSA 评估）

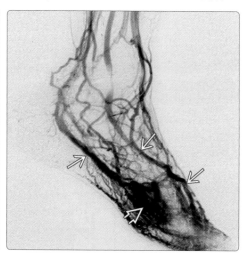

（左图）如图所示为左足动脉早期 DSA。胫前动脉➡和胫后动脉➡明显增粗，发出多支供血动脉➡供应高流量 AVM 的畸形血管团➨。（右图）DSA 延迟图像显示畸形血管团➨更致密，伴有粗大、提前显影的引流静脉➡。DSA 表现证实这是高流量 AVM

用 Onyx 胶栓塞 AVM（同轴微导管进入畸形血管团）

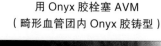

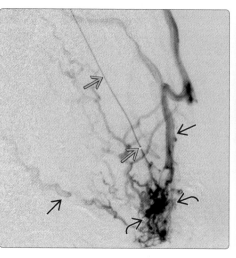

用 Onyx 胶栓塞 AVM（畸形血管团内 Onyx 胶铸型）

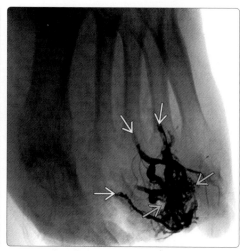

（左图）在将 4Fr 导管置于胫前动脉后，同轴微导管➡进到足背动脉并定位于 AVM 的一支主要供血动脉中。DSA 显示畸形血管团➡和多支引流静脉➡。（右图）经导管栓塞后 X 线透视点片显示，Onyx 胶铸型填充畸形血管团➡并部分延伸至 AVM 的引流静脉➡。尽管本次只治疗了部分 AVM，但是皮肤溃疡已愈合

盆腔 AVM 栓塞（对比增强 CT 初步评估）

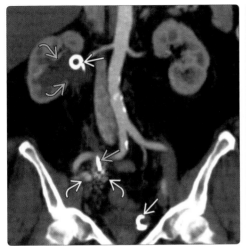

盆腔 AVM 栓塞（右髂内动脉 DSA）

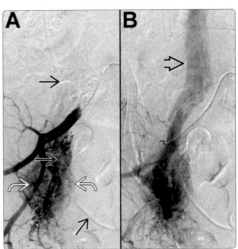

（左图）该患者侧腹部疼痛、血尿，膀胱镜检查发现右侧输尿管远端阻塞伴有尿路上皮易出血。植入一个输尿管支架。随后的对比增强 CT 检查显示了输尿管支架的末端➡和肾盂积水⇨。增强的血管团➡包绕输尿管支架远端⇨。（右图）（A）患者行右髂内动脉 DSA 显示血管团➡围绕输尿管支架⇨。（B）注意向下腔静脉的快速分流⇨。检查所见符合高流量 AVM

盆腔 AVM 栓塞（弹簧圈栓塞后 DSA）

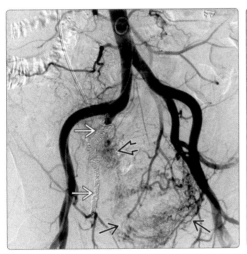

盆腔 AVM 栓塞（左髂内动脉 DSA）

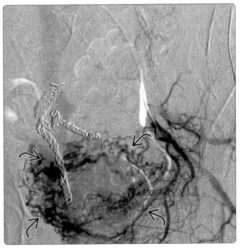

（左图）右侧髂内动脉被弹簧圈牢固栓塞➡。遗憾的是，未评估左侧髂内动脉对 AVM 的供血情况。由于血尿未能改善，患者再次接受了 DSA，显示 AVM 比以前认为的更大⇨，输尿管周围的成分几乎没有变化⇨。（右图）选择性左髂内动脉 DSA 显示 AVM 的程度⇨

盆腔 AVM 栓塞（Onyx 胶栓塞 AVM）

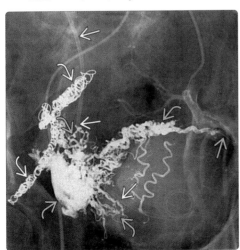

盆腔 AVM 栓塞（栓塞后盆腔 DSA）

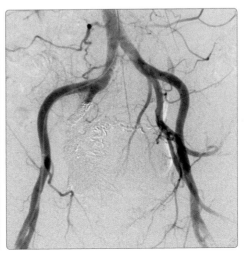

（左图）从左侧髂内动脉可进入主要供血动脉。将同轴微导管⇨置入供血动脉，用 Onyx 胶进行栓塞。栓塞后 X 线透视图像显示广泛的 Onyx 胶铸型⇨及其与弹簧圈➡和输尿管支架➡的关系。（右图）Onyx 胶栓塞后的盆腔 DSA 显示 AVM 充盈缺损。这个案例说明了治疗 AVM 时消除畸形血管团的重要性。弹簧圈很难有效实现这一目标

静脉畸形硬化治疗（彩色多普勒超声评估）

静脉畸形硬化治疗（3D MR 血管造影）

（左图）伴局部疼痛患者的右小腿后内侧彩色多普勒超声显示，轻度血管增多的团块样聚集区➡️。体格检查时，无杂音或上覆异常软组织。（右图）超声检查怀疑血管畸形，患者行右腿钆增强 MRA 检查。3D MR 显示静脉畸形➡️与深静脉系统➡️和浅静脉系统➡️连接，没有明显动脉供血

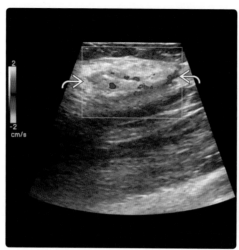
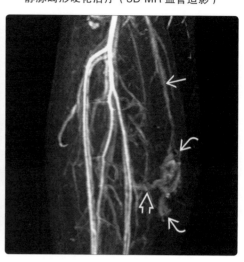

静脉畸形硬化治疗（数字减影血管造影）

静脉畸形硬化治疗（直接经皮穿刺静脉造影）

（左图）治疗前进行右腿动脉 DSA 检查是为了完全排除血管畸形的所有动脉供血。小腿上部（A）和下部图像（B）显示正常的动脉解剖。在已知肿块➡️区域，看不到动脉供血。（右图）（C）在超声引导下直接经皮穿刺肿块后，通过造影导管➡️注入造影剂，首先填充静脉畸形区域➡️，（D）然后引流静脉➡️显影

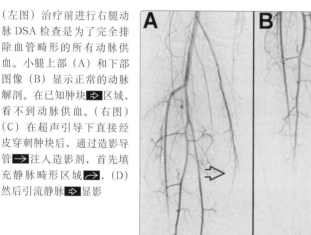
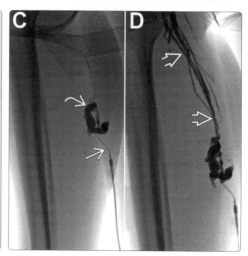

静脉畸形硬化治疗（注射硬化剂）

静脉畸形硬化治疗（治疗后彩色多普勒超声）

（左图）在畸形血管➡️上方扎紧止血带➡️后，通过造影导管➡️缓慢注入造影剂和 3% 十四烷硫酸钠的混合物并留置 5 分钟。通过静脉造影来计算完全填充畸形所需的适当治疗量。（右图）静脉畸形硬化治疗后，复查超声记录结果并排除 DVT。小腿静脉是通畅的➡️、可压缩的➡️

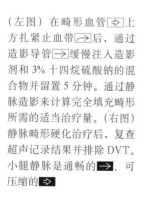
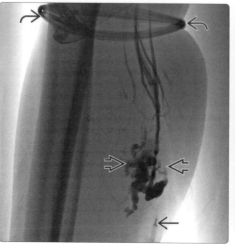
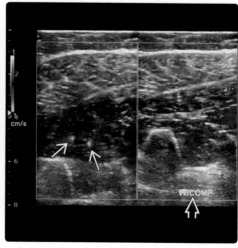

低流量畸形治疗（术前彩色多普勒超声检查）

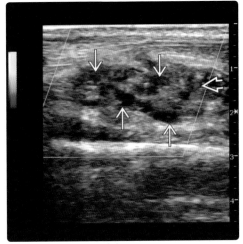

慢流速畸形治疗（直接穿刺和注射对比剂）

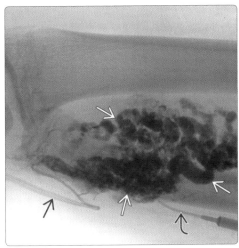

（左图）患者前臂远端可触及明显肿物，彩色多普勒超声显示无回声的波形通道⇥，该通道不同于尺动脉，似乎是血管但缺乏彩色血流⇥。肿物中没有彩色信号是由于这种淋巴－静脉混合畸形的血流非常缓慢。（右图）经皮穿刺畸形血管⇥，将造影导管置于一支大通道中。注射对比剂填充血管通道⇥，显示与尺动脉⇥间存在小交通支

慢流速血管畸形治疗（注射对比剂和硬化剂）

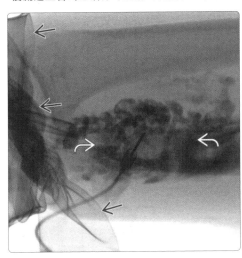

慢流速血管畸形治疗（治疗后彩色多普勒超声）

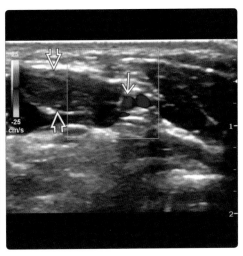

（左图）以 1∶1 的比例制备 3% 十四烷硫酸钠和对比剂的混合物。远端放置止血带⇥后，将该混合物缓慢注入畸形血管。在注射期间用 X 线透视监测以确认畸形血管⇥完全填充且无异位反流。（右图）治疗后 1 周，彩色多普勒超声显示闭塞先前所见血管通道⇥的同时保持了尺动脉⇥和尺静脉的通畅性

淋巴管畸形（形态学分类）

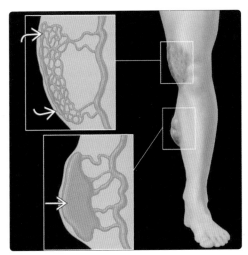

淋巴管畸形（淋巴管囊肿的淋巴管造影）

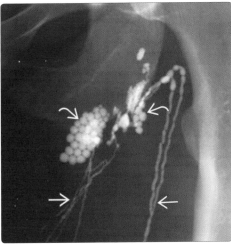

（左图）淋巴管畸形是异常淋巴通道和（或）间隙的海绵状集合。它们被分为大囊型⇥或微囊型⇥。（右图）左足淋巴管造影显示乙碘油填充了大腿的多个淋巴通道⇥以及在腹股沟内侧区域的 2 个代表淋巴管囊肿的囊状空间⇥

第2部分 静脉系统、门静脉系统和淋巴系统介入

术语

- 动静脉瘘（AVF）：动脉和静脉之间的外科手术吻合
  - 成熟型动静脉瘘：静脉扩张和动脉化，这样可经得住反复穿刺
    - 通常需要 8～12 周转变为成熟型
      - 50% 的不会转变为成熟型
- 动静脉移植（AVG）：通过外科手术，用人工血管在动脉和静脉之间建立连接
    - 通常使用的材质为聚四氟乙烯（PTFE）
    - 新型的三层 AVG（Gore Acuseal）可在术后 24 小时穿刺

术前准备

- 评估适应证，进行体格检查
  - 提示流出道狭窄的异常征象
    - 血管通道瘤样扩张，手臂或脸部肿胀，出血时间延长，血管通道呈高张力或搏动性，静脉压力升高
  - 提示流入道狭窄的异常征象
    - 动静脉瘘扁平、看不到或容易塌陷，穿刺困难，搏动或震颤音弱
  - 非局限性异常
    - 尿素清除指数（Kt/V）下降，低血流量，血管再通
- 检查禁忌证
  - 穿刺部位感染，高钾血症，显著凝血功能障碍

介入操作

- 避免穿刺疑似狭窄部位
- 评估近心端到右心房的通路
- 如果狭窄超过 50%，并且高度怀疑会引起相应的异常临床症状，则行介入治疗
- 完成介入操作，记录介入治疗后的体格检查

AVF：近吻合口处狭窄（治疗前动静脉瘘造影）

AVF：近吻合口处狭窄（经肱动脉动静脉瘘造影）

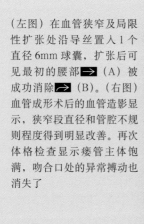

（左图）本患者因血流量低行动静脉瘘评估。体格检查显示吻合处▭为水冲脉，压迫后动静脉瘘主体▭容易下陷，怀疑近吻合口处存在狭窄。逆行穿刺后压闭流出道，行血管造影证实存在狭窄▭。（右图）上游的桡动脉是管状的，再次行血管造影显示近吻合口处▭狭窄

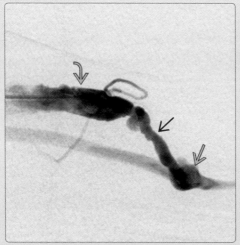

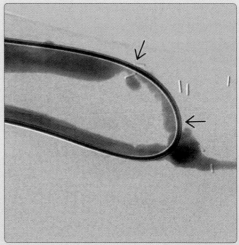

AVF：近吻合口处狭窄（血管成形术）

AVF：近吻合口处狭窄（血管成形术后）

（左图）在血管狭窄及局限性扩张处沿导丝置入 1 个直径 6mm 球囊，扩张后可见最初的腰部▭（A）被成功消除▭（B）。（右图）血管成形术后的血管造影显示，狭窄段直径和管腔不规则程度得到明显改善。再次体格检查显示瘘管主体饱满，吻合口处的异常搏动也消失了

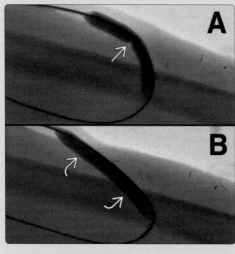

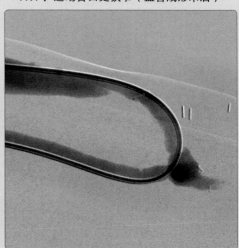

术 语

定义

- 血液透析（HD）
  - 通过透析器调节患者血液
    - 某些溶质被移除
      - 如钾、磷和尿素
    - 加入透析液溶质
      - 如碳酸氢盐
    - 血浆内的水通常会移除
- 终末期肾病
  - 又称慢性肾脏疾病（CKD）第五期
  - 肾小球滤过率（GFR）$<15ml/(min \cdot 1.73m^2)$
  - 为中期生存需要血液透析，腹膜透析或肾移植
- 动静脉瘘（AVF）
  - 动脉和静脉的外科手术吻合
    - 可使动静脉瘘的引流静脉扩张及动脉化
    - 在使用前需要成熟时间
      - 一般 8~12 周成熟
      - 约 50% 无法继续使用
    - 成熟型动静脉瘘，比动静脉移植感染风险低、使用寿命长（AVGs）
  - 常见的动静脉瘘类型
    - 桡动脉 - 头静脉（RC）瘘（前臂）
      - 首选透析位置
      - 劣势：成熟率低
      - 典型狭窄部位：近吻合口段
    - 肱动脉 - 头静脉瘘（上臂）
      - 第二优选透析位置
      - 当桡动脉或前臂头静脉不适合建造 RC 时使用
      - 劣势：透析相关窃血综合征（DASS）发生率高，同侧前臂无法再次制造动静脉瘘
      - 典型狭窄部位：头静脉弓
    - 肱动脉 - 贵要静脉瘘（上臂）
      - 当上臂头静脉不适合建立 AVF 时使用
      - 劣势：难度大、2 期手术，透析相关窃血综合征（DASS）发生率高
      - 典型狭窄部位：近端游离段
- 成熟型瘘
  - 成熟型瘘能够反复穿刺并为透析提供足够的血流量
  - 满足 "6 规则"
    - 血流量 >600ml/min
    - 直径 >0.6cm
    - 深度不超过 0.6cm
    - 时间需 6 周
- 不成熟型瘘
  - 新吻合的动静脉瘘 >50% 会出现
    - 流入道狭窄
      - 成为不成熟型的最常见原因

- 动静脉瘘不会扩张及动脉血管化
  - 竞争性流出静脉
    - 副静脉：由引流静脉的属支自然形成，可用结扎术及栓塞法治疗
    - 侧支静脉：另外一条引流途径，因下游存在狭窄而产生，可通过消除潜在的狭窄来治疗
  - 在 6 周内未能成熟的动静脉瘘应进一步评估
- AVG
  - 通过手术在动脉和静脉之间建立通道，用人造血管提供 HD 治疗的穿刺途径
  - 如果血管解剖不合适建立动静脉瘘时使用
    - 合适建立动静脉瘘的条件：动脉直径 >2mm，静脉直径 >2.5mm
  - AVG 使用寿命比 AVF 短
    - 感染风险和血栓形成风险比 AVF 高 6~10 倍
  - 最常用 AVG 材料是聚四氟乙烯（PTFE）
    - 术后 2~3 周内可以使用
    - Gore Acuseal 在术后 24 小时即可使用
  - AVG 的类型
    - 环状或直筒状
      - 前臂优于上臂
      - 手臂优于腹股沟
    - 腋窝 - 腋窝的动静脉直接穿刺人工血管（项链状人造血管）
      - 除了上腔静脉、锁骨下静脉、头臂静脉，用尽患者的所有其他的上肢穿刺点后均失败时使用
  - 典型的狭窄位置：人造血管 - 静脉吻合口
- 头静脉弓
  - 是头静脉最重要的部分
    - 头静脉弓通过三角肌沟汇入腋静脉
  - 功能异常的肱动脉 - 头静脉瘘管最常见的狭窄部位（40%~77%）
    - 在桡动脉 - 头静脉（RC）瘘中很少引起的功能障碍
  - 狭窄的病因
    - 锁胸筋膜外在压迫
    - 在该静脉段内静脉瓣膜较多
    - 高血流速度及静脉弓的急转弯所产生的湍流
  - 治疗困难
    - 常需高压球囊多次扩张
      - 相关的血管破裂风险较高
    - 仅通过血管成行技术，动静脉瘘 1 年通畅率较低（约 20%）
- HeRO 人造血管（血液透析的可靠流出通道）：Merit Medical
  - 动脉移植部分
    - 6mm 内径
    - 材料：高分子量聚乙烯（ePTFE）
  - 静脉流出部分

- – 5mm 内直径
  - – 射线不可穿透的硅酮，用镍钛诺编织加强
  - 钛合金连接动脉移植部分和静脉流出部分
  - 因中心静脉狭窄无法建立 AVF／AVG 时使用
  - 取决于患者的插管治疗
  - 优势
    - – 与导管相比，感染风险较低
    - – 与导管相比，能够更加充分的进行 HD
    - – 与导管相比，通畅率更高
- Qa：穿刺血
  - 取决于穿刺通路的形状、有无狭窄、动脉血的流入量
- Qb：透析泵流量
  - 通常设置为 350~400ml／min
- Kt／V：量化的透析充分性
  - K：透析器尿素清除率
  - T：透析时间
  - V：尿素分步容积，约等于患者全身水的总量
- 监测：定期体检和审查常规收集的在血液透析过程中及功能异常但尚未形成血栓的穿刺路径的数据
  - 每周体格检查
  - 审查在 HD 中常规收集的数据
    - – 透析充分程度：Kt／V
      - □ 值 <1.2 或减少 0.2 则需要干预
    - – 动态泵压力
      - □ 单独分析不可靠
      - □ 若同时存在提示狭窄的其他异常征象，则可以预测狭窄的方位
  - 穿刺问题
    - – 出血时间延长提示流出道狭窄可能
    - – 插管困难提示流入道狭窄可能
- 监测：通过仪器及定期评估检测透析中及功能异常但尚未形成血栓的透析通路
  - 穿刺通路血流
    - – 通过电导稀释法、温度稀释法、超声稀释法测量
      - □ AVG<600ml／min 或 <1000ml／min，如果下降 >25% →转诊
      - □ AVF<400ml／min 或 <1000ml／min，如果下降 >25% →转诊
  - 静脉静水压
    - – AVG 中作用更大
      - □ 对流入道问题敏感性较低，而流入道问题在 AVF 中更常见
    - – 穿刺道压力／平均动脉压力（MAP）比值 >0.5 须进一步转诊治疗
  - 监测侧支循环
    - – Qa<Qb 时进行
      - □ 可能存在流入道或者流出道问题
    - – 侧支循环 >10% 需转诊治疗

- – 对于 AVG 监测不敏感
  - – Qa<600ml／min 时提示 AVG 可能形成血栓
    - □ 当流速＜泵速（通常设定为 350~400ml／min）时提示侧支循环
  - 多普勒超声
    - – 可以测量流速、检查狭窄部位
- DASS
  - HD 同侧动脉功能不全
  - 危险因素
    - – 已有多条分流的糖尿病患者
    - – 女性患者
    - – 有肱动脉血流入动静脉瘘
    - – 高流速分流／吻合大
    - – 血管移植物患者（2.7%~8.0%）比动静脉瘘更常见（<2.0%）
  - 分级
    - – 1 级（轻度）：肢端温度低而没有其他症状
      - □ 穿刺点闭塞而远端血流增加
      - □ 不需要治疗
    - – 2 级（中度）：间歇缺血
      - □ 透析或锻炼过程中出现疼痛
      - □ 个别患者需要治疗
    - – 3 级（重度）：静息痛／组织损失
      - □ 必须治疗，多需结扎穿刺道
- 国家肾脏基金会 - 肾脏病质量结局计划组织（NKF-KDOQI）
  - 为 CKD 患者提供多学科的循证临床指南
    - – 包括 CKD 的所有阶段以及与护理相关的所有方面
  - 针对介入治疗的血管通路指南
    - – 2006 年出版，2018 年 1 月更新

术　前

适应证
- 狭窄：成熟型通路最常见的问题
  - 通常是由于手术操作或破坏层流造成血管内膜增生所致
  - Qa 下降
    - – 穿刺通路存在血栓风险
    - – 会导致侧支循环、Kt／V 低
- 动静脉瘘无法成熟：术后 6 周穿刺道仍不成熟
- DASS（透析相关窃血综合征）
  - 2 级或 3 级
  - 怀疑动脉阻塞时首选血管内治疗
- 血栓形成：血液透析通道溶栓治疗

禁忌证
- 穿刺部位感染
- 血流动力学不稳定
- 造影剂过敏

- 可通过药物预处理或用 CO_2 检查
- 无法纠正的凝血功能异常

术前影像学检查

- B 超
  - 直接显示狭窄
  - 应避免探头压迫形成狭窄假象
- 脉冲多普勒
  - 供血动脉
    - 通常为低阻波形
    - 高阻波形提示血栓形成或严重狭窄
  - 动脉吻合
    - 正常为湍流和高流速
    - 收缩速度峰值 >400cm/s 提示吻合口狭窄
    - 收缩期峰流速为供血动脉 3 倍以上时提示吻合性狭窄
  - 引流静脉
    - 通常为低阻，但是搏动性波形
    - 与相邻正常静脉相比，收缩期局部峰流速升高提示狭窄
      - 比值为 2~3 倍为中度狭窄
      - 比值 >3 为重度狭窄
  - 中央静脉
    - 直接评估困难
    - 中央狭窄或闭塞的征象：缺乏房性搏动，深吸气无法增加血流速度，颈内静脉反流

术前准备

- 核查项目
  - 检查穿刺道
    - 视诊
      - 有无手臂或颜面部肿胀
      - 胸壁侧支循环
    - 触诊有无震颤
      - 正常震颤：吻合口局部，连续性的
      - 流入道狭窄：震颤弱
      - 流出道狭窄：震颤不连续，狭窄处至动脉吻合口端的震颤消失
      - 正常脉搏：轻柔搏动
      - 流入道狭窄：搏动弱
      - 流出道狭窄：搏动增强
  - 血清钾浓度
    - 如果没有心电图变化,轻度升高(<6.5mmol/L)是可以的
  - 凝血功能
    - 血小板最好 >50
    - 通常 INR<3.0 是可以的
  - 询问过敏史
  - 查看之前的图像、手术报告，以确定流入和流出的血管
- 药物

- 对比剂
- 局部麻醉：利多卡因（1%~2%）
- 镇静药
  - 芬太尼和咪达唑仑都是经肝脏代谢的药物
    - 肾衰竭患者咪达唑仑的代谢时间延长 1/2
- 肝素
  - 行血管成形术患者一般给药 3000U 团注，若手术时间超过 1 小时则术中追加 1000U
- 抗生素
  - 尚存在争议，多在放置支架后使用

- 设备
  - B 超
  - 微穿套装
  - 短鞘（5~7Fr）
  - 导丝
  - 球囊导管
    - 大小依照相邻正常血管内径
      - 一般比相邻的正常血管直径大 10%~20%
    - 简明指南
      - 动脉吻合口用 5mm
      - AVG 狭窄用 6~7mm
      - 锁骨下静脉狭窄 12mm
      - 头静脉 14mm
      - 上腔静脉 18mm
    - 需要高张力 High-pressure、非顺应性球囊
      - 透析通道狭窄通常是很坚硬的
  - 支架
    - 透析通道多用覆盖支架
    - 即使静脉破裂也可使用
    - 如果存在竞争性的侧支，用弹簧圈栓塞
  - 缝合材料
    - 2-0 尼龙缝合线荷包缝合
  - 无菌敷料

介入操作

患者体位 / 位置

- 手术侧肢体外展

手术步骤

- 成熟型动静脉瘘但存在动静脉通路异常分流的标准介入治疗
- 微穿套装穿刺动静脉瘘
  - 穿刺方向指向疑似狭窄处
  - 在穿刺点和疑似狭窄间留有足够距离（>6cm）
- 通过 5Fr 微穿鞘进行血管造影
  - 图像应包括供血动脉至右心房以检测狭窄部位
    - 压迫流出道，使造影剂经吻合口反流至供血动脉
  - 决定是否需行血管成形术
    - 狭窄 >50%，且存在透析通路异常相关的临床症状

流入道与流出道狭窄

问题	流入道狭窄	流出道狭窄
穿刺	插管困难（缺乏容易刺穿的充盈部位）	拔针后出血时间延长（>10分钟）
触诊	震颤弱	搏动明显
听诊	传导弱	传导不连续；音调高或局限于狭窄部位
流速	下降	下降
静水压	正常或下降	升高

需要行血液透析通路评估的客观指标

指标	需行血液透析通路评估
Kt/V（透析充分程度）	绝对值 <1.2 或至少减少 0.2
静水压	>0.51
侧支循环	>10%
动静脉瘘流速	绝对值：AVF<400ml/min，AVG<600ml/min，由基线减少 >25%
1= 平均动静脉瘘压力 / 平均动脉压力	

KDOQI 血管通路指南 2016 年第 4 版：血管通路功能异常检测：监测管理及诊断试验

- 避免轻易行血管成形术或治疗没有临床意义的血管狭窄
  - 对症状的中心静脉狭窄行血管成形术可加快、促进透析通路狭窄
  - 如果 5Fr 导管指向正确方向
    - 多置入 6Fr 鞘
    - 对于中心静脉狭窄并拟行直径 >10mm 球囊扩张患者，置入 7Fr 鞘
- 肝素的使用
  - 通常使用剂量为 40U/kg 或 3000U
  - 并非所用医师都使用
  - 防止在球囊扩张时穿刺道血流停滞期间形成血栓
- 将导丝、导管穿过狭窄
- 如果流出道狭窄，将导丝放至中央静脉
  - 多用 0.035 英寸 Amplatz 或 Rosen 导丝
  - 将导丝尖端放至下腔静脉以避免导丝诱发心律失常
- 如果治疗流入道狭窄，经吻合口将导丝放至供血动脉上游
  - 0.018 英寸导丝（用于短球囊导管）或 0.035 英寸 Bentson 导丝
  - 向上游动脉插管可能需要使用稍韧的反向弯曲导管（例如内乳动脉导管）
- 选择合适的血管成形球囊
  - 直径：大于邻近正常血管内径的 10%~20%
  - 长度：由狭窄段向两端各延伸 5mm
  - 多选用高张力、非顺应性球囊
- 行血管成形术
  - 对于串联性狭窄病变，多由狭窄中部开始治疗
  - 沿导丝推进球囊导管

- 通过路图技术或骨性标志将球囊放至狭窄段
- 使用加压设备
  - 填充 1/3 对比剂
  - 透视下加压撑起球囊直至"腰线"消失或达到爆破压
  - 当"腰线"不能消失时的选择
    - 球囊直径再增加 2mm
    - 超高压球囊（例如 Conquest：Bard Medical Covington，GA）
    - 考虑切割球囊
    - 平行导丝技术：将 0.018 英寸导丝线放至球囊导管旁
  - 不超过制造商的额定爆破压力
- 在经皮腔内血管成形术过程中及随后的造影期间，要保持导丝位置不变
  - 可以接受简易地重复治疗，以预防血管破裂
- 保持球囊膨胀 1~2 分钟
- 通过血管鞘进行后续血管造影，同时保留血管鞘内导丝
  - 评估有无残余狭窄或急性并发症
  - 再次体格检查评估震颤改善或者血管通道搏动减弱情况
- 支架（首选覆盖支架）
  - 指征
    - 血管成形术后静脉急性弹性回缩
    - 血管破裂球囊闭塞后无效
    - 短期内再狭窄（<3 个月）
    - 静脉吻合口狭窄造成 AVG 失败可考虑
      - 前瞻性随机对照试验显示：与单纯血管成形

术相比，联合覆膜支架患者血管通路开放时间更长
- 避免将支架放置于胸廓上口
  - 有可能被锁骨和第一肋骨压碎
- 避免将支架跨越至容量血管? 直接汇入上腔静脉的静脉? （例如颈内静脉或双侧头臂静脉）
  - 避免使用这些血管进行后续血管穿刺
- 拔出血管鞘，止血
  - 荷包缝合
    - 用 2-0 尼龙线缝合皮下组织 3~4 针
      - 三角形或正方形
      - 缝合深度至人造血管旁或血管旁组织，但不能缝至血管内
    - 在缝线的两端放置 1cm 长的管子
      - 可切掉部分血管鞘芯
      - 随后拉紧线结，减少出血
      - 可以不使用剪刀，较为便捷地去除线头
    - 在缝合处打两个外科结
      - 确保线结压至皮下（不能打松结）
    - 拉紧线结时拔出血管鞘
      - 如果持续出血则向双侧加压拉紧线结
    - 收紧线结
    - 无菌敷料覆盖
    - 1 小时后或在下次透析时拆线
      - 2~3 天内复查
  - Woggle 缝合
    - 与荷包缝合初始步骤相似
      - 2-0 尼龙线环绕血管鞘缝合
    - 将缝线尾端穿过滑动开关，三通或缝合锁扣装置 Slip-Not Suture Retention Device（Merit Medical）
    - 拔出血管鞘并滑动滑动开关，将三通或锁扣向下滑至穿刺部位
    - 将装置锁定
    - 移除时稍微放松缝线，检查以确切止血后剪断并去除缝线
  - 手动压迫
    - 穿刺点数字压力器
      - 不会压闭血管通道
    - 止血所需时间不一（10 分钟至 1 小时）
      - 取决于血管鞘型号、使用抗凝药物剂量
- 经皮治疗未能成熟的瘘管
  - 瘘管狭窄
    - 穿刺后置入 5Fr 血管鞘
      - 流入道狭窄：逆向穿刺
      - 将导丝跨过吻合口置入供血动脉
      - 如果有困难可直接穿刺肱动脉，置入 3Fr 血管鞘行诊断性血管造影，或者可尝试用导丝向前试探

- 流出道狭窄：顺行穿刺置入血管鞘
- 置入导丝
- 根据相邻的血管直径选择合适大小的球囊
- 建议
  - 吻合口：3~4mm 的球囊
  - 近吻合口段：4~5mm 的球囊
- 最后步骤
  - 拔除导丝、导管、血管鞘
  - 需要徒手压迫
  - 未成熟的瘘管没有足够的环人造血管／环瘘管纤维组织用于荷包缝合
- 2 周内复查并再次扩张，
  - 球囊直径增加 1~2mm
- 附属静脉
  - 浅表静脉：经皮结扎
    - 行血管造影确定靶血管位置
    - 用 B 超再次确认靶血管位置
    - 距瘘管分支开口 5mm 处结扎静脉，以防止相应节段瘘管炎症反应导致的延迟性狭窄
    - 在靶静脉两端皮肤做小切口
    - 在超声引导下将钝头针从靶静脉深方穿过
    - 拔除针芯
    - 将缝线穿过针尖（0-0 或 2-0 丝线）
    - 拔针，局部保留缝线
    - 在超声引导下，将钝头针从靶静脉浅表穿过
    - 拔除针芯，穿线
    - 两侧打外科结后收紧，但不要锁住
    - 再次血管造影，确认靶血管闭塞
    - 锁紧线结并包埋至皮下
  - 深静脉：弹簧圈栓塞
    - 通过导丝及 5Fr 导尿插管静脉属支
    - 通过血管造影及 B 超两种影像检查确定深静脉位置
    - 选择合适的弹簧圈，直径比目标血管直径大 2mm，以预防异位栓塞至中央静脉
    - 从瘘口处栓塞弹簧圈，长度 >5mm
    - 重复血管造影，以确保目标血管闭塞
  - 拔除血管鞘，徒手压迫止血
    - 对于不成熟的瘘管，荷包缝合或 Woggle 缝合无效
      - 缺乏必要的软组织
- DSAA 血管腔内治疗
  - 球囊扩张和（或）动脉狭窄支架植入治疗
    - 例如锁骨下动脉近端闭塞或狭窄
  - 微创结扎治疗（MILLER 治疗）
    - 用于 2 级 DASS
    - 将尺寸稍小的球囊放至吻合口附近
    - 用缝线在球囊成形导管周围扎紧
    - 后续类似于动静脉瘘的缝合

- ○ 桡动脉远端栓塞（仅对）
  - – 对于桡动脉 - 头臂静脉瘘患者（RC AVF），尺动脉的血液经手掌动脉弓逆流至桡动脉远端，并通过瘘管造成过度分流，导致 DASS
    - □ 可以通过弹簧圈栓塞或手术结扎瘘管以远的桡动脉阻断血流
- ○ 栓塞流出道属支静脉
  - – 增加血流阻力
    - □ 增加下游动脉血流
    - □ 对瘘管流速没有影响
  - – 也可以通过手术结扎

观察与报告

- 记录最初转诊原因，基础体格检查情况
- 描述造影剂从流入动脉到右心房的初始血管造影情况
- 描述所有介入操作
  - ○ 球囊直径、长度、使用过程
  - ○ 弹簧圈直径、长度、使用过程
  - ○ 支架直径、长度、使用过程
- 描述并发症及相关治疗
- 描述介入治疗后的血管造影情况
- 描述介入治疗后的体格检查

替代操作 / 治疗

- 外科
  - ○ 吻合口附近狭窄
    - – 在吻合口近端再吻合
      - □ 缺点：再次吻合口仍有吻合口附近狭窄风险，需要新的成熟时间（6 周），可用的瘘管长度会减少
  - ○ 头静脉弓狭窄
    - – 明显减少血流
    - – 继续向头静脉近端吻合
  - ○ 顽固性、迅速复发的狭窄
    - – 放置人造血管
      - □ 适用于不建议植入支架的穿刺区
      - □ 通常需要在外科修复术后 2 周后，需使用隧道导管
    - – 放弃原有通路，创建新血管通道
  - ○ 静脉属支
    - – 手术结扎
- 窃血综合征：透析相关
  - ○ 肱动脉流入道瘘
    - – 流入道更换至远端
      - □ 通过静脉段将吻合口从近端的肱动脉移至远端的桡动脉或尺动脉
    - – 远端血管再通 ± 间隔结扎
      - □ 通过静脉段将近端血流转流至肱动脉远端（隐静脉反向移植术），并为远端供血
      - □ 可以在临近瘘管的远心端行间断结扎，防止

血液反流至瘘管
  - – 将供血动脉移至近端
    - □ 结扎肱动脉吻合口
    - □ 使用合成移植物将腋动脉血流连接至瘘管
  - – 绑带折叠术
  - ○ 桡动脉血流入瘘管
    - – 在动静脉吻合口远端手术结扎桡动脉
  - ○ 结扎动静脉瘘：对于严重的 DASS

术　后

注意事项

- 避免长时间持续压迫动静脉分流道
  - ○ 可能导致分流道血栓形成
- 避免在穿刺点处放置支架
- 便避免治疗无症状的中心静脉狭窄
  - ○ 与观察等待相比，将加剧狭窄速度及范围

预　后

并发症

- 最严重的并发症
  - ○ 静脉破裂
    - – 用低张力（2~3atm）球囊填塞狭窄端
      - □ 保持膨胀 3~5 分钟
      - □ 对持续造影剂外渗，可重复 3 次
    - – 如果上述操作无效，可以跨过破裂处放置支架
      - □ 首选覆膜支架，但裸支架也是有效的
    - – 头臂静脉弓处破裂风险高（约 10%）
    - – 上腔静脉破裂可以导致心包填塞
      - □ 及时识别和治疗可以防止死亡
  - ○ 支架移位
    - – 将支架直径增加约 20%，使用长度 >5cm 支架可降低移位风险
      - □ 如果移位，可以考虑用绑在更大的支架上或用带锚定装置的支架

预期结果

- 动静脉瘘狭窄
  - ○ 平均动静脉瘘狭窄率：50%~75% 在术后 6 个月后仍通畅
  - ○ 头臂静脉弓狭窄：42% 在术后 6 个月后仍通畅
  - ○ 肱动脉近端搏动段转置贵要静脉瘘：42% 在术后 1 年仍通畅
  - ○ AVG 静脉吻合口狭窄
    - – 球囊成形术：78% 在术后 6 个月再狭窄
    - – 支架置入：28% 在术后 6 个月再狭窄
- 经皮治疗未成熟的瘘管
  - ○ 总体有效率为 75%~95%
  - ○ 需采取多种介入治疗手段
    - – 1 年通畅率约 30%

分步演示：AVG 评估和治疗
（人造血管襻结构）

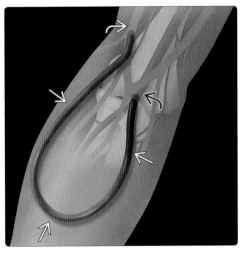

分步演示：AVG 评估和治疗
（人造血管襻结构）

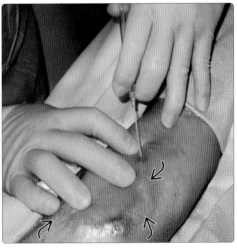

（左图）图片显示了前臂血液透析（HD）人造血管襻的典型结构及常见位置。在动脉➡️和静脉➡️之间用聚四氟乙烯（PTFE）制造一个人造血管通路➡️。通常 AV 移植物的长期通畅率比动静脉瘘低。（右图）触诊血管通路，穿刺 AV 血管襻➡️并朝静脉流出方向置入血管导管或微导管

分步演示：AVG 评估和治疗
（人造血管襻穿刺）

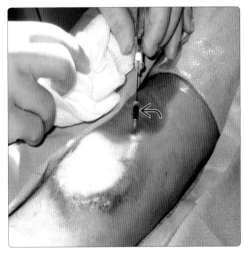

分步演示：AVG 评估和治疗
（造影评估人造血管襻）

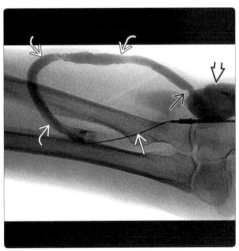

（左图）见回血➡️表明成功穿刺至 AVG。部分操作者借助超声穿刺位置较深或潜在合并血栓的人造血管、动静脉瘘。（右图）通过微导管或静脉输液导➡️行人造血管造影，可见造影剂填充血管襻➡️。造影显示静脉吻合口轻度狭窄➡️，邻近静脉瘤样扩张➡️。也可以通过该导管造影显示静脉流出道。

分步演示：AVG 评估和治疗
（置入导丝）

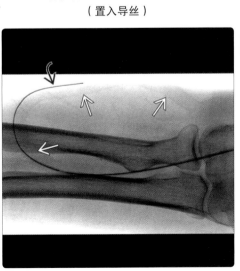

分步演示：AVG 评估和治疗
（置入穿刺鞘）

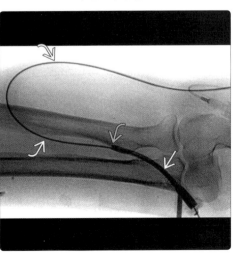

（左图）通过造影导管置入导丝并进入人造血管静脉端。人造血管➡️隐约可见。导丝利于血管鞘的置入，并可进一步通过血管鞘置入行介入治疗所需的导管。（右图）沿导丝➡️上置入血管鞘➡️后，鞘尖➡️端跨过动脉吻合口放置于人造血管内

（左图）通过穿刺鞘➡️注射造影剂行 DSA 检查，评估人造血管和静脉吻合口➡️。置入导丝➡️，评估静脉吻合口后，应继续对静脉流出道、中心静脉和 SVC 行造影检查。（右图）AVG 静脉流出道（A）DSA 检查显示，静脉瘤➡️是分叶状的，可见第二处静脉瘤➡️。（B）两处静脉瘤动脉近人造血管方向可见头静脉节段性重度狭窄➡️，另一处既往放置过覆膜支架的头静脉弓段也有狭窄➡️

分步演示：AVG 评估和治疗
（血管襻 DSA 检查）

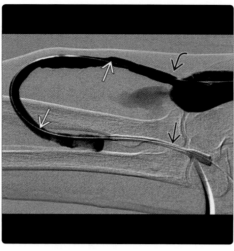

分步演示：AVG 评估和治疗
（静脉流出道 DSA 检查）

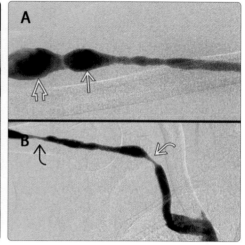

（左图）（A）图片为部分充气的球囊导管，腰线处➡️即先前所见的重度静脉狭窄段。当球囊压力达到标准压力时，狭窄段便被扩张开了。（B）在头静脉弓处用一直径更大的球扩支架➡️扩张狭窄。（右图）血管成形术后的头静脉造影显示：肱骨近端投影区的头静脉弓➡️，近覆膜支架段狭窄有明显的改善➡️

分步演示：AVG 评估和治疗
（狭窄段血管成形术）

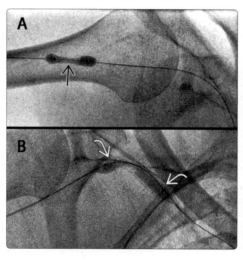

分步演示：AVG 评估和治疗
（成形术后 DSA 造影检查）

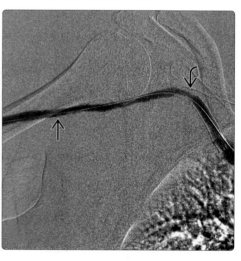

（左图）评估动脉吻合口是十分重要的，可通过堵塞静脉流出道后注射造影剂进行显影。在人造血管静脉段➡️打起 PTA 球囊➡️，经血管鞘➡️注入的造影剂可反流至人造血管➡️并通过动脉吻合口➡️。（右图）（A）此时须移除血管鞘➡️。（B）用 3-0 丝线➡️环绕血管鞘行荷包缝合，当移除血管鞘时收紧线结止血

分步演示：AVG 评估和治疗
（动脉吻合口）

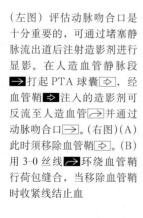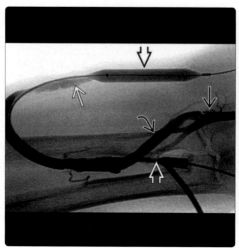

分步演示：AVG 评估和治疗
（荷包缝合）

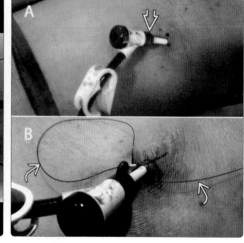

血液透析通路的监测和介入治疗

AVG：静脉吻合口破裂
（术前超声检查）

AVG：静脉吻合破裂
（彩色多普勒超声检查）

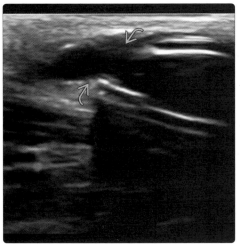

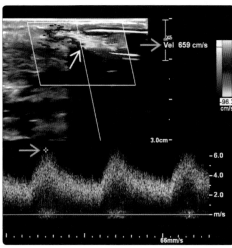

（左图）B 超检查显示人造血管静脉吻合口段➡️轻度狭窄，延伸至静脉吻合口下游。该患者进一步进行 B 超检查，因 Kt/V 较低随后进行了介入治疗。（右图）彩色多普勒超声显示血流混杂➡️、流速升高➡️，流速为移植血管其他部位的 3 倍，证实为严重狭窄

AVG：静脉吻合口破裂
（术前超声检查）

AVG：静脉吻合破裂
（狭窄段造影）

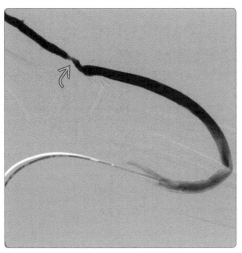

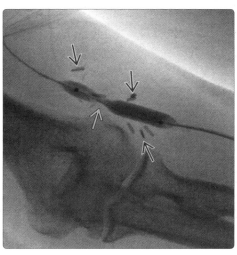

（左图）朝静脉吻合口方向穿刺人造血管后，造影证实从移植血管到静脉吻合口➡️间存在狭窄。（右图）用 7mm 的球囊扩张移植血管至静脉吻合间的狭窄段，可见腰线➡️。在吻合口区可见多个手术吻合钉➡️。必须用高压注射器才能将气球或狭窄段完全撑开

AVG：静脉吻合口破裂
（狭窄段造影剂外溢）

AVG：静脉吻合破裂
（覆膜支架置入）

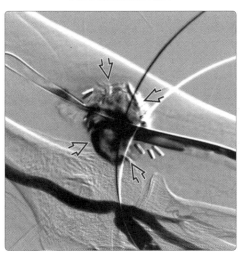

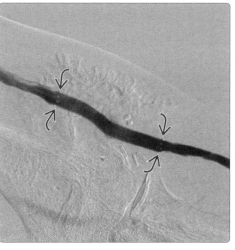

（左图）血管成形后，再次造影见吻合口破裂、造影剂外溢➡️。在造影剂外溢处放置球囊后，打至 3atm 压力。吻合口破裂的风险因素包括近期的吻合口（<1 个月）或选择了不适当的球囊。（右图）放置一枚 7mm 的覆膜支架➡️（Gore Viabahn）后，用 7mm 球囊进行再扩张。造影剂外溢停止，血管狭窄也消失了

AVF：近吻合口内膜增生（超声检查）

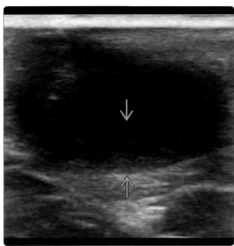

AVF：近吻合口内膜增生（瘘管造影）

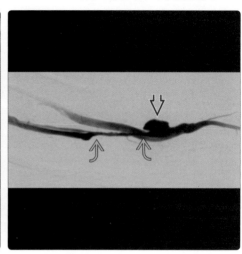

（左图）该患者因透析期间的流量低而进行转诊评估。超声检查可见由过度增生 ➡ 的静脉内膜引起的长段狭窄。（右图）体格检查显示在 AV 吻合口 ➡ 处搏动增强。通过逆行穿刺造影行瘘管造影可见吻合口附近的长段狭窄 ➡

AVF：近吻合口狭窄段切割球囊成形术
（术前造影）

AVF：近吻合口狭窄段切割球囊成形术
（血管成形）

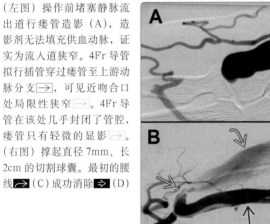

（左图）操作前堵塞静脉流出道行瘘管造影（A），造影剂无法填充供血动脉，证实为流入道狭窄。4Fr 导管拟行插管穿过瘘管至上游动脉分支 ➡，可见近吻合口处局限性狭窄 ➡。4Fr 导管在该处几乎封闭了管腔，瘘管只有轻微的显影 ➡。（右图）撑起直径 7mm、长 2cm 的切割球囊。最初的腰线 ➡（C）成功消除 ➡（D）

AVF：近吻合口狭窄段切割球囊成形术
（术后造影）

AVF：近吻合口狭窄段切割球囊成形术
（中央静脉造影）

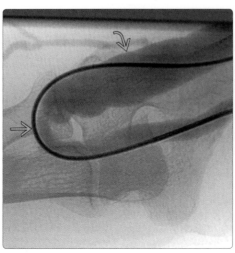

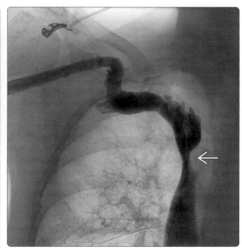

（左图）术后血管显示瘘管内血流通畅 ➡，在近吻合口段 ➡ 管腔直径有明显的改善。现在血液优先流至瘘管，而术前主要流向手部。（右图）上腔静脉造影显示 SVC 狭窄 50% ➡。本患者并没有临床症状，因为扩张治疗后比观察等待的血管狭窄速度更快，所以没有对其进行介入治疗。应该只对有症状的中央静脉狭窄患者行介入治疗

流出道狭窄：头静脉弓（术前影像检查）

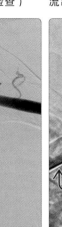

流出道狭窄：头静脉弓（借助导丝跨过狭窄段）

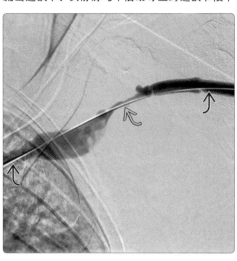

（左图）一位通过左上臂肱动脉－头静脉瘘透析的 55 岁终末期肾病（ESRD）患者，由于出血时间延长而被转诊评估。最初瘘管造影显示头静脉弓最靠中心部位中重度狭窄。头静脉弓并入腋静脉后，汇入锁骨下静脉。（右图）使用弯头导管配合导丝，通过狭窄段。将 0.035 英寸 Amplatz 导丝头端放置于下腔静脉

流出道狭窄：头静脉弓（球囊扩张）

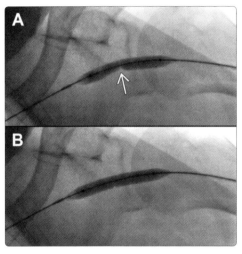

流出道狭窄：头静脉弓（扩张后血管造影）

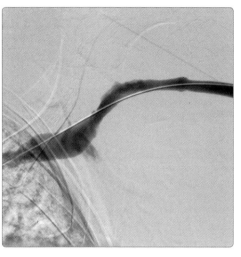

（左图）给予 3000U 肝素后，选择一个 9mm 高压球囊（Conquest Bard PV）用于扩张该狭窄段。可见球囊的初始腰线，注入 20atm 以上压力才将其消除。球囊保持扩张 90 秒。（右图）球扩后血管造影显示在头弓管径接近正常水平。透析通道狭窄通常需要高压球囊来进行适当的扩张，尤其是头静脉弓狭窄

SVC 狭窄：HD 导管插管（导管完整显示）

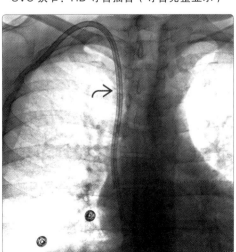

SVC 狭窄：HD 导管插管（拔管后静脉造影）

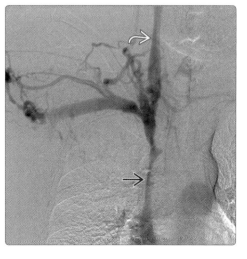

（左图）中心静脉插管是中心静脉狭窄的重要原因。近 80% 的患者通过中心静脉置管进行血液透析，其中高达 50% 的患者出现中央静脉狭窄。如图所示该患者颈内静脉有中心静脉导管。（右图）右上臂置入 AVG 后拔出中心静脉导管。然而该患者反复出现手臂肿胀，并在透析时出血时间延长。由于既往放置导管，该患者出现了 SVC 狭窄（以及逆行性颈内静脉反流）

中心静脉阻塞：心脏起搏器电线诱发
（术前影像）

中心静脉阻塞：心脏起搏器电线诱发
（血管成形术）

（左图）该患者用左上臂肱动脉-头静脉瘘透析时出现左侧手臂水肿伴疼痛。他同时携带一个左侧的心脏起搏器。最初瘘管造影显示锁骨下静脉➡完全闭塞，血液通过腋静脉➡及粗大的侧支静脉➡反流。同时头静脉弓也可见到一处轻微狭窄➡。（右图）穿过中心静脉狭窄段后，用10mm球囊➡扩张（A），然后14mm球囊➡扩张（B），并保持扩张状态3分钟

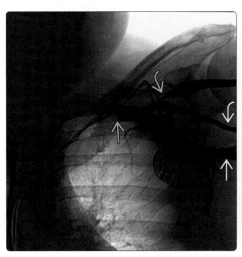
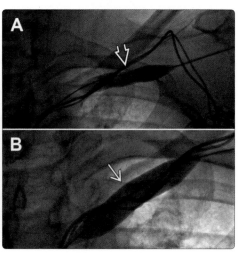

中心静脉阻塞：心脏起搏器电线诱发
（合并头静脉弓狭窄）

中心静脉阻塞：心脏起搏器电线诱发
（最终血管造影）

（左图）头静脉弓可见一处轻微狭窄➡（C），随后用8mm的球囊扩张血管。球囊扩张过程中可见腰线➡（D），只有达到高压力时腰线才会消失（E）。（右图）图为锁骨下静脉再通、成形以及头静脉弓成形术后的最终血管造影，可见血流明显改善。由于左侧颈内静脉➡和腋静脉➡反流可能会起到掩盖作用，部分中心静脉狭窄也许仍持续存在

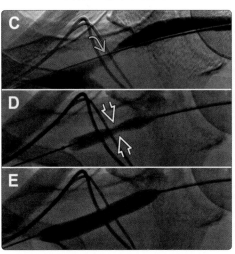
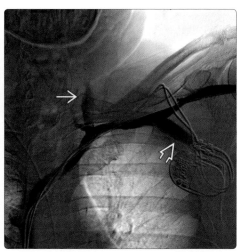

头臂静脉狭窄：心脏起搏器诱发
（早期静脉造影）

头臂静脉狭窄：心脏起搏器诱发
（晚期静脉造影）

（左图）该患者左上臂远端有一处人造血管通道及同侧的心脏起搏器。她出现手臂水肿和间歇性头痛，造影提示存在严重的头臂静脉➡狭窄。图片显示多条侧支循环静脉➡反流至左内颈静脉➡。（右图）造影晚期可见造影剂通过对侧颈内静脉➡回流至SVC➡。有报道称合并中央静脉狭窄的透析患者，因静脉高压造成颅内出血

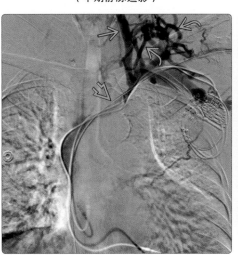
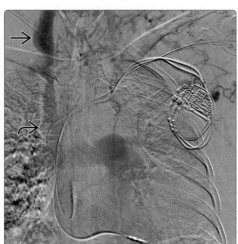

支架植入：条状 AVG
（静脉吻合口狭窄）

支架植入：条状 AVG
（静脉吻合口显影）

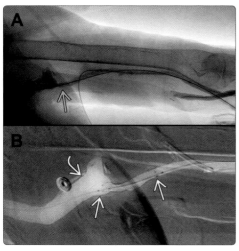

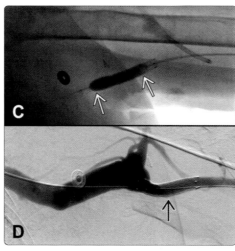

（左图）该患者诉血液透析后出血时间延长。术前血管造影（A）显示人造血管静脉吻合口➡️处狭窄。（B）在路图模式下将 7mm Gore Viabahn➡️放置于狭窄处，轻微露出至正常的腋静脉➡️。（右图）随后用 7mm 球囊➡️行血管成形术（C）。最后的血管造影（D）显示，狭窄完全消失，血液可快速通过支架➡️

支架植入：环状 AVG
（静脉吻合口狭窄）

支架植入：环状 AVG
（静脉吻合口显影）

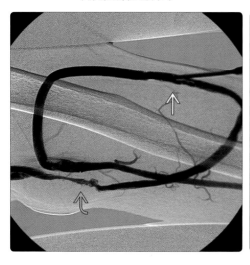

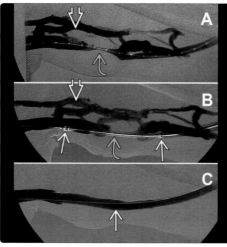

（左图）一位诊断为 AVG 血栓的患者，造型可见人造血管的顶端➡️有残余的血栓。人造血管到静脉吻合口➡️间中重度狭窄是一种致病因素。（右图）决定放置支架治疗后，行 DSA 造影显示狭窄段➡️及和多条侧支循环静脉➡️（A）。将支架➡️放至指定位置（B），释放前再次行 DSA 造影。释放支架后再次行造影检查，血液科顺利通过血管、侧支静脉消失（C）

头臂静脉狭窄：头臂静脉弓狭窄
（支架移位）

头臂静脉狭窄：头臂静脉弓狭窄
（支架正确位置）

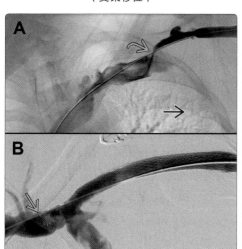

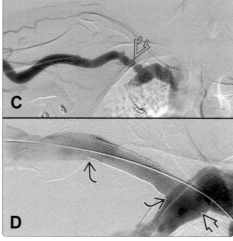

（左图）在血管成形术➡️后（A）头静脉弓➡️处有严重的弹性回缩。放置支架后，发现支架过长并进入到锁骨下静脉➡️（B）。该通道由于后期锁骨下静脉狭窄失效，需要行下肢人造血管通路治疗。（右图）该患者反复出现头静脉弓狭窄。行血管造影显示了头静脉弓不规则的狭窄➡️（C）。放置一枚远端达锁骨下静脉➡️的支架➡️，可保留贵要静脉通道穿刺（D）

（左图）该患者临床表现为进展性的手部疼痛，手指缺血性溃疡。血管造影没有发现需治疗的流入道狭窄。在瘘管开放（A）及压闭（B）时分别行血管造影。压闭瘘管时手部的血流可见明显增加➡️。（右图）患者进行 DRIL 治疗。瘘管造影可见 AV 吻合口远端的肱动脉➡️已被结扎（C）。人造血管旁路➡️可见造影剂反流填充，并为手部供血（D）

窃血综合征：远端血管重建及间断结扎治疗（DRIL 前）

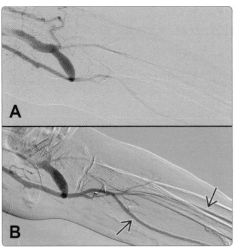

窃血综合征：远端血管重建及间断结扎治疗（DRIL 前）

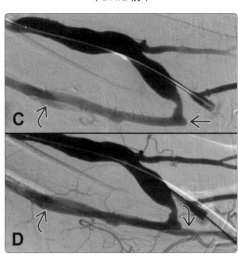

（左图）窃血综合征的（A）微创性限制性结扎术（MILLER）手术图像可见指示血流➡️经 AV 吻合口，可见远端微弱血流➡️。在吻合口远端用一个 4~5mm PTA 球囊➡️撑在静脉内。用止血钳在静脉下方建立缝合通道➡️。（右图）（C）在环绕球囊缝合➡️后收紧线结。（D）现在已经制成了一处潜在局限性狭窄➡️，可间接地增加流向手部的血流➡️

窃血综合征：MILLER 操作（图1）

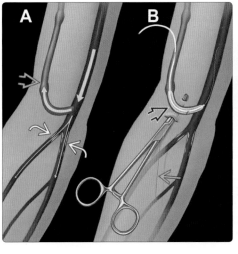

窃血综合征：MILLER 操作（图2）

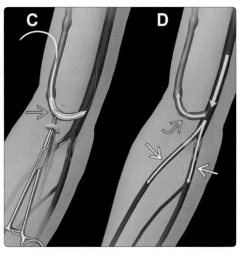

（左图）（A）MILLER 术中图像可见一个膨胀的 PTA 球囊➡️和建立穿刺通道用的止血钳➡️。（B）静脉可见一处腰线➡️，并且术后远端动脉血流有改善。（右图）吻合口➡️近端的肱动脉可见顺向动脉血流➡️，吻合口远端可见逆向血流➡️。血液通过掌动脉弓形成窃血。这种类型的窃血综合征可通过弹簧圈栓塞术或外科结扎术进行治疗

窃血综合征：MILLER 操作（血管造影）

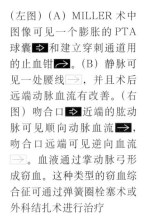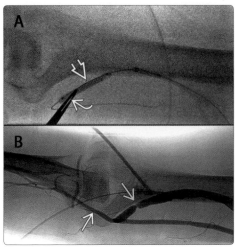

窃血综合征：肱动脉 - 头静脉 AVF（彩色多普勒检查）

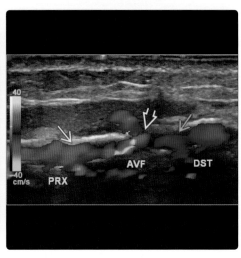

荷包缝合

荷包缝合

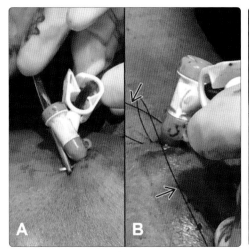

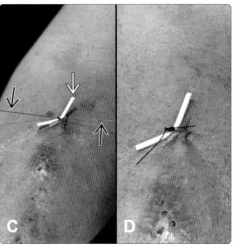

（左图）对于成熟型动静脉瘘的透析患者，介入治疗后的一种止血方法为荷包缝合。用 2-0 尼龙线（丝线）→缝合 3~4 针形成三角形或正方形（A 和 B）。（右图）缝合后可将一个小塑料管→（通常剪一小段扩皮器）放在两条松弛的缝合线→之间。随后收紧缝线打 1 个外科结（A）绑在一起，再打 3~4 个正结（D）。如果仍有渗血，可以通过扭转扩皮器来收紧结

HeRO（血液透析可靠流出道）通道

HeRO 通道

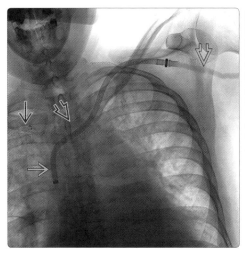

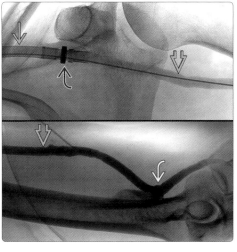

（左图）HeRO 通道是对穿刺部位有限或中央静脉狭窄、闭塞患者的另一种选择，由血管内静脉流出道→和一个隧道样的皮下移植动脉→组成。图中可见左侧肱动脉-头静脉瘘支架→和右侧锁骨下静脉支架→。（右图）钛合金接头→连接静脉流出道→（头端）和皮下的与远端肱动脉吻合→的移植动脉 ePTFE→（底部）

血栓和下肢 AVG 感染（CT 扫描）

血栓和下肢 AVG 感染
（¹¹¹In 标记的白细胞扫描）

血栓和下肢 AVG 感染
（^{111}In 标记的白细胞扫描）

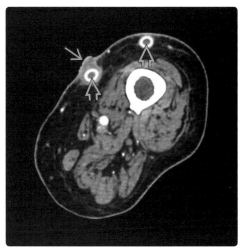

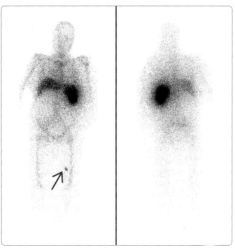

（左图）一位通过下肢环状移植血管透析的患者出现间歇性发热，静脉分支局部可见肿胀，血管内可见血栓形成。CTA 检查可见静脉分支周围蜂窝织炎→并印证了血管内血栓形成→。（右图）^{111}In 标记的白细胞扫描可见移植血管的的静脉支→高摄取。由于经皮介入治疗可引起细菌症和脓栓，透析穿刺道感染是介入治疗的绝对禁忌证

关键点

术前准备

- 禁忌证：穿刺道感染，心肺储备能力差，近期建立或修复的穿刺通道，右到左分流，严重的同侧窃血综合征，高钾血症，容量负荷过大，血流动力学不稳

介入操作

- 指向血栓置入血管鞘，但不刺入血栓
- 系统性抗凝（如肝素）
- 治疗流入道前先通畅流出道
- 发现和治疗导致血栓的血管狭窄
  - 脉冲喷射药物 - 机械性溶栓（PMT）
    - 在血栓段血管脉冲注入 Pulse-spay 2~6mg TPA
    - 6~7mm 球囊挤压血栓
    - Fogarty 球囊行动脉血栓取栓
  - 机械性取栓术／溶栓术
    - 如 Arrow-Trerotola 经皮溶栓设备（PTD），Argon CLEANER XT

- 可以配合使用 TPA
  - 溶解和等待
    - 在进入手术室之前，在动脉吻合口附近准备局部穿刺
    - 经穿刺道置入 18g 血管留置针或 3Fr 造影导管
    - 压迫动脉和静脉吻合口，注射 2~4mg 的 TPA
    - 药物留置 20~120 分钟后，将患者带入手术室
  - 血栓抽吸术
    - 放置 2 个相对但不重叠的的 8~9Fr 血管鞘
    - 通过鞘或弯头吸栓导管抽吸血栓
  - 直接导管溶栓术
    - 很少使用，当流出道较宽或中心静脉血栓时或者以上方法失败后使用

术后

- 即刻成功率高
- 一次性通畅率：术后 6 个月通畅率 25%~50%，术后 12 个月为 10%~20%

环状 AVG

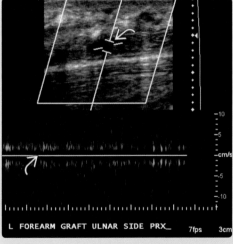

术前静脉造影

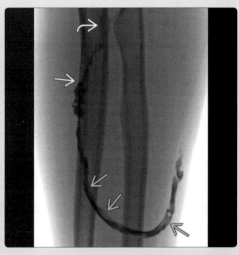

（左图）该前臂行环状静脉移植（AVG）的患者静脉吻合口没有搏动、震颤或者杂音。彩色多普勒检查证实血栓形成。脉冲多普勒➡️检查无信号，灰阶图像显示腔内回声增强也于血栓形成一致。（右图）在动脉吻合口下游➡️顺行置入血管鞘➡️，低流量、低压力注射造影剂证实 AVG 血栓形成。图像可见多粗充盈缺损➡️，造影剂停滞

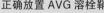

正确放置 AVG 溶栓鞘

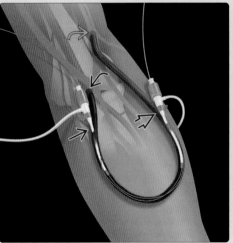

吸除动脉血栓

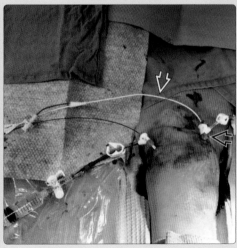

（左图）在动脉吻合口下游➡️置入顺行血管鞘➡️用于清除流出道血块和狭窄。在静脉吻合口上游➡️置入逆行血管鞘➡️，用于清除流入道血块及拉出血栓。（右图）清除流出道血块后，再进一步治疗流入道动脉血栓。通过逆行血管鞘➡️置入 Fogarty 球囊➡️并在供血动脉处撑起球囊。随后拉出球囊并带出动脉血栓

血液透析通路的溶栓治疗

术 语

定义

- 溶栓治疗：透析通路血栓栓塞后的再通
  - 通过腔内治疗或手术治疗
    - 首选腔内治疗
      - 创伤小
      - 术后通道可立即使用
      - 可发现及治疗潜在狭窄
    - 以下情况首选手术治疗
      - 瘘管瘤样扩张且血栓 >200ml
      - 左到右分流
      - 心肺储备功能差
      - 近期建立的通路
  - 移植血管（AVG）静脉吻合口血栓形成概率是 AVF 的 10 倍以上
- 腔内溶栓治疗
  - 目前有多种互不冲突治疗方式
    - 脉冲喷射药物 - 机械治疗
    - 溶解、等待
    - 机械性溶栓、取栓设备
    - 抽栓术
- 手术溶栓
  - 需要小切口
    - 机械性取栓术

术 前

适应证

- 血液透析通道（AVF 或 AVG）血栓栓塞
  - 触诊不可触及搏动、震颤，不可闻及血管杂音则可以诊断

禁忌证

- 穿刺道感染：可能造成菌栓、败血症
- 近期建立的穿刺通道（4 周内）
  - 潜在吻合口破裂
  - 通畅率低
  - 建议手术治疗已有的及潜在的问题
- 从左到右分流：脑栓塞风险
- 血栓负荷大：大量的血栓可导致有临床症状的肺栓塞风险升高
- 心肺储备能力差：当肺出现小块栓塞时有可能出现心肺功能失代偿
- 在短时间内进行了多次溶栓术：1 个月内 2 次以上穿刺道血栓栓塞，强烈建议重新建立穿刺通道
- 同侧透析相关窃血综合征
- 严重造影过敏：使用 CO_2 替代
- 不可纠正的凝血功能异常
- 短暂性禁忌证
  - 血钾升高（K^+>6mmol/L）；心电图改变
  - 血流动力学不稳定

术前影像学检查

- AVF/AVG 术前血管造影
  - 显示穿刺道形态
  - 确定狭窄程度、位置
- 超声检查
  - 评估血栓负荷、动脉吻合口位置、凝血块的中央部位

术前准备

- 核查项目
  - AVF 与 AVG
    - AVF
      - 血栓早期（如 <48 小时）溶栓才能成功；血栓所造成的炎症反应
      - 狭窄部位
      - 推测有多处狭窄时，残留通畅的血管腔
    - AVG
      - 在首次血栓栓塞行溶栓治疗后可通畅数月，血栓相对顽固
      - 静脉吻合口处是最常见的狭窄部位
      - 轻度或中度狭窄时可出现血栓栓塞
  - 临床病史和体格检查
    - 最近一次透析时间：临时透析需要通过穿刺道置管造成高容量负荷，可能会造成高钾血症
    - 心肺功能不全：例如可以造成低氧血症的 COPD 或 EF<25%
    - 血栓负荷量：如穿刺道瘤样扩张合并累及中心静脉的血栓
      - 负荷量大时，可以考虑直接置管灌注 TPA 一天
    - 透析相关窃血综合征：透析通路同侧手指溃疡
    - TPA 使用禁忌：近期手术，颅内出血，活动期或亚急性期的消化道出血
      - 可应用机械取栓设备
    - 环状 AVG 的血流方向：回顾之前的影像，询问患者或应用超声评估
  - 实验室检查
    - 血清钾浓度：需警惕血钾过高
      - 轻度升高（<6mmol/L），如果心电图正常也是可以的
    - 凝血功能：INR≤3.5
  - 过敏药物：需常规询问的包括造影剂、肝素、TPA、组织胶
  - 知情同意书：包括治疗不成功时行透析管置管治疗
- 药物
  - 镇静／止痛药
    - 轻度镇静
      - 芬太尼（枸橼酸芬太尼）
      - 咪达唑仑（Versed）
    - 1%～2% 利多卡因用于局部麻醉
  - 全身抗凝
    - 肝素：50～70U/kg 团注开始

- 比伐卢定：用于肝素过敏患者
  ○ 溶栓剂
    - 组织型纤溶酶原激活物
      □ 根据血栓负荷量给药 2~8mg
  ○ 预防性应用抗生素（可选）
    - 头孢唑啉 1g 静脉滴注
    - 万古霉素 500mg 静脉滴注
- 设备
  ○ 微穿套装
  ○ 导丝
    - 亲水图层导丝：弯头或直头
    - 非亲水图层硬导丝（如 Amplatz、Rosen）
  ○ 血管鞘
    - 2 套（7~11cm 长）
    - 鞘的大小取决于穿刺血管管径
    - 头端显影的血管鞘更易观察
  ○ 导管
    - 定向导管（例如 Kumpe/Berenstein）
    - 多孔灌注导管（短轴，5~10cm 工作长度）
      □ Cragg-McNamarra（Covidien）
      □ Uni*Fuse（AngioDynamics）
  ○ 球囊导管（PTA）
    - AVG 溶栓时需 6~7mm 球囊
    - 大小合适的球囊可治疗潜在的静脉吻合口狭窄
      □ 移植静脉吻合口及流出道静脉一般用 7~8mm 球囊
      □ 动脉吻合口通常用 4~5mm 球囊
      □ 常常需要高压球囊
      □ 单纯扩张无效时需切割球囊
  ○ 取栓导管
    - Fogarty 球囊取栓导管（Edwards Lifesciences；Irvine，CA）
  ○ 机械/药物溶栓设备
    - Rotational basket：Cleaner XT（Argon Medical；Plano，Tx）；Arrow-Trerotola Percutaneous Thrombolytic Device（PTD）
    - Rheolytic：AngioJet（Boston Scientific；Marlborough，MA）
  ○ 支架
    - 自膨支架，通常用覆膜支架
      □ Viabahn 血管支架（Gore；Newark，DE）
      □ Fluency 血管支架（Bard；Covington，GA）

介入操作

手术步骤

- 药物机械溶栓术（脉冲喷雾辅助）
  ○ 于 AVF/AVG 区常规消毒铺巾
  ○ 置入顺行血管鞘（鞘管 #1）
    - 动脉吻合口下游 1~2cm
      □ 顺行（鞘管指向流出道）
    □ B 超辅助：确认 AVF/AVG 内血栓位置；辅助经皮穿刺（通常无回血）
  ○ 通过鞘 #1
    - 评估中心静脉血流
      □ 置入指向导管（Berenstein）及导丝（弯头超滑导丝）
      □ 行中心静脉造影
      □ 予肝素抗凝，镇静（通过导管或静脉给药）
      □ 回撤行静脉造影，评估中心静脉血栓累及范围
      □ 治疗潜在的中心静脉狭窄、闭塞
    - 将指向导管置换为多孔灌注导管（Cragg-McNamarra or Uni*Fuse）
      □ 将 2~6mg TPA 混合于 5~10ml 生理盐水后脉冲喷洒至静脉流出道的血栓中
      □ 用力注射，量为 0.2ml 倍数
      □ 向血栓中央向穿刺点喷洒 TPA
      □ 保留 TPA 5~15 分钟
  ○ 放置逆行穿刺鞘（鞘 #2）
    - AVG 上游 3~4cm 处或距离鞘 #1 下游 10~15cm 处
    - 逆行穿刺（即鞘尖指向动脉吻合口）
    - 如果通过鞘 #1 注射 TPA 之后放置逆行穿刺鞘，可以使静脉流出道血栓内 TPA 停留时间延长
  ○ 通过鞘 #2
    - 置入诊断性导管向，将管尖置于动脉吻合口近端
    - 置换多孔灌注导管（CraggMcNamarra or Uni*Fuse）
      □ 脉冲式喷洒 2~4mg 的 TPA 至动脉端血栓
  ○ 通过鞘 #1 操作
    - 放置非亲水涂层导丝（Amplatz 或 Rosen），至上腔静脉
    - 取静脉血栓（球囊）
      □ 将球囊充起至标准压力，向前推动
      □ AVG 及 AVF 用 6~7mm 或适当大小的球囊
      □ 从近心端开始向回拉
      □ 回拉球囊时要确保球囊完全充起
      □ 将球囊部分抽瘪后可将血栓拉至供血动脉
    - 可选方法：取静脉血栓（旋转网篮）
      □ 缓慢推进及回拉机械溶栓设备（如 Cleaner XT、ArrowTrerotola PTD）
    - 考虑血管鞘吸栓
    - 可选方式：轻柔地行静脉造影评估残余血栓
      □ 行静脉造影时注意：如果残留血栓较多或造影剂反流至供血动脉，须停止注射以避免动脉栓塞
  ○ 通过鞘 #2 操作
    - 置入超滑导丝、导管至吻合口上游供血动脉
    - 置换顺应性球囊（Fogarty）
    - 充起球囊后自吻合口上游回拉至鞘 #2
      □ 血小板血栓跨过动脉鞘至肺动脉

- □ 可通过动脉鞘抽吸以降低血栓碎块栓塞风险
- 通过打开血管鞘侧孔、查体或 B 超检查评估透析通路通畅性
  - □ 通常此时穿刺通道恢复通畅
- 必要时可以用 Fogarty 球囊行动脉取栓 2~4 次
- 透析通路通畅后即刻在供血动脉注入造影剂行血管造影，造影段包括右心房
- 治疗导致临床症状的狭窄
- 机械性血栓切除术：将血栓分解成超小型颗粒，可行抽吸或经远端通过毛细血管网
  - □ 在标准位置朝血栓方向置入直鞘，依切栓设备选择直径 6~7Fr
    - Arrow-Trerotola PTD：6Fr 无需导丝，7Fr 配 0.025 英寸导丝
    - Cleaner XT：首选 6Fr，也可选 7Fr 配加硬导丝
  - □ 评估中央静脉流出道
    - 经顺行穿刺鞘置入导丝、导管至中央静脉
    - 行中央静脉造影，予患者抗生素、镇静药物，予肝素行系统性抗凝
    - 回撤导管同时造影，观察狭窄范围以及中央静脉狭窄或闭塞部位
  - □ 通过顺行穿刺鞘置入收缩状态的机械旋转网篮装置至中央静脉斑块处
    - 回撤保护套释放网篮
    - 打开开关后，网篮旋转时缓慢地朝顺行穿刺鞘回拉网篮
      - □ 切栓过程中如果需要，可通过 Cleaner XT 装置的保护套注入 TPA
    - 网篮旋转的同时将切栓装置回拉穿过斑块
    - 回拉至鞘尖时，将网篮回撤至保护套内，沿导丝取出
    - 通过穿刺鞘吸除血栓碎块
      - □ 在封闭系统中，可能会回抽困难
    - 在手术台上清洁 PTD 装置
      - □ 手动取出网篮中的纤维蛋白
    - 在静脉流出道重复进行机械性切栓术 2~4 次
  - □ 通过顺行穿刺鞘轻柔地行静脉造影
    - 评估剩余血栓量的可选方法
  - □ 通过逆行穿刺鞘
    - 导丝配合导管插管上游供血动脉
    - 通过逆行穿刺鞘置入收缩状态的机械旋转网篮装置至动脉吻合口下游
    - 打开网篮
      - □ 确保篮子不会向前弹出，回收网篮时不要回拉保护套
      - □ 否则会不小心把动脉斑块推入供血动脉
    - 打开装置，将旋转的网篮拉向逆行穿刺鞘
    - 一旦网篮到达鞘尖，将网篮回撤至保护套内，沿导丝取出
    - 在流入道重复进行机械性切栓术 3~4 次

- □ 动脉拉栓术
  - 像前文所述用 Fogarty 球囊行取栓术
- □ 血流再通后经供血动脉行血管造影
  - 治疗诱发狭窄的原发病
- 溶解和等待
  - □ 取动脉吻合口附近穿刺点，常规消毒铺巾
  - □ B 超引导下用 18g 套管针或 3Fr 微穿套装顺行穿刺
    - 确认穿刺鞘位置
      - □ 通过 B 超观察
      - □ 可顺利置入 0.018 英寸导丝
      - □ 可抽吸出少量血块
  - □ 压迫动脉及静脉吻合口 60 秒并注入 2~4mg TPA
    - 封堵导管尾端并用 3M 胶带固定
    - 使药物保留 20~120 分钟
  - □ 把患者带到介入手术室
    - 常规消毒铺巾，范围包括整个穿刺通道及已置入的血管鞘
  - □ 用 6Fr 血管鞘置换套管
    - 置入导丝导管至中央静脉
    - 予患者镇静药物、抗生素和肝素
    - 行中央静脉造影，治疗潜在的中央静脉闭塞或狭窄
    - 边回撤导管边行静脉造影
      - □ 用球囊拉出剩余血栓
  - □ 在静脉吻合口附近或血管鞘下游 10~15cm 处
    - 置入 6Fr 血管鞘
    - 将导丝置入上游动脉
  - □ 进行机械性血栓切除术
  - □ 如前所述，经供血动脉行血管造影，一旦发现血流再通，应用顺应性球囊（Fogarty）对动脉血栓进行机械性切除
    - 治疗有潜在威胁的狭窄
- 抽栓术
  - □ 超声评估血栓负荷量及范围
  - □ 在标准位置放置两个相对但相互不重叠的 8~9Fr 血管鞘
  - □ 通过顺行穿刺鞘置入导丝、导管至中央静脉
    - 行中央静脉造影并治疗潜在中央静脉狭窄
    - 给予患者肝素、镇静药及抗生素
    - 回撤导管造影评估血栓累及中心静脉的范围
  - □ 行静脉流出道抽栓术
    - 将诊断性导管置换成弯头抽栓导管
    - 从最接近中心静脉的血栓处开始抽栓
    - 在快速旋转和移动抽栓导管的同时，用 20~30ml 的注射器进行抽吸
    - 持续抽吸直至将抽栓导管拔出动脉鞘
    - 冲洗导管，将血凝块冲到纱布块上
    - 从最接近中央静脉处血凝块开始至血管鞘尖重复上述抽栓操作，直至清除所有血栓
  - □ 经逆行穿刺鞘行流入道抽栓术

– 经逆行穿刺鞘鞘尖开始抽栓，逐步到达吻合口

– 用顺应性球囊（Fogarty）行动脉斑块切栓术

▫ 由于动脉血栓比较致密，抽栓多较为困难

▫ 成功行动脉血栓抽栓术需要高超的技术，并且有血栓破裂、脱落的风险

– 每次吸栓后，均要打开血管鞘侧孔查看通畅性

– 如果血管复通，于供血动脉端行血管造影

– 处理潜在的狭窄

- 直接导管溶栓
  ◦ 如前所述建立血管通道，确定血栓累及中央静脉的范围
  ◦ 放置灌注导管，跨过血栓
  ◦ 以 0.5～1.0mg/h 的速度注入 TPA，持续 12～24 小时
  ◦ 以下情况可考虑使用
    – AVF 流出道或中央静脉有大量血栓负荷；患者心肺储备功能有限，且有可能出现血栓脱落（如肺栓塞）
    – 血栓形成时间较长（如 >48 小时）
    – 前面所述溶栓治疗方法失败
- 最终评估方法
  ◦ 评估 AVF/AVG 震颤
    – 明显的震颤提示穿刺通道后期通畅性良好
  ◦ 如果患者在手术后进行透析，则置换为透析用血管鞘
  ◦ 如果患者不进行透析，则拔出血管鞘，通过荷包缝合或压迫进行止血
    – 避免过度压迫穿刺点，因为有可能使血栓复发

观察与报告
- 记录血流如何经供血动脉流入右心房
- 记录使用的药物和设备

替代操作／治疗
- 外科
  ◦ 手术取栓术
    – 新建立的透析通路
    – 右到左分流
    – 心肺储备功能差
    – 瘘管较大且合并大量血栓

术　后

术后观察
- 查看手部有无缺血表现
- 止血确切

注意事项
- 动脉栓塞
  ◦ 放置血管鞘后不要冲洗
    – 增加穿刺道的容量和压力可将斑块推挤至供血动脉
  ◦ 尽量减少造影剂注入血栓栓塞的穿刺道的量

– 缓慢、少量地注射

▫ 如果有反流或明显血栓残留时停止注射

◦ 尽量减少在动脉吻合口附近操作

– 如放置逆行鞘时，导丝不要通过动脉吻合口

◦ 治疗流入道前先清理流出道血栓

– 脱落的血栓会首先流向中央静脉，而不是进入供血动脉

◦ 向动脉吻合口置入球囊导管时，要将球囊完全抽扁

◦ 不要人为压迫流出道行逆行血管造影

– 少量剩余的血栓可能会被冲入供血动脉

▫ 由供血动脉端行血管造影

- 动脉栓塞的治疗
  ◦ 如果无症状则继续观察
  ◦ 见暗红色血：上游供血动脉堵塞，血凝块远端形成侧支导致逆流所致，将血块推回至 AVG/AVF 穿刺鞘内取出
  ◦ Fogarty 取栓术：将球囊放至斑块远端，将血块重新拉回穿刺鞘内
  ◦ TPA 溶栓：通常针对含血小板丰富的动脉血栓
  ◦ 抽栓术：通常针对于致密性血栓
    – 有血栓斑块破裂、异位栓塞风险
  ◦ 如果以上方法均失败，可行外科手术取栓

预　后

问题
- 无法使血栓栓塞的 AVF/AVG 再通
  ◦ 缓慢形成的血栓
  ◦ 无法矫正的狭窄或闭塞

并发症
- 最严重的并发症
  ◦ 动脉栓塞／肢端缺血
  ◦ 异位栓塞（脑梗死）
  ◦ 合并临床症状的肺栓塞
- 即刻／围手术期并发症
  ◦ 脓毒性栓塞
  ◦ 静脉破裂
  ◦ 吻合口破裂
  ◦ 拔除动脉鞘后持续出血概率 <0.1%

预期结果
- 技术性成功
  ◦ 穿刺通道再通
  ◦ 可至少满足 1 次透析治疗
  ◦ AVG>95%，AVF 80%～90%
    – 动静脉瘘的早期治疗非常重要
      ▫ 血栓栓塞的动静脉瘘有可能合并静脉瘢痕及附壁血栓
- 除栓后一期通畅率：术后 6 个月 25%～50%，术后 12 个月 10%～20%
  ◦ AVF 及 AVG 类似

分步演示：AVG 药物机械性溶栓术
（治疗前 B 超检查）

分步演示：AVG 药物机械性溶栓术
（治疗前静脉造影）

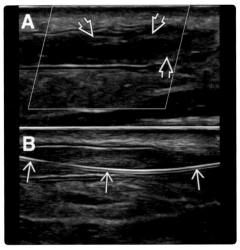

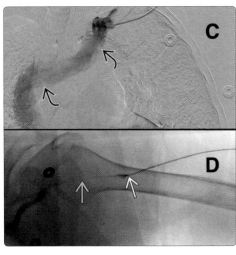

（左图）（A）术前彩超检查未见血流信号，在灰度成像中➡️可以看到血凝块。（B）在动脉吻合口下游行顺行穿刺。由于穿刺血栓栓塞的动脉时无血液回流，所以应该借助超声。需时刻观察穿刺通路内的导丝➡️。（右图）（C）接下来行中央静脉造影➡️，并处理严重的狭窄或闭塞。（D）边注射造影剂边回撤导管➡️，确定血栓累及的中央静脉范围➡️

分步演示：AVG 药物机械性溶栓术
（注入 TPA）

分步演示：AVG 药物机械性溶栓术
（球囊取栓）

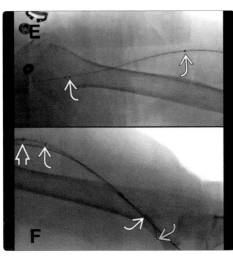

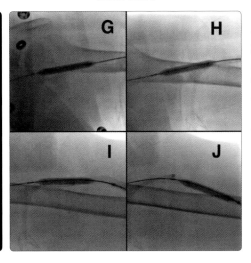

（左图）（E）通过多孔灌注导管注入 TPA，如 Uni*Fuse ➡️。（F）从最接近中央静脉的部分开始，直至顺行穿刺鞘处。将 TPA 留置在流出道血凝块中的同时，置入逆行穿刺鞘➡️。随后将 TPA 注射至流入道的血块中➡️，但不要跨过动脉吻合口➡️。（右图）接下来行球囊（或旋转网篮）取栓。从中心（G）向外周移动（J），每次将球囊拉至动脉处都要确保为完全抽扁状态

分步演示：AVG 药物机械性溶栓术
（动脉血栓）

分步演示：AVG 药物机械性溶栓术
（治疗血管狭窄）

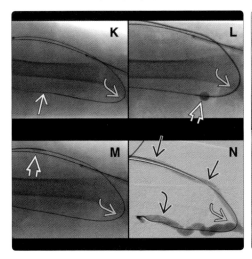

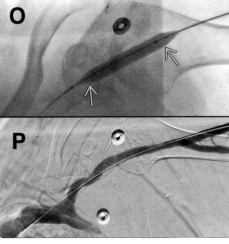

（左图）该动脉血栓需立即治疗。插管上游动脉➡️（K）后放置一根 Fogarty 取栓导管。在供血动脉内充起球囊➡️（L），并回拉通过吻合口➡️（M）至逆行穿刺鞘。从上游动脉➡️反复注射造影剂查看通道是否通畅➡️。（右图）随后查找血管狭窄，发现 AVG 可见一处狭窄，通过 7mm 球囊行血管成形术➡️（O）直至狭窄基本消失（P）

（左图）机械性切栓装置可用来去除血凝块。透视（A）及 B 超（B）检查可见经皮切栓装置 ArrowTrerotola。镍钛合金网篮➡️以每分钟 3000 转的速度旋转时，可将血凝块变成可以吸出的颗粒。（右图）另一种机械装置是 Argon Cleaner XT，它的无创正弦弧线➡️可以 4000 转／分旋转

机械性切栓装置（ArrowTrerotola PTD）

机械性切栓装置（Argon Cleaner XT）

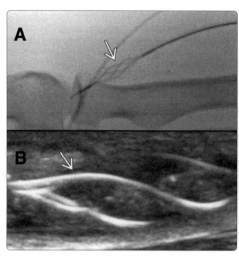

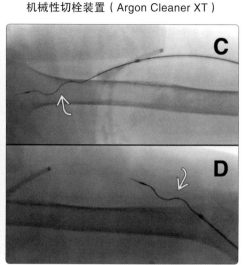

（左图）该 AVG 是在取栓前 3 周建立的。使用标准的药物脉冲喷洒辅助装置，基本清除了所有血栓，只剩下逆行穿刺鞘周围的一小块➡️（A）。静脉吻合口➡️呈重度不规则狭窄，随后应用 7mm 球囊➡️进行血管成形术。（右图）（D）随后血管造影显示有局部造影剂外溢➡️。尝试用低张球囊➡️填塞 5 分钟（E）治疗

新建立的 AVG 取栓：静脉吻合口破裂（成功取栓）

新建立的 AVG 取栓：静脉吻合口破裂（填塞）

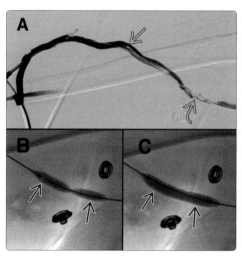

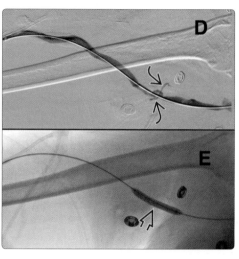

（左图）（F）进行了 2 次填塞止血后，仍有造影剂外溢➡️。（G 和 H）在造影剂外溢处放置一枚 7mm×5cm 自膨式覆膜支架➡️后，用直径 7mm 的球囊➡️进行后扩张。（右图）放置自膨支架后➡️，再次造影未见残留狭窄或造影剂外溢（I 和 J）。因为新鲜缝合部位破裂风险较高，远期通畅率较低（术后 3 个月通畅率为 0），对新建立的 AV 穿刺通道行取栓治疗前应进行充分考虑

新建立的 AVG 取栓：静脉吻合口破裂（置入支架）

新建立的 AVG 取栓：静脉吻合口破裂（最终 DSA 造影）

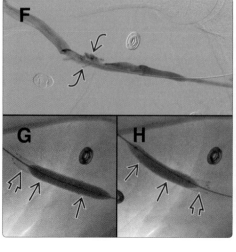

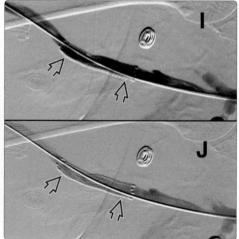

股动脉环状移植血管：脉冲喷雾辅助 PMT
（流出道静脉造影）

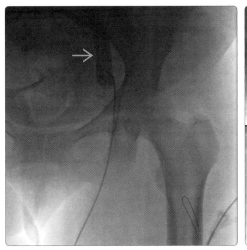

股动脉环状移植血管：脉冲喷雾辅助 PMT
（流出道静脉造影）

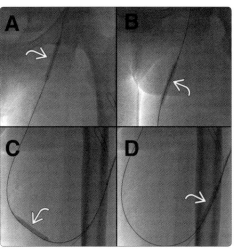

（左图）置入顺行血管鞘并进行静脉造影，确认静脉流出道 → 通畅程度。然后边撤导管边造影评估血栓远端累及范围，典型位置是靠近静脉吻合口处。（右图）通过一根多侧孔灌注导管注射 3mg TPA 后，用一个 6mm 球囊 → 进行取栓。从近心端开始（A），逐步向吻合口进行（D）

股动脉环状移植血管：脉冲喷雾辅助 PMT
（流入道动脉造影）

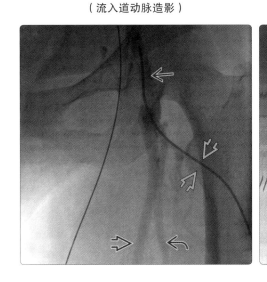

股动脉环状移植血管：脉冲喷雾辅助 PMT
（动脉血栓切除术）

（左图）通过逆行穿刺鞘插管供血动脉 CFA →。血管造影显示股浅动脉 → 和股深动脉 → 通畅，AVG → 堵塞。（右图）使用 Fogarty 球囊导管取栓治疗动脉堵塞。沿导丝置入抽扁的顺应性球囊，放至供血动脉上游的动脉吻合口远端。然后充起球囊 →（E），回撤球囊，带着血栓通过吻合口 → 拉入穿刺通道（F）

股动脉环状移植血管：脉冲喷雾辅助 PMT
（潜在静脉狭窄）

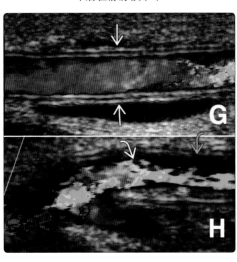

股动脉环状移植血管：脉冲喷雾辅助 PMT
（潜在静脉狭窄）

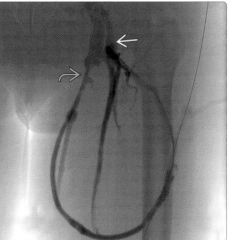

（左图）动脉切栓术后，穿刺道恢复通畅。可以通过体格检查、打开穿刺鞘侧孔、从供血动脉行血管造影或者行彩色多普勒超声检查来确认穿刺道通畅。移植物中部（G）十分通畅 →，但在静脉吻合口（H）附近发现了混杂信号 → 和狭窄 →。（右图）从流入道动脉 → 行血管造影确认 AVG 通畅程度，可见静脉吻合口狭窄 →（典型部位），随后也进行了相应治疗

关键点

术语

- 经颈静脉活检（TVB）：经静脉入路置入造影导管、活检针随机（非指向性）行肝脏或肾脏活检
- 经静脉肝脏测压（TVHM）：经静脉通路进行肝内压力测量以评估门静脉压力，通常合并行 TVB

术前

- 适应证
  - TVB：可疑的弥漫性肝脏、肾脏实质疾病，经皮穿刺活检存在禁忌证或失败
  - TVHM：诊断或评估门脉高压
- 禁忌证
  - 非弥散性的局灶性损害
  - 严重的无法纠正的凝血功能异常
  - 缺乏适当的静脉通路
  - 肝／肾静脉阻塞

介入操作

- 建立右颈内静脉或股静脉通道
- 选择性插管右肝或右肾静脉
  - 注射造影剂确认导管位置（造影剂或 CO_2）
- 如果需要则行肝脏测量
- 通过 7Fr 穿刺鞘取 3~4 条组织活检
- 活检后行静脉造影评估有无被膜穿孔
  - 必要时用明胶海绵颗粒或弹簧圈栓塞

术后

- 技术成功率 >92%
- 组织获取量满足病理需要概率 >95%

结果

- 轻微并发症（6%）
- 严重并发症：出血（1%），死亡（0.1%）

（左图）通过颈静脉入路将导引导管➡️插管至右肝静脉（RHV）▱。活检针➡️从鞘管中伸出后，穿入肝实质获得肝组织样本。（右图）准备经颈静脉肝组织活检时，可将一根多用途导管➡️插入到 RHV▱中。通过造影图像选择适当的插管位置

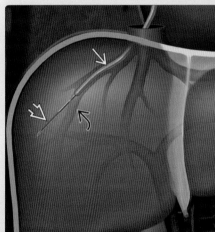
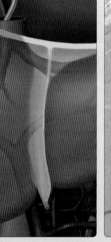

经颈静脉肝组织活检（示意图）　　经颈静脉肝组织活检（插管位置）

（左图）多用途导管造影选择合适肝静脉后，通过颈静脉鞘➡️置入球囊导管▱。球囊导管有两个通路，一个用于注入造影剂↪，另一个用于充起球囊➡️。（右图）选择 RHV▱后，通过球囊导管▱行 CO_2 造影证实堵塞完全。此时可以测量肝静脉楔压

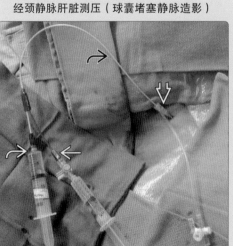
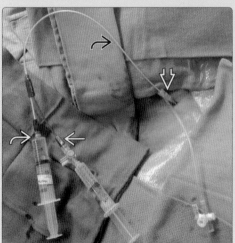
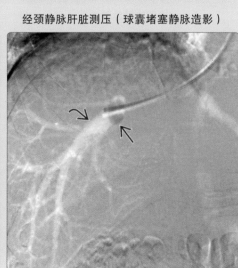

经颈静脉肝脏测压（球囊堵塞静脉造影）　　经颈静脉肝脏测压（球囊堵塞静脉造影）

经颈静脉活检

术 语

定义

- 经静脉活检（TVB）：经颈静脉通路随机（非靶向性）行肝脏或肾脏活检
  - 经颈静脉活检：由于方向相对较直，首选右颈内静脉通路
  - 经颈静脉活检：如果存在中央静脉阻塞，次选入路为股静脉入路
- 经静脉肝脏测压（TVHM）：肝内压力测量获得通过经静脉的访问
  - 肝静脉自由压（FHVP）：反映腹内腔静脉压力，在肝静脉内测量
  - 肝静脉楔（入）压（WHVP）：反映肝窦内压力，堵塞肝静脉后在肝静脉内测量
  - 肝静脉压力梯度（HVPG）：反映门静脉灌注压力，数值为 WHVP-FHVP
    - 正常：<5mmHg
    - 门脉高压：>10mmHg

术 前

适应证

- TVB
  - 怀疑肝肾实质疾病，同时合并下列情况
    - 存在经皮穿刺活检禁忌证
    - 经皮穿刺活检失败
    - 需同时行 TVHM 错误！超链接引用无效
- TVHM
  - 诊断门脉高压
  - 预测慢性肝病并发症
  - 评估对治疗的反应程度
    - 预防性应用 β 受体阻滞剂
    - 乙型病毒性肝炎患者抗病毒治疗
    - 评估 TIPS 分流道狭窄程度

禁忌证

- 缺乏合适的静脉通道
- 肝肾静脉主干闭塞
- 严重的、不可纠正的凝血功能异常

术前影像学检查

- 如果有影像检查，可查看静脉走行及通畅性

术前准备

- 核查项目
  - 临床病史和体格检查
    - 介入治疗适应证
    - 目前药物使用情况（抗凝血剂、抗血小板药物）
  - 过敏史
  - 实验室检查
    - 电解质，肌酐
    - 全血计数：血小板 >50 000/μl
    - 凝血系列

- INR：最好≤1.5
- 正常的凝血时间，部分活化凝血时间
  - 知情同意：告知介入术后可能会出现疼痛、出血
- 药物
  - 通常会应用镇静药物（多用芬太尼／咪达唑仑）
  - 通常无需使用抗生素
- 设备
  - 微穿套装
  - 导管／护套
    - 9~10Fr 血管鞘
    - 5Fr 多用途（MPA）导管
    - 7Fr 导引导管及弯头、加硬的金属导丝
  - 导丝
    - 0.035 英寸直导丝或"J"形导丝
    - 0.035 英寸弯头亲水导丝
    - 0.035 英寸 Amplatz 加硬导丝
  - 活检针（普遍应用的）
    - 18G 或 19G 穿刺针，标本槽长 20mm
    - 血色素沉着患者需用不含金属的容器
  - 肝脏测量
    - 压力传感器
    - 球囊导管（可选）

介入操作

患者体位／位置

- 仰卧位
- 首选经颈静脉入路，但对于中心静脉阻塞的患者，可考虑股静脉入路

手术步骤

- 测压前
  - 常规消毒铺巾穿刺部位皮肤
  - 1% 利多卡因局部麻醉
  - 经皮穿刺静脉建立操作通道
  - 扩皮后置入 9Fr 或 10Fr 血管鞘
  - 导丝配合导管插管下腔静脉（IVC）
- 肝脏测压法（可选）
  - 零压力传感器放置于腋中线水平
  - 经导管进行右心房和肝后静脉压力测定
    - FHVP 应该<2mmHg，否则考虑 HV 流出道狭窄
  - 选择性插管右肝静脉
    - 使用亲水涂层导丝配合 MPA 导管
    - 反曲导管可能更便于插管
  - 将多用途导管置换为顺应性球囊导管（可选，测量区域较大）
  - 测量 FHVP
    - 等待 15~20 秒直到压力达到平衡
  - 楔导管或球囊导管（如果适用）
  - 测量 WHVP
    - 等待 1~2 分钟直到压力达到平衡
  - 行静脉造影术（造影剂或 CO_2）确认成功楔入静

脉或用球囊完全堵塞血管
- 测压后进行，因为造影剂会改变血液黏度
○ 如果进行肝脏测量，切勿过度给予镇静药物
- 会改变呼吸并影响随后的测量
- 肝脏活检
○ 将楔导管或球囊导管置换成内套坚硬、弯曲内套管的 7Fr 导引鞘
- 0.035 英寸 amplatz 导丝选择肝右静脉
- 插管至在距下腔静脉 3~4cm 处的右肝静脉
- 静脉造影确认关键位置（造影剂或 CO_2）
□ 右肝静脉是向后侧的，投影为横向
○ 通过 7Fr 导管鞘置入活检针
○ 旋转 7Fr 导管鞘使尖端朝前
- 如果从颈静脉途径则逆时针旋转
- 轻轻用力保持针尖方向不变
○ 将活检针穿进肝实质
- 激发活检针
- 拔出活检针并取出标本
- 再次插入活检针获取标本
- 肾脏活检
○ 选择性地对肾静脉和及后下极分支
- 必要时将导引导丝换为亲水图层导丝
○ 静脉造影（造影剂或 CO_2）确定导管位置
○ 置换为 0.035 英寸 Amplatz 导丝
○ 置入 7Fr 内套坚硬、弯曲内套管的导管鞘
- 放置于肾下极皮质
○ 移除 Amplatz 导丝
○ 通过 7Fr 鞘置入活检针
- 将活检针伸至鞘管末端
- 轻轻前压管鞘
○ 穿刺针刺入肾皮质
- 激发活检针后扯针
- 拔针，取标本
- 再次插入活检针获取标本
- 活检后
○ 活检后可再次行静脉造影
- 评估有无包膜穿孔
- 出血高危患者可以考虑海绵颗粒栓塞

观察与报告
- DSA 静脉造影结果
- 肝静脉压力测量值
○ 右心房／肝后下腔静脉压力
○ FHVP，WHVP 以及计算所得 HVPG
- 记录活检的位置及标本数目
- 所有即可及围手术期并发症

替代操作 / 治疗
- 放射学
○ 经皮活检
- 超声或 CT 引导
- 外科

○ 开腹或腹腔镜活检

术 后

注意事项
- 操作后卧床休息 2~6 小时
- 测量生命体征，每隔 15 分钟测量 4 次，随后每 30 分钟测量 2 次，之后没 4 小时测量 1 次或直到出院再测量

结 果

活检操作关注点
- 活检样本不足
○ 尽可能使用大号活检针
○ 与病理科讨论特定患者所需活检组织量
- 非把器官活检
○ 活检针可能超出了靶器官包膜
○ TVB 是"盲目的"，而经皮活检能直接可视下观察活检针穿进靶器官实质内
- 严重腹痛
○ 复查腹部 CT，排除腹腔内出血

并发症
- 最严重的并发症
○ 腹腔内出血（0.6%~1.0%）
○ 死亡（0.1%~0.5%）
- 通常是由于严重的腹腔内出血
- 即刻／围手术期并发症
○ 腹痛（10%）
○ 室上性心动过速（4%%~10%）
○ 未合并腹腔出血的被膜穿孔
- 由于活检位置更靠近被膜，肾活检中更为常见
□ 发生率高达 74%~90%
□ 肾周血肿 <30%
- 远期并发症
○ 感染（极少见）
○ 穿刺部位静脉血栓、狭窄
○ 肝静脉－肝动脉瘘、肝静脉－胆管瘘

预期结果
- 肝脏活检
○ 技术成功率 97%
○ 活检组织达标率 96%
- 肝脏测压
○ 技术成功率 >95%
○ 为了提高测压准确性
- 减少镇静药物用量，避免影响呼吸
□ 必要时可操作中加用相关药物
- 确保等待至压力值达到稳定后记录
- 肾脏活检
○ 技术成功率 92%~96%
○ 活检组织达标率 98%

经颈静脉肝活检（活检套装）

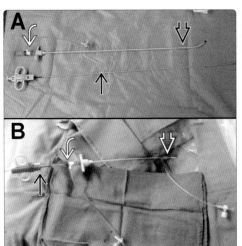

经颈静脉肝活检（穿刺鞘位置）

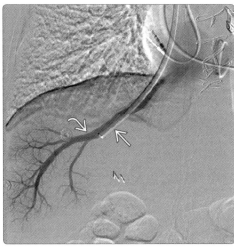

（左图）（A）通过一根带有较硬的、弯曲的内套管 的引导鞘 插入活检针 。（B）通过颈静脉鞘 将引导鞘插入 RHV。去除导丝后，通过内套管将活检针穿入肝实质。（右图）沿导丝将引导鞘 插入 RHV ，移除导丝，并 DSA 下造影确认引导鞘位置合适，肝静脉分支正常可见、通畅

经颈静脉肝脏测压（球囊闭塞）

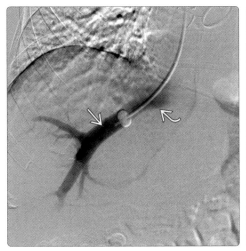

经颈静脉肝穿刺活检（活检针）

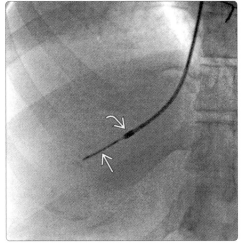

（左图）气球膨胀后 DSA 下注射造影剂造影，证实导管位在 RHV 内位置适当。见到球囊近端 有造影剂流过表示球囊堵塞不完全，这将导致测量的肝静脉楔入压值偏低。（右图）直接向前旋转弯曲的引导鞘 改变 RHV 内的穿刺针方向。将活检针 穿入肝实质，激发后获得肝脏组织标本

经颈静脉肾活检（肾静脉 CO_2 造影）

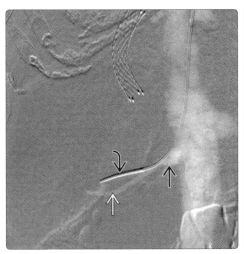

经颈静脉肾活检（被膜穿孔）

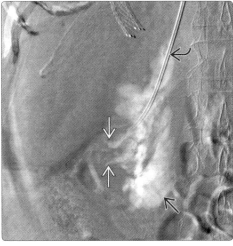

（左图）穿刺颈静脉后置入血管鞘，DSA 下行 CO_2 造影确认右肾静脉 中导管位置满意 。肾内静脉 也可显示。（右图）活检后经 5Fr 导管 行 CO_2 造影，可显示正常的肾静脉分支 ，但肾下极周围软组织中可见 CO_2 残留 ，证实被膜穿孔

关键点

术语

- 经皮在肝内将门静脉与体循环建立连接
  - 治疗门脉高压及其并发症

术前

- 适应证：静脉曲张出血，难治性腹水，布加综合征
- 禁忌证：心力衰竭，肝衰竭，门静脉血栓形成，肺动脉高压等等
- 查看既往影像学检查辅助以辅助介入操作

介入操作

- 肝内建立从肝右静脉向门静脉右支的分流通道（推荐）
  - 推荐进入门静脉右支的部位距门静脉分叉处至少1cm
- 选择适当的支架并合理放置极为重要
  - 首选 Viatorr TIPS 支架
- TIPS 术后门脉造影仍显影的曲张静脉，可以行栓塞或硬化治疗

术后

- 建议介入术后第 1、3、6 和 12 个月进行超声检查随诊，之后每隔 6~12 个月复查
- 在临床或影像学检查怀疑分流道狭窄时，行分流道造影、测压
- 如果发生分流道狭窄或堵塞，可能需要通过经皮血管成形或支架植入再次开通
- 必要时也可以进行分流道限流或堵塞

结果

- TIPS 可以降低约 90% 静脉曲张患者破裂出血风险
- 改善 60%~85% 患者的腹水情况
- 近期介入手术失败主要为分流道闭塞
- 远期介入手术失败与支架内假性内膜增生、肝静脉内膜增生有关

（左图）图中所示即经颈静脉肝内门体分流术（TIPS）。通过覆膜支架 ➡ 建立门静脉右支 ➡ 与肝右静脉 ➡ 的通道。通常门静脉右支在肝右静脉的前下方。（右图）数字减影血管造影（DSA）显示，将猪尾导管 ➡ 穿过 Viatorr 支架 ➡ 造影，可见造影剂通过门静脉 ➡、分流道流入下腔静脉（IVC）➡ 和右心房 ➡，并可见门静脉左、右支 ➡ 显影

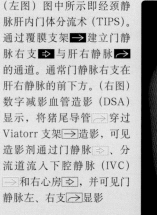

TIPS（示意图）

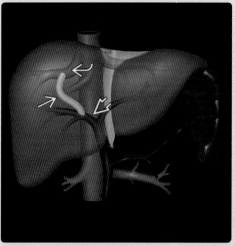

TIPS（血管造影）

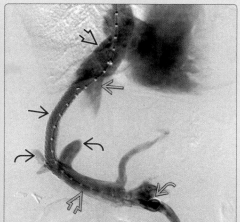

（左图）冠状位 CT 重建（门静脉期）显示门静脉 ➡ 和肝静脉 ➡ 的相对位置。在多种角度上观察相对位置有助于制定介入治疗计划。同时可见腹腔积液 ➡。（右图）彩色多普勒超声可见门静脉血流信号，但血流缓慢（16.3cm/s），同时合并脾脏体积增大，与门静脉高压相一致

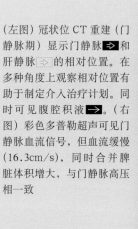

介入治疗前计划（CT）

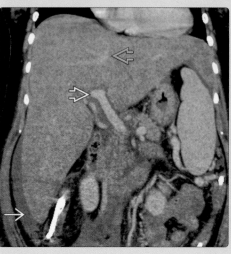

介入治疗前计划（B超）

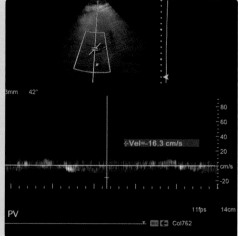

经颈静脉肝内门体分流术（TIPS）

术 语

缩写
- TIPS：经颈静脉肝内门体分流术

定义
- TIPS：经皮在肝脏内建立门静脉与体循环的分流通道
  - 将门脉血流转移至肝静脉
    - 降低门静脉和体循环之间的压力梯度
    - 将入肝血流转换为出肝血流
    - 缓解静脉曲张，治疗门脉高压及其并发症
- 门脉高压：门静脉和肝静脉之间的压力梯度增加（10mmHg）
  - 门 - 体循环压力梯度 = 门静脉压力 - 右心房压力
  - 肝静脉压力梯度 = 肝静脉楔压 - 肝静脉自由压
    - 评估门 - 体循环压力梯度
  - 由慢性肝病、肝硬化导致，经肝窦引流的血液减少
    - 慢性肝病和肝硬化病因
      - 长期过度饮酒
      - 乙肝和丙肝
      - 原发性和继发性胆汁淤积性肝硬化
      - 布加综合征
      - 血色沉着病
  - 门静脉压力长期升高出现的从门静脉到体循环的侧支引流静脉
    - 食管静脉曲张最常见
      - 40% 的肝硬化患者在诊断合并食管静脉曲张
    - 胃静脉曲张通常在之后出现
      - 发病率约 20%
    - 也可能会出现肠系膜静脉曲张
    - 造口患者也会出现胃静脉曲张
    - 曲张静脉破裂出血是导致死亡的主要原因

术 前

适应证
- 曲张静脉破裂出血
  - 无法控制的静脉曲张破裂大出血（抢救性治疗）
  - 内镜治疗无效的急性曲张静脉出血
    - 食管静脉曲张首选行内镜套扎或硬化疗法治疗
      - 可控制 80%~90% 的急性出血
      - 胃或肠系膜静脉曲张治疗较困难
  - 降低曲张静脉的压力，防止再出血
    - 再出血高危因素
      - 内镜治疗后仍持续存在的巨大静脉曲张
      - 肝静脉压力梯度 >12mmHg
- 门静脉高压性胃病
- 难治性腹水和肝性胸腔积液
  - 药物治疗无法控制
  - 需要反复行腹腔穿刺抽液术或胸腔穿刺术
    - 重复穿刺抽液使自发性细菌性腹膜炎的风险增加

- 布加综合征
  - 肝静脉流出道梗阻
    - 病因可能是血栓性形成或狭窄
      - 肝静脉血栓型较多见
    - 根据临床表现或症状进行治疗
      - 腹水、疼痛、肝功能异常
    - TIPS 可控制临床症状、改善肝功能
      - 通过闭塞静脉周围建立分流通道来减压门脉
      - 改善急性和亚急性期患者病情
    - 与其他接受 TIPS 手术的患者相比，分流道狭窄和血栓形成的风险更高
- 其他潜在适应证（病例对照研究证实患者并未获益）
  - 肝肾综合征或肝肺综合征
  - 肝窦阻塞综合征
- TIPS 入路可用于门静脉或肠系膜静脉介入治疗
  - 溶栓、血管成形术、支架置入术、栓塞术

禁忌证
- 没有绝对禁忌证
- 相对禁忌证
  - 心功能衰竭
    - 左心或右心压力升高
  - 肺动脉高压
  - 快速进行性肝功能衰竭
  - 肝性脑病（HE）
  - 门静脉血栓形成
  - 败血症或感染状态
    - 有 TIPS 支架细菌定殖风险
  - 肝肿瘤
  - 凝血功能障碍
  - 胆道梗阻
  - 多囊肝
  - 终末期肝病模型（MELD）评分
    - MELD 分数 >24 时，30 天死亡率为 60%

替代操作 / 治疗
- 放射学
  - 直接肝内门 - 体静脉分流术（DIPS）
    - 直接建立下腔静脉（IVC）和门静脉分流
    - 在下腔静脉内通过血管内超声（IVUS）观察及穿刺尾状叶内门静脉
    - 潜在优势
      - 没有肝静脉狭窄风险
      - 减少手术时间、辐射剂量
      - 可能是因肝静脉闭塞所致布加综合征的唯一选择
  - 球囊闭塞逆行静脉栓塞术（BRTO）
    - 可能适用于下列情况
      - 孤立的胃曲张静脉
      - 估计 TIPS 治疗预后较差
  - 经皮经肝穿刺门脉行曲张静脉硬化 ± 栓塞治疗

- 外科
  - 门-体分流术
    - 建立不同的分流道
      - 门脉-腔静脉
      - 肠系膜静脉-腔静脉
      - 脾静脉-肾静脉
    - 可以很有效地降低曲张静脉压力
    - 对于急性曲张静脉破裂出血患者治疗困难
    - 脑病发生率更高
    - 首选内镜、介入放射治疗
- 其他
  - 药物治疗
    - 减少门静脉、内脏静脉血流
      - 奥曲肽：速效血管收缩剂
      - 普萘洛尔：长效 β 受体阻滞剂
    - 减少肝窦阻力
      - 异山梨醇：效果并不确切
  - 内镜治疗
    - 套扎或硬化治疗是食管静脉曲张的典型的初始治疗方式
      - 治疗成功率很高

术前影像学检查

- 腹部超声
  - 查看门脉通畅性
  - 彩色多普勒超声评估血流方向
    - 入肝血流或出肝血流
  - 查看有无腹腔积液
- 断层显像：CT 或 MRI
  - 查看门脉通畅性
  - 查看有无门-体分流
    - 自发性脾-肾分流
    - 肠系膜静脉分流
  - 确定曲张静脉位置、范围
  - 评估门静脉及肝静脉的解剖学位置
    - 从肝静脉到门静脉的穿刺路径
    - 评是否存在解剖学变异
    - 评估有无肝外门静脉-肝静脉分流
      - 如果穿刺针刺入肝实质外的门静脉，存在腹腔内出血风险

术前准备

- 核查项目
  - 实验室检查
    - 全面的代谢方面检查
      - 肌酐正常，肾小球滤过率 >60
      - 肝功能检查
      - 血钠、肌酐、胆红素以及用于计算 MELD 评分的国际标准化比值（INR）
    - 全血细胞计数
      - 血小板 >50 000mm^3

- 凝血系列
  - 由于肝内病变，有可能异常
  - 最好 INR<1.5
  - 适当用液体或血液制品输注复苏
    - 输注血小板，保持 >50 000mm^3
    - 输注新鲜冷冻血浆，保持 INR<1.5
  - 查看所有相关的成像
    - 若存在腹水，应考虑穿刺引流
- 药物
  - 依据相应介入放射学指南，根据"出血风险"停用相关药物
    - 噻氯匹啶：术前停用 7 天
    - 达比加群及磺达肝素：术前停用 2~3 天（如果 CrCl<50ml/min，停用 3~5 天）
    - 氯吡格雷：术前停用 5 天
    - 低分子肝素：术前停用 12 小时
    - 阿司匹林：无需停药
  - 预防性应用的广谱抗生素
- 设备
  - TIPS 专用套装：包含穿刺鞘、导管、导丝、肝内穿刺针
    - Haskal 颈静脉肝脏穿刺套装（Cook Medical；Bloomington，IN）
      - 16G Colapinto 穿刺针
      - 16G Ross modified Colapinto needle
    - Rösch-Uchida 颈静脉肝脏穿刺套装（Cook Medical；Bloomington，IN）
      - 带有 0.038 英寸套管针的 5Fr 导管，分别通过 14G 穿刺针及 10Fr 导引导管置入
    - Ring 颈静脉肝脏穿刺套装（Cook Medical；Bloomington，IN）
      - 通过 7Fr 或 9Fr 导管置入 Ross modified 的 colapin 针头
    - 颈静脉穿刺套装（AngioDynamics；Queensbury，NY）
      - 5Fr 导管内置 21G 穿刺针，通过 14G 改良钝头罗斯针置入
  - 导丝
    - Glidewire，Amplatz，Bentson
  - 导管
    - 球囊阻塞导管
    - 5Fr 多用途导管（MPA），Cobra，Davis，straight，calibrated（marker）pigtail
  - 血管成形气球
    - Predilatation：直径 6~8mm，长 40mm
    - Postdilatation：直径 10~12mm，长 40mm
  - 支架
    - Viatorr，TIPS 支架（W.L. Gore and Associates；Newark，DE）：自膨式聚四氟乙烯覆膜支架

- 由镍钛合金的自膨性质支撑
- 支架远端 2cm 无覆膜部分置入门静脉内
- 无覆膜段可通过门静脉右支及左支的血流
- 聚四氟乙烯覆膜可减少胆汁、黏蛋白渗透、支架内组织增生，提高支架通畅率
- 裸露部分置于门静脉中，覆膜部分置于肝内通道或肝静脉内
- FDA 批准用于门脉高压治疗
  - Viatorr 支架在很大程度上取代了其他覆膜和金属裸支架
    - 通畅率更高
    - 减少内膜增生
- 数字减影血管造影（DSA）设备，可行 CO_2 造影
- 压力监测装置

介入操作

患者体位 / 位置
- 最佳操作方法
  - TIPS 首选肝右静脉到门静脉右支
  - 因解剖变异、肝静脉或门静脉阻塞，常常需要通过其他途径
    - 肝中静脉 - 门静脉右支
    - 肝左静脉 - 门静脉左支
- 患者取平卧位后，并进行右颈内静脉穿刺
- 行保留意识的镇静处理或全身麻醉
- TIPS 术前穿刺引流以减小腹部压力
  - 使肝脏尽可能恢复原解剖位置，便于操作

手术步骤
- 行 TIPS 治疗
- 首选经颈静脉入路，但对于中心静脉阻塞的患者，可考虑股静脉入路
- B 超引导穿刺颈内静脉
  - 首选右颈内静脉
- 选择性插管肝右静脉
  - 5Fr MPA 或 Cobra 导管
  - 注入造影剂查看导管位置
  - 有时需要通过侧位透视确认导管位于肝右静脉
  - 也可以将导管插入肝中静脉
- 沿硬导丝将 TIPS 鞘置入肝静脉
- 测量肝静脉自由压和楔压
  - 将 5Fr MPA 楔入肝静脉远端分支
  - 也可以使用球囊阻塞导管堵塞近端
- 楔入后行 CO_2 造影
  - 手动注射 40~50ml CO_2 行 DSA 造影
    - 通过楔入的导管或充起的球囊导管注射
    - 使门静脉显影，为穿刺提供目标
    - 排空导管内液体
  - 由于存在被膜穿孔的风险，一些专家不建议使用 CO_2 行门静脉造影

- 沿硬导丝移除导管或抽瘪的球囊导管
- 沿导丝置入 TIPS 弯头套管
- 拔除硬导丝
- 通过穿刺针、套管针或穿刺组件穿刺肝实质
  - 套管放置于近端肝静脉，直接向门脉右支穿刺
    - 如果在肝右静脉，直接向前下方穿刺
    - 如果在肝中静脉，直接向后下方穿刺
- 将注射器连接至导管或穿刺套管
  - 边回抽边慢慢回撤穿刺针或导管
- 若有血液回流，注射造影剂，查看穿刺针尖或导管尖端位置
  - 尖端位于门静脉分支或肝静脉分支内
- 穿刺门脉是操作中最困难的部分
  - 常常需要反复穿刺
  - 门脉分支可能位于肝外
    - 穿刺针穿出肝被膜或肝外穿刺可能会引起危及生命的大出血
  - 穿刺门静脉周围分支将会使穿刺道角度过大，导致 TIPS 失败
  - 最佳肝内门静脉穿刺位置
    - 距门静脉分叉至少 1cm 的门脉右支
  - 评估门静脉位置的方法
    - CO_2 门脉造影
      - 也可侧位造影
    - 查看可靠的断层显像
    - 经皮穿刺门静脉后置入导丝、猪尾管可作为标记
    - CT 引导在门脉分叉附近放置体表标志
    - 血管内超声直接观察
- 通过导管鞘将亲水涂层导丝(如 Terumo Glidewire)插入门静脉
- 沿导丝移除导管鞘
- 将造影导管（如直头型亲水涂层导管）插入门静脉
- 通过硬导丝将亲水涂层导管置换为带刻度猪尾导管
- 通过带刻度猪尾导管行直接门静脉造影和压力测量（门 - 体循环压力梯度）
  - 通过鞘管持续手推造影剂
    - 确定肝静脉、门静脉位置
    - 确定通道内肝实质范围
  - 在猪尾导管上的标记可用于确定支架的合适长度
- 使用直径 4~8mm 高压球囊预扩穿刺道
  - 球囊的"腰线"位置可确定穿刺道的肝静脉或门脉端位置
- 将球囊导管置换为 10Fr 导管鞘
  - 沿硬导丝将导管鞘穿过穿刺道
  - 将 10Fr 导管鞘尖端置于门静脉主干
    - 保证跨过门脉穿刺点
- 选择直径、长度合适的 Viatorr 支架
  - 支架的选择及置入位置至关重要
    - 通过猪尾管的门脉造影图像选择适当的 Viatorr

支架长度
- □ 覆膜部分应该覆盖门脉穿刺点至肝静脉或下腔静脉
- □ 2cm 裸支架部分置入门静脉
- 释放后支架会轻度缩短
- 释放后支架形态应为柔和的曲线
- 将 Viatorr 之间置入 10Fr 导管鞘内
- 放置 Viatorr 支架
  - 在门脉主干释放无覆膜部分
    - 覆膜及无覆膜交界部分透视下为环状
  - 回拉导管鞘和释放的支架至门脉穿刺点
    - 当无覆膜支架部分靠近穿刺道门脉段时会感到阻力
  - 在肝实质段释放支架覆膜部分
- 沿导丝拔出 Viatorr 支架推送系统
- 置入直径 6~10mm 高压球囊
  - 行支架后扩张
- 将球囊导管置换为猪尾导管
  - 行 TIPS 后 DSA 门静脉造影术
- 测定 TIPS 术后门脉压力
  - 记录门脉、肝静脉、下腔静脉压力
  - 计算 TIPS 术后压力梯度
    - 在医疗记录或报告上记录所有压力
- 造影图像及压力值符合要求后，拔除导丝、导管
- 拔除颈静脉鞘管
  - 可能推迟至麻醉恢复后拔除
- 通过人工压迫止血
  - 抬高床头更利于静脉止血
    - 减少穿刺点静脉压力
- 经 TIPS 栓塞曲张静脉
  - TIPS 术后门脉造影可发现持续存在的曲张静脉
    - 可能从冠状静脉、脾静脉、肠系膜上静脉发出
    - 薄壁，可自发破裂出血
  - 大的静脉分流可分流部分门脉血流
    - 分流可降低门 - 体循环压力梯度
    - 栓塞曲张静脉可提高分流道通畅率
    - 栓塞曲张静脉可减少出血
  - 可能通过弹簧圈、Amplatzer 血管塞、硬化剂、液体栓塞剂栓塞
  - 可以与 TIPS 同时治疗或择期治疗
- TIPS 修正
  - 适应证
    - 改善 TIPS 术后疗效
      - □ 腹水复发
      - □ 治疗分流道狭窄、堵塞、血栓形成
      - □ 不要等至静脉曲张再次破裂出血
  - 病因
    - 分流道早期堵塞与技术失败有关
      - □ 分流道角度过大

- □ 支架长度不足
- 远期 TIPS 失败主要由于之间内假性内膜增生、肝静脉内膜增生
  - 技术
    - 超声辅助穿刺右侧颈内静脉
    - 选择性插管 TIPS 用肝静脉末端
      - □ 使用 MPA 导管、亲水图层导丝
    - 通过导丝、导管配合跨过狭窄、梗阻段
      - □ 采集适合的 DSA 影像
    - 通过经皮腔内血管成形术再次或再次植入支架以开通 TIPS
      - □ 可以在原支架内放置裸支架
      - □ 如果认为是由于支架长度不够造成的狭窄，则可以使用覆盖的支架
  - 结果
    - 提高长期的通畅率
      - □ 1 年的通畅率（66%），2 年通畅率（42%）
      - □ 辅助治疗后 1 年通畅率（83%），辅助治疗后 2 年通畅率（79%）
      - □ 再次开通后 secondary patency1 年通畅率（96%），再次开通后 2 年通畅率（90%）
- 减小 TIPS
  - 适应证
    - 分流道过大会导致肝功能衰竭、肝性脑病
      - □ 目的是减少或堵塞分流道血流
  - 方法（平行支架法）
    - B 超引导穿刺右侧颈内静脉
      - □ 放置大口径（12Fr）血管鞘
    - 用导管、导丝配合插管分流道
      - □ 使用 5Fr 造影导管（如 MPA）
    - 通过 12Fr 鞘置入 10Fr 长鞘
    - 通过分流道向门静脉内置入两根导丝
    - 沿一根导丝置入球扩金属裸支架
      - □ 将支架直径控制在 4~6mm 之间
      - □ 在原支架中间部分放置
      - □ 不要充起球囊或释放支架
    - 沿导丝置入自膨式覆膜支架
      - □ 覆膜支架应比球扩裸支架至少长 2cm
    - 放置于裸支架旁
    - TIPS 内释放裸支架
      - □ 移除支架输送系统
      - □ 向门脉内置入猪尾导管越过覆膜支架，移除导丝
    - 通过新支架将猪尾导管插入门静脉内，拔除导丝
    - 通过猪尾导管和鞘管测量压力
      - □ 测量压力缓慢充起球囊时，球扩支架会使邻近的新部署的覆膜支架变窄
    - 当压力梯度达到合适数值时，停止充水
    - 抽瘪球囊后拔除球囊导管、导丝，保持两个支

- 架位置不变
  - 拔除颈静脉血管鞘
  - 人工压迫止血
- TIPS 逆行（球囊阻塞）技术
  - 用导管配合导丝插管 TIPS
  - 在 TIPS 内放置弹簧圈、血管塞
  - 可在 TIPS 内打起球囊保留 12~48 小时临时堵塞
    - 如果症状消失，则继续行永久性栓塞

术 后

预期结果

- 标准的操作成功率较高（95%）
- 约 90% 的患者曲张静脉出血得到控制
- 60%~85% 的患者，腹水得到改善
  - 25%~30% 的患者，出现新发肝性脑病
- TIPS 失败通常是由于解剖学变异，难以穿刺合适的门静脉
- 死亡率
  - 早期死亡率（17%~27%），1 年（30%~45%），5 年（50%~70%）
  - 大多数患者死于肝功能衰竭和败血症
  - 因难治性腹水的患者存活率最低
    - 伴有更加严重的潜在肝脏疾病
  - MELD 评分可以预测 TIPS 术后死亡率
    - MELD 评分和术后 30 天死亡率
      - MELD 评分 1~10（3.7%）
      - MELD 评分为 >24（60%）

注意事项

- 急诊或紧急 TIPS 手术治疗患者，继续术前复苏治疗
- 监测围手术期短期并发症
- 影像学检测
  - TIPS 术后第 1、3、6、12 个月建议行多普勒超声检查，之后每隔 6~12 个月复查
    - 报道显示多普勒超声对监测分流道功能是否异常的敏感性、特异性较高
      - TIPS 血流缺失
      - 峰值分流速度低（<50~90cm/s）
      - 峰值分流速度高（≥190cm/s）
      - 平均门静脉流速低（<30cm/s）
      - 肝内门脉血流由入肝血流变为出肝血流
      - 分流道流速显著变化
  - 在临床及影像学检查怀疑狭窄时，行 TIPS 静脉造影

结 果

问题

- 25%~30% 的患者出现肝性脑病
  - 临床表现为困惑、嗜睡、昏迷
  - 对于 TIPS 术前即出现肝性脑病的患者，更为常见
  - 分流道直径、角度、门 - 体循环压力梯度的变化程度与肝性脑病相关
  - 通常可通过临床治疗缓解
    - 乳果糖，新霉素，甲硝唑，锌，苯甲酸钠
  - 必要时需减小 TIPS 或计划性栓塞 TIPS
- 需修正 TIPS 狭窄、堵塞、血栓形成
- 困难 TIPS 手术时间较长
  - 可能会造成辐照暴露过多
    - 监测放射性皮炎、溃疡

并发症

- 即刻／围手术期并发症
  - 出血
    - 穿刺肝包膜或肝外门脉造成的腹腔内出血
    - 穿刺肝动脉后造成肝实质内出血
    - 加压注射 CO_2 所致被膜穿孔
  - 胆管损伤
  - 心输出量、中心静脉压、肺楔压急性增加
    - 可导致急性肺水肿，充血性心脏衰竭
    - 术后应对患者严密监测，直到血流动力学状态稳定
  - 急性肝功能衰竭
- 远期并发症
  - 脑病
  - 进行性肝功能衰竭
  - TIPS 狭窄、阻塞、血栓形成
    - 早期堵塞与技术失败相关
    - 远期 TIPS 堵塞、狭窄可能是由于支架内假性内膜增生或支架旁内膜增生所致
  - 远期再次出血
    - 存在异位静脉曲张患者更常见
    - 使用覆膜支架可降低发生率
- 其他并发症
  - TIPS 感染
    - 罕见，病例报告约 1%
      - 通常使用抗生素可痊愈

TIPS 适应证（肝硬化所致门脉高压）

TIPS 适应证（难治性腹水）

（左图）腹部 MR T₂ 加权相横断位显示肝脏明显纤维化、萎缩➡。肝脏表面成结节状➡，同时可见大量腹水➡。肝硬化是门静脉高压最常见的病因。（右图）横断位增强 CT 显示中等量腹水➡。难治性腹水、肝性胸腔积液是 TIPS 治疗的两个适应证。建议术前放腹水治疗，以便使肝脏恢复到原解剖位置，降低并发症风险

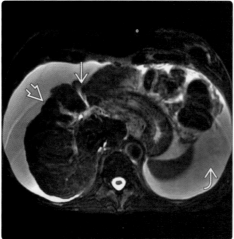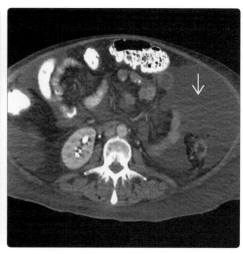

TIPS 适应证（静脉曲张破裂出血）

TIPS 适应证（食管 - 胃底静脉曲张）

（左图）内镜检查发现食管 - 胃底移行部可见曲张静脉活动性出血➡，周围的黏膜隆起➡为多发性曲张静脉。行内镜治疗后反复性出血，是 TIPS 的适应证之一。（右图）同一位患者的冠状位 CT（动脉期）可见明显突出于胃壁➡的静脉曲张。成功行 TIPS 治疗后，曲张静脉压力下降、出血停止

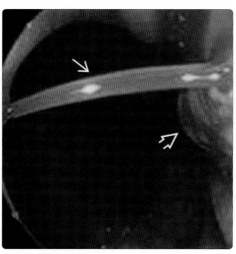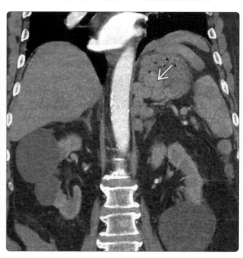

TIPS 适应证（肝性胸腔积液）

TIPS 适应证（布加综合征）

（左图）肝性胸腔积液➡是渗出液，与腹水的成分相似。大部分简单的胸腔积液禁忌放置胸腔引流管➡，出现自发性细菌性胸腔积液时才需放置。（右图）通过穿刺针、鞘管➡直接穿刺插管肝实质内肝静脉。肝静脉网状侧支回流➡提示布加综合征。如果肝静脉主干无法开通，则只能行 DIPS

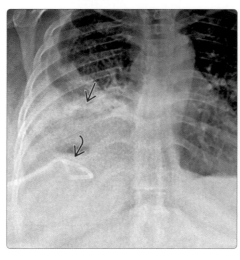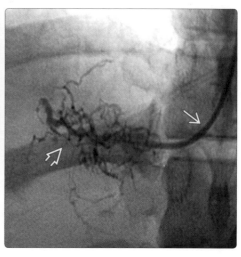

经颈静脉肝内门体分流术（TIPS）

相对禁忌证（多囊肝）

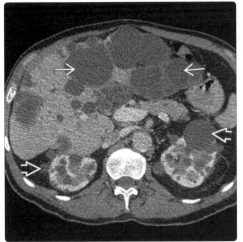

相对禁忌证（门静脉血栓）

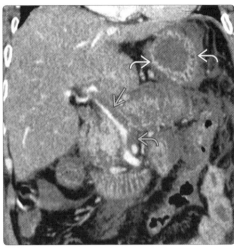

（左图）横断位 CT（门静脉期）显示肝脏➡、肾脏➡内多发大小不等的低密度囊性占位，考虑为多囊性肝病。多囊性肝病是 TIPS 的一种相对禁忌证。（右图）冠状位 CT（门静脉期）可见门静脉➡、肠系膜上静脉➡、胃冠状静脉➡血栓，该检查提示逆行性曲张静脉栓塞术（BRTO 或其他途径）可能是比 TIPS 更好的选择

绝对禁忌证（多囊肝）

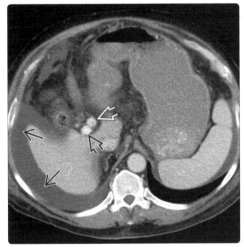

绝对禁忌证（门静脉血栓）

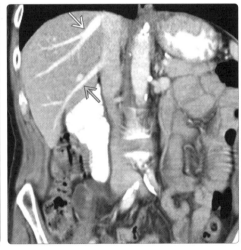

（左图）TIPS 术前应回顾 CTCT 等相关影像学检查。合并腹水➡时行穿刺引流，门静脉分叉及左➡右➡分支位于肝外。穿刺肝外门静脉会导致危及生命的大出血。（右图）另一位患者的增强 CT 重建可见右侧肝下静脉➡，在血管造影时及 TIPS 手术时绝不能作为肝右静脉主干➡

器械（TIPS 套装）

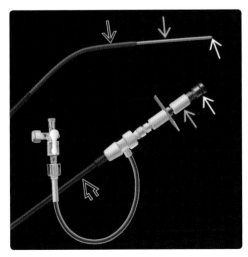

器械（Viatorr 支架，TIPS 支架）

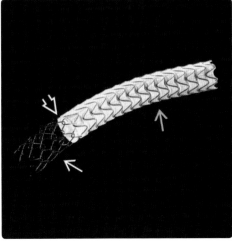

（左图）图示为 Cook Medical RöschUchida 的经颈静脉肝脏穿刺套装的头端与尾端。通过 14G 引导鞘➡或 10Fr 血管鞘➡置入 0.038 英寸套管针➡及 5Fr 导管➡。（右图）TIPS 用 Viatorr 支架为自膨式镍钛合金支架。包含门静脉端的 2cm 裸支架部分➡和放置于穿刺道至肝静脉的聚四氟乙烯覆膜部分➡，分界处为射线难以透过的高密度环➡

（左图）导丝、导管配合插管肝右静脉后，沿导丝➡️将10Fr血管鞘➡️置入肝静脉。通过血管鞘注入造影剂行肝静脉造影来确认血管鞘位置。（右图）通过硬导丝将球囊导管➡️插入肝静脉中。抽瘪球囊及充起球囊后分别测压。压力梯度是一种评估门 - 体循环压力梯度的指标

TIPS 分步演示（肝静脉造影）

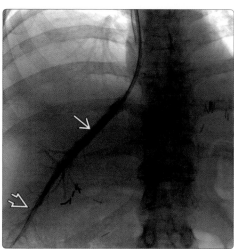

TIPS 分步演示（肝静脉测压）

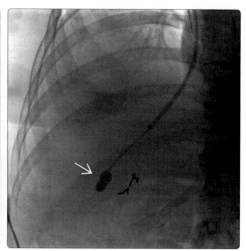

（左图）测压后充起球囊➡️并注入 CO_2，为楔入式 CO_2 门静脉造影➡️。（右图）被膜穿孔是由于 TIPS 直接穿刺或楔入式 CO_2 门静脉造影导致的一种潜在并发症。穿孔后患者可出现血压下降。肝静脉楔入导管造影可见造影剂外溢至腹腔内➡️提示被膜穿孔➡️

TIPS 分步演示（楔入式 CO_2 门脉造影）

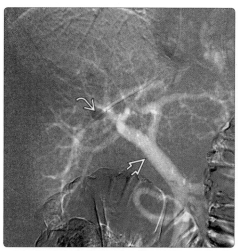

被膜穿孔（楔入式肝静脉造影）

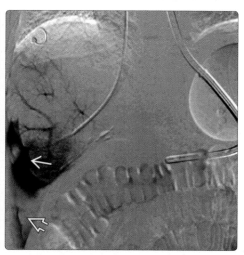

（左图）如图所示将10Fr鞘➡️插入肝右静脉➡️。将球囊导管置换为套有9Fr导管➡️的16G穿刺针➡️。（右图）CO_2 显影的门静脉作为穿刺针穿刺的参照物。弯头套管针（穿刺针）➡️由肝右静脉向前穿刺至目标门静脉分支。边回抽边撤针，一旦出现回血，通过穿刺针注射造影剂，使门静脉系统显影➡️

TIPS 分步演示（穿刺门静脉）

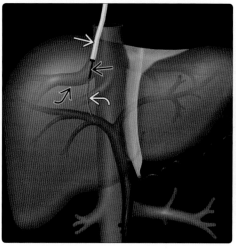

TIPS 分步演示（穿刺门静脉）

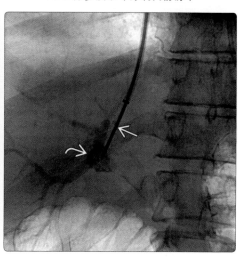

TIPS 分步演示（穿刺门静脉）

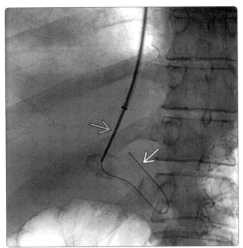

TIPS 分步演示（初始穿刺道造影）

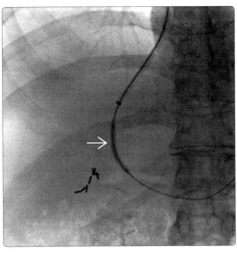

（左图）成功穿刺门静脉后，通过穿刺针或套管针➡️将一根导丝➡️插入门静脉。（右图）通过直导管将软导丝置换为硬导丝。对于肝纤维化患者，可先用 4~5Fr 短球囊➡️行血管成形，以便顺利通过穿刺道向门静脉插入带刻度的导管

TIPS 分步演示（门静脉造影）

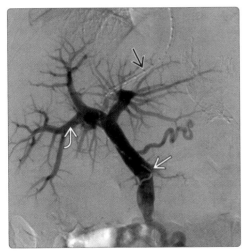

TIPS 分步演示（门静脉及肝静脉造影）

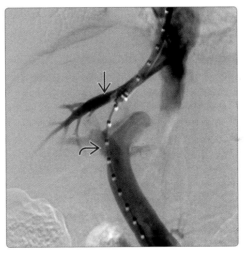

（左图）通过带刻度导管➡️行 DSA 下门静脉造影。导管上以 1cm 为单位的刻度线➡️用于确定覆盖穿刺道肝脏实质所需的支架长度。可在门静脉内置入导丝➡️以便定位。（右图）另外一种可选方法，通过鞘管和导管同时注造影剂可显示肝静脉➡️和门静脉➡️，并以此确定所需支架长度

TIPS 分步演示（扩张穿刺道）

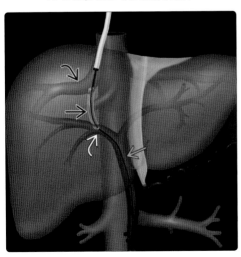

TIPS 分步演示（穿刺道成形）

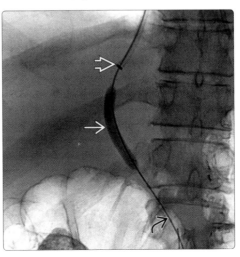

（左图）图片所示为扩张肝静脉➡️和门静脉➡️间的穿刺通道。沿硬导丝➡️用小直径血管行球囊➡️扩张穿刺道，以便让血管鞘通过穿刺道进入门静脉。（右图）透视图像所示，为防止 Viatorr 支架前用 7Fr 球囊➡️ 7Fr balloon 扩张穿刺道。鞘尖➡️放置于肝右静脉内，导丝➡️可穿过肝内穿刺道顺利进入门静脉系统

（左图）（A）导管鞘➡插入门静脉后，将 Viatorr 支架系统➡置于鞘管头端。（B）向后拔出鞘管➡，暴露了支架的无覆膜部分➡，然后回撤支架直至遇到阻力。（右图）（A）通过拉"开伞索"在穿刺道的肝实质部分释放支架覆膜部分。支架的狭窄区域➡显示了肝实质部分。（B）随后置入球囊➡行经皮腔内血管成行术（PTA）使支架完全张开

TIPS 分步演示（放置 Viatorr 支架）

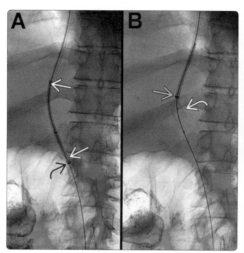

TIPS 分步演示（放置 Viatorr 支架）

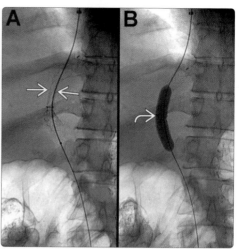

（左图）建立 TIPS 后，从门静脉右支➡到肝右静脉➡放置 Viatorr 支架➡，从建立门静脉循环和体循环之间的连接，并可见冠状静脉➡。（右图）释放 Viatorr 支架后行门脉造影，可见门脉血流优先流入分流道➡，肝内门脉分支显影不清➡。TIPS 术后再次测压，记录门－体循环压力梯度下降程度

经颈静脉肝脏测压（示意图）

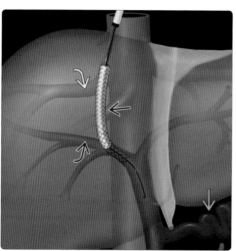

经颈静脉肝穿刺活检（TIPS 术后静脉造影）

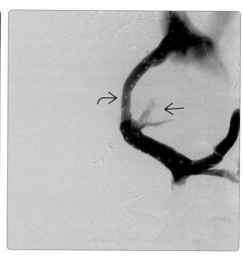

（左图）TIPS 可明显降低食管静脉曲张压力、控制出血。然而部分病例可能仍需要栓塞曲张静脉。造影导管➡穿过分流道➡后插入冠状静脉行 DSA 静脉造影，可见源于冠状静脉的食管－胃底静脉曲张➡。（右图）通过分流道➡用弹簧圈栓塞冠状静脉➡后，再次 DSA 下门静脉造影证实曲张静脉栓塞完全，分流道通畅

曲张静脉栓塞（冠状静脉）

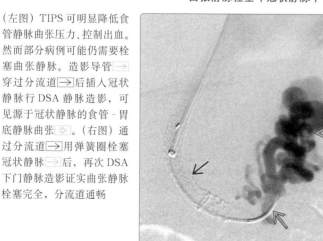

曲张静脉栓塞（冠状静脉）

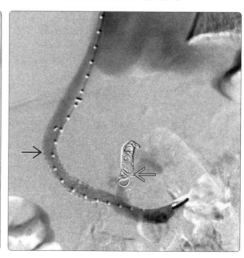

TIPS 监测（峰值流速下降）

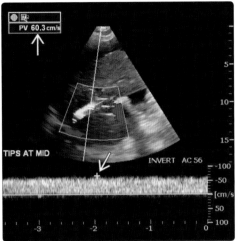

TIPS 监测（门脉左支入肝血流）

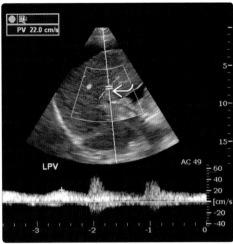

（左图）彩色多普勒超声显示支架中部峰值速度为60.3cm/s ➡。较 TIPS 术后初次超声检查（120cm/s）有所下降。当与临床情境结合时，多普勒超声对监测分流道功能十分敏感。（右图）彩色多普勒超声检查显示门静脉左支 ➡ 入肝血流，与 TIPS 术后初次超声检查也有变化，提示分流道功能障碍

TIPS 监测（支架堵塞）

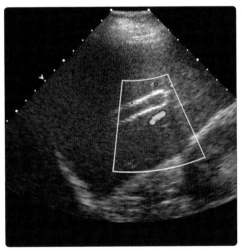

TIPS 狭窄：肝实质局部覆盖不全（初始静脉造影）

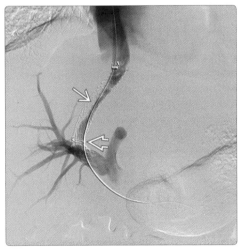

（左图）彩色多普勒超声显示支架无血流信号提示支架完全堵塞。基于 B 超检查的灵敏性，可能需血管再通治疗和溶栓治疗。（右图）TIPS 2 周后静脉造影显示，TIPS 内局部明显狭窄 ➡，很可能是血栓形成所致。值得注意的是，支架无覆膜部分似乎超过了门静脉右支边缘 ➡

TIPS 狭窄：肝实质局部覆盖不全（经皮腔内血管成形术）

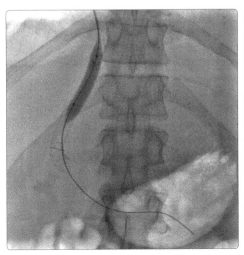

TIPS 狭窄：肝实质局部覆盖不全（再次植入支架）

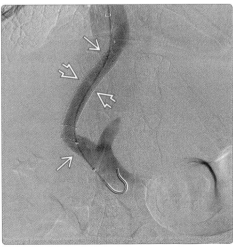

（左图）随后在支架内行机械性取栓和 PTA。透视图像显示在 Viatorr 支架内充起球囊的过程。在支架全长行多次球囊扩张成形。（右图）由于初始支架位置不够理想暴露了一小部分肝实质，最后在初始的 TIPS 内放置第 2 枚覆膜支架 ➡。最后 TIPS 明显通畅了 ➡

（左图）DSA 下门静脉造影显示 TIPS 堵塞➡️。门静脉左支➡️及冠状静脉➡️血流通畅。（右图）静脉予以肝素治疗后，用 8Fr 血管成形球囊➡️行取栓术。随后造影显示 TIPS 恢复通畅

TIPS 堵塞：肝静脉流出道
（初始静脉造影）

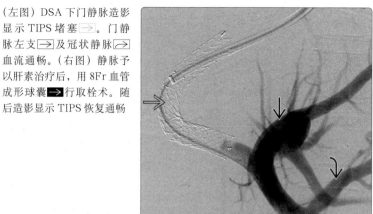

TIPS 堵塞：肝静脉流出道
（球囊取栓）

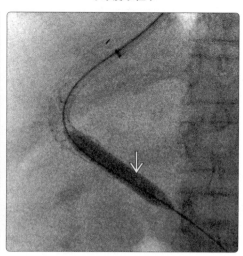

（左图）从已有的 TIPS 支架中部➡️放置一个自膨式覆膜支架，将分流道延伸至下腔静脉‑肝静脉交界处➡️。（右图）修正 TIPS 后，门静脉造影显示 TIPS➡️血流通畅、门静脉左支➡️可见逆向血流。现在应该考虑对食管➡️‑胃底➡️静脉曲张持续供血的冠状静脉（胃左静脉）➡️进行栓塞治疗

TIPS 堵塞：肝静脉流出道
（肝静脉支架）

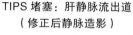

TIPS 堵塞：肝静脉流出道
（修正后静脉造影）

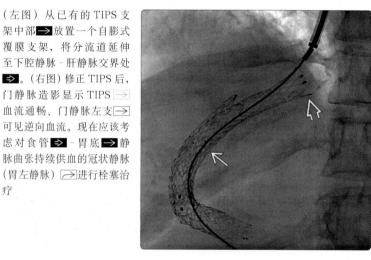

（左图）（A）导管➡️穿过堵塞的 TIPS➡️后插入一个体积较大的起源于肠系膜上静脉的曲张静脉团➡️，并通过引流至 IVC➡️进入体循环，显示为竞争性分流。（B）弹簧圈栓塞➡️曲张静脉后，行 TIPS 腔内成形术➡️使分流道恢复通畅。（右图）（A）一位严重肝性脑病及肝功能恶化患者的 DSA 门静脉造影显示，肝内门静脉➡️显影减少。（B）使用血管塞➡️成功堵塞 TIPS

TIPS 功能异常
（栓塞竞争性分流）

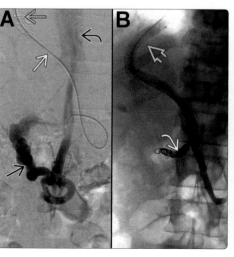

TIPS 封堵
（血管塞栓塞）

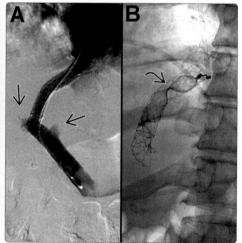

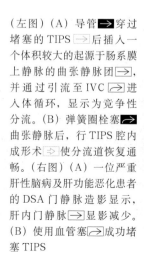

减小 TIPS：平行支架技术
（放置覆膜支架）

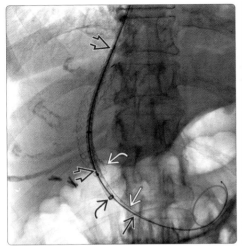

减小 TIPS：平行支架技术
（释放支架）

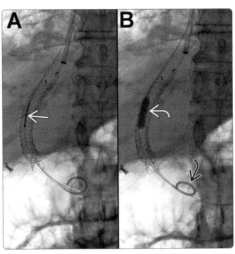

（左图）配合导丝➡️将导管鞘尖端➡️穿过 TIPS 至原 Viatorr 支架远端➡️。通过导管鞘置入新的 Viatorr 支架➡️，并且通过 TIPS 置入第 2 条平行导丝➡️。（右图）（A）沿第 2 条导丝置入球扩支架➡️，并放置于原 Viatorr 支架中部后释放新的 Viatorr 支架。（B）用猪尾导管➡️置换 Viatorr 推送系统后，撑起球囊支架➡️

缩小 TIPS：平行支架技术
（TIPS 内球扩支架）

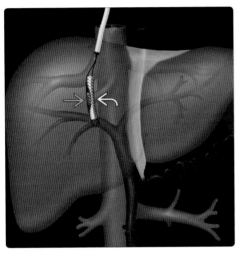

缩小 TIPS：平行支架技术
（修正后静脉造影）

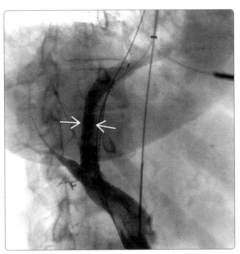

（左图）撑起球扩支架➡️可缩窄新放置的 Viator 支架的"腰部"➡️，从而减少了 TIPS 内的血流。通过狭窄段再次测量压力梯度。（右图）放置球扩支架后，抽瘪球囊后移除，保留支架不动。再次行完整的静脉造影显示了缩窄的 TIPS 的"腰部"➡️

DIPS 分流：直接下腔静脉 - 门静脉分流
（穿刺门静脉）

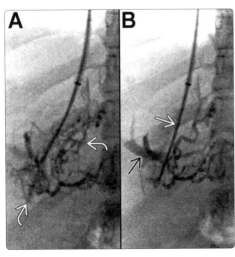

DIPS 分流：直接下腔静脉 - 门静脉分流
（DIPS 术后静脉造影）

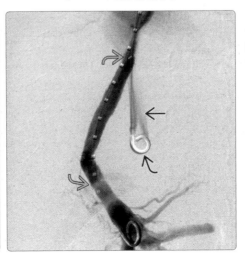

（左图）（A）DIPS 是对肝静脉闭塞、肝静脉网状回流➡️患者的一种替代治疗方法（如布加综合征）。（B）图示为从肝后段 IVC 直接针穿刺➡️，注射造影剂可显示门静脉分支➡️。血管内的超声可用于引导 IVC 到尾状叶的穿刺。（右图）显示门静脉并穿刺后，操作步骤类似于 TIPS 术。从门静脉到 IVC➡️放置 Viatorr 支架➡️，用猪尾导管➡️造影可见部分分流道显影

球囊辅助静脉栓塞治疗

术语

- 球囊辅助逆行性静脉栓塞术（BRTO）
  - 胃静脉曲张（GV）硬化栓塞治疗
  - BRTO 和球囊辅助静脉栓塞治疗
    - BRTO：血流再次流入肝脏，有潜在改善肝性脑病及保护肝功能作用（6~9 个月），但会加重门静脉高压，可能会加重食道静脉曲张
    - 球囊辅助静脉栓塞治疗：血流直接从肝脏前分流，可能导致肝性脑病和肝功能衰竭，尤其是终末期肝病模型 >19 的患者
- GV
  - 胃静脉曲张出血死亡率大于食道静脉曲张
  - 内镜治疗困难，静脉曲张较大，血流量高
  - 与门 - 体分流相关
- 自发性门 - 体分流（SPS）
  - 通常是由于门静脉高压而导致自发性门 - 体分流，由于门静脉系统堵塞所致门 - 体分流患者较少

- 输入静脉（门静脉循环流入）：胃左静脉、胃短静脉、胃后静脉
- 输出静脉（体循环流出）：胃肾静脉、下腔静脉
- 治疗门脉高压及其并发症

术前

- 插管胃肾分流，球囊阻塞后行静脉造影术
- 选择性插管和堵塞侧支引流
- 球囊堵塞同时注入硬化剂

术后

- 随诊，对新出现的、增大的食道静脉曲张进行评估

结果

- 技术成功率：>80%~96%
- 活动性出血控制率：91%~100%
- 改善肝性脑病（87%~100%）
- 硬化剂注射量不足及未发现全部曲张静脉是导致手术失败的原因

BRTO 相关解剖

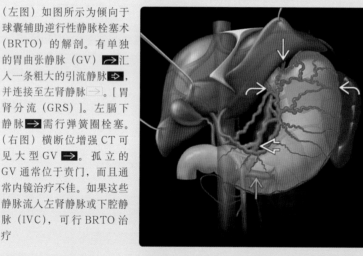

胃静脉曲张

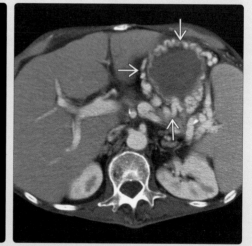

（左图）如图所示为倾向于球囊辅助逆行性静脉栓塞术（BRTO）的解剖。有单独的胃曲张静脉（GV）➡汇入一条粗大的引流静脉➡，并连接至左肾静脉➡。[胃肾分流（GRS）]。左膈下静脉➡需行弹簧圈栓塞。（右图）横断位增强 CT 可见大型 GV➡。孤立的 GV 通常位于贲门，而且通常内镜治疗不佳。如果这些静脉流入左肾静脉或下腔静脉（IVC），可行 BRTO 治疗

胃肾分流

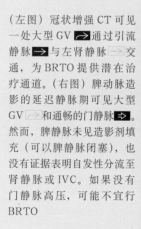

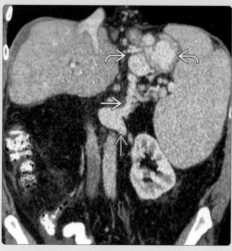

脾静脉栓塞

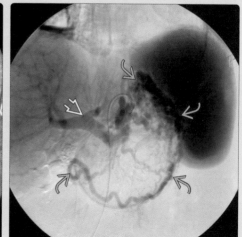

（左图）冠状增强 CT 可见一处大型 GV➡通过引流静脉➡与左肾静脉➡交通，为 BRTO 提供潜在治疗通道。（右图）脾动脉造影的延迟静脉期可见大型 GV➡和通畅的门静脉➡。然而，脾静脉未见造影剂填充（可以脾静脉闭塞），也没有证据表明自发性分流至肾静脉或 IVC。如果没有门静脉高压，可能不宜行 BRTO

术 语

定义

- 球囊辅助逆行性静脉栓塞治疗（BRTO）：治疗自发性门 - 体分流相关的胃静脉曲张的方法
  - 作为肝内门体分流术（TIPS）的可选治疗手段与 TIPS 同时起源于日本，在亚洲慢慢发展后，慢慢被美国所接受
  - 技术：将球囊导管放置于胃曲张静脉流出道注入硬化剂
    - 用球囊堵塞分流道后，逆行性向静脉内注入硬化剂
    - 导致静脉血栓或曲张静脉闭塞，使胃肾分流（GRS）闭塞或胃腔静脉分流（GRS）闭塞
  - 硬化剂
    - 乙醇胺油酸（EO）：文献报道中 BRTO 应用最多的硬化剂，在亚洲常见，而美国较少[没有治疗硬化剂继发肾衰竭的药物（触珠蛋白）]，用量限制在 40ml
    - 十四烷基硫酸钠（STS）：美国使用的硬化剂，与空气混合，使其能够到达曲张静脉远端及交通静脉
    - 明胶海绵颗粒：越来越受欢迎，比 EO 不良事件风险低。与 STS 相比，介入放射科医师更喜欢使用海绵颗粒
  - 不同形式 BRTO
    - 血管塞辅助逆行性静脉栓塞（PARTO），注入硬化剂前，将 Amplatzer 血管塞封堵在引流静脉内
    - 弹簧圈辅助逆行性静脉栓塞（CARTO），注入硬化剂前，将弹簧圈封堵至主要引流静脉内
    - 球囊辅助顺行性静脉栓塞（BATO），经皮经肝穿刺或经过 TIPS 途径插管胃曲张静脉，通常是对 BRTO 失败患者的补救治疗措施
  - BRTO 与 TIPS
    - BRTO：血流流向肝脏，潜在改善肝性脑病和肝脏功能（6~9 个月），但会加重门静脉高压，并可能会导致食道静脉曲张（EV）进展
    - TIPS：从肝脏前分流出的血流会导致脑病和肝功能衰竭，尤其是对于终末期肝病模型（MELD）>19 的患者
    - 出血复发：很少有研究比较 BRTO 与使用覆膜支架 TIPS 两种治疗
      - BRTO 术后再出血率：胃静脉曲张患者为 3%~9%，所有胃肠来源出血高达 19%~31%
      - TIPS 术后再出血病率：食道静脉曲张患者为 11%~22%，胃静脉曲张为 13%~53%
- 食道静脉曲张（EV）
  - 食道壁上的静脉囊性扩张，通常与门静脉高压有关，容易破裂
  - 食管 - 胃底静脉曲张
    - 位于食道下部和贲门，引流至上部的食道曲张静脉
    - 通常通过内镜或 TIPS 治疗
- 胃静脉曲张（GV）
  - 通常与门静脉高压及自发性门 - 体分流（SPS）有关
  - 不存在门静脉高压患者，可能与肠系膜 - 脾静脉 - 门脉闭塞有关
  - GV 出血率
    - 占全部 25%
    - 胃底静脉曲张
      - 1 年：16%
      - 3 年：36%
      - 5 年：44%
    - 胃静脉曲张（GV）及食道静脉曲张（EV）
      - 与 GV（25%）相比，EV 出血更常见（75%），而内镜治疗对 EV 更有效
      - GV 死亡风险更高（45%~55%），需要对尚未出血或高风险的 GV 患者进行治疗
  - 孤立型 GV
    - 尽管门 - 体压力梯度低于 12mmHg 也可能出血
    - 位于胃底或贲门
    - 大部分的胃底的 GV 引流至左膈下静脉
    - 内镜疗效差，静脉曲张体积大、流量高
    - 是 BRTO 治疗的明确指征
- SPS
  - 常常由于门静脉压力增高所致，很少因为门静脉系统堵塞
  - 对 GV 治疗的标准途径，需了解 SPS 流入、流出静脉的解剖
  - 左侧 SPS
    - GRS：出现在 80%~85% GV 患者中
      - 可能与大的心包隔静脉及 GCS 有关
      - BRTO 的治疗通道
    - GCS：出现在 10%~15% GV 患者中
      - 左膈下静脉、胃引流静脉直接入下腔静脉（IVC），也可能汇入肝左静脉
      - 大多数与侧支循环相关：左侧心包隔静脉，胸壁静脉，肋间静脉，与右侧膈下静脉吻合相交通的静脉
      - BRTO 治疗比 GRS 难
      - 左侧 SPS 中最少见
    - 脾肾分流：不与 GV 同时存在
  - SPS 流出静脉（门静脉流入）
    - 胃左静脉（LGV）：又名冠状静脉
    - 胃短静脉（SGVs）：通常有多条分支
    - 胃后静脉（PGV）：通常为单一分支，可有分叉
  - SPS 流入静脉（来自体循环）
    - GRS：BRTO 操作通道
    - 膈下静脉（IPV）：BRTO 前可能需要栓塞

- 腹膜后静脉：分支细小，变异多
- 胃静脉曲张复合体（GVC）
  - 同时存在 GV 和 GRS
  - 有多重分类体系
  - 血液引流分类（以体循环为基础）
    - 为计划手术的实用型分类
    - A 型：连续性静脉曲张，只有单一的门 - 体分流引流（没有侧支循环）
      - 治疗：标准 BRTO
    - B 型：连续性静脉曲张，有两条或者多条侧支循环静脉
      - 存在 3 种亚型：存在高速流侧支循环时，需要改良的 BRTO
      - 治疗：栓塞或者将导管跨过侧支循环静脉
    - C 型：连续性静脉曲张，同时合并 GRS 和 GCS
      - 细小分流：用弹簧圈栓塞
      - 大型分流：用球囊阻塞两个分流道
    - D 型：无 GRS 或 GCS，静脉曲张通过细小侧支循环引流至 IVC 或肾静脉，而非临近的侧支循环
      - 治疗：无法行 BRTO，无法插管
  - （基于门脉）血流分类
    - 术前通常不清楚，可能解释手术失败原因，但不会改变治疗计划
    - 1 型：流入静脉为单一的胃静脉
      - 在不反流情况下将硬化剂充满整个曲张静脉
    - 2 型：流入静脉为多条胃静脉
      - 硬化剂可填满整个曲张静脉或少量反流至门脉系统
    - 3 型：同时存在的胃静脉分支直接相互交通，不引流胃曲张静脉
      - 硬化剂非常容易栓塞至门脉系统

术　前

适应证

- 破裂风险极高的孤立型胃静脉曲张（如体积大，生长迅速，红点征）
- 已经破裂的胃静脉曲张
- 治疗药物无效的门 - 体分流、肝性脑病
- 异位静脉曲张（如十二指肠静脉曲张）
- 当无法行 TIPS 治疗时

禁忌证

- 门静脉堵塞
- 难治性腹水
  - BRTO 后门脉压力将升高
    - 封堵大的门 - 体分流
- 高危的食道静脉曲张患者
  - BRTO 治疗后将会加重病情
  - BRTO 治疗前先处理食道静脉曲张

术前影像学检查

- 电子计算机断层血管造影（CTA）/ 磁共振血管造影（MRA）
  - 通畅冠状位成像最好
  - 描绘静脉曲张的解剖结构和分流方式
  - 可测量胃肾分流直径
  - 确定插管分流道的最佳途径和角度

术前准备

- 核查项目
  - 详细的临床病史
  - 过敏史
  - 目前使用药物情况
  - 实验室检查
    - 电解质、肾小球滤过率（eGFR）
      - 肌酐正常，GFR>60
    - 凝血功能
      - 血小板计数应 >50 000/μl，或者输注血小板以达到 50 000/μl
      - 凝血因子：可能由于肝病不在正常范围
      - 国际标准化比值（INR），必要时可输注新鲜冰冻血浆（FFP）以保持 INR<2.0
      - 活化部分凝血活酶时间（APTT），最好将 APTT 降至正常值 1.5 倍以下
    - 血库备血
      - 过程中可能需要输血
    - 介入治疗、镇静或麻醉过程中
- 药物
  - 硬化剂
    - 3% STS [Sotradecol（AngioDynamics）]
      - 价格便宜
      - 清洁剂：通过使蛋白变性破坏静脉壁细胞
      - 泡沫混合：Lipiodol：STS：空气（或 CO_2）=1：2：3
      - 泡沫混合物有利于调整合适的硬化剂用量及体积
    - 含 5%E 环氧乙烷的碘帕醇
      - 用 10% EO 与等体积的造影剂（300mg/ml 碘帕醇）混合
      - 可引起溶血和血清游离血红蛋白增多，可继发肾小管损伤、肾功能衰竭
      - 建议给予 4000U，结合游离血红蛋白
    - 鱼肝油酸钠 [Scleromate（Glenwood）]
  - NBC 胶（N-butyl-2-cyanoacrylate glue）：是比较昂贵的硬化剂，可用于栓塞侧支循环静脉
  - 明胶海绵颗粒：便宜，容易买到
- 设备
  - 大号阻塞球囊（直径 >15mm），以便完全堵塞分流道
    - 管腔较大，可以顺利插入微导管 [如 Berenstein 大口径球囊阻塞导管（Boston Scientific）]

- 亚洲内使用的反曲球囊导管
○ 血管鞘（8~10Fr）
○ 造影导管（如 Cobra、Simmons、Kumpe）
○ 微导管、微导丝
○ 导丝（如 Glidewire、Bentson、Amplatz、Rosen）
○ 栓塞材料：弹簧圈、Amplatzer、组织胶等

介入操作

手术步骤

- 查看所有相关影像学检查（冠状位）
- 建立静脉通道：右股静脉或颈内静脉，以便以最佳角度插管相关血管
- 对分流道行诊断性静脉造影
  ○ 将血管鞘插入 IVC，通过既往影像学检查选择合适的长度和直径
  ○ 用弯头导管（如 Cobra）配合 0.035 英寸导丝（如 Glidewire 或 Rosen）插管左肾静脉
  ○ 将血管鞘放至左肾静脉近端
  ○ 通过"回拉静脉造影"插管 GRS
    - 旋转 Cobra 后回拉导管，导管插入分流到后，注射造影剂确定导管位置，或者更换其他弯头导管插管分流道
    - 或者沿 0.035 英寸导丝置入 10Fr TIPS 鞘至左肾静脉，拔除鞘内扩张器，顺 0.035 英寸导丝回拉鞘管，直到鞘管进入分流道，注射造影剂确定鞘管位置
  ○ 将 Glidewire 插入分流道，置入 5Fr 导管后注射造影剂判断导管位置和分流道直径
  ○ 将 Glidewire 置换为硬导丝，取出导管
  ○ 沿导丝将血管鞘（带有鞘内扩张器）插入分流道
  ○ 将大号阻塞球囊置入分流道中
  ○ 行数字减影静脉造影术（DSV）
    - 明确解剖关系，分辨静脉曲张类型
    - 查看所有侧支循环
    - 测量曲张静脉所需栓塞剂的量
- 在硬化治疗曲张静脉前先定位侧支循环静脉：并非所有侧支血管都需要栓塞，需了解其血流特点及硬化剂异位栓塞风险
  ○ 适当减少计划所需的硬化剂量，防止由单一流入静脉溢出
  ○ 栓塞必要的侧支静脉：常见的的流出道血管（如膈下静脉、心包膈静脉、腹膜后静脉）或多发的胃肾分流，可能的流入静脉（例如胃短、胃后、胃左静脉）
    - 插管侧支循环血管
      □ 逆行性插管：将 5Fr 导管或微导管通过血管鞘插管侧支循环静脉，如果无法逆行插管，可以考虑顺行性插管
      □ 顺行性插管：经皮经肝、经回结肠静脉或经 TIPS 插管门脉后，选择性插管侧支循环静脉

- 根据侧支循环血管直径及特点，选择用弹簧圈、明胶海绵颗粒、Amplatzer 或组织胶栓塞
  □ 小剂量、分布向侧支循环血管内注入硬化剂也同样可行
- 栓塞侧支循环血管后重复球囊闭塞静脉造影，确认后没有残留侧支血管；血流动力学改变后，可能会出现新的侧支血管
○ 旁路侧支血管：将球囊导管穿过侧支血管至远端分流道，计划从该位置注射硬化剂
○ 球囊堵塞侧支血管：若引流静脉过粗，替换为另一个足够大的球囊导管
○ 如果有 1 个以上的分流道：可能需要从另外的穿刺点（颈静脉、股静脉）插入第 2 个球囊阻塞导管
○ 由于血管迂曲或直径较小，可能无法插管侧支血管
  - 可考虑非选择性缓慢注射明胶海绵颗粒，可降低侧支血管血流，堵塞曲张静脉
○ 如果侧支循环血流过大导致单一球囊阻塞后静脉曲张显影不佳，可考虑双球囊法
  - 将大的球囊导管放置在分流道出口
  - 通过大球囊导管同轴插入第 2 个较小的球囊，穿过侧支循环血管
  - 通过小球囊导管置入微导管，插管曲张静脉后造影，行栓塞或硬化治疗
- 充起球囊后注射硬化剂
  ○ 硬化剂的量通常为 30~40ml，也可以超过 50ml
  ○ 使用同轴微导管可更加精确的注射
    - 减少硬化剂用量
    - 减少球囊破裂风险
  ○ 慢慢注入硬化剂直到完全填满 GV
    - 不透射线的硬化剂（如混有碘油的 STS 泡沫）可边栓塞边透视观察
    - 或者可用稀释的造影剂填充曲张静脉，注射可透射线的硬化剂（如不混合碘油的 STS），把造影剂置换出来
    - 减少输入静脉和（或）门静脉系统内造影剂停滞是最佳状态
  ○ 在注射硬化剂时可考虑行数字减影血管造影术（1~2 帧／秒），注意不要溢出至门静脉系统
    - 硬化治疗后，先前未显示的侧支循环静脉可能会显影
  ○ 硬化剂未完全填充整个曲张静脉是手术失败的原因
    - 诊断性静脉造影时低估了复合静脉曲张的总体积
    - 硬化剂可能通过侧支循环血管漏出导致治疗失败
  ○ 硬化剂硬化过程中保持球囊为充起状态
    - 建议让硬化剂保留 4~24 小时
  ○ 硬化过程取决于硬化剂或栓塞剂的种类及相关指南建议
  ○ 将患者转移至 ICU，可能需要球囊保留充起状态一夜
    - 卧床休息，避免导管异位风险

- 完成介入治疗
  - 返回透视检查地点，常规消毒铺巾
  - 尽可能抽出硬化剂
    - 硬化剂进入门脉循环或体循环血管内将导致严重的并发症
  - 抽瘪球囊后拔除球囊导管
  - 行左肾静脉造影，确保通畅无血栓
- BRTO 可选治疗方式：（血管）PARTO
  - 对分流道行诊断性静脉造影
  - 定位并插管侧支循环血管
  - 将（6~8Fr）导引导管置入 GRS
  - 进行分流静脉造影，确定最狭窄的部分
  - 将 0.035 英寸导丝穿过导引导管插入胃曲张静脉
  - 将 II 型 Amplatzer 血管塞 Amplatzer Vascular Plug II（AGA Medical）（10~22mm）堵塞至分流道最狭窄部分
    - 选择偏大的 Amplatzer（通常是超出 15%~30%）
    - 不要释放 Amplatzer
  - 沿导丝将 4Fr 导管插入胃曲张静脉
  - 等待 5~10 分钟，至分流道闭塞
  - 通过 4Fr 导管缓慢注射造影剂行逆行性静脉造影
    - 确认 Amplatzer 完全堵塞分流道，如果未完全堵塞，可调整 Amplatzer 位置或加用明胶海绵颗粒
    - 查看有无额外的侧支循环，通过 4Fr 导管或同轴微导管栓塞弹簧圈或明胶海绵颗粒
  - 确定胃肾分流静脉曲张复合体的体积
  - 通过 4Fr 导管向胃肾静脉曲张复合体栓塞明胶海绵颗粒
  - 拔除导管
  - 释放 Amplatzer
  - 通过导引导管行左肾静脉造影

替代操作 / 治疗

- 其他
  - 不合并门静脉高压时
    - 可通过血管腔内治疗或外科手术开通局部脾静脉、门静脉堵塞
    - 局部曲张静脉、受累的肠管及肠系膜可通过外科手术切除

术　后

注意事项

- 2 周后复查 CTA、MRA 或超声内镜，确认静脉曲张闭塞
  - 可以 BRTO 远期疗效
- 定期内镜复查评估是否存在复发或新发的静脉曲张，套扎新发的食管静脉曲张

- 未完全闭塞的患者可再次行 BRTO
  - 3 个月后再次出现或持续存在的静脉曲张需再次行 BRTO
  - 再次治疗前可先栓塞脾脏
    - 减少分流道血流
    - 脾脏栓塞后 2 周再次行 BRTO

结　果

并发症

- 最严重的并发症
  - 主要并发症：3%（门静脉、脾静脉、下腔静脉、髂静脉血栓，肺栓塞、硬化剂外渗，其他）
- 即刻／围手术期并发症
  - 硬化剂 EO 可因溶血效应诱发肾衰竭
    - EO 硬化剂可造成血尿
  - 全身静脉系统血栓形成（高达 15%）
  - 轻度发热（51%）、腹痛、背部疼痛，保守治疗
- 远期并发症
  - 增加门脉压力
    - 加重已有的 EV
      - 1 年（27%~35%）
      - 2 年（45%~66%）
      - 3 年（45%~91%）
    - 新发 EV 患者（超过 50%）
    - 肝水胸和腹水（9%~33%）

预期结果

- BRTO
  - 技术成功率：>80%~96%
  - 临床成功：97%（胃静脉曲张无复发及再出血，随诊影像检查完全消失）
  - 活动性出血控制率：91%~100%
  - 再出血率：GV（3%~9%），所有胃肠道来源（19%~31%）
  - 患者生存时间
    - 1 年生存率：83%~98%
    - 2 年生存率：66%~100%
    - 3 年生存率：39%~85%
  - 改善肝性脑病：87%~100%
    - 增加肝内血流和降低血氨
    - 长期疗效尚未证实
  - 6~9 个月后可改善肝脏合成功能至基线水平
- PARTO
  - 类似于 BRTO
  - 与明胶海绵颗粒合用：技术成功率 95%，EV 恶化率 26%，再出血率 11%
- BATO
  - 技术成功率：>90%~100%

分步演示：BRTO 治疗

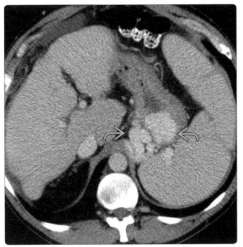

分步演示：BRTO 治疗（左肾静脉造影）

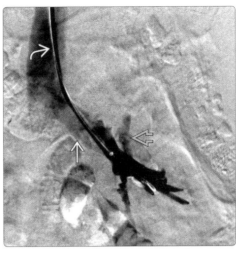

（左图）一位上消化道（GI）出血患者的横断位增强 CT 显示，在胃贲门处可见巨大 GV ➜，其余的胃组织未见异常。内镜未见食管静脉曲张（即孤立性胃底静脉曲张）。脾大提示存在门脉高压。符合 BRTO 适应证。（右图）从颈静脉入路置入弯曲导引管 ➜ 至左肾静脉 ➜。数字减影静脉造影（DSV）可见 GRS ➜

分步演示：BRTO 治疗（球囊阻塞静脉造影）

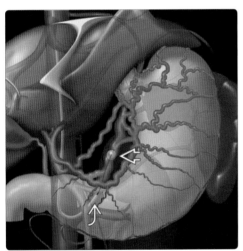

分步演示：BRTO 治疗
（胃曲张静脉及门 - 体分流 DSV）

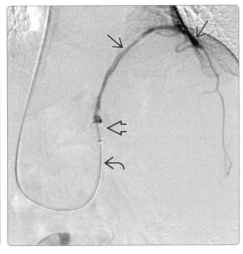

（左图）导引导管 ➜ 插入 GRS 后，同轴置入球囊阻塞导管 ➜，并在分流道内充气球囊。（右图）DSV 显示弯曲的导引导管 ➜ 插入 GRS 后，置入同轴球囊闭塞导管 ➜ 并充起球囊。注射造影剂后可见一条粗大的左侧膈下静脉 ➜（门静脉系统的流出血管），需在硬化治疗胃曲张静脉前先行栓塞

分步演示：BRTO 治疗（栓塞流出静脉）

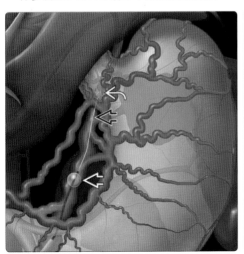

分步演示：BRTO 治疗（计算硬化剂体积）

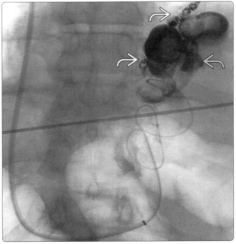

（左图）通过球囊阻塞导管 ➜ 将微导管 ➜ 插入左膈下静脉，并栓塞弹簧圈 ➜。（右图）弹簧圈成功栓塞左膈下静脉 ➜ 后，将造影剂注入 GV ➜ 内，以寻找其他引流静脉（确定侧支循环闭塞十分重要，可避免硬化剂溢出造成异位栓塞），并评估填满曲张静脉所需的硬化剂的体积

分步演示：BRTO 治疗（注射硬化剂）

（左图）图像显示为球囊充起状态下 ➡️，硬化剂已被注入静脉曲张（紫色区域）。弹簧圈 ↗️栓塞了膈下静脉（输出静脉）。在注射过程中必须小心谨慎，以免硬化剂溢出通畅的（输入静脉）胃左 ➡️、胃后或胃短静脉。（右图）球囊保持充起状态 1 夜。第 2 天抽出硬化剂后抽瘪球囊。然后通过导引导管 ➡️轻轻注射造影剂，未见残余血流

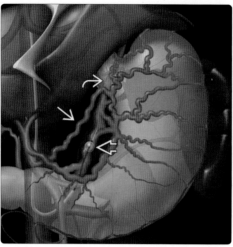

分步演示：BRTO 治疗（留置硬化剂）

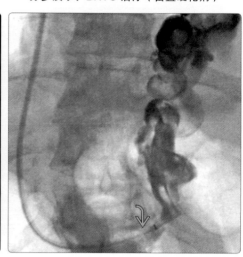

经股静脉 BRTO（球囊辅助逆行静脉造影）

（左图）在左肾静脉内回撤 Simmons 导管和 0.035 英寸导丝，插管至 GRS 后，置入导引导管 ➡️。通过充气的球囊导管 ➡️辅助行 DSA 静脉造影可见 GV ➡️ 及左膈下静脉 ➡️。（右图）通过分流道将球囊导管插入 GV 后，充气球囊 ➡️。注射造影剂后更加清晰的显示了膈下静脉 ➡️，置入微导管栓塞弹簧圈 ➡️

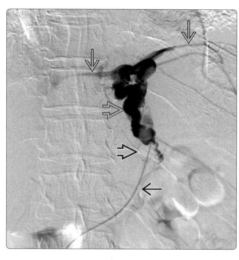

经股静脉 BRTO（弹簧圈栓塞）

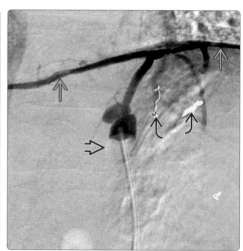

经股静脉 BRTO（术后静脉造影）

（左图）栓塞左膈下静脉 ➡️后注射硬化剂，保留一段时间后，抽出硬化剂，抽瘪球囊 ➡️。通过球囊导管注入造影剂，血管腔内没有造影剂填充 ➡️，无造影剂进入 GV，证实硬化治疗成功。（右图）术前（A）、术后 2 周（B）增强 CT 检查显示胃底 GV ➡️体积显著减小

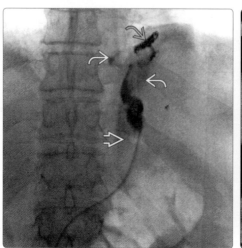

经股静脉 BRTO（术前、术后）

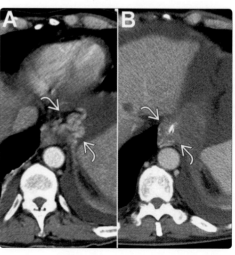

血管塞辅助 BRTO（冠状位增强 CT）

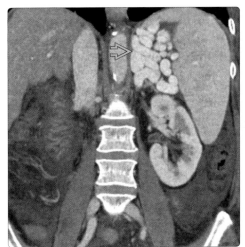

血管塞辅助 BRTO（冠状位增强 CT）

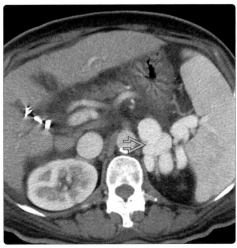

（左图）该患者合并门脉高压，冠状位增强 CT 显示与门 - 体分流相关的大型 GV ⇨。（右图）增强 CT 上可明确显示 GV ⇨。同时脾大，提示存在门脉高压

血管塞辅助 BRTO（注射硬化剂）

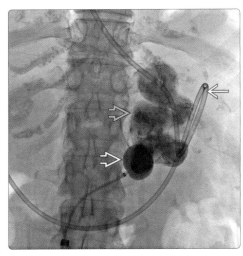

血管塞辅助 BRTO（留置硬化剂后抽瘪球囊）

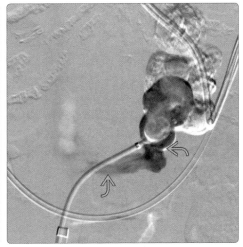

（左图）在 GRS 内充起球囊 ➡ 后，通过球囊导管管腔向 GV ⇨ 内注射 40ml 硫代硫酸钠（STS）硬化剂泡沫。图中可见一根鼻饲管穿过胃腔 ➡。（右图）18 小时后，抽出所有剩余的硬化剂，抽瘪球囊。然后通过球囊导管向 GRS 注入造影剂。分流道血流通畅 ⇨

血管塞辅助 BRTO（释放 Amplatzer）

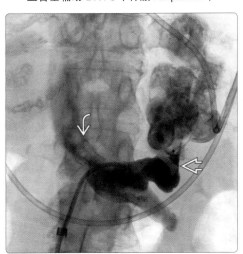

血管塞辅助 BRTO（术后左肾静脉造影）

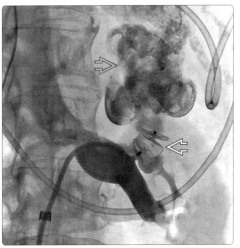

（左图）将球囊导管置换为导引导管并置入 Amplatzer 血管塞 ➡，血管塞并不会进入 GRS 的较高的腹腔内部分（通常是曲折的），而是位于较低的腹膜后部分（通常是线性的）。可见静脉血栓 ➡。（右图）术后行肾静脉造影可见 Amplatzer ➡ 血管塞位置良好、静脉血流通畅。重要血管都可显影，较前无变化。后续 CT 复查显示 GV ⇨ 完全闭塞

（左图）图为另一名患者，导引导管➡️插管 GRS，利用微导管➡️超选 GV 后行静脉造影。可见一条左膈下静脉➡️显影。（右图）4Fr 导管➡️插管 GV 后，用同轴微导管➡️插管胃冠状静脉➡️并栓塞弹簧圈

分步演示：PARTO（建立穿刺道行静脉造影）

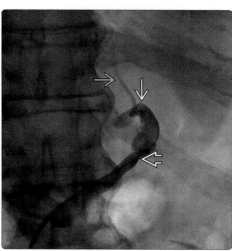

分步演示：PARTO（建立穿刺道行静脉造影）

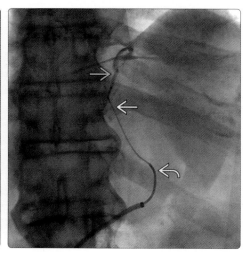

（左图）确保不会异位栓塞输出静脉➡️后，将一根 0.035 英寸导丝➡️（或 4Fr 导管）插入 GV。随后通过同一鞘管在 GRS 最狭窄部分置入 Amplatzer➡️（未被释放）。（右图）向 GV➡️内注入造影剂计算硬化剂用量，同时查看有无需要栓塞的额外侧支循环静脉。此时一条胃后静脉➡️（输入静脉）可见显影

分步演示：PARTO（放置血管塞）

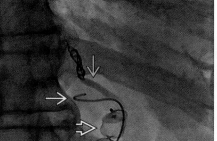

分步演示：PARTO（计算硬化剂用量）

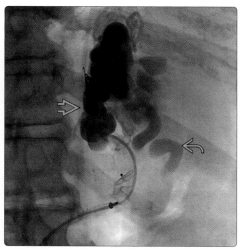

（左图）尝试栓塞输入静脉➡️失败后，最终通过 4Fr 导管➡️将硬化剂注入 GV➡️，一旦填满输入静脉应立即停止注射（防止硬化剂溢出至门静脉系统）。然后释放 Amplatzer。（右图）术后行 GRS➡️造影证实血流停滞。行 PARTO 治疗患者，硬化剂硬化后无需再返回导管室治疗（拔除球囊）

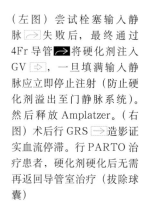

分步演示：PARTO（注射硬化剂）

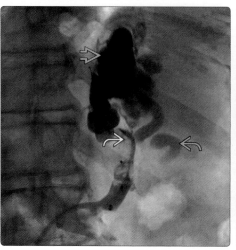

分步演示：PARTO（术后静脉造影）

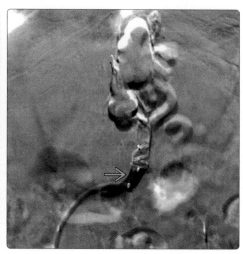

自发性肠系膜静脉 - 门静脉分流
（胃静脉曲张）

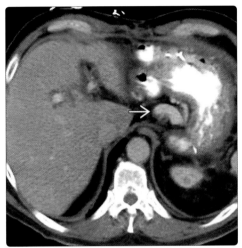

自发性肠系膜静脉 - 门静脉分流
（胃曲张静脉分流道造影）

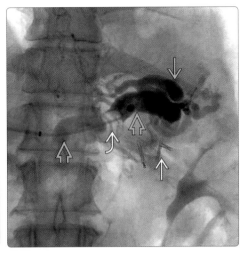

（左图）一位既往患有胰腺炎的 60 岁患者，1 年内出现间断性消化道出血。增强 CT 可见 GV ➡️，但未见 GRS。EGD（上消化道内镜检查）未见食管静脉曲张。（右图）EGD 夹闭 ➡️ 活动性出血血管后，行 BRTO 防止远期再出血。经皮经肝穿刺门静脉计划行 BATO。球囊阻塞 ➡️ 后静脉造影显示扩张的胃冠状静脉 ⇨ 及 GV ⇨，并可见向肝血流（朝肝脏流动），可排除门静脉高压

自发性肠系膜静脉 - 门静脉分流
（肠系膜上动脉造影，静脉期）

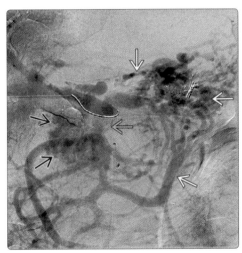

自发性肠系膜静脉 - 门静脉分流
（SMV 再通及支架置入）

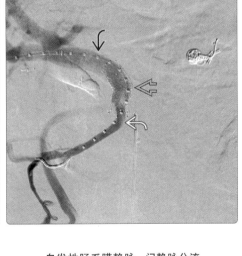

（左图）肠系膜上动脉造影可显示出门静脉血流。肠系膜上静脉闭塞 ➡️（增强 CT 中未提及）导致右 ➡️ 向左 ➡️ 的系膜静脉 - 门静脉分流。（右图）栓塞肠系膜静脉 - 门静脉分流道可导致肠缺血。而通过经皮经肝途径开通闭塞静脉 ➡️、恢复肠系膜上静脉（SMV）➡️ 至门静脉 ➡️ 血流后，可减少曲张静脉血流

自发性肠系膜静脉 - 门静脉分流
（肠系膜上动脉造影，静脉期）

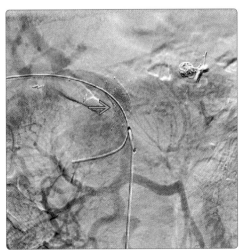

自发性肠系膜静脉 - 门静脉分流
（术前、术后 CT 检查）

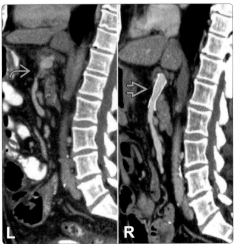

（左图）再次行肠系膜上动脉造影，静脉期可见 SMV 血流通畅 ➡️，基本上看不到右向左的分流。无需栓塞或减少小肠血流就降低了出血风险。（右图）（L）回顾性分析显示在开通血管及放置支架前需先行 SMV 栓塞 ➡️。（R）在支架置入后 3 年复查增强 CT 证实支架内血流通畅 ➡️，该患者术后未再出现过曲张静脉出血

关键点

术语

- 门静脉栓塞术（PVE）：为了诱导未栓塞门静脉部分肝脏增生，术前栓塞门静脉
- 术后残余肝脏（FLR）：肝部分切除术后预期保存的肝脏体积

术前

- 患者在切除原发性或转移性肝肿瘤后，剩余肝脏体积不足
- 肝切除后所需最小残余肝脏体积
  - 肝脏正常患者：20%
  - 肝硬化患者：40%

介入操作

- 操作途径：经皮用 22G Chiba 针穿刺门静脉
  - 对侧途径：在拟行栓塞血管对侧（通常是左侧穿刺）
  - 同侧途径：在拟行栓塞血管同侧（通常是与右侧穿刺）
  - 经脾途径：通过脾脏穿刺门静脉，而非肝脏
- 将导丝置入门静脉主干后放置鞘管
- 通过鞘管置入造影导管行选择性门静脉造影
  - 反曲导管（同侧途径）
  - 前曲导管（对侧通路）
- 注入栓塞剂直到血流停滞
- 为预防性栓塞

结果

- 术后 30 天残余肝体积可增长 30%~45%
- PVE 后肝切除成功率可高达 85%~90%
- 严重并发症发生率为 6%，轻微并发症为 11%

奎诺解剖

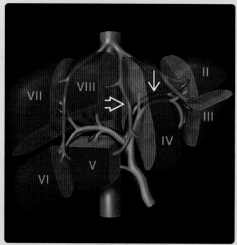

（左图）图片显示了奎诺解剖学肝脏分段，门静脉➡️、肝动脉、胆管分别供应 8 个肝段，血液经肝静脉⬇️引流。（右图）门静脉造影证实门静脉主干➡️分为左支↪️、右支➡️，之后分为肝段分支。充分理解肝脏解剖学分段学对成功的 PVE 治疗至关重要

门静脉造影

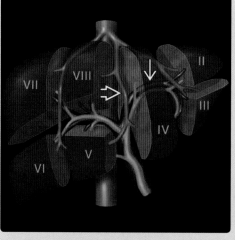

栓塞门静脉右支后门静脉造影

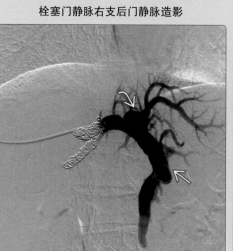

（左图）颗粒配合弹簧圈栓塞门静脉右支远端后行门静脉造影，证实已完全栓塞，保留的门静脉主干➡️及门静脉左支➡️血流通畅。（右图）肝左叶 3D 重建（将来残余的肝脏）（A）和门静脉栓塞后 4 周（B）显示，术前累计 FRL 体积➡️为 543.495cm³，栓塞后体积➡️为 796.539cm³。未来残余肝脏体积增加了 32%

CT 容积评价预测残余肝体积

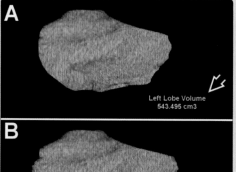

Left Lobe Volume
543.495 cm3

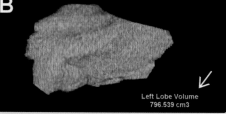

Left Lobe Volume
796.539 cm3

门静脉栓塞术

术　语

定义

- 门静脉栓塞术（PVE）：为了诱导未栓塞门静脉部分肝脏增生，术前栓塞门静脉分支
  - 通常用于栓塞右叶病变肝脏诱导肝左叶增生
  - 通常右叶比左叶大，切除后不行 PVE 的话，剩余肝左叶体积不足
- 术后残余肝脏（FLR）：肝部分切除术后预期保存的肝脏体积
- 肝脏估算总体积（TELV）：$-794.41+1267.28 \times$ 体表面积
- 增生程度（DH）：PVE 前后 FLR 体积变化与 TELV 比值
- 动态增长率（KGR）：PVE 之后的每周 FLR 增长值

术　前

适应证

- 拟行原发性或转移性肝肿瘤切除术的患者，但切除术后没有足够的剩余肝脏
  - 结直肠癌是最常见的需要行肝部分切除的恶性肿瘤
- HCC 患者 TACE 术后为减少肿瘤负荷逆行手术切除
- 作为复杂胰腺切除术一部分的肝切除术
- PVE 也可作为硬化性胆管炎患者手术切除前的治疗
- 手术切除所需最小 FLR
  - 肝脏正常患者：20%
  - 肝功能异常患者所需 FLR 更高
    - 大剂量化疗患者（>12 周）：30%
    - 潜在肝硬化患者：40%
    - 其他导致肝功能异常的原因，如胆汁淤积、肝硬化、脂肪变性

禁忌证

- PVE 禁忌证与肝切除相似
- 绝对禁忌证
  - 无法纠正的凝血功能障碍
  - 肝叶门静脉分支血栓形成或闭塞
  - 肿瘤广泛侵犯门静脉
  - 明显的临床门静脉高压
- 相对禁忌证
  - 大量腹水：首先行穿刺引流术
  - FLR 内胆道扩张：首先行胆道引流
    - FRL 胆道引流是远期肝脏增生的必要条件

术前准备

- 核查项目
  - 手术计划，包括是否切除肝 SIV
  - 过敏史
  - 实验室检查和药物使用情况，根据"中度出血风险"SIR 指南
    - 实验室检查

- 全血细胞计数：血小板计数 >50 000/μl
- 国际标准化比值（INR）≤1.5

- 药物
  - 噻氯匹定：介入术前停药 7 天
  - 达比加群及磺达肝素：介入术前停药 2~3 天（如果 CrCl<50ml/min，则停药 3~5 天）
  - 氯吡格雷：在介入手术前停药 5 天
  - 低分子量肝素（治疗用）：在介入手术前 12 小时停用
  - 阿司匹林：无需停药
  - 预防性应用抗生素
    - SIR 指南：常规应用，但首选药物没有共识
    - 应该覆盖金黄色葡萄球菌，表皮葡萄球菌，链球菌，棒状杆菌属和（或）肠道菌群
  - 知情同意：PVE 相关事项
    - 出血或皮下血肿
    - 血性胆汁或胆囊出血
    - 异位栓塞或血栓形成
    - 尽管技术成功，仍不能诱导足够的肝脏增生

- 设备
  - 穿刺针、血管鞘
    - 22~18G 穿刺针
    - 引导鞘
    - 血管鞘
  - 导丝
    - 初始穿刺用 0.018 英寸导丝
    - 插管用 0.038~0.035 英寸导丝
    - 选择门静脉分支用 0.035 英寸亲水图层导丝
  - 造影导管
    - 5Fr 前曲导管（对侧途径）
    - 5Fr 反曲导管（同侧方法）
    - 3Fr 微导管（两种途径均可）
      - 可选
  - 理想的栓塞剂
    - 颗粒栓塞剂：远端栓塞
      - 聚乙烯醇（PVA）
      - 均一性 PVA 颗粒（Boston Scientific）：球型 PVA 颗粒
      - Bead Block（Terumo Medical）：校准 PVA 水凝胶微球
      - Embospheres（Merit Medical）：三丙烯微球
      - Embozene（CeloNova BioSciences）：包被 Polyzene-F 聚合物的水凝胶微球，Hydrogel core microspheres coated with Polyzene-F polymer
    - 液体栓塞剂：远端栓塞
      - 乙醇：对内皮细胞产生毒性作用，激活凝血级联反应，引起微小红细胞聚集
      - 氰基丙烯酸盐黏合剂（n-BCA，NBCA）：与

离子接触后凝固，引起强烈的炎性反应、体积膨胀
- 凝血酶：激活纤维蛋白原转化为纤维蛋白，有报道称应用后出现血管再通
- 纤维蛋白胶：分离的纤维蛋白原和凝血酶，在混合时形成纤维蛋白凝块，有报道称应用后出现血管再通
- 机械性栓塞剂：近端栓塞，通常与远端栓塞剂配合使用
  - 弹簧圈：各种专利设计
  - Amplatzer 血管塞（St. Jude Medical）：可扩张的镍钛诺网

术前影像学检查
- CT 容量分析
  - 术前测量 FLR 对确保术后有足够肝体积至关重要
  - 3D CT 容量分析已经成为 FLR 测量的标准方法
    - 可以用来测量总肝脏体积以及肝叶、肝段体积
  - 测量 FLR 时记得除外肿瘤体积
- 也可以回顾超声检查、血管断层扫描及手术路径设计

介入操作

患者体位 / 位置
- 对侧途径：在栓塞靶血管对侧（通常是左侧）穿刺
  - 在剑突区域
  - 更容易，顺行性插管右肝门静脉分支
  - 必须穿过 FLR
    - 对 FLR 损伤可能导致无法行外科手术
- 同侧途径：在栓塞靶血管同侧（通常是右侧）穿刺
  - 右腋中线
  - 避免穿过 FLR
  - 如果穿过肿瘤，理论上有肿瘤播散风险
  - 由于角度尖锐，可能难以插管右肝门静脉分支（可应用反曲导管和微导管）
- 经脾途径：通过脾脏而不是肝脏穿刺门静脉系统
  - 左上象限脾静脉分支
  - 可以避免经肝穿刺相关风险
    - 不穿过 FLR 进行靶血管对侧穿刺
  - 经脾途径与经肝途径成功率相同

手术步骤
- 右侧 PVE 途径
  - 对侧途径：穿刺坐杆门静脉 III 级分支
    - 用 Chiba 针在剑突下偏右侧直接穿刺
  - 同侧途径：穿侧右肝门静脉外周分支
    - 在腋中线最下方肋骨以下或大多数通过肋间隙用 Chiba 针垂直侧腹壁、斜向患者 T_{12} 或 L_1 椎体方向穿刺
    - 也可通过经皮穿刺脾脏途径
- 分布插管门静脉
  - 常规消毒铺巾

- 在穿刺点注射 1% 利多卡因
- 用 #11 手术刀片微切开皮肤
- 如果使用 B 超引导（可选）
  - 门静脉周边有晕状高回声
  - 识别中等口径、接近肝边缘的门静脉分支
- 22G Chiba 针穿刺肝脏
  - 回抽血液：如果没有回血，透视下边回撤针头边回抽；一旦出现回血，注射造影剂显示静脉
    - 肝静脉内造影剂流向中央至 IVC
    - 门静脉内造影剂流向外周（肝硬化患者可流向门静脉主干）
  - 另一种可选方法为在透视下缓慢回撤针头时注射造影剂
    - 这种方法在造影剂留存在肝实质内时，会掩盖视线，应小剂量推注造影剂
- 如果回撤针头未见回血，不要把针尖拔除肝被膜，在同一穿刺点指向椎体，带血管套将 Chiba 针向前、向后(右侧穿刺道)或向上、向下(左侧穿刺道)改变 5° 再次穿刺
- 如果穿刺近肝静脉，造影证实穿刺的是肝左、肝中还是肝右静脉
  - 如果是肝右静脉，门静脉在前方
  - 如果是肝中静脉，门静脉在后方
  - 如果是肝左静脉，门静脉在中下部
- 一旦穿刺至门静脉分支，将 0.018 英寸导丝置入门静脉主干
- 置换同轴套管和 0.035 英寸导丝
- 置入 5~6Fr 血管鞘
  - 对侧途径：置入门静脉主干
  - 同侧途径：置入门静脉右支
- 用猪尾导管插管门静脉主干
  - DSA 下门静脉造影（多角度投影）
- 选择性栓塞门静脉分支
  - 如果计划栓塞肝 SIV 门静脉
    - 如果是同侧途径则先行肝 SIV 门静脉栓塞，如果是对侧途径则最后栓塞
  - 插管理想的门静脉分支栓塞
    - 将 4Fr 至 5Fr 导管插入靶血管
    - 可应用微导管插管门静脉分支远端
  - 行门静脉造影确保有效插管至门静脉分支内，防止异位栓塞
- 注射栓塞剂直到血流停滞：氰基丙烯酸盐黏合剂或永久性栓塞颗粒最常用
  - 氰基丙烯酸正丁酯（n-BCA，NBCA）
    - 技术要求严格
    - 与碘油混合后可在透视下观察，碘油比例增加后流动更加缓慢（如碘油：NBCA=5：1）
    - 注射前用 5% 的葡萄糖冲洗，防止 NBCA 在导管内聚合

- 永久栓塞颗粒：从小粒径颗粒开始，以便栓塞门静脉远端分支达到完全栓塞，然后逐步增加栓塞颗粒粒径，栓塞至大的门静脉分支（需要限制所用颗粒瓶数）
  - 一些医疗中心在栓塞小粒径及中等粒径的颗粒后，在远端分支栓塞弹簧圈
- 尽可能完全栓塞门静脉远端分支，不完全 PVE 可导致未栓塞部分肝脏术前增生不足
- 栓塞后行完整的门静脉造影
- 拔除导管及血管鞘
  - 可考虑封堵肝实质穿刺道

观察及报告
- 描述穿刺路径（同侧或对侧途径）
- 注意有无门静脉解剖异常
- 记录栓塞剂种类及栓塞的门静脉分支
- 在 PVE 前注意累计肝脏体积

替代操作／治疗
- 联合肝脏离断和门静脉结扎阶段性肝切除术（ALPPS）
  - I 期手术：原位离断肝裂及结扎 PV
    - 离断肝脏可防止肿瘤扩散和门静脉侧支形成
    - 门静脉结扎导致 FLR 增生
  - II 期手术：肝切除术
    - 操作与 PVE 术后相同
    - 一般术后 7 天行肝切除，PVE 为 6~8 周后
  - 与 PVE 相比
    - 短期内结扎门静脉继发的 FLR 增生比 PVE 快
      - 体积增加与肝脏功能改善关系尚不明确
      - 可能反映了术后水肿、炎性反应
    - II 期手术并发症发生率比 PVE 高
      - 主要是为了防止期间肿瘤生长，I 期、II 期手术间隔时间短所致
    - II 期术后死亡率是 PVE 的两倍（14% vs. 7%）
    - 发症发生率高于 PVE
  - 可能是术前存在门静脉血栓或肿瘤侵犯的替代方法
- 门静脉结扎肝（不离断肝脏）
  - FLR 增生速度及 II 期手术成功率与 PVE 类似，但属于侵入性操作
    - II 期术后死亡率高于 PVE（9% vs. 7%）
    - 并发症发生率略高于 PVE

术 后

注意事项
- 嘱患者卧床休息 2~4 小时

- 监测潜在栓塞后不良反应（如疼痛、恶心），对症治疗
- 监控介入术后并发症征象：被膜下血肿，胆道出血，腹腔出血，气胸，胆管炎
- 监测患者一夜比较合理，尽管部分医疗中心在当天就让患者回家
- 4 周后通过 CT／MR 检查计算肝脏体积（但需在手术前）
  - 计算 PVE 后 FLR 体积
  - 计算 DH 和 KGR

结 果

问题
- FLR 增生不佳
  - 在潜在肝硬化患者中较为常见
  - 可以行肝 SIV 门静脉栓塞（如果还没有完成）或同侧肝静脉栓塞，以便使 FLR 进一步增大
- 尽管 FLR 增生满意，叶间肿瘤进展将导致无法手术切除
  - 由于肝动脉供血，局部肿瘤继续生长
    - PVE 后可行 TACE 治疗抑制肿瘤生长
  - 由于血流再分布未栓塞门静脉肝段内肿瘤继续生长（通常是肝 SIV）
    - 可以在 PVE 时一期预防性栓塞 SIV 门静脉分支
    - 也可以在 PVE 后行 TACE 治疗降低肿瘤负荷

并发症
- 最严重的并发症
  - 异位栓塞或血栓形成（0.6%~0.8%）
  - 血流动力学显著改变导致出血（<1%）
- 即刻／围手术期并发症
  - 轻微并发症（占全部 11%）
    - 发热（37%），腹痛（20%~30%）
  - 严重并发症
    - 胆道出血（2%）
    - 皮下血肿，感染，胆漏（<1%）
- 如果 DH<5% 或 KGR<2%，并发症发生率会增加

预期结果
- PVE 技术成功率接近 100%
- 高达 35% 的患者出现短暂性转氨酶升高
- 术后 30 天 FLR 的体积平均增加 30%~45%
- 肝切除率 85%~90%
  - 肝硬化患者可能会降低至 70%

右侧 PVE：术前影像学检查（诊断性 CT）

右侧 PVE：同侧途径（门静脉造影）

（左图）横断位增强 CT 显示肝右叶大肝癌➡️，无明显的门静脉受侵。该患者被推荐行右肝切除术，然而对肝右叶、左叶分析表明，FLR 将占总肝体积比例不到 20%。（右图）通过同侧途径栓塞肿瘤侧肝叶门静脉。通过 22G Chiba 针➡️穿刺右侧门静脉系统后造影确认➡️

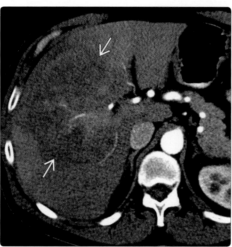
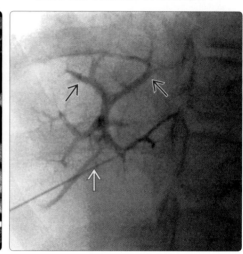

右侧 PVE：同侧途径（同轴技术）

右侧 PVE：同侧途径（门静脉主干造影）

（左图）将 Chiba 针同轴置换为血管鞘➡️，置入 0.035 英寸导丝➡️。注射造影剂显示门静脉主干➡️解剖结构。（右图）放置 6Fr 血管鞘➡️，将猪尾导管➡️插入门静脉主干➡️。门静脉造影图像可清晰显示门静脉左支➡️、右支➡️

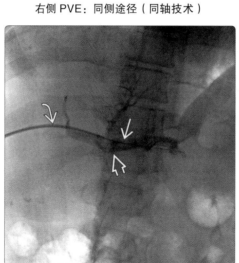
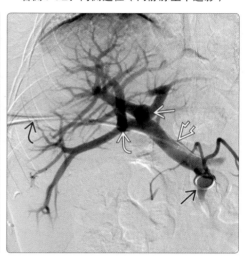

右侧 PVE：同侧途径（放大视野）

右侧 PVE：同侧途径（术后门静脉造影）

（左图）将猪尾导管置换为反曲导管➡️，选择性插管供应 S Ⅶ 的门静脉右支分支➡️。用 300～500μm Embosphere 颗粒栓塞剂进行栓塞。（右图）栓塞供应 S Ⅵ～Ⅷ 门静脉分支后（通过颗粒配合弹簧圈），进行门静脉造影。猪尾导管➡️放置于门静脉主干内，可见门静脉左支➡️血流通畅

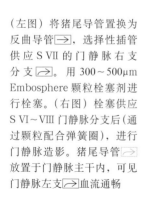
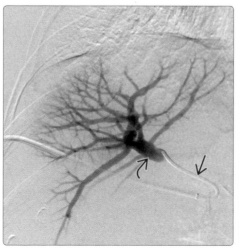
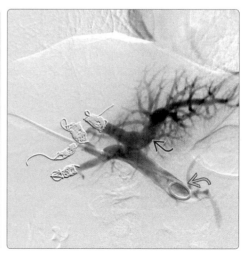

右侧 PVE：术前影像检查（诊断性 CT）

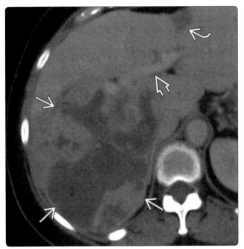

右侧 PVE：对侧途径（门静脉造影）

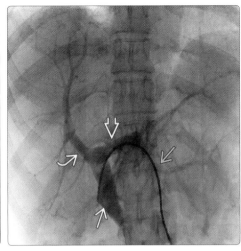

（左图）横断位增强 CT 可见右肝大块状占位病变，病理证实为纤维板层癌➡。门静脉左支➡通畅，同时可见肝左叶血管瘤➡。该患者在行肝右叶切除前被转诊行 PVE。（右图）穿刺肝 SⅢ 门脉分支➡建立穿刺道，并将血管鞘➡插入门静脉主干。造影可见门静脉左支主干➡与右前分支➡，右后分支已受肿块外压迫闭塞

右侧 PVE：对侧途径（门静脉右支造影）

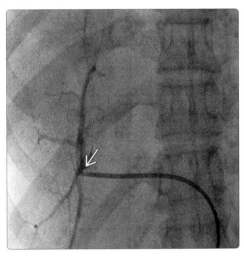

右侧 PVE：对侧途径（栓塞组织胶）

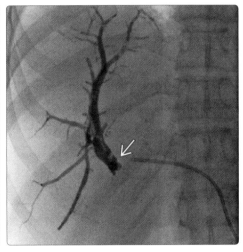

（左图）微导管超选门静脉右支远端➡，由于使用对侧穿刺入路，不需要使用反曲导管。（右图）通过微导管栓塞组织胶。栓塞后透视可见不透射线组织胶向后延伸至门静脉右支近端➡，并未溢出至门静脉主干或门静脉左支

右侧 PVE：对侧途径（SVI 门静脉分支通畅）

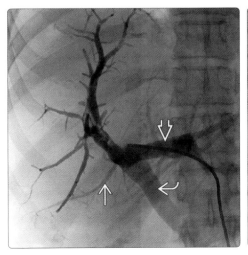

右侧 PVE：对侧途径（栓塞弹簧圈）

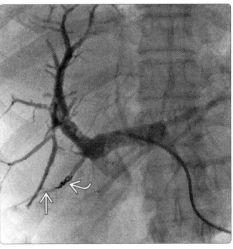

（左图）随后门脉造影见门静脉左支➡和门静脉主干➡通畅，同时也证实给肝右后叶部分供血的 SVI 门静脉分支➡未见显影。（右图）SVI 门脉分支远端➡栓塞组织胶后，近端栓塞弹簧圈➡，否则近端栓塞的组织胶将来可能会异位栓塞至邻近门静脉左支或门静脉主干

左侧 PVE：介入术前影像学检查
（诊断性 CT）

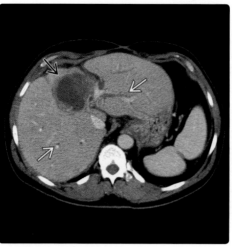

左侧 PVE：对侧途径（门静脉右支通路）

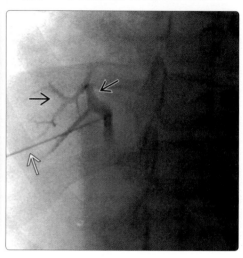

（左图）横断位增强 CT 显示大块状神经内分泌肿瘤➡️，并延伸至肝左叶。虽然 FLR 测量值为 40%，但该患者之前接受过化疗，所以被转诊接受 PVE。受肿块影像局部胆道可见扩张➡️。（右图）通过对侧途径行 PVE。22G Chiba 针➡️穿刺肝脏后注入造影剂，可见门静脉右支系统分支显影➡️。将穿刺针置换为导丝及同轴血管鞘

左侧 PVE：对侧途径（门静脉左支造影）

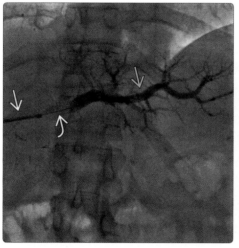

左侧 PVE：对侧途径（门静脉左支栓塞）

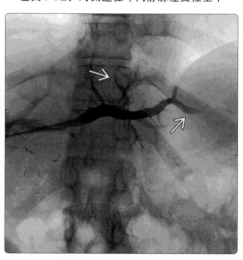

（左图）通过血管鞘将一条 0.035 英寸导丝➡️穿过门脉分叉至门脉左支。最后置入一个 6Fr 血管鞘➡️至门静脉分岔处，并行门静脉左支造影➡️。（右图）通过 300～500μm 的 Embospheres 栓塞门脉左支后，用 5Fr 导管再次行门静脉造影，肝段及亚段血管➡️未见显示，门静脉左支内造影剂基本停滞

左侧 PVE：对侧途径（介入术后门静脉造影）

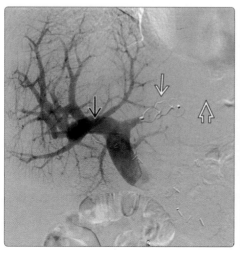

左侧 PVE：对侧途径（封堵穿刺道）

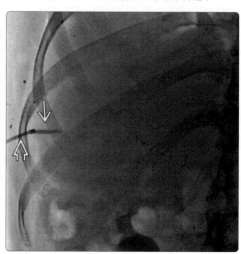

（左图）栓塞颗粒后，通过 6Fr 鞘将一枚 16mm Amplatzer 血管塞➡️放置在门静脉左支近端。再次造影显示血管塞远端门静脉左支➡️无血流填充，门静脉右支➡️仍旧通畅。（右图）在完成介入手术后，拔鞘过程中，通过血管鞘➡️推入吸附有造影剂的鱼雷状明胶海绵条➡️封堵肝实质穿刺道

术后 CT 检查

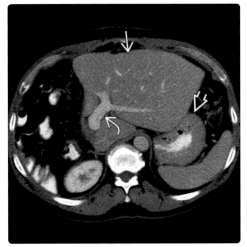

FLR 增生

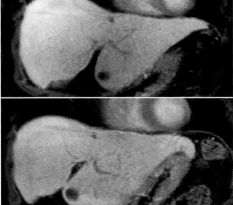

（左图）横断位增强 CT 显示右肝切除术后可见增生、正常强化的肝左叶➡️，门静脉左支正常通畅➡️。过度增生的肝左叶将胃➡️压向后方。（右图）右肝 PVE 术前（上）、术后（下）评价可见肝左叶增生，随后才能对患者进行肝右叶切除术

同侧路径 PVE 后肝动脉出血（B 超检查）

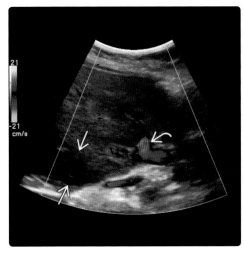

同侧路径 PVE 后肝动脉出血（B 超检查）

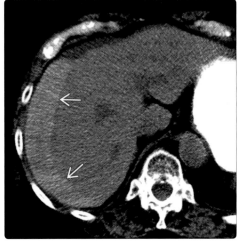

（左图）一位经同侧路径行 PVE 后出现进行性右上腹痛的患者，矢状位彩色多普勒超声检查可见右肝被膜下血肿➡️。门静脉主干➡️和近端分支血流通畅。（右图）横断位平扫 CT 显示同侧路径行 PVE 术后穿刺道可见被膜下新发的高密度血肿➡️。由于血流动力学的不稳定性，进一步血管造影

同侧路径 PVE 后肝动脉出血

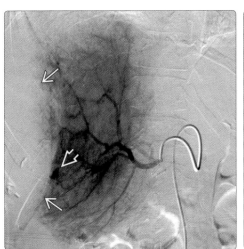

PVE 后异位栓塞

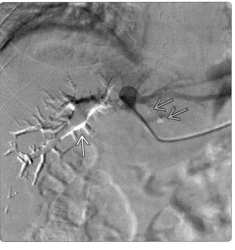

（左图）DSA 下肝动脉造影显示被膜下无血管区➡️将肝实质向中心线压迫移位。肝动脉周围分支可见造影剂外溢➡️，随后行动脉栓塞术进行止血。（右图）组织胶栓塞门静脉右支➡️后行数字减影门静脉造影。可见肝左叶 III 有 2 处小的栓塞剂减影区➡️，考虑为异位栓塞

关键点

术语

- 门静脉血栓形成（PVT）：急性或慢性、完全性或部分性门静脉阻塞，伴或不伴肠系膜静脉或脾静脉受累
  - 肝硬化（28%）
  - 腹腔恶性肿瘤（27%～44%）
  - 遗传性易栓症（20%）
  - 骨髓增生异常综合征（11%）
  - 炎性疾病（10%）
- 肝静脉血栓形成（HVT）：急性或慢性、完全性或部分性肝静脉闭塞，伴或不伴下腔静脉受累
  - 通常继发于布加综合征
  - 也常合并潜在的易栓状态（先天性或获得性）
- 临床表现
  - 急性：右上腹痛、腹水、肠缺血、败血症
  - 慢性：门静脉高压特征性表现，静脉曲张

术前

- 适应证：存在 PVT、HVT 梗阻症状，且合并
  - 尽管系统性抗凝治疗，但症状加重
  - 有近期肠道缺血、梗死风险
  - 拟行经颈静脉肝内门 - 体分流术（TIPS）

介入操作

- 静脉通道：经皮经肝通路或 TIPS 途径
- 机械性溶栓和（或）经导管药物性溶栓
- 其他治疗
  - 潜在狭窄段行血管成形、支架植入
  - TIPS 治疗

术后

- 强烈推荐系统性抗凝
- PVT 系统进行系统性抗凝治疗

（左图）肠系膜上动脉血管造影的门脉期可见一处较大的门静脉血栓 →。脾静脉 → 和肠系膜上静脉 ⇨ 仍然通畅，并可见大的侧支循环静脉 →。（右图）慢性血栓形成导致门静脉梗阻 →。随后形成自发性门 - 体分流 ➡（合并胃静脉曲张 ⇨）。重新开通门静脉可降低来自肠系膜静脉血液形成的静脉曲张压力，从而减少曲张静脉出血的风险

门静脉血栓形成

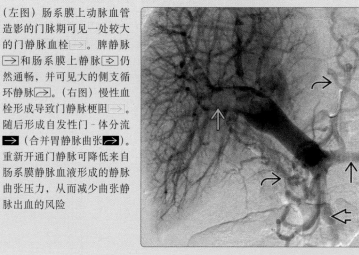

慢性门静脉血栓形成

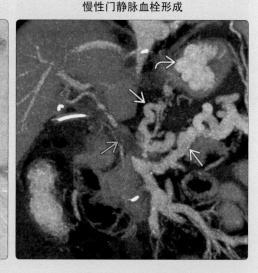

（左图）一位近期行肝移植手术的患者行门静脉造影术，可见门静脉主干内充盈缺损 →。经皮经肝穿刺门静脉后置入灌注导管 ⇨ 并穿过血栓。（右图）导管直接溶栓 12 小时后门静脉造影证实门静脉主干间断性再通，仍可见残留充盈缺损 ⇨。继续灌注 tPA 12 小时

门静脉溶栓（放置灌注导管）

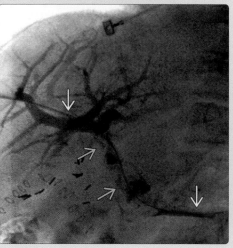

门静脉溶栓（导管溶栓治疗后）

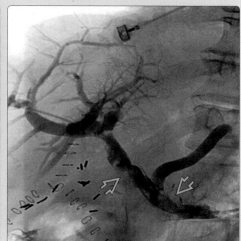

术　语

定义

- 肝静脉流出梗阻
  - 根据梗阻程度分为 3 类
    - 静脉阻塞性疾病：肝窦和末端静脉
      - 毒素诱导的非血栓性梗阻，常常在干细胞移植、化疗或放疗后出现
    - 布加综合征（Budd-Chiari syndrome，BCS）
      - 疼痛、腹水、肝静脉阻塞引起的肝大
    - 充血性肝病
      - 被动性肝充血，通常与右心衰竭（如三尖瓣反流，肺心病）
  - 肝静脉流出道梗阻相关疾病
    - 肝硬化、门静脉高压（HTN）、肝静脉或门静脉血栓
- 肝静脉血栓形成（HVT）：急性或慢性、完全或部分性肝静脉堵塞，伴或不伴下腔静脉（IVC）受累
  - 通常是因为 BCS
    - 原发性
      - 血管内血栓形成或网状回流
      - 50% 合并非典型性骨髓异常增生综合征
      - 病因也包括妊娠、真性红细胞增多症、白塞病、阵发性睡眠性血红蛋白尿症（PNH）
    - 继发性
      - 非血栓性疾病：血管内侵犯（如肿瘤）或血管外受压
  - 可导致门脉高压及相关并发症
- 门静脉血栓形成（PVT）：急性或慢性、完全性或部分性门静脉阻塞，伴或不伴肠系膜静脉或脾静脉受累
  - 肝硬化（28%）
  - 腹腔恶性肿瘤（27%~44%）
  - 炎性疾病（10%）（如憩室炎、胰腺炎、阑尾炎、炎性肠病）
  - 腹腔内感染
  - 门静脉损伤
  - 全身性因素
    - 遗遗传性易栓症（20%）（如 V 因子突变，凝血酶原基因突变）
    - 获得性
      - 骨髓异常增生综合征（11%）
      - 其他：妊娠，使用激素（包括口服避孕药），抗磷脂综合征，等等
  - 未行干预患者的死亡率，在抗凝治疗失败后行血管内腔治疗的风险
    - 小于 10%：不合并肝硬化或恶性肿瘤的慢性 PVT
    - 26%：合并肝硬化或恶性肿瘤的慢性 PVT
    - 20%~50%：明确合并肠缺血、梗死的急性 PVT

- 临床表现
  - 急性血栓形成：症状取决于严重程度
    - 右上腹闷胀感伴或不伴肝大
    - 黄疸，腹水
    - PVT 合并肠缺血、梗死表现
      - 腹痛
      - 恶心，呕吐，腹泻
      - 发热，败血症
  - 慢性血栓形成：门静脉高压相关症状
    - 腹水
    - 静脉曲张出血，伴或不伴出血
    - 脾大

术　前

适应证

- PVT/HVT 症状合并
  - 系统性抗凝失败
  - 有近期肠缺血或梗死风险
    - 通常发生于累积肠系膜静脉患者
  - 拟行经颈静脉肝内门 - 体分流术（TIPS）
- 慢性 PVT/HVT 并发症
  - 通常由于不可控制的复发性静脉曲张破裂出血
    - 开通门静脉、肝静脉，恢复正常血流，以减少出血风险

禁忌证

- 药物性溶栓存在禁忌证
  - 活动性出血或高危患者
  - 10 天内曾行外科手术
  - 3 周内曾行颅内手术
  - 颅内疾病（如近期的脑血管病、肿瘤）
  - 近期的创伤
- 明确证实广泛的肠梗死或败血症
- 腹水是相对禁忌证
  - 经肝穿刺前行腹水穿刺引流
- 难以纠正的凝血功能障碍

术前影像学检查

- 超声
  - 静脉腔内可见血栓信号
    - 静脉腔内没有血流信号
  - 多普勒超声检查可显示静脉解剖及侧支循环
- CT 或 MRI
  - 增强扫描后血栓不会强化
    - 周围静脉壁增强
  - BCS 患者肝脏不均匀强化
    - 早期可见尾状叶增生，周围肝实质强化下降
    - 肝脏强化程度下降区域与静脉闭塞范围一致
  - 与 B 超不同，可更好的评价
    - 血栓是否累及脾静脉、肠系膜静脉或 IVC
    - 潜在病因（恶性肿瘤，炎性疾病）
    - 相关的并发症，包括肠缺血、肠梗死

术前准备

- 核查项目
  - 临床病史和体格检查
    - 介入治疗适应证
    - 广泛肠坏死、穿孔或脓毒性休克的迹象或症状
      - 必要时外科手术探查或切除
  - 过敏史
  - 根据介入放射学会（SIR）相关共识指南的实验室检查和药物使用
    - 实验室检查
      - 全血细胞计数（CBC）：血小板计数>50 000/μl
      - 国际标准化比值（INR）≤1.5
    - 用药情况
      - 噻氯匹啶：术前 7 天停药
      - 阿司匹林和氯吡格雷：术前 5 天停药
      - 达比加群和磺达肝素：术前 2~3 天停药（如果 CrCl<50ml/min，停药 3~5 天）
      - 低分子肝素（治疗用）：术前 24 小时停药
      - 肝素（普通肝素）：在术前 2~4 小时停药
    - 电解质、肾小球滤过率（eGFR）
    - 肝功能检查
  - 查看断层扫描检查
    - 静脉血栓累计范围：完全或部分栓塞，累计静脉长度
    - 静脉解剖：变异，侧支循环，静脉曲张
    - 有无腹水
    - 是否存在广泛肠梗死
  - 知情同意：相关风向
    - 出血：潜在危及生命
      - 局部出血：腹腔内，被膜下，穿刺部位
      - 其他：血胸、血尿、鼻出血等
    - 血管开通失败或无法阻止肠缺血、肠梗死
    - 术后再次形成血栓（尽管手术成功）
    - 腹痛、呕吐、转氨酶升高
- 药物
  - 预防性抗生素
    - SIR 指南：常规推荐用于经肝穿刺患者，但一线药物种类没有达成共识
    - 应该覆盖金黄色葡萄球菌、表皮葡萄球菌、肠球菌、链球菌、革兰阴性菌、厌氧菌
  - 静脉注射用（IV）肝素
    - 穿刺后、溶栓前使用
    - 由外围静脉或经导管给药
      - 通常用 2000~5000U 团注，然后 500~800U/h 泵注
  - 组织纤溶酶原激活物（tPA）
    - 导管直接溶栓时（CDT）1mg/h
    - CDT 前在血栓内团注或在药物机械性溶栓时最多可用 10mg
  - 麻醉：局部麻醉或全身麻醉

介入操作

患者体位 / 位置

- 最佳操作方法
  - 经颈静脉途径（TIPS 通路）
    - 技术要求高
    - 必要时可为 TIPS 提供通路
  - 经皮经肝途径
    - 直接穿刺门脉或肝静脉
    - 需要穿过肝包膜，增加出血的风险

手术步骤

- 建立静脉通路
  - 术前行穿刺部位 B 超检查
  - 常规消毒铺巾
  - 穿刺点皮下及穿刺道内注射 1% 利多卡因
  - 建立静脉体统通道（肝静脉或门脉）
    - 经皮经肝静脉通路
      - 使用超声（超声辅助）定位静脉系统，并选择安全的穿刺路径
      - 超声引导下用 21~22G Chiba 针经皮穿刺静脉系统，可用此方法穿刺门脉或肝静脉
      - 经穿刺针注射造影剂显示靶血管后，置入 0.018 英寸导丝（推荐 Nitrex）
      - 如果 B 超引导失败，可透视下置入导丝及血管鞘
    - 经颈静脉 TIPS 路径
      - 超声引导穿刺右侧颈内静脉
      - 应用 0.035 英寸导丝经腔静脉选入肝静脉
      - 如果需要可继续行门静脉造影建立肝内通路
  - 穿刺门静脉系统后
    - 拔除穿刺针并置入同轴引导鞘
    - 通过血管鞘置换 0.035 英寸导丝
    - 放置 5~7Fr 血管鞘
- 诊断性门静脉造影：确定血栓的位置及是否累及脾静脉或肠系膜上静脉（SMV）
  - 肝静脉或腔静脉造影：确定确定血栓的位置及是否累及 IVC
  - 评估血栓形成时间（急性、亚急性、慢性），选择相应治疗方法
  - 导丝配合导管跨过血栓
    - 重复静脉造影以确定血栓范围、远端血管通畅性以及侧支循环
- 溶栓治疗
  - CDT
    - 跨越血栓放置溶栓导管或血管鞘，使导管的近端和远端部在通畅的静脉中
      - 通过导管（可选）团注 5~10mg tPA
      - 通过导管泵注 tPA，速度为 0.5~1mg/h
      - 团注 tPA 后灌注肝素，500U/h
      - 将患者转入 ICU 监测

- 每 4~8 小时复查 CBC、INR、纤维蛋白原
- 如果纤维蛋白原 <150mg/dl，精神状态变化或有临床出血症状，停止泵注 tPA
- 继续 CDT 6~24 小时，然后重新评估
- 评估溶栓程度
  - 行静脉造影评估疗效及残留血栓
  - 如果有残余血栓，可以继续 CDT，如果临床条件允许也可行机械行溶栓术
- 药物机械性溶栓术
  - 适用于血栓累计范围较大的患者
    - 在 CDT 或无法行 CDT 的血管内压碎血栓
    - 可使血栓溶解更快，可减少溶栓药物用量
  - 机械性溶栓前行全身抗凝血（如静脉注射肝素）
  - 将溶栓剂直接注入血栓
  - 开始机械性溶栓
    - 旋切设备切栓治疗
    - 球囊压碎血栓
    - 向血栓内脉冲式注射 tPA
    - Possis Angia Jet 溶栓
    - 通过 6~10Fr 血管鞘抽栓
  - 大致操作流程
    - 穿刺靶静脉，静脉注射肝素 4000~5000U
    - 跨血栓置入溶栓导管
    - 局部半强力注射 5~10mg tPA，等待 15~30 分钟
    - 用球囊成形导管或旋切转装置破坏血栓
    - 通过导管或血管鞘抽栓
    - 开始 CDT
- 溶栓后
  - 对潜在狭窄行血管成形或支架置入治疗
    - 即使没有明显的血栓，残余狭窄也会因局部血流缓慢使血栓再发
  - 评估 TIPS 必要性（如果存在适应证可以进行）
    - 门静脉血栓合并潜在失代偿性肝硬化及门静脉高压患者
    - 肝静脉血栓合并进展性 BCS 患者
    - 拟行肝移植手术者
  - 治疗完成
    - 拔除导丝、导管
    - 对于经皮经肝路径患者，可用明胶海绵条封堵穿刺道
  - 强烈建议继续全身抗凝血治疗

替代操作 / 治疗
- 介入治疗
  - 通过肠系膜上动脉间接溶栓
    - 将多侧孔导管选择性插管肠系膜上动脉后灌注 tPA
      - 理论上溶栓药物可循环进入整个门静脉系统
      - 也可能通过侧支循环绕过血栓
    - 与直接 PV/SMV 溶栓术相比

- 降低了技术成功率，再通率为 50% vs.>90%
- 延长了灌注药物时间（数天），并发症发生率较高
- 如果无法直接穿刺门静脉时，可以考虑作为替代治疗

- 外科
  - 术中血栓切除术
    - 指合并肠梗死需行肠切除术的患者
    - 如果无需行肠切除，患者获益程度与血管内治疗相同
  - 对于进展期 BCS 行肝移植术
- 其他
  - 系统性抗凝治疗：对于急性血栓形成患者，临床成功率为 40%~50%
    - 如果 1 周内没有开始，效果就会降低
    - 对于慢性血栓形成患者，可用于预防新发血栓或血栓进展，但不会使血管再通

结 果

并发症
- 最严重的并发症
  - 死亡：通常与出血性并发症相关
  - 与经肝穿刺相关并发症
    - 显著腹腔内、肝被膜下出血
      - 可以通过封堵穿刺道降低风险
- 即刻／围手术期并发症
  - 报道的 PVT 总体并发症发生率：9%~60%
    - 大多数严重并发症与出血相关
      - 腹腔内出血
      - 被膜下血肿
      - 血胸、血尿、鼻出血
    - 轻微并发症约 15%
      - 腹痛，恶心
      - 短暂性肝性脑病、氨基转移酶升高
      - 穿刺点并发症
  - HVT 发生率较低：5%~10%
- 远期并发症
  - 因机械性血栓切除术引起的静脉内皮损伤
    - 增加了血栓再发风险
  - TIPS 相关风险

预期结果
- 以下情况 PVT 预后较好
  - 不是由于肝硬化、恶性肿瘤、败血症所致
  - 不累及肠系膜静脉
- 技术成功率，畸形 PVT：40% 完全再通，45% 部分再通
- IVC 受累的急性 HVT
  - 应用 IVC 支架时成功率为 95%~100%
  - 85% 完全再通
  - 术后 12~86 个月仍然通畅概率为 76%

（左图）尽管应用全身抗凝治疗，该患者还是因门静脉血栓造成了肠道缺血症状。回顾既往影像检查后，超声引导下用22G Chiba针经皮经肝穿刺门脉系统后，行肝内门静脉造影➡。（右图）将AccuStick鞘➡插入因大块血栓➡扩张的门静脉主干内。造影可见多发侧支循环静脉➡，提示为慢性血栓

分步演示：门静脉溶栓（经皮经肝途径）

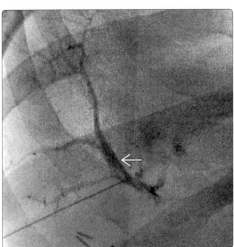

分步演示：门静脉溶栓（经皮经肝途径）

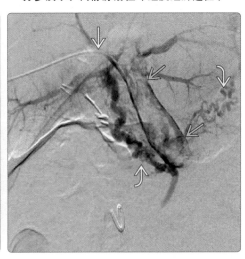

（左图）将5Fr鞘置入门静脉主干➡，药物机械性溶栓（10mgtPA，静推5000U肝素）消除部分血栓。然而插管肠系膜静脉（SMV）➡造影证实残余血栓累及SMV➡。（右图）经血管鞘➡将球囊导管➡插入门静脉主干后，在门静脉主干和SMV全程碎栓

分步演示：门静脉溶栓
（药物机械性溶栓后再发血栓）

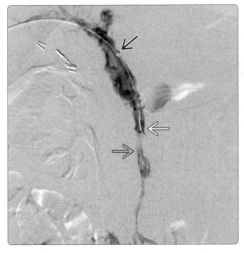

分步演示：门静脉溶栓（球囊碎栓）

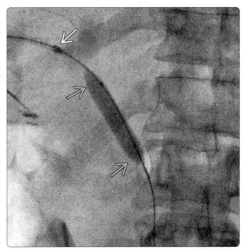

（左图）门静脉造影证实门静脉➡和SMV➡部分再通。根据临床情境，需进一步行导管直接溶栓或TIPS治疗。同时须行系统抗凝治疗。（右图）经皮经肝途径手术出血风险很高。拔除血管鞘➡时，可通过浸有造影剂的明胶海绵条➡封堵穿刺道

分步演示：门静脉溶栓（需行进一步治疗）

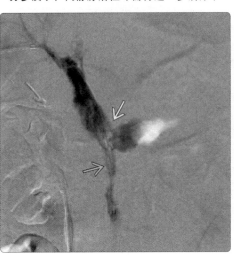

分步演示：门静脉溶栓（封堵穿刺道）

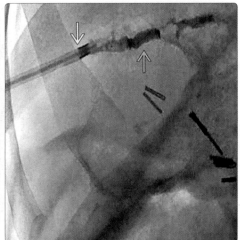

门静脉和肝静脉栓塞术

分步演示：门静脉血栓（初始影像学评估）

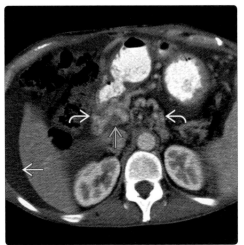

分步演示：门静脉溶栓（经肝穿刺门脉）

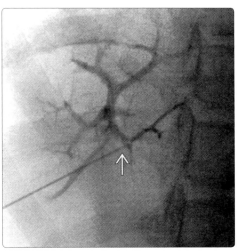

（左图）一名患有胰腺癌合并腹部疼痛的患者行增强 CT 检查显示 SMV 充盈缺损➡。周围可见匍匐状的静脉曲张➡及肝周积液➡。（右图）19G Chiba 针➡经皮经肝穿刺门静脉。造影证实穿刺针针尖位于门静脉右支的分支内，并可见正常的门静脉分支

分步演示：门静脉溶栓（经肝穿刺门脉）

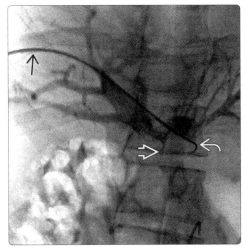

分步演示：门静脉溶栓（支架置入及溶栓）

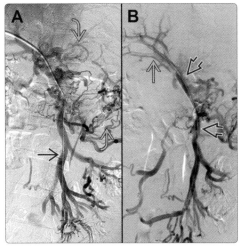

（左图）将导丝➡、血管鞘➡插入门静脉主干。注射造影剂可见近 SMV 处门静脉由于血栓呈锥形➡。（右图）（A）导丝➡跨过血栓栓塞的门脉-肠系膜上静脉交界处置入 SMV 分支。广泛的侧支循环➡使血液绕过了梗阻段。（B）对血栓栓塞段门静脉行血管成形及支架➡置入治疗后，血栓➡却被推移到门静脉分支中。拔除血管鞘后予患者行系统性抗凝治疗

分步演示：门静脉溶栓（建立 TIPS 及溶栓）

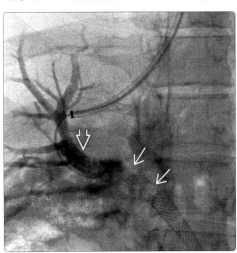

分步演示：门静脉溶栓（TIPS 建立后溶栓）

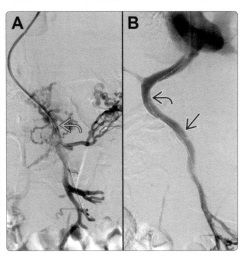

（左图）系统性抗凝治疗 2 天后，患者返回行溶栓及后续 TIPS 治疗。经颈静脉穿刺门静脉➡造影，近期放置的 SMV 支架附近可见持续性充盈缺损➡。（右图）（A）将血管鞘➡放置在梗阻段远端，进行机械性药物溶栓治疗。（B）成功溶栓后，用支架➡建立 TIPS 通路至最初放置的 SMV 支架➡处

（左图）经典布加综合征包括肝肿大、肝脏异常不均匀强化、尾状叶早期强化 ➡️ 横断位肝脏强化减弱。此时 IVC 明显狭窄 ➡️。（右图）门静脉主干 ➡️ 可见充盈缺损并延伸至 SMV ➡️，与门静脉 - 肠系膜上静脉血栓形成一致

布加综合征及门静脉血栓
（横断位增强 CT）

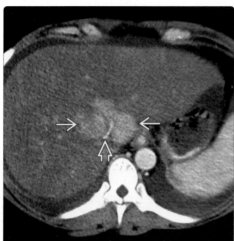

布加综合征及门静脉血栓
（冠状位增强 CT）

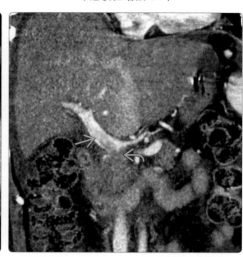

（左图）建立 TIPS 后准备溶栓治疗。将一根造影导管 ➡️ 经颈静脉鞘插管肝静脉。肝静脉造影图像显示为围绕布 - 加综合征患者闭塞肝静脉的"蜘蛛网"状 ➡️ 侧支循环血管。（右图）用同一导管 ➡️ 行楔入法 CO_2 门静脉造影显示，门静脉主干可见一处大的充盈缺损 ➡️ 延伸至 SMV ➡️。肝内门静脉 ➡️ 依然通畅

布加综合征及门静脉血栓
（肝静脉造影）

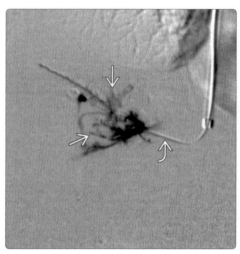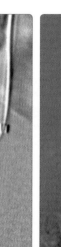

布加综合征及门静脉血栓
（门静脉造影）

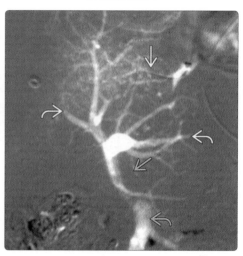

（左图）TIPS 内放置一枚支架 ➡️ 并延伸至 IVC。随后门静脉造影显示在门静脉系统血栓量 ➡️ 增多，现在已延伸到门静脉左支 ➡️、SMV ➡️ 和脾静脉 ➡️。（右图）通过新建立的 TIPS 行直接插管 tPA 溶栓。最终造影图像显示门静脉主干 ➡️ 及 TIPS 支架 ➡️ 通畅。门静脉左支 ➡️ 的残余血栓通过系统性抗凝治疗

布加综合征及门静脉血栓
（TIPS 术后门静脉）

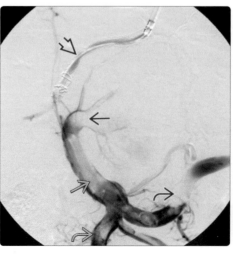

布加综合征及门静脉血栓
（术后溶栓）

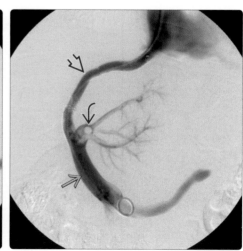

经肝辅助经颈静脉穿刺门静脉（建立通道）

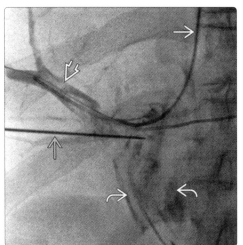

经肝辅助经颈静脉穿刺门静脉（建立通道）

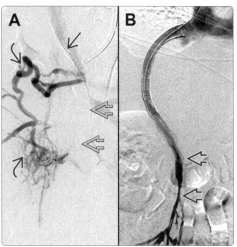

（左图）在广泛血栓形成的情况下，可能需要联合经肝及经颈静脉途径。本例患者先用穿刺针➡经肝穿刺血栓栓塞的门静脉➡，注射造影剂经颈静脉插管➡提供目标，使经颈静脉途径可以穿刺、插管至门静脉右支➡。（右图）（A）通过TIPS➡行DSA造影显示SMV远端➡血栓栓塞并通过侧支循环➡引流血液。（B）在药物机械性溶栓后SMV➡恢复通畅

静脉曲张复发出血
（闭塞的SMV导致胃静脉曲张）

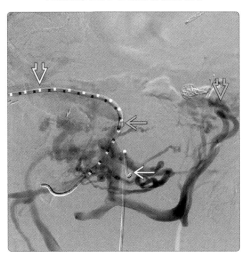

静脉曲张复发出血（恢复SMV血流）

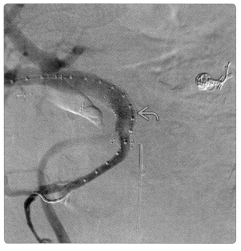

（左图）通过一根反曲导管➡给一个患有巨大胃静脉曲张➡患者行肠系膜上动脉造影。门静脉相显示SMV➡的闭塞。经皮经肝穿刺后跨过狭窄段放置导管➡。（右图）血管内支架➡治疗恢复SMV血流后，可显著减少侧支循环血流，包括胃静脉曲张。以此解决了胃曲张静脉出血问题

肝静脉流出道梗阻（充血性肝病）

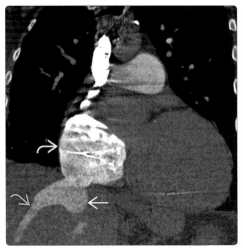

肝静脉流出道梗阻（静脉闭塞性疾病）

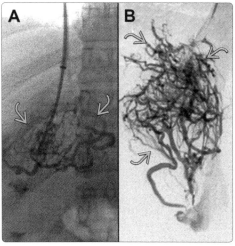

（左图）心脏明显增大导致右心房➡血流反流至肝后段IVC➡及肝静脉➡。这些是充血性肝病的典型影像学表现。（右图）干细胞移植后可能会发生静脉阻塞疾病，并且可能需要行TIPS治疗肝硬化和门静脉高压。（A）透视和（B）DSA造影可见典型的"蜘蛛网"状➡侧支循环

关键点

术语

- 传统淋巴管造影
  - 既往用于评估淋巴结或淋巴管
  - 被横层扫描影像取代
- 胸导管
  - 常规引流部位为从腹部、骨盆、下肢、左上肢
  - 引流汇合至锁骨下、颈内静脉
  - 髂总淋巴管汇合形成腹主动脉旁和腔静脉旁淋巴链
  - 各淋巴链汇合形成乳糜池和胸导管

术前

- 适应证
  - 典型的淋巴瘘及淋巴液渗漏
  - 显示乳糜池
  - 为行经皮胸导管栓塞术
- 断层扫描成像（MR/CT）是评估淋巴结、淋巴管疾病的互补模型

介入操作

- 趾蹼间注射
  - 在趾蹼间注入亚甲蓝
  - 皮下可见蓝色条纹状淋巴管
  - 行淋巴管切开术
    - 将淋巴从周围的脂肪中游离出
  - 用 30G 淋巴导管插入淋巴管
- 淋巴结注射
  - B 超引导
  - 用腰椎穿刺针穿刺腹股沟淋巴结
- 注入乙碘油
  - 可非常好的显示淋巴管、淋巴结节点
- 获取连续性、多点影像
- 监视淋巴系统显影

（左图）淋巴造影时留取多处透视图像，双侧大腿 ⇥ 可见多条淋巴管显影，包括髂外 ➡、髂内 ⇨ 及双侧髂总 ⇗ 淋巴管。同时可见淋巴结内造影剂聚集 ⇨。（右图）淋巴管灌注碘油几个小时后留取透视影像，显示造影剂位于髂外 ➡ 及髂总淋巴管 ⇗ 内，同时可见腔静脉旁淋巴管 ⇨ 显影

淋巴管造影：盆腔
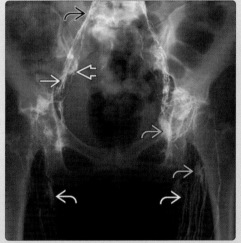

淋巴管造影：腹腔
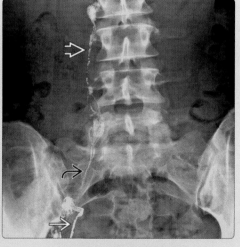

（左图）左侧胸部可见胸导管 ⇥，并向外侧 ⇨ 与左头臂静脉汇合。随后淋巴液经胸导管和左侧头臂静脉汇合处进入静脉系统。（右图）通过左上肢静脉途径置入导管并成功插管胸导管后，微导管 ⇨ 插入胸导管至胸廓中部水平。注射造影剂可显示胸腔内多条淋巴管属支

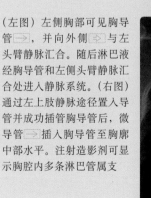

淋巴管造影：胸部
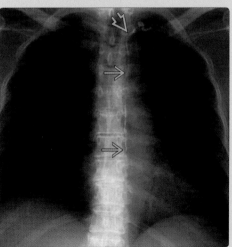

胸导管（直接插管注射）
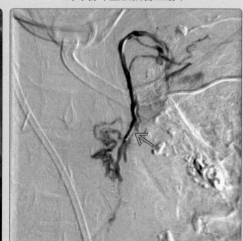

术 语

定义

- 淋巴造影：将不透射线的造影剂注入淋巴管使淋巴系统显影
  - 既往用于评估淋巴结或淋巴管
  - 现在很少使用
    - 被断层成像所取代
      - 淋巴系统造影难度大
    - 侵入性，耗费时间长
      - 技术失传，技术困难
- 淋巴管造影术：同淋巴造影
- 淋巴系统
  - 免疫系统的关键部分
    - 淋巴细胞，浆细胞，肥大细胞的产生
    - 运输免疫细胞
  - 包括参与淋巴细胞循环、生产的结构：骨髓、消化系统淋巴组织、淋巴管、脾脏、胸腺
  - 参与体内液体运输、调节
    - 从乳糜管吸收肠道脂肪酸
    - 运输乳糜液或淋巴液
      - 淋巴液浓缩，单向瓣膜促进淋巴系统流动
    - 将组织间蛋白回输到血液中
  - 通过淋巴结过滤体液
- 淋巴系统解剖
  - 软组织内毛细淋巴管
    - 合并形成淋巴血管
  - 下肢淋巴细胞在骨盆合并
    - 形成髂内和髂外淋巴管
  - 髂总淋巴管合并形成主动脉旁和腔静脉旁淋巴链
    - 主动脉旁和腔静脉旁淋巴链汇合形成乳糜池和胸导管
- 乳糜池
  - 纺锤形，右淋巴管汇合形成的向外突出的类囊状结构
  - 通常位于腹主动脉的右后侧
  - 在椎体水平变异较大
    - $T_{12}\sim L_2$ 水平最常见
  - 也可能缺失
  - 胸导管的起始部
- 胸导管
  - 是腹部、骨盆、下肢、左上肢的常见淋巴引流途径
  - 每天引流 2~4L 的淋巴液
    - 蛋白质、脂质、淋巴细胞
  - 起源于胸廓内的乳糜池
  - 途经胸腔上部
    - 从乳糜池水平延伸到颈部
    - 位于正中线，在 $T_5\sim T_6$ 水平移至左侧
    - 食管后方
    - 流入左锁骨下静脉和头臂干汇合处
  - 可能有多条通道、变异、侧支

术 前

适应证

- 淋巴瘘特点、诊断和治疗
  - 乳糜性腹水或乳糜液渗出
  - 乳糜尿
  - 外生殖器淋巴水肿
  - 淋巴囊肿
  - 制订手术计划
  - 证实术后有无损伤
- 肿瘤分期（极少）
  - 淋巴瘤
  - 淋巴转移性疾病
- 显示乳糜池或胸导管
  - 便于经皮胸导管栓塞治疗

禁忌证

- 对亚甲蓝、淋巴蓝、乙碘油过敏
- 肺功能不全
  - 部分乙碘油栓塞至肺部
- 右到左的分流
  - 乙碘油栓塞至体循环

术前影像学检查

- 断层扫描（MR，CT）
  - 用于评估淋巴系统及淋巴结疾病的补充检查

术前准备

- 药物
  - 镇静药物
  - 1% 利多卡因皮下注射
  - 用于显影淋巴管的蓝色染剂，无需穿刺淋巴结
    - 注入到趾蹼间，被淋巴管吸收
      - 亚甲蓝（American Regent；Shirley，NY）
      - 异硫蓝(Lymphazurin；Covidien；Mansfield，MA)
  - 碘化油（Ethiodol；Guerbet；Villepinte，France）
    - 用于淋巴造影的不透射线的造影剂
    - 又名乙碘油
      - 成分：碘（37%）混合罂粟籽油的脂肪酸乙脂酸乙脂
  - 苯佐卡因喷雾（Beutlich；Waukegan，IL），无需穿刺淋巴结
- 设备
  - 经足路径
    - 30G 淋巴管导管（Cook Medical；Bloomington，IN）
    - 分离器械托盘
    - 0# 丝线和 3-0 聚丙烯线
    - 缓慢注射泵或电子注射器
  - 淋巴结
    - 超声仪，线性血管探头
    - 25G 脊髓穿刺针，7cm 长
    - 注射泵，也可用球囊高压注射器

介入操作

患者体位 / 位置

- 最佳操作路径
  - 经足淋巴造影
    - 乳糜池通畅在右上腹
      - 从右脚效果更好
      - 如果需要可用左足
    - 患者仰卧，双脚悬在手术台边缘
      - 尽量让患者舒适：手术时间长，注意防止淋巴导管移位
  - 淋巴结造影
    - 仰卧，消毒铺巾双侧腹股沟以行穿刺

手术步骤

- 经足途径
  - 双足消毒铺巾
  - 给予局麻药物
    - 用针穿刺前，趾蹼间给药
  - 注射染色亚甲蓝或淋巴蓝
    - 趾蹼间皮下注射，在第 1/2 或第 3/4 脚趾间
    - 可吸收至淋巴管
    - 7~10 分钟内皮肤可出现蓝色条纹
  - 行足背部切口
    - 1% 利多卡因局部麻醉
    - 平行于淋巴管做 2cm 纵行切口
  - 30G 导管行淋巴管插管
    - 插管细小精致的淋巴管，技术上具有挑战性
    - 用丝线将针固定在血管内
    - 通过穿刺针或导管注射少量生理盐水查看有无漏出
  - 安全的插管行淋巴造影
    - 在注射过程中尽量减少导管的移位
    - 将导管连接到输液泵
  - 通过输液泵注射乙碘油
    - 可较好显示淋巴管及淋巴结
    - 不会溶解穿过淋巴管壁，可能在淋巴结内保留数月至数年
    - 可以用来治疗缓慢淋巴渗漏
    - 输液速度 8~12ml/h
    - 输液总量 <20ml
    - 确保穿刺针不在静脉内
  - 监控显影的淋巴系统
    - 每 15~20 分钟采集图像
    - 采集一系列透视图像，从下肢到骨盆，再到腹部
    - 确定乳糜池
    - 确定胸导管
    - 总时间 2~5 小时
  - 关闭切口
    - 使用 3-0 聚丙烯线，间断缝合
    - 应用杆菌肽后，无菌敷料覆盖

- 可以在 12 小时或 24 小时后再次采集图像
  - 可通过 CT 或透视采集
- 淋巴结途径
  - 双侧腹股沟消毒、铺巾
  - 使用线性血管探头行超声引导
    - 使用 1% 利多卡因皮下注射
    - 通过 25G 脊椎穿刺针穿刺淋巴结，针尖穿刺至皮髓交界处
    - 如果可以只穿刺淋巴结 1 处
  - 将穿刺针连接至灌有乙碘油的球囊打药器
  - 通过穿刺针使用打药器注入乙碘油
    - 保持打药器压力为 2mmHg
    - 每隔 5~10 分钟检查打药器
  - 与经足淋巴管造影一样采集图像
  - 与经足淋巴管造影相比，淋巴结途径造影
    - 时间更短
    - 穿刺口更小，不需要伤口护理
    - 技术成功率高

替代操作 / 治疗

- 放射学
  - 核素淋巴管闪烁造影术
  - 磁共振淋巴成像
    - 组织间注射钆剂
      - 之后行重 T_2WI 成像
    - 正在研究能否用超顺磁性氧化铁（USPIO）纳米粒子作为磁共振成像造影剂
  - CT 用于评估淋巴结
    - 评估仅限于淋巴结扩大
    - 不能使淋巴管成像

术后

注意事项

- 仔细监测乙碘醇的输液
  - 如果针头移位，继续泵注药物
    - 在伤口 / 脚背处可见明显的碘油沉积
      - 确保碘油使淋巴管显影
  - 确保针尖不在静脉内
- 足部切口护理
  - 10~12 天后拆线

结果

并发症

- 即刻 / 围手术期并发症
  - 肺碘油栓塞，通常无症状
    - 如果潜在心肺功能紊乱，可能会出现呼吸系统症状
    - 尽量减少乙碘油体积（如总量 ≤20ml）
  - 肺梗死，化学性肺炎
  - 脑卒中

- 远期并发症
  - 注射亚甲蓝处皮肤可能出现永久性变色（仅在足部途径）

预期结果

- 经验丰富者，通畅技术成功率高，淋巴结途径淋巴造影更是如此

分步演示：淋巴造影（注射亚甲蓝）

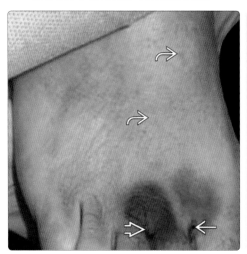

分步演示：淋巴造影（淋巴管插管）

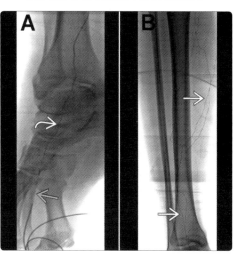

（左图）在大踇指和第二趾间➡、第二趾和第三趾间➡的趾蹼内注射亚甲蓝。染料在皮肤深处的淋巴管中➡聚集，然后用 30G 针头穿刺淋巴管。（右图）（A）用 30G 针头➡穿刺右足背部的淋巴管并注射乙碘油，显示足背淋巴管➡；（B）碘油造影显示小腿下部的多条淋巴管➡

分步演示：淋巴造影（淋巴结穿刺造影）

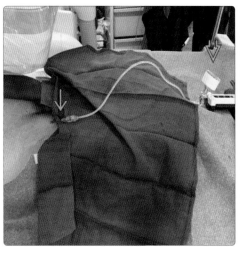

分步演示：淋巴造影（骨盆透视）

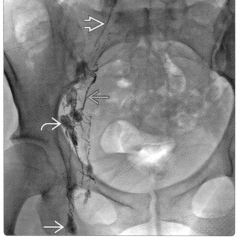

（左图）除了经足穿刺造影外，还可应用经淋巴结穿刺造影。用一根长 7cm 的 25G 针头➡穿刺淋巴结。随后将穿刺针连接装载碘油的注射泵➡，以 2mmHg 的压力泵注。（右图）过程中间断透视监视碘油走向，尤其是观察有无淋巴管瘘时。图片显示造影剂显示右侧髂外淋巴管➡、右侧髂总淋巴管➡，以及腹股沟淋巴结➡、髂外淋巴结➡

分步演示：淋巴造影（腹部透视）

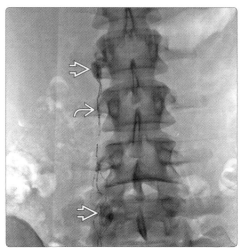

分步演示：淋巴造影（显示乳糜池）

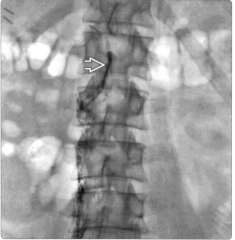

（左图）乙碘油造影显示右侧腔静脉旁淋巴管➡及包括腔静脉旁淋巴结➡。（右图）造影剂显示乳糜池➡。图中的囊状扩张是由腰（主动脉旁／腔静脉旁）淋巴管汇合形成的，而腰淋巴管与引流肠道的淋巴管相汇合。胸导管起自乳糜池头端，先向中线右侧延伸，再向上走行于后纵隔内

关键点

术语

- 胸导管栓塞
  - 两步法
    - 传统的足淋巴管造影或淋巴结内淋巴管造影：可显示乳糜池或腰椎淋巴管
    - 插管，栓塞胸导管
- 相对应用较少
  - 用于术后乳糜胸一线保守治疗失败的患者

术前

- 适应证
  - 胸导管损伤
  - 恶性疾病所致胸导管破裂
  - 大量乳糜性胸腔积液
  - 保守治疗失败
- 可替代治疗包括开放式胸导管结扎术

介入操作

- 进行足部或淋巴结内淋巴管造影，显示淋巴管
- 穿刺乳糜池或淋巴管
  - 经皮经腹途径
  - 使用 22G 穿刺针
  - 技术难度较高
- 将 0.018 英寸导丝置入淋巴管内
- 于胸导管内置入微导管
- 栓塞胸导管／胸导管漏
  - 使用直径较小的弹簧圈和液体栓塞材料
- 如果胸导管插管失败
  - 用穿刺针多次穿过胸导管，破坏、消除乳糜池

结果

- 临床治愈率 50%～70%

（左图）图片显示乳糜池 ➡️，由主动脉旁淋巴管汇合形成的一个囊状扩张结构。胸导管 ➡️ 发自乳糜池并向上延伸至颈根部。（右图）B 超引导下穿刺双侧淋巴结 ➡️，向淋巴管内注入乙碘油。现碘油 ➡️ 最远已到达骨盆上缘

淋巴系统：上腹部及胸部双侧腹股沟淋巴管造影

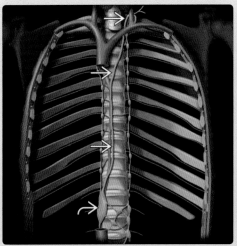

淋巴系统：上腹部及胸部双侧腹股沟淋巴管造影

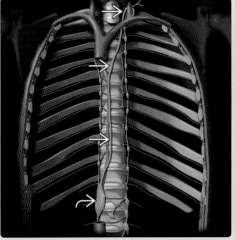

（左图）淋巴管造影后正位（A）和侧位（B）图像显示，胸廓内胸导管 ➡️ 走行至左后方，远端 ➡️ 汇入左锁骨下静脉与颈内静脉汇合处。（右图）图中用 22G 穿刺针 ➡️ 穿刺胸导管。将导丝（0.018 英寸）➡️ 置入胸导管，该患者有一根右侧胸腔置管 ➡️，可引流出乳糜性胸腔积液

上胸段淋巴管造影

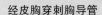
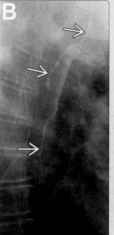

经皮胸穿刺胸导管

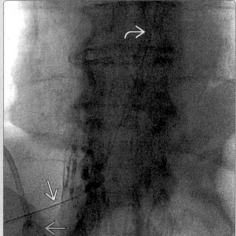

术　语

定义

- 淋巴造影：将不透射线的造影剂注入淋巴管使淋巴系统显影
  - 两步法步骤
    - 使乳糜池或腰上淋巴管显影
    - 传统的足淋巴管造影或淋巴结内淋巴管造影
      - 插管，栓塞胸导管
      - 经皮前腹部途径
  - 2种治疗方式
    - 1型胸导管栓塞
      - 直接插管胸导管，栓塞
    - 2型胸导管栓塞
      - 损毁乳糜池
      - 破坏胸导管
      - 将乳糜液转流至腹膜后腔
      - 促进漏口愈合
  - 该术式应用相对较少
    - 医生缺乏意识
    - 手术过程及技术不娴熟
    - 发病率、死亡率低
    - 术后持续性乳糜胸患者的一线治疗
      - 手术成功率高，死亡率也较高
- 乳糜池：胸导管下端扩张
  - 由肠淋巴主干／腰淋巴主干融合形成
    - 接收来自肠道的脂肪淋巴
    - 充当脂类消化产物的管道
  - 位于L_2和T_{12}之间
- 胸导管
  - 体内最大的淋巴管
    - 通常38~45cm长，直径5mm
    - 延伸至颈根部
    - 自乳糜池头端发出
      - 于后纵隔主动脉、奇静脉间上行
      - 食道后，正中线稍偏右
      - 在T_5~T_6水平跨至正中线左侧
    - 终止于左锁骨下静脉、颈内静脉汇合处，汇入静脉系统
  - 每天引流4L的淋巴液
    - 瓣膜可防止淋巴液逆流
    - 瓣膜位于淋巴管汇入左锁骨下静脉处
      - 防止静脉血液流入胸导管
  - 多条（双侧）胸导管发生率约10%
  - 胸导管损伤的原因
    - 手术：肺或食管
    - 创伤：穿透性胸外伤
    - 恶性肿瘤：淋巴瘤、淋巴结转移瘤
- 乳糜性胸腔积液（乳糜胸）
  - 胸部、心脏、颈部并发症
    - 罕见并发症，较高发病率和死亡率

- 胸外科手术：0.4%~2.0%
- 食管切除术后发生率：高达3.9%
  - 乳白色，乳糜微粒
    - 甘油三酯水平高于110mg/dl
  - 小量乳糜胸（<1000ml/d）可保守治疗
    - 完全肠外营养
    - 中链脂肪酸饮食
  - 大量乳糜胸（>1000ml/d），死亡率高
    - 保守治疗死亡率约50%
    - 高风险患者手术治疗的死亡率≥10%~15%
    - 乳糜液富含营养物质、T细胞、电解质
      - 主要由淋巴、脂肪消化产物构成
      - 长期渗漏会加重患者病情

术　前

适应证

- 大量乳糜胸（>1000ml/d）
  - 持续性淋巴液丢失
    - 由于电解质失衡、脱水、免疫失调、呼吸窘迫、营养丢失失望率较高
  - 保守治疗失败
    - 保守治疗包括限制经口进食、限制脂肪摄入量、使用全肠外营养、通过胸腔置管引流胸腔积液
    - 约1/4会缓解
      - 小量泄漏（<500ml/d）
      - >500ml/d通常保守治疗无效
    - 可能需要2~3周
  - 保守治疗后引流量增加
- 替代治疗：开放手术胸导管结扎术
  - 死亡率及并发症较多

禁忌证

- 假性乳糜胸
  - 脂质成分以胆固醇为主
  - 甘油三酯水平低于50mg/dl
  - 无乳糜微粒
  - 由肺结核或风湿性疾病引起
  - 不是由胸导管破裂引起的
- 保守治疗有效的乳糜胸
- 低位胸导管结扎
- 不能改善的凝血功能障碍、出血倾向
- 存在淋巴管造影禁忌证

术前准备

- 核查项目
  - 临床病史和体格检查
    - 乳糜胸病因
      - 介入治疗前治疗和疗效观察
    - 介入治疗适应证、禁忌证，尤其是有无碘油造影禁忌
  - 再次查看断层影像
  - 过敏史
  - 实验室检查

- 　全血细胞计数
  - 血小板 >50 000/μl
- 　凝固功能
  - INR ≤1.7
  - 签署知情同意书
- 药物
  - 广谱抗生素
    - 在胸导管插管时可能穿过肠、肝脏、胰腺
- 设备
  - 用于淋巴管造影设备
  - 22G 千叶针，15cm 或 20cm 长（取决于患者体型）
  - V-18 导丝（Boston Scientific；Natick, MA）
  - 3Fr×80cm Slip-Cath 输液导管（Cook Medical；Bloomington, IN）或 2.7Fr 微导管
  - 栓塞用弹簧圈
  - Trufill（n-butyl cyanoacrylate）液体栓塞剂（Cordis；Bridgewater, NJ），也可以用 Onyx（ev3, Plymouth, MN）液体栓塞剂替代

介入操作

手术步骤

- 行淋巴管造影
  - 显示乳糜池及拟行插管的淋巴管
    - 如果淋巴管造影时显示不佳
      - 可考虑插管后团注盐水
      - 促使淋巴系统内造影剂进入乳糜池
- 上腹部常规消毒、铺巾
- 穿刺插管乳糜池或目标淋巴管
  - 22G 穿刺针，透视下引导
  - 右侧旁正中线经皮途径
    - 避开主动脉
  - 技术难度高
    - 结构微小
    - 需要穿刺腹膜后间隙深部
  - 置入 0.018 英寸导丝
  - 沿导丝置入血管鞘
- DSA 下行胸导管淋巴管造影
  - 确认导管在淋巴管内
  - 评估、定位漏口
- 插入 0.018 英寸硬导丝（例如 V-18）
- 沿导丝置入导管
  - 插管至漏口水平
  - 重复 DSA 下淋巴管造影
  - 描述漏口
- 栓塞胸导管和漏口
  - 将微导管尽可能接近漏口
    - 完美的堵塞渗漏处
  - 通过微导管置入微弹簧圈
    - 使用 4~6mm 直径的弹簧圈
  - 栓塞胸导管的全长
    - 栓塞至距离穿刺点 2cm 处

- 注入液体栓塞剂
  - 栓塞下部胸导管和封堵穿刺点
  - 患者吸气时拔除导管
    - 减少外溢
- 最后照片
  - 胸部，腹部
  - 记录栓塞材料的位置
- 如果胸导管插管失败
  - 行 2 型胸导管栓塞
  - 破坏、消除乳糜池和淋巴管
    - 用 22G 穿刺针反复穿刺通过
      - 将乳糜液转流至腹膜后腔；为胸导管损伤处创造愈合机遇

替代操作／治疗

- 放射学
  - 逆行性胸导管插管、栓塞
    - 也可直接经皮穿刺、栓塞胸导管
      - 传统方法失败时使用
      - 需要淋巴管造影证实胸导管汇入左锁骨下静脉
    - 穿刺肱静脉置入血管鞘
    - 用造影导管插管左锁骨下静脉
    - 用同轴微导管、微导丝插管胸导管口
      - 淋巴管插管
      - 微导丝、微导管配合插管乳糜池
    - 在管腔多个水平造影
    - 通过微导管栓塞
      - 弹簧圈、液体栓塞剂、明胶海绵颗粒
- 外科手术治疗
  - 手术探查
    - 胸导管结扎术
      - 成功率 90%~92%
    - 并发症发生率高于经皮栓塞治疗
      - 并发症发生率 38%~43%
      - 死亡率 2%

术　后

注意事项

- 监测胸前积液引流量
- 继续控制饮食
  - 如果乳糜胸缓解或胸管引流量 <500ml/d，则增加进食
    - 如果进食后淋巴液引流量增加则恢复饮食控制

结　果

问题

- 无法识别、插管乳糜池或合适的淋巴管进行栓塞

并发症

- 即刻／围手术期并发症
  - 淋巴管造影并发症
  - 异位栓塞

预期结果

- 乳糜液引流量在几天内减少
- 有报道临床成功率 50%~70%
  - 有一项研究（42 例患者）

- 总体治愈率和部分缓解率为 69%
  - Ⅰ型胸导管栓塞成功率 85%
  - Ⅱ型胸导管栓塞成功率 45%

胸导管栓塞：开始插管

胸导管栓塞：淋巴管插管（DSA 下胸导管造影）

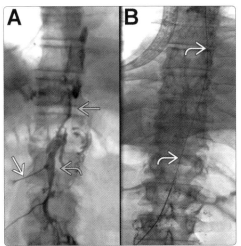

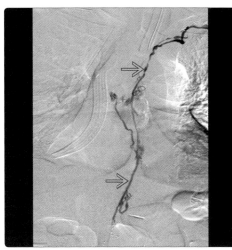

（左图）（A）照片显示 21G 穿刺针➡成功在胸导管底部➡穿刺乳糜池➡，并已注射乙碘油造影。（B）成功置入穿刺针后，将 0.018 英寸导丝➡置入胸腔内胸导管内。（右图）置入导丝后，将套管针和 3Fr 导管沿导丝置入胸导管内。DSA 下行胸导管➡淋巴管造影然后确认导管位于淋巴管内并定位淋巴漏位置

胸导管栓塞：定位乳糜漏

胸导管栓塞的局部化：弹簧圈栓塞

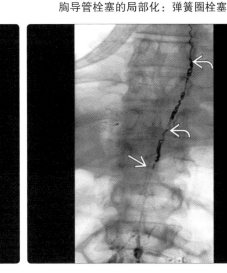

（左图）DSA 淋巴造影显示胸导管➡走行及汇入左锁骨下静脉➡位置。胸导管内造影剂可显示静脉系统➡并漏入胸膜腔➡。（右图）经导管以多枚微弹簧圈（直径 4~6mm）➡栓塞胸导管全长后，行透视下照相可见胸腔内至穿刺点 2cm➡的胸导管全长被完全栓塞

胸导管栓塞：用弹簧圈和组织胶栓塞

胸导管栓塞：针刺损毁乳糜池

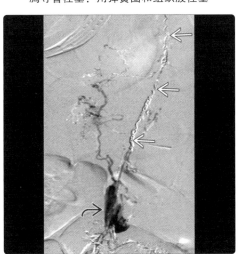

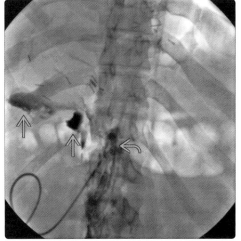

（左图）沿胸导管置入多枚弹簧圈➡后，淋巴渗漏消失。用 Trufill（n-butyl cya-noacrylate）➡封堵胸导管下段及乳糜池穿刺点。（右图）如果乳糜池显影但插管栓塞失败，可以用穿刺针多次穿过乳糜池➡进行损毁。此时将淋巴液转流至腹膜后间隙，如图所示溢出处➡，为胸腔内渗漏愈合提供条件

第 3 部分

动脉介入

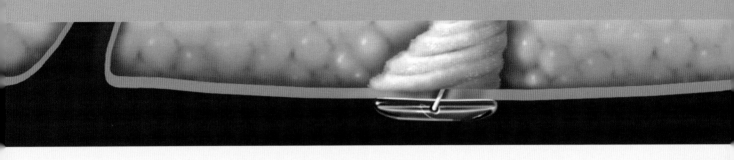

关键点

术语

- 股动脉通路
  - 最常见的通路，通常是逆行的
- 桡动脉通路
  - 可替代股动脉通路常见的通路
    - 髂内动脉闭塞或目标脏器动脉难以进入的情况下使用
  - 出院快，患者满意度提高
- 肱动脉通路
  - 并发症发生率高于股动脉入路
  - 与高位臂／腋动脉入路相比低位肱动脉入路并发症少
- 主动脉通路
  - 直接穿刺腹主动脉
- 腘静脉通路
  - 治疗慢性肢体缺血；保肢
  - 逆行进入膝盖以下闭塞的动脉使之再通

介入操作

- 股动脉穿刺
  - 穿过股骨头
  - 通过透视或超声确认穿刺点
- 桡动脉穿刺
  - 进行 Barbeau 测试
    - 出现 D 型波形是绝对禁忌证
  - 穿刺前 30 分钟，给予局部利多卡因和硝酸甘油扩张桡动脉
  - 术后通过动脉鞘缓慢注射硝酸甘油、肝素和钙通道阻滞剂等溶液

术后

- 股动脉止血
  - 手动压迫 15 分钟
  - 封堵装置：比手动压迫更早走动和排泄
- 桡动脉止血
  - 使用充气腕带降低血栓形成的风险

腹股沟韧带

股动脉通路

（左图）在解剖学上腹股沟韧带 ⇨ 是髂外动脉 ⇨ 和股动脉 → 的边界。股动脉穿刺时若穿刺点在腹股沟韧带上方可导致腹腔内出血。（右图）通过股动脉通路鞘穿刺动脉造影证实，通路鞘在股骨头上方。通路位于腹壁下动脉下方 →，代表了腹股沟韧带与股外总动脉 → 及髂外动脉 ⇨ 交界

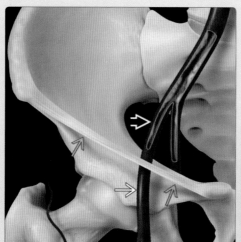
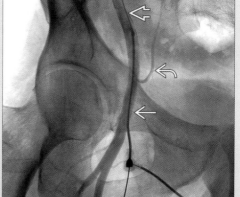
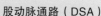

股动脉通路（DSA）

股动脉通路（DSA）

（左图）DSA 造影显示股动脉 →，髂外动脉 ⇨ 和腹壁下动脉 →。除股浅动脉 → 和股深动脉 ⇨ 外，还可见旋髂深动脉 → （右图）使用二氧化碳对比剂评估急性肾功能不全患者的通路。通过放置股动脉鞘 ⇨ 进入股总动脉 →。腹壁下动脉 → 可标记腹股沟韧带

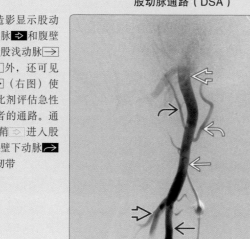
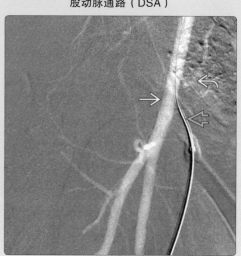

术 语

定义
- 动脉通路：穿刺，通过鞘管／导管引入导丝，为血管造影／血管介入提供动脉通路
  - 股总动脉（CFA）通路
    - 最常穿刺点
    - 大部分为逆行穿刺
  - 桡动脉通路
    - 主要用于冠状动脉介入治疗，也可以替代 CFA 通路，不适用于膈下动脉介入治疗
    - 桡动脉入路（TRA）与 CFA
      - 总体并发症发生率和安全性≤CFA 入路
      - 减少肥胖患者的并发症
      - 提高患者满意度（生活质量）
    - 不需要闭合器：可降低成本
    - 需要术前评估
  - 肱动脉通路
    - 替代 CFA 或桡动脉入路，用于预期的上肢动脉造影，或使用猪尾导管进入腹腔动脉时使用
    - 低臂动脉通路优于高臂动脉通路
    - 腋动脉入路的并发症发生率高于股动脉或桡动脉通路
      - 血肿累及内侧臂筋膜从而压迫臂丛神经
      - 高臂动脉入路风险与腋窝相似
  - 腘动脉通路
    - 非传统入路，通常用于干预性治疗［例如股浅动脉（SFA），远端下肢的胫动脉］
  - Tibiopedal
    - 治疗慢性肢体缺血；保肢
    - 逆向入路；治疗失败的中下肢动脉缺血导致的血管闭塞的顺行再通
  - 主动脉通路
    - 直接穿刺腹主动脉，随后放置鞘／导管
      - 动脉导管插入困难时选择
      - 经常用于腰骶内漏修复

术 前

适应证
- 提供鞘管／导管通路的动脉路径
  - 诊断性动脉造影
  - 血管内动脉介入治疗

禁忌证
- 绝对禁忌证
  - 一般情况：靶血管区域有假性动脉瘤，血肿或活动性感染
  - 桡动脉通路：Barbeau 试验期间的 D 型波形；桡动脉或尺动脉弓的闭塞
  - 主动脉通路
    - 患者不能俯卧，严重的脊柱侧凸
    - 主动脉周围致密的钙化
- 相对禁忌证
  - 凝血功能障碍
    - 国际标准化比值（INR）≤1.5，血小板计数≥50 000/μl
    - 活化部分凝血活酶时间没有特别要求，需要≥1.5 倍
    - 需要每 12 小时注射 1 针低分子量肝素
    - 需要停用氯吡格雷 5 天；不需要停用阿司匹林
  - 不能控制的高血压
  - 近期有接近穿刺部位的血管手术
  - 靶动脉严重钙化
  - 桡动脉／臂／腋动脉通路
    - 近端动脉狭窄／闭塞
    - 明显的主动脉迂曲
    - 肩膀活动受限
  - 桡动脉通路
    - 直径 <2mm 的小桡动脉
    - 当前或预计透析；为瘘管保留桡动脉
    - 鞘大小 >6～7Fr

术前影像学检查
- 排除解剖变异，中央闭塞或内脏／目标动脉的血管变异
- 回顾既往血管搭桥手术的布局解剖结构／吻合口

术前准备
- 核查项目
  - 临床病史和体格检查
    - 适应证，适当的步骤
    - 详细的脉搏检测／多普勒超声评估
      - 在动脉穿刺之前行 Barbeau 测试
    - 目前的药物治疗
      - 任何抗凝血剂，抗血小板药，口服降血糖药，抗高血压药
      - 在手术前 2～4 小时停止肝素治疗
  - 过敏
    - 选择预防性抗过敏药物治疗（选择 2 种皮质类固醇加选择性抗组胺药）
      - 术前 12 小时口服和术前 2 小时注射甲泼尼龙（Medrol）32mg
      - 在术前 13 小时，7 小时，1 小时，泼尼松 50mg PO
      - 术前 1 小时皮质类固醇中也可加入苯海拉明（Benadryl）50mg IV、IM 或 PO
    - 造影剂过敏紧急处理用药（3 个选项）
      - 可行的最佳选择：术前每 4 小时静脉注射甲泼尼龙琥珀酸钠（Solu-Medrol）40mg 或氢化可的松琥珀酸钠（Solu-Cortef）200mg，术前 1 小时静脉注射苯海拉明（苯海拉林）50mg
      - 可行的第二个最佳选择：术前静脉注射地塞

米松硫酸钠（Decadron）7.5mg 或倍他米松 6mg，每 4 小时静脉注射一次、在术前 1 小时静脉注射苯海拉明（Benadryl）50mg
- 如果不使用类固醇激素，第三种选择：术前 1 小时静脉注射苯海拉明（Benadryl）50mg
- 实验室检查
  - 电解质，肾小球滤过率（eGFR）
    - 优先选择正常的 Cr；eGFR>60
    - 如果肾功能不全，则需要大量补充液体
    - 如果肾功能不全，则需要静滴碳酸氢钠
  - 全血细胞计数
    - 血小板计数 >50 000/μl
  - 凝血概况
    - INR≤1.5
    - 凝血酶原时间，部分凝血活酶时间正常
- 限制摄入量：在手术前 8°NPO
  - 需要适度镇静
  - 服用任何口服药物，只喝一口水送服
- 签署书面知情同意书

- 药物
  - 局部应用利多卡因麻醉
    - 1% 或 2% 的浓度
    - 带针头的 25g 10ml 注射器
  - 适度（有意识的）的镇静药物
    - 通常使用芬太尼／咪达唑仑
  - 小直径动脉通路（例如桡动脉，tibiopedal，肱动脉）
    - 血管扩张剂：通过鞘注射 200μg 硝酸甘油，联合，2.5~5.0mg 维拉帕米
    - 全身抗凝：3000~5000U 肝素静脉推注，后续是 1000U 肝素／小时，滴定至活化凝血时间 >250
  - 预防性使用抗生素：非特异性
    - 通常是 1g 头孢唑林静脉推注
      - 如果对青霉素过敏，可以应用万古霉素或600~900mg 克林霉素静脉推注

- 设备清单
  - 透视设备
  - 超声设备（如果是超声引导）：5~8MHz 探头，无菌探头盖和凝胶
  - 微穿设备：21g 针，0.018 英寸导丝，微穿过渡扩张器
  - 导丝（例如，0.035 英寸 J 尖端"启动器"导丝）
  - ＃ 11 手术刀片

介入操作

患者体位／位置
- 最佳步骤方法
  - 股动脉通路：患者仰卧位，双下肢伸展
  - 桡动脉通路：患者仰卧，手臂外旋，在患侧附近内收

- 肱动脉通路：患者仰卧，手臂外旋，外展 70°~90° 或在近患侧内收
  - 肱动脉：手臂外展／肘伸展
  - 腋动脉：手臂外展，肘部弯曲，手放在头上
- 腘动脉通路：患者俯卧或倾斜
- Tibiopedal：患者仰卧位，通常与股动脉入路同时进行
- 主动脉通路：患者俯卧，通常是左侧椎旁入路点

步骤
- 一般
  - 在造影之前评估远端肢体脉搏并记录
- 股动脉通路
  - 进入部位：在股骨头内侧上方
    - 避免高位穿刺：无法进行压迫止血，可能导致腹腔内出血
    - 避免低位穿刺：可能会穿刺 SFA；并发症发生率更高
    - CFA 钙化点可作为透视目标
  - 透视引导通路
    - 触诊动脉搏动
    - 将不透射线的器械（例如止血钳）置于计划穿刺的部位
      - 撤回上方的血管鞘；减少进针深度
    - 透视下确认器械所指向的目标动脉的计划穿刺点
  - 超声引导下入路：观察穿刺针进入 CFA
    - 引导下扫描计划穿刺的动脉
    - 使用探头撤回血管鞘
  - 应用利多卡因麻醉皮肤和深层组织
    - 皮肤穿刺点应位于预设动脉入口下方（逆行通路）或上方（顺行通路）1~2cm
  - 使用＃ 11 手术刀片切开 5mm 的皮肤切口
    - 用止血钳穿刺皮肤／皮下组织
  - 一只手拿住微穿刺针
  - 将另一只手的示指指尖和中指指尖放在皮肤缺口的上方和下方，触诊脉搏
    - 另外，应用超声引导穿刺目标动脉
  - 以 45°角缓慢通过切口进针
    - 当针尖接触动脉时，可以感觉到搏动
  - 搏动血流流出时可以确认穿刺成功
  - 稳定针位置
  - 通过针鞘引入导丝
    - 使用无创引导导丝，如 J-tip
    - 避免使用亲水导丝（穿刺针可能剥线）
  - 如果引导导丝通过遇到阻力
    - 立即停止推进导丝
    - 使用透视，轻轻调整针尖方向，使其与血管长轴对齐；再试一次
    - 如果持续有阻力：将针和导丝一起取出
  - 成功引入导丝后，将针头取出，引入鞘或导管
  - 进行动脉造影评估通路

- 桡动脉通路
  - 穿刺点：在腕部，桡骨茎突近端 2cm 处
    - 首选左侧入路，防止导管穿过颈总动脉
  - 进行 Barbeau 测试（改良 Allen 测试）
    - 在拇指（在第二指节上）放置脉搏血氧仪，观察波形
    - 压迫桡动脉 2 分钟，继续监测波形
      □ A 型：波形不变
      □ B 型：波形减弱
      □ C 型：波形消失，2 分钟内恢复
      □ D 型：没有消失无法恢复
      □ A~C 波形：确认尺侧动脉弓通畅
      □ D 波形：禁止使用此动脉通路
    - 在整个操作中将脉搏血氧计保留在拇指 / 第二手指上
  - 训练方案：增加桡动脉血管直径
    - 穿刺前 30 分钟进行局部应用
    - 硝酸甘油软膏（30 毫克）和利多卡因乳膏（40 毫克）；一些人用 EMLA 霜代替利多卡因（利多卡因 2.5%，丙胺卡因 2.5%）
  - 手腕过伸（用毛巾卷支撑手腕）
  - 如果穿刺 ± 使用超声引导
    - 不需要在把皮肤切开
    - 超声引导下使用 Seldinger 技术和 21G 针；确认针尖在血管内
    - 无超声引导下：触诊动脉，使用双壁技术穿刺血管，撤回针鞘直到看到血喷出
  - 插入 0.018 英寸引导导丝
    - 遇到阻力时，停止，可视 DSA 下观察
    - 可以注射造影剂进行确认
    - 在插管困难的情况下使用 Nitrex 0.018 英寸导丝
  - 移除穿刺针 / 及穿刺导丝
  - 将亲水性血管鞘内插入导丝
    - 不需要行皮肤切开或过宽的血管鞘
    - 通常可以使用 6~7Fr 血管鞘
    - 几个特定直径的血管鞘内为 6Fr，但是血管外径是 5Fr（例如，Glidesheath Slender；Terumo）
      □ 鞘管薄壁；可导致鞘管弯曲
  - 通过鞘注射硝酸甘油（200μg）、肝素（3000U），与钙通道阻滞剂（2.5mg 的维拉帕米）
    - 减少血管痉挛和（或）闭塞的风险
    - 维拉帕米注射液损伤：缓慢注射，稀释血液
- 肱动脉（低）穿刺通路
  - 穿刺部位：肘窝附近几厘米
    - 左臂通路：对于大多数使用右利手的患者，可直接进入降主动脉
    - 右臂通路：考虑是否左锁骨下动脉有疾病或患者左利手
  - 在穿刺时使用超声引导，可尽量减少并发症
    - 确认动脉位置；避免邻近神经损伤

- 应用利多卡因麻醉皮肤
  - 少量深度麻醉；避免神经阻滞（与血肿压迫神经相似）
- 使用微穿刺针以 45°角穿过皮肤；使用超声引导确认针尖的位置
  - 推进针尖以接触动脉壁
  - 将针头穿刺进入动脉腔
- 从穿刺针确认血液搏动性流出，稳定针位
- 通过针鞘引入 0.018 英寸导丝
- 将导丝移出鞘，引入微穿鞘
- 从微穿鞘上拔出导丝 / 血管扩张器
- 引入 0.035 英寸引导导丝（prefer J-tip）
- 推进血管鞘；合理应用最低配置
- 进行动脉造影评价通路
- 可全身抗凝（例如肝素）
- 对于直径小、容易发生血管痉挛的动脉可考虑通过鞘管（硝酸甘油，维拉帕米）注射血管扩张剂
- 腘动脉通路
  - 穿刺部位：腘窝内穿刺动脉
    - 用超声引导识别腘动脉和静脉
      □ 静脉后面为动脉
    - 利多卡因局部麻醉
    - 超声引导 / 进行微穿刺针穿刺，避免损伤静脉
    - 确认是动脉搏动血液回流
    - 通过穿刺针引入 0.018 英寸导丝
    - 去除针头，插入引导鞘，置入 0.035 英寸导丝
    - 用小的标准鞘替换引导鞘
- 胫腓动脉通路
  - 穿刺部位：依赖于血管的位置
    - 胫前动脉：邻近胫骨（踝关节）关节
    - 足背动脉：舟骨近端
    - 胫后动脉：位于内踝上方，由于血管易活动性，可能难以穿刺进入
    - 腓动脉：邻近骨内膜，由于深度较深，可能难以穿刺进入
  - 从腘窝弯曲点进入
  - 使用超声引导评估的动脉是否通畅
  - 超声引导下使用微穿刺针穿刺动脉
    - Seldinger 技术
    - 双壁穿刺可能更容易
      □ 缓慢抽出针头，轻轻推进 0.014~0.018 英寸导丝 / 探测血管腔
  - 透视下推进导丝
  - 通过推进导丝 / 微导管；注射造影剂确认在血管腔内的位置
    - 放置血管鞘不是常规需要
  - 需要全身性抗凝（例如肝素）及血管扩张剂（例如硝酸甘油，维拉帕米）
  - 导丝和导管逆行进入病变部位并在通路上顺行通过，从而实现血管成形术的贯穿和通过

- 主动脉通路
  - 穿刺点
    - 高位穿刺点：T_{12} 椎体下，穿刺点为左侧第 12 肋骨和髂嵴之间
    - 低位穿刺点：L_3 终板以下
    - 内漏的修复：主要为动脉瘤
  - 在计划的穿刺点消毒皮肤
    - 如果偏内侧，棘突会阻塞针头
    - 如果过于横向，可能会穿刺或损伤肾脏，或针尖不够长无法达到主动脉
  - 利多卡因麻醉皮肤
    - 使用 20G 脊髓穿刺针进行麻醉
  - 使用 # 11 手术刀片做 5mm 的皮肤缺口
  - 使用 18G 腰穿套管针穿刺
    - 向内侧推进至椎体边缘
  - 如果遇到椎体，拔出针，更换针角度，重新定向
  - 接触主动脉壁
    - DSA 下可观察血管壁钙化偏转情况
    - 通过穿刺针传递动脉搏动
    - 通过 CT 确认
  - 将针头进一步向前推进 1cm 可进入主动脉；可能会感受到"释放"压力
  - 拔出探针，确认血液回流
    - 动脉搏动有力
  - 通过穿刺针引入 0.035 英寸导丝
  - 推进主动脉长鞘

替代操作 / 治疗

- 目标动脉（例如股动脉，肱动脉）上的"穿刺"
  - 直接触摸动脉搏动；更直接
    - 穿刺点的出血可直接止血
  - 直接穿刺或动脉切开
  - 手术后可直接闭合穿刺点

术 后

应尽事宜

- 动脉导管术后
  - 在导管 / 鞘管移除之前识别动脉搏动
  - 检查活化凝血酶原时间，根据需要输注精蛋白
  - CFA：手动压迫止血
    - 施加压力并取下导管 / 鞘
      - 压迫穿刺部位上方
      - 持续 2~3 分钟使用的接近血管闭塞压力
      - 在 15 分钟内逐渐减压
      - 如果仍然出血，重新施加压力
    - 不要在穿刺部位使用沙袋施压；可能会引发隐藏的血肿
    - 平卧并大腿不能移动持续 6 小时；卧床休息后可在他人协助下行走
    - 可以将床头抬高 30°
    - 定期评估脉搏，生命体征，穿刺点；注意观察

- 血肿发生
  - 如果发生血肿，用油墨画出血肿痕迹
  - 观察血肿增加的大小
  - 严重的腹膜后血肿可造成腹股沟 / 背痛，可引起严重的并发症造成生命体征不稳；需要急诊 CT 排除 / 确认
  - 脉搏消失，可能引起神经系统症状，需要在穿刺部位手术探查
- CFA：血管缝合器
  - 比手动压迫止血更早活动
  - 各种装置及血管闭合的方法
- 桡动脉通路
  - 用充气腕止血带实现非闭合性止血，30~120 分钟
  - 止血带通常在 15 分钟内放气，如果出现穿刺点渗血，再充气 20 分钟
  - 移除绷带后观察动脉搏动 30 分钟
- 肱动脉通路
  - 通常用手动压迫止血
    - 使用闭合器：血肿风险降低，血栓形成的风险增加
  - 将手臂放在吊带上
  - 在出院前监测 2 小时
  - 进行神经检查（运动和感官）及动脉检查（桡侧和尺侧）；若有神经系统症状需要立即进行外科会诊 / 评估
  - 建议应用 24 小时心电监测来监测神经系统压迫（例如疼痛，衰竭）
- 腰穿：不需要压缩
  - 患者可能会出现轻度腰痛
  - 定期检查生命体征
  - 需卧床休息 4~6 小时

结 果

并发症

- 最严重的并发症
  - 股动脉通路
    - 假性动脉瘤形成
    - 腹膜后血肿
      - 血肿可以延伸到腹股沟韧带上方
      - 双壁穿刺的发生率更高
      - 高位股动脉穿刺发生率高
  - 桡动脉通路
    - 桡动脉闭塞（6%~10%）
      - 由于尺动脉弓未闭，桡动脉闭塞无症状
    - 卒中：发病率非常小（<<1%）
    - 假性动脉瘤（<1%）
    - 血肿 / 出血（<1%），常见于女性
  - 肱动脉通路
    - 卒中（发生率 <0.5%）；与导管穿过血管有关
    - 正中神经损伤：直接穿刺血管损伤 vs. 血肿扩大

- 血管损伤或血栓形成；血管直径越小，越容易痉挛
- 女性患者增加了并发症风险
○ 腋动脉通路

- 血肿可能压迫臂丛
  □ 如果不进行手术清除或动脉修复，可能会出现永久性的神经缺损
○ 主动脉通路

分步操作：股动脉通路（标记股动脉脉搏）

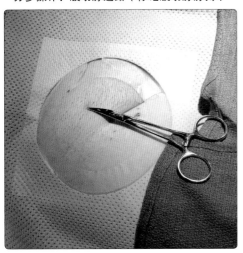

分步操作：股动脉通路（透视确认）

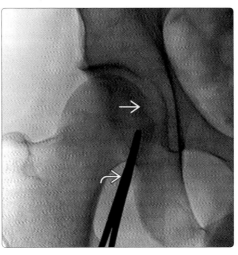

（左图）常规触诊股动脉后，使用止血钳标记皮肤上的位置。（右图）在透视下确认止血钳的位置➡（计划皮肤穿刺点）位于股骨头中上1/3，防止高位或低位穿刺。使用穿刺针的45°～70°角经皮穿刺➡动脉通路优于止血钳穿刺

分步操作：股动脉通路（浅麻醉）

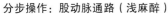
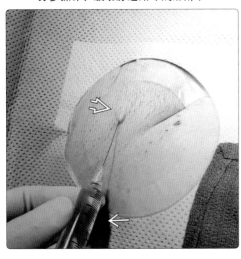

分步操作：股动脉通路（浅表切开）

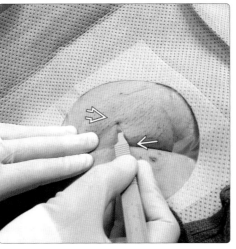

（左图）皮下注射利多卡因麻醉➡。首先皮下注射皮丘➡（1～2cm），有助于指导患者皮肤切口的位置。在注射利多卡因后等待5～10秒，在穿刺道的内侧和外侧皮肤深部注射利多卡因（5～8ml）。（右图）使用＃11刀片➡在预期动脉博动的位置下方1～2cm处切开皮肤➡，用于逆行通路造影的穿刺

分步操作：股动脉通路（钝性分离）

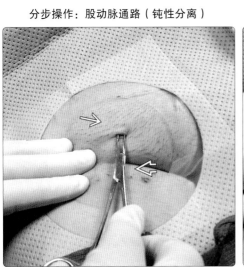

分步操作：股动脉通路（触诊动脉搏动）

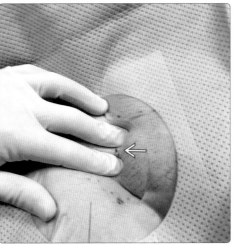

（左图）行较浅的皮肤切口可防止无意中切到股总动脉。可使用止血钳➡行钝性分离➡来扩大和加深软组织的切口。（右图）此例中，没有应用超声引导。在穿刺之前，在皮肤划痕处➡触摸股动脉的上方和下方

- 气胸，血气胸
  - 高位穿刺主动脉通路可能会发生
- 其他并发症
  - 股动脉，肱动脉，腋动脉通路

- 血肿：轻度（2%~10% 发生率）；重度，需要治疗（发生率 <0.5%）
- 血栓形成／远端栓塞（发生率 <1%）
- 假性动脉瘤（发病率 <0.2%）

分步操作：股动脉通路（使用微穿针）

分步操作：股动脉通路（穿刺动脉）

（左图）触诊的 CFA 使用微穿针以 45°~70° 角沿脉冲波穿刺进入。穿刺后如果没有血液喷出，可继续前进直到接触股骨头（可以使用穿刺针注射利多卡因）。降低穿刺针的角度并缓慢拔出。（右图）这时针头会有血液随着推针而喷出。如果没有，请确认穿刺头与动脉搏动准确，或者考虑使用超声引导。当针进入动脉管腔时，可感觉到阻力突然消失并看到血液喷出

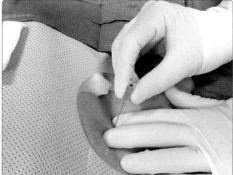
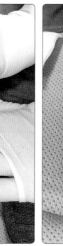
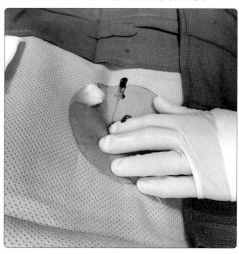

分步操作：股动脉通路
（推进 0.018 英寸引导导丝）

分步操作：股动脉通路

（左图）穿刺成功后，通过微穿针推进 0.018 英寸导丝。透视下确认导丝路径并确认动脉的位置。在导丝穿刺后拔除穿刺针，应手动压迫动脉以防止血肿发生。（右图）然后将血管鞘推进并稳定导丝。轻轻牵引导丝，使导丝伸直，并通过鞘前进

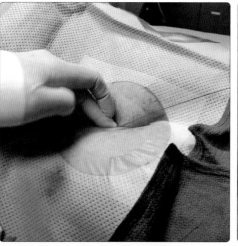

分步操作：股动脉通路
（推进 0.035 英寸引导导丝）

分步操作：股动脉通路（放置动脉鞘）

（左图）取下导丝和内扩张器后，用 0.035 英寸导丝进入血管鞘，将手指放在鞘上根据需要止血。（右图）在移除导丝上的过渡鞘之后，将动脉血管鞘推进到导丝上。止血阀 ➡ 可限制血液的流出，三通阀 ➡ 可以通过鞘管注入对比剂，并连接压力泵以持续冲洗鞘管

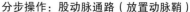
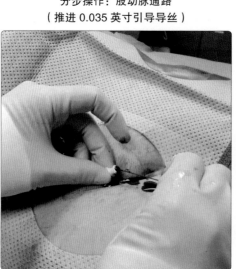
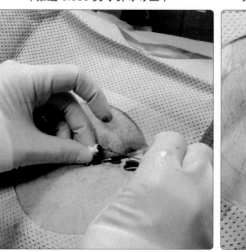
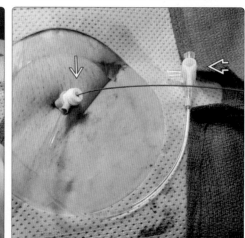

- 动静脉瘘（发生率 <0.2%）
- 动脉夹层（发生率 <0.2%）
  - 逆行通路动脉夹层通常是自限的；顺行的血流可压迫假腔
- 主动脉通路
- 腹膜后血肿
  - 通常小腰大肌血肿可自行吸收
  - <1% 有症状
- 针刺对内脏动脉的损伤

变异：旋股动脉

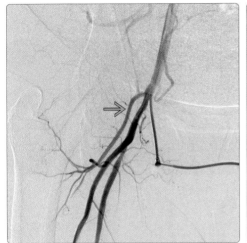

变异：闭孔动脉

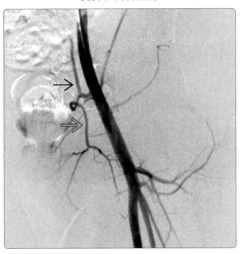

（左图）通过 CFA 血管鞘注射对比剂造影显示高位旋股动脉➡，通常来自股深静脉。（右图）DSA 造影显示了一个解剖变异➡，闭孔或副闭孔动脉从下方腹壁下动脉➡发出（30% 的发生率）。在尝试穿刺股动脉或静脉时，可能会无意中刺穿变异动脉。在骨盆骨折的情况下，可发生这种变异出血

肱动脉通路（超声引导）

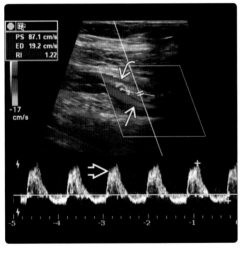

肱动脉通路（高位穿刺）

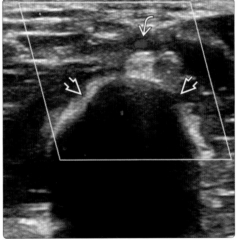

（左图）超声引导下显示肱动脉➡在静脉➡表面可看到动脉波形➡。波形显示近端锁骨下动脉和腋动脉无狭窄。由于动脉管径较小且容易发生痉挛，因此超声引导穿刺优于直接穿刺，且并发症较少。（右图）高位肱动脉➡靠近肱骨➡手动压迫和止血有效

肱动脉通路（超声引导下通路）

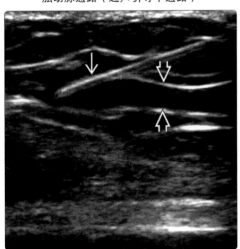

肱动脉通路（血管造影）

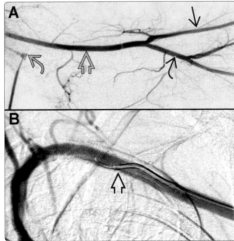

（左图）矢状位超声显示肱动脉➡腔内微穿刺针的尖端➡。超声引导穿刺最大程度地降低与动脉相邻的正中神经损伤的风险。（右图）肱动脉➡ DSA 造影（A）显示桡动脉➡与尺动脉➡的分叉。在此例中，进入高位肱动脉血管鞘➡在动脉中央（B）导管➡导丝尖端（J-tip）已进入锁骨下动脉

分步操作：桡动脉通路（Barbea 操作）

桡动脉通路（Barbea 操作）

（左图）Barbeau 操作是将脉搏血氧仪放在拇指或示指上，然后手动闭塞桡动脉检查手术前和手术后脉搏血氧饱和度波形持续 2 分钟。（右图）波形类型 A，B 和 C 型与尺侧弓搏动一致。D 型波形提示尺动脉弓闭塞，这是桡动脉穿刺的禁忌证

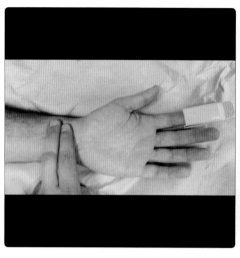

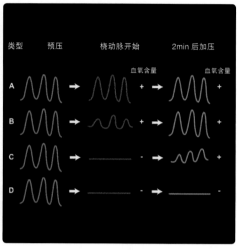

分步操作：桡动脉通路（双臂穿刺技术）

分步操作：桡动脉通路（经皮穿刺导管鞘置入）

（左图）在本例中，在没有超声引导下使用双壁技术进行桡动脉穿刺。触诊桡动脉搏动，使用血管针➡穿刺完全进入动脉。（右图）然后将血管穿刺针➡慢慢撤出。当导管撤出时若有血液喷出，就准备将导丝穿入导管

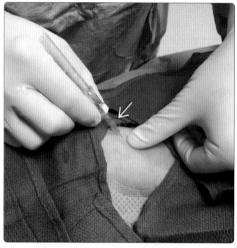

分步操作：桡动脉通路（经皮穿刺鞘进入）

分步操作：桡动脉通路（经皮穿刺导管进入）

（左图）有动脉性血流喷出可证实鞘在动脉腔内。当血管鞘稳定，缓慢推进 0.018 英寸导丝。（右图）通过血管鞘进入 0.018 英寸导丝。然后通过血管鞘注入硝酸甘油，肝素和维拉帕米的混合药物。用 5Fr 直径的血管鞘扩张➡，并应用更大的 6Fr 内径鞘；然而，这个鞘硬度低，不适合股动脉入路

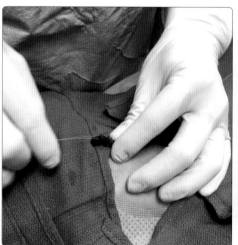

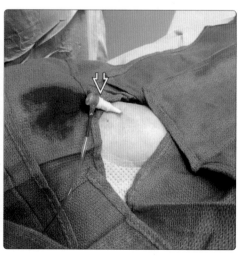

止血：桡动脉通路

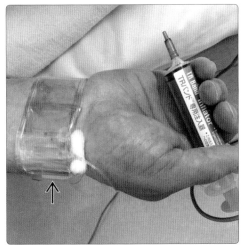

并发症：桡动脉通路

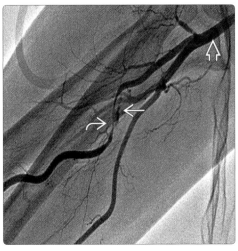

（左图）手术结束后，取下血管鞘，并使用闭塞腕带 ➡️ 持续 2 小时。同时，可以让患者按要求抓住物体（注射器），在恢复期间尽量减少活动。（右图）顺行桡动脉 ➡️ 造影显示造影剂外溢 ➡️ 及动脉痉挛 ➡️，这与桡动脉损伤有关。如果尺动脉弓通畅，通常是无症状的并且是自限性的

并发症：股动脉通路（动脉夹层）

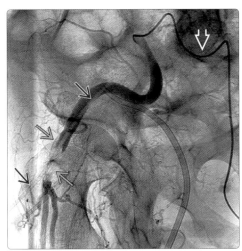

并发症：股动脉通路（髂外动脉鞘置入）

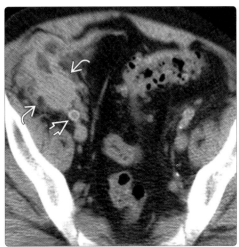

（左图）通过右侧 CFA 夹层 ➡️ 经皮穿刺并通过鞘管进入导管 ➡️。通过左侧股动脉穿刺导管进行动脉造影 ➡️ 并进行血管内治疗（例如通过气囊充气，支架植入）。但最终患者接受了手术治疗。（右图）该患者在拔除鞘管后出现了低血压和心动过速。横断位 CT 显示穿刺点 ➡️ 旁的骨盆血肿 ➡️

腰动脉通路（AP）

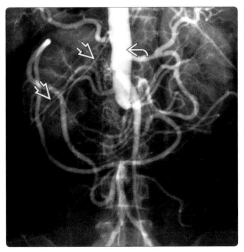

腰动脉通路（侧向）

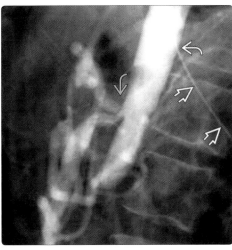

（左图）患者俯卧位的腹主动脉造影显示鞘 ➡️ 从左上方进入腹腔干 ➡️。腰椎动脉通路通畅经左侧椎旁穿刺点进入，以避免穿刺到右侧下腔静脉。（右图）横向主动脉穿刺造影显示 ➡️ 经腰动脉鞘进入腹主动脉 ➡️ 后方腹腔干 ➡️。高位腰椎穿刺用于主动脉闭塞性疾病，而低位穿刺更常用于 EVAR 后内漏修复

关键点

术语

- 闭合装置的类型及操作
  - 主动脉闭合装置：使用缝合线，镍钛合金夹，机械密封胶或动脉填塞物
  - 辅助压迫装置：对穿刺点直接压迫
  - 止血垫和止血片：局部用促进血管收缩／血栓形成的药

术前

- 动脉穿刺后止血装置
  - 造影过程中抗凝剂／溶栓治疗止血
- 压迫止血前需获取 DSA 图像
  - 显示任何复杂的解剖结构

介入操作

- 根据解剖结构进行穿刺

- 根据需要应用鞘或导丝
- 压迫辅助装置不应将脉搏全部压灭
- 可使用外用垫和贴片手动压缩穿刺点

术后

- 在患者出院前进行评估
  - 没有疼痛及出血

结果

- 最严重的并发症
  - 血管内异物
- 预期结果
  - 止血的成功率为 96.4%
  - 穿刺点止血时间短
  - 减少走动与手动压迫的时间

（左图）机械闭合器的显示血管腔内可吸收的生物性锚固物 ➡ 和压缩的胶原蛋白 ➡ 塞封堵动脉壁以止血。（右图）Mynx 闭合器使用血管内气囊 ➡，可以自动充气释放并撤出，并在动脉切口处填充。然后在血管外聚乙二醇沉积 ➡ 从而达到止血的目的

机械闭合装置

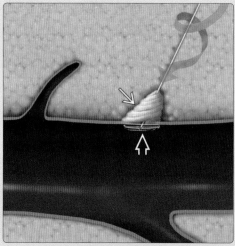

机械闭合装置

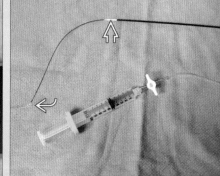

（左图）鞘 ➡ 穿刺进入健侧股动脉 ➡ 在股动脉分叉上方 ➡ 和腹壁动脉 ➡ 与旋髂深动脉 ➡ 下方是使用闭合器最理想的位置。（右图）穿刺动脉位于腹壁下动脉起始水平 ➡。无论是否使用闭合器（术者喜好），必须密切观察患者情况，以确保不会出现腹腔内出血和腹股沟血肿

在手术结束前做血管造影

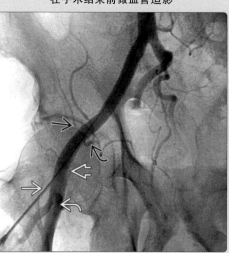

交界性高位动脉通路

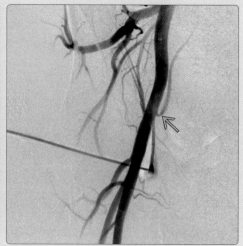

闭合装置

术　语

定义

- 主动闭合装置
  - 血管缝合装置
    - 提前闭合引导装置（雅培血管；Redwood City，CA）
      - 通过血管鞘的导丝引导
      - 将不可吸收的聚丙烯单丝送入血管内并缝合切开的动脉
      - 其机制与外科手术缝合相似
      - 可以闭合大小从 5F 到 21F 的动脉切开口；2 个设备同时使用适用于 >8F 的动脉切开口
      - ProStar XL 适用于 10F 之内的动脉切口
  - 镍钛合金夹
    - SE 血管闭合系统（雅培血管）
      - 应用镍钛合金夹子来闭合穿刺点
      - 可以闭合大于 6F 的动脉切开点
      - 可行 MR 检查
  - 动脉开口填塞物
    - 催化剂（Cardiva Medical；Santa Clara，CA）
      - 通过穿刺通路插入此装置；不需要更换鞘管
      - 通过动脉开口／牵引术，镍钛合金环可在容器内膨胀，然后折叠
      - 暴露血管外膜上的止血涂层可促进止血，防止渗血
      - 取出缝合器后需手动压迫止血
      - 催化剂 II 和催化剂 III 变体；催化剂 III 加入硫酸鱼精蛋白可以中和肝素
      - 可以使用 5F，6F 和 7F 血管鞘（长度≤15.7cm）
  - 机械性封堵器
    - Angio-Seal（St. Jude Medical；St. Paul，MN）
      - 通过血管外的胶原海绵吸收并锚定血管内聚合物（可吸收）从而缝合血管
      - 在锚与胶原蛋白海绵之间动脉切口创建"三明治"模式
      - 所有成分在 60~90 天内吸收
      - 2 个尺寸：最大到 6F 或 8F 动脉切口
      - 如果 <90 天再穿刺，则在穿刺点的前 1cm 处穿刺进入
    - Mynx™ 血管闭合器（MYNX ACE）（Access Closure；Mountain View，CA）
      - 血管外沉积聚乙二醇密封剂，封堵穿刺道／动脉切口
      - 30 天内完全吸收
      - 通过已有的穿刺鞘插入；不需要更换鞘
      - 兼容 5F，6F 和 7F 血管鞘（长度≤15.7cm）
      - 在封堵剂注入期间需使用球囊闭塞血管内部
    - 血管闭合器（Cordis；Miami Lakes，FL）
      - 血管外沉积聚乙醇酸密封剂
      - 在 60~90 天内完全吸收
      - 通过已有血管鞘插入的装置；不需要换鞘
      - 兼容 5F，6F 和 7F 血管鞘（长度≤12cm）
    - 股动脉穿刺鞘和止血（FISH）（Morris Innovative；Bloomington，IN）
      - 在刚刚穿刺期间放置封闭器
      - 制造可吸收的封堵装置
      - 可以封堵最大 8F 的动脉切口
      - 可用于小至 3mm 的血管
- 辅助压迫设备
  - 辅助压迫装置
    - 保护装置（Datascope；Mahwah，NJ）
      - 充气压迫装置
      - 带有黏性的可膨胀"气囊"
      - 充气时，直接施加压力
      - 可压迫 12mm 和 24mm 的血管
    - 止血加压器（St. Jude Medical）
      - 气动加压装置
      - 数字压力计；透明，充气圆顶
    - QuicKlamp（TZ Medical；Portland，OR）
      - 机械性压迫夹紧装置
      - 使用压迫盘
      - 可将止血装置固定在椎间盘上
  - 桡动脉压迫装置
    - 保护装置（Merit Medical；South Jordan，UT）
      - 充气压迫装置
      - 在穿刺部位填塞穿刺点
      - 使用标准的 Luer 瓣膜
    - 桡动脉压迫止血带（Terumo Medical；Somerset，NJ）
      - 充气压迫装置
      - 可视化结构，对穿刺部位的可视化控制
      - 魔术贴绑带
    - 桡动脉压迫止血带（St. Jude Medical）
      - 充气压迫装置
      - 支撑板可以控制患者手腕的位置
    - RadAR（高级血管动力学；Portland，OR）
      - 调节带旋钮和可移动压缩垫的带子，可对穿刺部位施加直接压力
    - RADstat（Merit Medical）
      - 支撑底座和绑带提供手腕固定和可调节的直接压力穿刺部位
- 局部止血垫和贴片
  - Chito-Seal（雅培血管）
    - 带正电荷的聚糖分子吸引带负电的红细胞／血小板

- ○ Clo-Sur P.A.D. (Scion Cardio-Vascular；Miami, FL)
  - 壳聚糖（含 N- 乙酰氨基葡萄糖的糖胺聚糖）
- ○ D-Stat (Vascular Solutions；Minneapolis, MN)
  - 含有凝血酶的冻干垫，Na^+ 羧甲基，纤维素，氯化钙
- ○ V+ Pad (Angiotech；Vancouver, BC, Canada)
  - 富含 D- 葡萄糖胺的纱布纤维吸引血小板，从而更快地形成栓塞
- ○ Syvek 贴片 (Marine Polymer Tech；Danvers, MA)
  - 聚 -N- 乙酰基葡糖胺；促进凝块形成／局部血管收缩
- ○ SafeSeal (Medrad/Possis；Warrendale, PA)
  - 生物可吸收的干燥剂；可增加凝血效果
- 混合型（Hybrid）
  - ○ Axera（Arstasis；Fremont, CA)
    - 在穿刺／止血时可放置该器械
    - 以浅角度穿刺动脉的路径
      - □ 当鞘管撤回时，使用流体静力来促进动脉闭合

术 前

适应证

- 经皮穿刺动脉止血法
  - ○ 大多器械可适用于 5~8F 的穿刺通路
  - ○ 使用缝合器引导的闭合器，适用于较大的穿刺鞘（最大 21F）
    - 可用于血管内动脉瘤修复
  - ○ 使用抗凝血剂的患者
    - 允许术中使用抗凝血剂，溶栓剂
    - 对其他方式无法实现的止血可手动压迫

禁忌证

- 大于动脉切开的设备规格
  - ○ 一般 ≤8F
  - ○ Perclose ProStar XL 可用于动脉切开术 8.5~10.0F
  - ○ 预闭合器适用于大于动脉切口的规格
    - 在插入大的穿刺鞘前，需要先安装设备（通常为 2）；需提前计划
- 股动脉严重钙化斑块（缝线介导的装置）
  - ○ 缝线介导的器械；穿刺针可能不能穿透重度钙化斑块
  - ○ 镍钛合金夹的器械；夹子可能无法抓取钙化组织
- 小直径／严重病变的动脉
- 感染
- 在计划穿刺点的血管
  - ○ 应用胶原蛋白式海绵垫，其他封堵剂会引起局部炎症反应

- ○ 用缝线介导的闭合装置可能会引起外膜周围纤维化，在缝线和血管周围形成纤维罩
- ○ 用镍钛合金夹子闭合装置可能影响手术／重复穿刺
- 顺行穿刺（相对禁忌证）
- 严重肥胖的患者
  - ○ 一些研究显示使用闭合器比手动压迫的预后好
- 现已知的对材料过敏的有胶原蛋白，镍钛合金，乙二醇等

术前影像学检查

- 在闭合穿刺点之前需进行 DSA 造影
  - ○ 显示动脉中的导管／鞘的位置；获取前斜或左前斜的投影
  - ○ 显示任何可能复杂的解剖结构
    - 狭窄，偏心斑块
    - 不宜进入的动脉分支点
    - 进入股浅动脉而不是股动脉
    - 高位动脉穿刺点（腹股沟韧带上方，腹壁下动脉）
  - ○ 避免在小直径的动脉内（<5mm）中使用

术前准备

- 核查项目
  - ○ 确保穿刺点的消毒及无菌
    - 必要时重复行备皮及消毒
  - ○ 过敏史
    - 通常与局部垫／贴片相关
    - 与一些过敏原有胶原蛋白，镍钛合金，乙二醇有关
- 药物
  - ○ 利多卡因 1%~2%
    - 可能在闭合穿刺点之前重新注入
  - ○ 可考虑使用抗生素预防
- 设备清单
  - ○ 肝素化盐水冲洗
  - ○ 用于穿刺鞘的导丝
  - ○ 闭合装置

介入操作

设备

- 在使用导丝／装置之前需冲洗鞘管
- 使用前冲洗闭合装置及器械是必须的

程序步骤

- 一般
  - ○ 穿刺
    - 考虑超声引导穿刺以避免穿刺侧壁
    - 如果是双壁穿刺，请使用 21 号穿刺针
  - ○ 充分了解穿刺点解剖以插入闭合器
    - 在皮肤穿刺点应用闭合器
    - 必要时需切开导管／鞘管通道
- 缝线／镍钛合金夹子装置
  - ○ 通过鞘管插入导丝

- 拔除血管鞘；在导丝上插入闭合器
  - 按步骤将缝线／夹子插入
- 手动压迫 2 分钟
  - 确认血止住
- 动脉切口填塞装置
  - 必须确认插入血管鞘内
  - 插入闭合器，然后取出鞘管
  - 在血管腔内推开管盘（disc）
  - 拉紧装置，将夹子固定在皮肤上
  - 让装置留置 10 分钟
  - 折叠圆盘，取出装置／轻微施加压力
- 机械闭合器
  - 通过血管鞘／导管引入导丝
  - 拔除穿刺道的血管鞘；插入闭合器的鞘
  - 通过血管鞘引入装置
    - 按步骤依次插入组件
  - 取下闭合器，轻微压迫
- 压迫的辅助设备
  - 必须直接放在穿刺点上
  - 通过穿刺点对器械进行充气／安全
    - 需要手动压迫，但不要按压到无动脉搏动
- 局部止血垫／贴片
  - 需要"激活"
    - 需用盐水或少量的血液润湿
  - 将止血垫／贴片直接放在穿刺点上
  - 手指压迫止血／贴片

结果和报告

- 描述已使用的器械
  - 重要的是记录未来可能的穿刺部位
- 注意任何器械故障，或止血失败
- 描述任何与器械相关的并发症
  - 注意任何必需的纠正措施

替代操作 / 治疗

- 放射学
  - 标准手动压迫止血措施
- 外科手术
  - 主要应用手术缝线闭合的动脉切开术

术　后

应尽事宜

- 在器械闭合后需手动压迫穿刺点
  - 使用短暂的轻到中等压力
  - 如果没有从穿刺道渗漏，没有必要压迫
- 在穿刺点覆盖无菌敷料
- 需提前进行出院前评估
  - 能够在无疼痛，出血的情况下行走
  - 局部无血肿
- 对患者进行穿刺点的宣教
  - 伤口护理

- 延迟并发症的体征／症状

规避事项

- 在短时间内重复动脉穿刺（同一部位）
  - 闭合器可能存在问题
    - 闭合器在血管外
    - 穿刺部位的炎症反应
  - 缝线／夹子装置通常不存在问题

结　果

问题

- 闭合器的使用增加了手术费用
  - 住院时间短，住院人数可能会减少
- 与常规步骤相比使用闭合装置并发症率稍高
  - 可能与较大的血管鞘的尺寸有关
- 使用闭合器的引起的并发症需要手术治疗的风险略有增加
  - 与手动压迫比发生率为 0.7%∶0.4%

并发症

- 最严重的并发症
  - 血管内异物阻塞（FB）
    - 闭合器使用不当
      - 血管内成分及位置不准确
      - 血管外栓子可能会进入血管内
    - 可引起急性肢体缺血（0.3%）
      - 可能需要进行外科取栓术
      - 是否行支架取代 FB，取决于栓子的位置
- 即刻／围手术期并发症
  - 出血（4%）
  - 血肿（5%）
  - 行走时出现延迟性出血
- 延迟并发症
  - 软组织／血管感染（0.6%）
    - 可能需要静脉注射或口服抗生素治疗
  - 穿刺部位的肉芽组织／瘢痕
    - 闭合器可以形成纤维帽
    - 可使血管外科手术复杂化
  - 软组织／动脉的炎症反应
    - 是最常见的使用闭合器的并发症
    - 可使血管外科手术复杂化
    - 可能影响动脉重复穿刺
  - 假性动脉瘤（0.7%）
  - 动脉狭窄

预期结果

- 成功放置主动闭合器（96.4%）
- 在穿刺点的止血时间更短
- 减少制动与手动压迫的时间
  - 有些报道术后 1 小时可走动
  - 通常 2~4 小时可走动
- 与手动压迫相比疼痛减轻

（左图）一些血管闭合装置，如 Catalyst，ExoSeal 和 Mynx 可直接使用进入血管鞘。（右图）在放置缝线闭合器时，应进行造影，并确保血管鞘已经被拔除。每个闭合器都有多个使用步骤，且每个步骤都不一样，必须看好说明

穿刺血管鞘

缝线闭合器

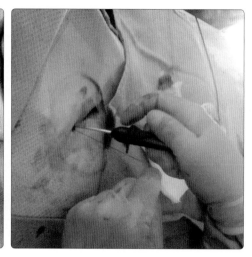

（左图）在放置 PerClose 闭合器，缝合线➡逐步展开，然后在皮肤下方剪断。一些闭合器可应用可吸收缝合线或压迫器；其他也可使用永久金属。（右图）照片显示通过局部止血垫手动辅助压迫止血➡。操作者的手指➡直接在动脉通路点上压迫。局部止血垫由设计用于促进凝块形成，并且在与血液接触时被激活

缝线闭合器

局部止血垫

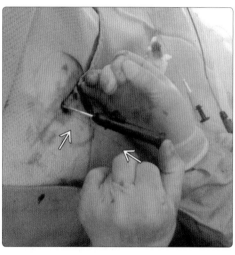

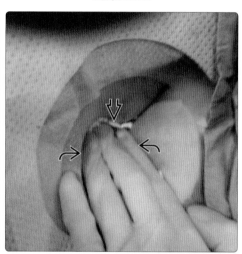

（左图）在股动脉上放置一个带有可充气"囊袋"➡和穿刺点处粘的 Safeguard 压迫动脉装置。（右图）术中照片显示位于股骨穿刺鞘下方的局部止血垫➡。当血管鞘被拔除时，止血垫➡可定位在皮肤进入穿刺点上方

辅助加压装置

局部止血垫

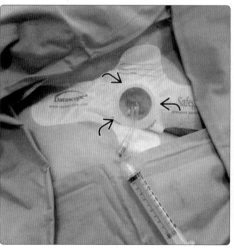

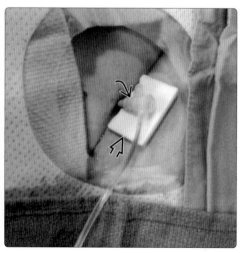

使用闭合器的禁忌

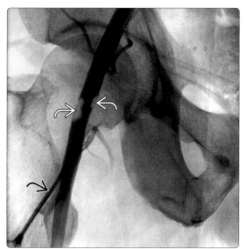

高位动脉穿刺

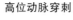

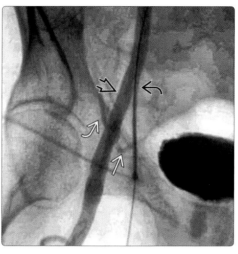

（左图）两个区域➡的偏心动脉粥样硬化斑块导致穿刺鞘上方的动脉狭窄➡。在严重狭窄或直径非常小的动脉中禁止使用闭合器。（右图）血管造影显示穿刺鞘的入口点➡位于腹股沟韧带上方的髂外动脉➡（由旋髂动脉➡和腹壁下动脉标记➡）。由于动脉在骨盆中是可移动的，因此难以通过手动压迫或闭合器来止血

并发症：股上动脉通路

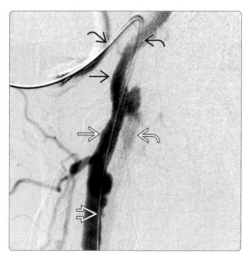

并发症：CFA 缺陷

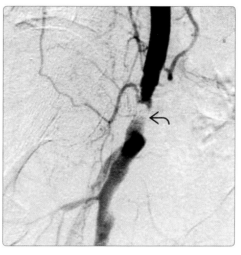

（左图）DSA 显示股总动脉➡分为股浅动脉➡和股深动脉➡。通过血管鞘➡插入导丝➡以顺行方式进入股浅动脉并行腹股沟下动脉介入治疗。（右图）使用器械闭合器止血。不久之后，患者出现严重的腿痛伴搏脉消失。DSA 造影显示右侧股动脉（CFA）➡的充盈缺损，其中闭合装置的胶原蛋白塞堵塞血管

并发症：放置覆膜支架

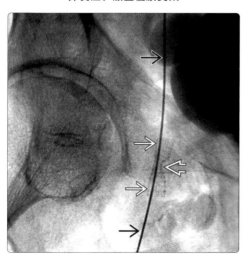

并发症：管腔直径恢复

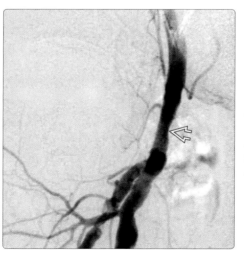

（左图）导丝➡成功地穿过 CFA 中阻塞的腔内胶原塞。放置覆膜支架➡，桥接 CFA 中闭塞的胶原蛋白塞。注意覆膜支架的腰样的畸形➡。（右图）覆膜支架置入后，进行球囊扩张等血管成形术，使 CFA 血管内置的假体扩张。这成功地压缩了胶原蛋白栓并恢复了正常 CFA 的腔内直径➡

术语
- 血肿：血液在血管外积聚
- 假性动脉瘤（PSA）：在经皮穿刺部位的动脉破裂
- 动静脉瘘（AVF）：动脉和静脉之间的直接异常连接；尺寸、严重度不同
- 动脉夹层：动脉内膜撕裂
- 血栓形成：可因手术剥脱、栓塞或原位血栓而形成

介入操作
- 血肿
  - 观察是否小而稳定
  - 如果有压迫症状，无活动性出血迹象，需经皮穿刺引流
  - 血管内支架置入治疗血管损伤
  - 血管内线圈支架置入治疗血管损伤
  - 如脉搏减弱或血肿迅速扩大需外科手术
- 假动脉瘤（PSA）
  - <1cm：可自行消解

- 1~4cm：超声引导压迫
  - 技术成功：63%~88%
  - 平均压迫时间：30~44分钟
  - 1~6cm：超声引导下凝血酶注射
  - 技术成功：93%~100%
- 动静脉瘘（AVF）
  - 小：1/3自行闭合
  - 大：考虑栓塞和覆膜支架
  - 血管内治疗高风险时采用外科修复
- 动脉夹层
  - 局灶性/非闭塞性：球囊闭塞、全身抗凝
  - 广泛性/闭塞：支架置入
- 血栓形成
  - 全身抗凝
  - 药物导管 ± 导管溶栓
  - 外科血栓切除术

血肿：医源性动脉损伤　　血肿：医源性动脉损伤（同侧髂动脉DSA）

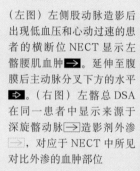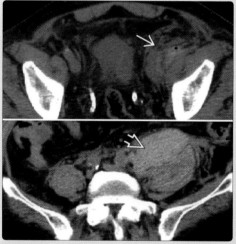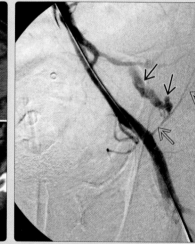

（左图）左侧股动脉造影后出现低血压和心动过速的患者的横断位NECT显示左髂腰肌血肿，延伸至腹膜后主动脉分叉下方的水平。（右图）左髂总DSA在同一患者中显示来源于深旋髂动脉造影剂外渗，对应于NECT中所见对比外渗的血肿部位

血肿：医源性动脉损伤（同侧深旋髂动脉DSA）　　血肿：医源性动脉损伤（线圈栓塞后DSA）

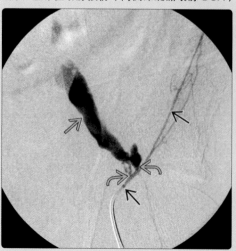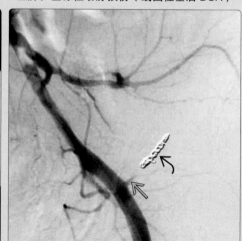

（左图）深旋髂动脉选择性导管插入术后的DSA再次显示造影剂外渗，这似乎涉及到2个独立的深旋髂动脉区域。（右图）经旋髂深动脉远端栓塞后DSA证实活动性外渗停止。随后线圈放置在损伤部位附近，以防止动脉顺行灌注和再出血

术 语

定义

- 血肿：进针部位血液持续在血管外积聚
  - 进行性出血→加压
  - 最常见的小并发症
    - 高达 5%（严重并发症<1%）
  - 肢体：累及股动脉、肱动脉或腋动脉
    - 小：皮下血管周围软组织
      - 轻度不适，瘀斑
      - 自限性，保守治疗
    - 大：广泛涉及皮下组织
      - 严重腹股沟或臀痛，肿大
      - 可能导致肢体缺血、神经压迫或皮肤坏死
      - 引流与血管内或外科治疗
  - 腹膜后：延伸至骨盆／腹部的腹膜后软组织
    - 双壁高位穿刺
    - 可能引起血流动力学的改变和死亡
    - 排除／处理可能出现的持续出血
      - 动脉出血→血管造影与栓塞
      - 静脉出血→抗凝剂拮抗，外科会诊
- 假性动脉瘤：进针部位动脉"破裂"
  - 最常见的主要并发症
    - 发生率：诊断性插管后 0.05%～2.00%
    - 干预治疗后增加到 2%～6%
  - 当动脉穿刺没有充分闭合时发生
    - 搏动性血液进入血管并积聚在血管周围的空间中，呈假性囊状结构
      - 不包含动脉壁的 3 层结构
    - 假性动脉瘤与供血血管（通常是股动脉）之间的连接通道仍然存在
  - 不同的大小和严重程度
    - <1cm：可自行消解
    - >1cm：通常需要治疗
      - 超声引导压迫：1～4cm
      - 超声引导凝血酶注射：1～6cm
      - 手术修复：>6cm 或破裂后
- 动静脉瘘（AVF）：动脉与静脉的异常沟通
  - 发生率高达 0.9%
  - 可能与假性动脉瘤相关或无关
  - 不同的大小和严重程度
    - 小：1/3 的动静脉瘘可能自行闭合
    - 大：可能导致血流动力学显著的左 - 右分流并有相关副作用
      - 外科手术修复
      - 如长度允许采用血管内弹簧圈栓塞
      - 非手术患者采用动脉覆膜支架封堵
- 动脉夹层：动脉内膜撕裂，造成虚假的血液通道
  - 发生率<0.5%
  - 不同严重程度
    - 局限，非流动限制：通常可自愈

- 观察，全身抗凝
    - 流动限制：引起动脉闭塞／肢体缺血；需要治疗
      - 局限：持续性血管内球囊闭塞
      - 广泛（累及髂动脉）：血管内支架置入术
- 血栓形成：可因手术、栓塞或原位血栓形成而形成
  - 发生率<0.5%
  - 不同严重程度
    - 非闭塞性：全身抗凝
    - 闭塞：血管内溶栓 vs. 开放取栓

术 前

适应证

- 血肿
  - 肢体
    - 血管压迫：肢体缺血、深静脉血栓形成
    - 神经压迫：感觉运动障碍
  - 腹膜后出血／血肿
    - 血流动力学障碍，可能致命
- 假动脉瘤（PSA）
  - 大小>2cm 或保守治疗失败后
  - 感觉运动障碍
  - 剧烈疼痛
- 动脉撕裂
  - 持续出血
- 动静脉瘘（AVF）
  - 大或逐渐增大
  - 症状：远端缺血，静脉扩张，高输出性心力衰竭
- 动脉剥离
  - 流动限制性，随时间加剧
  - 顺行通常比逆行更应引起重视
- 血管血栓形成
  - 闭塞性或广泛性
  - 有症状的

禁忌证

- 血肿
  - 抽吸可能引起再出血
    - 血肿抽吸可减少空间内的压力／填塞
- 假动脉瘤（PSA）
  - 一般情况：进针部位感染，血流动力学不稳定，皮肤坏死
  - 超声引导压迫：尺寸>4cm
  - 超声引导凝血酶注射：假动脉瘤缺乏可辨别的颈部或颈部>假动脉瘤基底的 50%
- 术前成像
  - 超声：血流动力学稳定患者首选
  - 确定并发症类型
    - 假动脉瘤（PSA）：经典的旋流状（如阴阳图）
    - 动静脉瘘（AVF）：静脉呈现动脉的波形
  - 形态学表现
    - 假动脉瘤（PSA）：囊大小，颈部的长度，供养血管

- 动静脉瘘（AVF）：大小，累及血管，与假动脉瘤共存
- CT：血流动力学不稳定患者或超声无法观测的患者首选
  - 描述血肿大小范围
    - 局部与腹膜后延伸
    - 相邻结构的压迫
    - 活动性外渗的识别与定位（CTA）
  - 评估血管完整性
    - 损伤→造影剂外渗，血肿形成
    - 手术→皮瓣的解剖，可视化，血流测定、传播范围
  - 血管通畅性测定
    - 闭塞与非闭塞性血栓
    - 远端栓塞或血栓形成的评估

准备步骤

- 核查项目
  - 临床病史和体格检查
    - 抗凝剂的使用
    - 神经系统评估
    - 肢体远端脉搏评估
  - 实验室和使用药物（如果进行血管内治疗），根据 SIR 中度风险的出血共识指南评估
    - 实验室检查
      - 全血计数：血小板计数>50 000μl
      - 国际标准化比值≤1.5
    - 药物使用
      - 噻氯匹定：提前 7 天停药
      - 达比加群和磺达肝素：提前 2~3 天停药，如果 CrCL<50ml/min，提前 3~5 天停药
      - 氯吡格雷：提前 5 天停药
      - 低分子肝素（治疗）：术前 12 小时停用
      - 阿司匹林：不需停药
  - 抗生素预防：SIR 指南常规不推荐，除非放置了内移植物
  - 知情同意：具体考虑
    - 经皮／血管腔内治疗失败，需手术治疗
    - 血管闭塞后遗症，包括肢体缺血
- 设备清单
  - 经皮穿刺或引流术（血肿）
    - 根据位置采用超声或 CT
    - 进针规格：18~20 G
    - 0.035 英寸导丝（如 Amplatz，Rosen）
    - 8~14Fr 适当扩张器
    - 8~14Fr 锁定猪尾导管
  - 超声引导压迫（假动脉瘤 PSA）
    - 具有合适传感器的超声设备
    - 最常用的频率为 4~7MHz 的线阵换能器
  - 超声引导凝血酶注射（假动脉瘤 PSA）
    - 带有线性阵列传感器的超声
    - 小口径回声穿刺针（21~22G）

- 1ml 注射器（结核菌素注射器）
- 凝血酶（浓度 1000U／ml）
  - 非适应证：禁止血管内注射
  - 通常用量非常少（0.2~0.5ml）
- 血管内手术
- 血管通路鞘
- 导丝：0.035 英寸，直角／亲水，刚性
- 导管：冲洗，选择性／微导管
  - 栓塞（血肿，动静脉瘘，撕裂）
    - 暂时栓塞剂：Gelfoam，Surgifoam
    - 线圈：0.035 英寸或 0.018 英寸，可推或可拆卸
  - 球囊闭塞（动脉夹层）
    - 血管成形球囊导管：根据病变大小确定直径／长度
  - 支架置入术（动静脉瘘，动脉夹层）
    - 最常用的覆膜支架
    - 基于病变大小的直径／长度
  - 药物溶栓（血管血栓形成）
    - 机械溶栓装置
    - 导管／鞘推注药物

介入操作

程序步骤

- 经皮穿刺引流术（血肿）
  - 排除进行性出血和再出血的可能性
  - 使用超声或 CT 确定路径
  - 用无菌技术进针入血肿
  - 抽吸血肿
    - 如果抽吸过程中排出的液体极少，应避免放置引流管
  - 必要时放置留置排液
    - 用针进 0.035 英寸导丝
    - 连续扩张通道（如果需要）
    - 在加强套管上加载导管并将导丝推进到血肿中
    - 通过透视或 CT 确认位置
- 超声引导压迫（假动脉瘤）
  - 考虑静脉注射止痛药或镇静药（手术过程中可能会有疼痛）
  - 实时彩色多普勒引导下使用超声探头施予一定压力
    - 消除假动脉瘤血液流动，同时维持供血血管中血液流动
  - 10 分钟后，缓慢释放压力并重新评估假动脉瘤内的血流持续流动
  - 每隔 10 分钟重复施加压力，直到传感器释放时血液流动消失
- 超声引导凝血酶注射（PSA）
  - 全程监测下肢远端脉搏
    - 助手应扪诊或多普勒监测远端脉搏
    - 如果发生任何改变，立即停止手术
  - 对手术区域和超声探头进行消毒
  - 应用 1% 利多卡因局部麻醉剂

- 制备凝血酶（1000U/ml）
- 超声导引下 21G 或 22G 超声探针插入假动脉瘤中
  - 如果假动脉瘤呈多叶化，定向于与假动脉瘤颈部连通最浅的小叶
  - 在注射凝血酶之前，在假动脉瘤中观察针尖位置
  - 不将血液吸入注射器
- 实时彩色多普勒引导下注射凝血酶
  - 小，0.1~0.2ml 增量
  - 彩色多普勒显示血流时停止注射
- 技术难度：具有挑战性的案例／假动脉瘤短颈
  - 用超声探头按压假动脉瘤颈部（而非假动脉瘤瘤体）直到假动脉瘤内血流停止流动
  - 向未受挤压的假动脉瘤瘤体中注入 0.2~0.4ml 凝血酶
  - 在释放压力之前等待 30 秒
- 凝血酶注射后 10 分钟的重新显影检测
  - 如持续流动，重复上述凝血酶注射
- 栓塞（血肿，动静脉瘘，撕裂）
  - 以通常方式获得血管通路
  - 放置鞘并引入 4~5FR 导管
  - 选择靶血管并获得 DSA 图像
    - 考虑通过导管同轴引入微导管
    - 导管置入靶病变
  - 通过导管微导管获得 DSA 图像
    - 确定合适的栓塞靶点
    - 导管栓塞部位的确定
    - 确认血管安全栓塞
      - 如果不可行，考虑放置覆膜支架以排除出血可能并维持血管通畅
  - 使用线圈
    - 考虑使用夹层技术（在远端出血处放置线圈，然后近端出血处放置线圈）
    - 使用比目标直径稍大的线圈
    - 放置线圈过程中，间歇注射造影以明确其位置和评定进展
  - 当线圈放置完成后，取导管前行 DSA 检查，确认栓塞效果
- 球囊扩张术（动脉夹层），支架置入（静脉瘘，动脉夹层，撕裂）
  - 以通常方式获得血管通路
  - 在导丝上引入血管通路鞘
  - 使用适当的诊断导管
  - 获得诊断性血管造影；评估靶病变
  - 靶向近端定位导管
    - 在损伤处轻轻推进导丝
    - 通过导线推进选择性导管
    - 注入造影剂确认导管尖端位置
    - 一旦尖端超过病变，更换刚性导丝
  - 球囊导管成形术
    - 根据邻近正常血管直径的选择球囊大小
    - 保持导丝在病变的位置

- 轻轻充气球囊，实现与血管壁贴合
  - 维持球囊充气几分钟
- 不取出导丝，球囊放气，行 DSA 检测
  - 必要时重复球囊充气
  - 球囊阻塞失败时放置支架
- 推进支架到位并谨慎放置
- 不拆导丝，拆卸输送系统
- 插入引导／导管鞘
  - 确定支架扩张位置
- 溶栓（血管血栓形成）
  - 以通常方式获得血管通路
  - 在导丝上引入血管通路鞘
  - 使用合适的诊断导管
    - 获得诊断性血管造影；评估靶病变
  - 推进导丝和导管到达血栓
  - 溶栓
    - 导管引导治疗（如果存在广泛血栓）：定位导管完全穿过血栓并注入溶栓药物（例如，组织型纤溶酶原激活剂）
    - 药物 - 机械学治疗（如果是局部的血栓，或在导管引导溶栓之前）：局部注射 5~10mg 组织型纤溶酶原激活剂，15~30 分钟后，用球囊血管成形术或旋转装置浸泡粥样凝块，进行血栓抽吸
  - 重复诊断血管造影以确定是否需要额外的治疗

其他治疗方法

- 外科
  - 血肿：动脉修复
  - 假动脉瘤：原发性血管修复
  - 动静脉瘘：原发血管修复，瘘管结扎
  - 动脉夹层：外科搭桥
  - 动脉血栓形成：开放性血栓切除术，外科旁路术

结 果

并发症

- 经皮穿刺引流术
  - 针放置位置脱靶
  - 引流后血肿再膨胀
- 超声引导加压
  - 假动脉瘤再灌注（2%）
  - 急性扩张或破裂（2%）
  - 血栓栓塞（<1%）
- 超声引导凝血酶注射
  - 假动脉瘤再灌注（2%）
  - 血栓栓塞（<1%）
  - 凝血酶注射液致原发性动脉血栓形成
- 血管内介入（栓塞，球囊闭塞，支架置入，溶栓）
  - 非靶动脉栓塞或支架置入
  - 血栓播散
  - 血管破裂

预期结果
- 超声引导加压
  - 手术成功率：63%～88%
    - 假动脉瘤＞4cm 及全身抗凝会增加手术失败的

可能性
  - 平均加压时间：30～44 分钟
- 超声引导凝血酶注射
  - 手术成功率：93%～100%

假动脉瘤治疗（体检）

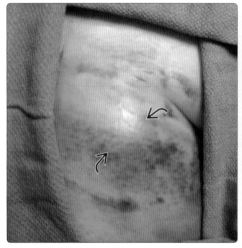

（左图）患者出现瘀斑和疼痛，经股动脉穿刺 1 天后大腿近端 ⇨ 肿块呈搏动性，可疑假性动脉瘤。（右图）同一患者的增强 CT 显示造影剂填充的假性动脉瘤 ⇨ 及其与下端 ⇨ 相通的股动脉 ⇨

假动脉瘤经皮凝血酶治疗

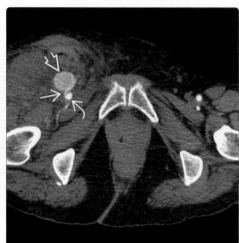

假动脉瘤经皮凝血酶治疗（"阴阳图状"）

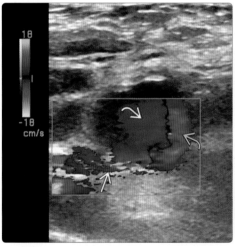

（左图）彩色多普勒超声显示出一个圆形的血管结构，有混合的动脉 ⇨ 和静脉 ⇨ 信号，即所谓的典型假动脉瘤的阴阳征。超声也显示出假动脉瘤的颈部 ⇨。（右图）彩色多普勒超声显示出假动脉瘤的颈部 ⇨ 的动脉血流呈双相波形 ⇨，这也是假动脉瘤的典型特征

假动脉瘤经皮凝血酶治疗（双相波形）

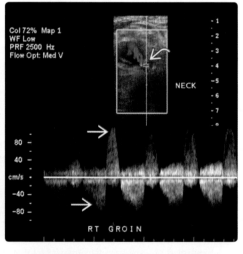

假动脉瘤经皮凝血酶治疗（进针位置）

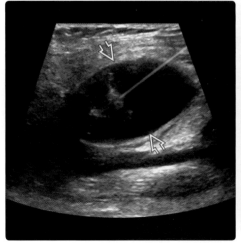

（左图）超声指导下，将探针刺入假动脉瘤 ⇨ 的中心位置，并成功避免了损伤假动脉瘤的颈部。（右图）彩色多普勒超声指导下，注入 0.2ml 凝血酶后，假动脉瘤 ⇨ 中血流信号消失，而股动脉 ⇨ 和静脉 ⇨ 血流通畅

假动脉瘤经皮凝血酶治疗（治疗后）

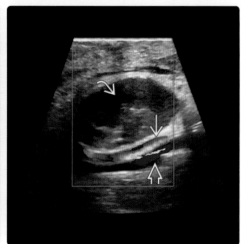

- 假动脉瘤＞6cm 会增加手术失败的可能性
  ○ 平均注射凝血酶剂量：225～425U
- 血管内介入（栓塞，球囊闭塞，支架置入，溶栓）
  ○ 根据病灶大小成功率有所不同

医源性动静脉瘘（诊断性增强 CT）

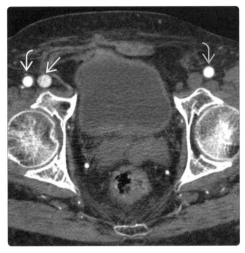

医源性动静脉瘘（血管造影）

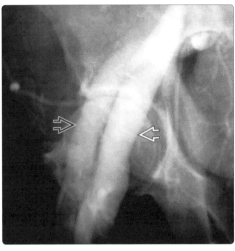

（左图）右股动脉造影后腹股沟疼痛患者的横断位增强 CT 显示右股动脉➘和静脉➘同时充盈异常。注意正常的左侧，只有股动脉➚是充盈的。（右图）通过左股动脉入路导管置入右髂外动脉血管造影，证实动静脉瘘同时注入右股总动脉➩和静脉➩

动静脉瘘伴假动脉瘤（彩色多普勒超声）

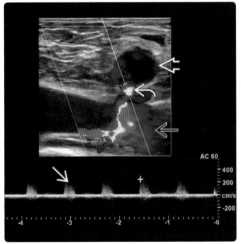

动静脉瘘伴假动脉瘤（股静脉的动脉波形）

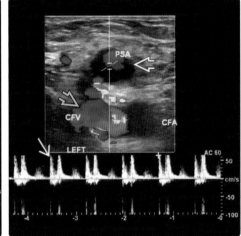

（左图）一个圆形的血管结构➩由狭窄的颈部➩连接到股总动脉➩。颈部的图像显示动脉波形➩不是双相的。（右图）彩色多普勒超声再次显示圆形血管➩结构具有动脉波形➩。该结构与假动脉瘤的表现相符，但其连接到股总静脉➩。在超声检查中该结构显示为动脉颜色分布

动静脉瘘伴假动脉瘤（静脉通道动脉波形）

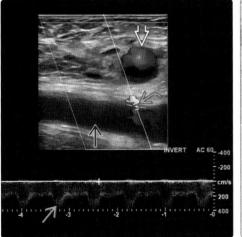

动静脉瘘伴假动脉瘤（DSA 显示解剖学变异）

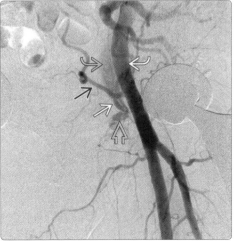

（左图）彩色多普勒超声显示左侧股静脉➩的边缘处➩（其中有一条向假动脉瘤➩的狭窄通道）显示动脉化的波形➩。结果显示动静脉瘘与假动脉瘤同时存在。（右图）左股总动脉 DSA 显示动脉➩和静脉➩同时充盈。瘘管起源于副闭孔动脉的一个小假动脉瘤➩，远离腹壁下动脉➩。这是一个重要而不常见的解剖学变异➩

| 关键点 |

术语

- 急性主动脉综合征：严重损害主动脉壁完整性的异常症候群
  - 胸主动脉夹层：内膜撕裂延伸至主动脉壁，血液从主动脉内膜撕裂处进入主动脉中膜
  - 动脉壁内血肿：主动脉壁内出血而无内膜破裂
  - 穿透性动脉粥样硬化性主动脉溃疡：经主动脉内弹力膜斑块破裂
- 胸主动脉狭窄／血管闭塞：动脉粥样硬化最常见的原因
  - 大血管病变常发生在血管狭窄或闭塞处
  - 严重狭窄可发展为慢性阻塞
- 胸主动脉瘤：主动脉扩张超过正常直径＞50%

介入操作

- 大血管病变：依赖于介入位置和类型的股动脉与逆行肱动脉通路
  - 偶尔需要联合动脉通路；用于交叉慢性完全闭塞
  - 考虑需要引入导引鞘导管的必要性
  - 进行 DSA 检查后，确定位置是否合适，如果不影响关键支路，可以进行介入治疗
  - 条件允许的情况下，血管成形术／支架植入术可广泛应用于胸廓内大型血管病变治疗

结果

- 多数病变首选血管内治疗
  - 保守血管内治疗失败后可采用外科手术

（左图）头臂动脉➡是第一个主动脉分支，分为右颈总动脉-锁骨下动脉➡，而左颈总动脉➡-锁骨下动脉➡直接从主动脉弓起。（右图）CT 重建显示右锁骨下动脉➡的典型的带有 Kommerell 憩室➡的解剖变异

典型主动脉弓

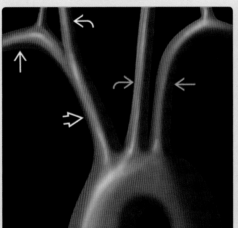

解剖变异：异常右锁骨下动脉及 Kommerell 憩室

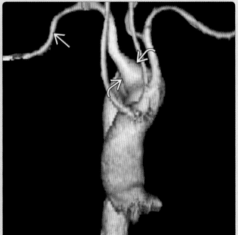

（左图）右主动脉弓➡最常见的解剖变异类型表现为左锁骨下动脉异常。可能存在一个相关的憩室。右主动脉弓这种形式的先天性心脏病的发病率较低。（右图）右胸主动脉弓与左锁骨下动脉异常的前后位（A）和斜位（B）CT 重建显示 Kommerell 憩室➡。虽然弓是右侧的，但主动脉在左侧➡下降

解剖变异：右主动脉弓伴锁骨下动脉变异

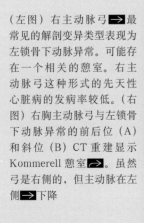

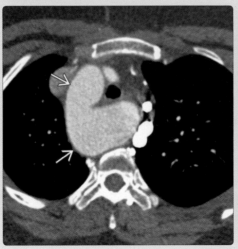

解剖变异：右主动脉弓伴锁骨下动脉变异

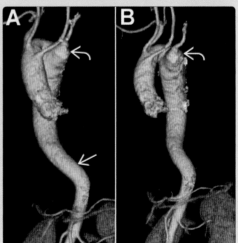

术 语

定义

- 急性主动脉综合征：严重损害主动脉壁完整性的异常症候群
  - 胸主动脉夹层：内膜撕裂延伸至主动脉壁，血液从主动脉内膜撕裂处进入主动脉中膜
    - 血流分离主动脉壁结构，产生真假腔
      - 主动脉分支血管灌注可能受损；可能导致末梢器官缺血
    - 主动脉壁薄弱，可能破裂；高死亡率
      - 慢性夹层可发展为动脉瘤
- 壁内血肿（IMH）：主动脉壁内出血而无内膜破裂
  - 高血压患者可作为1类事件发生
    - 血管瘤自发性出血至主动脉瘤导致血肿形成
  - 可能是由于穿透性动脉粥样硬化性溃疡（PAU）引起的
  - 壁内血肿影响主动脉壁
    - 如果内膜层破裂（入口撕裂），可能自发进展为主动脉夹层
    - 主动脉破裂风险增加
    - 主动脉弓或升主动脉溃疡样突起与内膜破坏的密切关系
  - 可以随着时间的推移而自行消失，或发展成动脉瘤
  - 如果出现溃疡样突起、壁内血肿厚度>2cm、主动脉直径>5cm、胸膜或心包积液则预后不良
- 动脉内膜弹性斑块破裂
  - 经常出现在粥样斑块中广泛的内膜钙化的患者中
  - 溃疡／血肿影响主动脉壁
    - 可能进展为主动脉夹层
    - 可能形成囊状假性动脉瘤
    - 急性破裂风险增加
  - 可能是单一的或多重的
  - 常伴壁内血肿
- 胸主动脉瘤：主动脉扩张超过正常直径>50%
  - 各种病因
    - 退行性变：通常是由动脉粥样硬化引起的
      - 基质金属蛋白酶活性异常
      - 75%胸主动脉瘤的病因所在
    - 结缔组织疾病：急性主动脉综合征动脉瘤的遗传因素
      - Ehlers-Danlos综合征：IV型血管亚群以广泛血管脆性为特征；频繁动脉破裂
      - Loeys Dietz综合征：表型类似Ehlers-Danlos型IV亚群
      - 马方综合征：囊性内侧退行性变；通常累及主动脉根部（主动脉瓣扩张）
      - 囊内中央坏死

- 感染（真菌）：局部感染削弱主动脉壁完整性
      - 典型囊状结构
    - 假动脉瘤：1个或更多动脉壁层破坏，破裂形式
      - 可能是由于穿透性或钝性损伤引起的主动脉损伤（例如，减速性损伤）
      - 还与传染性、炎性、肿瘤性疾病有关
  - 动脉瘤直径>5cm或每年生长>1cm，破裂风险增加
    - 每增加1cm动脉瘤破裂风险增加一倍
  - 大血管瘤：仅占所有动脉瘤的1%~3%
    - 最常见的累及部位是头臂动脉
      - 欲胸主动脉瘤的病因相同
- 胸主动脉大血管狭窄闭塞
  - 动脉粥样硬化：最常见的原因
    - 严重狭窄可发展为慢性阻塞
    - 通常起源于胸主动脉附近
  - 主动脉狭窄：动脉导管与主动脉连接的相邻部位狭窄的先天性疾病，分3种亚型
    - 导管前型：发生于动脉导管的近端
      - 由于胎儿心脏异常左心血流减少导致主动脉发育不全
      - 主动脉远端狭窄的血流依赖于动脉导管；如果严重的话，可能危及生命
      - 5%发生于患有Tuner综合征的婴儿
    - 导管型：动脉导管连接处狭窄
      - 动脉导管关闭时常出现
    - 导管后型：动脉导管远端狭窄
      - 可能是由于动脉导管在出生时收缩或纤维化，随后缩窄主动脉
      - 成人最常见的类型
  - 主动脉假性狭窄：罕见的先天性异常，胸主动脉扭结屈曲；类似于真实主动脉狭窄的影像学表现
    - 累及左锁骨下动脉远端的降主动脉
    - 无明显血流动力学障碍与真正缩窄
  - 锁骨下动脉窃血综合征：近端锁骨下动脉狭窄或闭塞导致椎动脉或乳内动脉逆行
    - 可导致后颅窝缺血，导致共济失调、头晕
    - 也可能出现臂跛
- 血管炎
  - 巨细胞动脉炎（GCA）：血管炎影响中到大动脉；与Takayasu动脉炎相似，可能表现为单一疾病谱
    - 常用发病年龄进行患者分类
      - 巨细胞动脉炎影响老年人口（>50岁）
      - 常常累及颞动脉或颈动脉
    - 20%~30%的巨细胞动脉炎患者累及主动脉以及主要分支
      - 可能导致锁骨中下动脉的狭窄，延伸到腋动脉；在巨细胞动脉炎中比Takayasu动脉炎更常见

- 动脉活检确诊
  - 典型的颞动脉活组织检查；当发病时容易触及
  - 多核巨细胞单核细胞浸润肉芽肿性炎症
- Takayasu动脉炎：大血管肉芽肿性炎性血管炎
  - 影响40岁以下的人
    - 通常发生在15～30岁
  - 分3个阶段
    - 活动性炎症
    - 血管炎症、血管疼痛、压痛
    - 血管纤维化或变性导致缺血或动脉瘤
  - 涉及胸腹主动脉或主要分支、肺动脉

相关血管解剖学

- 头臂动脉（无名）动脉；胸主动脉第一支分支，分为右颈总动脉右锁骨下动脉
  - 右颈总动脉：供体右侧大脑半球，分为颈内动脉外动脉
  - 右锁骨下动脉：供应右手臂，一些分支供应头部胸部；在第一肋外侧缘处形成腋动脉
    - 椎动脉：供应小脑
    - 乳腺内动脉：前肋间、乳房穿支；终止于上腹部肌膈动脉
    - 肋颈干：分为肋间深颈深动脉
    - 甲状腺颈干：分为甲状腺下、肩胛上横颈动脉
    - 肩胛背动脉：肩胛提肌，斜方肌菱形肌
- 左颈总动脉：胸主动脉第二支，分为颈内动脉外支
- 左锁骨下动脉：胸主动脉第三支，与右锁骨下动脉分支相同

重要血管变异解剖

- 异常右锁骨下动脉：作为主动脉弓的最后分支而出现；临床上最常见的显著的主动脉弓畸形（发病率为0.4%～2.3%）
  - 通常通过气管食管后部
    - 患者很少有症状，可引起喘鸣或吞咽困难
  - Kommerell憩室：锁骨下动脉异常起源的锥形扩张
    - 是右主动脉弓远端末梢
    - 大憩室可有症状
      - 19%破裂
      - 也可转变为远端栓塞
- 右主动脉弓
  - 左锁骨下动脉异常：最常见的右主动脉弓类型（发生率0.1%）
    - 右主干支气管上呈弓形，但可能在脊柱两侧下降；左锁骨下动脉是最后的主动脉支
    - 与Kommerell憩室有关
    - 5%～10%先天性心脏病
      - 法洛四联症（71%）
      - 心房或室间隔缺损（21%）
      - 极少主动脉缩窄（7%）
    - 镜像分支：降主动脉几乎总是向右脊柱方向延伸

- 左无名动脉，右颈动脉右锁骨下动脉；无食道后血管
- 90%～95%合并先天性心脏病
  - 法洛四联症（90%）
  - 动脉干（6%）
  - 三尖瓣闭锁（5%）
- 双主动脉弓
  - 最常见血管环
    - 主动脉弓通过气管两侧，与食管后连接
      - 右弓较大，供应右锁骨下总动脉
      - 较小的左下主动脉弓为左锁骨下和颈总动脉供血
  - 极少造成先天性心脏病
    - 临床症状表现为吞咽困难或喘鸣
- 颈主动脉弓
  - 罕见的异常；通常无症状
    - 可能表现为搏动锁骨上肿块
    - 可能造成血管环，压迫气道
  - 超过80%位于右侧
    - 分支可以是正常的或镜像的

术　前

适应证

- 动脉瘤
  - 当直径超过5.5cm或患者有症状时，通常需要修复
    - 首选治疗方式为胸主动脉腔内修复术
- 胸主动脉夹层
  - 基于主动脉分布的2种方案
    - Stanford分类法（最常用）
      - Stanford A：夹层涉及升主动脉
      - Stanford B：不涉及升主动脉；夹层起始于锁骨下动脉远端
    - DeBakey分类法
      - DeBakey I：累及胸主动脉（升降）±腹主动脉
      - DeBakey II：起源于升主动脉，直至无名动脉
      - DeBakey III：起源于降主动脉，远端延伸可包括腹主动脉
  - Stanford A和DeBakey I/II：夹层通常需要外科或血管内介入
    - 必要时同时行主动脉瓣置换术
      - 除非发生并发症，Stanford B和DeBakey III内科处理
    - 主动脉腔受到压迫影响动脉灌注导致缺血
      - 恢复缺血终末器官动脉灌注
    - 动脉瘤破裂或变性
- 创伤性主动脉或大血管损伤
  - 钝性主动脉或大血管损伤导致血管破裂、假动脉瘤或横断

- 在适当时优先考虑胸主动脉腔内修复术
- 壁内血肿
  - 可进展为主动脉夹层；如伴有穿透性溃疡或溃疡样突起则预后不良
  - B 型经常通过使用 β 阻断剂进行积极的降压治疗来管理；如果进展为主动脉夹层，则考虑介入治疗
  - A 型死亡率与主动脉夹层相似，常作外科治疗
    - A 型壁内血肿在医疗干预下死亡率为 40%
  - 与主动脉夹层相比，更易发生主动脉瓣下血肿和心包积液
- 穿透性粥样硬化性主动脉溃疡
  - 溃疡深度直径增加可预测疾病进展；显著主动脉壁弱化
    - 可导致主动脉夹层、假性动脉瘤、破裂
    - 考虑血管内或外科干预
    - 有症状的破裂率增加（38%）
    - 难治性复发症状的干预
- 大血管狭窄闭塞性疾病
  - 狭窄／堵塞导致慢性肢体缺血
    - 可表现为上肢跛行、休息痛、溃疡、坏疽
  - 锁骨下动脉盗血综合征
    - 血管内支架置入术治疗胸廓内大型血管病变

禁忌证

- 概况
  - 不可纠正的凝血病
  - 严重肾功能不全
    - 非透析依赖性
  - 过敏性变态反应史
  - 系统性感染
    - 覆膜支架感染的危险（罕见）
- 急性主动脉综合征
  - 无主动脉夹层、壁内血肿、动脉硬化性溃疡不累及升主动脉
    - 可能内科处理；需要密切的临床影像监测以评估进展
- 胸主动脉瘤（TAA）
  - 由于动脉瘤解剖形态不良无法进行胸主动脉腔内修复术
- 胸主动脉大血管血管炎
  - 活动性疾病的证据
    - 全身症状
      - 发热，关节痛，肌痛
    - 实验室检查异常
      - 红细胞沉降率升高
      - C 反应蛋白阳性
    - 可能对血运重建产生不利影响
- 大血管狭窄闭塞性疾病
  - 跨病变或胸廓出口支架置入术的相对禁忌
    - 支架压缩骨折的可能性

- 可能需要手术减压或行血管旁路手术
  - 导致栓塞并发症的高危病变
    - 附着于斑块的活动血栓
    - 新血栓形成（＜1 个月）致闭塞
      - 可考虑预介入术前溶栓或抗凝 2~4 周

术前影像学检查

- CT 血管造影（CTA）
  - 动脉解剖病理学的精细描述
    - 靶病变的表现
    - 胸主动脉移植术设计
    - 右位注射以最小化造影剂主动脉中的伪影
    - 对比度相位有助于主动脉壁内血肿成像
- 磁共振血管造影（MRA）
  - 动脉解剖病理学的精细描述
    - 适用于急性、炎性感染过程
- 数字减影血管造影（DSA）
  - 评估手术过程作用有限
    - 介入治疗中的主要影像引导

术前准备

- 核查项目
  - 临床病史和体格检查
    - 适当的手术适应证
    - 血管综合评价
      - 脉诊／多普勒检测
      - 检查受影响侧的上肢脉搏
    - 血管内介入治疗评估
      - 可能影响最佳介入位置的选择
    - 目前服用药物
      - 任何抗凝剂，抗血小板药物，口服降糖药，抗高血压药
  - 过敏史
  - 实验室检查
    - 电解质、肾小球滤过率
      - 正常肌酐；肾小球滤过率估计值＞60
    - 全血细胞计数
      - 血小板计数＞50 000/μl
    - 凝血指标
      - 国际标准化比率≤1.5
      - 正常凝血酶原时间，部分凝血活酶时间
    - 炎性标志物
      - C 反应蛋白
      - 红细胞沉降率
  - 限制饮食：术前 8 小时禁食
    - 如果适度静或全身麻醉
    - 用一小口水服下药物
- 药物
  - 中度镇静药
    - 芬太尼
    - 咪达唑仑

- ○ 肝素
  - − 不同术式给药方案
    - □ 单次剂量 2500~5000U，然后输注 1000U/h
    - □ 负荷剂量 50~100U/kg，然后连续输注 15~25U/(kg·h)
- ○ 血管舒张药
  - − 硝酸甘油单次剂量 100 μg
  - − 预防导管引起的血管痉挛
- ○ 氯吡格雷
  - − 在狭窄性闭塞疾病手术前可选择性给予负荷剂量
    - □ 最小负荷量为 300mg
  - − 术后继续维持剂量
    - □ 每日 75mg，最少 4~6 周
- • 设备清单
  - ○ 动脉通路设备
    - − 微创穿刺包
      - □ 微穿刺针和微丝
      - □ 过渡性扩张器
  - ○ 导管和鞘
    - − 血管通路鞘
      - □ 可更换导管；减少进入部位的局部并发症
      - □ 各种大小的鞘；取决于手术的导管装置
    - − 诊断导管
      - □ 冲洗导管（如 pigtail，Omni Flush）
      - □ 选择性导管（如 Davis，Simmons）
    - − 血管成形术（PTA）球囊导管
      - □ 各种尺寸、配置
  - ○ 导丝
    - − 0.035 英寸导丝
    - − 倾斜或直尖的亲水导丝
      - □ 适用于穿过狭窄/闭塞
      - □ 用于选择性动脉插管
    - − 0.014~0.018 英寸微丝
      - □ 与微导管联合使用；与支架/血管球囊可快速交换
    - − 刚性导丝
      - □ 如 Amplatz，Lunderquist，Rosen
      - □ 为导丝推进提供稳定性
  - ○ 支架
    - − 胸主动脉腔内修复主动脉瓣移植术
    - − 覆膜
      - □ 球囊扩张式：允许在大血管中精确放置；其可用长度受限；更大的径向力，但易受机械压缩
      - □ 自膨式：比球囊安装更灵活；更长的可用长度
    - − 无覆膜
      - □ 球囊扩张式：更精确的放置
      - □ 自膨式：颈动脉支架置入的首选方法，也适用于其他大血管

介入操作

患者体位/位置

- • 最佳操作方法
  - ○ 常用股动脉通路
  - ○ 可考虑同侧上肢通路
    - − 肱动脉逆行通路
  - ○ 根据病变部位介入治疗的顺行股动脉与逆行肱动脉通路
    - − 偶尔需要联合动脉通路
      - □ 例如股动脉和肱动脉通路

手术步骤

- • 概论
  - ○ 无菌准备定位
  - ○ 局部麻醉药
  - ○ 获得动脉通路；插入通路鞘
  - ○ 选择合适的诊断导管
    - − 胸主动脉造影用冲洗导管（如 pigtail，Omni Flush）
    - − 选择性导管留置头臂动脉/左颈动脉/左锁骨下动脉（如 Davis，Simmons）
  - ○ 在导丝上引入诊断导管
  - ○ 升主动脉和大血管采用双冲洗技术
    - − 丢弃从第一支注射器抽出的血液
    - − 用第二支注射器取血，生理盐水冲洗
    - − 确保导管注射器内无气泡
      - □ 气体可通过颈动脉和椎动脉栓塞，导致脑血管意外
  - ○ DSA 导管放置
    - − 将冲洗导管置于头臂近端用以评估上行胸主动脉弓
    - − 根据靶动脉选择导管
      - □ 将导管放置于靶动脉近端
      - □ 除非禁忌，考虑在小口径动脉内进行肝素化
  - ○ 获得 DSA 图像
    - − 缓慢注射造影剂以确保正确的导管位置，并排除造影剂注射进入小分支动脉（强力注射会增加血管破裂的风险）
    - − 评估主动脉弓大血管起源的最佳位置：左前斜 30°~45°
    - − 典型胸动脉造影造影剂注射参数
      - □ 主动脉：20ml/s 流量；40ml 容积
      - □ 锁骨下动脉（头部远端）：6~8ml/s 流量；15ml 容积
  - ○ DSA 图像分析
    - − 识别/确认异常
      - □ 病变特征评估
    - − 确定导管治疗是否合适

- 评估干预是否可以安全地进行，而不危及关键分支
  - 确定是否需要附加的进针点
  - 如情况允许，开始介入干预治疗
    - 介入治疗后使用 DSA 记录结果
  - 拔除导管鞘；止血
- 大血管介入治疗（一般情况）
  - 使用导引鞘／导管
    - 近侧定位鞘（近病变）
      - 便于设备支架同轴插入
      - 介入治疗期间可以注射造影剂
  - 可考虑逆行肱动脉入路
    - 取决于病变部位
    - 肱动脉易受到医源性动脉损伤、血栓形成
      - 由于动脉直径小，血管有痉挛可能
  - 考虑复杂的动脉病变（例如，起源性闭塞）的联合方法
    - 考虑从肱肱动脉和股动脉插管
      - 通过中央和外周通路可使导管插入病变位置更加便捷
- 慢性完全闭塞血运重建术
  - 经股途径顺行再通术
    - 将鞘置于主动脉血管的起源附近
    - 使用诊断导管明确血管起源
    - 使用诊断导管导丝组合穿过损伤；定位导丝远侧病变
      - 通过导管推进导丝至病变位置
      - 行 DSA 造影；确定腔内位置
    - 更换刚性导丝
    - 支架置入术前病变血管成形术
  - 顺行 - 逆行（联合）再通术
    - 获得性肱动脉通路；放置短接鞘
    - 使用诊断导管导丝组合通过肱动脉通路穿过损伤部位
    - 通过导丝将导管推至病变处
      - 经导管放置交换长度的导丝
    - 通过股动脉引入长入鞘，从主动脉端接近靶血管起点的位置
      - 经鞘放置圈套导管
    - 推进导丝入主动脉
      - 用圈套导管控制导丝尖端
      - 用圈套从长护鞘中拔出导丝
    - 通过股动脉鞘引入导管导丝，穿过病变位置
    - 经股动脉导管置入新的导丝
    - 随后的支架置入术中使用股动脉通路
      - 与臂动脉通路相比，大型设备通过股动脉安全性更好
- 大动脉瘤
  - 动脉瘤需要放置覆膜支架
  - 选择合适的覆膜支架
    - 支架直径应偏大 20%
      - 相对于近端／远端附着位点
    - 支架末端应终止于非动脉瘤、无病动脉段
      - 需要大约 1cm 长的近端／远端封闭区
    - 确保支架并不阻挡关键的分支

其他治疗方法
- 外科
  - 手术修复血运重建术（如颈动脉锁骨下动脉旁路术）

结 果

并发症
- 最严重的并发症
  - 大血管介入
    - 动脉夹层、血栓形成、远端栓塞
    - 脑卒中（发病率 3.6%）
- 即刻／围手术期并发症
  - 与穿刺进针位置相关
    - 腹股沟血肿（3%），假性动脉瘤（1%），动静脉瘘（0.2%）
  - 造影剂导致肾病
  - 造影剂导致过敏反应
- 远期并发症
  - 支架狭窄、闭塞或血栓形成
    - 最常见的是内膜增生
    - 血栓性闭塞也可能是机械性的
  - 覆膜支架置入术后内漏
    - I 型或 III 型内漏通常与大血管瘤的治疗有关

预期结果
- 大血管狭窄闭塞症的治疗
  - 狭窄 100% 治疗成功；慢性完全闭塞 60%～100% 成功
  - 1 年通畅率：91%～100%；5 年通畅率：77%

（左图）46 岁高血压患者出现突发胸痛，其降主动脉➡中的高密度出血与壁内血肿表现一致。前纵隔➡可见少量出血，与破裂表现一致。（右图）在同一患者中，横断位增强 CT 显示降主动脉壁➡中出现偏心流体，与壁内血肿表现一致。前纵隔➡有少量出血

壁内血肿伴破裂

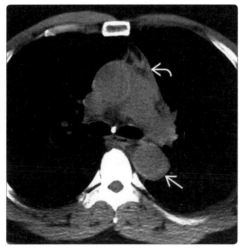

壁内血肿伴破裂

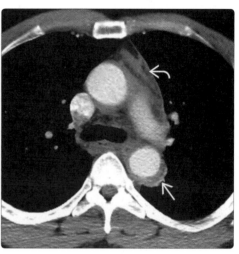

（左图）主动脉弓➡内的自发性壁内血肿伴溃疡样突起➡增加了主动脉破裂的风险。前纵隔可见少量的主动脉周血肿➡。（右图）异常右锁骨下动脉起源的锥形扩张称为 Kommerell 憩室。异常的动脉➡通常在气管食管后面且这些结构可能产生压迫

壁内血肿伴主动脉周围血肿

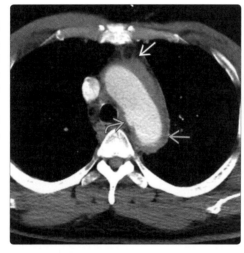

变异解剖：Kommerell 憩室

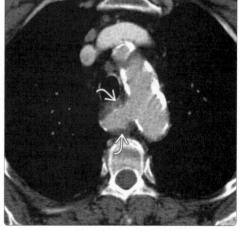

（左图）虽然通常是良性的表现，异常的右锁骨下动脉和 Kommerell 憩室也可以是有症状的。正如 CT 血管造影所示，憩室➡可成为动脉瘤，并伴随破裂或远端血栓栓塞的风险。（右图）19% 的 Kommerell 憩室动脉瘤出现破裂出血并伴随着极高的死亡率。如右图所示，一经确诊，可通过手术切除或用支架修复动脉瘤➡

Kommerell 憩室动脉瘤
（术前采用 CT 血管造影评估）

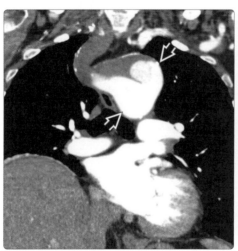

Kommerell 憩室动脉瘤
（血管内动脉瘤修复）

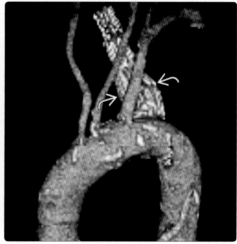

胸主动脉缩窄（磁共振血管成像显示狭窄）

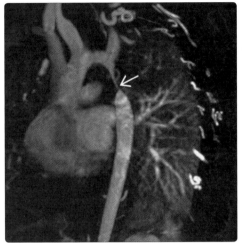

胸主动脉缩窄（磁共振血管成像显示侧支）

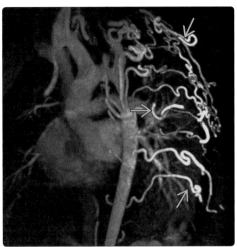

（左图）胸主动脉缩窄是一种先天性疾病，主动脉动脉导管插入区主动脉变窄。行导管后缩窄是成人最常见的类型，如磁共振血管成像所示，狭窄位于动脉导管远端➡。（右图）轻度狭窄可能无症状，显著狭窄导致上肢血压升高和下肢血压降低。在未经治疗的患有胸主动脉缩窄的成人中，躯干下部通过广泛的侧支循环供血，比如肋间动脉➡

胸主动脉缩窄（CT 血管造影显示侧支循环）

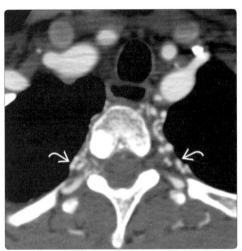

胸主动脉缩窄（血管内修复后的影像学检查）

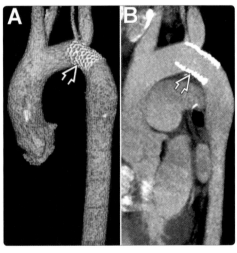

（左图）横断位增强 CT 在另一例导管后缩窄患者中显示广泛的动脉侧支形成➡。如果未治疗，缩窄可导致左心室肥厚。（右图）在无症状的情况下，可采用保守治疗方法，但有症状情况下，可能有必要采取手术或血管内修复。(A) 血管成形术支架置入后的三维重建。(B) CT 血管造影重建图像显示主动脉➡导管腔通畅

胸主动脉假性缩窄（磁共振血管成像）

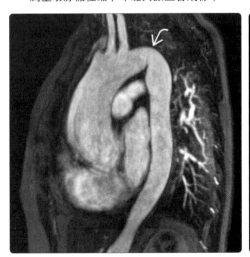

胸主动脉假性缩窄（增强 CT）

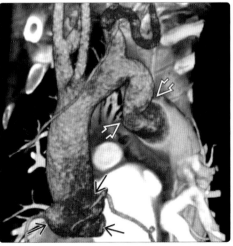

（左图）假性缩窄包括主动脉弓的伸长并扭曲➡。如磁共振血管成像所见，扭曲可能是轻微的。（右图）三维增强 CT 显示左锁骨下动脉➡外侧迂曲的降主动脉有明显的扭结➡，这是假性缩窄的典型表现。这与真正的胸主动脉缩窄在影像学上表现可能类似，但其区别之处在于胸主动脉假性缩窄不存在血流动力学的显著梯度也没有侧支循环形成

锁骨下动脉窃血综合征
（椎动脉彩色多普勒超声）

锁骨下动脉窃血综合征
（闭塞性狭窄的评估）

（左图）左侧臂跛行性共济失调的男性患者用超声进行初步评估。彩色多普勒超声显示右椎动脉➡️顺行动脉血流（A），而在左椎动脉➡️中有反向血液流动（B）。（右图）CT 重建证实靠近左侧椎动脉起源的左锁骨下动脉➡️节段闭塞。因此，左锁骨下动脉➡️段闭塞的远端依赖于左椎动脉➡️灌注

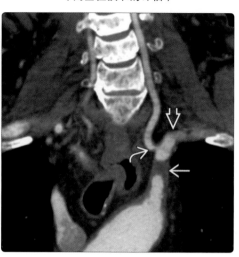

锁骨下动脉窃血综合征
（胸主动脉 DSA 造影评价）

锁骨下动脉窃血综合征
（胸主动脉 DSA 造影评价）

（左图）患者行血管造影，为锁骨下动脉闭塞的血管内治疗做准备。DSA 血管造影显示猪尾导管➡️在升主动脉和左锁骨下动脉➡️闭塞位置。（右图）胸主动脉 DSA 造影延迟图像显示左椎动脉➡️血液逆行伴有左锁骨下动脉➡️重建。这是锁骨下动脉窃血综合征的典型血管造影表现。逆行血流也可发生在乳腺动脉

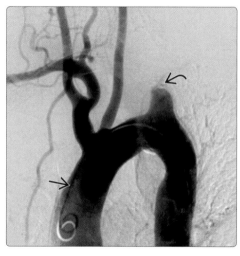

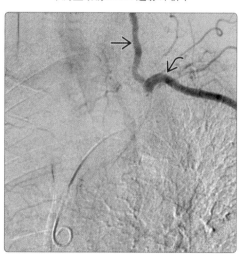

骨下动脉窃血综合征（右椎动脉注射）

骨下动脉窃血综合征（再通支架置入术）

（左图）选择性右椎动脉数字减影血管造影显示锁骨下动脉➡️盗血综合征患者右椎动脉顺行血流和左椎动脉➡️逆行血流。（右图）导管插入至锁骨下动脉末端后，将导丝和导管放置➡️在闭塞处。进行血管成形术后，采用非覆膜支架置入术。可见血流顺行 20 秒到 20 分钟

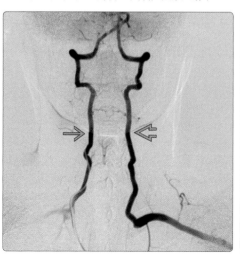

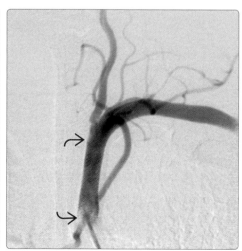

骨下动脉盗血综合征
（支架置入后 DSA 造影评价）

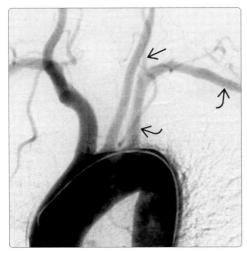

架内狭窄以及顺行椎动脉
（胸主动脉 DSA 造影）

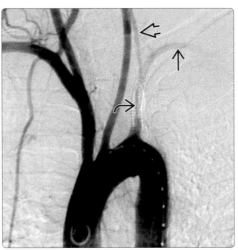

（左图）支架置入后数字减影血管造影显示锁骨下动脉→和椎动脉→通畅。长期通畅率低于手术搭桥，但并发症较少。（右图）胸主动脉→DSA血管造影显现出造影剂穿过支架支撑的狭窄通道，表明病变是狭窄而不是闭塞。左椎动脉→和左锁骨下动脉→远端以延迟而顺行的方式被充盈

架内狭窄及顺行椎动脉血流（支架再通）

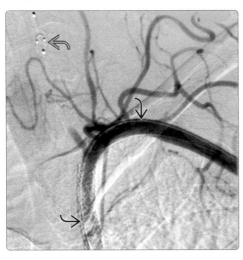

架内狭窄及顺行椎动脉血流
（血管成形术 + 栓塞保护）

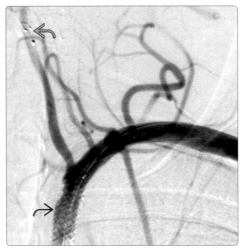

（左图）由于左椎动脉内血液顺行流动，将栓塞防护装置采用逆行肱动脉→入路放置在血管中。此后，通过股动脉途径将导丝→顺行推入支架内狭窄处。（右图）放置栓塞防护装置后，在支架内狭窄→处行血管成形术。血管成形术后，虽然管腔→口径明显改善，但支架内近端仍有部分狭窄

架内狭窄及椎动脉血流顺行
（再次支架置入术）

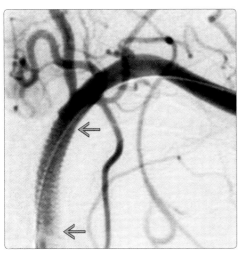

架内狭窄及椎动脉血流顺行
（支架置入术后数字减影血管造影评价）

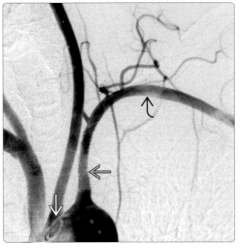

（左图）第二个裸支架→放置在初始的左锁骨下动脉支架上。这个新的支架在狭窄的近端进一步延伸，以纠正残留的狭窄。DSA造影显示新的支架放置后，血管更加充盈。（右图）在取出栓塞防护装置和左锁骨下动脉导管及导丝后，通过猪尾导管进行胸主动脉→DSA造影。结果表明支架置入术后→左锁骨下动脉→通畅程度令人满意

关键点

术语

- 小鱼际锤击综合征：尺动脉末梢在邻近钩骨钩状突起处反复创伤引起的疾病
- 放射性动脉炎：电离辐射造成永久性动脉损伤；内皮细胞易受损伤
- 胸腔出口综合征：神经血管结构在胸廓上口受压迫而产生的一系列症状
- 血管炎与动脉炎
  - 伯格病（血栓闭塞性脉管炎）
  - 与吸烟有关，累及四肢中、小动静脉的炎症
  - 纤维肌性发育不良：是一种非炎症性动脉血管病，以序贯增厚、变薄为特点的非炎症性节段性动脉病；最常累及动脉
  - 巨细胞动脉炎：血管炎累及中到大直径动脉，与特发性主动脉炎类似并可能代表一种单一的疾病谱

- 雷诺现象：表现为末梢终末端动脉血管痉挛／血管收缩
- 特发性主动脉炎：大血管肉芽肿性炎性血管炎

介入操作

- 回顾横断面影像
- 得到诊断性动脉造影图像：在主动脉弓造影后进行上肢血管造影
- 判定是否符合血管腔内介入治疗适应证
  - 确定合适的穿刺路径：股动脉，肱动脉，桡动脉
  - 全身肝素化
  - 通过股动脉进入导管鞘以及造影导管
  - 使用与计划的血管腔内成形器械或支架匹配的足够长度的硬导丝，以允许在并发症发生时使用救助设备
  - 避免将支架放置在任何易受持续或长时间外部压迫的位置（例如胸廓出口）

肱动脉狭窄（血管内支架植入）

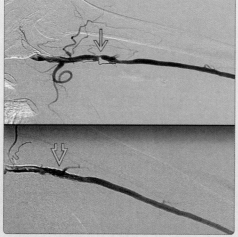

肱动脉近端血栓栓塞（需要栓子清除术）

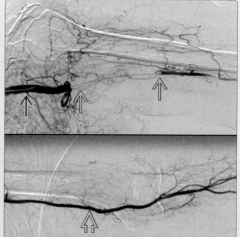
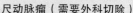

（左图）由于重度肱动脉狭窄➡️导致的手麻木以及肌力下降在植入血管内支架➡️后缓解。（右图）一名87岁女性患有心房纤颤，左手冰凉并出现剧烈疼痛。通过腋动脉进行血管造影➡️，显示一个11cm长的肱动脉近端闭塞➡️，小的侧支动脉维持远端肱动脉的血流➡️。该患者接受了术中栓子切除术，并取得了良好的效果

前臂和手部血栓栓塞（血管内溶栓）

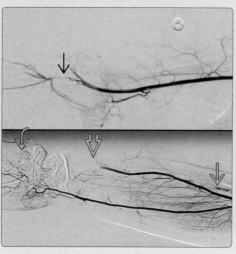

尺动脉瘤（需要外科切除）

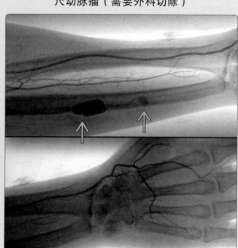

（左图）卵圆孔未闭导致远端肱动脉血栓栓塞➡️，骨间动脉，远端桡动脉➡️和浅表手掌弓➡️。由于血管易痉挛，前臂远端动脉的治疗具有挑战性。经肱动脉输注组织纤溶酶原激活物（tPA）48小时后，血流改善。（右图）正如该患者，尺动脉瘤➡️可以压迫和刺激尺神经。动脉瘤切除术后感觉异常和肌无力症状完全缓解

术 语

定义

- 伯格病（血栓闭塞性脉管炎）
  - 累及肢体中、小动脉和静脉的非动脉粥样硬化炎性疾病
  - 与重度吸烟关系密切
  - 炎性细胞碎片堵塞血管腔
    - 广泛的螺旋样侧支循环围绕着闭塞段
      - 络脉在闭塞动脉的血管滋养层中发展；引起开瓶器外观
  - 文献报道有 40%～50% 的患者脚趾和手指在疾病过程中出现缺血性溃疡
  - 除非患者戒烟，否则疾病进展预后不佳
    - 通常进展为截肢
- 冻疮：由于极端寒冷引起的皮肤和其他组织的局部损伤；常累及四肢
  - 冻伤组织损伤的病理生理学
    - 初始组织冷冻和晶体形成
      - 随着组织复温而改善
    - 继发组织炎症和凝固
      - 导致微血管血栓以及细胞死亡
  - 复温后损伤范围从不可逆的细胞破坏到可逆变化
    - 变化包括组织水肿，循环阻塞，进行性血栓形成所致组织坏死
    - 类似于缺血／再灌注损伤的过程
      - 由于再灌注后微循环衰竭，存活组织可能会晚期坏死
  - 常规冻疮治疗
    - 患者复苏；静脉水化
    - 温水浸泡使组织复温
    - 肝素化，使用动脉血管扩张剂
    - 监护活的与失活组织
      - 必要时截肢
    - 通常临床预后不佳
  - 经导管溶栓治疗冻伤
    - 使用组织型纤溶酶源激活剂（tPA）输注动脉内导管溶栓
      - 在发生不可逆的缺血和坏死之前逆转微血管血栓形成
- 小鱼际锤击综合征：重复性创伤引起的远端尺侧动脉节段在邻近钩状钩状突起处引起的障碍
  - 尺神经在腕尺沟的一段接近浅表
    - 重复冲击或振动活动可导致动脉内膜损伤或弥漫性动脉损伤
    - 损伤可进展到动脉瘤，动脉闭塞
      - 可导致手掌和（或）末梢动脉的远端末梢栓塞
      - 指动脉闭塞发生于尺动脉分布区（中指，环指和小指）

- 可能在已经发生不可逆转后果的阶段被诊断出来
  - 再通作为可行的治疗选择常常为时已晚
  - 指、趾坏疽需要截肢
- 雷诺现象：表现为指间、趾间动脉血管阵发性痉挛／血管收缩
  - 1 度雷诺现象（雷诺病）：通常由寒冷诱导正常指间动脉血管平滑肌过度收缩所致
    - 无明确潜在的动脉血管异常
    - 环境因素导致痉挛
  - 2 度雷诺现象（雷诺综合征）：指间动脉痉挛缺血与潜在的动脉病理改变相关
    - 最常与皮肤、结缔组织疾病相关
    - 诱发因素包括寒冷、尼古丁、咖啡因以及压力
- 胸廓出口综合征：出入胸腔的神经血管结构受到外在压迫引起的疾病
  - 主要累及神经、静脉或动脉
    - 动脉被压迫的症状发生率 <5%
      - 疼痛、冰凉、苍白以及失脉
      - 末梢栓塞症状（例如：缺血、发绀）是最常见的临床表现
    - 临床症状中包括臂丛神经及邻近神经受压的发生率 >90%
      - 疼痛，麻木，刺痛，双手无力
- 血管炎和其他动脉病
  - 肌纤维发育不良（FMD）：以连续增厚、变薄为特点的非炎症性节段性动脉病；最常累及动脉
    - 尽管上肢肌纤维发育不良比较罕见，但常发生在肱动脉
    - 可表现为上肢缺血的表现
      - 肢体冰凉，脉搏减少，疼痛，末梢栓子
  - 巨细胞动脉炎（GCA）：血管炎累及中到大直径动脉，与特发性主动脉炎类似，并可能代表一种单一的疾病谱
    - 发病年龄常用于分类患者
      - 巨细胞动脉炎好发于年长患者（大于 50 岁）
    - 传统上认为会侵犯脑动脉
      - 包括颞动脉，也可能累及颈动脉
    - 20%～30% 的巨细胞动脉炎患者累及主动脉或主要分支
      - 与特发性主动脉炎相比，巨细胞动脉炎导致中远段锁骨下动脉长段狭窄并延伸至肱动脉更常见
    - 确诊依靠血管活检
      - 由于易穿刺，阳性率高，通常活检颞动脉
      - 病理可见单核细胞浸润和肉芽肿性炎症以及多核巨细胞
  - 特发性主动脉炎：大血管肉芽肿性炎性血管炎
    - 影响 40 岁以下的人
      - 多发生于 15～30 岁

- 以三个阶段为特征
  - 活动性炎症；全身疾病
  - 血管炎症；血管痛／压痛
  - 血管纤维化或变性导致缺血或动脉瘤
- 包括主动脉及其主要分支以及肺动脉
- 放射性血管炎：电离辐射引起的永久动脉损伤；血管内皮细胞易受损；随后累及中间层
  - 临床／影像表现大体上遵循 3 种模式，与照射后的时间间隔有关
    - 早期病变（5 年内）：附壁血栓
    - 中期病变（10 年内）：壁纤维化闭塞，和络脉缺失
    - 晚期病变（平均间隔 26 年）：动脉周围纤维化和动脉粥样硬化
  - 基于临床病史和病变血管造影表现的推定诊断
    - 动脉病变区的放射史
    - 病变常发生在不典型的部位，邻近的动脉床基本不受影响
    - 颈动脉、锁骨下动脉、腋动脉和髂动脉最常受累
  - 血运重建术常常很困难
    - 放疗后瘢痕、纤维化可能显著影响外科手术
    - 血管内介入治疗胸廓出口病变的长期效果仍具有挑战性

血管解剖

- 腋动脉：起源于第一肋侧缘，有 3 段与浅胸小肌关系
  - 第一段：胸小肌内侧部
    - 胸上动脉：供应第一、第二肋间，上前锯肌
  - 第二段：胸小肌后面的部分
    - 胸肩峰动脉：供应及三角肌及胸肌；延伸至锁骨肩峰
    - 侧胸（乳房外）动脉：供应前锯肌、胸大肌、侧胸／胸结构
  - 第三段：胸小肌外侧部
    - 肩胛下动脉：腋动脉的最大分支、供应肩胛下肌
    - 旋肱前动脉：供应肱骨头、肩关节、上二头肌
    - 旋肱后动脉：供应小圆肌和三角肌
- 肱动脉：为在小圆肌下缘腋动脉的延续；在肘窝分为桡动脉、尺动脉
  - 桡动脉：前臂外侧动脉
    - 前臂前后间隔划分
    - 产生浅掌支，连接掌浅弓
    - 深掌弓与尺动脉深支相连
      - 掌深弓位于更为接近侧
    - 供应拇指（拇主动脉），第二指
  - 尺动脉：前臂内侧动脉
    - 通常大于桡动脉
    - 在径向粗隆以下产生骨间动脉
      - 供应前臂前部和后部深部

- 远端分为深支和浅支
  - 掌浅弓与桡动脉浅支连接
- 供应第四和第五指，也可供应第三指

术 前

适应证

- 来自狭窄／闭塞性疾病的慢性缺血
  - 可能表现为上肢跛行，静息时疼痛，溃疡，坏疽
- 由于血栓形成和栓子引起的急性局部缺血
  - 可能出现苍白，寒冷，疼痛，上肢无脉

禁忌证

- 上肢小口径动脉通常难以行血管腔内介入治疗
  - 极易发生血管痉挛
    - 可能导致动脉血栓形成／闭塞
  - 干预措施可能使手／手指处于缺血性风险中
- 胸部出口病变支架置入的相对禁忌证
  - 支架压缩和断裂的可能性较高
  - 可能需要手术减压，血管旁路手术
- 不可纠正的凝血障碍
- 对碘化造影剂的过敏反应

术前影像学检查

- CTA
  - 优秀的动脉解剖和病理学描述
- MRA
  - 优秀的动脉解剖和病理学描述
    - 可用对比和非对比技术
- 超声
  - 可用于诊断疑似巨细胞动脉炎
    - 彩色多普勒／多普勒超声监测颞叶动脉
      - 低回声周壁增厚（晕征；90% 敏感度，70% 特异性）
- PET
  - 与血管成像相比，可更早期发现血管炎症
    - 有应用前景的颅外疾病诊断工具
    - 不适合做颅／颞动脉评估
- DSA
  - 检测动脉病理的金标准
  - 成像指导介入治疗

术前准备

- 核查项目
  - 临床病史和体格检查
    - 手术适应证
      - 始终考虑手术血运重建是否更合适
    - 目前的药物
      - 任何抗凝剂／抗血小板药物
  - 过敏
  - 实验室检查
    - 电解质，肾小球滤过率（eGFR）
      - 肌酸正常；肾小球滤过率 >60

- 全血细胞计数
  - 血小板计数 >50 000/μl
- 凝血要求
  - 国际标准化比率≤1.5
  - 正常凝血酶原时间，部分凝血活酶时间
- 限制口服摄入：在手术前8小时禁食
  - 如果计划进行中度镇静／全身麻醉
  - 抿一口水服用药物
- 签署手术／镇静知情同意书
- 药物
  - 肝素
    - 各种术中给药方案
    - 团注剂量为2500~5000U；随后输注1000U/h
    - 负荷剂量50~100U/kg；接着连续输注15~25U/(kg·h)
  - 血管扩张
    - 典型的推注剂量为100μg硝酸甘油
    - 预防／治疗导管引起的血管痉挛

介入操作

患者体位／位置

- 最佳操作方法
  - 通常常用股动脉通路
  - 也可以考虑同侧上肢动脉通路

手术步骤

- 诊断性动脉造影
  - 无菌准备／覆盖穿刺点
  - 局麻穿刺点
  - 穿刺入路；交换血管鞘
  - 升主动脉造影
    - 推进导管上方的头臂动脉近端的冲洗导管（例如猪尾管，Omni Flush）
    - 确保导管／注射器中没有气泡；否则有中风风险
    - 调整合适的探测器角度
      - 左前斜（LAO）：左颈总动脉和锁骨下动脉起源
      - 右前斜（RAO）：头臂动脉分叉
    - DSA：通常注射对比剂15~20ml/s，总共20~30ml；3~4帧／秒
    - 锁骨下动脉通常包含在这个DSA中
  - 通过导丝上选择锁骨下／腋动脉（接近目标血管）
    - 考虑5F成角度的导管（例如Davis，Vertebral，Berenstein）
    - 确保导引导丝和导管不会进入左侧椎动脉，这通常会直线上升；推进导管经过椎动脉起点
    - 除非禁忌，否则考虑使用手术内肝素化小动脉口径动脉
    - 通常可以从这个导管位置完成上肢动脉造影
  - 获取上肢动脉动脉造影
    - 在高压注射之前，手推造影剂确保不会发生椎

动脉返流
  - 肱动脉DSA：通常注射流率为3ml/s，流量为6~8ml；3帧／秒
  - 前臂DSA：通常注射流率为3ml/s，流量为6~12ml；3帧／秒
  - 手DSA：通常注射对比剂3ml/s，总共10~15ml；1~2帧／秒，根据流速考虑3~5秒的X线延迟
- 如果碰到导管引起的血管痉挛
  - 给予动脉内血管扩张剂（例如100~200μg硝酸甘油）
- 确定最合适的治疗方法：保守治疗，血管成形术，支架置入术，溶栓治疗
  - 考虑病变位置，动脉口径，相邻分支血管，症状，慢性长期性
  - 如果适用，继续干预

- 经导管介入
  - 考虑将血管鞘／导管（通常6~7Fr，距离腹股沟入口70~90cm）引入损伤近端的上肢动脉
    - 在干预期间提供稳定性
    - 协助器械／支架的同轴交换
    - 可在术中进行造影
  - 考虑新的肱／桡动脉通路，取决于病变的位置
    - 肱动脉容易受到与穿刺相关的医源性动脉损伤，血栓形成，血管痉挛
  - 通过血管鞘重复DSA，最后图像保持或路线图
    - 评估血管解剖结构：病变远端的径流，可能存在危险的关键分支，相邻未受累动脉的直径
    - 评估病变特征，包括长度
  - 血管成形术和支架放置
    - 推荐在介入治疗前静脉注射肝素
    - 使用软／亲水导丝和同轴导管跨过损伤病变
    - 通过小剂量手推造影剂确认病变远端的腔内导管位置
    - 更换足够长度的硬导丝以保证计划的血管成形术／支架设备的交换
      - 在手术期间，导丝应该足够长以允许救援设备在发生并发症的情况下进入
    - 将选定的球囊或支架置于病变部位
      - 很少情况下，需要将血管鞘置于病变部位以允许安全引入支架
      - 可能需要球囊预扩张以允许支架引入和放置
    - 血管成形术或植入支架需要在透视下进行
    - 通过导管鞘／导管获得最终的DSA图像
      - 确认满意的结果
      - 排除并发症

- 经导管溶栓
  - 仔细考虑溶栓的适当性
    - 小口径动脉可以发生导管引起的血栓形成（例如前臂）

- 动脉溶栓期间发生的血栓碎片可造成末梢栓塞从而可导致血栓栓塞导致的手部缺血性并发症
- 穿过大血管的鞘管或导管位置过长可导致脑卒中的发生
  - 将输液系统定位于病变部位，确保输液侧孔延伸至病灶的近侧和远侧
    - 开始溶栓；通常 tPA 1mg/h，加上肝素 400~600U/h 通过导鞘鞘
  - 如果有临床／实验室指征，则在 12~24 小时溶栓后重新进行血管造影
  - 可以发现需要二次干预的潜在动脉病变（如支架）
- 经导管 tPA 溶栓治疗冻伤
  - 复苏患者；复温暴露的组织
  - 确认 <24 小时的冷暴露时间；热缺血时间 <12~24 小时
  - 选择性导管肱动脉治疗手
  - 连续 24 小时动脉内导管 tPA 输注 1~2mg tPA
  - 全身肝素化患者

替代操作／治疗
- 外科
  - 搭桥手术
  - 动脉内膜切除术
  - 开放性血栓栓塞切除术
- 其他
  - 雷诺现象治疗：取决于 1° 还是 2° 制定治疗方案
    - 1° 雷诺现象
      - 避免环境触发；使用保暖的衣服
      - 保守治疗；却表末梢缺血／组织损失很少发生
    - 2° 雷诺现象
      - 比 1° 需要更频繁的药物治疗
      - 钙通道阻滞剂用于放松平滑肌和扩张小血管
      - α 阻滞剂来抵消去甲肾上腺素的血管收缩作用
      - 潜在疾病的治疗
  - 伯格病管理
    - 完全戒烟是关键
    - 手足护理
      - 高压氧治疗溃疡
    - 如果存在显着的血管痉挛
      - 二氢吡啶钙通道阻滞剂试验
    - 血运重建或 PTA 通常是不好的选择
      - 弥漫性节段性和极端远端分布
      - 可能需要截除手指
    - 动脉内溶栓治疗的效果有限
  - 血管炎治疗
    - 主要治疗为大剂量糖皮质激素
    - 甲氨蝶呤，硫唑嘌呤疗法也可使用
    - 25% 的上肢／下肢血管炎病例需要血运重建
      - 手术分流术，动脉内膜切除术，PTA，支架
  - 放射性动脉炎管理

- 根据预期寿命，症状和解剖
- 干预指征与动脉粥样硬化闭塞症的指征相同
  - 血管内介入治疗通常优于手术血运重建术

术　后

核查项目
- 常规使用术中抗凝治疗
  - 小口径动脉易于形成血栓
- 在血管内介入治疗（如 PTA／支架置入术）后启动抗血小板药物治疗
  - 氯吡格雷 300mg 负荷剂量；每日剂量 75mg
    - 至少 4~6 周的治疗
  - 阿司匹林 81mg 或 325mg 的强度
    - 终生服用

规避事项
- 常规支架置入胸腔出口
- 支架置于任何易受持续／长时间外部压迫的位置

结　果

问题
- 目前可用的血管内装置限制可治疗的上肢动脉段
  - 胸腔出口至肘窝
    - 较小的远端动脉支架通畅率交叉且可能发生远端血栓栓塞并发症
- 上肢动脉导管溶栓治疗可能存在问题
  - 较小的口径动脉容易出现血管痉挛

并发症
- 最严重的并发症
  - 动脉血栓形成，远端栓塞危及血液循环，需要截肢
- 围手术期并发症
  - 穿刺并发症（如血肿，假性动脉瘤，动静脉瘘）
  - 对比过敏／过敏反应
  - 造影剂引起的肾病
- 远期并发症
  - 支架内狭窄，支架闭塞／血栓形成
    - 可导致局部缺血，远端栓塞
    - 可能需要第二次治疗
      - 血管成形术治疗支架内狭窄，有时需要放置新的支架
      - 溶栓治疗支架内血栓形成
  - 病变再狭窄
    - 可能会对重复的血管成形术／支架置入做出反应
  - 在治疗部分或上肢动脉的其他部分发生疾病

预期结果
- 恢复闭塞动脉段的通畅性
  - 在多项单中心研究中报告取得了令人满意的结果
    - 通常涉及较大口径的动脉节段（例如锁骨下动脉，近端肱动脉）
  - 没有前瞻的、随机的或长期的数据

肌纤维发育不良（节段性无创性动脉评估）

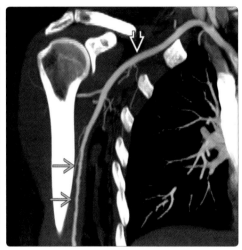

肌纤维发育不良（冠状位 CTA）

（左图）患者表现为散在手指溃疡，病因怀疑是动脉胸廓综合征，但检查并未发现可疑病灶，反而在多个层面 → 的二相波提示分散的过程。（右图）与腋动脉 → 相比，冠状动脉 CTA 重建显示肱动脉壁弥漫性不规则增厚这种表现与肱动脉 → 的肌纤维发育不良（FMD）一致

肌纤维发育不良（右侧肱动脉 DSA）

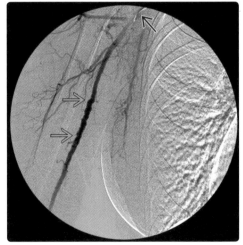

肌纤维发育不良（手术样品病理）

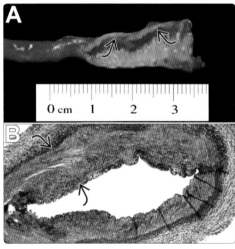

（左图）DSA 通过右侧腋动脉 → 的导管确认肱动脉 → 弥漫肌纤维不良。这例患者经血管腔内成形术成功治疗。（右图）左肱动脉也表现为 FMD，但动脉微小，因此采用动脉切除术和逆行大隐静脉搭桥术。（A）大体和（B）显微镜下病理显示典型的肌纤维发育不良增生 →

小鱼际锤击综合征（MR）

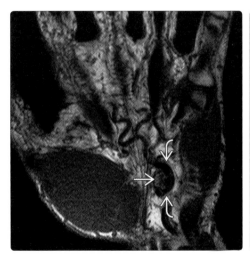

小鱼际锤击综合征（DSA）

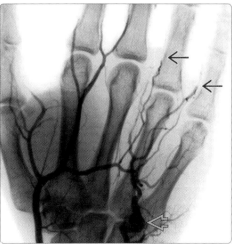

（左图）MR 显示中、环、小指缺血表现为远端尺动脉动脉瘤 → 伴偏心血栓 →。位于重复性创伤引起的远端尺侧动脉节段在邻近钩状突起处引起的障碍。（右图）非减影右手 DSA 显示尺侧动脉瘤 → 和由动脉瘤内栓子继发导致的多发指动脉闭塞 →

（左图）一例重度吸烟年轻男性表现为手指和脚趾的缺血。左上臂（A）和前臂（B）的 DSA 造影显示大动脉 → 正常，病变主要累及中等口径动脉，如尺动脉 → 和正中动脉 →。（右图）DSA 显示病变累及左手小口径动脉更严重，表浅的手掌弓 → 和常见的指动脉 → 是不连续的，多个指动脉 → 被阻塞，并且指间毛细血管缺失

血栓闭塞性脉管炎（左上肢 DSA）

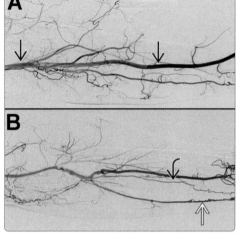

血栓闭塞性脉管炎（左手 DSA 评估）

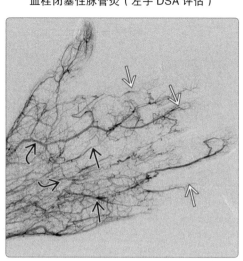

（左图）右前臂远端 DSA 显示更严重的疾病伴尺动脉闭塞，并向中动脉呈螺旋形外观 →。然而，表浅手掌弓完好无损 →。（右图）右手中的几根血管的外观呈螺旋状 →，指动脉严重累及。病史，DSA 造影表现和分布是典型的伯格病（血栓闭塞性脉管炎）。螺旋状血管代表扩张的滋养血管的血管

血栓闭塞性脉管炎（右上肢 DSA）

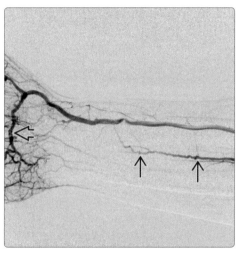

血栓闭塞性脉管炎（右手 DSA 评估）

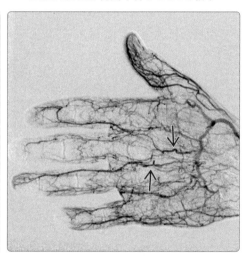

（左图）双脚也有累及，这是典型特征。右脚照片显示第 4 脚趾 → 缺血性趾溃疡伴有干性坏疽。由于该疾病涉及小口径动脉，因此血管内或手术血运重建很少是治疗选择。（右图）戒烟及细致的手足护理是必不可少的。在这种情况下，高压氧治疗通常是有用的。经过数周高压氧治疗后的照片显示溃疡几乎完全愈合 →

血栓闭塞性脉管炎（右四脚趾坏疽）

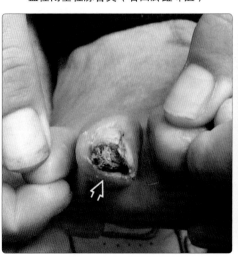

血栓闭塞性脉管炎（高压氧治疗）

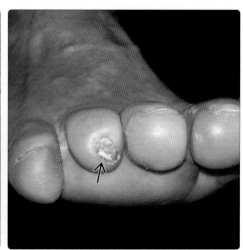

冻疮（复温后外观）

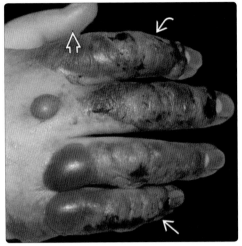

冻伤（初始血管造影）

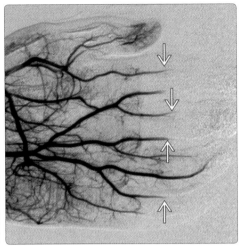

（左图）照片显示在温水中复温后患者患有冻伤的右手➡。通过小手指➡受到的影响最大，并且拇指不受影响➡。因为通常在严重的寒冷暴露期间，拇指紧握在拳头内，从而避免了冻伤。（右图）手指灌注几乎完全对应于手的临床外观。除了拇指和无名指以外，适当的手指动脉➡不会被灌注至近端指骨之外

冻疮（溶栓治疗后）

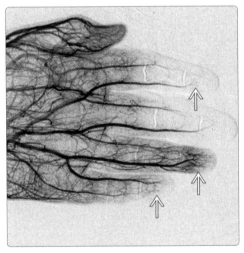

冻疮（溶栓治疗后）

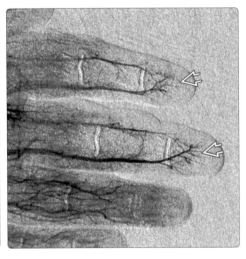

（左图）通过经股动脉进入，将输液导管置于两个肱动脉中，并开始溶栓治疗。tPA以每个导管1mg/h的速度输注。与溶栓前图像相比，溶栓后24小时DSA显示指间动脉灌注➡显著改善。（右图）指间毛细分支➡的灌注得到改善。在发生不可逆的缺血和坏死之前，血栓溶解逆转微血管血栓形成

冻疮（创伤1个月后）

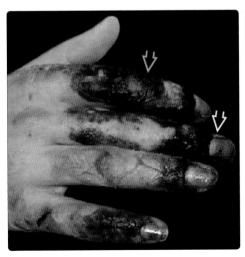

冻疮（创伤5个月后）

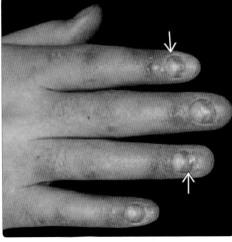

（左图）冻伤后1个月获得的右手照片和经导管溶栓显示焦痂的分布与原始损伤相同。该外观与溶栓后DSA的相关性也很好，因远端➡中动脉➡最严重。（右图）损伤和经导管治疗5个月后右手照片显示所有手指完好无损，并显示新的指甲生长➡。所有的左手手指也是可生长发育的，并且不需要截肢

放射性动脉炎（锁骨下动脉闭塞）　　　　放射性动脉炎（经导管再通）

（左图）一个女性左臂活动受限，10 年前左肺尖放疗，DSA 显示不规则的左锁骨下动脉近端闭塞➡️并向远端重建➡️。（右图）（A）通过经股动脉进入，将近端左锁骨下动脉导管插入并获得 DSA，证实锁骨下动脉闭塞➡️。（B）通过左肱动脉进入的导管➡️逆行通过闭塞段

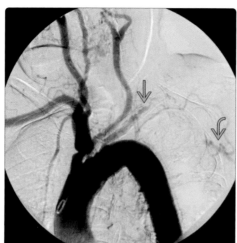
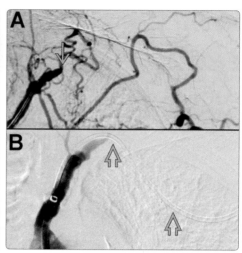

放射性动脉炎（支架植入后）　　　　放射性动脉炎（支架内堵塞）

（左图）穿过闭塞后，将来自肱动脉通路的导丝收集到置于锁骨下动脉中的经股鞘内。通过股动脉途径将覆膜支架➡️沿着锁骨下动脉走向放置。（C）非减影和（D）减影 DSA 图像显示腋下锁骨下动脉开放的恢复。（右图）支架置入后两个月，患者症状复发，支架闭塞➡️

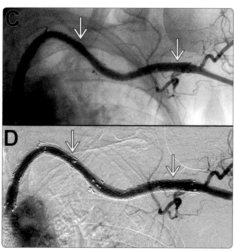
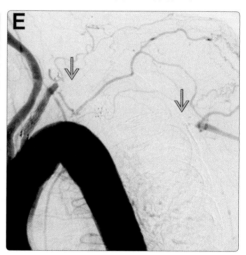

放射性动脉炎（成功的 2° 再次介入治疗）　　　　放射性动脉炎（多普勒超声监测）

（左图）（F）通过经膈动脉进入，通过多孔侧输液导管进行血栓溶解。溶栓后 DSA 显示扭结➡️和远端狭窄➡️。（G）血管成形术后，放置新的支架，消除扭结➡️和远端狭窄。（右图）支架远端动脉的后续彩色多普勒超声显示正常的收缩期峰值速度➡️和正常的动脉波形➡️。严密监测穿过胸廓出口的支架是很重要的，因为它们易于堵塞

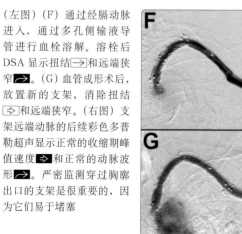
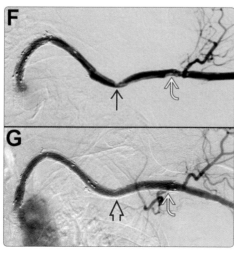
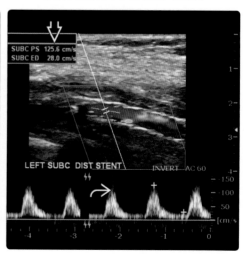

血管炎：巨细胞动脉炎（初始增强 CT 评估）

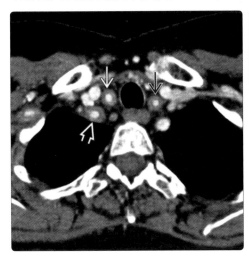

血管炎：巨细胞动脉炎（初始增强 CT 评估）

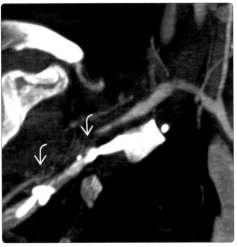

（左图）55 岁女性患有肌痛、头痛和上肢活动受限，右侧 ➡、左侧 ➡ 颈总动脉和右侧锁骨下动脉 ⇨ 同心性壁增厚。动脉壁增厚，尽管非特异性，但仍是血管炎的特征之一。（右图）也存在右侧腋动脉节段性闭塞 ➡。巨细胞血管炎和特发性主动脉炎可代表一类疾病：锁骨下动脉和腋动脉的长段狭窄更常见于巨细胞血管炎

血管炎：巨细胞动脉炎（增强 MRA）

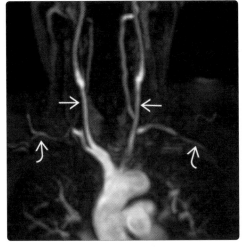

血管炎：巨细胞动脉炎（胸 DSA 造影）

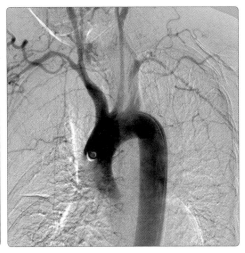

（左图）颈动脉狭窄 ➡ 和更严重的锁骨下动脉 ➡ 受累是典型的巨细胞动脉炎。（右图）计划进行双侧锁骨下动脉球囊扩张成形术。大约 25% 的上肢或下肢需要通过各种手段进行血运重建，如外科手术，血管内膜剥脱术和血管成形术。使用高剂量激素治疗，44% 的患者可以得到完全的临床缓解和明显的症状改善

并发症：医源性动脉夹层（冠状动脉 DSA）

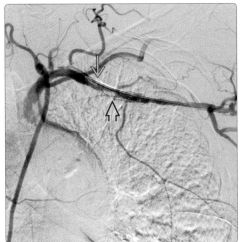

并发症：医源性动脉夹层（血管内支架修复）

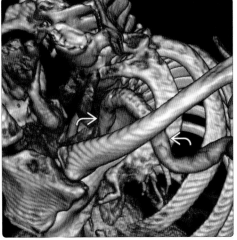

（左图）DSA 经肱动脉通路显示导管 ➡ 左锁骨下动脉和管腔不规则 ⇨ 继发于医源性动脉夹层。临床上，表现为左上肢缺血及脉搏消失。（右图）3D CTA 重建显示，血管内支架 ➡ 放置在左锁骨下动脉血管损伤的动脉节段。这导致了缺血和脉搏消失的完全缓解

关键点

术语

- 腋动脉假性动脉瘤：局部动脉扩张 ≥ 正常直径的 50%；可能是真性动脉瘤或假性动脉瘤
  - 绝大多数病例为假性动脉瘤
  - 真性动脉瘤比较罕见
- 肱动脉假性动脉瘤：局部动脉扩张 ≥ 正常直径的 50%；可能是真性动脉瘤或假性动脉瘤
  - 绝大多数病例为假性动脉瘤
  - 漏诊是主要发病率
- 胸腔出口综合征：由出血或进入胸腔的神经血管结构的外在压迫引起的临床病症
  - 由动脉受到压迫引起的症状 <5%

步骤

- 必须确定是手术血运重建还是血管腔内介入治疗更合适
  - 在小动脉血管中进行血管腔内介入治疗不合适
- 将导管植入锁骨下或腋动脉
  - 将导管尖端靠近目标动脉段
  - 注入造影剂，获得 DSA 图像
- 如果涉及到覆膜支架的植入
  - 用导丝和同轴导管穿过病变
  - 将选择的支架放置到病变的位置
  - 确保支架没有遮挡关键分支

结果

- 最严重的并发症
  - 远端栓塞危及手部血液循环

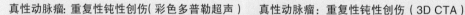

（左图）在长时间使用拐杖后出现右侧腋下搏动性肿块的患者，彩色多普勒超声显示从腋动脉到肱动脉的局灶性动脉瘤➡。（右图）冠状 VR 3D CTA 重建证实了局灶性动脉瘤➡并显示了它与腋动脉的关系➡。长期使用拐杖导致重复性钝伤致该位置形成真性动脉瘤

真性动脉瘤: 重复性钝性创伤(彩色多普勒超声)

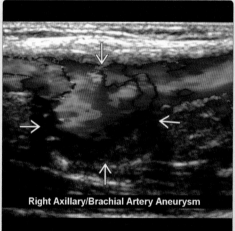

Right Axillary/Brachial Artery Aneurysm

真性动脉瘤: 重复性钝性创伤（3D CTA）

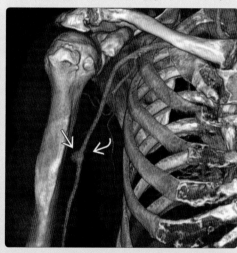

（左图）真性动脉瘤可在重复性钝伤后发生。假性动脉瘤、出血或远端血栓栓塞导致的缺血可在钝性创伤（例如此处所见的前肩关节脱位）后发生。（右图）肩关节置换术后，进行 DSA 检查，发现腋动脉➡突然中断，术中探查证实动脉完全切断，随后用 PTFE 旁路移植修复

血栓形成的动脉横断（肩前脱位）

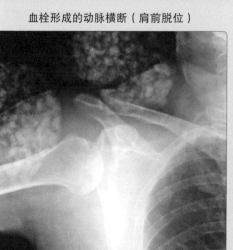

血栓形成的动脉横切（肩关节移位后 DSA）

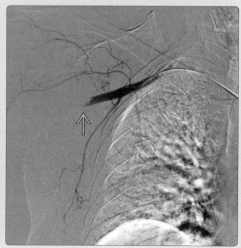

术　语

定义

- 腋动脉动脉瘤：局部动脉扩张≥正常直径的 50%；可能是真性动脉瘤或假性动脉瘤
  - 绝大多数病例为假性动脉瘤
    - 通常由于穿透性或医源性创伤
    - 可由于钝性创伤发生
      - 巩固骨折，前肩关节脱位
    - 可能是由于胸腔出口综合征患者的阻塞性病变
    - 由于先天性动脉缺陷，感染或血管炎／血管病变的发生率较低
  - 真性动脉瘤比较罕见
    - 可发生于重复性钝性创伤
      - 通常为长期使用拐杖所致
  - 未受重视／治疗是主要发病率
    - 真性／假性动脉瘤破裂
    - 远端栓塞所致缺血
    - 臂丛神经受压，感觉运动消失
- 肱动脉动脉瘤：局部动脉扩张≥正常直径的 50%；可能是真性动脉瘤或假性动脉瘤
  - 绝大多数病例为假性动脉瘤
    - 通常由于穿透性或医源性创伤
      - 包括静脉药物滥用者无意的动脉注射；可引起霉菌性假性动脉瘤
    - 可伴随钝性创伤发生
      - 中到远端肱骨骨折
  - 真性动脉瘤非常少见
    - 最常见的是重复钝性损伤
  - 未受重视／治疗是主要发病率
    - 动脉瘤破裂罕见
    - 可发生伴有局部缺血的远端血栓栓塞
      - 33% 的患者可由无症状变为有症状
    - 来自正中神经压迫引起的疼痛／感觉异常
- 胸廓出口综合征：由出血或进入胸腔的神经血管结构外受压迫引起的临床症状
  - 可能是神经、静脉或动脉
    - 动脉受压的症状发生率 <5%
      - 疼痛、发凉、苍白、脉搏减弱
      - 可能有远端血栓栓塞并发症（例如发绀、末梢溃疡、局部缺血等）
    - 因臂丛神经／相关神经受压引起的临床症状 >90%
      - 疼痛、麻木、刺痛、手无力等
    - 动脉胸廓出口综合征的各种影像学表现
      - 动脉瘤可合并附壁血栓
      - 在肋锁骨间隙中动脉受压
      - 动脉血栓形成
      - 远端栓塞／闭塞
      - 狭窄伴后血管扩张

- 血管撕裂：完全／不完全的动脉横切
  - 最常见的原因是穿透性或医源性损伤
  - 临床表现
    - 搏动性出血或血肿扩大
    - 远端无脉，肢体发冷，苍白
    - 可感觉到的震颤或可听见的杂音
  - 各种不同的影响表现
    - 活动性的对比剂外溢
      - 可能是是由于动脉部分破裂或动脉完全横断
    - 外伤性动静脉瘘形成
    - 假性动脉瘤形成

相关的血管解剖学

- 腋动脉：起源于第一肋骨的侧缘；根据与浅表胸小肌肉的关系分为三段
  - 第一段：胸小肌部分内侧
    - 胸腔上动脉：供应第一和第二肋间隙，上锯肌前侧
  - 第二段：胸小肌后部分
    - 胸廓动脉：供应胸肌和三角肌；延伸到锁骨／肩峰
    - 胸外侧（外乳动脉）：供应前锯肌盒胸大肌，胸部侧面结构
  - 第三部分：胸小肌侧面部分
    - 肩胛下动脉（腋动脉的最大分支）：供应肩胛下肌
    - 回旋肱动脉前侧：供应肱骨头，肩关节，肱二头肌肌肉
    - 回旋肱动脉后侧：提供小圆肌和三角肌
- 肱动脉：延长腋动脉延伸超过小肌肉下缘，在肘窝处分为桡动脉和尺动脉
  - 桡动脉：前臂外侧的主要动脉
    - 将前臂分为前部和后部
    - 产生表面掌状分支，连接浅表
    - 终止于深掌，与尺动脉深支相连
    - 供应拇指（主要的拇指动脉），第二指
  - 尺动脉：中臂的主要动脉
    - 通常比桡动脉大
    - 在径向粗隆以下产生骨间动脉
      - 供应深度前部和后部前臂
    - 远端分为掌深支和掌浅弓
    - 终止于掌浅弓，与桡动脉掌浅支汇合
      - 掌浅弓位于更远处
    - 供应第四和第五拇指；也可供应第三指

步　骤

适应证

- 动脉瘤疾病
  - 潜在的／实际的血栓栓塞并发症
    - 有层流血栓的动脉瘤
      - 考虑手术与血管内介入治疗
    - 可能需要溶栓／血运重建

◦ 质量对相邻结构的影响
- 非动脉瘤性病变伴有潜在／实际血栓栓塞并发症
  ◦ 溃疡动脉粥样硬化斑块
- 创伤性损伤(如假性动脉瘤，内膜破裂，活动性出血)
  ◦ 必须确定手术血运重建还是血管内介入治疗更合适
    - 血管内介入治疗不适合在小口径动脉（例如肘前窝动脉）
    - 在某些情况下手术可能会有更高的风险（例如局部动脉损伤适用于覆盖／非覆盖支架）

禁忌证

- 跨病变／涉及胸腔出口的支架置入的相对禁忌证
  ◦ 支架压缩／断裂的可能性较高
  ◦ 可能需要手术减压／血管旁路
- 不可纠正的凝血障碍
- 对碘化造影剂的过敏反应

术前影像学检查

- CTA
  ◦ 优秀的动脉解剖／病理描绘
- MRA
  ◦ 优秀的动脉解剖／病理描绘
    - 可用对比和非对比技术
- 超声
  ◦ 彩色多普勒超声适用于动脉筛查
    - 动脉瘤评估／表征
    - 血流动力学评估
- DSA
  ◦ 检测动脉病变的金标准
  ◦ 成像指导介入治疗

术前准备

- 核查项目
  ◦ 临床病史和体格检查
    - 适当的手术适应证
      □ 始终考虑是否比开放手术血运重建更合适
    - 目前的药物
      □ 任何抗凝剂／抗血小板药物
  ◦ 过敏
  ◦ 实验室参数
    - 电解质，肾小球滤过率（eGFR）
      □ 正常的肌酐清除率更优；eGFR>60
    - 全血计数（CBC）
      □ 血小板计数 >50 000/μl
    - 凝血概况
      □ 国际标准化比率（INR）≤1.5
      □ 正常凝血酶原时间（PT），部分凝血活酶时间（PTT）
  ◦ 限制口服摄入量：在手术前 8 小时限制禁食
    - 如果计划进行中度镇静／全身麻醉
    - 抿一口水服用药物
  ◦ 获得手术知情同意／镇静同意

- 药物
  ◦ 中度镇静剂（如芬太尼，咪达唑仑）
  ◦ 肝素
    - 各种手术中给药方案
      □ 推注 2500~5000U，然后 1000U/h 输注
      □ 负荷剂量 50~100U/kg；接着连续输注 15~25U/(kg·h)
  ◦ 血管扩张剂（例如硝酸甘油）
    - 典型的推注剂量为 100μg 硝酸甘油
    - 预防／治疗导管引起的血管痉挛

介入操作

患者体位／位置

- 最佳操作方法
  ◦ 通常经股动脉进入
  ◦ 可以考虑同侧上肢进入
    - 前向腋窝／高位肱动脉通路
    - 逆行肱动脉通路
      □ 顺行与逆行取决于病变部位／干预类型
  ◦ 偶尔需要联合动脉通路
    - 例如股动脉和肱动脉通路
- 上肢的位置
  ◦ 将臂板置于受影响的上肢下
    - 为手臂提供内部支撑
    - DSA 成像过程中便于定位

手术步骤

- 诊断性动脉造影
  ◦ 无菌准备／准备预定的穿刺区域
  ◦ 施用局部麻醉剂
  ◦ 获得动脉通路；引入导管鞘
  ◦ 选择合适的造影导管
    - 使用冲洗导管进行胸主动脉造影
      □ 例如猪尾管，Omni Flush 导管
    - 将导管选择于锁骨下／腋动脉
      □ 例如戴维斯导管
  ◦ 通过导丝上引入造影导管
  ◦ 在 DSA 引导下定位导管
    - 主动脉造影导管近靶动脉
      □ 例如，靠近头臂动脉或左锁骨下动脉
    - 超选导管在锁骨下或腋动脉
      □ 将导管置于目标动脉段的近端
      □ 除非禁忌，否则考虑使用对小动脉口径的手术进行肝素化
  ◦ 注入对比剂，获得 DSA 图像
    - 如果评估多个动脉节段，确保成像区域适当的重叠
      □ 必须避免忽略病变的任何部分
    - 如果需要，更远端推进导管尖端
  ◦ 如果导管引起的血管痉挛遇到

- 使用动脉血管扩张剂
  - 例如 100μg 硝酸甘油
- 再次获取 DSA 图像
- 分析 DSA 图像
  - 识别／确认异常
    - 评估病变特征
  - 确定经导管治疗是否合适
  - 确定是否需要替代的手术通路
- 如果适用，继续干预
  - 干预后用 DSA 记录结果
- 拔除导管／导管鞘；压迫止血
- 经导管介入
  - 考虑引入导管鞘／导管
    - 将导管向近端定位（接近病灶）
      - 同轴引入设备／支架
      - 在手术期间允许造影剂注射
  - 覆盖支架放置
    - 用导丝和同轴导管穿过病变
      - 通常使用亲水导丝／导管
      - 考虑路线图指引
    - 通过导管鞘／导管注入对比剂
      - 获取 DSA 图像
    - 分析 DSA 图像
      - 重新评估血管解剖，病变特征
      - 评估任何要保存的关键分支
      - 评估病变远端的动脉径流
      - 确定合适的支架直径／长度
      - 确认病变远端的导丝／导管
    - 必要时更换坚硬的导丝
      - 与设备说明书匹配
      - 一定要选择足够长度的导丝进行导管／装置的导入／更换
    - 将选择的支架置于病变部位
      - 可能首先需要将引导护套置于病变外，以便安全引入支架
    - 在透视下放置支架
    - 通过导管鞘／导管获得最终的 DSA
      - 确认满意的结果
      - 排除并发症
  - 经导管栓塞
    - 考虑使用同轴微导管
      - 促进小口径动脉／分支的选择性导管插入术
      - 允许超选择性栓塞
  - 联合介入治疗
    - 如果存在远端栓子，可能需要联合导管溶栓或手术血栓切除术

替代操作／治疗

- 外科
  - 原发性动脉修复或动脉旁路移植术
  - 仍然是动脉瘤治疗的主要方法
  - 也可能需要开放血栓切除术
  - 胸廓出口综合征的手术减压
    - 斜角肌切除术，第一肋骨切除术
- 其他
  - 治疗前臂动脉撕裂
    - 直接手动压力
    - 临时气压止血带充气

术 后

应尽事宜

- 临床随访评估上肢循环情况
  - 影像随访，如果有症状
    - CT／MR／超声评估支架通畅性

规避事项

- 常规支架置入胸腔出口
- 支架置于任何易受持续／长时间外部压迫的位置

结 果

问题

- 对于目前可用的血管内装置，上肢可治疗的动脉节段是有限的
  - 胸腔出口至肘窝
    - 远端小动脉血管通畅率差
      - 可能导致血栓栓塞并发症
- 动脉撕裂：没有以证据为基础的指南建议治疗前臂动脉撕裂

并发症

- 最严重的并发症
  - 远端栓塞
    - 手部血液循环受损，需要截肢
- 即刻／围手术期并发症
  - 穿刺并发症
    - 血肿，假性动脉瘤，医源性动静脉瘘形成
  - 对比过敏／过敏反应
  - 造影剂引起的肾病
- 远期并发症
  - 支架闭塞／血栓形成伴远端栓塞
    - 支架容易发生畸形／骨折，特别是如果放置在胸廓出口处
    - 内膜增生／支架内狭窄可能发生

预期结果

- 报道了 9 例接受血管内治疗的动脉瘤或外伤性损伤患者
  - 技术成功：100%
  - 29 个月的平均随访结果
    - 主要通畅率：89%
    - 次要通畅率：100%

（左图）此彩色多普勒超声是在穿透性损伤后在右肘窝发展为搏动性肿块的患者中获得的。这个矢状面图像显示，该肿块是血管性的，并且有动脉波形➡，臂动脉假性动脉瘤➡。（右图）随后的DSA血管造影显示假性动脉瘤➡的近端部分，但未显示与远端肱动脉节段➡的直接相通。后者通过动脉侧支填充➡

肱动脉假性动脉瘤（初始彩色多普勒超声）

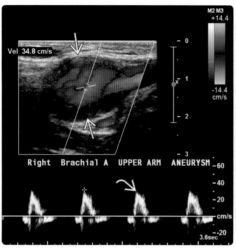

肱动脉假性动脉瘤（诊断性DSA动脉造影）

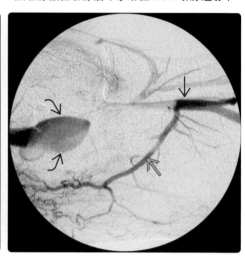

（左图）放置在腋动脉中用于初始DSA的导管重新定位在假性动脉瘤➡近端的肱动脉中。再次DSA显示假性动脉瘤并展示其与未受损近侧➡和远侧➡的肱动脉节段。（右图）将导丝➡小心推进通过假性动脉瘤➡，进入远端肱动脉段，并定位桥接动脉损伤以排除血管内动脉瘤

肱动脉假性动脉瘤（诊断性血管造影）

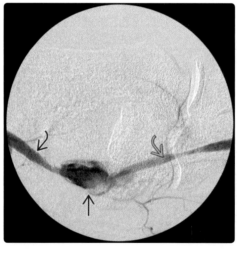

肱动脉假性动脉瘤（导丝穿过病变）

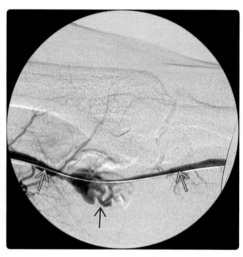

（左图）自膨式覆膜支架➡通过鞘管➡穿过假性动脉瘤。假性动脉瘤➡的造影剂与支架定位。（右图）额外覆膜支架放置在近侧和远侧以完全排除假性动脉瘤。为了减小损伤，支架终止于无损伤的动脉段是非常重要的。最终通过DSA可以显示假性动脉瘤被覆膜支架➡完全排除

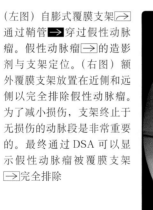

肱动脉假性动脉瘤（初始覆盖支架置入）

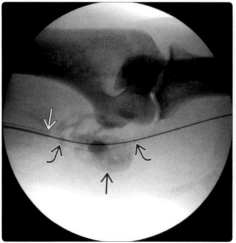

肱动脉假性动脉瘤（植入支架后的最终DSA）

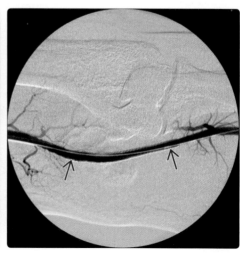

腋锁骨下动脉瘤（胸廓出口综合征）

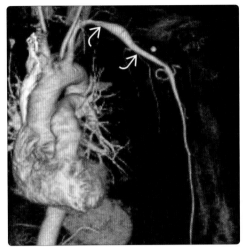

腋锁骨下动脉瘤（层流腔内血栓）

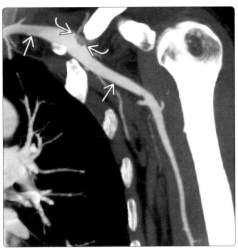

（左图）锁骨下动脉瘤➡️是由肋间隙胸腔出口慢性外源性动脉压迫引起的。胸腔出口综合征的动脉表现发生于<5%的患者。有症状时，最常见的临床表现是远端血栓栓塞，如发绀、指间溃疡和局部缺血。（右图）冠状CTA再次显示梭形动脉瘤➡️，并且还显示内有附壁血栓➡️

腋锁骨下动脉瘤（远端血栓栓塞）

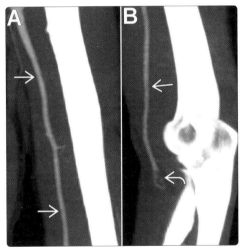

腋锁骨下动脉瘤（术后胸片）

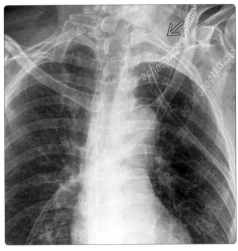

（左侧）（A）上臂、（B）肘和上前臂区域的CTA显示在桡动脉和尺骨动脉分叉处闭合的肱动脉➡️。在这种情况下，腔内栓塞充盈缺陷➡️通常会滞留在分叉处。（右图）患者接受外科栓子切除术，第一肋骨切除与动脉旁路手术的动脉瘤切除术➡️。考虑将覆膜支架置入动脉瘤，但仍需要手术减压和栓子切除术或血栓溶解

腋锁骨下动脉瘤（由创伤引起的假性动脉瘤）

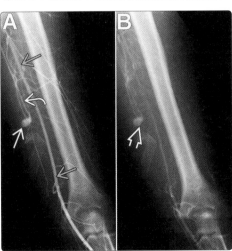

腋锁骨下动脉瘤（由骨折引起的假性动脉瘤）

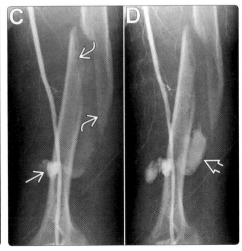

（左图）（A）刺伤患者有假性动脉瘤➡️，假性动脉瘤由正常肱动脉➡️供血➡️。（B）假性动脉瘤➡️在晚期动脉期无变化，无外渗。病变将适合于栓塞。（右图）在另一位肱骨骨折➡️的患者中，（C）与肱动脉相邻的血管外造影剂对后来的成像➡️，（D）在晚期相增加➡️，c/w外渗增加。无论是手术修补还是血管腔内隔离术都是合适的

术语

- 急性主动脉综合征：急性损害主动脉壁完整性的异常频谱
  - 腹主动脉夹层
  - 壁内血肿
  - 穿透动脉粥样硬化性主动脉溃疡
  - 症状性主动脉瘤
- 腹主动脉狭窄／闭塞性疾病
  - 动脉粥样硬化是最常见的原因；溃疡斑块可导致下肢栓子
  - 狭窄的病变包括神经纤维瘤病，特发性主动脉炎，中间主动脉综合征

步骤

- 急性主动脉综合征
  - 稳定的患者可以进行医学管理
  - 当需要干预时，通常由主动脉内搭桥或外科手术进行治疗
- 腹主动脉狭窄／闭塞性疾病

- 狭窄位置／与分支血管的关系是决定合适手术方式的主要考虑因素
- 溃疡斑块远端栓塞
  - 裸支架／覆膜支架以捕获潜在的致病性动脉粥样硬化病变
- 炎症性狭窄（例如特发性主动脉炎）
  - 可能需要多次长时间的球囊扩张
  - 通常避免支架置入

结果

- 急性主动脉综合征
  - 当指示干预时，通常由主动脉内移植或外科手术进行管理
- 动脉粥样硬化性狭窄／溃疡斑块
  - 合适病变的支架成功率高
- 最严重的并发症
  - 血管破裂
  - DSA 过程中的栓塞
  - 血管成形术中分支血管闭塞

（左图）肾下腹主动脉的 DSA 显示溃疡斑块➡长且弥漫性区域，向下延伸至腹主动脉分叉处，患者出现由远端微栓子引起的蓝趾综合症。（右图）跨越病变部位放置支架。DSA 显示支架➡隔绝了溃疡斑块，从而消除了复发性微栓子的病灶。但是，支架置入后肠系膜下动脉不再充盈

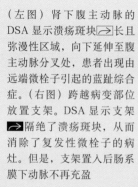

腹主动脉溃疡斑块引起蓝趾综合征：评估

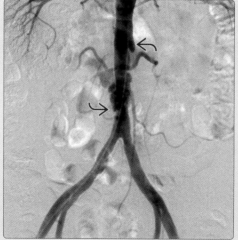

腹主动脉溃疡斑块引起蓝趾综合征：治疗

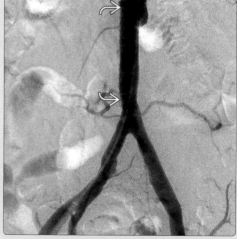

（左图）腹部 CTA 显示广泛血肿➡位于腹主动脉前方➡，血肿内有对比剂外溢➡。该患者遭受高速下的机动车事故，并系安全带。位置和外观是这种伤害的典型特征。（右图）DSA 在损伤水平显示扩张的主动脉管腔➡，反映局灶性假性动脉瘤。由于受伤，左髂总动脉未见显示➡。患者通过血管腔内动脉瘤修补术治疗

安全带造成的腹主动脉损伤：初步 CTA 评估

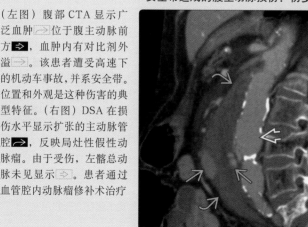

安全带造成的腹主动脉损伤：初步 DSA 评估

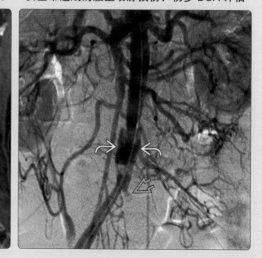

术　语

定义

- 腹主动脉瘤（AAA）：局部主动脉扩张；超过正常直径 >50%
  - 约 90% 发生在下腹部
    - 可能是梭形或囊状
    - 可能累及髂动脉
  - 多种因素导致的退行性过程
    - 中膜的蛋白水解降解
      □ 腹主动脉瘤发展的病理生理
    - 与动脉粥样硬化相关明显
    - 遗传因素；家族患病率高
  - 炎症性动脉瘤发生率高达 10%
    - 主动脉壁增厚；外膜周的纤维化
      □ 可能有发热 / 疼痛症状
      □ 可能是免疫介导的过程
      □ 据报道，炎症腹主动脉的各种原因中与免疫球蛋白 G4 相关疾病有关
  - 传染性（真菌）腹主动脉发生率在 2%
    - 通常由于病变主动脉壁的局部细菌播种或通过滋养血管播种
      □ 常见的为金黄色葡萄球菌 / 沙门菌
    - 生长快速 / 破裂 / 高死亡率
  - 遗传性疾病（罕见）
    - 用全基因组方法来阐明腹主动脉瘤的遗传基础并发现影响疾病风险的遗传变异
      □ 马方综合征
      □ Ehlers-Danlos 综合征 IV 型
- 急性主动脉综合征：光谱显示急性损害主动脉壁完整性
  - 腹主动脉夹层：内膜撕裂延伸到主动脉壁；血液在内膜之间流动
    - 通常起源于胸主动脉；可能会延伸到或可能起源于腹主动脉
      □ 典型的撕裂顺行延伸；逆行延伸也可发生
    - 血流将主动脉壁结构分离，产生"真"腔和"假"腔
      □ 主动脉分支血管灌注可能受损；可能导致器官局部缺血
    - 主动脉壁薄弱部分可能会破裂；死亡率高
      □ 慢性可能会进展为动脉瘤
  - 壁内血肿
    - 好发于高血压患者
      □ 主动脉介质引起血管形成的滋养血管自发性出血
    - 可能是由于动脉粥样硬化性溃疡穿透所致
    - 壁内血肿削弱了主动脉壁
      □ 可能会进展为主动脉夹层
      □ 主动脉破裂风险增加
  - 动脉粥样硬化性主动脉溃疡穿透：斑块通过主动脉内弹性膜破裂
    - 随后可能会发生壁内血肿
    - 溃疡 / 血肿削弱了主动脉壁
      □ 可能会进展为主动脉夹层
      □ 可能形成囊状假性动脉瘤
      □ 急性破裂的风险增加
  - 症状性主动脉瘤
    - 急性发作的严重 / 持续 / 恶化的中腹部和（或）背部疼痛
      □ 主动脉瘤可能发生破裂
    - 破裂的主动脉瘤
- 腹主动脉狭窄 / 闭塞性疾病
  - 动脉粥样硬化：最常见的原因
    - 严重的动脉粥样硬化性狭窄可能进展为慢性血栓性闭塞
      □ 急性主动脉闭塞更常见于栓塞
    - 莱里奇综合征：远端主动脉 / 髂动脉闭塞
      □ 缺乏股动脉搏动，跛行，阳痿
    - "珊瑚礁"斑块：肿块，管腔内钙化斑块；可能会阻塞主动脉腔
      □ 经常发生在内脏动脉的主动脉段；可能阻碍内脏 / 肾动脉
      □ 常见大块斑块的远端栓塞
    - 溃疡性主动脉粥样硬化斑块可能是下肢栓子的来源
      □ 由胆固醇 / 血栓 / 纤维蛋白 - 血小板聚集体组成的栓子
    - 胆固醇栓塞综合征包括弥漫性胆固醇结晶栓塞
      □ 急性可危及生命：涉及大脑 / 眼睛 / 肾脏 / 四肢的全身栓子
      □ 造影术，主要血管手术或溶栓治疗的并发症
      □ 微栓塞到下肢可能会导致"蓝趾"综合征
  - 狭窄引起的疾病
    - 神经纤维瘤病：通常涉及脉管系统
      □ 主动脉 / 分支狭窄（副肾分布）
      □ 血管壁神经纤维瘤性增生
    - 威廉综合征：罕见的先天性疾病
      □ 主动脉瓣狭窄 / 发育迟缓 / 小精灵面容
    - 中间主动脉综合征：病因不明确
      □ 中间主动脉 / 主要内脏分支狭窄
      □ 20 岁以下好发
  - 炎症病因
    - 特发性主动脉炎：影响主动脉 / 主要分支 / 肺动脉的慢性进行性炎症疾病
      □ 遗传 / 自身免疫成分
      □ 潜在的慢性动脉炎
      □ 广泛的动脉周围纤维化 / 增厚
      □ 动脉壁顺应性差
    - 其他影响主动脉的免疫紊乱疾病
      □ 白塞综合征，结节性多动脉炎（罕见）
    - 传染病
      □ 通常为动脉瘤而不是闭塞性疾病

- 外伤性主动脉损伤
  - 穿透：累及腹部 > 胸主动脉
  - 钝性伤：机动车／挤压伤常见
    - 安全带减速损伤会对肾下腹主动脉造成创伤
    - 原发性主动脉病变包括破裂，内膜破裂／横断和假性动脉瘤
  - 死亡率高

术　前

适应证

- 腹主动脉瘤
  - 血管内动脉瘤修复术（EVAR）尺寸标准
    - 直径 >5.5cm（男）；>5.0cm（女）
    - AAA 直径 >2 倍正常主动脉直径
    - 迅速扩张的动脉瘤（6 个月 >0.5cm）
  - 其他干预标准
    - 症状或腹主动脉瘤破裂
      - 是急性主动脉综合征分类之一
    - 霉菌性动脉瘤或主动脉瘘
- 急性主动脉综合征
  - 主动脉夹层
    - 受压缩的主动脉管腔造成的动脉灌注受损；造成缺血
      - 恢复缺血性血管区域／终末器官的动脉灌注
      - 血管内开窗术是恢复灌注的有用技术
      - 开窗应尽可能靠近分支血管来源
    - 解剖相关的主动脉瘤
  - 壁内血肿
    - 可能是主动脉夹层的前兆
      - 经常通过使用 β 受体阻滞剂进行积极的血压降低来进行医学管理
      - 如果进展到夹层，考虑介入治疗
    - 预后差，如果有相关的穿透性溃疡
  - 动脉粥样硬化性主动脉溃疡穿透
    - 腹部通常比胸主动脉的问题少
      - 可能导致壁内血肿
    - 溃疡深度／直径增加预示疾病进展；明显的主动脉壁变薄
      - 考虑血管腔内治疗／手术干预
      - 可导致夹层／假性动脉瘤／破裂
    - 如果出现症状增加破裂率（38%）
      - 介入治疗难治性／复发性症状
  - 症状性腹主动脉瘤
    - 急性，严重，不消退的背部／腹部疼痛
    - 动脉瘤破裂
- 腹主动脉狭窄／闭塞性疾病
  - 症状性狭窄／闭塞性疾病
    - 跛行／休息疼痛／组织损失
    - 对医疗没有反应
    - 主动脉闭塞通常需要开放手术
  - 溃疡斑块远端栓塞

- 外伤性主动脉损伤
  - 穿刺伤／钝器外伤破坏主动脉壁

禁忌证

- 一般
  - 不可纠正的凝血障碍
  - 严重肾功能不全
    - 非透析依赖性
    - 可以考虑替代造影剂（例如 CO_2）
  - 既往史有胆固醇栓塞综合征
    - 介入治疗的高复发率
  - 全身感染
    - 覆膜支架感染的风险（罕见）
- 腹主动脉瘤
  - 血管内动脉瘤修补术的较差动脉瘤解剖／形态
    - 短，宽，过度倾斜的腹主动脉瘤颈部
    - 颈部周围血栓／钙化
    - 肾腹主动脉瘤
  - 计划进行血管内动脉瘤修补术的髂内动脉不通畅
    - 高度钙化／小口径／曲折的血管
- 急性主动脉综合征
  - 无症状性主动脉夹层／壁内血肿／动脉粥样硬化性穿透溃疡
    - 可能是医学管理；需要密切的临床／影像监视来评估进展
  - 血流动力学不稳定的患者
    - 需要仔细选择患者
      - 如果可能的话，采用血管内修复可取得良好结果；可能需要开放手术倒转
- 腹主动脉狭窄／闭塞性疾病
  - 体积大，钙化严重的斑块（如"珊瑚礁"）
    - 外科动脉内膜切除术／旁路更优化
  - 大多数主动脉闭塞手术治疗更好
    - 如果能够再通的话，"对吻"支架可能导致局灶性主动脉闭塞
      - 长期通畅率差于手术治疗
- 炎症性主动脉炎
  - 活动性疾病的证据
    - 全身症状
      - 发热／关节痛／肌痛
    - 实验室异常
      - 血沉增高（ESR）
      - C 反应蛋白阳性
  - 活动性疾病可能会对血运重建产生不利影响

术前影像学检查

- CTA
  - 优秀的动脉解剖／病理描绘
  - 目标病变的特征
  - 制定术前主动脉内移植物计划
- MRA
  - 优秀的动脉解剖／病理描绘
    - 用于急性／炎症／传染过程

腹主动脉

术前准备

- 核查项目
  - 临床病史和体格检查
    - 符合手术适应证
    - 全面的血管评估
      - 详细的脉搏检查／多普勒评估
    - 回顾之前的血管内／手术治疗
      - 可能影响最佳手术通路的选择
    - 目前的药物
      - 任何抗凝剂，抗血小板药，口服降血糖药，抗高血压药
  - 过敏
  - 实验室参数
    - 电解质，肾小球滤过率（eGFR）
      - 正常的 Cr 更佳；eGFR>60
    - 全血计数（CBC）
      - 血小板计数 >50 000/μl
    - 凝血概况
      - 国际标准化比率（INR）≤1.5
      - 正常凝血酶原时间（PT），部分凝血活酶时间（PTT）
    - 炎症标志物
      - C 反应蛋白
      - 红细胞沉降率
  - 限制口服摄入量：术前 8 小时禁食
    - 如果需要进行中度镇静／全身麻醉
    - 口服药物伴少量饮水吞服
- 药物
  - 肝素
    - 各种术中给药方案
      - 推注剂量为 2500~5000U；随后输注 1000U/h
      - 负荷剂量 50~100U/kg；接着连续输注 15~25U/(kg·h)
  - 血管扩张剂（例如硝酸甘油）
    - 典型的推注剂量为 100μg 硝酸甘油
    - 预防／治疗导管引起的血管痉挛
  - 氯吡格雷
    - 在涉及狭窄／阻塞性疾病的操作之前可以选择性地给予负荷剂量
      - 最低负荷剂量为 300mg
    - 术后维持剂量
      - 每日剂量 75mg，最少 4~6 周
- 设备
  - 导管／鞘管
    - 血管通路鞘
      - 可根据需要更换导管
      - 减少穿刺点的局部并发症
      - 各种尺寸的鞘管；取决于用于手术的导管／器械
    - 冲洗导管（例如猪尾管，Omni Flush）
    - 选择性导管（例如 Kumpe，多用途角膜，眼镜蛇）

- 特殊导管
  - 血管成形术（PTA）球囊导管
- 导丝
  - 初始"启动"0.035 英寸导丝（3-J 尖端）
  - 直角或直线亲水导丝
    - 用于穿越狭窄／闭塞
    - 适用于选择性动脉插管术
  - 超硬导丝
    - 例如 Amplatz，Lunderquist，Rosen
    - 为器械推进提供稳定性
- 支架
  - 覆膜支架
    - 球囊扩张式支架：目前支架尺寸小于典型腹主动脉
    - 自膨式支架：大口径腹主动脉通常需要主动脉内移植物
    - 主动脉内移植物
  - 非覆膜支架
    - 球囊扩张式支架：定位通常更精确；需要大口径支架[例如 Palmaz XL（Cordis；Miami Lakes，FL）]
    - 自膨式支架：目前可用的典型腹主动脉的支架尺寸过小

介入操作

患者体位／位置

- 最佳操作方法
  - 通常使用股动脉通路
  - 有时使用腘动脉通路
    - 小口径动脉；如果使用大口径器械进行治疗，则会出现问题
    - 严重的主动脉瓣狭窄可能需要通过腘动脉通路放置造影导管获得 DSA 图像
      - 随后通过股／腘动脉进行联合干预

手术步骤

- 一般
  - 将穿刺点周围消毒、铺单
  - 给予 1%~2% 利多卡因局部麻醉
  - 获得动脉通路
  - 放置适当大小的血管鞘
    - 尺寸基于预期的手术器械
  - 引入导管；获得 DSA 图像
    - 严重的主动脉瓣狭窄可能需要使用选择性导管／导丝通过狭窄的血管腔
      - 可能需要同侧腘动脉入路
  - 分析 DSA 图像以描绘解剖结构
    - 确定适当的干预措施／设备
  - 在操作前施用肝素
- 急性主动脉综合征
  - 当符合手术适应证时，通常由主动脉内移植或外科手术进行管理

- － 涉及腹主动脉的 B 型夹层可能需要其他血管腔内治疗
  - □ 使用内移植物封闭近端入口
  - □ 真正的主动脉腔或主动脉分支血管中的裸金属支架植入
  - □ 解剖瓣的开窗：通过再入撕裂处来平衡真实和假腔之间的血压来减压真腔
- 腹主动脉狭窄／闭塞性疾病
  - 狭窄部位／与分支血管的关系是治疗方式的主要决定因素
    - － 主动脉分叉处附近的动脉粥样硬化狭窄通常用髂动脉"亲吻"支架技术治疗
    - － 用 PTA／支架治疗主动脉肾下狭窄
      - □ 与分支血管需要足够的距离以避免损害动脉血管
      - □ 球囊扩张／支架植入可以将动脉粥样硬化转换为肾／肠系膜动脉穿孔
      - □ 可能需要辅助肾／肠系膜动脉支架来维持／恢复血管通畅
      - □ 如果血管内介入治疗不适合，则行内膜切除术／外科手术
    - － 开放手术治疗肾周主动脉狭窄
  - 溃疡斑块远端栓塞
    - － 裸露／覆膜支架放置以捕获潜在的致病性动脉粥样硬化病变
      - □ 有点争议；通常仅用于大栓子；也通过手术治疗
      - □ 未显示胆固醇栓塞；弥漫性过程没有单个离散病变
  - 炎症性狭窄（例如特发性主动脉炎）
    - － 可能需要多次长时间的球囊扩张
      - □ 避免狭窄过度；破裂风险
    - － 如果需要干预，PTA 是传统选择
      - □ 再狭窄率高于动脉粥样硬化；可能与持续性炎症有关
      - □ 一些提倡支架／覆膜支架
    - － 如果肾动脉受累，行肾动脉血管成形术
- 外伤性主动脉损伤
  - 带有内移植物的血管内主动脉可以修复破裂的主动脉壁并使主动脉壁避免破裂

替代操作／治疗
- 外科
  - 血运重建，切除，搭桥，内膜剥脱术
- 其他
  - 腹主动脉狭窄／闭塞性疾病
    - － 医疗管理／锻炼方案（跛行）
  - 急性主动脉综合征
    - － 如果无症状或仅通过成像诊断
      - □ 医疗管理／降血压
      - □ 关闭临床／影像监视很重要
  - 炎症性主动脉炎

- － 皮质类固醇给药
- － 额外的免疫抑制剂
  - □ 例如环磷酰胺／甲氨蝶呤
- － 实验性抗肿瘤坏死因子制剂

结　果

并发症
- 最严重的并发症
  - 血管破裂
    - － 由于炎症狭窄导致增厚的非顺应性动脉壁发生率更高
      - □ 避免过度扩张／过大的球囊
  - DSA／干预过程中的大／小栓塞
    - － 罕见：估计临床发病率为 0.15%
  - PTA／支架置入术中分支血管闭塞
    - － 动脉粥样硬化／血栓可能会栓塞相邻肾／肠系膜动脉
      - □ 需要分支血管支架补救
- 即刻／围手术期并发症
  - 动脉夹层／血栓形成
  - 穿刺点并发症
    - － 血肿，假性动脉瘤，医源性动静脉瘘形成
- 远期并发症
  - 造影剂引起的肾病
  - 动脉瘤相关并发症
    - － EVAR 器械相关并发症
      - □ I／III／IV 型内漏
    - － II 型内漏引起 AAA 囊扩张
  - 狭窄／闭塞相关并发症
    - － 器械相关的并发症
      - □ 支架断裂导致的血栓形成／闭塞
    - － 新生内膜增生
      - □ 支架内狭窄／血栓形成

预期结果
- 动脉粥样硬化斑块狭窄／溃疡斑块
  - 在合适的部位支架成功率高
  - 臀部／下肢动脉狭窄所致的跛行
  - 预防溃疡斑块所致的远端栓塞
- 急性主动脉综合征
  - 壁内血肿或穿透性溃疡
    - － 变薄的动脉壁依靠各种内移植物的植入
      - □ 预防潜在的囊状动脉瘤形成，主动脉破裂或夹层
  - 主动脉夹层
    - － 临床改善移植物放置和(或)开窗术后的不良症状
- 炎症性主动脉炎
  - 血管介入治疗特发性大动脉炎(开放性和血管内)的失败率高
    - － 然而，PTA／支架／手术搭桥术对于狭窄／闭塞性疾病可能是必需的

主动脉缩窄综合征：神经纤维瘤病

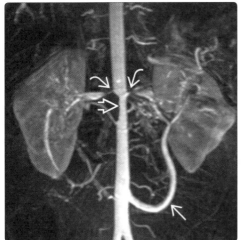

主动脉缩窄综合征：神经纤维瘤病

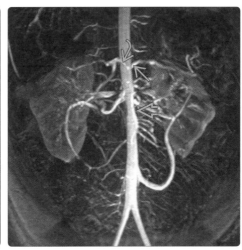

（左图）一名18岁的神经纤维瘤病患者的MRA显示出肾动脉➡和肾上腺动脉➡重度狭窄。肠系膜下动脉（IMA）➡增宽，提示它比降结肠动脉有助于形成更大的血管区域。（右图）三维MRA显示小肠系膜上动脉➡，可能来自近端狭窄，并解释了为何肠系膜下动脉增宽，因为它提供了底部的侧支循环。肝动脉➡和脾动脉➡狭窄，在这种情况下，神经纤维瘤病通常沿肾上腺分布

炎症性主动脉炎：特发性主动脉炎

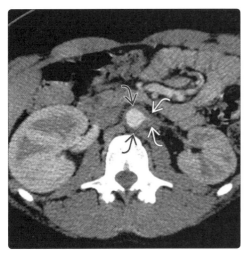

炎症性主动脉炎：特发性主动脉炎

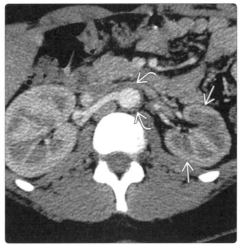

（左图）主诉为体重减轻，腹痛和高血压的32岁女性增强CT的横断位显示腹主动脉壁增厚➡，累及左肾动脉的起始部➡。外观，位置和年龄与特发性主动脉炎的表现一致。（右图）更多尾侧增强CT显示主动脉壁增厚➡，由于动脉慢性供血不足，左肾萎缩➡。有症状的狭窄可根据需要行血管腔内成形术，但不能在活动性炎症阶段进行

炎症性主动脉炎：特发性主动脉炎

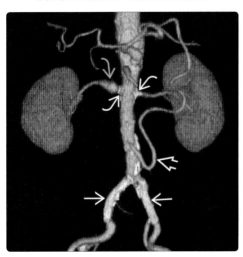

炎症性主动脉炎：特发性主动脉炎

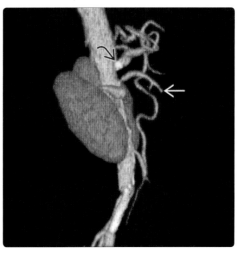

（左图）另一位特发性主动脉炎患者的3D增强CT重建显示多个介入干预的证据。在双侧髂总动脉➡和双侧髂动脉➡均可见支架。右侧肾动脉可见狭窄后扩张➡。肠系膜下动脉➡明显增粗。（右图）侧位3D重建显示腹腔动脉支架➡，远端肠系膜上动脉闭塞➡，解释了肠系膜下动脉增粗的表现。有症状的狭窄可以用球囊扩张成形术治疗，但难治性病变可能需要支架植入

（左图）（A）AP 和（B）侧位片腹主动脉导管造影显示广泛和非常不规则的肾上腺动脉狭窄 ⟶ 伴严重的左肾动脉狭窄 ⟶。之前有大动脉旁路 ⟶ 手术史。（右图）4 年后的增强 CT 横断位显示钙化斑块 ⟶，在肾动脉水平完全堵塞主动脉腔，导致双侧肾动脉完全堵塞 ⟶。由于肝肾旁路移植手术的间隔时间较长，因此右肾 ⟶ 增大

"珊瑚礁" 主动脉斑块

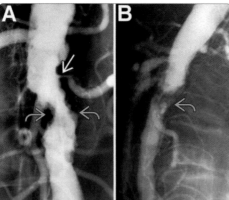

"珊瑚礁" 主动脉斑块

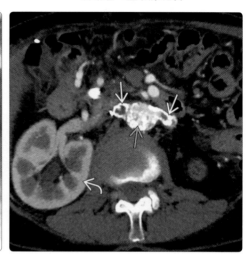

（左图）3D 增强 CT 重建冠状位提示由肝动脉 ⟶ 发出的肝肾旁路 ⟶ 通常；尾部延伸为胃十二指肠动脉 ⟶。珊瑚礁斑块 ⟶ 在主动脉中部 ⟶，延伸至闭塞的肾动脉。主动脉旁血管 ⟶ 搭桥是通畅的。（右图）矢状位 3D 重建提示主动脉中珊瑚礁斑块 ⟶ 广泛累及。除了双侧肾动脉闭塞之外，肠系膜上动脉起源闭塞，动脉通过侧支充填 ⟶

"珊瑚礁" 主动脉斑块复查：增强 CT 评估

"珊瑚礁" 主动脉斑块复查：增强 CT 评估

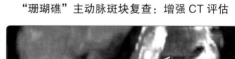

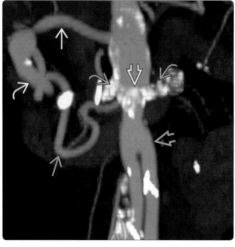

（左图）5 年后，患者出现静息痛。增强 CT 横断位显示在中部主动脉靠近肾上腺动脉水平，疾病明显进展，仅有少量参与的通畅主动脉内腔 ⟶。（右图）从胸主动脉到先前的大动脉移植物左侧 ⟶ 肢体的外科手术 ⟶，可以缓解症状。肝肾旁路 ⟶ 手术和内脏血管保持通畅。"珊瑚礁" 斑块具有侵袭性，血管腔内治疗最初有效，但最后还需手术治疗

"珊瑚礁" 主动脉斑块复查：增强 CT 评估

"珊瑚礁" 主动脉斑块复查：增强 CT 评估

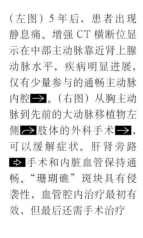

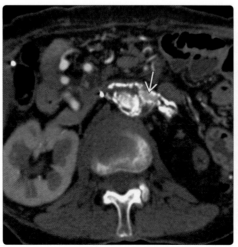

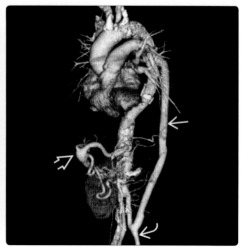

吻合口主动脉狭窄

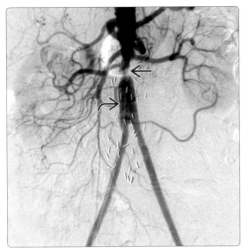

吻合口主动脉狭窄

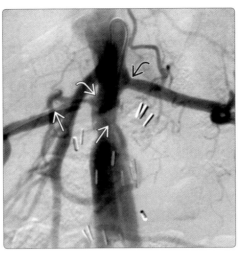

（左图）一个因动脉粥样硬化接受主动脉股动脉旁路移植术的患者多年后出现了新的双侧下肢跛行的症状。DSA 显示旁路移植物→吻合口严重的血管狭窄→。（右图）DSA 显示右侧肾动脉→起源于狭窄，而左侧肾动脉→开口更高。在治疗狭窄前，将导管→置于右肾动脉中以防止由血管成形术引起动脉粥样斑块移位而阻塞导管

吻合口主动脉狭窄治疗：血管内支架植入

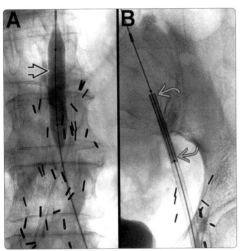

吻合口主动脉狭窄治疗：
血管内支架植入后 DSA

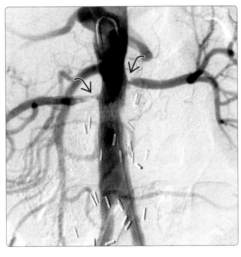

（左图）（A）通过左股动脉进入，使用直径为 10mm 的高压球囊→扩张狭窄段。（B）在球囊扩张成形术治疗后，将 Palmaz 支架→安装在直径为 18mm 的高压球囊上，并通过左侧股动脉鞘引入。（右图）支架置于左肾动脉正下方的上端，远端终止于移植物分叉处以上→。植入的支架导致双侧肾动脉狭窄

吻合口主动脉狭窄治疗：肾动脉狭窄的治疗

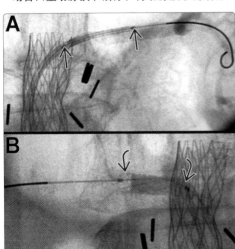

吻合口主动脉狭窄治疗：肾动脉狭窄的治疗

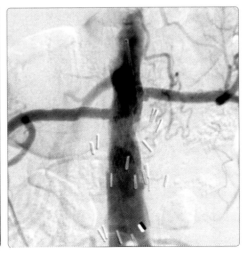

（左图）（A）将导管插入左肾动脉后，使用导引导管在狭窄处穿过装有球囊的支架→。（B）放置左肾动脉支架后，将保护性导管自右肾动脉一处，并将孔口插入支架间隙中。随后将配有球囊的支架→放置在间隙和狭窄处。（右图）主动脉和肾动脉支架植入后 DSA 显示所有狭窄消除

（左图）这里患者由于右腿急性缺血而行血管造影。主动脉造影可见肾下主动脉偏心性充盈缺损➡️，充盈缺损边界不清，边界不规则，可能提示溃疡性动脉粥样硬化斑块形成并伴有粘连血栓形成。（右图）髂动脉 DSA 造影提示正常的解剖，双侧髂总动脉➡️通畅，髂内➡️、髂外➡️动脉通畅无狭窄，更重要的是没有腔内填充缺陷提示栓塞性疾病

主动脉溃疡斑块

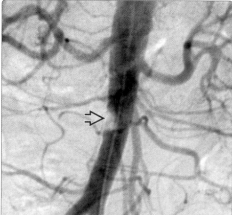

主动脉溃疡斑块

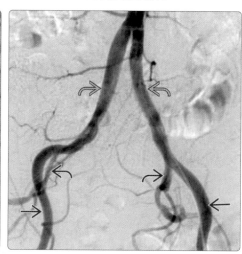

（左图）DSA 评估股浅动脉和腘动脉显示正常的左侧解剖结构。膝关节水平腘动脉➡️突然中断，伴有侧支循环的形成➡️。（右图）（A）顺行进入右侧腘动脉的 DSA 图像显示远端血管腔内充盈缺损➡️，可见双轨征➡️，符合急性栓塞的表现。（B）用组织纤溶酶原激活剂进行导管溶栓治疗后恢复通畅➡️

主动脉溃疡斑块：远端栓塞

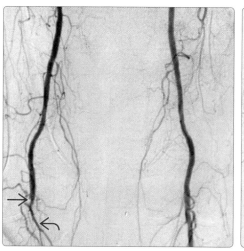

主动脉溃疡斑块：远端栓塞

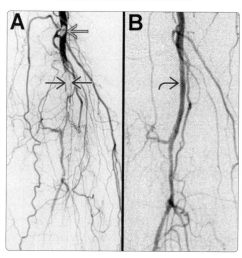

（左图）由于担心斑块可能持续脱落导致远端栓塞，选择隔绝斑块。放置一个自膨式支架➡️，但它的径向力不足以隔绝斑块，一个球囊扩张式 Palmaz➡️支架被同时放置，隔绝斑块并扩张狭窄段。（右图）横断位增强 CT 显示支架位置➡️的和通畅度满意。双侧肾脏恢复正常，伴一个右侧肾肿块➡️。此后，未发生更多的栓塞

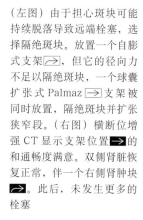

主动脉溃疡斑块：治疗

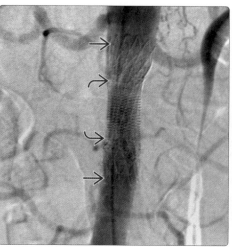

主动脉溃疡斑块：治疗

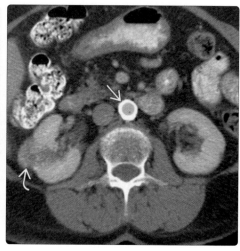

主动脉狭窄引起下肢跛行：运动 ABIs

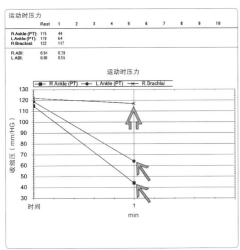

主动脉狭窄引起双侧下肢跛行：增强 CT

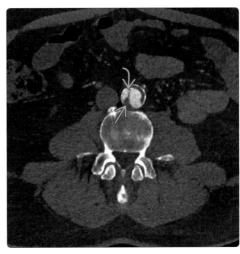

（左图）无创踝关节超声：双侧下肢跛行患者运动时右侧和左侧 ABIs ➡ 收缩压下降。正常的反应是收缩压的增加。特别注意的是肱动脉 ➡ 血压不会下降。（右图）增强 CT 横断位显示下腹主动脉的不规则腔，具有裂隙样狭窄 ➡ 和层状血栓 ➡。这被认为是患者此症状的原因

主动脉狭窄引起的双侧下肢跛行：DSA

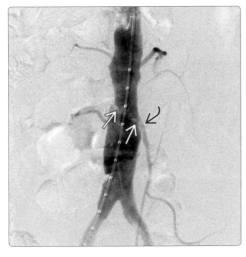

主动脉狭窄引起的双侧下肢跛行：支架植入

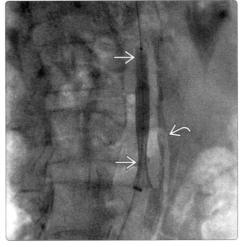

（左图）肾下主动脉造影证实斜向裂隙样狭窄 ➡ 减少主动脉管腔直径，大致位于肠系膜下动脉 ➡ 水平。（右图）使用先前获得的前斜向 DSA 的图像叠加，从右侧股动脉引入球囊扩张式支架 ➡，定位于肠系膜下动脉 ➡ 中间。这种定位保证了支架跨越狭窄段

主动脉狭窄引起双侧下肢跛行：
支架置入后的 DSA

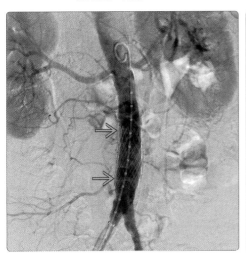

主动脉狭窄引起双侧下肢跛行：
肠系膜下动脉造影

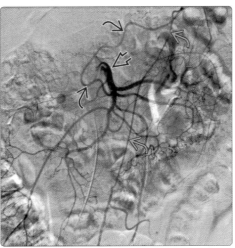

（左图）置入球囊扩张式支架后，DSA 显示了肾下主动脉理想的支架位置 ➡，具有广泛的空腔。特别注意的是，在支架植入后，肠系膜下动脉的血流不再顺流进入。（右图）肠系膜上动脉 ➡ 的 DSA 造影提示中结肠动脉 ➡ 的充盈以及左结肠动脉上升支 ➡ 的充盈。这证实了降结肠动脉的充分灌注。支架植入后，患者跛行症状消失

关键点

术语

- 在腹腔动脉供血的区域出血，边界是内脏动脉和肠系膜上动脉的灌注区，靠近 Treitz 韧带
- 美国每年有 375 000 例患者接受胃肠道动脉出血治疗（80% 患者有上消化道来源）

术前准备

- 没有绝对禁忌证，应该对干预风险以及不干预的风险进行评估（患者因出血而死亡）
- 对于上消化道出血的患者来说，消化内镜检查出血是有用的，即便操作者无法停止出血
  - 即便血管造影检查没有明显的造影剂外溢。鉴别出血位置也可以进行有效的经验性栓塞
- 栓塞剂：多种栓塞材料可供选择，一些被认为是永久的栓塞材料（例如，弹簧圈），另一些被认为是临时

的 [例如，明胶海绵（Upjohn，Kalamazoo，MI）]
  - 然而，当国际标准化比率（INR）高时，弹簧圈可能又是无法阻止血流并且明胶海绵可能导致永久性的血管血栓形成
  - 其他时候，使用多种栓塞剂可能是最好的选择；在大部分情况下，有经验的术者的选择优于现有的文献报道

步骤

- 适当的规划是有助于介入治疗成功的关键因素
- 在大多数情况下，回顾现有的影像学检查，病史，体征和症状可以发现出血的原因和部位

预后

- 如果血管造影显示出血，介入治疗的成功率为 70%~90%，主要取决于病因

上消化道出血

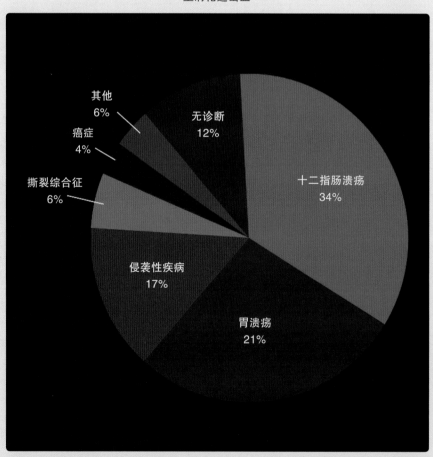

在西方国家，上消化道出血最常见的病因是消化性溃疡病。事实上，十二指肠溃疡、胃溃疡和胃炎占上消化道全部出血原因的 75%。吸烟、饮酒、使用类固醇，延长的住院时间以及幽门螺杆菌感染是消化性溃疡疾病最常见的潜在因素

术 语

定义

- 上消化道（UGI）出血
  - 在由腹腔动脉供血的区域出血
  - UGI 与下消化道出血的界限
  - 腹腔动脉 - 肠系膜上动脉（SMA）灌注区
  - Treitz 韧带附近
  - 一些出血可以由腹腔动脉和 SMA 同时提供
  - 特别是十二指肠的第二和第三部分
  - 上，中段食管由短主动脉分支供血
  - 下部食管由胃左动脉提供
- 流行病学
  - 在美国，每年约有 375 000 名患者接受胃肠道出血治疗
    - >80% 有上消化道出血来源
  - 在引入内镜 / 血管内治疗之前，死亡率为 25%
  - 自引入内镜 / 血管内治疗以来，死亡率已下降至 5%
- 上消化道出血的原因
  - 约 70% 的 UGI 出血是由于糜烂性胃炎 / 十二指肠炎或十二指肠溃疡病
  - 上消化道出血的继发原因
    - 约 6% 食管贲门黏膜撕裂症（Mallory-Weiss 综合征）
    - 约 4% 为癌症
    - 约 20% 为其他

术 前

适应证

- 动脉性上消化道出血的临床证据
  - 低血压
  - 心动过速
  - 需要输血
  - 需要维持血压
  - 吐血
  - 黑便
  - 血便（在经皮胆管或胆道内镜介入的患者中）
  - 临床 / 手术史（如近期肝胆胰胆管手术）
- 影像学证据为上消化道动脉出血
  - 内镜诊断
  - CT 血管造影（成为重要的一线研究）
  - 标记红细胞检查
  - 超声 [特别是假性动脉瘤（PSA）]

禁忌证

- 没有绝对的禁忌证
  - 必须权衡干预与不干预的风险（由于出血造成的死亡率）
- 相对禁忌证
  - 不可纠正的出血因素
  - 对比剂过敏（预防用药）
    - 如果紧急，请考虑全身麻醉以保护气道
  - 活动性感染；如果选择性和预期硬件植入（覆膜支架，线圈）可能会延误抗生素治疗的干预
    - 支架 / 线圈细菌播种的风险极其少见，不应推迟紧急干预
  - 先前手术改变血管解剖
    - 手术血管结扎可能增加栓塞后局部缺血的风险
    - 上消化道出血拥有丰富的侧支循环供应，可最大限度地减少缺血风险
  - 肾功能不全
    - CO_2 血管造影术可用于描绘血管解剖结构并减少造影剂负荷；然而，它不足以识别出血

术前影像学检查

- 内镜
  - 通常是首选治疗方案
    - 即使术者无法停止出血也很有用
    - 确定出血位置，允许有效的经验性栓塞，即使没有明显的对比度外渗血管造影
      - 例如：即使在诊断性血管造影照片上未发现出血，经内镜观察，十二指肠溃疡仍可实现胃十二指肠动脉（GDA）的经验性栓塞
      - 例如：内镜下注意到胃底出血来源可以实现左侧胃动脉的经验性栓塞
  - 如果直接内镜检查为阴性，胶囊内镜检查可能有助于指导小肠栓塞
- CT
  - CT 血管造影证明是非常有用的工具，可以识别出血位置和原因
    - 在许多中心，CT 血管造影已经取代了核素显像作为稳定患者的一线诊断影像学研究
  - 即使是非增强 CT 也可以显示血管内或血管外的血液（高密度液体）
- 核素显像
  - 可能有助于定位最可能的出血源 / 动脉区域
  - 高敏感度（90%）和特异性（80%）
  - 然而，核素显像对上消化道出血很少有用
    - 内镜检查可以治疗出血或者确定其位置，否定核素显像的有效性
  - 如果有活动性出血的临床症状，不要延迟核素显像检查的血管造影
    - 所有胃肠道出血都是间歇性的
    - 长达数小时的延迟可能会限制血管造影的灵敏度
- 超声
  - 由于假性动脉瘤，肝胆胰胆管手术后出血可能会变得复杂
    - GDA 的假性动脉瘤
    - 肝内假性动脉瘤
    - 脾动脉假性动脉瘤

- 类似的腹部外伤后出血可能会因假性动脉瘤而复杂化
  - 超声可以诊断假性动脉瘤并确认足够的治疗后血栓栓塞
  - 除非特别需要排除假性动脉瘤，否则不建议将超声作为常规的术前栓塞诊断

术前准备
- 核查项目
  - 评估患者
    - 评估紧迫性
    - 知情同意
      - 如果无法获得患者本人的同意，请取得近亲的同意
      - 如果没有可知情同意的亲属，记录紧急情况并进行血管造影术栓塞
      - 至少讨论：缺血性肠后血栓形成，急性肾功能不全，无法定位出血的潜在风险
      - 应告知患者／近亲可能需要重复干预
    - 评估适当的静脉通路
    - 适当的液体和血液复苏
    - 血液制品[包装红细胞（PRBC），新鲜冰冻血浆（FFP），血小板]
    - 了解升压器要求和滴定参数
  - 评估临床病史
    - 可以提示出血的原因和（或）位置
      - 最近 Whipple 手术（GDA，假性动脉瘤或十二指肠／胰腺区域出血）
      - 长期剧烈呕吐（Mallory-Weiss 综合征）
      - 胆管癌（肝动脉侵蚀）
      - 肝硬化／门静脉高压症：①静脉出血和②脾动脉瘤
      - 血管炎或使用可能导致血管炎等的药物
      - 上消化道恶性肿瘤
    - 检查是否有药物过敏或其他药物过敏（镇静剂，造影剂，钛）
    - 评估镇静与麻醉
      - 吸入危险，气道困难，明显肥胖，颈部短，插管困难，以前对镇静的反应等
  - 患者准备
    - 实验室检查
      - 评估综合代谢组，全血计数和凝血概况
      - 如果肌酐高，可考虑使用二氧化碳降低造影剂负荷
      - 评估趋势，不仅是单一的数值；例如，如果以前的值是40而不是30，则血细胞比容（Hct）为30更为严重
    - 应特别注意凝血概况
      - 抗凝血不凝固，可能导致栓塞无效
      - 国际标准化比率（INR）<1.8；如果更高，

- 可能会给 FFP
  - 维生素 K 需要更长的时间才能对 INR 产生影响
  - 血小板 >50 000（如果较低，可输血血小板）
  - 低于指南的实验室检查不是绝对禁忌证
  - 必须考虑不干预的风险
  - 例如，进入鞘可能留在原位，直到凝血剖面允许安全移除，并且本身不应成为拒绝干预的理由
  - 大容量输血可能影响凝血功能
  - 用柠檬酸磷酸盐右旋糖制剂对 PRBC 进行抗凝
  - 大量输血方案自动补充需要大量 PRBC 输血的患者的凝血因子（FFP 和血小板）
  - 团队准备
    - 如果麻醉下，与麻醉团队干预计划，风险，预期结果和预期的术后需求沟通
    - 超时：每个人都必须知道计划
    - 团队必须能够执行高级心脏生命支持（ACLS）
      - ACLS 训练挽救生命
    - 团队必须与有关团队和单位进行有效沟通
    - 必须进行术后栓塞：①治疗；②监测；③潜在的再次介入计划
    - 设备和供应（包括复苏剂，急救车）

药物
- 镇静剂
  - 芬太尼／咪达唑仑通常用于中度清醒镇静
  - 丙泊酚可以由深度镇静培训的人员进行施用
  - 在不稳定的患者中可能需要全身麻醉
    - 全身麻醉优于自发呼吸以消除血管造影期间的运动伪影
- 蠕动抑制剂
  - 胰高血糖素（1mg IV）
    - 减慢肠道蠕动并减轻失调伪影
    - 如果有糖尿病史，请慎用
- 兴奋性药物
  - 血管扩张剂：允许血管痉挛的预防，更多的选择性通路，并可能通过引发出血提高血管造影的诊断准确性
    - 硝酸甘油 100μg
    - 钙通道阻滞剂
  - 组织型纤溶酶原激活剂（TPA），2mg 通过选择性导管
    - 如果知道出血区域（来自先前的成像）并且在该区域中的导管通路是选择性的，那么用 TPA 激发出血可以允许罕见情况下的栓塞
    - 可以给予肝素（可能不会引起出血，因为它不是血栓溶解剂）
- 血管收缩剂
  - 加压素，通过全身血管收缩来减少出血
  - 连续输注

- 很少使用，因为
  □ 再出血率高
  □ 潜在的系统性副作用 [心肌和（或）肠缺血]
  □ 可能需要延长住院时间
- 设备
  ○ 鞘
    - 短 5Fr 血管鞘用于不复杂的病例
    - 更长，更大的血管鞘可以接受一级靶血管（即腹腔或 SMA）并允许
      □ 覆盖支架部署
      □ 在复杂的病变中保持稳定
      □ 在发生并发症的情况下进行救援干预
  ○ 导管
    - 5Fr 导管的多种形状，可允许访问各种血管解剖变异
    - 微导管
      □ 正常（如果预计弹簧圈）
      □ 高流量（如果预计使用胶或颗粒进行栓塞）
      □ 适当的微导管选择很重要；高流量导管应避免使用弹簧圈；弹簧圈推送器可能会滞留在线圈和导管壁之间
  ○ 导丝
    - 定期 0.035 英寸护套，导管进入
    - 微导丝
      □ 品种繁多增加了成功进入靶血管的机会
      □ 软微丝允许在弯曲的解剖结构中进入远端，但是导管可跟踪性较差
      □ 硬的微导丝提供了更好的导管可追踪性，但在复杂的血管解剖学中难以超选择进入靶血管
  ○ 栓塞剂
    - 存在多种栓塞选择
    - 一些认为是永久性的（即弹簧圈），而另一些则是暂时的 [即，明胶海绵颗粒（Upjohn，Kalamazoo，MI）]
      □ 但是，弹簧圈有时可能无法阻止血流（当 INR 较高时）
      □ 相反，明胶海绵偶尔会导致血管永久性血栓形成
    - 栓塞剂的组合可能是最佳选择
    - 有经验的术者的判断优于现有的文献描述
    - 弹簧圈：胃肠道出血最常用的栓塞剂
    - 通过 5Fr 导管（0.035 英寸，常规线圈）或非高流量微导管（0.018 英寸，微线圈）
      □ 金属弹簧圈有多种尺寸，形状和设计
      □ 小至 1×2mm 的直线，大至 20mm 的直径
      □ 可能会纤维化（促进凝血），可膨胀凝胶涂层或裸露
      □ 推送圈：不能轻易取回，通过使用盐水注射器注射的线或手推动
      □ 推送圈：在末端血管保留，不会被血流冲到远端
      □ 可取回弹簧圈：可部分释放，取回和重新释放
      □ 可取回弹簧圈：当有分流或非靶向栓塞的高风险时使用
      □ 可取回弹簧圈：考虑动静脉瘘栓塞，非栓塞血管栓塞，鞘／导管稳定性差
      □ 测量血管直径后，动脉弹簧圈增大 20%，静脉弹簧圈增大 50% 以上，以确保稳定性
      □ 请记住在非末梢血管栓塞中关闭"后门"以防止逆行血流和继续出血
      □ 使用圈套检索非靶向栓塞血管中的"丢失"线圈；考虑在小血管（即肝动脉分支）处留下丢失的弹簧圈
      □ 注意：高流量分流可能导致"尺寸过小"的弹簧圈分流和远端栓塞（即肺）
      □ 小心：超大弹簧圈可能无法成团，向近端延伸出预期目标血管
    - 明胶海绵浆液
      □ 当出血是由于临时状况时使用
      □ 如果在小血管中使用，有回流和非靶向栓塞的风险
      □ 可用于完成不完全螺旋栓塞后完成停滞
      □ 瘀血很快；注入非常少量并重新检查栓塞
      □ 明胶海绵浆液制备
      □ 切成小立方体（约 1mm）和 1/2 填充 10ml 注射器的明胶海绵
      □ 压下柱塞以除去空气并压缩明胶海绵，然后用注射器吸入对比剂
      □ 通过大力推动注射器之间的混合物，使用第二注射器和三通旋塞阀形成浆液
      □ 部分关闭三通旋塞阀使浆料更薄
      □ 小心：只能用于末端血管
      □ 警告：避免发生宏观狩猎
      □ 注意：考虑输送导管的"死体积"，以防止过度栓塞／明胶海绵回流到非靶血管
    - 液体栓塞
      □ "胶"，氰基丙烯酸正丁酯 TRUFILL（Cordis，Bridgewater，NJ）
      □ 将胶水与显影的碘油混合以获得不透明度
      □ 较高的碘油：胶比（即按体积 8：1）更慢地聚合，允许更远侧的小血管栓塞
      □ 碘油：胶比（即体积比 1：1）非常快地聚合：最适合于高流量系统／小动静脉分流以避免非目标栓塞
      □ 小心：任何离子（血液，盐水，脏手套等）会导致聚合堵塞导管／过早终止程序
      □ Onyx（ev3 Neurovascular；Irvine，CA）
      □ 不粘附于血管壁，通过填充腔内空间而闭塞

- □ 2 种密度：分别为 18 和 34，分别更薄和更厚
- □ 边缘聚合而中心保持液态（熔岩状填充容器）
- □ 溶剂是二甲基亚砜
- □ 罕见于上消化道出血
- □ 警告：Onyx 烧灼时会产生火花（单极电烙），如果计划手术，警告外科医生
- □ 注意：考虑导管的"死体积"，以防止过度栓塞和回流到非靶血管
- □ 注意：液体栓塞与导管长时间接触可能会导致导管堵塞
- □ 小心：动静脉分流可以允许液体栓塞绕过目标，栓塞肺或其他非目标血管
- □ 小心：优先使用在末端血管中；避免出现宏观分流
- 颗粒
  - □ 很少用于胃肠道出血
- □ 相关颗粒直径范围为 45~900 μm
  - □ 仅用于末端血管
  - □ 粒子很快地阻止流动；注入少量并重新检查是否有瘀血
  - □ 直到最近，由于担心缺血而避免使用颗粒于消化道系统
  - □ 最近的研究显示上消化道缺血的风险不如以前所认为的那么重要
  - □ 与弹簧圈或明胶海绵栓塞相比，缺血的风险更高
  - □ 使用较小尺寸的颗粒和更大面积的栓塞会增加局部缺血的风险
  - □ 注意：更稀的颗粒混合物需要更长时间才能达到停滞；然而，不注意的非目标栓塞不太可能导致局部缺血
  - □ 注意：考虑导管的"死体积"，以防止过度栓塞和回流到非靶血管
  - □ 小心：优先用于末端血管
  - □ 警告：避免发生宏观分流
- 覆膜支架
  - □ 低位覆膜支架允许非栓塞方法解决出血
  - □ 有利于损伤血管的开放
  - □ 需要长时间稳定的血管鞘以准确的释放支架并进行必要的交换（球囊，支架等）
- □ 超大支架 10%~20%
  - □ 在曲折的血管中释放比较困难
  - □ 在 UGI 部署中，仅限于可容纳支架的大血管（腹腔，肝脏或脾脏）
  - □ 注意：请勿覆盖重要的侧支，并选择适当的支架长度
- 自体血凝块
  - □ 抽出患者的少量血液
  - □ 允许部分暴露形成血凝块并通过导管注射

- □ 价格便宜，快捷
- □ 很难判断注射的量
- □ 作用是暂时的；可能会很快再通
- □ 替代明胶海绵的代用品不多，价格便宜，寿命更长，并且可以制成不透明的
- □ 小心：在注射期间很难看到
- 血管加压素输注
  - □ 将导管放入目标动脉
  - □ 以 0.2U/min 启动加压素的输注
- □ 在 20~30 分钟重复 DSA
- □ 如果继续出血，增加速度 0.1U/min，然后在 20~30 分钟重复 DSA
- □ 增加输液至最大速度至 1~2U/min
- □ 当控制出血时，固定导管，减少剂量 50%，继续输注 12~24 小时
- □ 锥形加压素在 24~48 小时内关闭
  - □ 不推荐的因素：高复发率，高并发症率，更好的替代品的发展
  - □ 系统给予血管加压素治疗压力支持：导致弥漫性血管收缩可限制血管造影的敏感性并限制导管插入
  - □ 注意：全身血管收缩作用可能导致器官局部缺血
  - □ 小心：重复出血的高风险

介入操作

设备
- 适当的规划是有助于介入治疗成功的关键因素
  - 在大多数情况下，回顾现有的影像学检查，病史，体征和症状可以发现出血的原因和部位
  - 在这种情况下，程序步骤必须事先确定
    - 计划入路和入路稳定性（血管鞘的长度和大小）
    - 计划诊断血管造影片的序列
    - 合适的导管／微导管，导丝和栓塞剂
    - 预测可能的并发症并计划减轻并发症的干预措施
      - □ 圈套丢失的弹簧圈
      - □ 用于手术吻合口破裂的覆膜支架
      - □ 闭合器的使用或凝血障碍患者

手术步骤
- 操作特定的目标
  - SMA 和腹腔区域的血管造影最低限度
  - 栓塞进食血管的主动出血
- 一般目标
  - 时间到
  - 与介入小组和所有其他参与人员讨论计划和潜在的复杂情况
  - 团队必须准备好并能够提供 ACLS
  - 确保足够的压力支持和血液制品的可用性
  - 全身麻醉可以提供额外的安全层，并允许介入者

集中精力于手术，但不是绝对的要求
- 通路
  - 选择通路
    - 最常见的是右侧股总动脉
    - 桡动脉通路允许头部通路，但更长的导管／微导管是必要的
  - 通路的无菌准备
  - 超声对通路的选择是有用的
    - 由于血容量不足并且难以进入，动脉血管可能收缩
    - 避免凝血功能异常患者多次穿刺
- DSA
  - 直接进入怀疑出血的动脉
    - 通常使用反向弯曲导管（Simmons I，SOS），很少使用 Cobra 导管
    - 利用微导管超选择可疑分支靶血管
      - 高流量的微导管可以提高诊断，但是在推送一些弹簧圈时需要非高流量的微导管
  - 提供 1mg 胰高血糖素 IV 以减少肠道蠕动／改善 DSA 成像
  - 选择高帧速（每秒≥4）
  - 如果患者瘫痪并通风，要求患者屏住呼吸
  - 高压注射优于手推造影以产生足够的对比度密度并填充小／远端动脉
  - 如果没有看到出血，请在斜视图中重复
  - 如果仍未见出血并强烈怀疑该动脉出血，则等待 10～15 分钟并重复（出血是间歇性的）
  - 如果尚未发现出血并强烈怀疑出血来自该动脉，则考虑激发性血管造影
  - 主动脉造影几乎没有用处，并增加对比度负荷；只有在有特定指示时才执行
    - 怀疑是直接的主动脉–肠瘘
    - 上或食道出血
    - 由于解剖变异而引起血管难以接合
- 介入治疗
  - 一旦出血部位确定，制定手术计划
    - 鞘管长度，鞘管类型和形状，导管长度、形状和类型，所需的微导管和微导丝，栓塞方法
      - 对于肠系膜上动脉以及肠系膜下动脉起源的血管考虑 5Fr 反曲导管（例如：Simmons I 导管）
      - 考虑非高流量的微导管（脱离 0.18 或微导管 2.4）
      - 考虑 GT45° 的导管或双线，Transend 或 Fathom
    - 选择栓塞材料，覆膜支架，或血管收缩剂（通常为弹簧圈）
    - 预计可能出现的并发症并计划如何避免和解决它们
- 终止
  - 当术者认为栓塞完成时，进行手推造影
  - 不可使用高压注射器，否则可能导致线圈或明胶海绵脱落
  - 如果仍有血流并还有空间，可以置入更多的栓塞材料
    - 如果没有空间安全的植入更多的弹簧圈，少量的明胶海绵可能更有用
  - 如果仍有血流，等待 2～5 分钟并重新手推造影
  - 减慢的血流随着时间可导致血栓的形成
  - 注意：常常是最后一个弹簧圈导致问题
    - 如果血流已经停滞，抵制诱惑使用额外的一个弹簧圈

替代操作／治疗
- 介入治疗
  - 放射学
    - 经颈静脉途径肝内支架门体分流术
    - 球囊堵塞，逆行性经静脉闭塞
    - 如果有血管周围静脉曲张，可尝试经皮直接栓塞食道静脉曲张
  - 如果存在 PSA，经皮注射凝血酶可能是最好的选择
    - 对于肝实质内的 PSA 具有更好的效果
- 外科
  - 开腹探查＋出血部位的解剖切除
    - 可能需要广泛切除，特别是在急性期，发病率和死亡率很高
      - Whipple 手术治疗十二指肠溃疡
      - 胃大部切除手术治疗胃溃疡
    - 因此，应在血管腔内治疗失败后再选择手术治疗
- 其他
  - 内镜治疗
    - 肾上腺激素注射／烧灼／止血夹
    - 可能需要重复治疗
    - 即使治疗失败，内镜可指引经验性栓塞
    - 止血夹可能在一段时间后脱落
  - 药物治疗
    - 液体复苏和压力支持
    - 输血
      - 大量输血需平衡血液制品的需求（红细胞、血小板、FFP）
    - 纠正凝血功能
    - 系统性血管加压素可通过弥漫性血管收缩来减少出血

术　后

应尽事宜
- 分配合适的床位，通常为监护床位
- 与团队讨论手术步骤和预期结果
- 与患者／患者家属讨论手术结果或计划
- 做好再次介入治疗的手术计划

- 退出手术并请求放射介入团队协助
- 注意穿刺点，因为大部分患者凝血功能欠佳
- 如果凝血功能欠佳，或需要再次介入治疗，将血管鞘留下

规避事项

- 不需要纠正不正常的凝血状态
  - 除非合适的栓塞，高 INR／低血小板可能导致再次出血
- 在成功栓塞几小时内，不要认为便血或黑便认为是重新出血
  - 通过对栓塞后输血的反应判断疗效

结 果

问题

- 限制血管造影灵敏度的因素
  - 上消化道出血是间歇性的
    - 多次前后位，侧斜摄片
    - 等待几分钟并再次造影
    - 考虑使用血管扩张剂的血管造影
  - 与全身压力支持有关的血管收缩（特别是与血管加压素有关）
  - 数字减影血管造影的质量较差
    - 考虑在非减影下重新回顾图像
    - 给予 IV 型胰高血糖素促进肠道蠕动
    - 患者的呼吸运动，可考虑在全身麻醉状态下屏住呼吸
    - 患者的肢体运动，可考虑更深的镇静或全身麻醉
- 限制栓塞治疗有效性的因素
  - 没有观察到的侧支循环供血
  - 不完全的栓塞
  - 持续的凝血功能障碍
    - 在再次干预前，纠正 INR 和血小板
  - 由于栓塞后血管舒张，出血来源可再灌注

并发症

- 最严重的并发症
  - 异位栓塞／缺血
    - 任何类型的栓塞材料均可发生

- 大部分"丢失"的弹簧圈可以被取回，但其他的栓塞材料无法被取回
  - 只尝试去取回那些可能造成问题的栓塞材料
- 在栓塞之前应排除动静脉分流
  - 肠缺血／梗死
    - 由于丰富的侧支血管供应，在上消化道出血中发生率较低
      - 弹簧圈相比颗粒栓塞剂发生率较低
      - 需要意识到既往手术术可造成血管解剖的改变
- 即刻／围手术期并发症
  - 穿刺点周围并发症
    - 出血／血肿（穿刺点过高，可以造成腹膜后血肿）
    - 动静脉瘘／假性动脉瘤
  - 输注血管加压素
    - 心律失常（心动过缓）
    - 抗利尿激素副作用（水潴留，低钠血症）
    - 冠状动脉血管收缩／心脏或全身缺血
- 远期并发症
  - 造影剂肾病
    - 在住院期间，患者经历超过 1 个增强 CT 检查
    - 造影和栓塞常注入 100ml 甚至高于 250ml 的对比剂
    - 间断性的上消化道出血可能需要多次的血管造影来定位和治疗
    - 由于失血，患者低血容量

预期结果

- 如果血管造影显示出血，治疗成功率为 70%～90%，成功率取决于病因
  - 手术后数小时，患者无进行性或重复出血，可能会有便血，黑便或可抽吸出血性胃液
  - 监控再次出血的特征
    - Hct 对输血后的反应
    - 在栓塞后 Hct 的稳定性（不需要和术前、术后栓塞的 Hct 比较）
- 临床成功率
  - 初次成功会提高整体预后
  - 文献报道，多数患者再次出血

栓塞材料：弹簧圈

栓塞材料：颗粒悬浊液

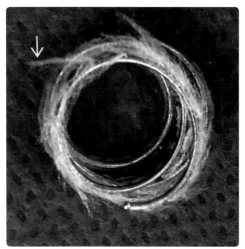
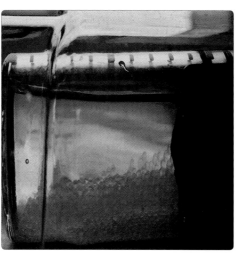

（左图）弹簧圈是最常使用的上消化道出血栓塞器械。弹簧圈的类型包括：1）规则的0.035英寸与0.018英寸微弹簧圈，2）纤维➡与非纤维性，3）可控型与推送型。根据目标血管的特点，选择弹簧圈的形状、长度、直径。（右图）栓塞颗粒直径范围<45~900μm，由于担心肠缺血（可能被过度重视），只可在末梢血管中使用微粒，并且只有在其他栓塞方法被认为不可能成功时才使用

栓塞材料：覆膜支架

栓塞材料：明胶海绵颗粒

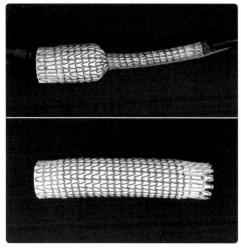
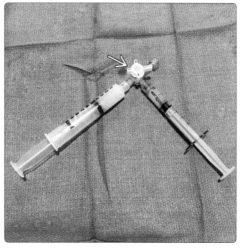

（左图）支架（自膨式支架，球囊扩张式支架）对于血管损伤引起的出血有确切疗效。图中展示了部分（上）和完全展开的覆膜支架。（右图）明胶海绵悬浊液的制备，一种快速、廉价的栓塞方法。两个注射器通过三通连接➡。两个注射器之间的抽吸制备成可注射的明胶海绵悬浊液

栓塞材料：明胶海绵颗粒

食道主动脉瘘（增强CT冠状位）

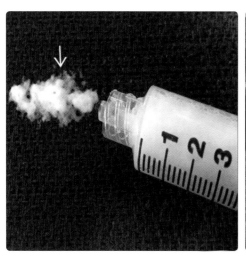
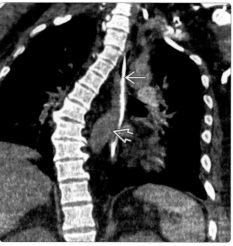

（左图）明胶海绵悬浊液➡栓塞是一种快速、廉价的栓塞方法。但是，这一方法需要经验去避免过度或不合标准的栓塞。并且，由于随时间推移而被吸收，它被认为是一种临时栓塞剂。因此应适用于血管损伤可在1~3周痊愈的部位。（右图）一名59岁长期置入鼻胃营养管➡的患者大量呕血，CT显示脂肪层分离食管和主动脉➡

（左图）胸主动脉造影显示胸主动脉中段造影剂➡️向鼻胃营养管外渗➡️。（右图）在胸主动脉支架置入后➡️，造影剂停止外渗。出血病因为鼻胃营养管穿透主动脉壁➡️

食道主动脉瘘（增强 CT 冠状位）

食道主动脉瘘：血管支架移植物修复后（胸主动脉造影）

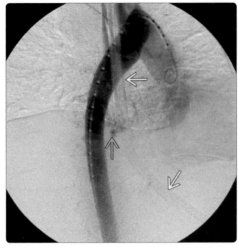

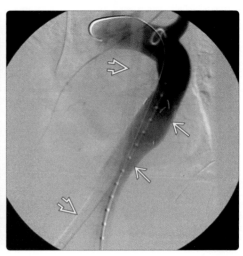

（左图）一名 31 岁的女性产后由于持续剧烈的呕吐导致上消化道出血。腹腔血管造影➡️显示由胃左动脉➡️发出的胃食管交界处造影剂局部外渗➡️，这是一个食管贲门黏膜撕裂征。（右图）一名 45 岁呕血多日的患者，CT 显示远端食管黏膜增厚➡️

Mallory-Weiss 综合征

胃炎 - 食道炎（横断位 CT）

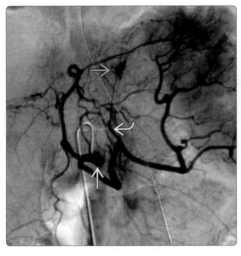

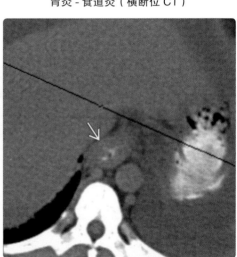

（左图）一名 45 岁呕血多日的患者，CT 显示远端食管黏膜增厚➡️。（右图）选择性胃左动脉➡️造影显示食道末端及胃➡️的血管高灌注区

胃炎 - 食道炎（冠状位 CT）

胃炎 - 食道炎（胃左动脉造影）

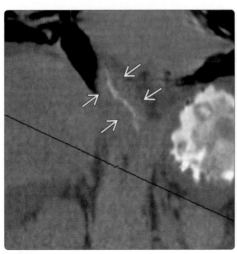

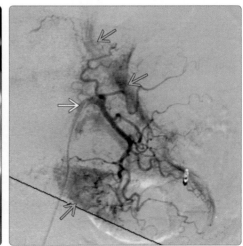

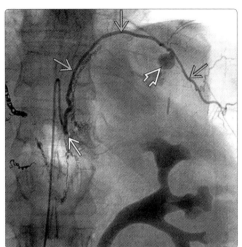

胃左动脉假性动脉瘤：栓塞前
（胃左动脉造影）

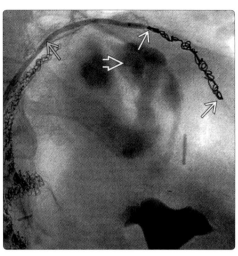

胃左动脉假性动脉瘤：栓塞后
（胃左动脉造影）

（左图）一名58岁的男性广泛上消化道手术后出现急性上消化道出血。胃左动脉选择性造影➡️显示胃左动脉➡️覆盖胃，在胃底可见到假性动脉瘤➡️。（右图）选择性的胃左动脉造影➡️显示弹簧圈栓塞远端及假性动脉瘤颈后➡️，假性动脉瘤消失。弹簧圈远端关闭了"后门"，并防治假性动脉瘤由侧支供血。造影剂可见于胃内➡️

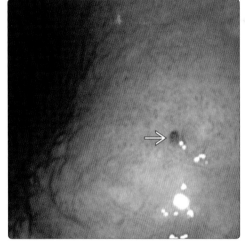

胃出血

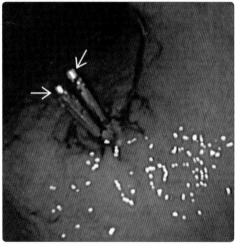

胃出血

（左图）一名95岁的男性患有轻度慢性消化道出血，定期输血后，血细胞比容仍呈下降趋势。胃镜显示黏膜下血管点状损伤➡️。（右图）尽管多次尝试去夹住损伤血管➡️，患者仍持续出血，行血管造影

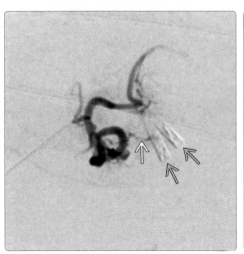

胃出血：活动性造影剂外溢

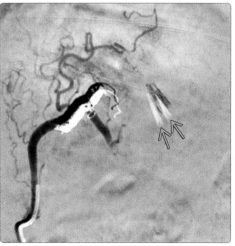

胃出血：栓塞后（胃左动脉造影）

（左图）胃左动脉选择性造影显示在止血夹➡️放置区域具有外渗的小分支➡️。（右图）在栓塞胃左动脉后，止血夹放置区域未见到造影剂外渗➡️

（左图）一名55岁的男性患者因胰腺癌行Whipple术，术后2天上消化道出血。CT显示胃十二指肠残端➡假性动脉瘤➡。（右图）选择性腹腔动脉造影显示假性动脉瘤➡起始于胃十二指肠动脉残端。临近肝动脉➡局限性狭窄

胃十二指肠动脉残留部假性动脉瘤
（增强CT冠状位）

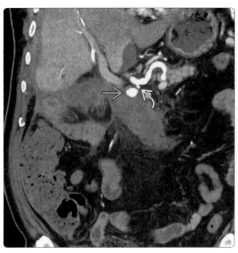

胃十二指肠动脉残留部假性动脉瘤
（腹腔干造影）

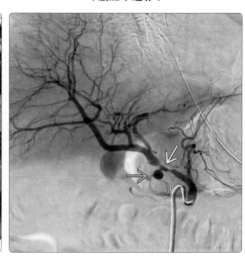

胃十二指肠动脉残留部假性动脉瘤
（支架植入后）

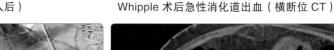

（左图）考虑需要保留肝脏血流，最终决定放置覆膜支架。覆膜支架➡置入后血管造影显示假性动脉瘤和肝动脉狭窄消失。（右图）一名65岁的男性患者因胰腺癌行Whipple术，术后急性上消化道出血。CT显示胰腺手术区域➡及肝周➡高密度血性液体影

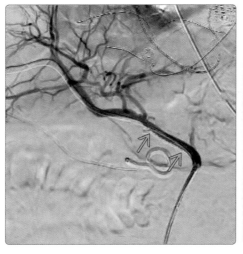

Whipple术后急性消化道出血（横断位CT）

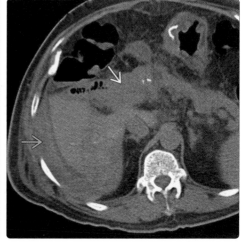

（左图）选择性腹腔动脉造影显示钳夹部位有轻度缺损➡（经手术证实）。在DSA图像中，造影剂轻微外溢。高压注射，屏气摄片，多次摄片可以提高敏感度。（右图）覆膜支架➡置入后选择性腹腔动脉造影显示造影剂不再外溢，临近肝中动脉➡通畅。其余的出血点是由于造影剂喷射样填充假性动脉瘤➡而发现，这是一个微小的病变

Whipple术后急性消化道出血（腹腔干造影）

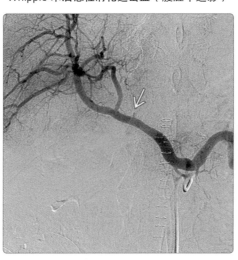

Whipple术后急性消化道出血（支架植入后）

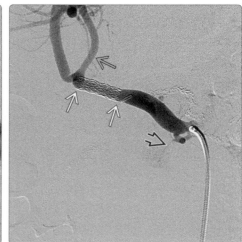

Whipple 术后急性消化道出血（再次出血）

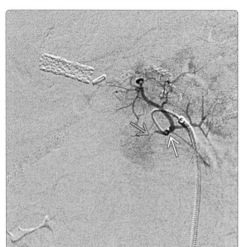

Whipple 术后急性消化道出血（弹簧圈栓塞后）

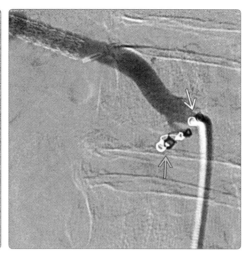

（左图）在受损分支中使用微导管➡️选择数字血管减影可以更好的发现病变➡️。（右图）通过鞘管在腹腔动脉➡️数字血管减影显示受损分支➡️的有效栓塞以及不再有造影剂外溢

胰十二指肠出血（增强 CT 横断位）

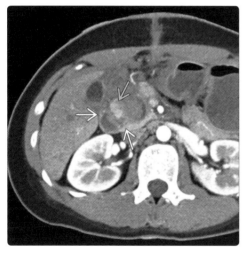

胰十二指肠出血（肠系膜上动脉造影）

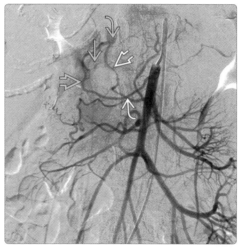

（左图）一名 56 岁的女性患者，胰头部胰岛素瘤摘除术后 4 天出现上消化道出血。横断位 CT 显示手术区域一个巨大的局部外渗➡️血肿➡️。（右图）肠系膜上动脉超选择造影可提示胰十二指肠上➡️和下动脉➡️的分界线前部➡️和后部➡️有造影剂外溢➡️

胰十二指肠出血
（胃十二指肠动脉弹簧圈栓塞后）

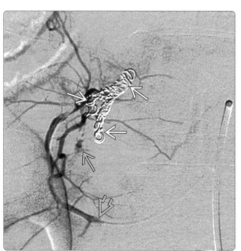

胰十二指肠出血

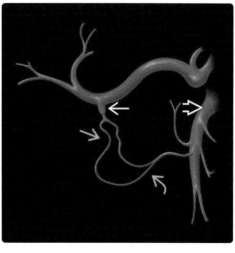

（左图）在通过腹腔动脉使用弹簧圈栓塞完胃十二指肠动脉➡️的末梢分支后，胰十二指肠下动脉超选择性造影（通过肠系膜上动脉）➡️提示持续性出血➡️。（右图）胰头区域、十二指肠、肝下区域的出血需要阻塞腹腔动脉➡️和肠系膜上动脉➡️，因为这一区域血运有胰十二指肠上➡️和下动脉➡️的侧支血管供应

（左图）胰十二指肠上→和下动脉→栓塞后，出血停止。（右图）一名63岁的女性肝移植术后出现急腹痛，心悸以及呕血。CT提示在近期放置的胆道内支架→旁近肝门处有高密度影→

胰十二指肠出血（胃十二指肠动脉与胰十二指肠动脉弹簧圈栓塞后）

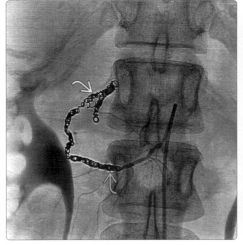

移植后胃左动脉假性动脉瘤（横断位增强CT）

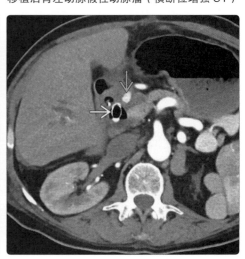

（左图）多普勒超声示肝门处一个巨大的假性动脉瘤→，提示经典的阴阳征，血流旋转。（右图）选择性腹腔动脉造影→提示造影剂喷射→入肝动脉狭窄处的假性动脉瘤。注意胆总管金属支架→

移植后胃左动脉假性动脉瘤（彩色多普勒超声）

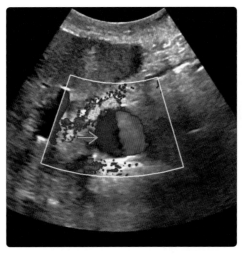

移植后胃左动脉假性动脉瘤（腹腔干造影）

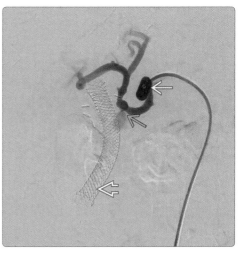

（左图）假性动脉瘤→超选择性造影，可观察到缩窄的瘤颈。由于腹腔干迂曲，不能安全地放置覆膜支架。由于假性动脉瘤有缩窄的瘤颈，可以使用弹簧圈栓塞。（右图）如图所示，使用微弹簧圈成功的栓塞了假性动脉瘤→，并保护了肝动脉→的血流

移植后胃左动脉假性动脉瘤（超选择造影）

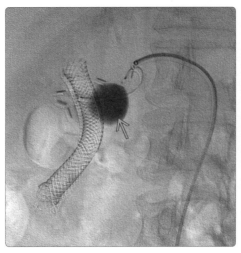

移植后胃左动脉假性动脉瘤（假性动脉瘤弹簧圈栓塞后）

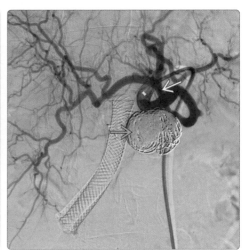

移植后胃左动脉假性动脉瘤
（彩色多普勒超声）

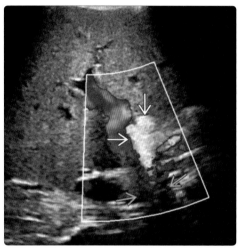

节段性动脉溶解（腹腔干造影）

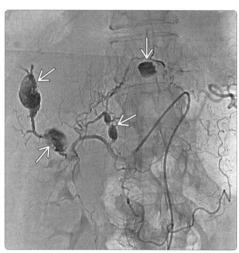

（左图）介入治疗后的多普勒超声提示先前监测到的假性动脉瘤➡中完全缺乏血流，可看到由线圈引起的声影➡。（右图）一名35岁的女性上消化道大量出血，低血压并需要输大量的血液，腹腔动脉造影显示弥漫性血管痉挛和多发假性动脉瘤➡。患者被诊断为节段性动脉溶解

节段性动脉溶解：胶栓塞后

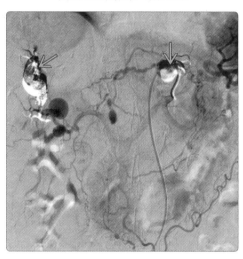

胆道动脉瘘（腹腔干造影）

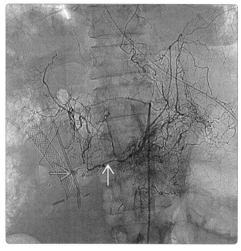

（左图）最大的两个假性动脉瘤由胶栓塞➡。努力确保未受影响的动脉持续灌注，以减少肝梗死的风险。（右图）一名65岁的老年女性在内镜下放置胆总管支架后出现上消化道大量出血。紧急的腹腔动脉造影显示广泛的血管痉挛，包括肝动脉➡。造影剂由肝动脉向胆道支架➡外溢

胆道动脉瘘（弹簧圈栓塞后）

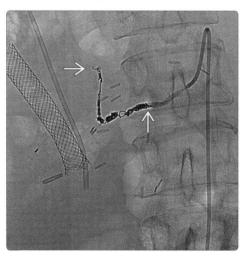

胆道动脉瘘（肠系膜上动脉）

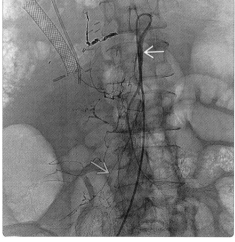

（左图）尽管难以接近严重受损的肝动脉，但血管被成功地用弹簧圈栓塞➡。（右图）肠系膜上动脉造影➡显示无其他的出血，但血管加压素导致广泛严重的血管痉挛➡。患者停止出血，生命体征稳定。不幸的是，患者在一天后死亡。尸检显示弥漫性缺血性肠坏死，可能是血管加压素导致弥漫性血管收缩的结果

关键点

术语

- Treitz 韧带远端肠系膜上动脉和肠系膜下动脉区域出血
- 在美国 375 000 例胃肠道动脉出血患者中，每年有 20% 需要接受治疗

术前准备

- 血管造影的禁忌证不是绝对的，应权衡干预与不干预的风险（由出血造成的死亡率）
- 纠正异常的凝血功能
- 审阅已有的影像资料、病史、检查，常常会发现出血的原因和部位
  ○ CTA 可确定出血部位和原因，在大部分医院，已替代核素显像成为首选的影像诊断方法

- 栓塞材料：有各种各样的栓塞物可供选择，永久性（例如弹簧圈），临时性 [例如明胶海绵（Upjohn，Kalamazoo，MI）]
- 其他时候，使用多种栓塞剂可能是最好的选择；在大部分情况下，有经验术者的选择优于现有的文献报道

手术

- 下消化道出血区域缺乏丰富的侧支循环
  ○ 缺血的风险高于上消化道区域
  ○ 栓塞术后要特别关注肠道

术后

- 由血管造影确诊的出血止血成功率为 60%~80%
- 尽管完全栓塞，高 INR／或低血小板可导致持续性出血

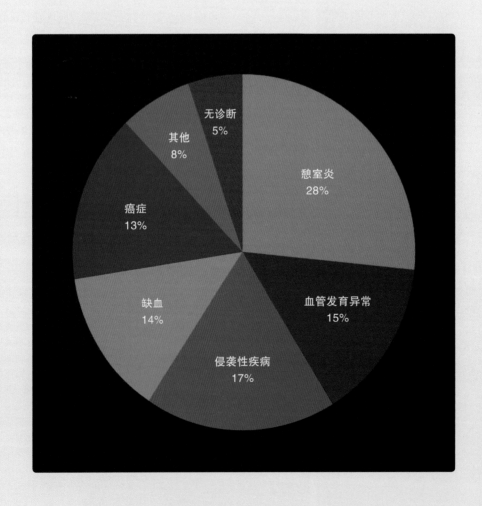

下消化道出血

术 语

定义

- 下消化道出血
  - 肠系膜上动脉和肠系膜下动脉供血区域
    - 中下段结肠动脉由髂内动脉供血
    - 在远端直肠／肛门出血的情况下，必须检查髂内动脉
  - 上消化道和下消化道的边界是腹腔干及肠系膜上动脉分水岭区域
    - 靠近 Treitz 韧带
  - 部分出血来源于腹腔干及肠系膜上动脉（通常是十二指肠的第二和第三部分）
- 流行病学
  - 每年在美国大约 375 000 例胃肠道动脉出血患者需要接受治疗
    - 有大约 20% 为下消化道出血
  - 在内镜和血管腔内治疗前，死亡率为 25%
  - 在内镜和血管腔内治疗后，死亡率降至 5%
- 下消化道出血的原因
  - 在内镜和血管腔内治疗后，死亡率降至 5%
    - 最常见的下消化道出血原因为憩室炎症（大约为 28%）
  - 下消化道出血的继发原因
    - 侵蚀性疾病（17%）
    - 血管扩张症（15%）
    - 感染／缺血（14%）
    - 恶性肿瘤（13%）
    - 其他（8%）

术 前

适应证

- 活动性下消化道出血的临床证据
  - 低血压
  - 心悸
  - 需要输血
  - 压力支持
  - 便血（鲜红色血液）
- 活动性下消化道出血的影像证据
  - 内镜
    - 局限于结肠的直接内镜检查
      - 在大部分内镜检查中由于结肠没有肠道准备，无法诊断
    - 胶囊内镜可定位小肠的出血部位
  - CTA（成为首选检查方法）
  - 标记红细胞试验
  - 超声（特别是排除假性动脉瘤）

禁忌证

- 无绝对禁忌证，应权衡干预与不干预的风险

- 潜在的禁忌证包括
  - 不可纠正的凝血功能障碍
    - 储存红细胞由枸橼酸盐磷酸盐右旋糖抗凝制成
    - 大量输血（在 24 小时内替代患者的血容量）可升高 INR
    - 对于大量输血的患者通过输注新鲜冷冻血浆（FFP）获得凝血因子
  - 造影剂过敏（预防用药）
    - 如果紧急，考虑全身麻醉以控制气道
  - 活动性感染
    - 如果准备选择硬件置入（覆膜支架、弹簧圈），可能会延长抗生素的使用时间
    - 支架、弹簧圈的细菌播散较为罕见，紧急干预时可不考虑
  - 既往手术改变血管解剖
    - 外科手术结扎可增加栓塞后缺血的风险
    - 下消化道区域没有丰富的侧支血管，缺血风险高于上消化道区域
    - 注意：下消化道肠道手术后栓塞可能会出现缺血

术前影像学检查

- 内镜
  - 即使检查者不能成功止血也很有用
    - 明确出血部位可超选择性血管造影
      - 可激发性血管造影增加发现出血的机会
    - 内镜诊断下消化道出血的敏感性低于上消化道，因为急诊内镜结肠肠道准备不全
  - 胶囊内镜对于指导小肠的血管造影有作用
    - 使用胶囊内镜确定具体的出血部位具有重要意义
- CT
  - CTA 可确定出血部位和出血原因
    - 在许多中心，CT 血管造影已经取代了核素显像作为稳定患者的一线影像学诊断方法
  - 仅静脉注射对比，没有空气对比
    - 即使是非增强 CT 也可以显示血管内或血管外的血液（高密度液体）
- 核素显影：可帮助定位大部分出血部位／动脉灌注区
  - 高灵敏度和特异性，90% 和 80%
  - 对于下消化道出血有意义
    - 内镜灵敏度和技术成功率低
    - 血管造影无法检测到少量出血
    - 可以用于指示出血的部位
    - 经验性栓塞不如上消化道出血安全
  - 如果有活动性出血的临床症状，应在核素显像前进行血管造影
    - 所有的消化道出血是间歇性的
    - 核素显像的长达数小时的检查时间可能会限制血管造影的灵敏度
- 超声
  - 手术后或创伤引起的假性动脉瘤可导致出血

- 超声可诊断假性动脉瘤同时确认栓塞后假性动脉瘤消失
  - 除非特别需要排除假性动脉瘤，否则不推荐将超声作为栓塞前的常规影像检查

术前

- 核查项目
  - 评估患者
    - 评估紧迫性
    - 评估适当的静脉通路
    - 适当的液体和血液复苏
    - 血液制品（PRBC，新鲜冰冻血浆，血小板）
    - 了解升压器的要求和滴定
    - 建立代码状态（DNR/DNI）
  - 评估临床病史
    - 可能会导致出血的原因和（或）位置
      - 憩室炎病史
      - 血管炎病史或可导致血管炎的药物
      - 怀疑肝炎或肝硬化导致的静脉出血
      - 近期手术史
      - 未切除的原发性结肠癌
    - 药物过敏史或其他过敏史（镇静剂，造影剂，钛）
    - 评估镇静与麻醉风险（抽吸，狭窄气道，过度肥胖，短颈，插管困难，镇静困难，HIV 等）
  - 患者准备
    - 知情同意
      - 讨论潜在的栓塞后小肠缺血，肾损伤，间断性出血导致无法定位和治疗，穿刺点并发症
      - 如果患者不能知情同意，获取近亲的知情同意
      - 如果附近无亲属，记录紧急情况并行血管造影及栓塞
      - 告知患者／近亲可能需要不止一次的介入治疗
    - 实验室检查
      - 评估全血计数（CBC），凝血功能和基本生化检查（BMP）
      - 如果肌酐升高，大部分造影剂可以用二氧化碳代替
      - 评估趋势，不单纯是数值，例如当前的数值是 30，以前的数值是 40 比以前是 30 的更严重
    - 需要特别关注凝血功能
      - 抗凝血不会凝固并可能导致弹簧圈栓塞无效
      - INR<1.8：如果超过，可以给予新鲜冰冻血浆，维生素 K 需要更长的时间影响 INR
      - 血小板计数 >50 000：如果低于，输注血小板
      - 指南以外的实验室检查数值并不是绝对治疗禁忌证
      - 抗凝血不会凝固并可能导致弹簧圈栓塞无效
      - INR<1.8：如果超过，可以给予新鲜冰冻血浆，维生素 K 需要更长的时间影响 INR
      - 血小板计数 >50 000：如果低于，输注血小板

- 指南以外的实验室检查数值并不是绝对治疗禁忌证
- 不介入治疗的风险必须在决策中考虑
- 穿刺点血管鞘可以留置，直到凝血功能允许安全的拔除并不应该因它而推迟介入治疗
- 许多医院设置大量输血方案
- 当大量 PRBC 输注时，大量输血方案自动用新鲜冰冻血浆补充凝血因子并消耗血小板

  - 团队准备
    - 如果需要麻醉，与麻醉团队沟通介入治疗计划、风险、预期结果以及预期术后需求
    - 暂停：每个人都必须知道计划
    - 团队必须可完成高级生命支持（ACLS）
      - 高级生命支持训练挽救生命
    - 团队需与相关科室保持有效沟通
    - 栓塞治疗后需要有①治疗②监护以及③可能的再次介入治疗计划
    - 设备和供应（包括复苏剂和急救车）

- 药物
  - 镇静剂
    - 通常使用芬太尼和咪达唑仑
    - 在接受高级镇静训练后可使用丙泊酚
    - 对于不稳定的患者可能需要全身麻醉
      - 全身麻醉优于自主呼吸，以消除血管造影期间的运动伪影
  - 胰高血糖素（1mg 静脉内注射）
    - 减慢肠道蠕动并减轻运动伪影
    - 如果有糖尿病病史，应谨慎使用
  - 兴奋剂
    - 血管扩张剂
      - 硝酸甘油 100μg
      - 钙通道阻滞剂
      - 血管痉挛的预防
      - 刺激出血可提高血管造影诊断的准确性
    - 组织型纤溶酶原激活剂（TPA），2mg 通过选择性导管
      - 如果出血区域已知（从先前的影像学），并可使用超选择导管，使用组织型纤溶酶原激活剂激发后的出血可以进行栓塞
      - 可以给予肝素（由于不是血栓溶解剂，因此不太可能引起出血）
  - 血管加压素，持续输注
    - 较少使用，因为
      - 再次出血的高发生率，通过全身血管收缩减少出血
      - 潜在的系统性副作用（心肌，小肠缺血）
      - 可能需要延长住院时间

- 设备清单
  - 血管鞘

- 不复杂的病例可以使用短的 5Fr 血管鞘
- 较大较长的血管鞘可以与一级血管紧密结合（例如，腹腔干或肠系膜上动脉）并允许
  □ 置入覆膜支架
  □ 提升复杂病变的稳定性
  □ 在发生并发症的时候进行介入补救
○ 导管
  - 不同形状的 5Fr 导管，可进入各种变异血管
  - 微导管
    □ 如果需要大量注射造影剂，使用高流量导管
    □ 如果需要使用胶和颗粒，使用高流量导管
    □ 如果使用弹簧圈，使用低流量导管
○ 导丝
  - 常规使用 0.035 英寸导丝
  - 微导丝
    □ 种类多样，增加了成功进入靶血管的机会
    □ 软质微导丝可进入扭转血管的远端，但导管的跟踪性较差
    □ 硬质微导丝可提供更好的导管跟踪性，但是在复杂血管中难以成功越过
○ 栓塞剂
  - 多种栓塞材料可以选择
  - 部分考虑永久性（例如弹簧圈），其他考虑临时性 [例如明胶海绵（Upjohn；Kalamazoo，MI）]
    □ 但是，弹簧圈优势限制血流失败（当 INR 高时）；明胶海绵可导致临时性的血栓
  - 联合使用栓塞材料是最好的选择
  - 有经验的医生的判断优于已有的文献报道
  - 弹簧圈：胃肠道出血最常用的栓塞材料
    □ 可由 5Fr 导管（0.035 英寸，常规弹簧圈）或非高流量微导管（0.018 英寸，微弹簧圈）引入
    □ 金属弹簧圈有多种形态，形状和设计
    □ 小至 1×2mm，直径可达 20mm
    □ 可覆盖纤维（促进凝固），覆盖胶层或裸露
    □ 推送式弹簧圈：不可被收回；由用生理盐水注射器通过导丝或手推入；这种方法保护末端血管，保持导管的稳定性，防止弹簧圈在远心端丢失
    □ 可回收弹簧圈：可以被部分放置，回收，重新放置；适用于非靶向栓塞可造成严重后果时（例如动静脉瘘栓塞、非终端血管栓塞，导管鞘／导管稳定性差）
    □ 可以使用抓捕器（微型抓捕器）回收在非靶血管丢失的弹簧圈；如果丢失的弹簧圈不太可能造成并发症（例如小的肝动脉分支或小的远端肺动脉分支），最好不尝试回收
    □ 在测量完血管直径后，选择的动脉弹簧圈比血管直径大 20%，静脉弹簧圈比血管直径大

- 20%，以确保稳定性
    □ 注意：高流量分流可使小弹簧圈异位栓塞，例如肺
    □ 超大弹簧圈可能不能压缩，向近端延伸出需要治疗的靶血管
  - 明胶海绵悬浊液：理论上临时栓塞剂在 1~3 周后吸收
    □ 当出血时由于临时状况时使用
    □ 由于小血管容积引起的下消化道出血少见
    □ 将明胶海绵切成小块（每块约 1mm）并混入 10mm 生理盐水至注射器的 1/2，剩下的由造影剂填充，将两个注射器通过三通连接，通过大力推动注射器之间的混合物形成浆液（部分关闭三通阀以制成更薄的浆液）
    □ 停滞很快，注射少量并重新检查以备栓塞
    □ 注意：只在末端使用，避免在大的分流使用
    □ 注意：考虑导管的无效体积，以防止过度栓塞／明胶海绵反流入非靶血管
  - 液体栓塞
    □ 胶，氰基丙烯酸正丁酯（Cordis；Bridge-water，NJ）
    □ 将胶与碘油混合以获得显影性
    □ 碘油与胶的体积比为 8:1，聚合更慢，可将更远端的小血管栓塞
    □ 碘油与胶的体积比为 1:1，聚合快，最适用于高流量系统／小动静脉分流以避免非靶血管栓塞
    □ 注意：任何离子（血液，盐水，脏手套等）会导致聚合物堵塞导管／过早终止操作
    □ Onyx（ev3 神经血管；Irvine，CA）
    □ 不粘附于血管壁，通过填充腔内空间而闭塞
    □ 两种密度：18 和 34，分别更薄和更厚
    □ 边缘聚合而中心保持液态（熔岩状填充血管）
    □ 溶剂是 DMSO
    □ 将胶与碘油混合以获得显影性
    □ 较少用于下消化道出血
    □ 注意：当烧灼时会产生电火花（单极电灼）；如果需要外科手术应作出警告
    □ 注意：考虑导管的无效体积，以防止过度栓塞／明胶海绵反流入非靶血管
    □ 注意：只在末端使用，避免在大的分流使用
  - 颗粒
    □ 较少用于消化道出血
    □ 颗粒直径范围为 45~900μm
    □ 只在末端血管使用
    □ 颗粒很快阻止血流流动，注入少量颗粒并检查是否停滞
    □ 直到最近，在消化道系统使用颗粒时避免缺血
    □ 最近的研究显示下消化道缺血并不像之前报

道的严重

- 与弹簧圈和明胶海绵相比，使用颗粒更容易造成下消化道缺血
- 使用较小颗粒和更大面积的栓塞会增加局部缺血的风险
- 注意：更稀的颗粒混合物需要更长时间才能达到停滞；然而，无意的非目标栓塞不太可能导致局部缺血
- 注意：考虑导管的无效体积，以防止过度栓塞／明胶海绵反流入非靶血管
- 注意：只在末端使用，避免在大的分流使用

- 覆膜支架
  - 覆膜支架是非栓塞解决出血的方法
  - 优点在于受损伤血管通畅
  - 需要用长且稳定的血管鞘来释放支架以及进行必要的交换（球囊，支架等）
  - 支架超过 10%～20%
  - 在曲折的血管中放置比较困难
  - 最近的研究显示下消化道缺血并不像之前报道的严重
  - 注意：不要覆盖重要的分支；需要选择合适的支架长度

- 自体血凝块
  - 抽出患者少量血液，并暴露形成血凝块，通过导管注入
  - 便宜且迅速
  - 需要用长且稳定的血管鞘来释放支架以及进行必要的交换（球囊，支架等）
  - 支架超过 10%～20%
  - 在注射过程中较难显影
  - 效果是暂时的，下消化道出血确定的治疗首选
  - 可替代明胶海绵，价格便宜，更持久，但不能显影
  - 注意：下消化道出血不建议使用

- 血管加压素输注
  - 将导管放入目标动脉
  - 以 0.2U／min 开始输注血管加压素
  - 在 20～30 分钟后重新进行 DSA 造影
  - 如果持续性出血，将流率提高 0.1U／min，并在 20～30 分钟后重新进行 DSA 造影
  - 输注流量最高到 1～2U／min
  - 当出血控制，固定导管，减少 50% 剂量，继续输注 12～24 小时
  - 在 24～48 小时内停止输注血管加压素
  - 不足：复发率高，并发症发生率高，替代选择的发展
  - 系统性给予血管加压素以维持血压：可导致弥漫性血管收缩并限制血管造影的敏感性以及限制导管的插入

- 注意：全身血管收缩作用可导致器官缺血，再次出血的高风险

介入操作

设备

- 适当的规划是成功介入干预的关键因素
  - 在大部分情况，复习存在的影像学资料，病史，体征和症状可以提示病因和出血部位
  - 在这种情况下，手术步骤必须事先确定
    - 规划穿刺入路以及入路的稳定性（血管鞘的长度和尺寸）
    - 计划诊断血管造影片的序列
    - 可供使用的导管／微导管，导丝和栓塞材料
    - 预估可能出现的并发症并做好应对计划
      - 抓捕器，丢失的弹簧圈？
      - 为手术吻合口破裂使用的覆膜支架？
      - 关闭设备可用？

- 手术特定的目标
  - 肠系膜上动脉和下动脉区域血管造影很少能准确定位出血
  - 用供血血管栓塞止血

- 一般原则
  - 时间到
  - 与手术团队和其他参与的团队讨论手术计划和潜在的并发症
  - 团队必须准备好并可进行高级生命支持
  - 确保足够的压力支持和血制品供应
  - 全身麻醉可以提供额外的安全性，并允许术者集中注意手术，但这不是完全需要的
  - 在术后移除导管／导管鞘
  - 如果凝血功能异常，或需要再次介入治疗，可以保留血管鞘

- 穿刺点
  - 穿刺点的选择
    - 通常选择右侧股动脉
    - 桡动脉入路允许向头部入路，但需要更长的导管／微导管
  - 穿刺点区域的无菌准备
  - 超声引导穿刺点可能有用
    - 血容量减少导致血管收缩
    - 如果凝血功能异常，需要避免多次穿刺

- 诊断性血管造影
  - 直接进入怀疑的出血动脉
    - 通常选择反弯管（Simmons I，SOS），很少使用眼镜蛇导管
    - 评估肠系膜上动脉和肠系膜下动脉
    - 肠系膜下动脉出血首先怀疑肠系膜下动脉
    - 术中造影剂充填尿道膀胱可遮挡肠系膜下动脉区域

- 利用微导管超选择可疑分支
  - 右结肠，中结肠，回结肠，空肠分支，左结肠
  - 高流量微导管可改善诊断，但在输送弹簧圈时需要使用非高流量导管
- 静脉注射 1mg 胰高血糖素以减少肠道蠕动／改善 DSA 成像质量
- 如果没有发现出血，在斜位视角重复造影
- 如果没有看到出血，但强烈怀疑该动脉出血，则等待 10~15 分钟并重复造影（出血是间歇性的）
- 高压注射优于手推注射，可产生足够的对比度并填充小／远端动脉
- 选择高帧数（每秒 4~6 次）可优化图像质量
- 应避免腹主动脉造影
  - 这很少用并且增加了造影剂的用量
  - 只有在有特定指征时（例如怀疑主动脉 - 肠瘘，或变异的血管解剖结构使血管选择困难时）
- 介入治疗
  - 一旦出血位置确定，制定介入诊疗计划
    - 血管鞘的长度，类型和形状；导管的长度，类型和形状；需要的微导管／微导丝；栓塞方法
      - 肠系膜上／下动脉起源考虑使用 5Fr 反弯管（例如 Simmons I）
      - 非高流量微导管：Renegade 0.18 (Boston Scientific, Marlborough, MA) 或 Progreat 2.4 (Terumo, Somerset, NJ)
      - 考虑 GT Glidewire 45 度角导管或双弯导管 (Terumo, Somerset, NJ)，Transend 或 Fathom (波士顿科学，Marlborough，MA)
    - 选择栓塞剂，覆膜支架或血管阻塞物（通常为弹簧圈）
    - 预计可能出现的并发症并计划如何避免或处置
- 终止
  - 当栓塞完成后，进行手推造影
  - 不要进行高压注射，会导致弹簧圈和明胶海绵脱落
  - 如果仍有血流，并且仍有空间，可放入更多的栓塞剂
    - 如果没有空间置入弹簧圈，少量的明胶海绵颗粒可能有用
  - 如果仍有血流，等待 2~5 分钟并重新手推造影
    - 减缓的血流可形成血栓
  - 注意：常常是最后一个弹簧圈导致问题；如果血流已经停滞，抵制诱惑使用额外的一个弹簧圈
  - 将弹簧圈尽可能紧密结合，密集弹簧圈组成的固体"壁"比稀疏的弹簧圈更有效

替代操作／治疗
- 放射学
  - 由门脉高压引起的（痣，吻合口）静脉曲张出血

- 经颈静脉肝内门体分流术
- 直接经皮血管周围静脉曲张栓塞
- 经球囊导管阻塞下逆行闭塞静脉曲张术
  - 如果假性动脉瘤（PSA）可进入，经皮凝血酶注射可能是有效的（例如经皮肝动脉分支假性动脉瘤）
- 手术
  - 开腹探查＋出血部位的解剖切除
    - 可能需要广泛切除，特别是在急性期，发病率和死亡率很高
      - 治疗结肠出血需要半结肠切除（甚至全结肠）和可行需要结肠造瘘
      - 小肠出血可能需要切除大部分小肠并进行吻合术
  - 应在血管腔内治疗失败后再选择手术治疗
- 其他
  - 内镜治疗
    - 肾上腺激素注射／烧灼／止血夹
    - 可能需要重复治疗
    - 即使治疗失败，内镜可指引经验性栓塞，止血夹在血管造影中可标记出血位置，但可能在一段时间后脱落
  - 药物治疗
    - 液体复苏和压力支持
    - 输血
      - 大量输血需平衡血液制品的需求（红细胞、血小板、FFP）
    - 纠正凝血功能
    - 系统性血管加压素可通过弥漫性血管收缩来减少出血

术 后

应尽事宜
- 分配合适的床位，通常为被监视的床位
- 与团队讨论手术步骤和预期结果
- 与患者／患者家属讨论手术结果或计划
- 做好再次介入治疗的手术计划
- 退出手术并请求放射介入团队协助
- 密切观察穿刺点，因为大部分患者凝血功能异常

规避事项
- 不要错误纠正凝血功能异常，除非合适的栓塞，高 INR／低血小板可能导致再次出血
- 在成功栓塞几小时内，不要认为便血或黑便是重新出血
  - 通过对栓塞后输血的反应判断疗效
- 不要忽视消化道出血的不平常范围
  - 胆道出血
  - 缺血引起的出血（例如节段性动脉溶解）

结 果

问题

- 限制血管造影灵敏度的因素
  - 下消化道出血是间歇性的
    - 多次前后位，侧斜摄片
    - 等待几分钟并再次造影
    - 考虑使用血管扩张剂的血管造影
  - 与全身压力支持有关的血管收缩（特别是与血管加压素有关）
  - 数字减影血管造影的质量较差
    - 考虑在非减影下重新回顾图像
    - 给予静脉注射胰高血糖素促进肠道蠕动
    - 患者的呼吸运动，可考虑在全身麻醉状态下屏住呼吸
    - 患者的肢体运动，可考虑更深的镇静或全身麻醉
- 限制栓塞治疗有效性的因素
  - 没有观察到的侧支循环供血
    - 在下消化道比较少见
  - 不完全的栓塞
  - 持续的凝血功能障碍
  - 由于栓塞后血管舒张，出血来源可再灌注

并发症

- 最严重的并发症
  - 异位栓塞／缺血
    - 任何类型的栓塞材料均可发生
    - 大部分"丢失"的弹簧圈可以被取回，但其他的栓塞材料无法被取回
    - 在栓塞之前应排除动静脉分流
  - 肠缺血／梗死
    - 由于侧支循环不丰富，在下消化道系统中风险高

- 弹簧圈相比颗粒栓塞剂发生率较低
- 需要意识到既往手术可造成血管解剖的改变
- 即刻／围手术期并发症
  - 穿刺点周围并发症
    - 出血／血肿（穿刺点过高，可以造成腹膜后血肿）
    - 动静脉瘘／假性动脉瘤
  - 输注血管加压素
    - 心律失常（心动过缓）
    - 抗利尿激素副作用（水潴留，低钠血症）
    - 冠状动脉血管收缩／心脏或全身缺血
- 远期并发症
  - 造影剂肾病
    - 在住院期间，患者经历超过1个增强CT检查
    - 造影和栓塞常注入100ml甚至高于250ml的对比剂
    - 间断性的下消化道出血可能需要多次的血管造影来定位和治疗
    - 由于失血，患者低血容量

预期结果

- 如果血管造影显示出血，治疗成功率为60%～80%，成功率取决于病因
  - 手术后数小时，患者无进行性或重复出血，可能会有便血，黑便或可抽吸出血性胃液
  - 监控再次出血的特征
    - Hct对输血后的反应
    - 在栓塞后Hct的稳定性（不需要和术前、术后栓塞的Hct比较）
    - 出血的临床症状
- 临床成功率（出血停止）
  - 初次成功会提高整体预后
  - 文献报道，0%～52%的患者再次出血

栓塞材料：弹簧圈

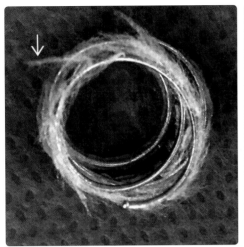

栓塞材料：颗粒悬浊液

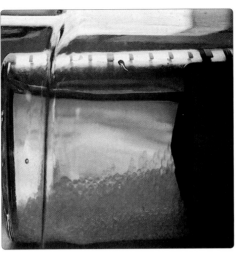

（左图）弹簧圈是最常使用的下消化道出血栓塞器械。弹簧圈的类型包括：0.035英寸与0.018英寸导管，纤维➡与非纤维性，可控型与推送型。根据目标血管的特点，选择弹簧圈的形状、长度、直径。（右图）栓塞颗粒直径范围45~900 μm，由于担心肠缺血（可能过度重视），只可在末梢血管中使用微粒，并且只有在其他栓塞方法被认为不可能成功时才使用

栓塞材料：覆膜支架

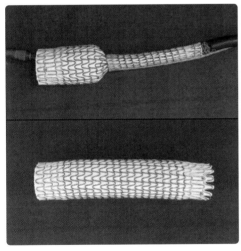

栓塞材料：明胶海绵悬浊液

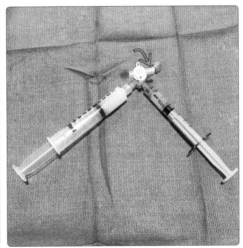

（左图）支架（自膨式支架，球囊扩张式支架）对于血管损伤引起的出血有确切疗效。图中展示了部分（上）和完全展开的覆膜支架。（右图）明胶海绵颗粒切成小块（<1mm），在注射器中与造影剂混合。通过三通➡反复抽吸将混合物推到第2个注射器中，直至达到所需稠度

栓塞材料：明胶海绵悬浊液

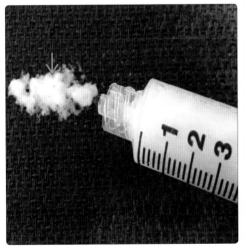

十二指肠出血（内镜下）

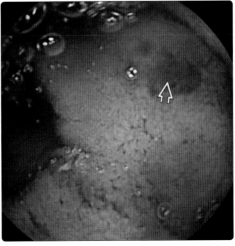

（左图）明胶海绵悬浊液➡栓塞是一种快速、廉价的栓塞方法。但是，这一方法需要经验去避免过度或不合标准的栓塞。并且，由于随着时间的推移而被吸收，它被认为是一种临时栓塞剂。因此应适用于血管损伤可在1~3周痊愈的部位。（右图）老年男性慢性低流量出血，内镜治疗点状出血➡失败，需输血维持Hct

（左图）患者经过内镜治疗后，远端十二指肠可以看到迟发性出血➡️。（右图）微导管尖端➡️位于肠系膜上动脉（SMA）附近一个小分支的超选血管造影显示，远端十二指肠➡️表面下有一团异常血管➡️

十二指肠出血（内镜下）

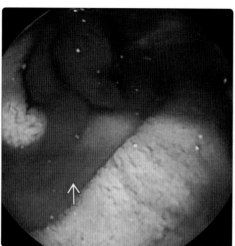

十二指肠出血（诊断性血管造影）

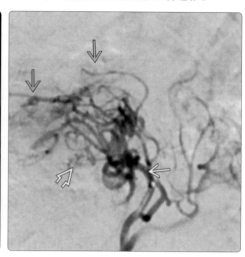

（左图）3 支细小分支的超选择性造影显示远端十二指肠的异常血管区域被弹簧圈➡️阻断。栓塞后出血停止。（右图）一名不稳定的老年女性 Whipple 术后接受大量输血和压力支持，术后进行肠系膜上血管造影，可见从肠系膜上动脉到十二指肠➡️活跃出血

十二指肠出血（弹簧圈植入后）

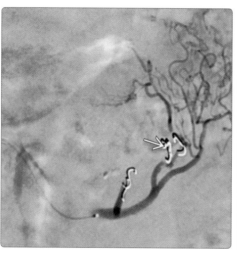

十二指肠末梢出血（肠系膜上动脉造影）

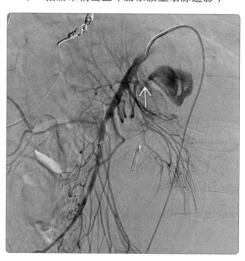

（左图）导管选入缺损处➡️，进行超选择血管造影，显示十二指肠出血➡️。缺损与十二指肠之间的距离很短，导管稳定性差。覆膜支架不可遮挡侧支。（右图）超选择肠系膜上动脉造影，弹簧圈➡️栓塞肠系膜和十二指肠的连接处后，出血停止

十二指肠末梢出血（超选择造影）

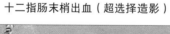
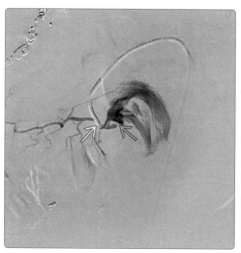

十二指肠末梢出血（弹簧圈植入后）

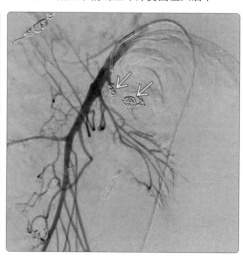

十二指肠末梢出血（栓塞后CT）

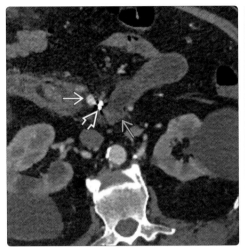

动脉 - 门静脉瘘（增强 CT 冠状位）

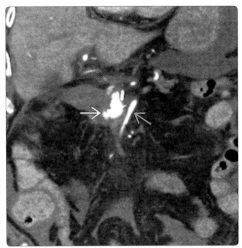

（左图）栓塞后 CT 显示肠系膜上动脉 ➡️ 靠近远端十二指肠 ➡️。弹簧圈在 2 个结构 ➡️ 之间可见。患者康复，术后未再次出血。（右图）一名 55 岁的男性 Whipple 术后 3 天上消化道大量出血，冠状位 CTA 显示肠系膜上动脉 ➡️ 近端附近大片高密度区 ➡️

动脉 - 门静脉瘘（增强 CT 冠状位）

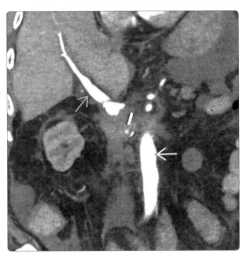

动脉 - 门静脉瘘（肠系膜上动脉血管造影）

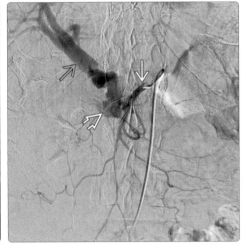

（左图）除造影剂外渗以外，CTA 显示肠系膜上动脉 ➡️ 和门静脉 ➡️ 之间直接联系，门静脉提前显影证实。（右图）通过 Simmons I 导管 ➡️ 超选择肠系膜上动脉显示造影剂外溢 ➡️ 和门静脉的提前显影 ➡️

动脉 - 门静脉瘘（弹簧圈栓塞后）

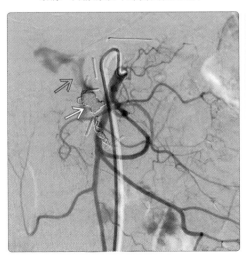

动脉 - 门静脉瘘（支架植入后）

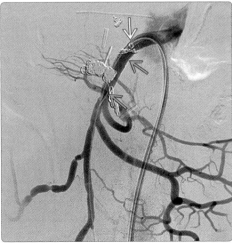

（左图）超选择肠系膜上动脉造影显示弹簧圈栓塞缺损 ➡️ 后血流减少，但持续的造影剂外溢 ➡️。（右图）交换长血管鞘 ➡️，缺损的区域由覆膜支架 ➡️ 隔绝。造影剂停止外溢，患者康复

（左图）一名 85 岁的老年男性消化道出血一周，需要总计 60U 红细胞。内镜不能提示出血部位。核素显像提示右侧结肠出血。拒绝手术干预。通过 Simmons I 导管 → 选择性肠系膜上动脉造影显示无异常。可见右结肠动脉 → 和回结肠动脉 ⇨。（右图）由于缺乏其他可选择的方法，在右结肠动脉通过微导管 → 使用 2mg TPA 激发血管造影。超选择血管造影显示出血 ⇨

激发血管造影（肠系膜上动脉造影）

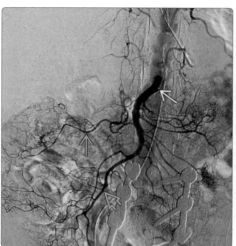

激发血管造影（注射 TPA）

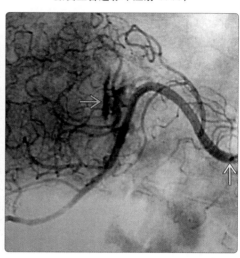

（左图）右结肠动脉多支超选择造影后，由于造影剂外溢 →，供血动脉最终确定。（右图）弹簧圈栓塞 → 右结肠动脉后提示出血停止

激发血管造影（超选择定位出血末端动脉）

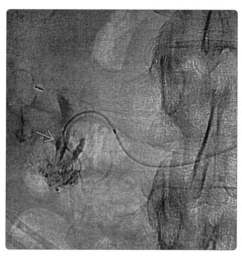

激发血管造影（弹簧圈栓塞）

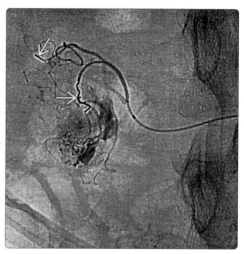

（左图）通过弹簧圈栓塞 → 右结肠动脉后，微导管 → 超选择性血管造影显示不再出血，血流正向 ⇨。（右图）一名老年女性黑便 3 天，Hct 进行性下降，核素显像显示在右腹部显示可能与远端回肠出血相对应的痉挛活动 →

激发血管造影（栓塞后动脉造影）

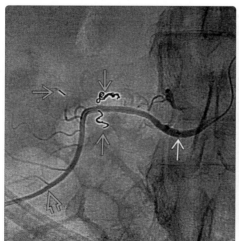

回结肠出血（核素显像）

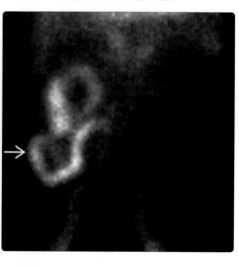

回结肠出血（肠系膜上动脉造影）

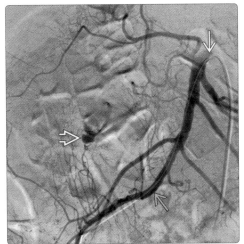

回结肠出血（超选择动脉造影）

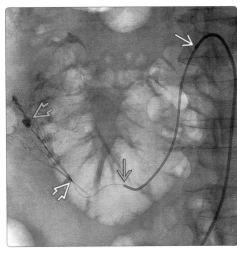

（左图）通过鞘管➡️选择性肠系膜上动脉造影显示回结肠动脉➡️分支造影剂外溢➡️。（右图）使用三轴系统，肠系膜上动脉超选择造影。可以看到血管鞘➡️，5Fr 导管➡️和微导管➡️提供了额外的稳定性。在升结肠段可见造影剂外溢➡️

回结肠出血（栓塞后动脉造影）

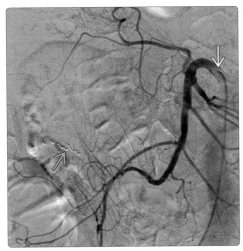

回结肠出血（肠系膜上动脉造影）

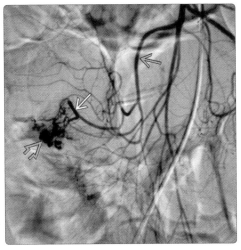

（左图）通过血管鞘➡️肠系膜上动脉造影显示微弹簧圈➡️栓塞后出血完全停止。（右图）一名 76 岁的老年男性下消化道出血。由于结肠未行肠道准备，结肠内大量积血，内镜为阴性。选择性肠系膜上动脉造影显示回结肠动脉➡️有腊肠样血管➡️，盲肠➡️出血提示血管发育不良

盲肠动静脉畸形（结肠镜下表现）

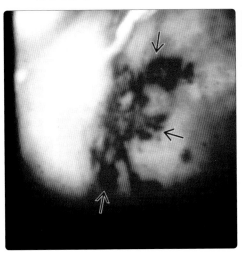

盲肠动静脉畸形（组织学注射标本）

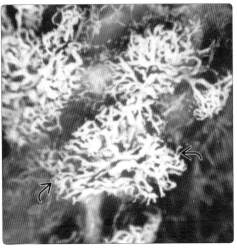

（左图）血管发育不良相比于血管造影，多由结肠镜诊断。内镜下表现为离散的小面积血管扩张，伴有扇形或扁平状叶状边缘➡️和可见的引流静脉。病变可以扁平或隆起，也可隐藏在黏膜皱襞中。（右图）血管增生性病变获取后泡入福尔马林可见血管病变➡️呈叶状分布

憩室炎（肠系膜下动脉造影）　　**憩室炎（超选择动脉造影）**

（左图）一名69岁的女性既往糜烂性炎症表现为下消化道出血。选择性肠系膜下动脉➡️造影显示在降结肠中段局灶性造影剂外溢➡️。（右图）通过微导管➡️超选择造影显示直肠段➡️出血⇨。

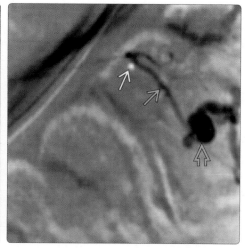

憩室炎（肠系膜下动脉造影）　　**憩室炎（超选择动脉造影）**

（左图）选择性微导管造影⇨放大图像显示微弹簧圈栓塞后➡️。直肠动脉栓塞后不再出血。（右图）一名55岁的老年男性，长期上腹痛和下消化道出血➡️，超选择动脉造影显示弥漫狭窄➡️和扩张➡️，与节段性动脉溶解相匹配。节段性动脉溶解相关出血通常由于缺血，并不是栓塞的适应证

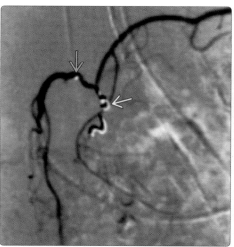
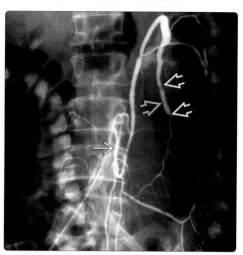

节段性动脉溶解（网膜出血）　　**节段性动脉溶解（网膜出血）**

（左图）横断位显示内脏动脉扩张➡️和狭窄，SAM的sine-qua-non征象。（右图）冠状位图像。当节段性动脉溶解伴动脉瘤破裂➡️以及出血➡️时，死亡率为50%。动脉导管插入可加重血管内膜撕裂。血管腔内或手术在急性出血／缺血中可考虑。若无出血，应保守治疗。预防性保守治疗仍存有争议

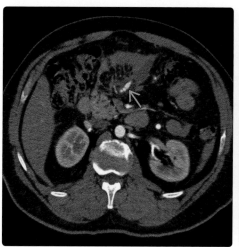
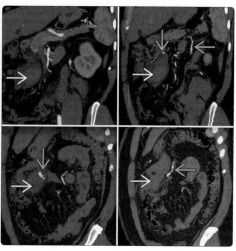

小肠手术吻合口（肠系膜上动脉动脉期）

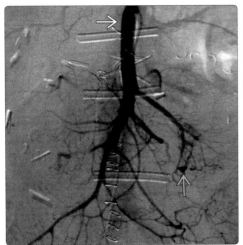

小肠手术吻合口（肠系膜上动脉延迟期）

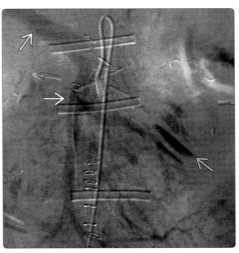

（左图）一名患者肠道端-端吻合术后 2 天肠系膜上动脉➡️造影显示左中腹部空肠局部造影剂➡️外溢。（右图）延迟血管造影显示造影剂进入肠道➡️。吻合术后的栓塞应谨慎，因为与吻合相关的血管变化可增加栓塞后局部缺血的风险。注意门静脉显影➡️

直肠动脉出血（肠系膜下动脉造影）

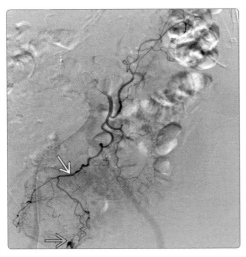

小肠肿瘤（肠系膜上动脉造影）

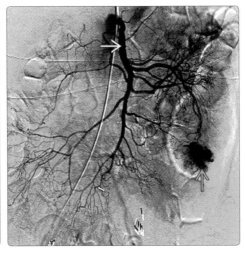

（左图）这名患者的症状表现为 BPBPR，与上直肠动脉➡️相连的中直肠分支➡️活动性出血。通常显示所有的血管区域。（右图）在核素显像后，肠系膜上动脉诊断性造影➡️可见活动性出血➡️的急性充血。使用"胶"止血。术后手术切除提示是胃肠道间质瘤

栓塞并发症（节段性肠道坏死）

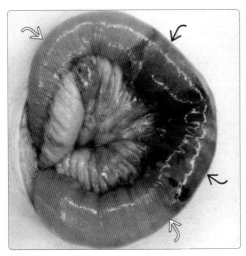

栓塞并发症（节段性肠道坏死）

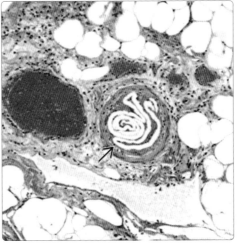

（左图）明胶海绵栓塞后的术中照片显示空肠梗死段➡️与正常肠道➡️相邻。虽然按下消化道出血栓塞治疗后可能出现并发症，但大多数在临床上无重要意义。（右图）栓塞的空肠段组织切片显示小动脉内明胶海绵纤维➡️。根据文献报道，经导管栓塞后的缺血性并发症仅 0%~6% 的患者需要治疗

关键点

术语

- 急性肠系膜缺血（AMI）：危及生命，死亡率为 60%～80%
  - 死亡率与治疗时间直接相关
  - 阻塞性或非阻塞性肠系膜缺血
- 慢性肠系膜缺血（CMI）：肠道供血动脉的慢性闭塞／狭窄

术前准备

- AMI：血管内治疗与手术治疗适应证尚未建立；对轻度怀疑肠坏死时倾向于首先采取血管腔内治疗
- CMI：首选血管腔内支架置入术（特别是对于不适宜进行手术的患者）；如果血管腔内治疗失败则选择后续手术治疗

手术

- 侧位主动脉 DSA 评估腹腔干，肠系膜上动脉，肠系膜下动脉的起源
  - 显示血管走向的最佳视角

- 前后位主动脉 DSA 评估主动脉疾病，肠系膜动脉和肠道灌注
  - 显示分支血管和侧支的最佳视角
- 肠系膜缺血的异常 DSA 表现
  - 栓子表现为腔内充盈缺损
  - 血栓表现为锥形闭塞
  - 非阻塞性肠系膜缺血表现为弥漫性动脉血管收缩
- 急性肠系膜缺血：目标是快速恢复肠道血流；急性肠系膜缺血可考虑置管溶栓
  - 药物溶解：术中剂量，冲击剂量
  - 置管注入药物的溶解作用
  - 导管抽吸去栓术
  - 支架置入或血管成形术
- 肠系膜静脉血栓：全身抗凝
  - 如果没有改善或恶化则考虑进行干预
- 非阻塞性肠系膜缺血：动脉内罂粟碱输注
- 慢性肠系膜缺血：支架血运重建
  - 单支血管治疗通常可缓解症状

急性肠系膜缺血：栓子

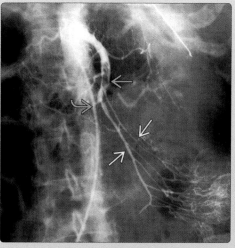

急性肠系膜缺血：栓子

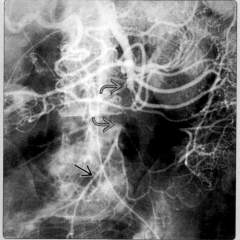

（左图）肠系膜上动脉（SMA）的血管造影表现为腔内充盈缺损➡与 2 个空肠分支➡动脉闭塞。急性阻塞性肠系膜缺血的动脉栓子必须及时处理。包括手术在内的多学科治疗是必需的。（右图）肠系膜上动脉血管造影显示急性栓子阻塞，但仅在远端较短的动脉段➡存在栓子。回肠结肠动脉➡通过侧支拱廊填充。溶栓治疗是合理的

慢性肠系膜缺血：动脉粥样硬化

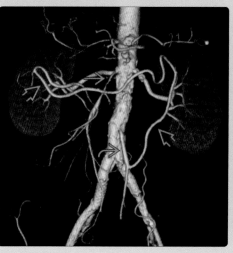

慢性肠系膜缺血：动脉粥样硬化

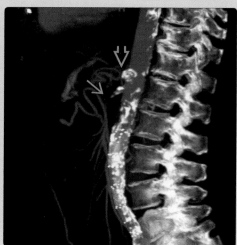

（左图）增强动脉 CT 三维重建显示了肠系膜上动脉➡的近端小部分。 相反，肠系膜下动脉（IMA）➡过度增大，并且扩大的侧支血管➡供应肠系膜上动脉。（右图）同一患者的矢状重建证实了近端肠系膜上动脉狭窄➡的严重程度。 不幸的是，腹腔干➡的管腔直径可能不会更好

肠系膜缺血

术　语

定义

- 急性肠系膜缺血（AMI）
  - 危及生命的血管紧急情况下死亡率为 60%～80%
    - 死亡率与诊断和治疗时间直接相关
      - 当血运重建 <12 小时时死亡率为 39%
      - 当诊断时间 >24 小时时死亡率为 70%
  - 可能是闭塞性或非闭塞性病因
  - 急性肠系膜缺血的临床表现
    - 病史可包括心房颤动，动脉粥样硬化疾病，高血压，心肌梗死，餐后疼痛，高凝状态或结缔组织病
      - 通常是伴有严重合并症的老年患者
    - 中腹部急性剧痛，与体格检查不相符
      - 可能有腹膜刺激征提示缺血
    - 实验室检查：白细胞增多症，乳酸酸中毒，肝酶升高
- 阻塞性急性肠系膜缺血
  - 动脉栓塞
    - 是高达 50% 的急性肠系膜缺血的原因
    - 由于主动脉高流量和急性起搏，肠系膜上动脉（SMA）非常敏感
    - 50% 的血栓嵌在距离 SMA 起始部 6～8cm 处，位于中结肠远端
      - 在动脉口径减小的情况下，分叉处的血栓位置更远
    - 病因通常来自于心脏；危险因素包括急性心肌梗死，心律失常，室壁瘤或瓣膜病
    - 缺乏侧支循环导致远端肠系膜上动脉血流流速慢
    - 由于肠系膜下动脉（IMA）流量低、管腔小，不易发生闭塞
  - 动脉血栓
    - 25% 的急性肠系膜缺血原因
    - 既往狭窄引起的急性血栓形成在肠系膜上动脉起始部
    - 与既往的餐后疼痛和肠绞痛相关
    - 由于慢性狭窄可出现侧支血管
    - 与动脉栓塞相比起病缓慢
    - 由于更接近于完全闭塞，预后常比动脉栓塞差
  - 主动脉夹层
    - 低于 5% 的急性肠系膜缺血原因
    - 夹层延伸到肠系膜上动脉
  - 其他原因
    - 创伤，腹膜后纤维化，纤维肌发育不良，节段性动脉溶解和血管炎
- 非阻塞性急性肠系膜缺血
  - 25% 的急性肠系膜缺血原因
  - 与长期使用降压药或升压药相关（例如洋地黄、多巴胺）
  - 引发非阻塞性肠系膜缺血 I 的其他因素包括药物（可卡因，洋地黄）、近期主动脉缩窄手术和血管炎
  - 肠系膜上动脉区域弥漫性血管痉挛具有特征性
  - 在影像学出现肠系膜上静脉延迟充盈（SMV）
- 肠系膜静脉血栓
  - 在 5%～10% 的病例中会引发 AMI
    - 可能累及肠系膜上静脉和（或）较小的静脉分支
  - 伴有高凝状态、创伤、腹部手术、肿瘤、炎症性肠病、口服避孕药或败血症
- 慢性肠系膜缺血
  - 又名肠绞痛
  - 肠供血动脉的慢性阻塞或狭窄
    - 先前的定义为 3 支主要肠系膜血管（即腹腔干，肠系膜上动脉，肠系膜下动脉）中 ≥2 支为闭塞／狭窄
    - 当前认识到 3 支主要肠系膜血管中的 1 支阻塞／狭窄可导致 CMI
  - 从 CMI 进展到 AMI 的死亡率 >50%
  - CMI 的临床表现
    - 餐后不久开始反复发作的疼痛（钝痛、绞痛），持续 1～2 小时
    - 80% 是由于厌食或害怕进食导致体重减轻
    - 非特异性恶心，呕吐，腹泻
    - 与消化系统需要更多血流相关；闭塞过程限制灌注
  - 动脉粥样硬化 CMI
    - 好发于老年女性
    - 与周围血管疾病，冠状动脉疾病，吸烟有关
    - 可考虑将血管内支架置入作为一线治疗
      - 尤其适用于不适宜外科手术的患者
      - 如果血管腔内治疗失败，可以进行手术治疗
  - 正中弓状韧带综合征
    - 由于腹腔干或神经节被正中弓状韧带压迫而产生的腹痛（由左右膈肌腱形成的纤维弓）
    - 常见于 20～40 岁女性
    - 症状可能包括腹腔神经节压迫
      - 支架置入使病情恶化
      - 应通过手术治疗
    - 这是否是 CMI 变种尚存争议
  - CMI 的其他原因
    - 动脉夹层，纤维肌性发育不良，辐射

术　前

适应证

- 急性肠系膜缺血
  - 根据病因选择各种血管腔内治疗
    - 注射血管舒张剂，药理／机械溶栓，血管成形术，支架置入

- 阻塞的病因
  - 血管腔内治疗与手术治疗适应证尚未确定；仍然存在争议
    - 最近研究倾向于对低度怀疑肠坏死的患者首选血管腔内治疗
    - 考虑对有早期肠缺血证据的患者进行血管腔内治疗
    - 有腹膜刺激征的患者在手术初期的死亡率不一定会提高
    - 建议多学科治疗（例如外科、血管外科、重症监护）
  - 白细胞计数升高和腹膜刺激征提示急需积极治疗（手术或血管腔内）
- 非阻塞性肠系膜缺血
  - 治疗低血压的病因
  - 考虑肠系膜上动脉置管泵入罂粟碱（通常 24~48 小时）
- 肠系膜静脉血栓
  - 无症状：全身抗凝和支持治疗
  - 临床症状恶化：考虑血管腔内治疗
  - 肠梗阻：考虑手术切除和血栓切除术
- 慢性肠系膜缺血
  - 存在缺血症状
    - 病因为动脉粥样硬化可因支架置入而改善
    - 血管成形术 / 支架不是正中弓状韧带综合征的首选治疗
      - 吸气和呼气功能的侧位动脉造影可有助于诊断
  - 有争议的无症状患者
    - 相对适应证：所有 3 支肠系膜动脉无症状性狭窄 / 阻塞性疾病
    - 孤立的单支血管疾病通常不需要干预
    - 进行主动脉重建治疗动脉瘤性或闭塞性疾病的患者可能受益于血管内血运重建术

禁忌证

- 缺血先兆症状伴有腹膜刺激征和（或）乳酸酸中毒
  - 即将发生肠梗阻的体征
    - 考虑紧急剖腹探查术
    - 考虑在杂交手术室进行联合手术
      - 血管内治疗；如果不成功，转为开腹手术
  - 明确的肠梗阻证据
    - 需要手术切除肠道
- 造影剂禁忌
  - 肾功能不全，对造影剂产生过敏反应
- 溶栓禁忌证：活动性出血，近期手术，近期脑卒中 / 活动期
- 血管扩张剂（例如罂粟碱）禁忌证：完全性心脏传导阻滞中
  - 其他相关禁忌证：同时给予碱性物质，狭角性青光眼，严重的心脏或肝脏疾病

术前影像学检查

- 增强 CT/CTA
  - AMI 的首选诊断方法
  - 鉴别 AMI 病因，允许治疗计划
    - 栓塞：SMA 中央凸状充盈缺损，位于 SMA 起始部远端 3~8cm 处
    - SMA 开始的动脉粥样硬化狭窄 / 闭塞
    - SMA 血栓形成：动脉不显像
    - 主动脉夹层：鉴别真假腔流向肠系膜远端分支的程度
    - 鉴别 SMV 血栓：SMV 的充盈缺损伴壁强化
  - 包括非增强 CT 的优点
- NECT
  - 早期：肠管扩张，管壁增厚，腹水，肠系膜水肿
    - 能代表可逆性缺血改变
  - 晚期：肠壁囊样积气症，气腹，血管内气体
    - 肠梗阻的体征
  - NECT 可能表现出动脉粥样硬化性疾病
- MRA
  - 与关于近端动脉和静脉疾病的 CTA 类似，但通常受限于可行性，评估小血管和肠道的能力，以及获得图像所增加的时间
  - 可以使用 MR 技术来优化与食物激发的成像
    - 相位对比成像 /MR 血氧测定法可评估 SMV 血液的氧合作用
    - 在可疑 CMI 中有用
- DSA
  - 传统的诊断金标准
    - 现在 CT/MR 是首选评估肠系膜缺血的初始影像学检查
  - 如果 CTA/MRA 的诊断不明确，请考虑 DSA
    - 在预期介入治疗时使用
    - 疑似 AMI 时必须考虑时间限制
- 多普勒超声
  - 可用于筛查 CMI
  - SMA：空腹状态显示高阻波形；餐后增加舒张末期流速（EDV）
  - 腹腔干：EDV 高，从禁食到餐后状态几乎无增加
  - 显著狭窄：增加收缩期峰值速度和 EDV
  - 反流：提示血管起始部的阻塞

术前

- 核查项目
  - 实验室检查
    - 完全血细胞计数，综合代谢检查，血清乳酸，凝血检查
  - 病史
    - 疼痛发作时间、腹泻、便血
    - 先前的栓塞性疾病，存在于 1/3 的患有栓塞 AMI 的患者中

- 药物
  - 纤维蛋白溶解或溶栓药物
    - 组织型纤溶酶原激活物（tPA）
    - 重组 tPA
      - 阿替普酶［活化酶（基因科技；旧金山南部，加州）］
      - 瑞替普酶［瑞替普酶粉针剂（EKR Therapeutics；贝德明斯特，新泽西）］
      - 替奈普酶［TNKase（基因科技）］
  - 肝素
    - 各种术中给药方案
      - 推注剂量为 2500~5000U；随后输注 1000U/h
      - 负荷剂量 50~100U/kg；接着连续输注 15~25U/(kg·h)
  - 血管扩张剂
    - 罂粟碱
      - SMA 的标准剂量：45~60mg 推注，然后输注 30~60mg/h
      - 非黄嘌呤磷酸二酯酶抑制剂
      - 舒张大动脉平滑肌
    - 硝酸甘油
      - 标准推注剂量为 100μg 硝酸甘油
      - 预防／治疗导管引起的血管痉挛
- 设备
  - 导管和鞘
    - 血管鞘
      - 可以根据需要更换导管
      - 减少穿刺点局部并发症
      - 各种可用的鞘管尺寸；选择取决于用于手术的导管／装置
    - 引导鞘管
      - 通常为 6~8Fr 尺寸
      - 直线结构［例如 Destination, Pinnacle（Terumo；Somerset, NJ）］
      - 弯曲结构（例如 Ansel, Balkin）
    - 冲洗导管
      - 猪尾，OmniFlush（AngioDynamics；Latham, NY）
    - 选择性导管（各种设计）
      - Kumpe，眼镜蛇（前向导管）
      - Simmons, Mickaelsson（反向弯曲导管）
    - 特种导管
      - 血管成形术（PTA）球囊导管
  - 导丝
    - 首选 0.035 英寸导丝（3-J 尖端）
    - 成角或直线亲水导丝
      - 用于穿越狭窄／闭塞
      - 适用于选择性动脉插管术
    - 硬导丝
      - 例如 Amplatz, Lunderquist, Rosen
      - 推进设备／鞘时的稳定性
  - 支架
    - 非覆膜球囊扩张式
      - 定位精确
      - 各种选择，直径，长度
      - 通常用于内脏血管
    - 非覆膜自膨式
      - 置入后可能需要 PTA
    - 球扩式／自膨式覆膜支架
      - 不常用于内脏动脉缺血介入治疗，存在遮盖分支血管的风险
  - 溶栓设备
    - 输注导管：通常有多个侧孔／裂口；各种导管／输注长度
      - 各种专用治疗输注系统
      - 用于药物溶栓
    - EkoSonic 系统（Ekos；Bothell, WA）
      - 超声波加速输注导管
    - 机械血栓切除装置
      - 通过凝块碎裂／抽吸进行溶栓
      - 不常用于肠系膜缺血

介入操作

患者体位／位置

- 最佳操作方法
  - 通过股动脉或肱动脉入路
    - 如果计划溶栓，请考虑超声引导
      - 尽量减少穿刺次数
    - 如果预处理成像显示 SMA 的急性倾斜，尾部取向或主动脉瘢痕闭塞如果术前预处理成像显示尖锐角度、尾向 SMA 或主动脉阻塞，考虑经肱动脉介入

手术步骤

- 一般
  - 穿刺入路
  - 引入血管鞘和导丝
    - 通常股动脉入路
    - 入路陡峭的 SMA 与严重钙化闭塞或主动脉阻塞时考虑肱动脉
  - 引入冲洗导管（例如猪尾）
    - 将导管侧孔定位在胸 12 椎体水平
  - 获得腹主动脉 DSA：前后位及侧位
    - 前后位评估主动脉疾病，肠系膜动脉分布和整体肠灌注
      - 显示分支血管和侧支循环的最佳视角
    - 侧位评估腹腔干，SMA 和 IMA 的起始部
      - 显示起始部狭窄／阻塞的最佳视角
    - 用于评估 SMV 的后期采集图像

- ○ 选择性导管插管 SMA
  - SMA 起始部／近端血管定位决定了用于进入动脉的最佳导管
    - □ 面向水平方向的动脉的前置导管
    - □ 反向弯曲导管用于急性成角动脉；也更适用于进入狭窄起始部
  - 如果计划干预，考虑将引导血管鞘置于 SMA 起源（例如 7Fr Ansel），同轴选择性导管
    - □ 血管鞘有利于药物机械性溶栓、抽吸取栓术和支架置入术
- ○ 注入造影剂，获得 DSA 图像
  - 最初的 SMA 血管造影可以以 3～6ml/s 的速率完成，总体积为 30～45ml
  - 延长成像时间 30～40 秒可以观察肠系膜静脉
- ○ 回顾 DSA 图像以确认／排除异常
  - 栓塞表现为腔内充盈缺损
    - □ 通常为圆形，定义明确；在对比度的界面处可以看到凸面弯月面
    - □ 通常位于 SMA 起源以外，动脉逐渐变细；可以入住／延伸到分支血管
    - □ 侧支血流不可能出现急性栓塞
  - 血栓表现为锥形闭塞
    - □ 位于 SMA 起始部或附近
    - □ 可能有相关的侧支；代表慢性狭窄的急性血栓闭塞夹层表现为线性缺损
    - □ 可以看出在 1 个平面最好
  - NOMI 表现为弥漫性动脉血管收缩
    - □ 可能有节段性收缩的交替区域；显示为一串香肠样
    - □ 减少肠道薄壁组织的浑浊
    - □ 正常肠系膜静脉相
- ○ 在适当的情况下进行干预
- • 急性栓塞或血栓性 SMA 闭塞
  - ○ 主要目标：迅速恢复 SMA 血流；可能无法去除所有远端分支血栓
    - 可考虑使用远端栓塞保护装置（EPD），但研究讨论了了没有 EPD 的血管内治疗
    - 全身抗凝
    - 选择性导管形成血栓堵塞 SMA，通常在亲水导丝上
  - ○ 血栓溶解：直接进行术中置管
    - 进行手推注射造影，确认 SMA 导管位置
    - 通过导管将血栓溶解（tPA，4～10mg）注入血栓（远端至近端）
    - 另外，功率脉冲溶栓已被描述
    - 溶栓治疗期间，考虑其余的适当治疗
  - ○ 导管取栓术
    - 用硬导丝更换亲水导丝
    - 将大口径（如 8Fr 尺寸）血管鞘推进到 SMA 中

- □ 将护套的尖端定位在栓子附近
- 使用大容量注射器抽吸导管
- ○ 支架置入
  - 用于治疗近端灌注溶栓前 SMA 病变或治疗由溶栓引起的病变
  - 考虑在危急的临床情况下（当前／在等待期）紧急恢复闭塞性 SMA 的通畅
    - □ 注意：如果在假腔内置入支架或将血栓转移到分支血管中，可能会无意中阻塞分支血管；在使用前考虑临床情况
  - 确定合适的支架直径和长度
    - □ 通过导管鞘进行 DSA 或者通过导管同时注射造影剂推进到中段 SMA
    - □ 定适当的支架类型（自膨式与球囊扩张，覆膜与非覆膜）；使用时注意不要用覆膜支架覆盖分支血管
  - 为了将支架推进到适当位置，需要使用 3～4mm 的球囊进行预扩张
- ○ 溶栓：导管置入溶栓
  - 当症状持续时间 <12 小时时使用
  - 可能不能迅速恢复动脉血流以预防肠梗阻
  - 通过 SMA 导引导管，通过导丝和同轴输注导管推进 SMA
    - □ 考虑多个侧孔或 EkoSonic 输液导管
  - 开始连续输注溶栓剂（考虑初始推注剂量）
    - □ 典型的初始推注：5～20mg tPA
    - □ 典型的输注速率：0.5～1.0mg tPA/h
  - 确保肝素化辅助
  - 溶栓期间在重症监护室进行监测
    - □ 对任何进展中的腹膜刺激征进行评估
    - □ 评估穿刺点的所有出血情况
    - □ 每 4 小时检查纤维蛋白；纤维蛋白原水平应保持 >100mg/L
  - 用 DSA 评估溶栓进展（例如 4～12 小时）
    - □ 通过导向鞘进行造影剂注射
  - 如果溶栓效果成功和潜在的狭窄确定，进行 PTA／支架置入术
  - 如果在 4 小时内症状没有改善或腹膜刺激征进一步发展，则强烈建议考虑手术治疗
- • 非阻塞性肠系膜缺血
  - ○ 选择性导管插管 SMA
  - ○ 通过选择性导管输注罂粟碱
    - 在生理盐水中稀释罂粟碱（1mg/ml）
    - 给予 45～60mg 的输注，然后连续输注 30～60mg/h
    - 根据临床反应调整输液
      - □ 通常需要至少 24 小时输注
    - 在开始治疗后 12～24 小时内评估罂粟碱疗效
      - □ 通过输注导管获取 DSA

- 如果临床 / 血管造影改善，D/C 罂粟碱输注
  - 停止输注罂粟碱后，继续向导管中注入生理盐水 30 分钟
    - 重复 DSA；排除复发性血管收缩
  - 伴持续性血管痉挛，每 24 小时循环一次，持续 5 天
  - 替代方法：高剂量前列腺素给药
    - 剂量：0.01～0.30μg/（kg·min），持续 5 天
  - 考虑硝苯地平辅助（10～20mg 口服 6 小时）
- SMV 血栓形成
  - 保守治疗是一线治疗
    - 抗凝，支持性护理，水合作用
  - 如果没有改善或症状恶化，请考虑进行血管腔内治疗
    - 直接药物溶栓，机械血栓切除术，PTA 和支架置入
      - 右侧颈内静脉通道，经肝静脉通道（类似 TIPS 的 SMV 方法）
      - 经皮经肝静脉通路
      - 直接 SMV 通路
    - 通过置入 SMA 的输液导管进行间接药物溶栓
- 主动脉夹层：可通过各种机制引起肠系膜缺血
  - 通过扩大夹层来压缩真腔 / 分支血管
    - 可以将主动脉内移植物置于真腔中
      - 减少夹层灌注
      - 通过真腔改善 SMA 灌注
  - 将主动脉夹层瓣延伸至 SMA
    - 可以将无覆膜支架置于 SMA 中
      - 压迫动脉壁解剖瓣；改善 SMA 灌注
  - 由夹层引起的 SMA 灌注不足
    - 可能需要外科开窗术 / 血运重建
- CMI
  - 确认主动脉 DSA 的狭窄 / 堵塞
    - 压力梯度可以根据需要获得；建议收缩期峰值梯度
      - >20mmHg 显著
      - 10～20mmHg 边界
      - <10mmHg 不显著
  - 选择性插管 SMA 起始部
    - 推进导丝跨越狭窄 / 闭塞
    - 在 SMA 起始部放置导引鞘
      - 可能需要坚硬的 0.035 英寸导丝进行支撑
  - 在进行干预前，要对患者进行系统性的肝素治疗
    - 目前的趋势是支架而不是 PTA
      - 对于狭窄 / 完全闭塞有更好的结果
    - 严重的狭窄可能需要在支架前进行 PTA
      - 通过护套进行 PTA（4mm）
  - 通过鞘导入球囊式支架
    - 裸金属支架（BMS）最常用

- 最近的研究比较了覆盖支架与 BMS，发现 3 年时覆盖支架具有高开放性（92% 比 52%）和低症状复发（92% 比 50%）
  - 定位支架狭窄；在置入之前通过导向鞘确认位置
    - 支架应稍微延伸到主动脉腔
    - 置入支架
  - 获得完成后的 DSA 图像、记录结果和排除并发症
  - 单支（SMA）血运重建通常足以缓解症状
  - IMA 血运重建术和 PTA / 支架术已被描述，适用于个别病例

替代操作 / 治疗

- 外科
  - 外科剖腹探查术
  - 紧急外科血栓切除术或搭桥手术
  - 任何梗死部分都需要进行外科肠切除术
    - 可能需要"二次检查"手术来确定需要切除的额外缺血性肠道
  - CMI：肠系膜动脉搭桥术
  - 正中弓状韧带综合征：外科减压术；可接着进行血管造影以评估溶解或考虑残余狭窄的 PTA（无支架）
- 其他
  - 如果怀疑肠系膜缺血，立即开始治疗
    - 液体复苏、广谱抗生素、鼻胃管减压、抗凝和避免血管加压药物治疗

术　后

应尽事宜

- ICU：接受所有患者进行临床监测
  - 禁食或禁水至少 12 小时
  - 监测乳酸酸中毒（正常值：0.2～2.2mmol/L）
    - 水平 >6.0mmol/L 提示肠道受损
  - 在治疗早期考虑全胃肠外营养
- 再灌注损伤
  - 考虑静脉给予胰高血糖素
    - 剂量：1μg/（kg·min）滴定至 10μg/（kg·min）
    - 引起肠血管舒张 / 低张性
      - 减少氧气需求
  - 别嘌呤醇 / 依那普利作为自由基清除剂
    - 可降低再灌注损伤的风险
- 抗凝：滴定肝素至部分促凝血酶原激酶时间60～80秒
  - 在术后的短期内，避免使用低分子肝素
    - 长半衰期可能会限制重复干预
- 抗生素：肠系膜静脉血栓可损伤肠黏膜；增加革兰阴性和厌氧菌感染性血栓性静脉炎的风险
  - 考虑广谱抗生素静脉滴注疗法
    - 经验性使用哌拉西林 / 他唑巴坦（Zosyn）
      - 剂量：3.375g
    - 考虑添加甲硝唑（Flagyl）

- □ 剂量：在 1 小时内 15mg/kg；随后的剂量为每 6~8 小时 7.5mg/kg
  - 考虑添加左氧氟沙星（Levaquin）
    - □ 剂量：每 24 小时 500mg
- 抗血小板治疗：小心管理支架患者
  - 启动抗血小板治疗
    - 阿司匹林：终生 81~325mg/d
    - 氯吡格雷：300mg 负荷剂量，然后 75mg/d
    - □ 继续 3~6 个月或无限期
- 请参考：胃肠病学
- 住院后临床随访
  - 门诊就诊 30 天，配合 CTA
    - 获取 CTA 或多普勒超声评估血管通畅性
    - 如果是 CMI，评估症状的缓解和体重增加
  - 然后通过 6 个月、12 个月的 CTA／多普勒超声排除再狭窄

规避事项

- 避免与血管扩张剂输注相关的低血压发作；密切监测血流动力学
  - 可以用强心剂治疗低血压
    - 多巴胺 [2~5μg/(kg·min)]
    - 多巴酚丁胺 [0.1~1.0μg/(kg·min)]
  - 避免加压素／α 激动剂
    - 可能会加重肠系膜血管收缩

结 果

问题

- AMI 中仍然存在高死亡率
  - 报告的 60%~80%
  - 缺乏前瞻性，缺乏随机对照试验评估最佳的诊断和治疗手段

并发症

- 最严重的并发症
  - 缺血性肠梗死
- 即刻／围手术期并发症
  - 血管形成术后再灌注综合征
    - 再灌注的缺血细胞可能失去膜完整性，释放细胞蛋白
      - □ 产生有毒的反应性氧代谢物
    - 导致肠炎
      - □ 导致肠黏膜受损

- □ 增加微血管通透性
- □ 可导致透壁性梗死
  - 穿刺点并发症
    - 血肿，假性动脉瘤，医源性动静脉瘘形成
      - □ 溶栓／抗凝会增加风险
  - 血管舒张剂相关
    - 输液导管脱落导致全身低血压；主动脉内给药发生
  - 溶栓相关
    - 出血性并发症
      - □ 胃肠道／腹腔内出血
      - □ 卒中
  - 血管成形术相关
    - 动脉夹层／破裂
    - 远端栓塞
- 远期并发症
  - 造影剂肾病
  - 狭窄／闭塞相关并发症
    - 器械相关并发症
      - □ 支架破裂伴血栓形成／闭塞
    - 血管内皮细胞过度增生

预期结果

- AMI：血管内血运重建
  - 临床疗效在 40%~90%；降低死亡率，住院时间，全胃肠外营养需求和肠切除率
  - 技术成功率在 80%~100%
    - 适当选择的患者血管腔内效果似乎与手术相当
      - □ 治疗 SMA 栓塞与 SMA 血栓形成的效果更好
    - 溶栓在小型研究中证明是有效的
      - □ 技术成功率为 90%；临床成功率为 70%
    - 研究报道血管扩张剂的有效率为 70%~80%
      - □ 基于使用血管扩张剂的类型没有可变性
  - 1 年后的 PTA／支架再狭窄率为 15%~25%
- CMI：血管内血运重建
  - PTA 和（或）支架显示对 CMI 有益
    - 研究报道 71%~97% 的患者技术成功
    - 81%~88% 临床成功
    - 复发率为 11%~17%
  - 血管内手术与开放手术血运重建（数据有限）
    - 手术与血管再狭窄减少相关，但增加了围手术期发病率

急性肠系膜缺血：肠系膜上动脉夹层
（肠系膜上动脉血管造影，侧位）

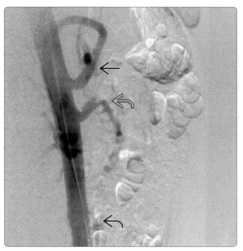

急性肠系膜缺血：肠系膜上动脉夹层
（肠系膜上动脉血管造影，前位）

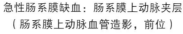
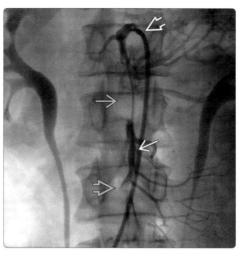

（左图）一名54岁男性患者表现为急性腹痛。5小时后，检查显示细胞增多并伴有不均衡的疼痛，但无反跳痛。增强 CT 显示 SMA 夹层和肠壁扩张伴肠壁增厚。在侧位主动脉造影肠系膜上动脉 ➡ 起始部不规则。腹腔干 ➡ 和肠系膜下动脉 ➡（IMA）均通畅。（右图）通过引导导管 ➡ 和选择性 4Fr 导管 ➡ 同时进行造影剂注射，证实了 SMA 中段夹层 ➡，分离远端 SMA 凸性缺陷 ➡

急性肠系膜缺血：肠系膜上动脉夹层
（导管置入溶栓）

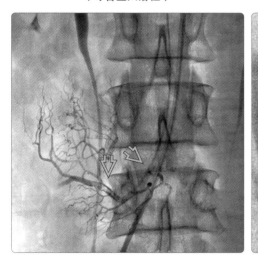

急性肠系膜缺血：肠系膜上动脉夹层
（肠系膜近端）

（左图）确认 4Fr 导管位于真腔内后，导管进一步前移到远端 SMA 和回结肠分支。手推造影显示表现为急性的充盈缺损 ➡。将 4mg tPA 注入充盈缺损中并使其停留。（右图）近端 SMA 的放大视图显示解剖瓣 ➡ 及其近端范围。早期的中段 SMA 造影剂注射证实导管 ➡ 穿过真腔。一旦成功，就永远不要失去真腔通道

急性肠系膜缺血：肠系膜上动脉夹层
（支架置入）

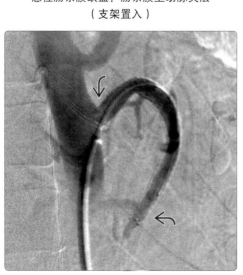

急性肠系膜缺血：肠系膜上动脉夹层
（支架置入后 DSA）

（左图）在与血管外科医生对图像进行实时检查后，我们决定使用 2 个重叠的、自膨式支架 ➡ 将剥离瓣向下，以尝试快速恢复近端 SMA 血流。并非没有风险，支架的置入可能会无意中堵塞通过假腔供应的 SMA 分支。（右图）中段 SMA（SMA）➡、中段空肠 ➡ 和右侧结肠动脉 ➡ 血流恢复（后续图像）。开始静脉注射肝素，患者完全康复

急性肠系膜缺血：栓子
（肠系膜上动脉的增强 CT）

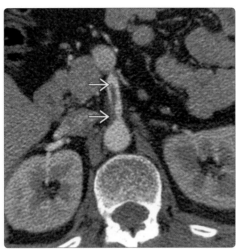

急性肠系膜缺血：栓子
（肠系膜上动脉的增强 CT）

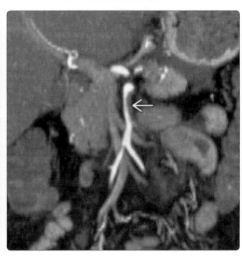

（左图）严重腹痛急性起病的患者在 SMA 近端表现为腔内充盈缺损➡️，与栓塞一致。50% 的患者发生 AMI 的原因为动脉栓塞，通常累及 SMA。（右图）冠状 CT 重建也显示栓塞➡️。大约 50% 的栓塞都在 SMA 起始部数厘米，在中结肠动脉或者更远侧口径减小动脉消失

急性肠系膜缺血：肠系膜上动脉闭塞
（增强 CT 冠状位）

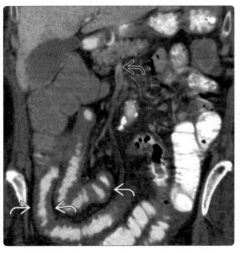

急性肠系膜缺血：肠系膜上动脉闭塞
（肠系膜上动脉的血管造影）

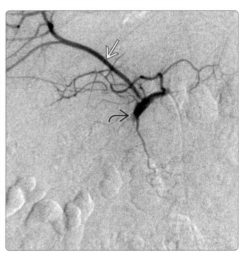

（左图）CT 显示肠襻不规则扩张，肠壁增厚➡️伴腹痛加重。在近端 SMA➡️中有少量的血管内造影剂残留，但其余的动脉是不显影的。（右图）栓子➡️阻塞整个 SMA 发生于肝右动脉➡️远端。紧急外科血管重建，可能包括肠切除，在即将发生的（乳酸性酸中毒或腹膜征）或实际的肠梗死病例中必须予以考虑

急性肠系膜缺血：肠系膜上动脉闭塞血栓形成
（增强 CT 矢状位）

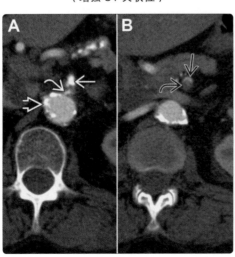

急性肠系膜缺血：肠系膜上动脉闭塞血栓形成
（增强 CT 3D 重建）

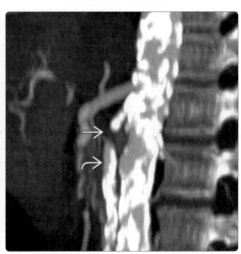

（左图）（A）严重腹痛患者主动脉➡️及近端 SMA 有钙化斑块➡️。造影剂仅使 SMA 起始部的一部分➡️显影。（B）在 SMA 更远端可见腔内充盈缺损➡️，造影剂形成半月形➡️，其中动脉由侧支重建。（右图）近端 SMA 被远端重建➡️闭塞➡️。由于长期的狭窄性疾病，已经有足够的侧支血管重建远段 SMA

肠系膜缺血

急性肠系膜缺血：非栓塞缺血
（肠系膜上动脉造影）

急性肠系膜缺血：非栓塞缺血
（罂粟碱注射后）

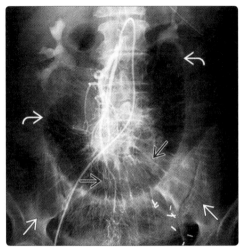
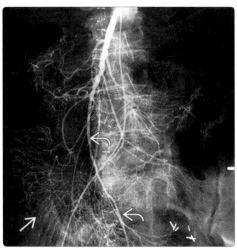

（左图）一名患有败血症和严重低血压的患者接受血管加压素治疗后出现了严重的腹痛。存在弥漫性严重血管收缩➡️，几乎没有肠实质显影➡️伴明显的肠扩张➡️。这些发现与非阻塞性肠系膜缺血一致。（右图）通过 SMA 导管输注罂粟碱开始的速率为 50mg/h。36 小时后重复血管造影显示血管收缩➡️和肠显影显著改善➡️

急性肠系膜缺血：肠系膜静脉血栓形成
（增强 CT 评估）

急性肠系膜缺血：肠系膜静脉血栓形成
（增强 CT 评估）

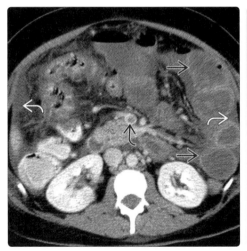
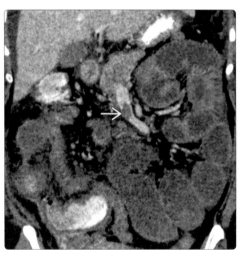

（左图）一位年轻女性口服避孕药后出现恶化的腹痛、腹胀，增强 CT 横断位显示肠襻扩张➡️，游离腹腔积液➡️以及肠系膜上静脉腔内充盈缺损➡️。这些发现与肠系膜静脉血栓形成一致。（右图）冠状位重建也显示肠系膜上静脉血栓➡️。保守水化治疗和抗凝治疗通常是该临床病例的初期常用治疗方法

急性肠系膜缺血：肠系膜静脉血栓形成
（进一步介入治疗）

急性肠系膜缺血：肠系膜静脉血栓形成
（经导管静脉血栓形成）

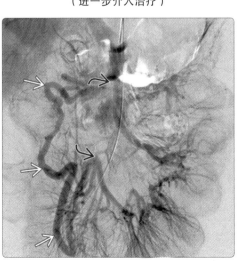
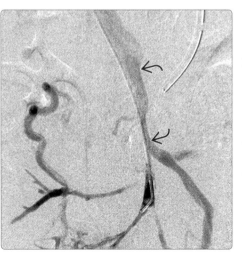

（左图）保守治疗导致症状恶化，因此考虑进一步介入治疗。SMA 插管，静脉期 DSA 显示肠系膜上静脉的主干阻塞➡️。通过扩张的侧支进行静脉引流➡️。（右图）通过经颈静脉入路获得门静脉 - 肠系膜通路，并使用 tPA 进行经导管溶栓。随后 DSA 显示闭塞段通畅恢复➡️

慢性肠系膜缺血：多支血管病变
（增强 CT）

慢性肠系膜缺血：多支血管病变
（侧位主动脉造影）

（左图）一名 72 岁的女性患者因腹泻和长期腹痛逐渐恶化而急诊就诊。增强 CT 显示腹腔干闭塞，重度 SMA 狭窄➡️和明显主动脉粥样硬化性钙化。（右图）进行结肠镜检查提示结肠局部缺血。与介入放射科会诊，肠系膜血管造影证实了腹腔干起始部➡️闭塞和 SMA 起始部➡️的重度狭窄

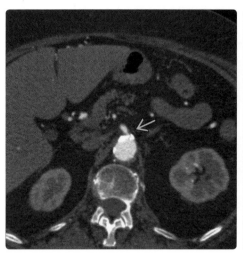

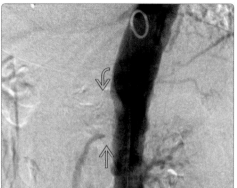

慢性肠系膜缺血：多支血管病变
（支架植入）

慢性肠系膜缺血：多支血管病变
（最终血管造影）

（左图）通过超硬导丝➡️将造影导管移除，7Fr 成角导引鞘管➡️进入肠系膜上动脉起始部。通过坚硬的 0.14 英寸导丝将球囊扩张式裸支架➡️置入。（右图）通过导管鞘进行造影剂注射证实了 SMA 的通畅性。支架置入良好。立即开始抗血小板治疗。患者症状完全消失

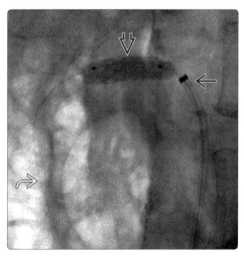

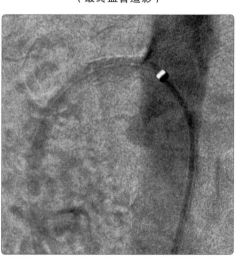

慢性肠系膜缺血：多支肠系膜动脉
（MRA 评估）

慢性肠系膜缺血：多支肠系膜动脉
（侧位主动脉 DSA 评估）

（左图）一名 68 岁的女性体重明显减轻伴有厌食和腹痛，被怀疑患有恶性肿瘤。MRA 矢状位显示了腹腔干➡️和 SMA 狭窄➡️。（右图）在血管内支架置入治疗狭窄的准备中，获得了腹主动脉侧位 DSA。这证实了腹腔干➡️和 SMA 狭窄➡️，并证实了后者更严重

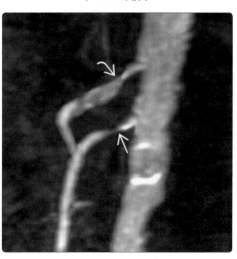

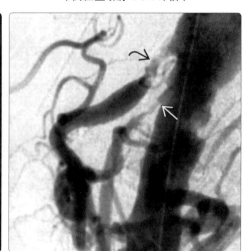

肠系膜缺血

慢性肠系膜缺血：多支肠系膜动脉
（非覆膜支架植入）

慢性肠系膜缺血：多支肠系膜动脉
（随访期间 CTA 3D 重建）

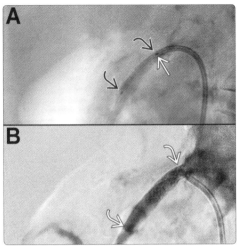

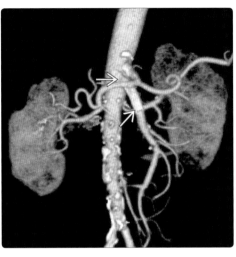

（左图）（A）当导向鞘尖 ➡ 超过 SMA 起始部时，球扩式支架 ➡ 被推入穿过狭窄。经鞘注射造影剂后，确定支架的位置。（B）支架置入后 DSA 支架位置 ➡ 满意，狭窄消除。（右图）三维 CT 重建冠状位腹主动脉和副分支显示 SMA 支架 ➡ 的完整分布，并提示整段狭窄已消失

慢性肠系膜缺血：共同起源的支架内闭塞
（肱动脉侧位造影）

慢性肠系膜缺血：共同起源的支架内闭塞
（支架再通）

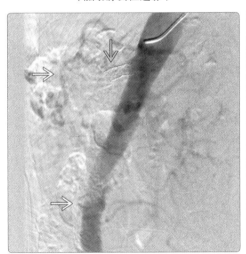

（左图）一名患者因慢性腹痛急性发作而到急诊就诊。多普勒超声检查可以发现患者先前存在的肠系膜动脉支架内无血流。侧位腹主动脉造影（经肱动脉入路）证实支架 ➡ 阻塞。可观察到 IMA 形成侧支循环 ➡。（右图）使用 0.035 英寸 Terumo Advantage 金属丝（亲水性尖端 ➡，硬核 ➡）穿过支架。通过 7Fr 导向鞘进行支架内 6mm 的 PTA ➡。在这种情况下，药物洗脱球囊可能有提升效果

慢性肠系膜缺血：共同起源的支架内闭塞
（球囊扩张成形术后造影）

慢性肠系膜缺血：共同起源的支架内闭塞
（最终共同起源的前位 DSA 造影）

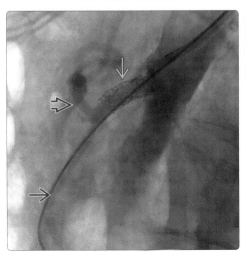

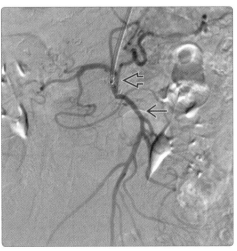

（左图）血流恢复到共同起源支架 ➡ 和 SMA ➡ 及腹腔动脉 ➡ 起源。在支架内仍残余内膜增生，必须密切监测。需要在术后 1 个月和每 6 个月复查超声或增强 CT 并应开始抗血小板治疗。（右图）在支架再通后可见腹腔干 ➡ 和 SMA ➡ 灌注区域。虽然这是一种长期的潜在疾病，但涉及大片区域需要急性再通

慢性肠系膜缺血：正中韧带综合征　　**慢性肠系膜缺血：正中韧带综合征**

（左图）（A）一名女性患者表现为体重减轻和餐后腹痛，增强 CT 矢状位显示腹腔动脉变窄 ➡️ 超出起始部。压迫狭窄动脉的圆形密度是正中弓状韧带。（B）DSA 显示腹主动脉干的"钩形" ➡️ 结构是弓形韧带压迫的特征。（右图）右侧 ➡️ 和左侧 ➡️ 膈肌连接形成正中弓状韧带 ➡️，弓状纤维压迫腹腔动脉（见近端 ➡️ 和远端 ➡️）

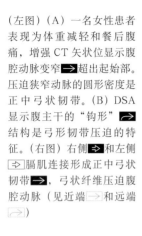
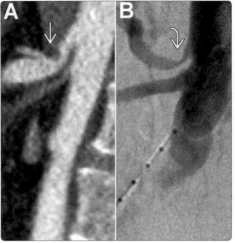

慢性肠系膜缺血：憩室炎　　**慢性肠系膜缺血：憩室炎**
（早期主动脉造影）　　　　　**（晚期主动脉造影）**

（左图）患有慢性肠系膜局部缺血症状的患者 DSA 显示从 IMA 起始部 ➡️ 出现异常大动脉 ➡️。它以逆行的方式填充并具有典型的 Riolan 弧线，这是连接 IMA 和 SMA 的不规则拱廊。（右图）延迟 DSA 显示了 Riolan 弧线 ➡️ 的延续。它重建了由于特发性大动脉炎而近端闭塞的腹腔干的 SMA ➡️ 和分支 ➡️

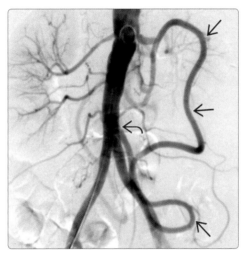
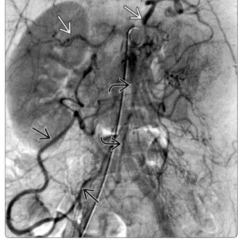

慢性肠系膜缺血：胸主动脉夹层　　**慢性肠系膜缺血：胸主动脉夹层**
（增强 CT 矢状位）　　　　　　**（增强 CT 横断位）**

（左图）已知胸腹主动脉夹层的马方综合征患者出现餐后腹痛，厌食和体重减轻。（A）主动脉夹层瓣 ➡️ 可见真腔供应腹腔干 ➡️。（B）SMA 是通畅的 ➡️，但是源自假腔 ➡️。（右图）主动脉夹层的真腔 ➡️ 在 SMA ➡️ 周围，由假腔 ➡️ 供应。可见明确的内膜瓣。假腔灌注不良导致慢性肠系膜缺血

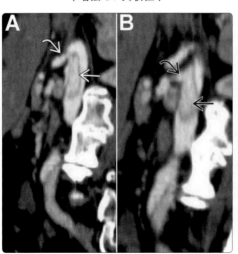
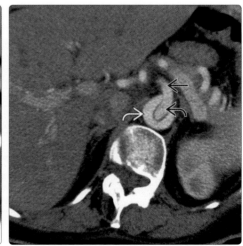

肠系膜缺血

并发症：支架植入后栓塞
（侧位主动脉造影）

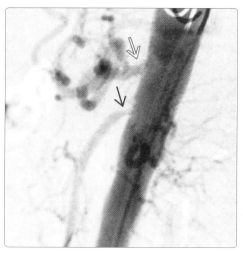

并发症：支架植入后栓塞
（非覆膜支架植入）

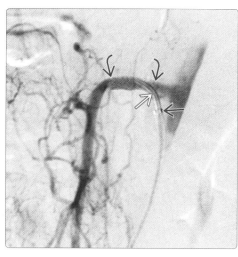

（左图）一名患有厌食和体重减轻的患者的侧位主动脉 DSA 显示 SMA 起始部 ➡️ 严重狭窄和腹腔干 ➡️ 的正常口径。IMA 起源也是狭窄的。根据患者的症状和 DSA 检查结果，对 SMA 狭窄的治疗方案进行规划。（右图）经肠系膜上动脉支架置入导管鞘管 ➡️ 和同轴 5Fr Cobra 导管 ➡️ 后 DSA 显示支架 ➡️ 置于原位，无明显残余狭窄

并发症：支架植入后栓塞
（支架植入后侧位主动脉造影）

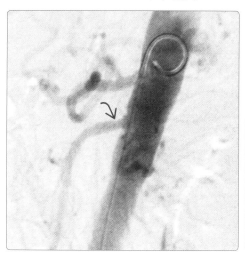

并发症：支架植入后栓塞
（肠系膜上动脉造影）

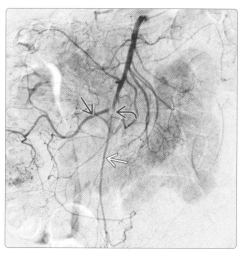

（左图）置入支架后的侧位主动脉 DSA 更好地显示了支架 ➡️ 在 SMA 中的位置及其与主动脉的关系。DSA 还再次证实近端 SMA 是广泛通畅的。（右图）前后位 DSA 显示支架置入后，远端 SMA 在右结肠 ➡️ 和回肠动脉 ➡️ 分部的一个小的非闭塞性充盈缺损 ➡️。这表明支架放置过程中发生的一个小的远端栓塞。患者无症状，因此全身肝素化，术后无不良后遗症

并发症：非覆膜支架移位（3D CTA 重建）

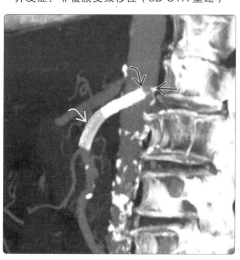

并发症：非覆膜支架移位（曲面 CT 重建）

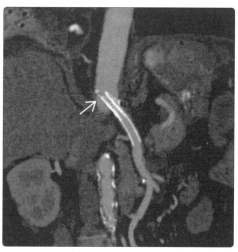

（左图）在非覆膜支架放置过程中，治疗近端 SMA 及其起源的漫长狭窄时，支架 ➡️ 的近端错位，几乎延伸至主动脉后壁 ➡️。第 2 个支架 ➡️ 延伸至 SMA 以确保完全的覆盖狭窄范围。（右图）同样，可以看到第 1 支架的近端位置 ➡️。该图像证实了支架的通畅性

其他内脏动脉介入

关键点

术语

- 真性动脉瘤：包含动脉壁的三层结构
- 假性动脉瘤：血液经动脉破损处穿过而形成，不含动脉壁的三层结构
- 肌纤维发育不良：非炎症性异常增生；导致典型的狭窄
  - 动脉壁中层细胞的不正常生长扩大了动脉；导致纤维增厚
- 阶段性动脉中膜溶解症：非动脉粥样硬化，非炎症性动脉疾病
  - 特征为夹层和动脉瘤

术前

- 介入治疗指征
  - 所有假性动脉瘤均需要治疗
  - 真性动脉瘤直径>2cm 需要治疗
  - 内脏动脉源性活动性出血
  - 有症状的内脏动脉狭窄／闭塞

介入操作

- 多种介入方法可用于治疗假性动脉瘤／动脉瘤及活动性出血
  - 损伤的远端／近端栓塞
  - 直接经导管用弹簧圈或液体栓塞剂栓塞动脉瘤／假性动脉瘤瘤体
  - 支架辅助弹簧圈栓塞或覆膜支架植入
- 目标是获得稳定的血栓形成
- 支架所致症状性狭窄／堵塞是被允许的

结果

- 内脏动脉瘤及假性动脉瘤介入治疗的手术成功率为 79%～98%
- 4% 需要进一步介入治疗；影像学随诊是必要的

脾动脉瘤（冠状位 CTA）　　　　　脾动脉瘤（诊断性 DSA）

（左图）一个大的宽颈钙化动脉瘤➡可见源自脾动脉➡；由于其尺寸大且破裂风险高而进行了治疗。（右图）导管置于脾动脉远端➡，DSA 确认大动脉瘤➡源自中脾动脉，与 CTA 所示一致

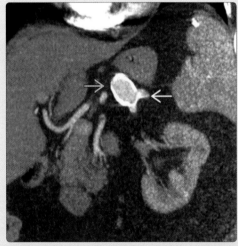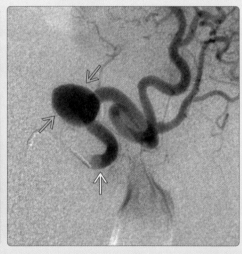

（左图）于动脉瘤内置入一个裸支架➡（通过动脉瘤瘤颈）用于为脾动脉瘤栓塞提供保护。相较于覆膜支架，裸支架更易于通过弯曲血管。（右图）微导管通过支架间隙进入动脉瘤囊并进行栓塞。DSA 显示动脉瘤局部闭塞➡及明显的脾动脉闭塞➡。附加的栓塞是必要的

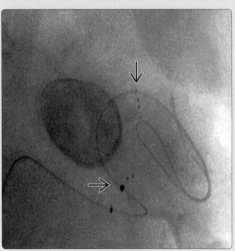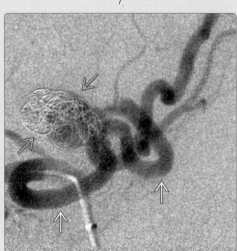

术 语

定义

- 内脏动脉瘤：比较少见
  - 一般人群发生率 0.1%～0.2%
    - 破裂发生率为 20%～70%
      - 50% 表现为破裂
      - 致死率 8.5%～75.0%（与部位有关）
  - 病因学
    - 动脉粥样硬化
    - 感染（霉菌性）
    - 创伤性
    - 先天性
      - 马方综合征
      - 克 - 特 - 韦综合征
      - 埃 - 当综合征
      - 白塞综合征
    - 血管炎
    - 医源性
  - 内脏动脉瘤分布
    - 脾动脉：60%～80%
    - 肝动脉：20%
    - 肠系膜上动脉（SMA）：5%
    - 胃十二指肠 / 胃网膜动脉：4%
  - 真性动脉瘤：包含动脉三层结构
    - 退变过程涉及动脉壁
    - 直径大于 2cm 时破裂风险增加
  - 假性动脉瘤：动脉壁破裂伴有局灶性出血
    - 不包含动脉壁三层结构
    - 通常与动脉周围炎相关
      - 病因包括创伤、炎症、血管炎
    - 高破裂风险
      - 通常需要治疗，无论直径大小
    - 医源性损伤的发病率增加
      - 内镜 / 经皮穿刺介入治疗
      - 腹腔镜干预
      - 经动脉化疗
      - 移植治疗
- 纤维肌性发育不良（FMD）：以中大动脉壁异常细胞生长为代表的非炎症性动脉病
- 区段性营养不良（SAM）：非动脉粥样硬化性，非炎症性动脉病
  - 组织学染色可显示平滑肌的退化，肌肉在动脉壁的外部介质中
  - 临床症状包括腹痛和中老年人出血
  - 对血管成形术和其他干预措施反应差

术 前

适应证

- 最常用的介入治疗包括治疗内脏动脉瘤 / 出血 / 狭窄 / 闭塞
  - 所有假性动脉瘤均需要治疗
    - 腔内治疗优于外科治疗
  - 真性内脏动脉瘤的治疗适应证
    - 动脉瘤直径≥2cm
    - 育龄妇女由于怀孕期间导致破裂风险增加的动脉瘤
    - 肝移植患者的动脉瘤；发生在移植前或移植后患者中
      - 对于移植前动脉瘤的手术治疗
      - 大多数移植后动脉瘤实际上是假性动脉瘤；腔内治疗
    - 症状性动脉瘤
      - 远端栓塞 / 出血 / 破裂
  - 大动脉来源的活动性出血
    - 可能为医源性 / 炎症 / 创伤
  - 症状性内脏动脉狭窄 / 闭塞
    - 腹腔 / 肠系膜动脉狭窄 / 闭塞肠系膜缺血（急性或慢性）
    - 肝移植后腹腔 / 肝动脉狭窄 / 闭塞危及同种异体移植物
  - 症状性（限流）内脏动脉夹层

禁忌证

- 不可纠正的凝血障碍
- 过敏性碘化对比剂
- 霉菌性内脏动脉瘤（手术切除 / 旁路治疗）

术前影像学检查

- CTA
  - 清晰的动脉解剖和病理学描述
  - 检测内脏动脉动脉瘤 / 出血 / 狭窄 / 闭塞的灵敏度高
  - 可以演示 SAM 和 FMD
    - 经典 FMD 为动脉瘤和狭窄交替出现；导致串珠状外观
    - SAM 有分段或跳跃模式
    - 在 SAM 中夹层动脉瘤更常见
    - SAM 中不同的动脉分布
      - 腹腔 / 分支：60%
      - SMA：17%
      - 肾动脉：14%
      - 肠系膜下动脉炎：9%
- MRA
  - 清晰的动脉解剖和病理学描述
  - 发现内脏动脉瘤出血，狭窄 / 闭塞的灵敏度高
- DSA
  - 诊断动脉病理的金标准
  - 经导管介入的成像指导

术前准备

- 核查项目
  - 临床病史和体格检查
    - 适当的手术适应证
    - 当前使用的药物：抗凝剂，抗血小板药

- ◦ 过敏
- ◦ 实验室检查
  - − 电解质，肾小球滤过率（eGFR）
    - □ Cr 最好正常；eGFR＞60
  - − 血常规
    - □ 血小板计数＞50 000/μl
  - − 凝血状况
    - □ 国际标准化比值≤1.5
    - □ 正常凝血酶原时间，部分凝血活酶时间
- ◦ 禁食：如果计划进行中度镇静／全身麻醉，则在手术前 8 小时禁食
- ◦ 签署手术和麻醉知情同意书
- • 药物
  - ◦ 镇静药
    - − 芬太尼
    - − 咪达唑仑
  - ◦ 肝素
  - ◦ 血管扩张剂（例如硝酸甘油）用于预防／治疗导管引起的血管痉挛
  - ◦ 1%～2% 利多卡因局部麻醉
- • 设备
  - ◦ 鞘管
    - − 5～8Fr 血管通路鞘（尺寸取决于导管／输送系统）
  - ◦ 导管
    - − 诊断导管
      - □ 冲洗导管 [例如猪尾，OmniFlush（Angio Dynamics；Queensbury，NY）]
      - □ 选择性导管（如 Cobra，Simmons）
    - − 同轴 2.6～3.0F 微导管
    - − 血管成形术（PTA）球囊导管
  - ◦ 导丝
    - − 初始"启动"0.035 英寸导丝
    - − 直头或弯头亲水导丝：有利于选择性导管插入
    - − 硬导丝（例如 Amplatz，Rosen）：可以提供推进／放置设备时的稳定性
    - − 0.014～0.018 英寸微导丝
  - ◦ 支架
    - − 无覆膜的自膨式／球囊安装
      - □ 用于处理狭窄或支架辅助栓塞
    - − 自膨／球囊安装
      - □ 用于治疗狭窄或动脉阻塞
  - ◦ 栓塞剂
    - − 弹簧圈
      - □ 可拆卸或"可推"0.035 英寸或 0.018 英寸弹簧圈
    - − 液体
      - □ 氰基丙烯酸正丁酯（n-BCA）Trufill（Cordis；Bridgewater，NJ）
      - □ Onyx（ev3Neurovascular；Irvine，CA）
      - □ 凝血酶：激活凝通路
    - − 明胶海绵（Upjohn；卡拉马祖，密歇根州）

- □ 临时栓塞剂可以片状形式提供；可以切成小块／制成液体
- − 颗粒
  - □ 各种尺寸，组成
  - □ 很少，如果有，用于治疗动脉瘤／假性动脉瘤
  - □ 对于治疗实体器官创伤后的实质出血可能是必须的
- − 堵塞装置
  - □ 封堵器（St. Jude Medical；St. Paul，MN）

介入操作

患者体位／位置
- • 最佳操作方法
  - ◦ 根据栓塞对象的位置决定
    - − 通常使用股动脉通路
    - − 如果病变部位导管无法进入，直接经皮穿刺靶病变
- • 获得诊断质量 DSA 图像面临的挑战
  - ◦ 患者移动
  - ◦ 呼吸运动（患者屏气至关重要）
  - ◦ 肠蠕动的运动
    - − 可以实施静脉注射胰高血糖素或 IV 平滑肌松弛剂：丁溴与莨菪碱（Buscopan）
  - ◦ 检查未排除的图像有助于区分配准不良和病理

手术步骤
- • 一般
  - ◦ 无菌准备和预穿刺部位铺单
  - ◦ 给予 1%～2% 利多卡因局部麻醉
  - ◦ 获得动脉通路
  - ◦ 如果需要主动脉造影，请引入冲洗导管
    - − 注入对比剂；获得 DSA 图像和局部动脉
  - ◦ 选择性地将导管放入目标血管 - 注射对比剂；获得 DSA 图像
  - ◦ 根据介入需要考虑引导导管／鞘管或同轴微导管 - 继续进行适当的干预
- • 内脏假性动脉瘤／动脉瘤和出血的栓塞：技术受目标病变位置和形态影响
  - ◦ 弹簧圈栓塞技术（一般）
    - − 放置鞘管，引入诊断导管
      - □ 在靶血管中放置选择性导管
    - − 获得诊断 DSA
      - □ 分析图像，计划栓塞
    - − 栓塞可能需要将弹簧圈放置在动脉瘤／出血部位的近端和远端
      - □ 远端弹簧圈可防止病变逆行灌注
      - □ 增加终末器官梗死的风险
    - − 治疗动脉瘤／假性动脉瘤时，栓塞可能包括也可能不包括弹簧圈
      - □ 可能不适合宽颈病变
      - □ 假性动脉瘤可能有问题；经常为薄壁，可能会破裂

- 可以使用 0.035 英寸或 0.014~0.018 英寸系统
  - 如果使用微弹簧圈，请使用同轴微丝和微导管
  - 定位微导管尖端用于栓塞
- 进行弹簧圈栓塞
  - 可以使用路图
- 使用略大于目标直径的弹簧圈
  - 对于动脉瘤，首先用 3D 型弹簧圈框架；然后用填充弹簧圈和完成弹簧圈
- 可以使用可解脱弹簧圈进行精确放置
  - 可以在有限的时间内检查弹簧圈直到分离
  - 随后可使用可推弹簧圈
- 在栓塞过程中间歇性注射对比剂以确认弹簧圈位置并进行栓塞
- 获得栓塞后 DSA 以记录最终结果
- 支架辅助弹簧圈技术
  - 适用于宽颈动脉瘤
    - 可栓塞动脉瘤囊，而不会将弹簧圈伸入相邻的血管内
  - 导丝和导管超出动脉瘤
  - 测量目标血管直径和病变长度以确定合适的支架尺寸
  - 在动脉瘤颈部上展开支架
  - 通过支架间隙将微型导管插入动脉瘤；注入对比确认位置
    - 通过微导管将弹簧圈引入动脉瘤
    - 弹簧圈应填充支架内腔以外的动脉瘤内腔，阻塞动脉瘤
    - 支架和载瘤血管仍然清晰
  - 弹簧放置后 DSA 以记录最终结果
- 球囊辅助弹簧圈栓塞技术
  - 也可用于宽颈动脉瘤
    - 栓塞时提供暂时的球囊支撑；防止弹簧圈移动和非目标栓塞
  - 使用 6~8Fr 引导导管
    - 患者全身肝素化
  - 经导引导管，同轴地引入顺应性球囊；将球囊置于动脉瘤颈部（不要膨胀）
  - 经导引导管，将同轴微导管放入动脉瘤囊内；现在将球囊膨胀穿过颈部
  - 和膨胀球囊一起放置弹簧圈
    - 在分离弹簧圈之前将球囊抽吸以观察结构，与载瘤血管的关系
    - 球囊仅短暂膨胀（约 2 分钟）
  - 弹簧圈成形后，放置填充／完成弹簧圈
    - 可以安全地置入后者而不会使球囊膨胀
  - 将微导管移除时膨胀球囊以防止弹簧圈移位
- 置入栓塞物的技术
  - 目标动脉选择性插管
    - 注入对比度；获得 DSA 图像
  - 确定栓塞剂的适当尺寸和结构；基于血管类型，血流量及可用的"着陆区"

- Amplatzer 血管塞：短"着陆区，呈单层网状，单瓣设计
- Amplatzer 血管塞 II：可变的"着陆区"，多层网状裂片产生更大的表面积
- Amplatzer 血管塞 III：对于高流量目标栓塞，多个网孔和延伸的边缘有助于保持插塞的位置
- Amplatzer 血管塞 IV：低获益栓塞；通过 0.038 英寸诊断导管递送
- 应使用比预期阻塞部位的血管直径大 30%~50% 的栓塞封堵器
- 必须能够将输送鞘（或 0.038 英寸导管）推进到目标血管中以用于栓塞放置（只有低剖面装置可通过导管递送）
- 设备是自膨的
  - 递送鞘／导管
  - 设备与导丝相连；可以重新捕获和重新定位设备直到分离
- 获得 DSA 以确认令人满意的堵塞位置和栓塞目标
- 通过导丝的逆时针旋转来实现
- 获得最终图像
- 液体栓塞技术（一般）
  - 液体提供极好的穿透力和遮挡力
    - 注射时有时难以控制
    - 非靶向栓塞的可能，尤其是在高流量血流动力学的情况下
    - 选择性地注入目标血管；否则可能会损伤邻近的正常组织
- n-BCA 液体栓塞技术
  - 选择性地将微导管放入目标
    - 注入对比剂；获得 DSA 图像
  - 将所需量的乙碘曲吸入注射器
  - 将 n-BCA 与乙碘曲混合；更高的 n-BCA 浓度凝固得更快
    - 根据流量特性和操作员的经验比例混合浓度
  - 当混合物＞70% 时，钽粉增加 n-BCA 的射线不透性
  - n-BCA- 用 D₅W 填充的 3ml 注射器冲洗微导管
  - 去除微导管的松弛
  - 荧光监测 n-BCA 注射
    - 注射时使用空白路图遮盖；可以更好地观察栓塞剂
  - 注射后，吸出注射器并迅速取出微导管
    - 避免导管端贴壁
- Onyx 栓塞技术
  - Onyx：将乙烯乙烯醇共聚物（EVOH）溶于二甲基亚砜（DMSO）中，悬浮微粉化钽粉末
    - 使用 Onyx 34 治疗高流量病变；随着 DMSO 消散，与血液接触时会沉淀
    - Onyx 铸形填充，封闭病变
  - 选择性地将微导管置于目标位置
    - 注入对比剂；获得 DSA 图像

- 用 D₅W 填充的 3ml 注射器冲洗微导管 - 使用兼容注射器吸取 1ml DMSO
  - 将 DMSO 注射器连接到微导管中心
- 用 DMSO 填充的微导管死腔 1~2 分钟（通常为 0.2~0.3ml）
- 连接导管套和 Onyx 注射器
  - 使注射器垂直并使其柱塞向下
- 慢慢注入 Onyx（约 0.15ml/min）
  - 通过荧光屏持续监测注射
  - 在注射过程中使用空白的路图
- 如果没有到达所需的位置，暂停注射 15~30 秒，然后恢复注射
  - 避免 Onyx 回流到正常的动脉
  - 避免阻塞正常静脉引流
- 停止注射不要超过 2 分钟
  - Onyx 可能凝固并阻塞微导管
- 移除微导管，抽吸注射器并慢慢拉回微导管
  - 不要粘住所在位置
○ 经皮注射凝血酶
- 考虑是否损伤（例如假性动脉瘤 / 动脉瘤）无法进行经导管治疗
- 将小针（例如 22G）置入动脉瘤 / 假性动脉瘤腔
  - 可以使用 CT，超声或透视引导
- 缓慢注射凝血酶（500~1000U/ml）
- 使用 0.1ml 的增量直至 1~2ml 的总体积
- 内脏动脉病变的支架置入治疗
  ○ 考虑无覆膜支架治疗症状性内脏动脉夹层，狭窄和闭塞
  - 最常见的指征：肠系膜缺血
  ○ 考虑覆膜支架以排除内脏动脉壁缺陷（例如假性动脉瘤 / 动脉瘤或出血）
  - 纤维覆盖的支架可以将病变段隔离，同时保证远端血流
  - 可能在技术上具有挑战性
    - 覆膜支架通常需要更大的输送系统（球囊扩张除外）
    - 如果供血动脉迂曲，覆膜支架可能难以达到靶病变
    - 覆盖支架可能会阻塞分支血管
- 特殊考虑
  ○ 进行的肝或脾外伤合并
  - 初始治疗应该是液体复苏
    - 血流动力学不稳定的患者需要紧急剖腹手术
  - 通过谨慎的临床处理和影像监测的保守治疗可能是适当的
    - 可能会出现延迟或反复出血
  - 栓塞治疗适用于难治性出血
    - 可以使用明胶海绵，颗粒和弹簧圈
  ○ SAM 介入
  - 基于决定干预临床结果
    - 急性期 SAM 可能因腹腔内出血导致 50% 的

死亡率
  - 血管内介入治疗可能包括用弹簧圈或 n-BCA 栓塞
- 由于血管壁中层受损，避免血管成形术
  - 如果进行了血管成形术，扩张不要超过标准的外膜直径
○ 胰十二指肠动脉瘤
- 伴有严重腹腔 /SMA 狭窄 / 闭塞时增加的侧支血流
  - 破裂可能会危及生命
  - 可能需要选择性栓塞
○ 脾动脉瘤
- 到达动脉瘤可能很困难
  - 通常是非常曲折的动脉
- 可能无法保留脾动脉通畅
  - 如不能进入动脉瘤，治疗可能需要脾动脉栓塞
- 近端栓塞增加胰腺炎的风险
  - 胰动脉在近端出现
○ 脾动脉栓塞治疗脾功能亢进
- 替代脾切除
  - 栓塞在远端进行
  - 一般使用明胶海绵或颗粒
- 目的在于减少脾脏体积 60%~80%
  - 减小脾脏大小；可能需要重复栓塞治疗
  - 保留一些功能脾组织
- 使用围手术期广谱抗生素
- 避免完全性脾梗塞
  - 可导致脾脓肿

替代操作 / 治疗

- 外科
  ○ 手术结扎，旁路损伤
  ○ 创伤后出血的紧急剖腹手术
  ○ 手术切除 SAM 可能是一线治疗

术　后

应以事宜

- 栓塞后停止临床监测；根据临床指征进行影像学随访
  ○ 排除损伤的血运重建

结　果

并发症

- 最严重的并发症
  ○ 完全 / 部分终末器官梗死
  - 高达 20% 的介入治疗中有一定程度的梗死，常常出现轻微的临床后果
  - 栓塞依靠充足的侧支供应来预防终末器官梗死
- 即刻 / 围手术期并发症
  ○ 病变部位并发症
  - 血肿，假性动脉瘤，医源性动静脉瘘
  ○ 动脉夹层
  ○ 颅内动脉瘤 / 假性动脉瘤破裂

其他内脏动脉介入

外伤性 SMA 假性动脉瘤　　　　外伤性 SMA 假性动脉瘤（SMA 的初始 DSA）

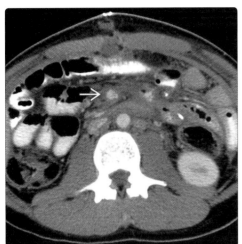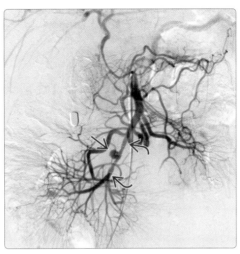

（左图）1 周前患者出现腹部枪伤，需要部分小肠切除。横断位增强 CT 显示由肠系膜上动脉（SMA）产生的动脉增强 ➜，与假性动脉瘤一致。（右图）SMA 的 DSA 显示由 SMA 的回结肠节段 ➜ 有的偏心圆形血管团 ➜，与假性动脉瘤一致。由于高风险的破裂，所有假性动脉瘤都需要治疗

创伤性 SMA 假性动脉瘤：支架辅助弹簧圈栓塞　创伤性 SMA 假性动脉瘤：支架辅助弹簧圈栓塞
　　　　　（支架的 DSA）　　　　　　　　　　　　（弹簧圈推送）

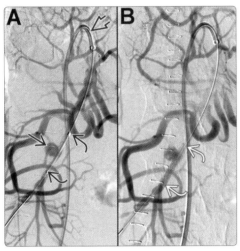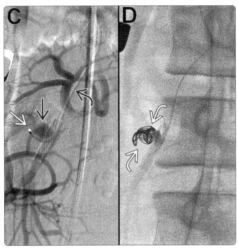

（左图）（A）（B）将引导鞘 ➜ 置于 SMA 中，并将微导管推进穿过病灶。将未覆盖的支架 ➜ 定位在假性动脉瘤颈部上 ➜ 展开支架，再次 DSA。（右图）（C）微导管被重新引入 ➜，并且尖端 ➜ 通过非覆膜支架 ➜ 的间隙前进到假性动脉瘤囊。（D）然后将弹簧圈引入假性动脉瘤囊中 ➜

创伤性 SMA 假性动脉瘤：栓塞后　　　创伤性 SMA 假性动脉瘤：栓塞后
　　　（支架的 SMA）　　　　　　　　　　（3D CTA）

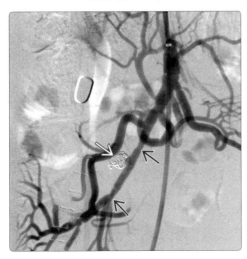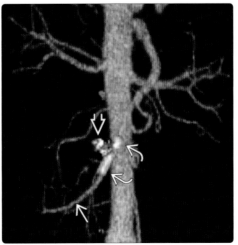

（左图）微圈 ➜ 栓塞后，取出微导管，获得 DSA 图像，证实假性动脉瘤闭塞，保留了回结肠动脉 ➜ 和远端分支的开放。支架辅助栓塞可用于治疗宽颈动脉瘤或假性动脉瘤，同时保留远端动脉灌注。（右图）1 个月后的随访冠状位增强 CT 3D 重建显示支架 ➜ 和弹簧圈 ➜ 远侧的潜在动脉 ➜，没有填充假性动脉瘤

- 　异位栓塞
- 远期并发症
  - 　胰腺炎伴近端脾动脉栓塞

结果

- 内脏动脉瘤／假性动脉瘤干预的技术成功率为79%~98%
  - 99%的内脏保留

肝动脉瘤（初始增强CT评估）

（左图）肝动脉存在3cm的肝动脉动脉瘤，在动脉瘤囊内具有偏心的腔➡和层流血栓➡。考虑到破裂的风险，应该治疗直径2cm的动脉瘤。（右图）由于腹腔动脉插管困难，进行了SMA DSA检查，发现胰十二指肠动脉➡（PDA）和胃十二指肠动脉➡（GDA）明显增大。还证实了大肝动脉瘤➡

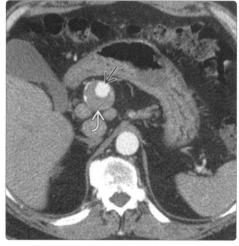

肝动脉瘤（SMA DSA）

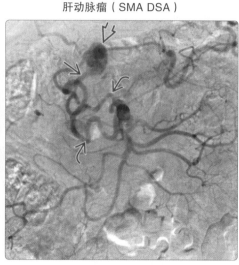

肝动脉瘤（GDA的DSA）

（左图）通过前PDA➡中的导管DSA显示动脉瘤➡出现在来自肝总动脉➡的GDA➡的起源处。还显示腹腔动脉起始部➡严重狭窄。（右图）获得DynaCT血管造影以更好地评估动脉瘤的复杂解剖。这显示了动脉瘤的肝总动脉和肝固有动脉的流入➡和流出道➡狭窄，具有通过GDA➡的主要血液供应

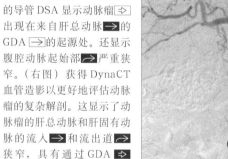

肝动脉瘤（CT血管造影）

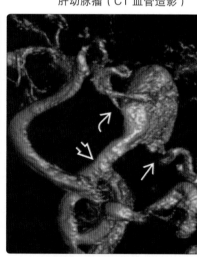

肝动脉瘤：微导管栓塞

（左图）（A）通过近端下PDA中的5Fr导管➡，将同轴微导管➡置于动脉瘤中，并且（B）弹簧圈➡用于栓塞。（右图）在线圈栓塞后立即获得的未减影的DSA显示在卷曲动脉瘤➡之外的正常肝动脉➡中的对比剂，表明持续血流通过动脉瘤。后来，DSA显示囊内血栓形成，无肝动脉血流。肝梗死的风险很小，但胆管缺血是一个问题

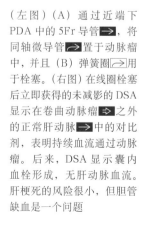

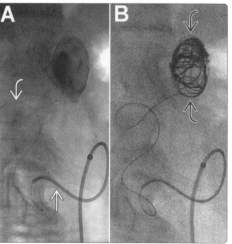

肝动脉瘤：栓塞后（GDA血管造影）

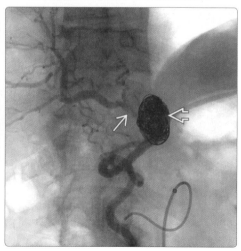

- 4% 需要未来的重新介入；后续影像检查是必要的
  - 4% 的主要并发症（介入放射学协会标准）
- 控制创伤性实体器官出血的技术成功率为 87%~95%

节段性动脉溶解（最初的增强 CT 评估）

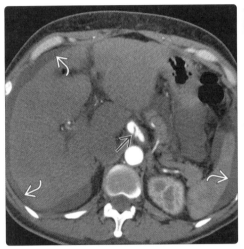

节段性动脉溶解（矢状位 CTz 重建）

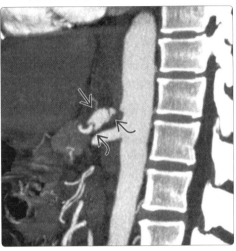

（左图）患有慢性腹痛急性恶化的患者的横断位增强 CT 显示游离的腹腔内液体➡。腹腔干扩张并具有可疑动脉夹层的线性裂隙➡。（右图）矢状 CT 重建较好地显示了腹腔干的异常外观。至少 2 个夹层明显➡，并伴有局部动脉瘤➡。节段性动脉溶解的特征在于动脉瘤解剖，其可能仅影响缺乏介质的部分动脉

节段性动脉溶解（3D CTA 重建）

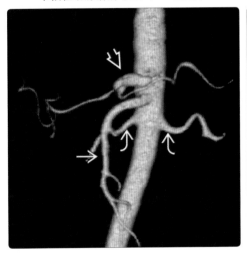

节段性动脉溶解（选择性腹腔动脉 DSA）

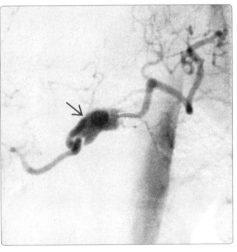

（左图）主动脉的 3D CTA 重建显示 SMA ➡和肾动脉➡正常，不像腹腔动脉➡。节段性动脉溶解（SAM）可能局限于单个动脉也可能涉及多个动脉。最常见的是腹腔动脉，其次是 SMA 和肾动脉。（右图）腹腔动脉 DSA 显示，与纤维肌性发育不良（FMD）不同，这种特殊的病变是局灶性的➡。虽然 SAM 可能难以与 FMD 区分，但后者涉及肠系膜动脉仅占 9%

真菌性动脉瘤（最初的增强 CT 评估）

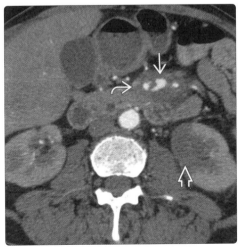

真菌性动脉瘤（SMA 的 DSA）

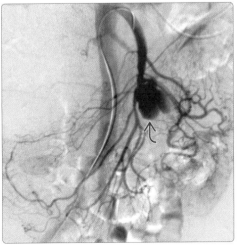

（左图）发热，白细胞增多，严重侧面和腹部疼痛的患者的横断位增强 CT，显示左肾梗死➡和围绕 SMA 异常增大的远端分支➡的低衰减肿块。该组合对于脓毒性栓塞导致真菌性 SMA 动脉瘤而言令人担忧。（右图）分叶状小动脉瘤➡与霉菌性动脉瘤一致。处理办法是手术，结合抗生素治疗

（左图）钝性创伤后低血压患者的横断位增强 CT 显示多个脾裂痕➡️和局灶性对比剂聚集➡️，可疑假性动脉瘤。有一个中央高衰减➡️的固有包膜下血肿，与出血一致。（右图）冠状 CT 重建显示脾破口➡️和囊下血肿➡️的范围。施行了肝脾切除术，但可能需要剖腹手术或介入治疗

脾破裂（最初的增强 CT 评估）

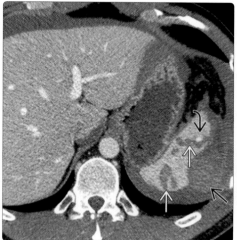

脾破裂（最初的增强 CT 评估）

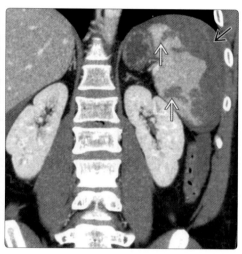

（左图）由于低血压和血细胞比容下降，患者接受了脾动脉➡️DSA，其显示对比外渗➡️和可能代表假性动脉瘤➡️的多灶性动脉异常。（右图）（A）将微导管置于异常区域➡️供血动脉分支的远端，获得 DSA。这显示了立即填充脾静脉➡️，指明了创伤性动静脉瘘。（B）将弹簧圈➡️置于脾脏的 2 个主要异常区域

脾破裂（选择性脾动脉造影）

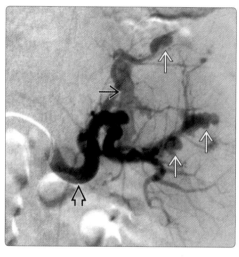

脾破裂：经微导管栓塞（DSA）

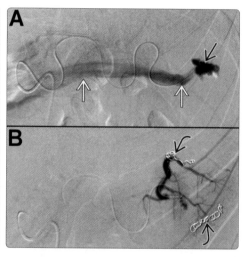

（左图）栓塞动静脉瘘和显示为外渗的假性动脉瘤后，患者的血流动力学显著改善。用 DSA 评估额外的脾动脉分支➡️，但未发现其他出血源。（右图）弹簧圈栓塞后➡️的 DSA 显示没有假性动脉瘤或外渗部位。由于选择性栓塞，仍然存活相当多的脾组织➡️

脾破裂（评估额外分支）

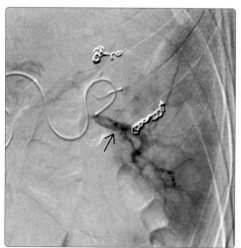

脾破裂的治疗：栓塞后（DSA）

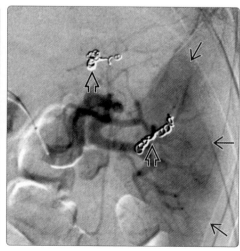

动脉损伤出血（选择性腹腔动脉 DSA）

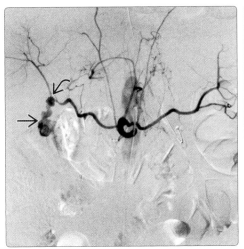

动脉损伤出血（远端同轴微导管 DSA）

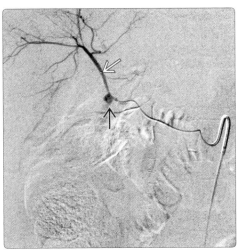

（左图）该患者接受了 Whipple 手术治疗胰腺癌，同时行胆囊切除术，1周后出现腹痛和低血压。腹腔动脉 DSA 显示出由肝固有动脉的假性动脉瘤➡引起的外渗➡。由于活动性出血引起的低血压，存在弥漫性动脉血管收缩。（右图）引入同轴微导管，并将尖端➡放置在假性动脉瘤➡之外，以准备线圈栓塞

动脉损伤出血：
通过微导管进行线圈栓塞（DSA）

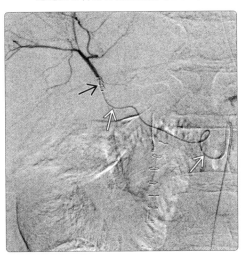

动脉损伤后出血：栓塞后（腹腔 DSA）

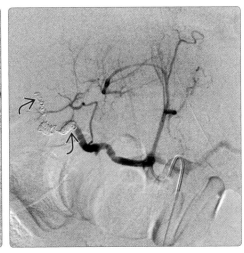

（左图）通过微导管➡将弹簧圈➡置于肝动脉中。在栓塞期间，弹簧圈放置在病变的近端和远端都很重要，因为这可以防止以顺行或逆行方式再灌注。在显著出血的低血压患者中，受损动脉的线圈栓塞可以迅速改善血流动力学。（右图）栓塞后的腹腔动脉 DSA 显示弹簧圈➡被置于桥接假性动脉瘤，并且不再有任何外渗

PDA 动脉瘤（3D）

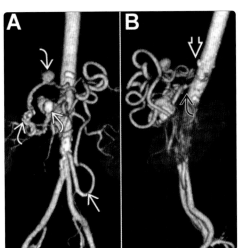

PDA 动脉瘤（冠状位成像）

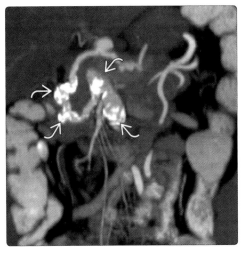

（左图）（A）冠状和（B）矢状图像（不同患者）显示多个 PDA 动脉瘤➡。腹腔动脉闭塞➡和 SMA 狭窄➡由于向腹腔和 SMA 血管床提供侧支血流，PDA 和肠系膜下动脉➡均粗大。（右图）重建显示具有严重破裂风险的大动脉瘤➡。它们是由腹腔或 SMA 狭窄或闭塞存在时侧支血流增加引起的

关键点

术前

- 肾动脉狭窄（RAS）的主要病因
  - 动脉粥样硬化（90%）
    - 肾功能不全 ± 急进性或难治性高血压（HTN）± 肺水肿
  - 纤维肌性发育不良（FMD）（10%）
    - 造成 HTN；肾功能不全罕见
- 治疗指征
  - 至少 50% 的 RAS 加上无法控制的 HTN，尽管采用了最佳的药物治疗，但仍有肾功能恶化或反复发作的肺水肿

介入操作

- 动脉粥样硬化性肾动脉口腔狭窄
  - 持续性阳性结果需支架置入
    - 内侧应突出 1~2mm 进入主动脉腔
- FMD
  - 单独进行血管成形术

- 支架置入仅用于明显的解剖或血管破裂
- 急性肾动脉缺血
  - 短期导管定向溶栓
  - 血栓抽吸切除术

术后

- 最佳的术后医疗管理至关重要
  - 注意术后血压监测
- 超声监测：2 周，6 个月，每年

结果

- 动脉粥样硬化 RAS
  - 更好的血压控制：约 2/3
    - HTN 治愈罕见
  - 肾功能的稳定或改善：约 3/4
- FMD
  - HTN 的治愈：约 50%
  - 更好的血压控制：约 90%

（左图）显示由延伸至窦口 ➡ 的动脉粥样硬化斑块 ➡ 引起的右肾动脉近端部分狭窄。在整个主动脉中 ➡ 可以看到额外的动脉粥样硬化斑块 ➡。（右图）DSA 显示严重的双侧肾动脉近端狭窄 ➡ 以及其他散在的动脉粥样硬化斑块 ➡。动脉粥样硬化性肾动脉狭窄通常影响肾动脉的近端 1/3，如本例中所示

动脉粥样硬化性肾动脉狭窄（图示）

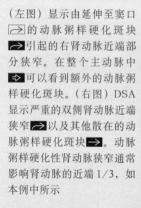
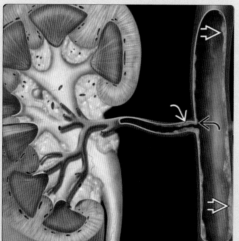

动脉粥样硬化性肾动脉狭窄（主动脉造影）

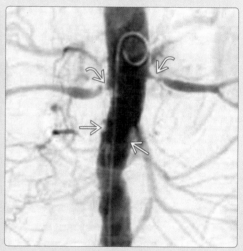

（左图）右肾动脉血管造影显示右肾动脉 ➡ 中段的珠状物。FMD 是一种非炎症性和非动脉粥样硬化性血管病变。内侧 FMD 占典型型串珠外观的 80%~90%。（右图）血管球囊成形术是治疗的首选。支架用于球囊血管成形术的并发症，例如限流夹层或血管破裂

肾动脉 FMD（初始血管造影）

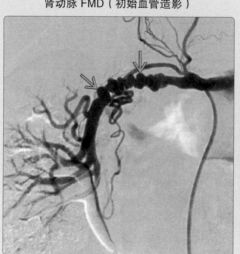

肾动脉 FMD（血管球囊成形术后）

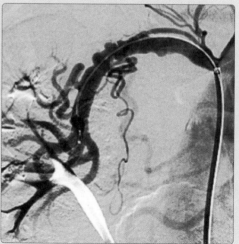

术 语

定义

- 肾动脉狭窄（RAS）：固定肾动脉狭窄（主要或分支血管）
  - 可能导致难治性高血压（HTN），缺血性肾病，和（或）肺水肿
- 肾血管 HTN：由于 RAS 引起的 HTN
  - 加速 HTN：尽管多次使用多种药物，以前可以控制而现在控制不良的 HTN
  - 恶性 HTN：与急性终末器官损害相关的不受控制的 HTN
  - 难治性 HTN：尽管最佳剂量为 3 种不同类别的药物，仍存在的 HTN
- 缺血性肾病：由肾灌注不良引起的肾功能下降和肾萎缩

肾动脉狭窄的流行病学 / 病理生理学

- 流行病学
  - 继发性 HTN 的主要原因
    - 在所有 HTN 患者中占 0.5%~10.0%，约 30% 患有加速 HTN
  - 约 25% 的缺血性肾病患者需要血液透析
  - 动脉粥样硬化患者患病率高
    - 冠状动脉疾病的 15%~30%
    - 22%~59% 的外周动脉疾病
- 病理生理学
  - 狭窄导致肾灌注减少
    - 由肾小球旁细胞释放的肾素
    - 肾素激活血管紧张素 II 的产生
    - 血管紧张素 II 的产生导致出球小动脉收缩
      - ↑血管紧张素 II 增加肾小球静水压力以维持肾小球滤过率（eGFR）
      - ↑血管紧张素 II 引起全身性 HTN
      - ↑血管紧张素 II 导致醛固酮升高造成钠 / 水潴留
- 原因
  - 动脉粥样硬化
    - 最常见（90%）
      - 男＞女
      - ＞50 岁
    - 影响窦口 / 近端 1/3 的肾动脉
    - 风险因素与其他位置的动脉粥样硬化相似
    - 明确优于经皮腔内血管成形术（PTA）治疗动脉粥样硬化病变
  - 纤维肌性发育不良（FMD）
    - RAS 第二最常见的原因（10%）
      - 女＞男 [（3~4）：1]
      - 通常 <30 岁
    - 非炎性血管炎
      - 累及中远段、右肾动脉主干
      - 还可能涉及节段性肾动脉

- 内侧纤维组织增生最常见的亚型（80%）
  - 动脉瘤扩张的交替区域呈现串珠状外观
- 很少导致缺血性肾病或完全肾动脉闭塞
- 血管成形术单独有效
- 支架预留 PTA 失败 / 再狭窄 / 并发症（如分离，破裂）
  - 肾移植动脉狭窄
    - 影响 5%~10% 的移植
    - 原因
      - 移植物纤维化外部压迫
      - 吻合处的扭结点
      - 手术过程中使用血管钳所致损伤或其他原因
    - Takayasu 动脉炎，神经纤维瘤病，中主动脉综合征
    - 医源性或创伤性损伤
      - 血管损伤损害内膜；引起血栓形成
    - 腹膜后肿瘤包裹 / 压迫
  - 急性肾缺血
    - 来自近端的栓塞（例如心房纤颤或主动脉斑块）
    - 狭窄性肾动脉的原位血栓形成
    - 来自血管内介入的医源性损伤
- 临床原因怀疑 RAS
  - 耐药性 HTN
  - 170~190 秒的收缩期读数
  - 30 岁以下或 50 岁以上的 HTN 发作
  - HTN 或肾功能突然恶化
  - 同时已知的系统性动脉粥样硬化
  - 血管紧张素转换酶抑制剂（ACE 抑制剂）肌酐升高＞20%
- RAS 和预后
  - RAS 与心血管疾病增加事件 / 死亡率有关

术 前

适应证

- RAS 和难治性 HTN／逐渐恶化的肾功能 / 突然的肺水肿尽管进行了全面的药物治疗
  - 没有测试可以可靠地预测干预是否会带来改善
  - 可能成功的结果
    - 肾长度＞8cm
    - eGFR 最近下降
    - 活检时可见完整的肾小球
- 患者肾功能下降但单侧肾功能正常的显著 RAS
- HTN 患者的疑似或已知 FMD
- 急性肾动脉闭塞
  - 紧急血运重建可能会保护肾功能
    - 事件发生后 19 小时内报告的阳性结果
      - 以前认为在不可逆缺血前 1~3 小时的时间太短

禁忌证

- 绝对
  - 肾萎缩
    - 没有机会恢复肾功能的萎缩性肾

- 不可纠正的凝血病
- 弥漫性肾内血管疾病
- 相对
  - 溃疡／不稳定斑块
    - 外周和肾栓塞的风险
    - 使用栓塞保护装置
  - 难以进入血管
  - 对比剂过敏
    - 预防或使用二氧化碳或钆
      - 如果存在肾功能不全，应避免使用钆：肾源性系统性纤维化风险
      - 参见《ACR 对比剂手册（10.2，2016）》
  - 显著的合并症，总体预后不良，患者不稳定

术前影像学检查

- 多普勒超声
  - 肾动脉主干
    - 肾动脉收缩速度＞180cm/s
    - 肾动脉比（收缩期肾动脉峰值／主动脉血流速度）＞3.5
  - 肾内动脉分支
    - 小慢波
    - 延长加速时间（＞0.07 秒）
    - 早期收缩期峰值（ESP）
  - 优点
    - 无创，无对比剂，无电离辐射
    - 用于支架置入／血管成形术后的随访
  - 缺点
    - 中／远肾动脉难以观察
      - FMD 狭窄的常见部位
- 计算机断层扫描血管造影
  - 缺点
    - 对比剂引起的肾病的潜在危险
    - 电离辐射
- 磁共振血管造影
  - 缺点
    - 高成本，检查时间长，低可用性 - 高估狭窄／假阳性检查
    - 肾源性系统性纤维化风险
    - 肾动脉分支的有限可视化
    - 金属支架产生伪影
- ACE 抑制剂放射性核素闪烁扫描
  - RAS：ACE-I 给药后 2 分钟内示踪剂摄取减少＞100% 和（或）Tmax 延长
  - 很少用于现代实践
- 数字减影血管造影（DSA）
  - 金标准
  - 优点
    - 高品质的图像
    - 同时治疗病变
    - 选择性肾 DSA 使用较少量对比剂
    - 可以测量反狭窄梯度

- 缺点
  - 侵入性
  - 除非进行干预，否则通常不进行术前准备
- 检查项目
  - 检查是否存在副肾动脉：占 25%~30% 的人群
    - 严重的副肾动脉可引起肾血管 HTN
  - 过敏
  - 实验室：血小板＞50 000/μl，INR＜1.8
  - eGFR
    - 患者通常具有低／下降的 eGFR
- 药物
  - 在手术当天使用的抗高血压药
    - 仅使用短效药物控制血压，因为干预后血压可能会急剧下降
  - 静脉使用 4000U 负荷剂量的肝素
  - 考虑阿司匹林和氯吡格雷负荷剂量
    - 氯吡格雷：300mg
    - 阿司匹林：81mg 或 325mg
  - 对于肾功能不全患者，用静脉注射生理盐水预水化 6 小时
- 设备
  - 微穿刺套装
  - 导管／鞘
    - 冲洗导管
      - 首选 Omniflush 导管而不是猪尾导管
      - 猪尾在较宽的区域内分散对比度，需要更高的对比度
    - 选择性导管
    - Cobra-2
      - Simmons/SOS（尾状肾动脉）
    - 引导导管／引导鞘
      - 在放置过程中，允许在支架放置期间进行少量对比剂注射
      - 更安全／更可控的支架输送
      - 主动脉肾动脉角度的基底鞘形状
      - 常用的 Ansel 1 鞘
  - 导丝
    - 0.035 英寸导丝（Bentson）
    - 亲水导丝
    - 用于穿越狭窄的无创伤／软尖导丝
    - 0.014~0.018 英寸导丝（球囊支架）
  - 血管成形球囊
    - 低而稳固
    - 球囊和病灶长度匹配
    - 如果可能的话，可选用单轨
  - 球囊支架
    - 高径向力球囊支架
      - 通常使用 0.014~0.018 英寸导丝
      - 通过引导导管同轴引入
- 典型长度：1.5~2.0cm

- 典型宽度：5~7mm
  - 药物洗脱支架或球囊扩覆膜支架的优点不确定
  ◦ 栓塞保护装置
  - 目前临床用于肾动脉
    ▫ 专为较长的血管（颈动脉）而设计
    ▫ 早期肾动脉分叉限制了实用性
  - 胆固醇栓子是术后 GFR 下降的潜在病因
  ◦ 等渗对比剂
  - 尽管可能并发肾功能不全，但可使用最低剂量
    ▫ 用生理盐水 1：2 稀释进行选择性血管造影
  ◦ CO_2 对比
  - 在肾功能不良或衰退的情况下使用
  - 如果需要，可以仅使用 CO_2 进行整个治疗

介入操作

患者体位 / 位置
- 首选右股动脉（CFA）
- 在出现明显的肾动脉尾部成角的情况下，可以考虑肱动脉或桡动脉入路
  ◦ 迂曲或狭窄的髂动脉
- 肾移植干预措施
  ◦ 同侧 CFA 进入髂外吻合处
  ◦ 对侧 CFA 进入髂外吻合处

设备准备
- 用肝素化盐水冲洗所有导管 / 鞘 / 装置
- 确保有处理紧急情况的设备
  ◦ 覆膜支架
  ◦ 栓塞弹簧圈
  ◦ 主动脉阻塞球囊

手术步骤
- 取得动脉通路
- 考虑腹主动脉造影
  ◦ 如果存在术前成像并能显示肾动脉起源和狭窄，则应避免
  ◦ 将冲洗导管置于 T_{12}~L_1，流速为 10~20ml/s；20~40ml 对比剂体积
  ◦ 以成角度观察肾入口
  - 将 X 射线束垂直于肾门放置
    ▫ 基于预处理成像
    ▫ 如果没有术前 CT 或 MR：左前斜（LAO）约 15° 显示右肾动脉，前后位用于左肾动脉
  - 在前后位成像中，支架会错误地投射到主动脉腔内，但如果没有正确分析肾门，则实际上会放置得过于外周
- 给予肝素
  ◦ 3000~5000U
- 进入肾动脉，放置引导鞘
  ◦ SOS "轻弹" 技术
  - SOS-1 或 SOS-2 导管
  - Bentson 导丝
  - 长 Bentson 导丝（16cm）软尖端允许导丝延伸

出导管但不能反向撤销曲线
  - SOS 导管位于肾动脉起源下方
  - 将 Bentson 导线置于导管末端孔外 1cm 处
  - 导丝和导管同时推进
  - 当进入肾门时，线圈会轻轻地 "轻弹"
  - 导丝进入肾动脉
  - SOS 导管拉至其容纳动脉
  - 进鞘（先前停在髂动脉）"轻弹" 和导管靠近但不能进入肾动脉起源
  - 交换 Bentson 导丝为所需的工作导丝
  - 移除 SOS 导管
  ◦ Feldman 无接触技术
  - 在肾动脉口上方推进弯曲鞘，内扩张器和有角度的滑动导丝
  - 移除内部扩张器，导丝缩回至鞘外延伸约 4cm
    ▫ 鞘采用预定的形状
    ▫ 有角度的 glidewire 放置在主动脉壁上，保持鞘免于刮伤主动脉斑块
  - 使用 0.014 英寸导丝
  ◦ 放置选择性鞘探查肾动脉口
  - 将中等硬度导丝穿过导管
    ▫ 首选柔软无创技巧
  - 取出导管
  - 带内扩张器的前鞘进入肾动脉口
    ▫ 可能对肾动脉造成创伤
    ▫ 扁斑块移位 / 胆固醇栓子
    ▫ 分离
  - 略微抽出并进行血管造影
- 进行肾血管造影
  ◦ 注意狭窄的长度和严重程度
  - 通过与正常口径肾动脉比较确定狭窄
    ▫ 不要将狭窄区域与狭窄后扩张进行比较
    ▫ 是否会导致狭窄的意义虚假增加
  ◦ 确定狭窄的意义
  - ≥70%：治疗
  - ≤50%：不太可能有治疗指征
  - 如果 >50% 但 <80%
    ▫ 与压力测量的相关性
    ▫ >10% 的显著收缩压梯度
    ▫ 注意狭窄动脉内的导管加剧了狭窄，并错误地提升了梯度
  ◦ 如果肾实质的一部分没有通过对比剂，则怀疑伴有复肾动脉
- 肾动脉支架置入术
  ◦ 治疗动脉粥样硬化狭窄
- 考虑给予肾动脉硝酸甘油（100~200pg）以预防血管痉挛
- 必要时进行球囊血管成形术
  ◦ 尽可能避免
  - 导致胆固醇栓塞或夹层
  ◦ 只有在极度严重的狭窄时才能进行，以创造足够

的管腔用于支架通过
- 选择合适的球囊支架
  ◦ 典型长度：1.5cm
  ◦ 典型宽度：5~7mm 支架应覆盖整个狭窄长度
- 定位支架
  ◦ 近端应延伸至主动脉 1~2mm
    - 如果支架未延伸超过肾动脉，主动脉斑块可覆盖肾动脉
    - 如果支架＞2mm 进入主动脉，如果再狭窄则可能难以重新接合肾动脉
  ◦ 可推进鞘通过肾动脉狭窄段以保护支架在支架置入后将鞘收回
    - 缺点：可能的胆固醇栓子
    - 优势：避免任何支架移位的风险
- 在放置前注射对比剂以确认满意的支架位置
  ◦ 使用骨骼标志创建蒙片，以帮助指导支架放置
- 给球囊充气直到支架完全展开
  ◦ 展开气囊支架
- 取出球囊
  ◦ 确保球囊完全放气
    - 如果仍然进行最小程度的充气，可以移动或移除支架
    - 将鞘推进支架周边部分并盖住球囊，以确保球囊不会使支架移位
- 完成后执行 DSA 造影
  ◦ 确定支架术的技术成功
  ◦ 排除并发症
- 取出导管／鞘
- 止血
- 肾动脉血管成形术
  ◦ FMD 的一线治疗
- 获得动脉通路：注意髂股动脉 FMD 的存在
- 进行主动脉造影
  ◦ 与动脉粥样硬化 RAS 相比，FMD 中常见肾功能不全；非危急情况限制使用对比剂
- 选择肾动脉，进行肾动脉血管造影
  ◦ FMD 最常在肾动脉中段发生变化
    - 肾动脉长段狭窄中央发育不全或 FMD 内膜纤维组织亚型，次于非常年轻患者
      □ 考虑测量病变部位的压力
  ◦ 血管成形术后的可视改善常常不显著
  ◦ 病变处的压力梯度下降证实了手术的成功
- 通过所述方法之一推进引导鞘至肾动脉起始部
- 给予肝素
- 选择适当大小的球囊
  ◦ 基于正常的肾动脉直径
- 进行病变血管成形术
- 术后血管造影 ± 重复压力测量
- 双侧病变
  ◦ 一次性治疗双侧病变通常可被接受
    - 以前，有学说反对在一次治疗中治疗两个肾；目

前的并发症发生率因低剖面系统而降低
- 同次治疗双侧病变的优势
  ◦ 一次穿刺
  ◦ 患者不会失去随访
    - 技术上成功的一侧治疗可能不会导致血压改善
    - 由于症状改善欠佳，患者可能无法跟进对侧
- 一次治疗单一侧的优点
  ◦ 如果一侧使用中等或大量的对比剂，肾功能可以得到恢复
- 急性肾动脉闭塞
  ◦ 溶栓剂灌注
    - 选择肾动脉，沿着闭塞长径放置多侧孔灌注导管
    - 脉冲注射 5~10mg tPA 5~10 分钟
    - 在接下来的 1~2 小时内使用 tPA 2mg/h
    - 重复血管造影
      □ 支架治疗潜在的狭窄或排除残留凝块
  ◦ 吸栓术
    - 选择肾动脉
    - 将鞘放在肾动脉开口处
    - 使用抽吸导管或抽吸装置（例如 penumbra）进行抽吸血栓切除术
    - 考虑支架置入治疗潜在的狭窄或排除残留血栓

观察与报告
- 原始狭窄的长度和程度
- 技术成功
  ◦ 残余狭窄，支架位置，壁接触，压力梯度变化，袖带压力变化
- 使用的对比剂
- 尺寸，支架类型
- 并发症

替代手术／疗法
- 外科
  ◦ 很少有适应证行外科血运重建
    - 血管内治疗不可行
    - 计划同时进行腹部血管手术
    - 并发症／失败的血管内治疗
  ◦ 高并发症发生率
  ◦ 肾切除术
    - 考虑到肾功能小，功能不良的单侧疾病
- 其他
  ◦ 药物
    - 肾动脉粥样硬化病变（CORAL）试验中的心血管结果
      □ 在 NEJM 发表的前瞻性试验
      □ 与全面的多因素药物疗法相比，肾动脉支架植入术对假定的动脉粥样硬化性肾血管性 HTN 的初始治疗没有益处
      □ 尽管采取了适当的药物治疗，支架仍然在显著的 HTN 或肾功能衰退中继续发挥作用
    - ACE-I 和血管紧张素 II 受体阻滞剂（ARB）是首选药物

肾动脉：血运重建

- 观察 eGFR 降低＞200%（双侧严重 RAS）
- 可逆中止
  - 动脉粥样硬化风险管理
- 戒烟，降脂等

术 后

应尽事宜
- 住院过夜
- 用生理盐水水化 12 小时
  - 有助于避免对比剂引起的肾病
- 监测反跳性低血压
  - 支架术后血压急剧下降相对常见
- 氯吡格雷：每日 75mg，连续 3 个月
- 阿司匹林：终生服用 81mg 或 325mg
- 如果最终血管造影上出现肾动脉血流缓慢，可考虑加入低分子肝素
- 血清肌酐
  - 预计小幅上升
- 支架置入后的最佳药物治疗对于良好结果至关重要
  - 调整降压药
    - ACE-I 和 ARB 通常耐受性更好；不再诱发肾功能不全
  - 动脉粥样硬化危险因素的医疗管理
    - 血清 / 脂质控制
    - 戒烟，运动，饮食
- 随访成像
  - 双面超声波
    - 手术后 1~2 周和 6 个月
    - 每 3 年
    - 由于肾功能恶化或 HTN 而所需的额外超声波

结 果

问题
- 未能改善 HTN 或 eGFR；可能是由于
  - 技术性失败
  - 部分 HTN 的患者的偶然 RAS
  - 不可逆的肾损伤；低 eGFR 的其他原因
- 未能挽救的急性肾缺血可能是由于诊断延迟，手术开始延迟或肾动脉开放延迟引起的

并发症
- 最严重的并发症
  - 限流肾动脉夹层（约 4%）
    - 通过创伤性导丝操作或硬化斑块的扩张
    - 治疗：保持导丝位于真腔内，放置支架
  - 主要肾动脉穿孔 / 破裂（约 1%）
    - 球囊：球囊或支架尺寸不当
    - 治疗
      - 保持导丝通过病变
      - 用鱼精蛋白逆转抗凝
      - 将血管成形球囊经过漏口用以填塞
      - 放置覆膜支架

- 导丝造成肾实质穿孔
  - 原因：硬的滑动导丝进入过远，不能将导线完全保持在视野范围内
    - 患者可能会在手术过程中突然抱怨侧腹疼痛
  - 治疗
    - 不要立即退出导丝；保持原状以便保持通路
    - 沿导丝推进 4Fr 导管
    - 一旦进入远端位置，撤回导丝，进行血管造影
    - 如果有血管损伤或对比剂外渗的证据，可进行选择性弹簧圈栓塞
- 支架错位
  - 原因
    - 在血管造影 / 支架展开期间，肾动脉未正确成像
    - 通过严重狭窄时支架脱离球囊
  - 治疗：置入另一枚支架或将支架拉入髂动脉并展开
- 远期并发症
  - 术后肾功能下降（20%）
    - 肾胆固醇栓塞
      - 创伤性鞘 / 导管置入易碎的 / 移动的斑块引起
    - 对比剂引起的肾病
      - 使用最低量的碘化对比剂
      - 考虑使用 CO_2 作为对比剂
      - 给予足够的术前和术后水化
  - 支架内再狭窄（约 10%）
    - 治疗方案：再置入支架 / 球囊扩张成形
      - 使用覆膜支架重建可能最有效
    - 再次介入治疗后报告的 60 个月内二次通畅率介于 66%~98% 之间
    - 再次介入的类型会影响通畅率
- 其他并发症
  - 血管通路并发症
  - 对比剂反应

预期结果
- 动脉粥样硬化 RAS
  - HTN
    - 罕见（<5%）
    - 更好的控制，减少药物治疗（66%）
  - 肾功能不全
    - 稳定 / 改善功能（75%）
  - 肾素
    - 血管紧张素系统的活化降低可能会导致心血管事件减少
- FMD：优秀的技术 / 临床结果
  - HTN 治愈：约 50%；改善：>90%
- 急性肾动脉闭塞：栓塞 / 血栓形成
  - 肾仅耐受短暂的热缺血时间
  - 血管内血运重建术后，只有 14% 的创伤后肾动脉闭塞患者肾功能恢复正常

（左图）超声有时可确认疑似肾血管性高血压。肾动脉狭窄（RAS）的直接征象包括收缩期峰值速度为180cm/s肾动脉流速➡：主动脉峰值收缩速度比率为3.5。在狭窄远端看到湍流➡。（右图）肾内动脉➡也可被超声检查，显示上游狭窄的间接征象。这些包括小慢波形➡和延长的加速时间（＞0.07s）和早期收缩峰值的缺失

肾动脉狭窄诊断（术前超声）

肾动脉狭窄诊断（术前超声）

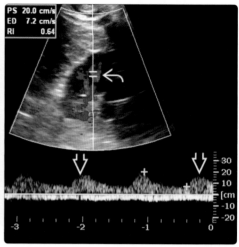

（左图）3D CT血管造影重建（A）和相应的DSA动脉造影（B）图像显示双侧近端肾动脉狭窄➡，动脉粥样硬化疾病通常影响近端肾动脉。（右图）双侧球扩支架置入➡后的主动脉造影显示无残留狭窄或闭塞。两个支架均伸入主动脉腔1~2mm，这被认为是理想的定位。如果对比剂用量较少，则可以在一次治疗中进行双侧狭窄的治疗

肾动脉狭窄（CTA和DSA评估）

肾动脉狭窄（术后造影）

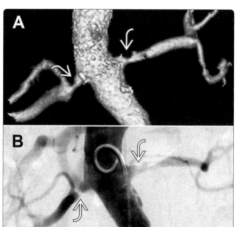

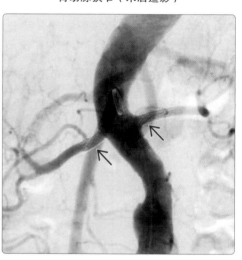

（左图）图示显示，动脉粥样硬化狭窄➡的血管球囊扩张成形术➡通常是无效的，因为斑块将在放气和移除血管球囊时反弹。（右图）支架置入术在动脉粥样硬化疾病中优于单独的血管成形术。该图显示了一个正确放置在狭窄部位的球囊支架，向主动脉腔内突出1~2mm➡。该位置防止主动脉斑块覆盖支架的近端部分并防止斑块反弹

开口处的动脉粥样硬化性狭窄
（血管成型术）

开口处的动脉粥样硬化性狭窄
（支架置入术）

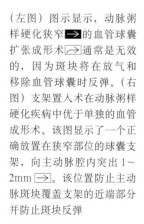

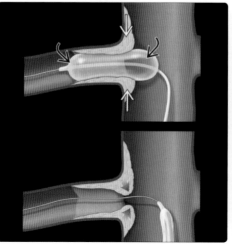

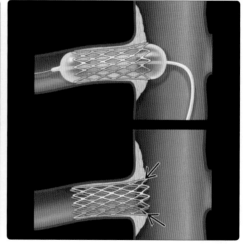

肾动脉支架手术（初始主动脉造影）

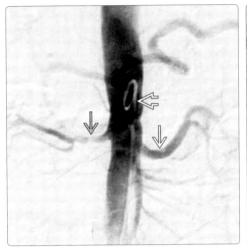

肾动脉支架手术（选择性肾动脉造影）

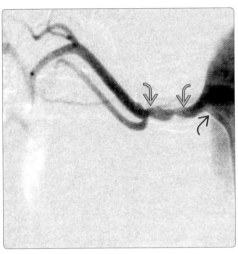

（左图）使用猪尾导管➡进行主动脉 DSA 造影，其中侧孔位于肾动脉水平。这表明右肾动脉➡狭窄。左肾动脉➡看起来正常。没有发现副肾动脉。（右图）将猪尾导管更换为选择性导管，其尖端➡位于肾动脉口中。进行选择性 DSA。选择性肾动脉造影更好地显示狭窄和不规则➡

肾动脉支架置入术（导丝通过病变）

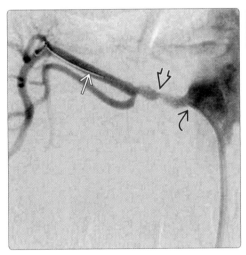

肾动脉支架植入术（球扩支架置入）

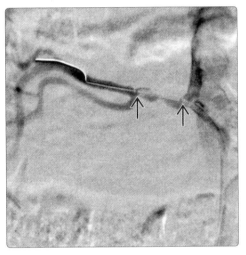

（左图）在给予肝素后，无创伤导丝➡例如锥形 TAD 导丝，通过狭窄段➡前进。然后将成角度➡的鞘（例如 Ansel 鞘）沿导丝进入肾门。然后进行重复血管造影。如果需要，可以测量压力。（右图）将鞘置于稳定位置并选择适当大小的支架后，将其引入狭窄➡位置。可以通过鞘进行重复血管造影以确认支架的所需位置

肾动脉支架植入术（球扩支架放置）

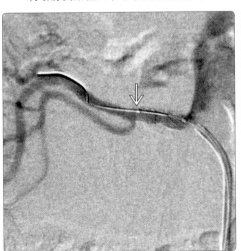

肾动脉支架植入术（完成后 DSA 血管造影）

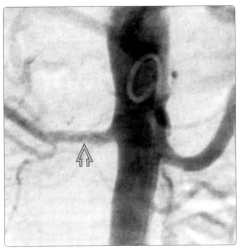

（左图）球扩支架能够精确放置，这在 RAS 中是至关重要的，特别是在这种情况下，使支架➡的远端部分接近肾动脉主干的近端分支。（右图）支架➡展开后的主动脉造影显示支架位置令人满意且无残余狭窄。尽管在动脉粥样硬化 RAS 中很少（<5%）治愈高血压，但在 2/3 的病例中可以实现更好的控制

（左图）冠状 MR 示一名 47 岁女性肾功能迅速恶化的情况下显示右肾➡正常，但超声显示右 RAS。先前已经用肾动脉支架治疗了萎缩性左肾➡。（右图）鉴于肾功能下降，决定用 CO_2 进行整个手术。初始主动脉造影显示左肾动脉闭塞。可以见到以前放置的支架➡。严重的右 RAS 存在➡

肾动脉狭窄（治疗前 MR）

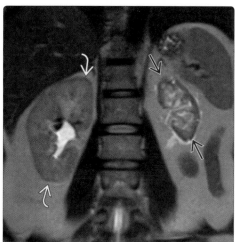

二氧化碳主动脉造影

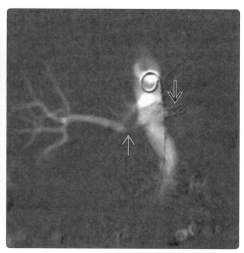

（左图）TAD Ⅱ 导丝➡穿过病灶后，Ansel 鞘进入肾动脉。然后定位 Atrium iCAS/Tstent➡（球囊扩张覆膜支架）以覆盖狭窄并稍微突出到主动脉腔中。然后缩回 Ansel 鞘➡。（右图）支架置入后➡主动脉造影显示无残余狭窄。病变后的收缩压梯度从 54mmHg 降至 0。手术后患者的肾功能持续改善

二氧化碳主动脉造影（支架释放前）

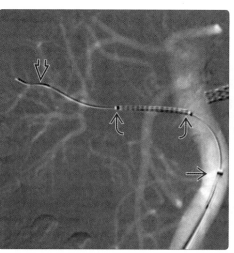

二氧化碳主动脉造影（支架释放后）

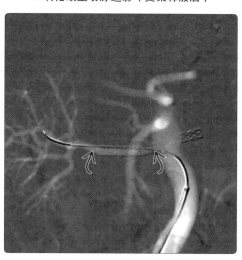

（左图）移植吻合口处的收缩期峰值速度升高➡ 525cm/s、狭窄后方紊流➡和光谱增宽➡，与肾功能不全的移植肾 RAS 一致。（右图）供体肾动脉➡与髂外动脉固定端侧吻合➡。（A）血管造影显示吻合口附近的供体肾动脉➡严重狭窄。（B）介入治疗后的 DSA 显示支架➡放置在狭窄处并且具有良好的结果

移植肾动脉狭窄（术前超声）

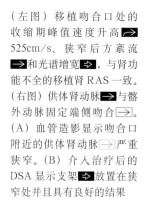
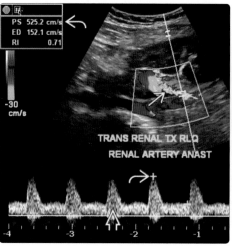

移植肾动脉狭窄（初始血管造影和治疗后血管造影）

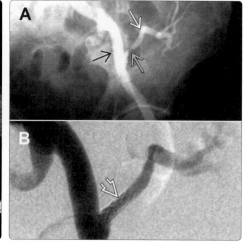

肾动脉：血运重建

纤维肌性发育不良（血管造影和 CTA 成像）

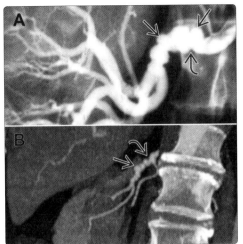

纤维肌性发育不良（治疗和血管成形）

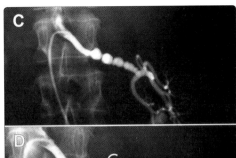

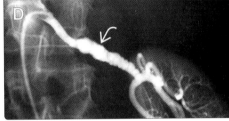

（左图）FMD 是 RAS 的第二大常见原因。血管造影片（A）和 CTA（B）显示特征性交替狭窄→和扩张➡。肾动脉的中间部分最为典型。（右图）在同一患者中，（C）肾动脉血管造影显示 FMD 的典型外观。（D）进行血管成形术，结果良好➡。血管成形术后预计动脉轻度残留不规则：避免过度扩张

肌纤维发育不良 MR 显像

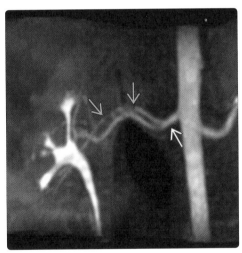

肌纤维发育不良（选择性右肾动脉造影）

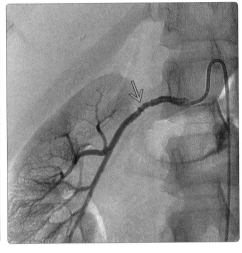

（左图）女性患者，31 岁，患有严重的新发重度高血压，收缩压 > 200mmHg。MR 血管造影显示右上方右肾动脉➡的串珠状外观与肾动脉主干➡的近端分支。（右图）5Fr SOS-2 Omni 导管用于右肾动脉的上支。中等长度的轻度管腔➡与 FMD 一致。先前的 MR 可能高估了病变程度

肌纤维发育不良（球囊扩张）

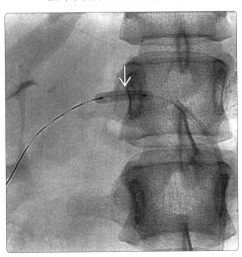

肌纤维发育不良（术后造影）

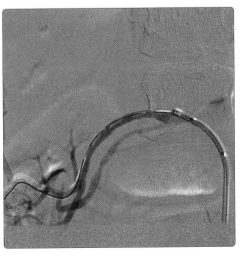

（左图）同一患者，由于其严重高血压，尽管血管造影显示病变轻微，但仍决定进行血管球囊扩张成形术。导丝穿过病变后，将 6Fr Ansel 鞘推进到肾动脉口。使用 4mm 球囊进行血管球囊扩张成形术➡。（右图）球囊扩张后，右肾血管成形术后动脉造影显示没有明显的残余变窄或串珠样改变。患者的高血压在治疗后消失

ACE 抑制剂闪烁扫描（右肾动脉狭窄）

（左图）ACE-1 闪烁扫描术现在很少用于诊断 RAS。该闪烁扫描显示了右肾典型的 RAS，包括与左肾 ➡ 相比，放射性示踪剂的初始摄取 ➡ 和延迟保留减少 ➡。（右图）（A）在这名患有 1 型神经纤维瘤病的患者中，存在双侧 RAS ➡ 以及腹主动脉狭窄 ➡。（B）在患有大动脉炎的患者中，双侧肾动脉和腹主动脉 ➡ 均有锥形狭窄 ➡

肾动脉狭窄的罕见原因（神经纤维瘤病，大动脉炎）

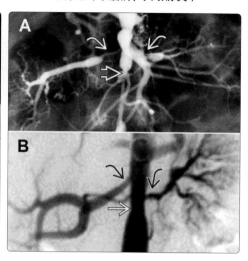

肾动脉肿瘤包裹（动脉期增强 CT 成像）

（左图）来自一名患有转移性肌纤维母细胞肉瘤的 49 岁男性的增强 CT 显示，肿瘤侵蚀了近端肾动脉的部分 ➡，引起假性动脉瘤 ➡，对比剂外渗导致大的腹膜后血肿，肿瘤也包裹远端肾动脉并导致局灶性狭窄 ➡。（右图）将覆膜支架置于近端肾动脉 ➡ 用于隔离假性动脉瘤，需要进一步治疗严重的远端狭窄 ➡

肾动脉肿瘤包裹（DSA 动脉造影和介入）

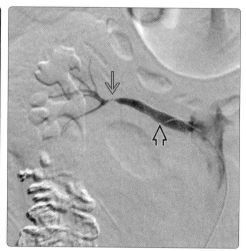

肾动脉肿瘤包裹（非覆膜支架置入）

（左图）（A）将导丝 ➡ 通过病变部位，并且将非覆膜球 ➡ 扩支架置于狭窄处。注意由肿瘤包裹引起的腰征 ➡。（B）然后通过给球囊 ➡ 充气使支架 ➡ 完全膨胀。（右图）最终 DSA 显示支架 ➡ 放置后右肾动脉远端无残余狭窄。将导丝 ➡ 保持在适当的位置，直到确认手术成功并排除显著的并发症为止

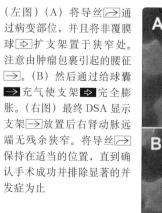
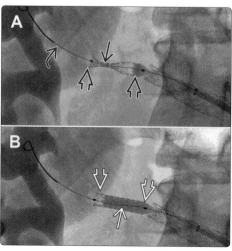

肾动脉肿瘤包裹（术后 DSA 血管造影）

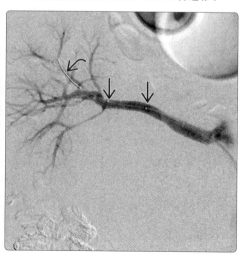

肾动脉创伤（减速伤）

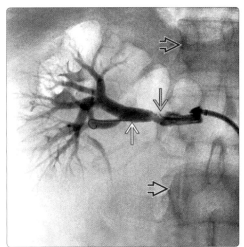

肾动脉创伤（覆膜支架治疗）

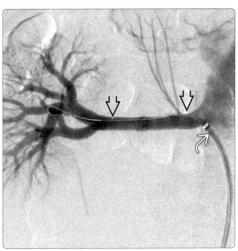

（左图）右肾动脉➡穿过脊柱➡前方并且在严重减速期间易受拉伸损伤，可能导致内膜损伤和管腔不规则➡或夹层。如果不及时治疗，这可能导致动脉血栓形成和不可逆的肾缺血。（右图）通过引导导管引入覆膜支架➡，所述引导导管➡穿过受损的肾动脉段放置，同时解决先前看到的管腔不规则

RAS 支架置入并发症（支架内狭窄的发展）

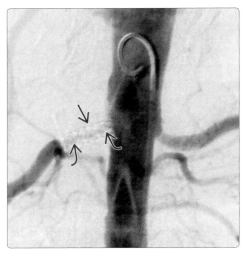

RAS 支架置入并发症（血管成形术治疗）

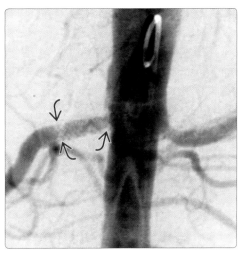

（左图）既往植入右肾动脉支架➡的患者经 DSA 主动脉造影显示支架内严重狭窄，仅有极小的残余管腔➡，支架内狭窄的治疗选择包括重新行覆膜支架置入术或球囊血管成形术。（右图）右肾动脉支架内球囊血管成形术后 DSA 显示间隙改善明显，局部残留狭窄部分狭窄➡

血管成形术的并发症（肾动脉破裂）

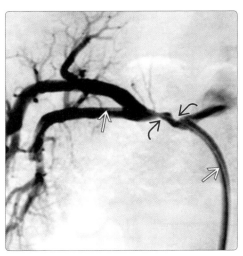

血管成形术的并发症（支架置入治疗）

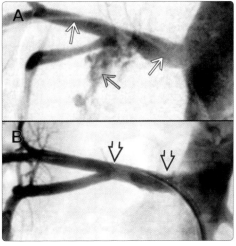

（左图）选择性右肾动脉 DSA 显示近端右肾动脉➡的高度复杂狭窄。导丝➡已经穿过狭窄病变，并且尖端已经位于左侧。（右图）（A）血管成形术后 DSA 显示对比剂的外渗➡，幸运的是，导丝➡的位置得以维持。（B）这允许放置覆膜支架➡用于治疗动脉破裂。重复 DSA 显示没有对比外渗，也没有显示最小的残余狭窄（由医学博士 G. Narayanan 提供）

（左图）左肾 DSA 显示近端高度狭窄➡️，邻近双叶动脉瘤➡️，在动脉瘤的第二部分内可见远端血栓➡️。（右图）（A）通过导丝➡️进行狭窄段的 PTA。使用的球囊➡️直径不合适，选择与相邻动脉瘤的大小相匹配。（B）PTA 后 DSA 显示对比外渗➡️，导丝已被退出，不能选择血管腔内治疗，需要进行肾切除术

血管成形术（肾动脉破裂）的并发症

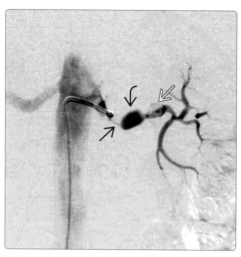

PTA 期间肾动脉破裂（超大气球，无导丝）

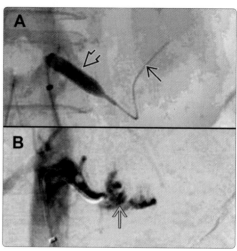

（左图）尽管使用多种抗高血压药物，但这名 60 岁的患者的高血压控制不佳。最近，她的血清肌酐从 1.0mg/dl 的基线上升到 1.8mg/dl。这些冠状 MR 图像显示萎缩性左肾➡️和正常表现的右肾➡️。（右图）双重超声显示右肾动脉近端速度为 382cm/s，肾动脉主干动脉速度为 76cm/s，比例为 5，观察到肾动脉标记的 parvus tardus 波形➡️

肾动脉支架断裂（术前 MR）

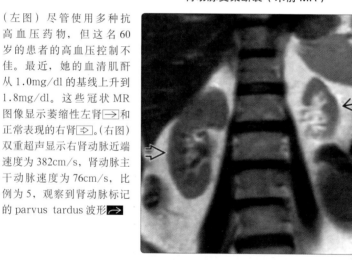

肾动脉支架断裂（术前超声图像）

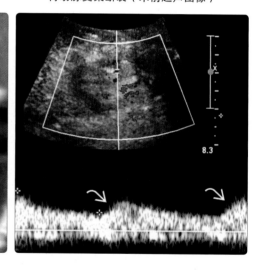

（左图）鉴于她的肌酐增加，尽可能使用 CO_2。通过 Omniflush 导管的初始主动脉造影显示严重的右侧 RAS➡️。左肾动脉未见并且可能闭塞。（右图）将一根 0.018 英寸的软导丝推入肾动脉，在其上放置一个 45cm 的 6Fr Ansel 鞘。通过该鞘的选择性右肾血管造影显示严重的开口狭窄➡️。在整个狭窄处测量初始压力梯度为 52mmHg

肾动脉支架断裂（CO_2 主动脉造影）

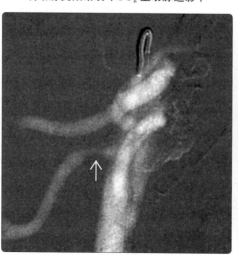

肾动脉支架断裂（通过鞘选择性肾血管造影）

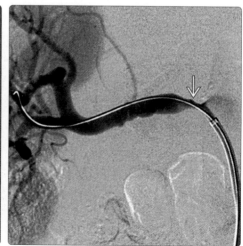

肾动脉：血运重建

肾动脉支架断裂（第一次支架置入后造影）

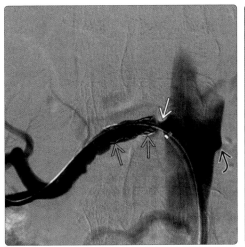

肾动脉支架断裂（最终造影）

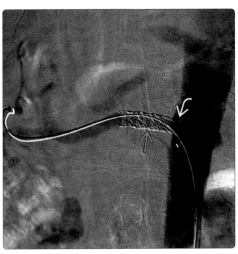

（左图）选择 6mm×15mm PalMaz Blue 球囊扩张支架 ⇨。置入后，图像增强器倾斜度发生变化。这表明支架没有延伸到主动脉腔内或覆盖开口狭窄 ⇨，如其在前后位投影。注意闭塞的左肾动脉起源的残端 ⇨。（右图）这种支架的错位需要重复放置支架 ⇨。现在，支架的中心部分伸入主动脉腔内 1~2mm ⇨。没有残余压力梯度

肾动脉支架断裂（随访血管造影）

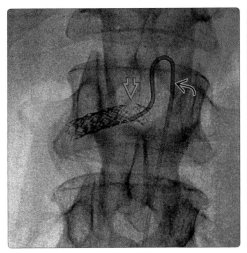

肾动脉支架断裂（断裂支架治疗）

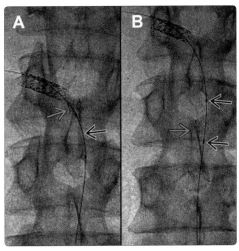

（左图）患者的高血压一开始好转，但在 1 周后回升。她重复血管造影时的透视发现了问题，即支架上部断裂 ⇨。注意 SOS-2 导管 ⇨。（右图）（A）导丝通过支架后，引入一个 7mm 的球囊 ⇨，并且通过反复轻微的前后运动将断裂部位离断 ⇨。（B）将断裂部分向下拉过该部分充气的气囊

肾动脉支架断裂（断裂支架治疗）

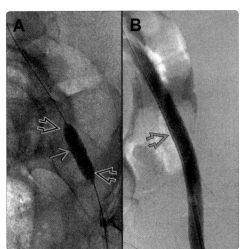

肾动脉支架断裂（最终肾血管造影）

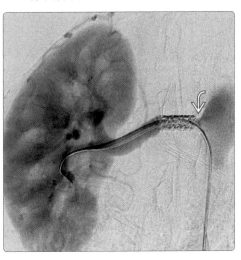

（左图）（A）然后使用 8mm 球囊 ⇨ 将支架 ⇨ 的断裂部分置于左髂动脉中。（B）放置后 DSA 显示其位于髂动脉内可接受的位置 ⇨。（右图）最终主动脉造影显示右肾灌注良好。肾动脉开口 ⇨ 不再有支架。该开口的压力测量值为 11mmHg 收缩梯度。没有进行进一步的干预

（左图）显示一名患有 ESRD 的 35 岁女性在 6 个月前肾移植后的状况，eGFR 下降显著升高的收缩期峰值速度（240cm/s）➡️和移植肾动脉起源处的混杂信号与髂外动脉移植肾动脉吻合口狭窄一致 ➡️。（右图）肾内多普勒显示小（低振幅 20cm/s）和慢（晚期上升／环形）波形与吻合时所见的上游狭窄一致

移植肾动脉狭窄

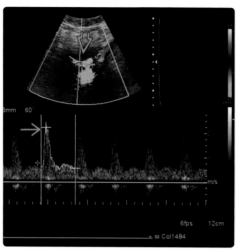

移植肾动脉狭窄

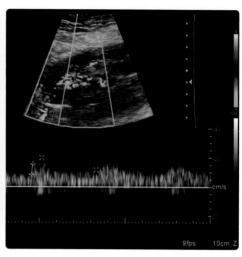

（左图）鉴于肾功能恶化，决定进行血管造影并进行可能的干预。选择 CO_2 用于初始血管造影以避免肾功能的进一步损害。血管造影证实移植肾动脉➡️起源严重狭窄，选择同侧穿刺／入路。（右图）穿过狭窄➡️，放置 0.035 英寸 Rosen 导丝

移植肾动脉狭窄

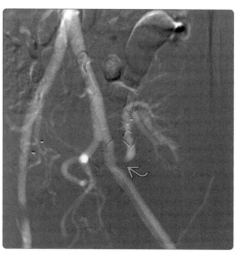

移植肾动脉狭窄（支架移位）

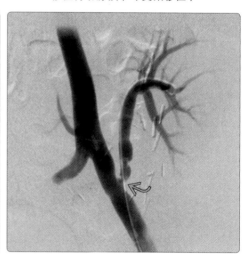

（左图）在展开球囊扩张支架➡️之前重复血管造影显示其位置良好，稍微延伸到髂外动脉的肾动脉开口。（右图）术后局部血管造影显示支架➡️已向近端移动，其最近部分位于髂外动脉➡️内侧壁上，因为未选择直径稍大的支架而发生移位。这种错位限制了随后的肾动脉介入治疗，并使髂动脉处于继发狭窄的风险中

移植肾动脉狭窄（支架移位）

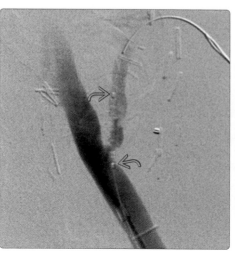

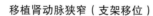

移植肾动脉狭窄（支架移位）

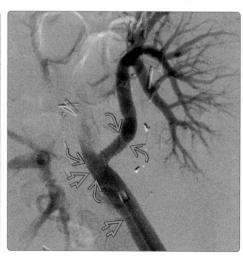

急性肾动脉闭塞（CTA）

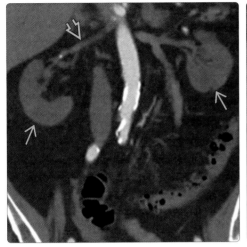

急性肾动脉闭塞（CTA）

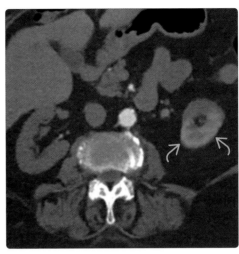

（左图）CTA 显示双侧肾动脉血栓 ⇨ 形成，双侧肾 ⇨ 增强不良。（右图）横断位 CTA 显示左肾 ⇨ 后下极的一些斑状灌注通过一个小的分支提供。当考虑急性缺血性肾的血运重建时，先前认为 1~3 小时的血运重建窗口太短，在缺血事件后长达 19 小时开始手术时报告了阳性结果

急性肾动脉闭塞（DSA）

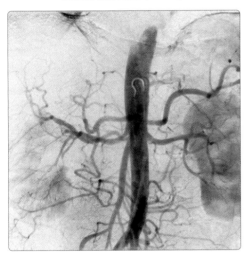

急性肾动脉闭塞（血管造影）

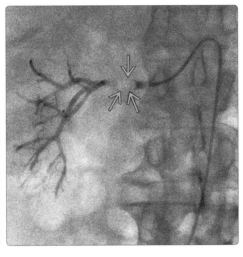

（左图）在对左肾进行血栓切除术（未显示）后，重复血管造影显示左肾动脉通畅并具有正常的实质染色。右肾动脉闭塞而没有相应的实质染色。（右图）然后用 Simmons-2 导管选择右肾动脉。血管造影显示右肾中动脉 ⇨ 闭塞，在血栓的近端部分可见对比剂的弯月面，并且可见肾动脉的闭塞部分的局灶性扩张

急性肾动脉闭塞（血管造影）

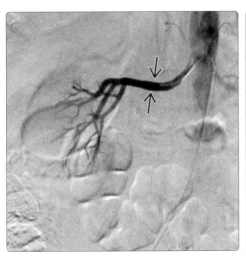

急性肾动脉闭塞（血管造影）

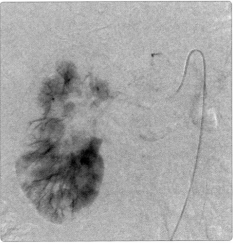

（左图）给予推注的 tPA，然后连续输注超过 1 小时，重复血管造影显示右肾动脉 ⇨。没有看到潜在的狭窄。（右图）来自该血管造影片的延迟图像显示斑点状实质灌注，可能来自碎片和部分血栓的更远端栓塞。患者接受肝素滴注，肾功能几乎完全恢复

肾动脉：隔绝术

关键点

术前

- 肾外伤
  - CT 是损伤分类的首选方式
- 血管平滑肌脂肪瘤（AML）：超声，MR 和 CT 均可显示脂肪成分
  - 注意：5% 的 AML 脂肪含量很少

手术

- 创伤
  - 低级别损伤的保守治疗
  - 中度损伤和假性动脉瘤（PSA）的血管内治疗
  - 肾切除术通常是高等级伤害或血流动力学不稳定时所必需的
- PSA
  - 用弹簧圈栓塞或支架栓塞治疗
  - 如果与经皮肾造口术有关；用经皮肾造口术进行血管造影移除导丝

- 动静脉瘘（AVF）
  - 评估供血血管／引流静脉的解剖结构
  - 首选可解脱弹簧圈
  - 考虑用于大型 AVF 的封堵器
- 血管平滑肌脂肪瘤（AML）
  - 病变>4cm 或肿瘤内动脉瘤>5mm 的预防性治疗
  - 破裂的紧急处理
  - 进行超选择性栓塞以保存正常肾组织
  - 多种不同的栓塞剂
    - 含 30% 碘化油的 70% 乙醇
    - 不同大小的颗粒
    - 带有弹簧圈的明胶海绵"三明治"
- 肾动脉瘤（RAA）排除
  - 分支肾动脉
    - 弹簧圈栓塞，支架辅助弹簧圈栓塞或支架置入
  - 主要 RAA 治疗：覆膜支架

AML 破裂（冠状 CT）

AML 破裂（左肾血管造影）

（左图）这名患者因突然发生侧腹疼痛而至急诊室就诊，被诊断为大量的肾周血肿➡️，与之前未确诊的散发性血管平滑肌脂肪瘤（AML）➡️有关。可以看到肿块内的动脉瘤扩张区域➡️。（右图）选择性左肾 DSA 显示多种肿瘤内动脉瘤➡️，这是 AML 的特征。本章描述了许多栓塞技术。目标是在保留邻近的正常肾实质的同时使肿瘤去血管化

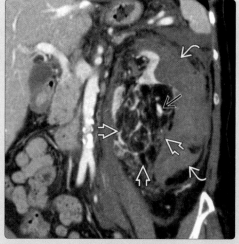

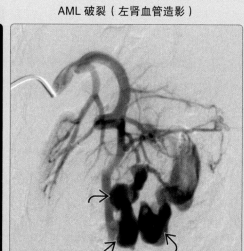

肾动脉假性动脉瘤隔绝（初始血管造影）

肾动脉假性动脉瘤隔绝（支架后移植）

（左图）52 岁男性的左肾血管造影显示➡️狭窄，可能与 FMD 相关的解剖相关，以及相邻的椭圆形假性动脉瘤（PSA）➡️。（右图）将 0.018 英寸导丝和长鞘放入左肾动脉后，展开直径 6mm 的覆膜支架（Gore Viabahn）➡️。重复血管造影显示隔绝 PSA 并且紧邻 PSA 的肾动脉口径有所改善

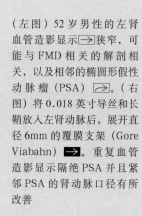

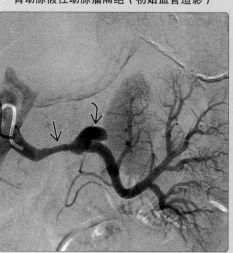

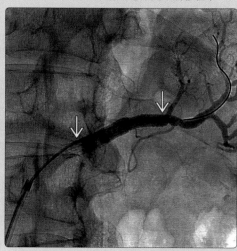

肾动脉：隔绝术

术　语

定义
- 肾外伤
  - 钝，穿透或医源性损伤
    - 肾血管损伤的医源性原因
      - 活检
      - 经皮肾造瘘术／肾盂切开术
      - 体外冲击波碎石术
  - 95% 的肾损伤患者存在血尿
- 肾外伤的分级
  - 1 级
    - 小的实质挫伤
    - 稳定的包膜下血肿
      - 治疗：保守
  - 2 级
    - 裂缝深度 <1cm
    - 稳定的肾周血肿
      - 治疗：保守治疗
  - 3 级
    - 裂缝深度 >1cm
      - 没有扩展到集合系统
      - 治疗：如果稳定则保守治疗，如果持续失血或血流动力学不稳定则行血管造影 ± 介入治疗
  - 4 级
    - 撕裂延伸到集合系统
    - 肾动脉主干或静脉主干的血管损伤
    - 扩大的包膜下或肾周血肿
      - 治疗：血管造影和栓塞
  - 5 级
    - 肾萎缩伴肾血运重建
    - 主要肾动脉或静脉完全撕裂或血栓形成
    - 尿路结膜撕裂
    - 破碎的肾
      - 治疗：多种，经常进行多种肾切除术
- 肾动脉假性动脉瘤（PSA）
  - 局灶性破坏／动脉壁破裂
  - 症状：高血压／腰痛／血尿
  - 病因：创伤性，自发性，医源性，血管炎（如结节性多动脉炎）
- 肾动静脉瘘（AVF）
  - 动脉和静脉之间的异常连接
    - 出现异常血流动力学（高输出性心力衰竭，远离正常肾组织分流）
  - 症状：高血压／高输出性心力衰竭／血尿／肾功能不全
  - 病因
    - 经常获得（创伤后／医源性）
- 血管平滑肌脂肪瘤（AML）
  - 良性错构瘤肿瘤
    - 可变的成分血管／肌肉／脂肪
  - 异常血管
    - 内部弹性膜，无序纤维化平滑肌细胞
    - 容易发生瘤内动脉瘤形成和破裂
  - 80% 散发
    - 典型的单边；经常静止／缓慢生长
  - 20% 与结节性硬化症复合体（TSC）相关
    - 经常双边／大；渐进式增长
- 肾动静脉畸形（AVM）
  - 通常是先天性的
  - 动脉和静脉之间的多个通路
- 肾动脉瘤（RAA）
  - 在脾脏动脉瘤后，第二常见的内脏动脉瘤（15%～22%）
  - 先天性原因：纤维肌性发育不良，瘢痣病（例如结节性硬化，神经纤维瘤病），内在胶原缺乏（例如 Ehlers-Danlos，Marfan），血管炎（例如 Behcet）
  - 获得性原因：动脉粥样硬化／退行性
  - 常无症状
  - 可能的症状
    - 微栓子引起的高血压／肾功能不全
    - 动脉瘤破裂引起的血尿／侧腹疼痛
  - 趋向于在肾动脉主干分叉处发生
- 肾动脉穿孔／破裂
  - 发生于 3.5% 的肾动脉介入治疗

术　前

适应证
- Ⅲ 级和 Ⅳ 级创伤通常通过血管内治疗
- PSA
  - 无论大小如何，都需要进行干预
    - 破裂的可能性很高
- AVF／AVM
  - 治疗是否有症状（充血性心力衰竭，肾功能不全，血尿）
- AML 治疗
  - 预防性治疗
    - 直径 >4cm
    - 肿瘤内动脉瘤 >5mm
  - 急诊治疗
    - 急性破裂／出血
- RAA 隔绝
  - 动脉瘤大小 >1.5cm
  - 动脉瘤大小增加
  - 怀孕或计划未来怀孕
- 完全肾栓塞
  - 无功能的肾
    - 肾功能不全伴有
      - 严重的肾病综合征
      - 不可控制的高血压
      - 肾积水伴疼痛

- 多囊肾病
  - 肾细胞癌的术前栓塞
    - 不再常规执行
    - 可以个人基础进行
  - 肾细胞癌姑息治疗
    - 有症状的肾功能不全伴有
      - 例如血尿，副肿瘤综合征

术前成像

- 创伤：计算机断层扫描（CTA/CECT）评估最佳
- PSA，RAA，AVF，AVM
  - CTA/MRA 描绘血管解剖结构
  - 可由彩色多普勒检测
- AML
  - 脂肪成分
    - 超声：高回声肿块
    - CT：寻找脂肪密度（−30 到 −100HU）
    - MR：增加预先对比的 T1 信号和脂肪饱和度图像上的信号丢失
  - 5% 的 AML 脂肪含量很低
  - 可以识别奇怪的脉管系统和肿瘤内动脉瘤

术前准备

- 核查项目
  - 实验室
    - 血清肌酐，eGFR
      - 注意经常在肾功能不全的情况下进行
    - 血小板，凝血参数
      - 最好血小板>50 000pl；INR<1.8
  - 过敏
- 设备
  - 栓塞材料
    - 包括液体栓塞（乙醇），胶水（N-丁基氰基丙烯酸酯，Onyx，明胶海绵，颗粒（Embosphere 或 PVA），弹簧圈（优选，给定精度的可解脱），用于大型 AVF-栓塞的封堵器取决于弹簧圈进行栓塞的血管造影图像和操作者偏好
  - 同轴导管
    - 5F（眼镜蛇）反向曲线导管（例如 SOS-1，SO-2，Simmons-1，Simmons-2）；微导管
    - 6Fr 引导导管（例如 RDC）或 6Fr 鞘（Ansel）
      - 同轴 5Fr 导管；微导管
    - 4~5Fr 导向导管；同轴微导管

介入操作

手术步骤

- 根据病变／适应证而变化很大
- 一般
  - 获得股动脉通路
    - 放射手术通路可能的替代方案：基于操作者偏好和肾动脉解剖
  - 行主动脉造影
    - 用于显示副肾动脉

- 肿瘤可能由周围的血管供血。例如，肾上腺，性腺，腰动脉
- 有选择地插管至主要肾动脉
  - 5Fr 眼镜蛇或反向曲线导管（Sos-1，Sos-2，Simmons-1，Simmons-2）
- 进行肾动脉血管造影
  - 评估肾血管解剖，病变部位
- 根据需要用微导管选择肾动脉分支以优化介入治疗
- 选择栓塞剂及栓塞技术基于
  - 病变特征／可及性／解剖学
- 栓塞
- 从主干肾／主动脉获得术后血管造影
  - 评估治疗／栓塞的充分性
  - 确定肾实质损失的程度
  - 评估任何并发症
- PSA
  - 选择性地插入受影响的分支
  - 如果是因肾造瘘管造成的医源性创伤，在血管造影期间移除导丝上的导管
    - 来自导管的填塞效应可能掩盖动脉损伤
  - 栓塞微弹簧圈
    - 如果可能的话，从 PSA 的远端，内部，然后接近 PSA 栓塞微弹簧圈
- AVF/AVM
  - 评估供血血管／引流静脉的解剖结构
    - 供血动脉的数量，大小，位置
    - 至病灶的最佳通路
    - 引流静脉的流速
  - AVM
    - AVM 治疗目标：消除动脉和静脉之间的异常通路
      - 在不栓塞病灶的情况下治疗动脉供血将导致治疗不完全，使后续治疗将更具挑战性
    - 从供血动脉行 DSA 以确定流速，流量
    - 寻找分流，这可能导致栓塞通过 AVM 进入静脉系统
    - 在进行栓塞之前考虑阻塞气囊
    - 将微导管导入／进入病灶
    - 可以使用各种栓塞剂
      - 乙醇，氰基丙烯酸正丁酯，Onyx，颗粒，弹簧圈
      - 液体栓塞最适合复杂的 AVM
  - 简单的 AVF
    - 单支供血动脉和静脉
    - 供血动脉的弹簧圈栓塞通常是可能的并且是成功的
  - 小／中等 AVF
    - 首先使用较大的弹簧圈构建框架
      - 如果没有达到稳定的线圈位置，可以取回可拆卸的弹簧圈
    - 在框架内放置额外的较小线圈
  - 较大的 AVF

肾损伤分级量表

	注入道与流出道狭窄描述	治疗
1级	小挫伤 ± 稳定包膜下血肿	保守治疗
2级	表浅裂伤深度 <1cm ± 稳定的肾周血肿	保守治疗
3级	撕裂 > 1cm，未延伸到集合系统	如果稳定，保守治疗；如果持续出血或血流动力学不稳定：血管造影 ± 血管内介入治疗
4级	撕裂涉及尿液集合系统；肾动脉主干或肾静脉主干的血管损伤；扩大的包膜下血肿压迫肾	血管造影 ± 血管内介入治疗
5级	破碎的肾；肾门撕脱伴肾血运断流；输尿管肾盂撕脱伤；肾动脉主干或静脉主干完全撕裂或血栓形成	穿过损伤部位的输尿管支架或经皮肾造瘘术治疗输尿管肾盂交界处撕脱伤；应考虑肾切除术

Dayal M et al. Imaging in renal trauma. World J Radiol. 5(8): 275-284. 2013

- 栓塞前用球囊阻塞导管封闭静脉端
- 静脉线圈迁移风险高可考虑封堵器
- AML
  - 评估曲折的不规则供血／瘤内血管的数量、直径
    - 进入主要供血动脉
    - 尽可能选择性地栓塞
    - 避免无关肾实质
  - 病变解剖的基础栓塞技术
    - 终点：靶循环内的停滞
  - 可能的栓塞剂
    - 70% 乙醇和 30% 碘化油
    - 颗粒栓塞
    - 避免使用线圈（不要远端进入 AML）
- RAA 隔绝
  - 肾动脉分支
    - 栓塞（窄颈 RAA）
    - 内侧辅助弹簧圈栓塞（宽颈 RAA）
    - 移植物放置位置(如果血管曲折，则具有挑战性)
  - 肾动脉主干
    - 用支架移植物治疗
- 医源性肾动脉穿孔
  - 近端肾动脉穿孔
    - 覆膜支架置入
  - 远端肾分支穿孔
    - 用弹簧圈栓塞治疗
- 全肾动脉闭塞
  - 用 95% 乙醇栓塞
    - 选择性导管插入肾动脉
    - 动脉主干中的充气阻塞球囊
    - 注射 10~15ml 乙醇；等待 10 分钟
    - 注入对比；看动脉是否闭塞／血栓形成
    - 如果仍有则重复；限制乙醇剂量至 50ml
  - 颗粒栓塞

替代手术 / 疗法
- 手术
  - 创伤
    - 高分级创伤常需要肾切除术

- 动脉瘤 /PSA 修复／切除
  - 困难，经常是病变部位手术
  - 需要高比例肾切除术
- AML
  - 肾切除术或部分肾切除术
    - 更好的薄壁组织；恢复时间更长
- 其他
  - 药物治疗
    - 西罗莫司用于 AML
      - 灭活雷帕霉素复合物的靶点，其在 TSC 中失调

结 果

并发症
- 最严重的并发症
  - AML 中的围手术期动脉瘤破裂
  - 弹簧圈通过大型 AVF 在静脉迁移
- 即刻／围手术期并发症
  - 动脉损伤（例如夹层／血栓形成）
  - 非目标栓塞／实质过度损失
    - 如果不进行超选择性栓塞
- 远期并发症
  - eGFR 的下降可能是由于
    - 对比剂肾毒性
    - 肾实质坏死或肾脓肿形成
  - AML 复发（15%~37%）
    - 最常见于 TSC 患者
    - 可能需要重复栓塞（23%）
- 其他并发症
  - 栓塞后综合征（AML 栓塞）
    - 对坏死组织的炎症反应
    - 对 90% 的 AML 栓塞患者有影响
      - 症状：疼痛，恶心，呕吐，发热
      - 治疗：静脉输液，镇痛药，退热药，止吐药，泼尼松的递减剂量
    - 肿瘤坏死可能导致脂肪尿
  - 动脉通路并发症

预期结果

- 保留未受影响的肾实质
- 技术成功
  - 创伤：栓塞出血源

○ RA/PS/AVF/AVM：成功隔离／消除 AML
- 肿瘤体积减少 40%～66%
  □ 脂肪成分对栓塞相对不敏感
- 复发率高达 37%（结节性硬化症发生率为 43%）

（左图）一名 20 岁男子多处枪伤，并立即被送到手术室进行剖腹探查术。修复肠道和肝脏撕裂后需要持续输血，因此行增强 CT。显示大的肾周血肿 ➡，并且存在 PSA ➡。（右图）动脉延迟显像显示 PSA 中的对比剂汇集，如 CT 所示。此外，在 PSA ➡ 的侧面看到一小部分外渗 ➡

穿透性肾损伤（初始 CT）

穿透性肾损伤（初始血管造影延迟显像）

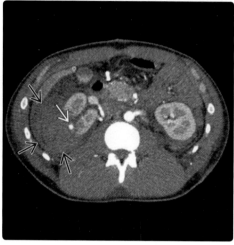
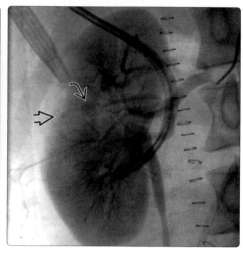

（左图）选择并栓塞 ➡ 对比剂外渗的远端分支动脉。栓塞后动脉造影显示出血已经停止，而中／上极 PSA ➡ 仍然存在，由更低的分支滋养 ➡。（右图）用微导管选择更下方的分支并用微弹簧圈 ➡ 栓塞。虽然 PSA 不再显影，但存在持续对比剂外渗的区域 ➡

穿透性肾损伤（第一次栓塞）

穿透性肾损伤（第二次栓塞）

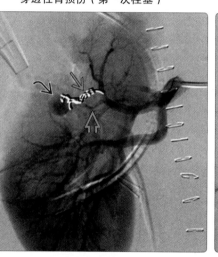
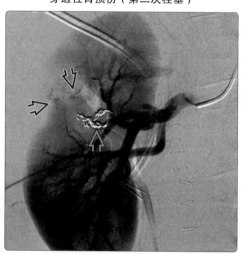

（左图）将 Simmons-1 导管置于肾上极动脉分支中，并进行对比剂注射，显示裂伤部位的外渗口 ➡。（右图）发现间叶动脉是持续外渗的来源，用颗粒和弹簧圈 ➡ 组合栓塞。来自肾动脉主干的最终血管造影证实 PSA 和 2 个外渗部位已处理。栓塞引起约 25% 肾组织的梗死 ➡

穿透性肾损伤（选择性上极血管造影）

穿透性肾损伤（最终血管造影）

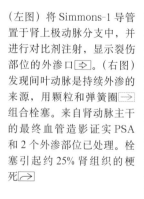
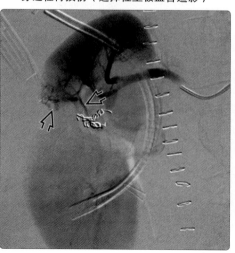
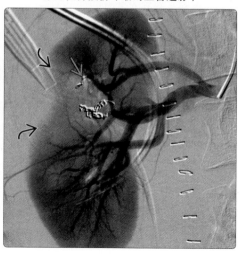

钝性肾损伤（初始CT）

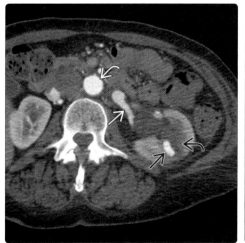

钝性肾损伤（左肾DSA）

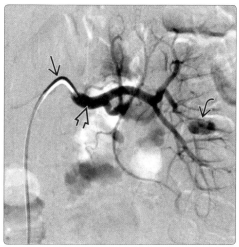

（左图）患者向左侧摔伤后出现肉眼血尿和侧腹疼痛，行增强CT显示肾实质中的随肾动脉➡️和主动脉➡️同时强化的对比剂蓄积➡️。肾实质的非增强区域是由于邻近的肾裂伤引起的➡️。（右图）Cobra导管➡️选入肾动脉主干➡️行选择性左肾DSA。异常的卵形对比剂聚集区➡️考虑为动脉PSA，与增强CT一致

钝性肾损伤（放置弹簧圈）

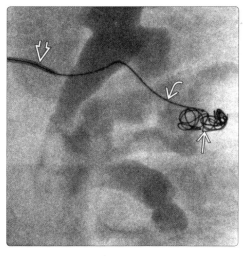

钝性肾损伤（栓塞后血管造影）

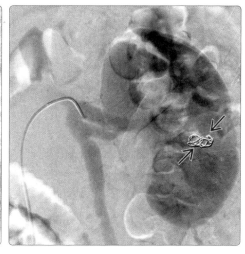

（左图）摄片显示微导管➡️已经通过眼镜蛇导管➡️同轴引入。微导管头端定位于PSA中，并且栓塞弹簧圈➡️已经被放置到PSA中。（右图）栓塞后的造影显示弹簧圈➡️位置良好。PSA没显影，也没有肾实质损失。未经处理的PSA，即使体积小破裂率也较高

内镜切除术后假性动脉瘤（肾动脉造影）

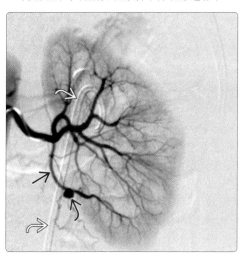

内镜切除术后假性动脉瘤（栓塞后血管造影）

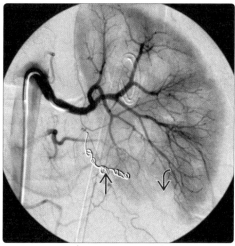

（左图）该患者在输尿管肾盂交界处梗阻的内镜切除术后出现肉眼血尿。左肾动脉血管造影显示由下节段动脉➡️引起的PSA➡️。存在双J输尿管支架➡️。（右图）通过弹簧圈栓塞➡️成功隔绝PSA。在栓塞血管远端的肾实质中的楔形缺损➡️与小的梗死一致。高选择性栓塞将是首选

（左图）放置肾造瘘管后，患者出现低血压，并从肾造瘘管中出现鲜红色血液。横断位增强 CT 显示右侧肾造瘘管➔进入扩张的肾盂➾。存在包膜下血肿➔。（右图）冠状位 CT 显示肾造瘘导管➔和肾➔输尿管➔积水。肾下极对比剂聚集➾，怀疑 PSA 是导致出血的原因

医源性动脉损伤（初始 CT，横断位）

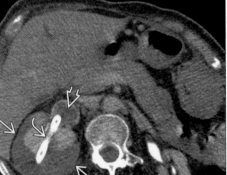

医源性动脉损伤（初始 CT，冠状位）

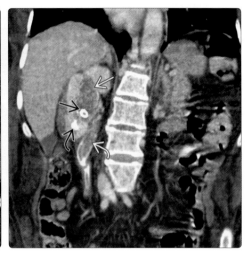

（左图）患者在放置 PCN 后出现大量血尿和低血压。为评估出血来源而进行的急诊肾血管造影显示，最近放置的肾造瘘管➔旁边有一个很大的 PSA ➔。（右图）显示 PSA ➔内的对比剂蓄积。如果没看见肾造瘘管➔造成的可疑血管损伤，应重复进行血管造影，并将导管取出，以减少填塞效应

医源性动脉损伤（肾血管造影，动脉期）

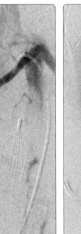

医源性动脉损伤（肾血管造影，延迟期）

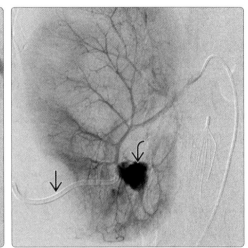

（左图）再次进行超选择性的肾下极节段动脉造影，显示出与肾造瘘管相邻的大的多分叶状 PSA ➔。（右图）在受损的肾动脉节段➔中放置多个弹簧圈➾导致 PSA 隔绝。在接受 PCN 治疗的患者中约 0.5% 发生显著的血管损伤

医源性动脉损伤（选择性血管造影）

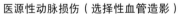
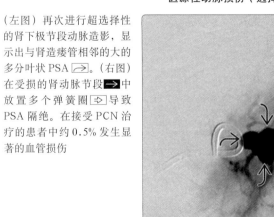

医源性动脉损伤（弹簧圈栓塞后血管造影）

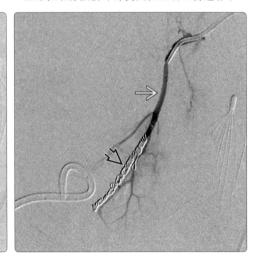

活检后假性动脉瘤（初始血管造影）

活检后假性动脉瘤（初始血管造影）

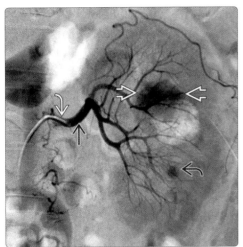
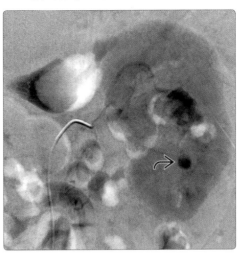

（左图）通过左肾动脉主干➡️中的导管➡️的初始DSA显示小的左下极PSA➡️。更重要的是，此处有肠内异物➡️。（右图）延迟图像显示此PSA➡️内的对比剂蓄积。肾组织活检的出血性并发症发生率约为3%

活检后假性动脉瘤（选择性血管造影）

活检后假性动脉瘤（弹簧圈栓塞后血管造影）

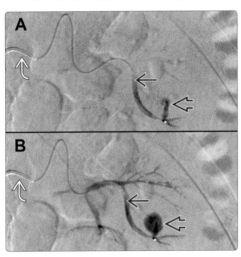
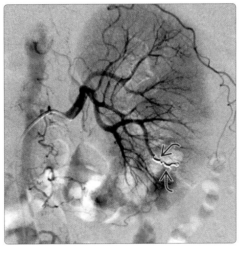

（左图）将微导丝和微导管➡️同轴地通过Cobra导管➡️，选择滋养PSA的下极动脉节段。DSA连续帧显示对比剂喷射到PSA中➡️。（右图）放置三个弹簧圈➡️栓塞，PSA成功闭塞，正常实质损失最小。由于肾动脉是末端动脉、因此不需要在PSA的远端，上方和近端栓塞

肾活检后 AVF 和 PSA（初始血管造影）

肾活检后 AVF 和 PSA
（选择性血管造影和弹簧圈栓塞）

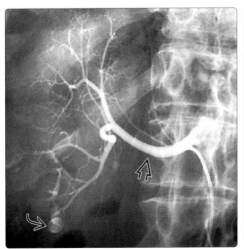
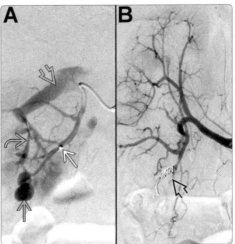

（左图）选择性右肾动脉口➡️血管造影证实肾下极的PSA➡️。肾内动脉的纤细是由于低血压的血管收缩。（右图）患者在右肾下极经皮活检后出现低血压。（A）通过同轴微导管➡️的下肾盂的DSA显示早期引流静脉➡️，由PSA➡️引起的AVF➡️。（B）PSA弹簧圈栓塞后➡️，隔绝PSA和AVF

（左图）这名 69 岁的女性因疲劳而产生呼吸困难加重。CT 发现上有一个大的 AVF，是导致高输出充血性心力衰竭的一部分原因。在动脉期，右肾静脉→和下腔静脉（IVC）→早期充盈并明显增大。（右图）主动脉造影显示右肾动脉→扩大（与左肾→相比）。右肾静脉→和 IVC →早期充盈

肾动静脉瘘（术前 CT）

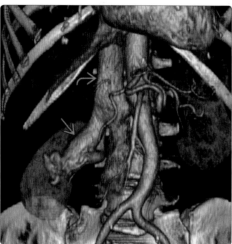

肾动静脉瘘（主动脉造影）

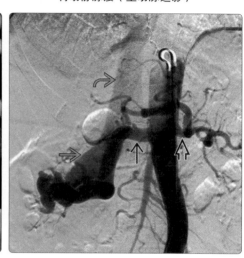

（左图）6Fr 鞘→进入右肾动脉和右肾静脉之间的瘘管连接部位。造影显示扩大的右肾静脉→和 IVC →的显影直接相关。（右图）两个 16mm Amplatzer 血管塞→放置在瘘管部位。再次血管造影显示 AVF 没有显影，没有早期引流静脉。观察到正常肾实质的灌注改善；通过 AVF 分流的血量减少了

肾动静脉瘘（选择性血管造影）

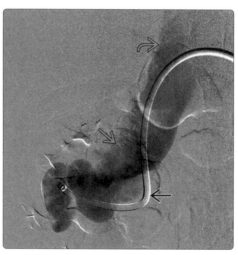

肾动静脉瘘（Amplatzer 栓塞）

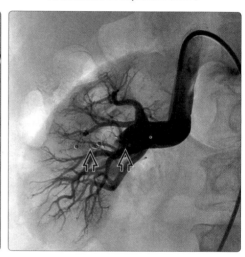

（左图）患者在经皮活检后出现肉眼血尿和低血压。在输注 4U 红细胞及升压治疗后，该患者被采取紧急介入干预。选择性右肾动脉造影显示早期静脉引流→与 AVF 一致。（右图）超选择性血管造影再次显示早期引流静脉→，与动脉同时显影→，以及 AVF →的异常显影

活检术后动静脉瘘（初始血管造影）

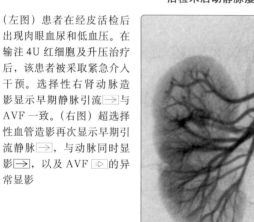

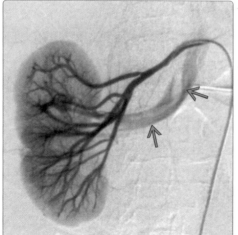

活检术后动静脉瘘（选择性血管造影）

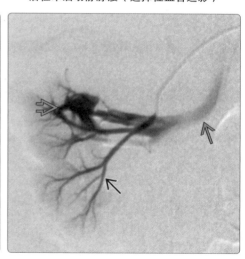

肾动脉：隔绝术

活检术后 AVF
（首次弹簧圈栓塞后的血管造影）

活检术后 AVF
（再次弹簧圈栓塞后的血管造影）

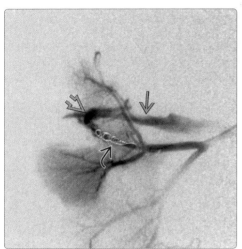
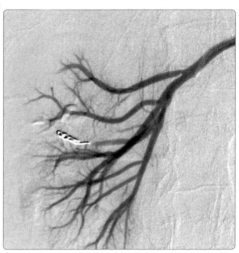

（左图）肾动脉选择性弹簧圈栓塞后持续存在 AVF ➡。仍然可以看到动静脉连接 ➡ 以及早期引流静脉 ➡。对弹簧圈的仔细评估显示它们没有紧密地连在一起。(右图) 通过在弹簧圈中放置 1 个额外的弹簧圈，实现了更紧密的栓塞，成功地阻塞了供给 AVF 的血管。早期的引流静脉不再显影。栓塞后患者的血流动力学稳定

AML 的酒精栓塞（诊断性增强 CT）

AML 的酒精栓塞（初始血管造影）

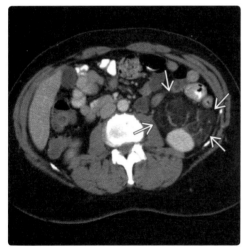
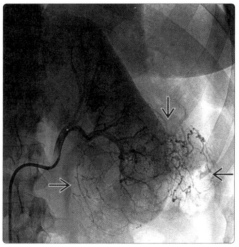

（左图）一名 55 岁的女性，有 8.8cm 的外生性 AML ➡。预防性栓塞以防止自发性破裂。（右图）初始左肾动脉血管造影显示大的外生性 AML ➡ 涉及肾下极。肿块是富血供的，具有特征性的肿瘤血管

AML 的酒精栓塞（选择性血管造影）

AML 的酒精栓塞（栓塞后）

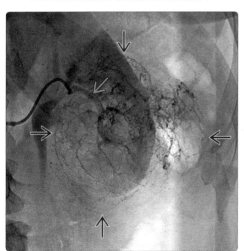
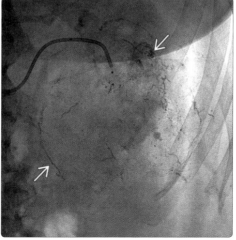

（左图）选择性左下极血管造影显示该血管 ➡ 是 AML ➡ 的主要血管。在造影该血管时观察到很小的正常肾实质。（右图）通过稍微超出 5Fr 导管头端的微导管，使用总共 3.0ml 的 70% 无水乙醇和 30% 碘化油的混合物进行栓塞，每次 0.5ml。可见碘油颗粒 ➡。再次血管造影（未显影）显示 AML 没有残余灌注

第 3 部分 动脉介入

441

（左图）患有结节性硬化症的患者的冠状位增强 CT 显示出由右肾上极 ➡️ 长出的非常大的外生性 AML ➡️。肿块中有强化 ➥。（右图）右肾 DSA 显示正常的肾实质 ➡️，AML 中具有广泛的肿瘤血管 ➡️ 分布。血管分布取决于错构瘤的各种组分的比例。全血供 AML 出血风险低并且对栓塞反应差

AML 颗粒栓塞（增强 CT 评估）

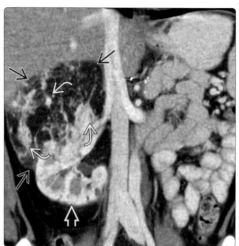

AML 颗粒栓塞（选择性右肾 DSA）

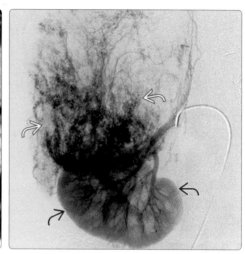

（左图）（A）肾动脉节段中的微导管 ➡️ 造影显示正常的肾实质 ➡️ 和肿瘤血管 ➡️ 分布，必须行超选择性栓塞，以避免栓塞正常组织。（B）超选后 ➡️，仅见肿瘤血管分布。从该位置用 500 μm 颗粒进行颗粒栓塞。（右图）栓塞后 DSA 显示保留的肾实质 ➡️。由于肿瘤有残留 ➡️，因此对患者进行额外的栓塞

AML 颗粒栓塞（颗粒选择性栓塞）

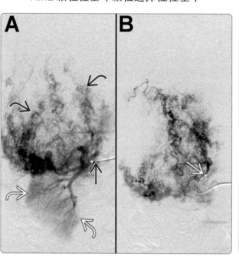

AML 颗粒栓塞（栓塞后最终 DSA）

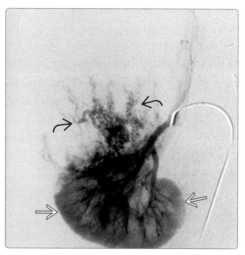

（左图）SMA ➡️ 由中结肠动脉 ➡️ 和右结肠动脉 ➡️ 供血的富血供的肿块 ➡️。对应于肾 DSA 的 AML 无血管区域。取代右肝动脉 ➡️。（右图）DSA 显示外生血管肿块 ➡️ 累及右肾的下极，动脉供应来自肾动脉主干的被膜下分支 ➡️。在肿块的中央或上部 ➡️ 没有血管显影，表明替代的滋养血管

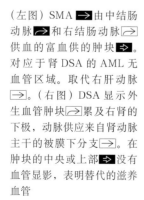

外生性 AML（附加血管滋养）

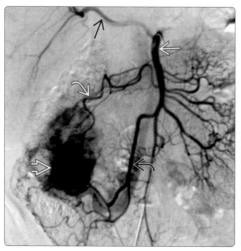

外生性 AML（附加血管滋养）

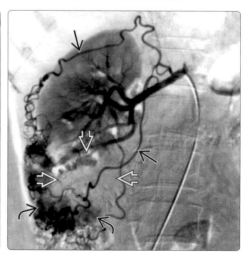

AVM 的"胶水"栓塞
（初始血管造影，动脉期）

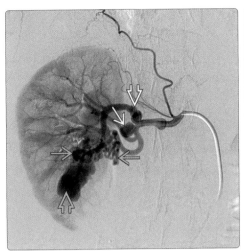

AVM 的"胶水"栓塞
（初始血管造影，静脉期）

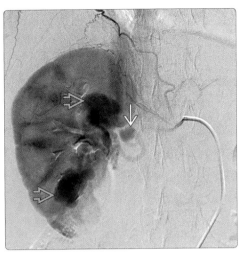

（左图）一名60多岁的女性，偶然发现肾多发病变，包括复杂的动静脉畸形、多发性供血动脉➡️和扩大的早期引流静脉⇨、肾动脉瘤➡️，以及肾上极动脉➡️纤维肌肉发育不良。（右图）此血管造影的后期图像显示粗大的早期静脉充盈⇨。在肾动脉中仍然可以看到微弱的对比剂。另外，对比剂在肾动脉瘤中持续存在➡️

AVM 的"胶水"栓塞（超选择性血管造影）

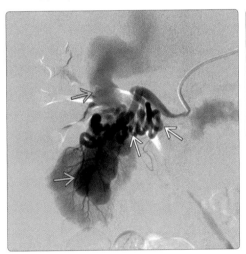

AVM 的"胶水"栓塞（胶水栓塞后）

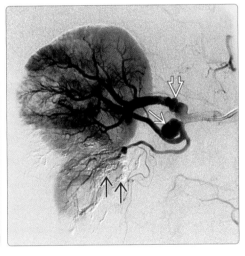

（左图）选择肾下极节段动脉并进行血管造影，显示由该下极血管产生的多个滋养血管➡️。注意显著扩大和早期显影的肾静脉➡️。（右图）用碘化油➡️以1：2混合氰基丙烯酸正丁酯胶栓塞3个独立的下极血管。可见预期的肾实质损失。没有看到肾静脉的早期充盈。可见囊状肾动脉动脉瘤➡️和肾上极动脉⇨FMD

AVM 的"胶水"栓塞
（动脉瘤弹簧圈栓塞后）

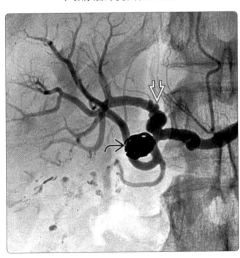

AVM 的"胶水"栓塞
（FMD 的血管成形术后）

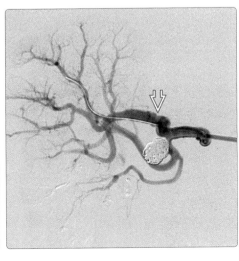

（左图）然后用微导管插入该动脉瘤，用4个可拆卸的0.018英寸规格弹簧圈，第1个 10mm×26cm，接着 8mm、7mm 和 6mm 弹簧圈➡️栓塞动脉瘤。再次血管造影显示动脉瘤没有灌注。肾上极动脉中 FMD ➡️的压力梯度为 30mmHg。（右图）根据压力梯度，决定进行治疗。用 5mm 直径球囊行血管成形术，显影显著改善➡️

肾动脉：隔绝术

（左图）主动脉和右肾动脉细胞肉瘤病史的患者的增强 CT 显示肿瘤 ➡️ 侵犯右肾动脉主干，导致 PSA ➡️ 出血进入腹膜后形成大血肿 ⬇️。（右图）右肾动脉血管造影显示右肾动脉中部至近端部分的对比剂外渗 ➡️，与先前确定的 PSA ➡️ 相邻

肾动脉假性动脉瘤出血（冠状位 CT）

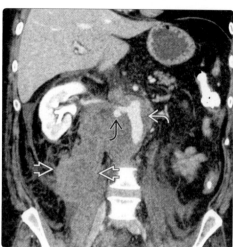

肾动脉假性动脉瘤出血（肾动脉 DSA）

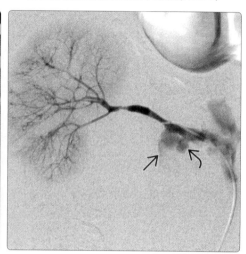

（左图）支架置入后进行球囊扩张 ➡️，以减少 1 型内漏的发生。（右图）覆膜支架置入后的肾动脉 DSA 显示正常的肾动脉主干直径 ➡️ 并隔绝 PSA，对比剂外渗消失

肾动脉假性动脉瘤出血（覆膜支架）

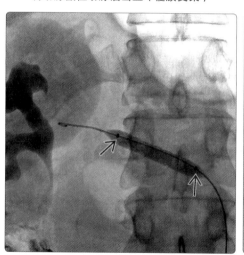

肾动脉假性动脉瘤出血（治疗后）

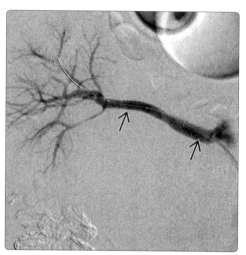

（左图）冠状位增强 CT 显示动脉瘤 ➡️ 累及远端右肾动脉。这种动脉瘤（流入和流出）的弹簧圈栓塞将导致不可接受的大的肾梗死。（右图）肾血管造影显示由肾动脉主干发出的 2cm 动脉瘤 ➡️。肾动脉瘤经常发生在分叉点。在这个病例中，动脉瘤发出 2 个大分支血管 ➡️

肾动脉瘤（初始增强 CT 评估）

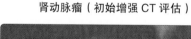

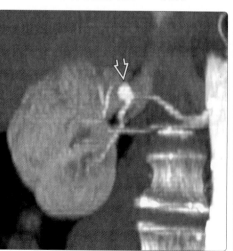

肾动脉瘤（右肾动脉 DSA）

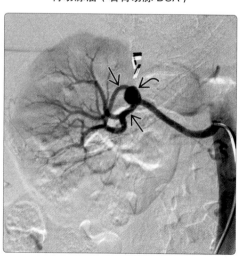

肾动脉：隔绝术

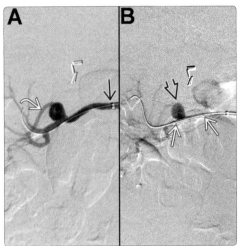

肾动脉瘤（覆膜支架置入）

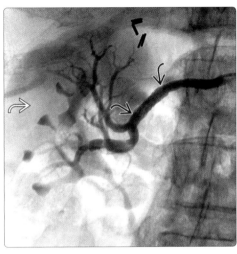

肾动脉瘤（支架植入术后的血管造影）

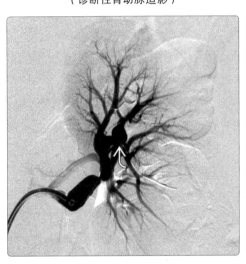

支架内辅助弹簧圈治疗肾内动脉瘤
（诊断性肾动脉造影）

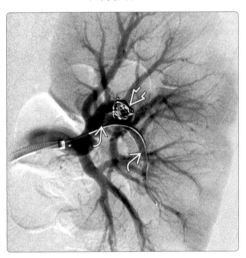

支架内辅助弹簧圈治疗肾内动脉瘤
（弹簧圈栓塞）

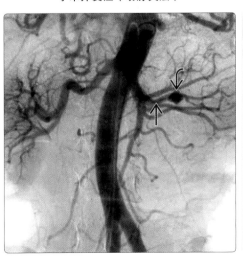

手术并发症（动脉夹层）

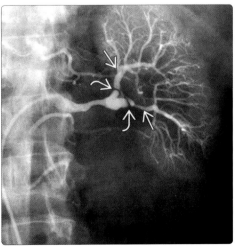

手术并发症（动脉夹层）

（左图）（A）引导鞘➡进入右肾动脉主干。放置支架将覆盖分支血管➡。（B）球扩覆膜支架➡已经定位到动脉瘤两端，并将在该位置放置以隔绝动脉瘤➡。（右图）覆膜支架➡已成功隔绝肾动脉瘤。可以看到肾的上至中极的中等大小的非灌注区域➡，这是支架阻塞分支血管的预期结果

（左图）对于实质内的肾动脉瘤，弹簧圈栓塞可能比覆膜支架更合适。如果动脉瘤具有宽瘤颈➡，可行支架内辅助弹簧圈治疗。（右图）将裸支架➡置于动脉瘤的颈部。然后通过支架间隙将微导管尖端送入动脉瘤，并且使用微弹簧圈➡来填塞和隔绝动脉瘤，如此 DSA 所示

（左图）主动脉造影显示位于肾门附近且由左肾主干➡发出的分叶状动脉瘤➡。（右图）选择性左肾动脉造影显示由动脉瘤发出的二级肾动脉分支➡存在夹层➡。导丝尝试通过动脉瘤过程中发生夹层

关键点

术语

- 主髂动脉闭塞性疾病：涉及腹主动脉和（或）髂动脉的狭窄／闭塞性疾病
  - 也称为 Leriche 综合征
    - 典型表现为临床三联征
      - 臀部和大腿跛行
      - 股动脉搏动减弱／消失
      - 阳痿
  - 最常见的是动脉粥样硬化

介入操作

- 血运重建的一般原则
  - 可使用定向导管和亲水导丝组合穿过同侧狭窄／闭塞
  - 如果需要进入对侧髂动脉，可考虑使用反向曲线导管和翻山鞘
  - 可能需要双侧股动脉入路［例如"对吻"髂动脉支架／经皮腔内血管成形术（PTA）］
  - 在穿过病变前注射肝素

- 介入后维持穿过病变的导丝位置
- 介入后，获取 DSA；在撤导丝前排除并发症和复查结果
- "对吻"球囊血管成形术和支架
  - 主动脉分叉／髂总动脉（CIAs）狭窄／闭塞性疾病的血运重建技术
  - 涉及同时在两个 CIA 中行 PTA 或放置支架
    - 单侧 PTA／支架可将斑块挤到对侧 CIA，导致对侧闭塞
  - 需要双侧股动脉通路

术后

- 主动脉血管成形术／支架置入术
  - 技术成功率＞90%
    - 闭塞和狭窄
  - 5 年主要通畅率 75%～85%
    - 辅助治疗后主要通畅率高达 90%
  - 考虑长期抗血小板治疗

（左图）盆腔 DSA 显示双侧髂外动脉（EIA）闭塞➡️，归类为 TASC D 型病变，在过去通常需要手术旁路。粗大的动脉侧支➡️重建双侧股动脉➡️。（右图）使用对吻血管成形术和裸支架置入闭塞 EIA 后骨盆 DSA 显示通畅性恢复➡️

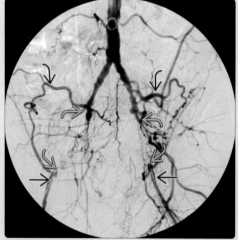
双侧髂总动脉慢性完全闭塞：介入前

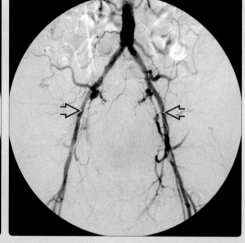
双侧髂总动脉慢性完全闭塞：介入后

（左图）此 3D 图像显示左侧髂总动脉（CIA）闭塞，从远端主动脉延伸侧支重建 EIA ➡️。它还显示了一些重要侧支。腰➡️到髂腰动脉➡️，直肠上动脉➡️到髂内动脉➡️通路，和肋间动脉➡️到旋髂深动脉➡️途径。（右图）在两个 CIA 中"对吻"覆膜支架后，先前的闭塞恢复通畅，并且侧支循环不再显影

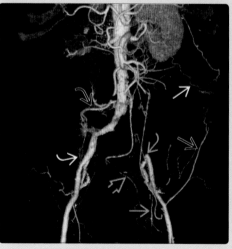
主动脉闭塞性病和主要动脉侧支循环通路

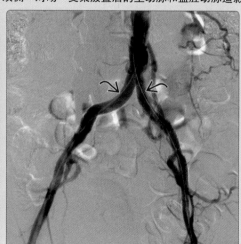
双侧"对吻"支架放置后的主动脉和盆腔动脉造影

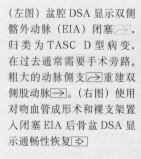

术　语

定义

- 主髂动脉闭塞性疾病：累及腹主动脉和（或）髂动脉的狭窄／闭塞性疾病
  - 也称为 Leriche 综合征
    - 典型表现为临床三联征
      - 臀部和大腿跛行
      - 股动脉脉搏减弱／消失
      - 阳痿
  - 通常由下肢动脉粥样硬化（PAD）引起
    - 其他地方并发的动脉粥样硬化
      - 相同的动脉粥样硬化危险因素
  - 严重程度的不同
    - 从无症状到静息痛和组织缺失
      - 取决于侧支的充足性，膝下流出道的质量
  - 间歇性跛行（IC）：反复出现的行走后腿部肌肉痛，休息时缓解
    - 血流供需不平衡
    - 75% 的患者临床病程稳定
      - 踝肱指数（ABI）降低是恶化的最佳预测指标
    - 突然恶化表明需要干预
  - 臀部跛行：在正常运动期间反复发生的臀部痉挛性疼痛
    - 骨盆肌肉灌注不良的结果；由近端动脉阻塞引起
      - 例如，远端主动脉，髂总动脉（CIA）／髂内动脉
    - ABI 降低是恶化的最佳预测因子
  - 急性肢体缺血（ALI）：大量血流突然中断
    - 通常由于栓子或原位血栓形成
      - 栓塞源可能是心脏或动脉瘤
    - 如果仅涉及盆腔动脉，则不经常发生
      - 通常合并腹股沟下血管病变
- 非动脉粥样硬化性盆腔动脉病
  - 髂外动脉（EIA）内纤维化：耐力运动员，特别是骑自行车的特定人群
    - 由于髋关节的重复屈伸引起；引起动脉壁的应力损伤
      - 导致内膜增生的内皮纤维化伴壁增厚和管腔口径减少
    - 90% 的病例位于髂外动脉
      - 大多数情况下为单侧（88%）
    - 与运动相关的跛行
      - 限制运动员的表现能力
    - 手术旁路是治疗的主要方法
  - 纤维肌性发育不良（FMD）：非炎症性，非动脉粥样硬化性疾病，影响长段无分叉的中型动脉段
    - FMD 患者髂动脉合并肾／颈动脉受累的发生率为 5%
      - 常见于 EIA
      - 通常中膜纤维组织亚型：80%～90%
    - 下肢跛行的少见原因
      - 可能因进行性梗阻／微栓子而出现急性肢体缺血；通常对血管成形术反应良好
      - 很少出现中断／破裂；可能需要手术旁路
- 跨大西洋社会共识（TASC）Ⅱ：综合 PAD 管理；解剖病变分类，提出治疗建议
  - 主动脉 TASC Ⅱ 分类
    - A 型
      - 单侧／双侧 CIA 狭窄
      - 单侧／双侧短（≤3cm）EIA 狭窄
    - B 型
      - 短（≤3cm）的肾下主动脉狭窄
      - 单侧 CIA 闭塞
    - 单／多处 EIA 狭窄，总长 3～10cm；股浅动脉（CFA）未受累
      - 单侧 EIA 闭塞不累及髂内动脉或 CFA 的起源
    - C 型
      - 双侧 CIA 闭塞
    - 双侧 EIA 狭窄 3～10cm 长；狭窄不延伸到 CFA
      - 单侧 EIA 狭窄延伸至 CFA
      - 涉及髂内和（或）CFA 起源的单侧 EIA 闭塞
      - 有／无髂内／CFA 起源受累的单侧 EIA 严重钙化闭塞
    - D 型
      - 肾下主动脉闭塞
      - 弥漫性主动脉和髂动脉疾病
      - 累及 CIA、EIA 和 CFA 的多个狭窄扩散
      - CIA 和 EIA 的联合闭塞
      - 双侧 EIA 闭塞
      - 不适合血管内动脉瘤修复（EVAR）的 AAA 中的髂动脉狭窄；其他需要开放手术的主动脉／髂动脉病变
  - TASC Ⅱ 类别：治疗建议
    - A 型：推荐血管腔内手术
      - 应作为一线治疗
    - B 型：推荐血管腔内手术
      - 除非与邻近血管相互冲突
    - C 型：推荐开放性血管重建术
      - 只有开放手术后愈合不良时推荐血管内手术治疗
    - D 型：血管内手术不建议作为一线治疗
  - 目前正在考虑 TASC Ⅲ 共识指南
- 美国大学心脏病学会和美国心脏协会 PAD 管理指南
  - 动脉粥样硬化，动脉瘤和血栓栓塞性 PAD 的诊断和治疗

相关血管解剖学

- CIA：起源于主动脉分叉；分为髂外动脉和髂内动脉

- 通常 4~6cm 长，直径≤1cm
- 腹膜外侧沿内侧腰肌间隙下行；在骨盆边缘分叉
- EIA：从 CIA 分叉延伸到腹股沟韧带
  - 通常为 8~10cm 长，直径 6~8mm
  - 沿着腰肌内侧的前下方走行
  - 发出 2 个主要分支机构
    - 腹壁下动脉
      - 出现在腹股沟韧带上方；深至腹直肌
      - 与腹壁上动脉吻合（内乳动脉延长）
      - 可能会出现闭孔动脉或副闭孔动脉（30% 见于解剖变异）
    - 旋髂深动脉
      - 沿骨盆髂嵴的走行
      - 与髂腰肌／上臀肌动脉吻合；髂动脉闭塞时的重要侧支
- 髂内动脉（腹下动脉）：起源于 CIA 分叉；分为 2个分支
  - 前干：供应膀胱，子宫，外生殖器，前列腺和直肠；还供应臀部和大腿后部肌肉的各种分支
  - 后干：供应腰肌，髂骨，臀肌和竖脊肌的各种分支

术 前

适应证

- 跛行：肢体或臀部跛行
  - 显著的残疾／生活方式限制
    - 药物／运动疗法没有改善
  - 适合血管内介入治疗的病变
    - TASC A 型，B 型和部分 C 型
      - 还有一些 D 型病变；取决于操作者的经验，手术禁忌证
- 急性肢体缺血

术前影像学检查

- 无创动脉评估：几个组成部分
  - ABI：踝动脉压与上肢动脉压的比值
    - 验证肢体疼痛的病变血管
    - 采用血压袖带和连续多普勒进行检查
      - 使用足背或胫后动脉中较高的踝压
      - 肱动脉压力和踝压力比值
    - ABI 值
      - 正常：>1.0
      - 最轻／无缺血性疾病：0.9~1.0
      - 轻度至中度疾病：0.5~0.9
      - 中度至重度疾病：0.3~0.5
      - 严重肢体缺血：<0.3
    - ABI >1.3 表示血管钙化
      - 钙化可阻止动脉充分压迫；检查不可靠／不可诊断
    - 运动后 ABI
      - 如果静息状况下 ABI 正常；PAD 症状明显

- 比静息 ABI 更敏感
- 异常：与静息相比，ABI 降低 20%
  - 节段性肢体压力：血压袖带放置在腿部 4 个水平；获得动脉压
    - 袖带放置在大腿近端，大腿远端，膝盖以下，脚踝以上
    - 可以对病变近似定位
      - 血压下降≥20mmHg，波形衰减表示袖带之间有流量限制性病变
  - 脉搏量记录（PVR）：将节段性肢体压力与空气体积描记法相结合
    - 测量各级肢体容积的变化，反映血流量的变化
    - 每个袖带充气至标准压力；压力传感器检测到容量的变化
      - 脉冲音量记录显示为波形
    - PVR 波形反映 PAD 严重性
      - 正常：急剧收缩期上行，在下行行程中有重搏切迹
      - 轻度／中度疾病：急剧上行消失，重搏切迹缺失，下行时间延长
  - 多普勒超声
    - 病变形态，严重程度和范围
    - 发现狭窄（51%~75% 管腔狭窄）
      - 狭窄前段：正常
      - 狭窄内部：收缩期峰值速度（PSV）升高 >2倍正常
      - 狭窄后段：局部湍流
    - 发现狭窄（76%~99% 管腔狭窄）
      - 狭窄前段：增加搏动
      - 狭窄内部：PSV 增加 >正常 4 倍
      - 狭窄后段：有明显的湍流
    - 体位／肠道气体可能限制应用
      - 盆腔动脉评估通常有限
- CTA
  - 动脉解剖和病理学的优秀描绘
    - 目标病变的特征
  - 与数字减影血管造影相似的准确性
- MRA
  - 动脉解剖和病理学的优秀描绘
    - 可用的对比和非对比技术
- DSA
  - 金标准
  - 目前在预处理评估中的作用有限
  - 提供介入期间的成像指导

术前准备

- 核查项目
  - 临床病史和体格检查
    - 全面的心血管评估
      - 详细的脉搏检查，多普勒评估

- 回顾先前的血管腔内和外科手术干预措施
  - 可能影响最佳入路的选择
- 目前的药物
  - 任何抗凝血剂／抗血小板药
- 过敏
- 实验室参数
  - 电解质，肾小球滤过液（eGFR）
    - 选择正常的 Cr；eGFR >60
  - 血常规
    - 血小板计数 >50 000/µl
  - 凝血概况
    - INR≤1.5
    - 正常 PT，部分 PTT
- 药物
  - 中度镇静药
    - 芬太尼
    - 咪达唑仑
  - 肝素
    - 各种操作间的给药方案
      - 推注剂量 2500~5000U；然后输注 1000U/h
      - 负荷量为 50~100U/kg；然后连续输注 15~25U/(kg·h)
      - 根据活化凝血时间进行抗凝治疗：目标值为 250~300 秒
  - 血管扩张剂
    - 经典剂量为推注 100µg 硝酸甘油
    - 预防／治疗导管引起的血管痉挛
  - 氯吡格雷
    - 在血运重建前负荷剂量
      - 最小负荷剂量为 300mg
    - 术后继续维持剂量
      - 每日 75mg，最少 4~6 周
  - 1%~2% 利多卡因局部麻醉
- 设备
  - 入路设备
    - 5~8Fr 血管鞘
      - 尺寸取决于导管／输送系统
      - 必要时允许导管更换
    - 翻山鞘（用于对侧入路）
      - 例如 Ansel，Balkinsheaths
  - 导管
    - 诊断导管
      - 冲洗（例如猪尾，OmniFlush）导管
    - 选择性导管
      - 亲水直／角导管
      - 可用于将导丝引导至目标动脉
    - 同轴 2.6~3.0Fr 微导管
      - 多种选择
    - 血管成形（PTA）球囊导管

- 球囊直径，长度基于目标病变
- 高压与低压球囊
- 用于球囊扩张的压力泵
- 药物涂层血管成形导管
  - 如果选择血管成形术进行一线／一级治疗而不是支架植入术，可考虑使用
- 用于穿越慢性闭塞病变（CTO）的特殊导管／装置
  - CTO 通过导管（CRBard；Murray Hill，NJ）
  - 快速交叉支撑导管（Spectranetics；Colorado Springs，CO）
  - Wildcat 导管（Avinger；Redwood City，CA）
- 导丝
  - 使用 0.035 英寸导丝"开始"
  - 有角度或直头的亲水导丝
    - 通常对选择性导管有益
  - 硬导丝（例如 Amplatz，Lunderquist，Rosen）
    - 推进／放置装置时的稳定性
  - 0.014~0.018 英寸微丝
    - 用于微导管
- 支架
  - 自膨或球扩裸支架
  - 自膨或球扩覆膜支架
- 再入导管和设备
  - Outback 导管（Cordis；Miami Lakes，FL）
    - 允许透视设备定向引导不透射线标记的弯曲折返针
  - Pioneer 导管（Medtronic；Minneapolis，MN）
    - 配备血管内超声探头为折返针鉴别真腔

介入操作

患者体位／位置
- 最佳操作方法
  - 通常是 CFA 入路
    - 可能是目标的同侧／对侧入路
      - 由血运重建目标位置确定
  - 偶尔需要肱动脉入路
    - 避免引入大口径的设备
      - 小动脉，易受损伤

手术步骤
- 一般
  - 初始动脉通路
    - 消毒铺单
    - 1%~2% 利多卡因局部麻醉
    - 同侧严重狭窄／闭塞具有挑战性
      - 不可触及／微弱可触及的股动脉搏动
    - 考虑超声引导动脉通路穿刺
      - 如果身体较胖，可能会出现问题
    - 或者在对侧将导管放置在主动脉中

- 获取 DSA 以显示 CFA；在穿刺中使用 DSA 进行解剖学指导
    - DSA 评估解剖学
        - 获得动脉入路后，插入血管鞘
            - 通过血管鞘引入冲洗／选择性导管
        - 用于初始 DSA 成像的定位导管
            - 例如用于盆腔DSA的远端主动脉中的猪尾导管
        - 或者可以在引入导管之前使用血管鞘进行逆行注射
            - 可能有助于显示 CIA 或 EIA，如果同侧股动脉狭窄／闭塞
        - 注入对比剂；获取 DSA 图像
            - 查看 DSA；确定适当的干预措施
        - 如果需要，继续用 DSA 进行更多选择性导管插入术
    - 一般原发性血管重建原则
        - 可使用定向导管／亲水导丝组合穿过同侧狭窄／闭塞
        - 如果需要进入对侧 CIA 或 EIA，请考虑使用反向曲线导管和翻山鞘
        - 可能需要双侧股动脉入路（例如用于"对吻"髂动脉血管成形术和支架植入术）
        - 任何干预前确认导管位置；只有满意才能继续
            - 在通过病变前进行全身肝素化
            - 治疗期间进行透视检查
        - 尽可能避免把 EIA 支架释放到腹股沟韧带下方
        - 如有必要，可以用裸支架覆盖髂内动脉起始部
            - 通畅率保持在＞90%
        - 干预后维持导丝位置
            - 如有必要，可进行额外的干预，不用再次通过病变区域
        - 干预后造影
            - 记录结果／排除并发症
            - 退出导管／导引鞘
    - 完成手术、止血
        - 如果计划手压迫止血
            - 取出血管鞘；压迫穿刺部位
        - 如果计划闭合器止血
            - 按照说明书使用
- 动脉粥样硬化狭窄的血运重建
    - 用 DSA 确定病变的近端和远端范围
    - 将导管置于狭窄附近
        - 在通过病变前给予肝素
            - 经典的肝素推注剂量：2500~5000U
    - 使用导管和亲水导丝通过狭窄
        - 轻轻推动导丝通过狭窄
            - 必须避免血管夹层
    - 如果导丝通过时遇到阻力
        - 不要继续推进导丝；继续推进可能导致血管夹层

- 考虑使用不同的导管或导丝
    - 保持导管与血管中心线平行
        - 即使非常偏心，也必须通过狭窄的中央位置引导导丝
    - 顺导丝送入导管
        - 一旦导管通过病变，放置硬导丝(例如 Amplatz，McNamara，Lunderquist，Rosen)
    - 交换 PTA 导管或支架输送系统
        - 对于支架置入术，考虑采用血管成形术进行预扩张；为支架输送创造通道
    - 如果进行血管成形术，球囊大小取决于相邻的正常血管直径
        - 显著过大的球囊将导致血管破裂，加速内膜增生和再狭窄
    - 在进行血管成形术或放置支架时，保持病变部位的导丝位置
    - 使 PTA 球囊或支架位于病变中心
        - 可能需要重叠血管成形
        - 支架应延伸到整个病灶
    - 进行血管成形术和（或）放置支架
    - 导丝不动，通过引导导管／鞘注射对比剂
        - 排除并发症；记录结果
    - 如果确认结果令人满意，取出导丝，导管和血管鞘；止血
- CTO 血运重建
    - 各种 CTO 血运重建方法
        - 腔内再通
            - 导丝和导管组合用于通过长期血栓形成和充满斑块的动脉腔
            - 必须首先穿透 CTO 的近端
            - 使用导丝和导管保持真腔内通过整个CTO病变
            - 通过 CTO 后开始血运重建
        - 内膜下再通
            - CTO 血运重建期间导丝和导管内膜下通过
            - 在 CTO 中内膜下通路阻力最小；相当容易通过
            - 需要导丝和导管远端动脉再入真腔
        - 内膜下再通的穿刺再入真腔
            - 专门再入真腔导管用于在内膜下再通后进入远端真腔
            - 进行标准的内膜下再通
            - 如果导管在远端无法再入真腔，使用专门的再入导管针刺穿内膜
            - 通过针头将微丝引入真腔；送入导管通过 CTO
        - 采用顺行 - 逆行介入（SAFARI）技术的动脉内膜下血管形成
            - 顺行再通失败后逆行穿刺远端动脉
            - 继续逆行内膜下再通
            - 通过顺行导管圈套逆行导丝
            - 在病灶上创建成形导丝

骨盆动脉：血运重建

- "对吻"球囊血管成形术和支架置入术
  - 主动脉分叉／CIA 的狭窄／闭塞性疾病的血运重建技术
    - 获得双侧 CFA 动脉通路
      - 双侧放置动脉鞘
    - 使用导丝和导管组合穿过 CIA 狭窄／闭塞
    - 选择双侧血管成形术或支架置入术
      - 支架置入前行血管成形术
      - 可以通过血管成形术选择支架大小
      - 如果选择血管成形术作为一线治疗，可考虑使用药物涂层球囊
    - 支架包括球扩支架与自膨支架，裸支架与覆膜支架
      - 自膨支架可能需要后扩
      - 一些研究者建议最好选择覆膜支架；必须注意不要覆盖侧支
    - 在每个 CIA 中定位 PTA 球囊／支架，跨越病变
    - 同时给 PTA 球囊加压或在两个 CIA 中放置支架
      - 注意：单侧 PTA／支架可将斑块挤到对侧 CIA
    - 可将支架略微延伸到远端主动脉
      - 病变通常涉及远端主动脉
    - 保持导丝位置
    - 获得 DSA 以排除并发症并评估结果
    - 如果确认结果令人满意，则退出导丝，导管和血管鞘；止血
- 涵盖主动脉分叉的血管内重建（CERAB）技术
  - 最近引入的用于治疗主动脉分叉／CIA 的狭窄／闭塞性疾病的血运重建技术
    - 大直径覆膜支架置于主动脉分叉 15～20mm 处
      - 使用大直径球囊使支架扩张到主动脉壁直径大小
      - 支架远端直径逐渐变小，形成锥形支架
    - 2 个髂支覆膜支架延伸到远端主要的节段并同时扩张
      - 与主动脉支架紧密连接，就像它们被融合在一起一样
      - 形成新的主动脉分叉
    - 报告的通畅率高于"对吻"支架／球囊技术

替代疗法
- 外科手术
  - 外科血运重建
    - 双侧髂动脉闭塞性疾病的主动脉旁路手术
    - 单侧疾病的股
    - 股动脉搭桥术
      - 必须有足够的同侧动脉流入
- 其他
  - 医疗管理和运动方案（跛行）

术　后

应尽事宜
- 考虑终生抗血小板治疗
  - 阿司匹林（每日 81mg 或 325mg）
  - 氯吡格雷（75mg 每日）
    - 可以用 6～12 周，然后停药
- 密切临床随访
  - 可能包括 ABI 的定期检查
- 风险因素控制
  - 高脂血症
    - 应该得到最佳控制
    - 如果可能，使用他汀类药物
  - 高血压
    - 应该得到最佳控制
  - 烟草
    - 不鼓励吸烟患者继续吸烟
    - 参考戒烟计划
  - 糖尿病
    - 确保最佳的血糖控制

结　果

并发症
- 最严重的并发症
  - 动脉夹层
  - 动脉破裂（罕见）
    - 覆膜支架置入或紧急手术修复治疗
  - 斑块或血栓的远端栓塞
    - 可能导致急性术中动脉闭塞
- 即刻／围手术期并发症
  - 动脉夹层／血栓形成
  - 穿刺点并发症
    - 腹股沟血肿（3%），假性动脉瘤（1%），医源性动静脉瘘（0.2%）
  - 对比剂过敏／过敏反应
  - 对比剂肾病
- 远期并发症
  - 支架闭塞或血栓形成
    - 主要来自新的内膜增生
      - 支架内狭窄通常对血管成形术反应良好
      - 许多人主张使用药物涂层球囊来治疗支架内狭窄，以获得更持久的结果

预期结果
- 主动脉血管成形术／支架置入术
  - 治疗闭塞和狭窄时，技术成功率＞90%
  - 5 年主要通畅率 75%～85%
    - 辅助主要通畅率高达 90%
  - 一些报告显示狭窄与闭塞相比，长期通畅率更高；其他报告的结果相同

术前成像：狭窄（CTA 三维重建）

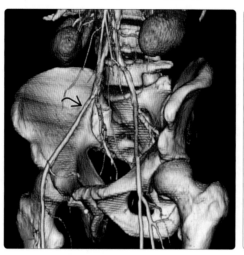

术前成像：无创动脉评估

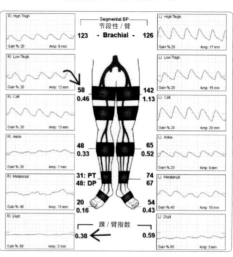

（左图）术前成像是评估和治疗血管疾病的必要条件。如果需要，可以在最初的超声筛查之后进行更明确的成像。这名右腿跛行的患者进行了非侵入性动脉检查并得到了阳性结果。然而，CTA 仅表现出轻微的 EIA 狭窄➡，没有进行干预。（右图）2 年后症状恶化，并进行了一项新的无创性检查。显示右侧节段压力降低➡和肱踝指数低（ABI）➡

术前成像：髂动脉闭塞（增强 CT）

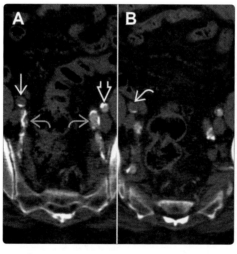

术前成像：髂动脉闭塞（CTA 重建）

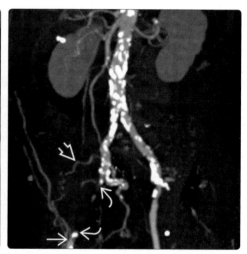

（左图）鉴于无创检查的发现，完善了增强 CT。显示（A）远端 CIA 分叉处的右侧 EIA 闭塞➡。左侧 EIA➡狭窄但有血流通过，髂内动脉➡也是如此。（B）在远端，右侧 EIA 明显再次闭塞➡。（右图）冠状位 CT 重建显示 EIA 闭塞➡和动脉侧支远端重建➡右股总动脉➡

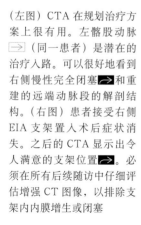

术前成像：入路选择（CTA 三维重建）

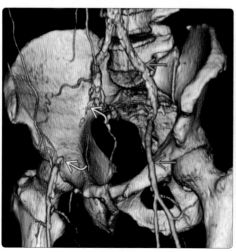

术后成像：支架位置（CTA 三维重建）

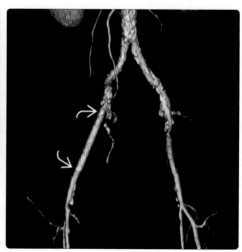

（左图）CTA 在规划治疗方案上很有用。左髂股动脉➡（同一患者）是潜在的治疗入路。可以很好地看到右侧慢性完全闭塞➡和重建的远端动脉段的解剖结构。（右图）患者接受右侧 EIA 支架置入术后症状消失。之后的 CTA 显示出令人满意的支架位置➡。必须在所有后续随访中仔细评估增强 CT 图像，以排除支架内内膜增生或闭塞

髂外动脉狭窄：初始骨盆 MRA 评估

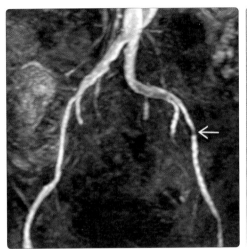

髂外动脉狭窄：初始骨盆 DSA 评估

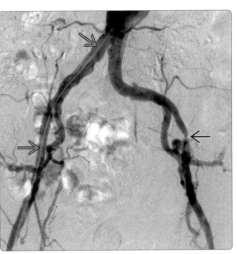

（左图）左腿跛行患者的骨盆 MRA 显示左侧 EIA 局灶性狭窄➡️，无其他明显病变。患者随后接受了 DSA；目的是对病变进行血管成形术。（右图）通过从右股总动脉引入的导管➡️进行盆腔 DSA 证实左侧 EIA 中的严重局灶性狭窄➡️。在从右侧进入获得 DSA 后，计划是将翻山鞘放入对侧 CIA 进行治疗

髂外动脉狭窄：血管成形术

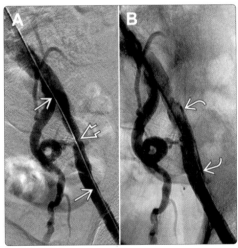

髂外动脉狭窄：球扩支架置入术

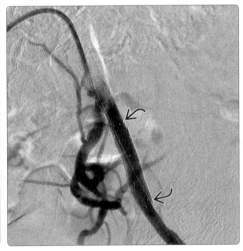

（左图）（A）将翻山鞘放入左侧 CIA 后，同轴导管向远端推进，导丝➡️穿过狭窄➡️后继续前进。（B）在进行血管成形术后，获得重复血管造影。这显示了在 PTA 后通常可见的内膜裂隙➡️。延迟图像也显示腔内内膜片。（右图）鉴于存在内膜片，选择放置血管内支架。放置了球扩支架➡️，跨过病灶，效果极佳

髂外动脉 FMD：CTA 初步评估

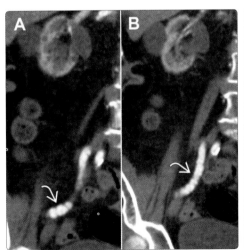

髂外动脉 FMD：血管造影评估

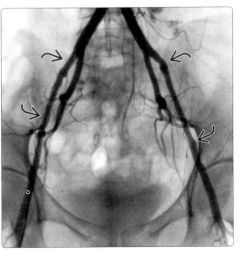

（左图）纤维肌性发育不良（FMD）是已知的、不常见的下肢跛行原因，据报道，5% 的肾或颈动脉 FMD 患者有 EIA。获得右侧 EIA 的冠状 CTA（A）在骨盆中部和（B）远端显示典型的串珠外观➡️。（右图）盆腔动脉造影显示 FMD 的典型血管造影外观，涉及双侧 EIA➡️。通常对血管成形术反应良好

（左图）跛行患者的双侧下肢无创动脉评估显示，左腿与右腿的节段性肢体压力➡弥漫性降低，从大腿高位开始。ABI➡异常低。该发现与左侧盆腔动脉流入疾病一致。（右图）基于症状和无创检查结果，患者接受了盆腔DSA。显示左侧EIA闭塞➡及通过广泛侧支重建➡的股动脉

髂外动脉闭塞：无创性动脉评估

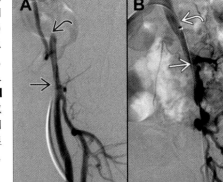

髂外动脉闭塞：初始盆腔 DSA 评估

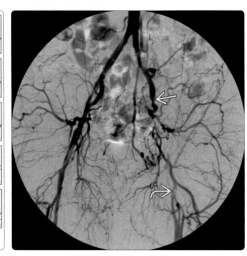

（左图）使用组合顺行–逆行（SAFARI）方法完成闭塞的左侧EIA的再通。（A）将导管➡置于重建的股总动脉中并前进至闭塞处➡。（B）导丝➡穿过闭塞进入并通过CIA中的血管鞘➡进入。（右图）（C）血管成形球囊导管➡用于进行闭塞段的PTA。（D）DSA显示PTA后血流恢复通畅，但腔内不规则➡

髂外动脉闭塞：顺行 - 逆行再通

髂外动脉闭塞：血管成形术

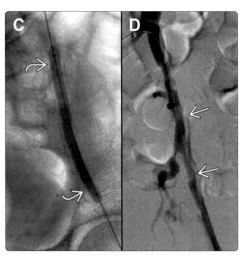

（左图）自膨支架置于CIA和EIA中。（E）图像显示远侧展开的支架➡，其中未展开的支架➡将被放置在近端。（F）放置重叠支架后的DSA显示出治疗区域的令人满意的管腔直径➡。（右图）通过血管成形术和支架术使左侧EIA慢性完全闭塞血运重建后的盆腔DSA显示目标血管➡通畅，保留了左髂内动脉的灌注➡。先前的盆腔侧支不再显影

髂外动脉闭塞：自膨支架置入

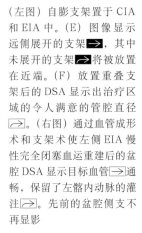
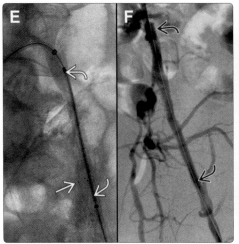

血管重建术后盆腔 DSA

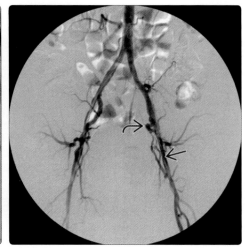

髂总动脉"对吻"支架：初始盆腔 DSA 评估

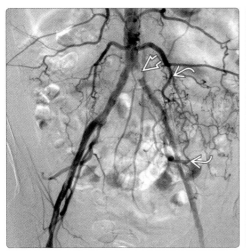

髂总动脉"对吻"支架：导丝通过病变

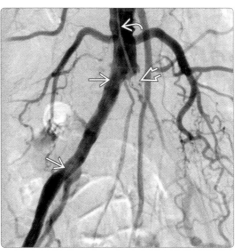

（左图）左臀部和下肢跛行的患者的盆腔 DSA 显示左侧近端 CIA 的局灶性次全闭塞➡。广泛的髂腰动脉侧支➡在病变远端提供补充灌注。（右图）最初的 DSA 是通过右股动脉入路的导管➡获得的。左侧股动脉通路也已获得，导管和导丝➡已成功穿过左侧 CIA 病灶➡，然后进行全身肝素化

髂总动脉"对吻"支架：双侧球扩支架

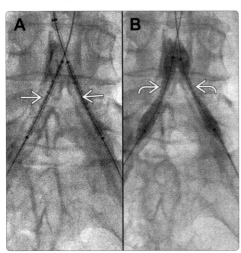

髂总动脉"对吻"支架：
"对吻"支架后盆腔 DSA

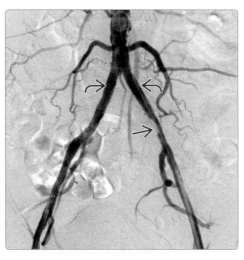

（左图）主动脉分叉病变通常采用"对吻"技术治疗，双侧 CIA 同时 PTA 或支架。单侧治疗可能会使斑块移位到对侧的 CIA 中，导致对侧闭塞。（A）球扩支架➡定位于双侧 CIA 和（B）同时球扩➡。（右图）"对吻"支架后 DSA 显示良好的支架➡位置和左侧正常 CIA 直径，远端残余小狭窄➡

髂总动脉"对吻"支架：额外的支架置入

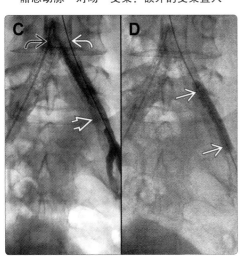

髂总动脉"对吻"支架：
支架置入后的最终盆腔 DSA

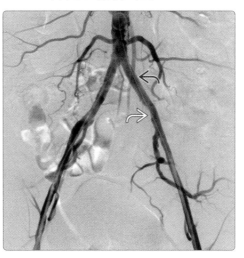

（左图）（C）导丝➡或导管➡留在病变处，直到 DSA 证实结果令人满意。由于偏心斑块残留的左侧远端 CIA 狭窄➡，（D）将另外的球囊支架➡置于与近端支架重叠的位置。（右图）"对吻"双侧 CIA 支架和左侧远端延长支架后盆腔 DSA 显示所有管腔通畅➡和直径正常➡。和以前一样，在治疗区域之间留置，直到确认结果为止

支架内狭窄治疗：初始 DSA 评估

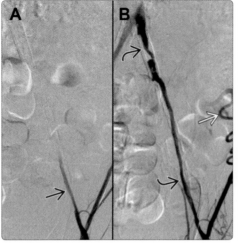

支架内狭窄治疗：血管成形术和支架置入术

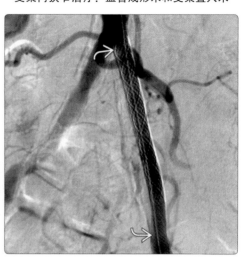

（左图）已知的支架术后并发症是内膜增生，引起支架内狭窄或闭塞。（A）通过左股动脉鞘的逆行对比剂注射 DSA 显示在先前放置的左髂外动脉支架内小的管腔➡️。（B）更有力的注射显示弥漫性支架内狭窄➡️和大侧支显影➡️。（右图）在狭窄处球囊扩张后，将覆膜支架➡️置于狭窄支架内并通过重复血管成形术扩张。这完全消除了狭窄

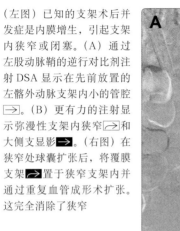

支架内血栓治疗：初始盆腔 DSA 评估

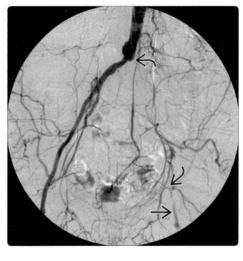

支架内血栓治疗：导管溶栓

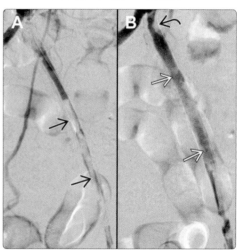

（左图）内膜增生可能最终导致支架血栓形成和闭塞，如另一名患者的盆腔 DSA 所示。左侧 CIA 和 EIA 支架闭塞➡️伴有左侧股骨动脉微小的侧支重建➡️。（右图）（A）穿过闭塞支架后的 DSA 显示由于血栓形成导致的腔内充盈缺损。（B）用 tPA 溶栓后，支架已部分恢复通畅➡️，并且已证实近端支架内狭窄➡️

支架内血栓治疗：血管成形术和支架置入

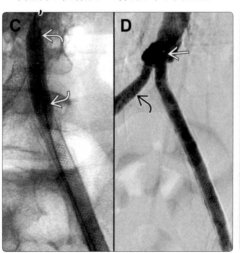

支架内血栓治疗：介入后盆腔 DSA

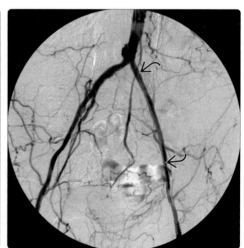

（左图）（C）支架内狭窄处行 PTA ➡️和（D）之后放置另外的支架，该支架稍微向近端延伸➡️。在对侧 CIA 中已经存在"对吻"支架➡️。（右图）溶栓，PTA 和支架术后的 DSA 显示先前闭塞段的通畅➡️。二级干预可以成功恢复通畅。盆腔血运重建术后 5 年主要通畅率为 75%～85%，辅助通畅率高达 90%

CERAB 技术

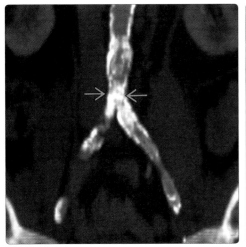

CERAB 血运重建技术：初始主动脉和盆腔血管造影

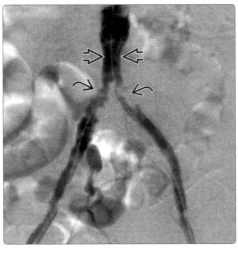

（左图）一名 67 岁的男性进行了一项无创影像学检查，结果与主动脉造成的严重双侧臀部和大腿跛行的病因一致，伴有阳痿（Leriche 综合征）。增强 CT 显示了广泛的钙化➡️。（右图）远端主动脉和盆腔的 DSA 证实严重和不规则的双侧 CIA 狭窄➡️和远端主动脉狭窄➡️。主动脉分叉的血管内重建被认为是该患者的最佳治疗选择

CERAB 血运重建技术：远端主动脉覆膜支架的放置

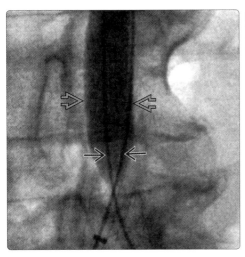

CERAB 血运重建技术：髂动脉覆膜支架的放置

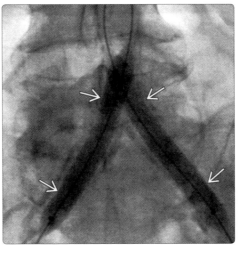

（左图）在导丝➡️通过 CIA 狭窄后，将大直径覆膜支架置于远端主动脉中。用顺应性球囊➡️轻轻扩张，使支架放置在主动脉上并由分叉处向远端逐渐变细。（右图）然后引入覆膜的支架并放置在双侧 CIA 狭窄处。将它们定位到使其延伸到覆膜的主动脉支架的下部，然后用球囊扩张➡️

CERAB 血运重建技术：治疗后完成血管造影

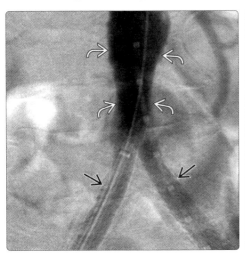

CERAB 血运重建技术：治疗后的增强 CT 监测

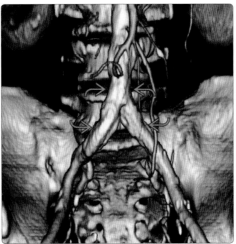

（左图）在主动脉分叉的血管内重建后，进行治疗区的 DSA➡️。这显示主动脉➡️以正常方式向分叉处逐渐变细，并且 CIA 广泛开放。这非常接近正常主动脉分叉的外观。（右图）远端主动脉和髂动脉的 CTA 三维成像显示主动脉分叉➡️的正常构型。由于重度钙化，很难清楚地看到支架

盆腔动脉：隔绝术

术语

- 髂动脉动脉瘤（IAA）：动脉异常增大≥正常血管直径的 50%
  - 大多数 IAAs 与腹主动脉瘤相关
- 血流动力学不稳定骨盆骨折：收缩期血压 <90mmHg 伴有骨盆骨折
  - 尽管骨盆稳定，但持续的血流动力学不稳定，采用经导管栓塞

介入操作

- IAA
  - 治疗取决于 IAA 的位置／形态
  - IAA 的远端范围对治疗影响最大
  - 如果有足够的远端密封区，支架可终止于髂总动脉远端
  - 如果常见的 IAA 延伸到髂动脉分叉，可以将支架放置到髂动脉分叉水平
  - 髂内 IAA 或髂动脉分叉 >直径 25mm 需要额外的

干预

- 可能需要髂内 IAA 或远端髂内动脉分支的弹簧圈栓塞
- 分支支架技术可用于保留髂内动脉灌注

- 血流动力学不稳定的骨盆骨折
  - 在增强 CT 上发现的对比剂外渗可能表明／定位最可能的动脉来源
  - 导管选择可疑动脉，获得 DSA
  - 如果在 DSA 上发现对比剂外渗，则进行超选择性导管插入术；栓塞
    - 可能的栓塞剂可包括弹簧圈，永久性颗粒或明胶海绵
  - 如果 DSA 无对比剂外渗，则进行非选择性髂内动脉栓塞
    - 通常选择明胶海绵栓塞剂

结果

- 经导管栓塞控制盆腔动脉源出血有效性为 85%~97%

骨盆创伤过程中髂内动脉损伤的隔绝

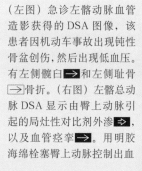

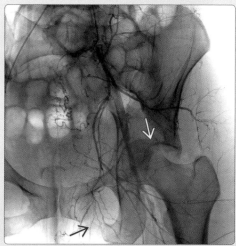

（左图）急诊左髂动脉血管造影获得的 DSA 图像，该患者因机动车事故出现钝性骨盆创伤，然后出现低血压。有左侧髋臼➡和左侧耻骨➡骨折。（右图）左髂总动脉 DSA 显示由臀上动脉引起的局灶性对比剂外渗➡，以及血管痉挛➡。用明胶海绵栓塞臀上动脉控制出血

骨盆创伤过程中髂内动脉损伤的隔绝

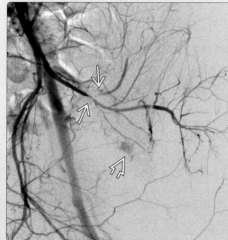

直接经皮治疗巨大左髂内动脉瘤

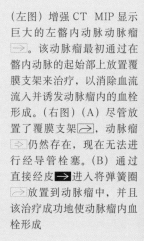

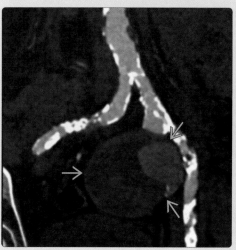

（左图）增强 CT MIP 显示巨大的左髂内动脉动脉瘤➡。该动脉瘤最初通过在髂内动脉的起始部上放置覆膜支架来治疗，以消除血流流入并诱发动脉瘤内的血栓形成。（右图）（A）尽管放置了覆膜支架➡，动脉瘤➡仍然存在，现在无法进行经导管栓塞。（B）通过直接经皮➡进入将弹簧圈➡放置到动脉瘤中，并且该治疗成功地使动脉瘤内血栓形成

直接经皮治疗巨大左髂内动脉瘤

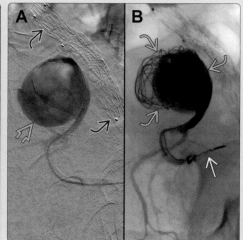

术 语

定义

- 髂动脉动脉瘤（IAA）：动脉异常扩张≥正常血管直径的 50%
  - 髂总动脉（CIA）动脉瘤定义：横径>1.5cm
    - 大多数 IAA 与腹主动脉瘤（AAA）有关
      - 髂动脉瘤约占 AAA 的 20%
    - 独立的 IAA 不常见
      - 所有腹部动脉瘤疾病的 1%~2%
  - 髂内 IAA 罕见（≤0.4%）
    - 通常与主动脉/CIA 动脉瘤有关
  - 髂外 IAA 非常罕见
- 血流动力学不稳定骨盆骨折：收缩压持续<90mmHg 伴随骨盆骨折
  - 根据美国外科医师学院高级创伤生命支持分级评估出血严重程度
    - I 级：涉及 15% 以内的血量
    - II 级：涉及总血容量的 15%~30%
      - 心动过速，外周血管收缩，脸色苍白
      - 一般对容量复苏有反应
    - III 级：循环血量损失 30%~40%
      - 低血压，周围性低灌注（休克）
      - 需要容量复苏和血液制品
    - IV 级：失去>40% 的循环血液量
      - 需要进行积极的复苏以避免死亡
  - III~IV 级骨盆破裂患者需立即进行盆腔外固定
    - 尽管有骨折固定和积极的复苏，但仍有持续失血，要求血管造影寻找动脉出血的来源
      - 可能需要经导管栓塞；代替外科手术
      - 栓塞可避免与手术结扎出血及血管相关感染；保留后腹膜填塞效应

相关的盆腔血管解剖学

- CIA：主动脉分叉处起源；分为髂外动脉和髂内动脉
  - 通常 4~6cm 长；直径≥1cm
  - 沿腰大肌内侧缘的腹膜外侧；骨盆边缘分叉
- 髂外动脉：从 CIA 分叉处延伸至腹股沟韧带
  - 通常 8~10cm 长；直径 6~8mm
  - 腰大肌前内侧方向
  - 产生 2 个主要分支
    - 腹壁下动脉
      - 出现于腹股沟韧带上方；深至腹直肌
      - 与腹壁上动脉吻合（胸廓内动脉吻合）
      - 可与闭孔/副闭孔动脉吻合(30%的解剖变异)
    - 旋髂深动脉
      - 骨盆髂嵴方向
      - 与髂腰/臀上动脉吻合；髂动脉闭塞时的重要侧支
- 髂内动脉（下腹）：起源于 CIA 分叉处；分为 2 个

主干
  - 前干
    - 闭孔动脉：沿闭孔前行；分为前支和后支
    - 臀下动脉：最大的前干支；臀部/大腿后部
    - 脐动脉：胎儿脐动脉部分；发出 2 个分支
      - 膀胱上动脉：供应膀胱上部；可能会延续为输精管动脉
      - 输精管动脉：供应输精管；伴随进入阴囊和睾丸
    - 子宫动脉：供应子宫；主韧带（阔韧带基底部）
    - 膀胱下动脉：提供膀胱下部；男性患者精囊/前列腺
    - 阴道动脉：供应阴道，膀胱底部，直肠下部；可来自子宫动脉
    - 直肠中动脉：常伴有膀胱下动脉；直肠供血
    - 阴部内动脉：会阴/外生殖器供血；多支
      - 直肠下动脉：供肛门；与直肠中上动脉吻合
      - 会阴动脉：供应会阴肌，阴囊后侧
      - 阴茎背动脉（阴蒂）：与球状尿道动脉共同供血阴茎/阴蒂
  - 后干分支
    - 腰动脉：后干第一支；腰肌/髂骨肌供血
    - 臀上动脉：髂内动脉的最大分支；供应臀肌
    - 骶外侧动脉：供应竖脊肌/梨状肌；骶管的内容物

术 前

适应证

- CIA 动脉瘤
  - 直径>3cm
    - 没有报道过<3cm 动脉瘤破裂的案例
- 髂内 IAA
  - 没有明确共识的尺寸
    - ≥3cm 建议接受治疗
  - 单侧破裂率达 26%
    - 未发现病变直径与破裂风险之间有统计学相关性
- CIA 动脉瘤血管腔内修补术前/术中髂内动脉闭塞，涉及髂动脉分叉/延伸至髂外动脉
  - 防止 CIA 动脉瘤逆行灌注
  - 倾向于保持髂内动脉通畅
    - 需要使用分支支架/旁路
    - 避免臀部跛行/其他并发症
- 盆腔动脉源性活动性出血
  - 各种原因
    - 血流动力学不稳定的骨盆骨折
      - 盆腔固定后血流动力学不稳定经导管栓塞治疗
      - 除非复苏成功，否则经导管栓塞治疗已明确的出血源
    - 医源性损伤

盆腔动脉：隔绝术

- 　盆腔动脉在妇科、骨科、血管内手术中易受损伤
- 　炎症反应
- 肿瘤
  - 　肿瘤包裹盆腔动脉可能导致动脉壁完整性的侵蚀和破坏，从而导致出血

禁忌证

- 碘对比剂过敏
- 肾功能不全
- 不可纠正的凝血障碍

术前影像学检查

- 超声
  - 　创伤超声重点评估检查（FAST）用于骨盆创伤初步筛查
    - 应用于不稳定骨盆骨折活动性腹腔出血的血流动力学评价
    - 特异度 87%~100%，但对不稳定骨盆骨折的敏感性较差（26%）
- CTA
  - 　良好的动脉解剖／病理学描述
    - 目标病变的特征
    - 介入前的过程规划
  - 　评估血流动力学稳定的骨盆骨折患者的腹腔内出血情况，无论 FAST 结果如何，建议使用增强 CT
    - 适合排除盆腔出血
    - CT 上没有对比剂外溢并不能排除活动性出血
- MRA
  - 　优秀的动脉解剖／病理描绘
    - 可用对比和非对比技术
- DSA
  - 　在介入期间提供影像引导

术前准备

- 核查项目
  - 　临床病史和体格检查
    - 适当的程序指示
    - 综合心血管评价
      - 　详细的脉搏检查／多普勒评估
    - 目前服用药物
      - 　任何抗凝血剂／抗血小板药物
  - 　过敏
  - 　实验室检查
    - 电解质，肾小球滤过率（eGFR）
      - 　正常的 Cr；eGFR＞60
    - 血常规
      - 　血小板计数＞50 000/μl
    - 凝血
      - 　INR≤1.5
      - 　PT，PTT 正常
  - 　限制经口饮食：手术前 8 天禁食水（8 小时）

- 如果采用镇静／全身麻醉计划
- 口服药物时少量饮水
- 　知情同意书和麻醉同意书
- 药物
  - 　适度镇静药
    - 芬太尼
    - 咪达唑仑
  - 　血管舒张药（如硝酸甘油）
    - 常用剂量为推注 100μg 硝酸甘油
    - 预防／治疗导管引起的血管痉挛
  - 　1%~2% 利多卡因局部麻醉
- 设备
  - 　通路装置
    - 5~8Fr 血管鞘
      - 　大小取决于导管／输送系统
      - 　允许必要时进行导管交换
    - 翻山鞘（对侧通道）
      - 　例如 Ansel，Balkin 鞘
  - 　导管
    - 诊断导管
      - 　冲洗导管（如猪尾，全冲洗管）
    - 选择导管
      - 　亲水性直角导管
      - 　可用于引导导丝进入靶动脉
    - 同轴 2.6~3.0Fr 微导管
      - 　多种选择
  - 　导丝
    - 首先"使用"0.035 英寸导丝
    - 有角或直头的亲水导丝
      - 　通常有利于导向性选择
    - 硬导丝（例如 Amplatz，Rosen）
      - 　推进／放置设备的稳定性
    - 0.014~0.018 英寸微导丝
      - 　适用于微导管
  - 　栓塞剂
    - 弹簧圈
      - 　分离的 0.035 英寸或 0.018 英寸栓塞弹簧圈
      - 　"可推动"0.035 英寸或 0.018 英寸栓塞弹簧圈
    - 液体
      - 　氰基丙烯酸正丁酯（n-BCA）TRUFILL（Cordis；Bridgewater，NJ）
      - 　Onyx：（ev3 Neurovascular；Irvine，CA）
      - 　凝血酶：激活凝血级联
    - 明胶海绵（Upjohn；Kalamazoo，MI）
      - 　单片形式；可以切成絮状／制造浆液
      - 　临时栓塞剂
    - 颗粒
      - 　前毛细血管／毛细血管水平；闭塞血管／阻断组织血供

- 各种直径、成分
  - 堵塞装置
    - Amplatzer 血管塞（AGAMedical；North Plymouth，MN）
  - 血管内支架
    - 自膨式／球扩裸支架
      - 可用于支架辅助弹簧圈
    - 自膨式／球扩覆膜支架
      - 可用于动脉隔绝

介入操作

患者体位／位置
- 通常是股动脉通路
  - 可由同侧／对侧进入
    - 由隔绝目标的位置决定
- 在血流动力学不稳定骨盆骨折中可用桡动脉入路
  - 骨盆外固定装置有时会使经股动脉通路出现问题

手术步骤
- 一般
  - 无菌准备
  - 1%～2% 利多卡因局部麻醉
  - 获得动脉通路；插入血管鞘
  - 通过血管鞘引入冲洗／选择性导管
  - 定位导管用于初始 DSA 成像
    - 例如用于盆腔 DSA 的远端主动脉中的猪尾导管
  - 注射对比剂；获得 DSA 图像
    - 查看 DSA，确定适当介入措施
  - 根据需要更换选择导管
    - 可以使用反向弯曲导管／翻身鞘进入对侧 CIA
      - 如果需要进入对侧髂内动脉，则使用 Cobra 导管
      - 对于进入同侧髂内动脉，使用反向弯曲导管或形成 Waltman 环
    - 如果选择性插入髂内动脉分支，考虑使用同轴微导管
  - 在任何经导管介入之前，用 DSA 确认导管头端的位置
    - 如果满意，继续进行介入
      - 在治疗过程中进行透视监测
  - 介入后获得 DSA
    - 记录结果／排除并发症
- IAAS
  - 治疗取决于 IAA 的位置／形态
    - 需要 10～15mm 正常动脉直径在动脉瘤颈之上和以下，以供密封区使用
  - IAA 通常在近端用分支支架进行治疗，因为大多数患者伴有 AAA
    - 有良好近端和远端颈的独立 IAA 偶尔接受"管"内移植治疗
  - 动脉瘤的远端部分通常影响治疗选择
    - 如果有足够的远端密封区（例如通常的 IAA 不延伸至髂分叉），可以在远端 CIA 中终止支架
    - 如果常见的 IAA 延伸至髂分叉处，可将支架置于分叉处
      - 需要远端动脉瘤直径≤25mm
    - 直径>25mm 的髂内 IAA 或髂分叉需要额外的干预
      - 髂内动脉闭塞／栓塞阻止动脉瘤逆行灌注，支架延伸入髂外动脉
      - 使用髂内支架来保护髂内动脉灌注
      - 使用手术髂内髂外动脉搭桥
- 不稳定的骨盆骨折
  - 在增强 CT 上确定的对比剂可能提示／定位最有可能的动脉来源
  - 引导靶动脉（如髂内动脉）
    - 注射对比剂；获得 DSA
  - DSA 检查发现对比剂外渗
    - 对动脉出血源进行超选择性插管；考虑使用同轴微导管
    - 推进微导管至渗出处以外
      - 远端至近端使用弹簧圈
    - 如果不能将微导管送入损伤的远端
      - 考虑用明胶海绵与近端弹簧圈栓塞
  - 如果 DSA 没有发现对比剂外渗
    - 如果持续血液动力学不稳定，行非选择性髂内动脉栓塞术
      - 使用临时栓塞剂（例如明胶泡沫）
      - 如果无法定位潜在出血部位，可能需要双侧栓塞
- 盆腔动脉出血（其他原因）
  - 如果 DSA 上确定的局灶性动脉损伤，分析图像，确定最合适的治疗
    - 栓塞术与覆膜支架置入术
  - 如果使用栓塞，选择最佳的栓塞剂
    - 临时与永久栓塞
  - 如果使用覆膜支架，请选择合适的尺寸
    - 支架直径应略大于原生动脉
    - 支架末端应该向近侧和远侧延伸至足够远
  - 放置覆膜支架
    - 在支架置入后获得 DSA，以确认支架位置满意，隔绝病变

替代操作／治疗
- 放射学
  - 动脉瘤或假性动脉瘤的直接经皮穿刺
    - 可用于成功地治疗髂内动脉或分支的动脉瘤或假性动脉瘤，这些动脉瘤或假性动脉瘤是无法经导管栓塞的
      - 用弹簧圈或液体栓塞剂（如 n-bca，onyx）直

接经皮穿刺途径栓塞
- 外科
  - IAA 的开放手术修复
    - 发病率／死亡率高于血管内动脉瘤修补术（EVAR）
  - 腹膜外盆腔填塞术治疗骨盆血流动力学不稳定骨折
    - 加强／稳定血流动力学的安全／快速方法
      - 结合液体复苏／输血，降低急性出血相关死亡率
      - 可能是经导管栓塞的有用过渡
  - 血流动力学不稳定骨盆骨折髂内动脉手术结扎
    - 有膀胱，臀部，直肠和阴囊坏死的报道
  - 主动脉血管内球囊阻塞（REBOA）
    - 控制创伤出血的辅助手段；血管内球囊置入可使主动脉早期闭塞
      - 用于改善血压／稳定患者以进行彻底的出血控制
    - 用于创伤的主要适应证
      - 与盆腔出血有关的失血性休克
      - 腹部／躯干出血
    - 盆腔出血的 REBOA 治疗
      - 主动脉区 III（从肾动脉最低点到主动脉分支）

术 后

应尽事宜
- 在 IAA 治疗后获得常规的定期增强 CT 检查
  - 与主动脉瘤 EVAR 相同的成像方案
- 密切监测栓塞后的血流动力学，以确定盆腔动脉源性活动性出血
  - 尽管没有持续的出血，患者也可能需要额外的液体／血液制品
    - 由于容量复苏导致的体液转移
  - 如果血液动力学不稳定，则获取腹部／盆腔增强 CT 以排除复发性出血
    - 可能需要重复经导管栓塞

结 果

并发症
- 最严重的并发症
  - IAA 血管内修复
    - 伴有髂内动脉栓塞
      - 臀部跛行报道高达 35%
      - 勃起功能障碍报告高达 17%
      - 臀部坏死，结肠缺血也有报道
  - 非选择性髂内动脉栓塞术
    - 远端组织缺血／坏死
      - 膀胱病变，股骨头坏死
      - 臀部肌肉坏死的散在病例
    - 首次临床成功栓塞后反复出血
      - 休克所致血管收缩的好转，如果栓塞剂的尺寸过小／远移，则可使动脉损伤部位再灌注
      - 可能需要重复栓塞
    - 非靶血管栓塞
- 即刻／围手术期并发症
  - 动脉夹层／血栓形成
  - 穿刺点并发症
    - 血肿、假性动脉瘤、医源性动静脉瘘形成
  - 对比剂过敏
  - 对比剂肾病
- 远期并发症
  - IAA 血管内修复
    - 需要干预的内漏
    - 支架内血栓形成（发生率为 1%～5%）
    - 支架感染（发病率 0.5%～1.0%）

预期结果
- EVAR 隔绝 IAA 的技术和临床成功率非常高
  - 报告 2 年通畅率 80%～96%
- 经导管栓塞 85%～97% 有效控制盆腔动脉源性出血
  - 最近的数据比较剖腹探查术与栓塞术治疗活动性出血的近期疗效
    - 手术组 30 天死亡率显著增加

髂动脉瘤隔绝：初始增强 CT 评估

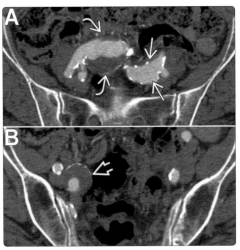

髂动脉瘤隔绝：初始 CTA 三维成像评估

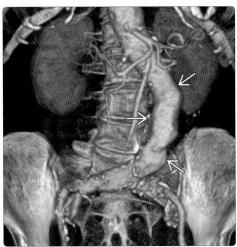

（左图）（A）位于主动脉分叉下方的右髂总动脉瘤，横断位 CT 显示一个较大的、内含血栓的动脉瘤➡。较小的动脉瘤累及左侧髂总动脉➡。（B）远端可见一个右髂内动脉动脉瘤，包含血栓➡。（右图）冠状位三维重建显示腹主动脉瘤（AAA）与髂动脉瘤➡。在 AAA 的患者中，约有 20% 存在髂动脉瘤

髂动脉瘤隔绝：右髂动脉瘤造影

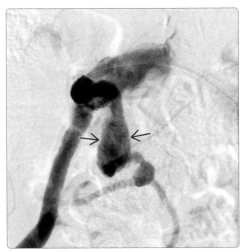

髂动脉瘤隔绝：髂内动脉弹簧圈栓塞

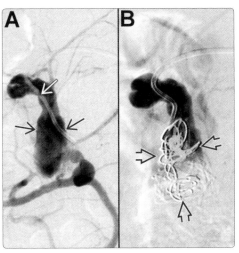

（左图）因为独立的髂动脉动脉瘤很少见，血管腔内治疗通常涉及 AAA 修复。血管腔内治疗涉及同时进行 AAA 修复，同时治疗右髂内动脉瘤➡。在髂动脉瘤和主动脉瘤的 EVAR 之前进行 DSA 检查。（右图）（A）从对侧入路将导管➡置入髂内动脉瘤➡。（B）栓塞弹簧圈阻断动脉瘤➡，防止髂内远端分支逆行灌注

髂动脉瘤隔绝：主动脉髂动脉瘤 EVAR

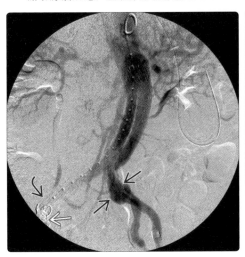

髂动脉瘤隔绝：EVAR 术后 CTA

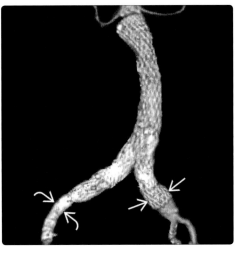

（左图）EVAR 期间的 DSA 显示覆膜支架，其中远侧左支➡在髂总动脉瘤动脉瘤内扩张，右支➡和弹簧圈➡延伸到髂外动脉。（右图）EVAR 后 CTA 显示扩张的左髂动脉➡和进入髂外动脉的右支➡。如果选择适当大小的覆膜支架，可以用接腿治疗常见的髂分叉处髂动脉瘤。动脉瘤直径较大的密闭性有时会出现问题

髂内动脉瘤隔绝：初始三维重建 CTA

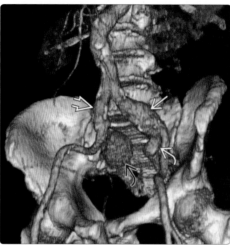

髂内动脉瘤隔绝：和髂总动脉关联

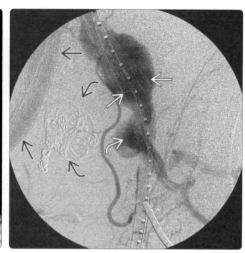

（左图）CTA 显示左大→右小→的髂动脉动脉瘤和双侧髂内动脉瘤；右侧动脉瘤是囊状的→，左侧是梭形的→。（右图）将右髂内动脉瘤用弹簧圈→栓塞，并将覆膜支架置于髂总动脉中→。DSA 显示弹簧圈、右髂支架以及左髂总动脉动脉瘤中分叉覆膜支架远端→。左髂内动脉动脉瘤→很清楚

髂内动脉瘤隔绝：保留髂内动脉灌注

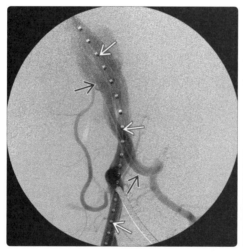

髂内动脉瘤隔绝：保留髂内动脉灌注

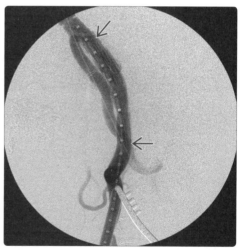

（左图）通过经桡动脉入路，将导丝→远端留置在左髂内动脉中。然后放置覆膜支架，其远端终止于髂内动脉瘤的最远端，隔绝动脉瘤，同时保持灌注。经股动脉进入校准导管→。（右图）髂支→从覆膜支架的的髂总动脉延伸到髂外动脉，隔绝髂总动脉瘤的远端范围

髂内动脉瘤隔绝：主动脉髂骨 EVAR 造影

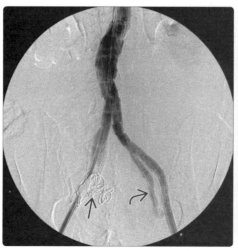

髂内动脉瘤隔绝：EVAR 术后 CTA

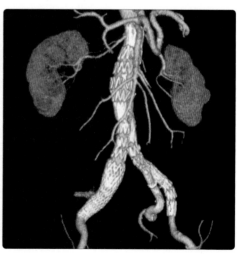

（左图）使用分支技术治疗左侧髂内动脉和髂内动脉瘤的 EVAR 术后 DSA 显示左侧髂内动脉区域保留血流口→。弹簧圈→闭塞右髂内动脉瘤，但也消除了动脉灌注。保留左髂内动脉灌注可减少臀部跛行的可能。（右图）CTA 显示覆膜支架组件，正常灌注的正常管腔，没有内漏。动脉瘤已被成功隔绝

主髂动脉 EVAR 后内瘘：EVAR 后增强 CT

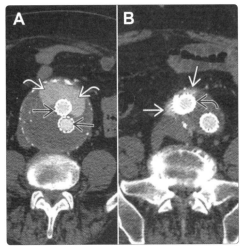

主髂动脉 EVAR 后内瘘：EVAR 后 CTA 三维成像

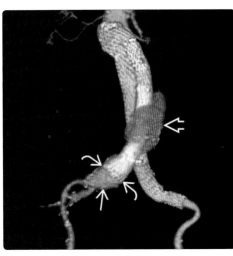

（左图）增强 CT 显示（A）在主动脉和右髂总动脉动脉瘤的 EVAR 后残留的 AAA 囊中内漏➡️。在囊中可见覆膜支架髂支➡️。(B)远端，可以在右髂支结合处➡️附近看到内漏➡️。（右图）CTA 显示大的内漏➡️。右侧髂总动脉已经使用覆膜支架髂支➡️治疗，但这并未覆盖动脉瘤的远端➡️。怀疑有远端附着内漏（IB 型）

主髂动脉 EVAR 后内瘘：内漏的 DSA 评估

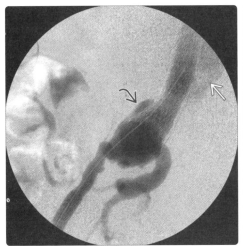

主髂动脉 EVAR 后内瘘：IB 型内漏修复

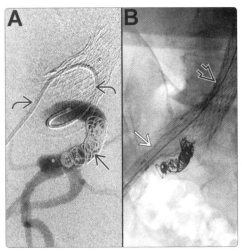

（左图）DSA 证实远端附着 IB 型内漏➡️由于扩张的覆膜支架髂支未能在髂总动脉动脉瘤中实现密封。内漏➡️延伸到 AAA。（右图）(A) 将导管➡️置于右髂内动脉后，我们使用弹簧圈➡️闭塞动脉，以防止髂总动脉动脉瘤的逆行灌注。(B) 将覆膜支架➡️从扩张髂支➡️延伸到髂外动脉远端以排除髂总动脉瘤

主髂动脉 EVAR 后内瘘：内漏修复后增强 CT

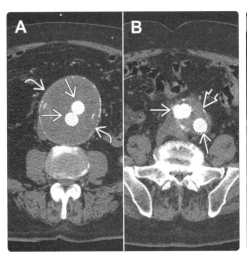

主髂动脉 EVAR 后内瘘：修复后 CTA 三维成像

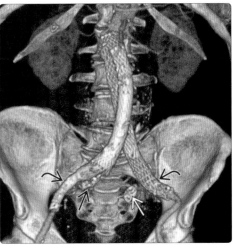

（左图）在（A）AAA➡️水平的横断位增强 CT 和在主动脉分叉➡️正上方的(B) 内漏不再存在。覆膜支架髂支➡️具有高对比度。（右图）冠状位三维重建显示右➡️和左➡️髂内动脉区域的弹簧圈。覆膜支架的髂支➡️延伸到双侧髂外动脉中。不幸的是，髂内动脉的灌注中断增加了臀部跛行的风险

（左图）一例转移性直肠癌和下消化道出血患者的增强 CT 显示，一个软组织肿块侵犯破坏了左骶骨➡。肿块内有可疑的假性动脉瘤显影➡。（右图）冠状位增强 CT 能更好地显示假性动脉瘤➡，同时也表明它很可能来自左侧髂内动脉➡。动脉虽然未见渗出，但假性动脉瘤是下消化道出血最可能的病因

髂内动脉假性动脉瘤：初始盆腔增强 CT 评价

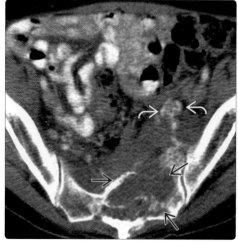

髂内动脉假性动脉瘤：初始盆腔增强 CT 评价

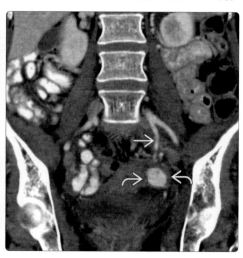

（左图）DSA 显示导管➡已经引入右侧，并且头端➡已经被放置在血管起源附近的髂内动脉近端。从髂内动脉可见不规则的对比剂聚集➡征象，其分布与增强 CT 所见的假性动脉瘤相同。（右图）来自相同的髂内动脉造影延迟图像显示了假性动脉瘤➡与肠道的关系，可见对比剂➡进入并汇集在小肠内

髂内动脉假性动脉瘤：左髂内动脉 DSA

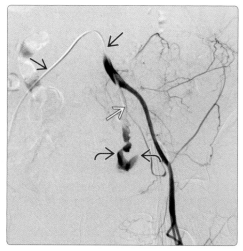

髂内动脉假性动脉瘤：左髂内动脉 DSA

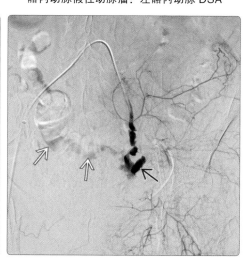

（左图）Cobra 导管头端向远侧推进并置于假性动脉瘤内。在假性动脉瘤和髂内动脉主干内放置多个弹簧圈➡。栓塞后 DSA 显示假性动脉瘤不再充盈。（右图）栓塞后，将选择性导管替换为猪尾导管➡。远端主动脉造影显示左侧髂内动脉被弹簧圈所阻断➡，无异常造影征象

髂内动脉假性动脉瘤：经导管弹簧圈栓塞

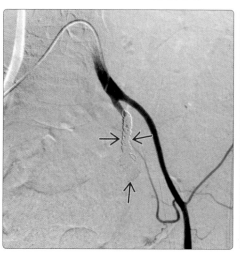

髂内动脉假性动脉瘤：栓塞后盆腔 DSA

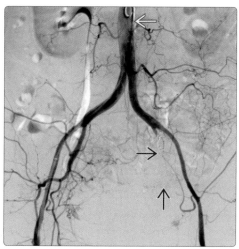

盆腔动脉：隔绝术

肿瘤包裹髂动脉：
引起消化道出血的增强 CT 评估

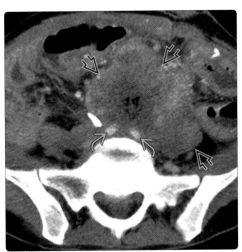

肿瘤包裹髂动脉：
引起消化道出血的增强 CT 评估

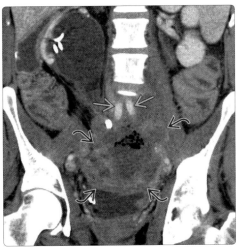

（左图）一名 58 岁的男子，因结肠癌的广泛局部复发而表现为下消化道大量出血和低血压。增强 CT 显示一个体积较大坏死性肿瘤➡包覆髂总动脉➡。（右图）冠状位增强 CT 图像进一步显示了位于髂总动脉➡的肿瘤➡的范围。因肿瘤侵袭而破坏动脉壁完整性，导致血液流入结肠肿瘤组织中，被认为是下消化道出血的病因

肿瘤包裹髂动脉：左髂总动脉腐蚀

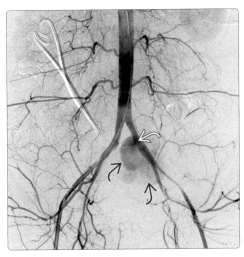

肿瘤包裹髂动脉：右髂总动脉腐蚀

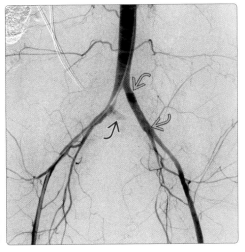

（左图）患者进行了急诊血管造影。盆腔动脉造影显示左侧髂总动脉内侧侧壁有对比剂的喷出➡并呈分叶状聚集➡，与坏死肿瘤相对应。（右图）通过放置覆膜支架➡治疗左侧髂总动脉缺损。两周后，患者再次出现下消化道出血。再次盆腔 DSA 显示右侧存在类似的动脉壁缺损和对比剂外渗➡

肿瘤包裹髂动脉：左髂内动脉腐蚀

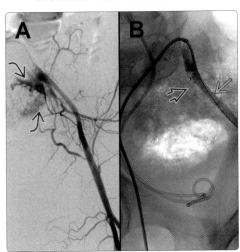

肿瘤包裹髂动脉：覆膜支架和封堵塞后 CTA

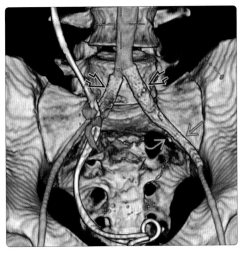

（左图）双侧支架置入治疗后，患者术后 1 个月表现良好，但不久再次出现下消化道出血。DSA 显示（A）髂内动脉对比剂的外渗➡。（B）在髂内动脉放置一个封堵塞➡，并将一个覆膜支架➡伸入髂外动脉。（右图）CTA 三维成像显示双侧髂总➡、左髂外动脉➡支架和血管塞➡。患者后来死于原发病

（左图）一名 79 岁的女性在跌倒后出现右髋关节疼痛和低血压症状，前后位骨盆平片显示右上耻骨支骨折➡️，伴有移位的骨碎片➡️。（右图）患者情况稳定，进行进一步的影像学评估。横断位增强 CT 显示之前注意到的移位骨折碎片➡️与相邻组织对比剂聚集➡️。发现有活动性出血渗出。盆腔血肿➡️取代了膀胱的位置

血流动力学不稳定的骨折：初始放射影像

血流动力学不稳定的骨折：初始横断位增强 CT 评估

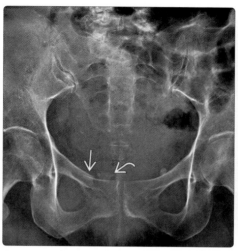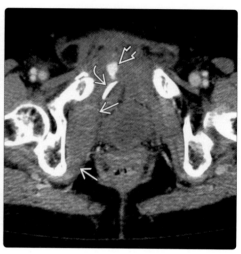

（左图）冠状增强 CT 确认邻近耻骨支骨折的对比剂聚集➡️，并显示了外渗区域的大血肿➡️。（右图）增强 CT 图像更好地显示了耻骨支骨折➡️，显示了线性➡️渗出对比剂。此外，第二次在盆腔血肿内采集的渗出的对比剂➡️，这些发现提示存在多个出血部位

血流动力学不稳定的骨折：冠状位增强 CT 重建

血流动力学不稳定的骨折：冠状位增强 CT 重建

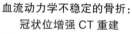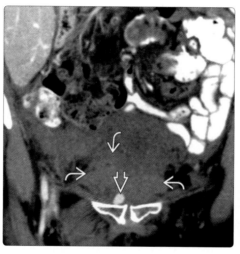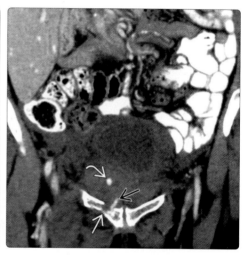

（左图）根据增强 CT 发现和持续低血压，患者接受了急诊血管造影。通过远端腹主动脉中造影导管➡️行盆腔 DSA，在早期动脉相图像中无对比剂外渗。（右图）来自 DSA 动脉造影的延迟图像有不规则对比剂聚集➡️，似乎来自右髂内动脉分支。显影的位置与 CT 结果相对应

血流动力学不稳定的骨折：诊断性盆腔动脉造影

血流动力学不稳定的骨折：诊断性盆腔动脉造影

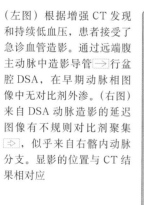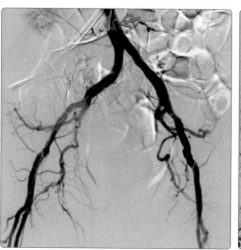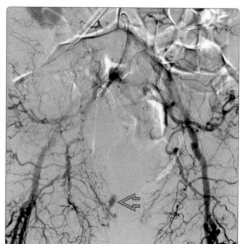

468

盆腔动脉：隔绝术

血流动力学不稳定的骨折：
右髂总动脉 DSA

血流动力学不稳定的骨折：
右髂总动脉 DSA

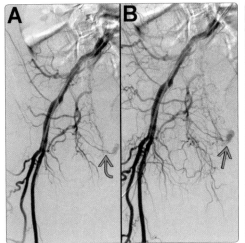
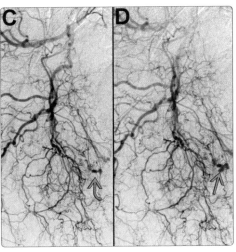

（左图）（A）DSA 显示，导管头端放置在髂内动脉起源处附近的右侧髂总动脉远端，使用 Waltman 环结构，再次显示对比剂聚集 ➡️ 。（B）在稍后的 DSA 序列中，该聚集 ➡️ 变得稍微密集一些，但在结构上没有改变。（右图）（C）将导管置于髂内动脉后的 DSA 显示对比聚集 ➡️ ，其图像与先前的成像略有不同，并且（D）随着时间的推移其大小 ➡️ 略微增加

血流动力学不稳定的骨折：
髂内动脉栓塞后 DSA

血流动力学不稳定的骨折：
髂总动脉栓塞后 DSA

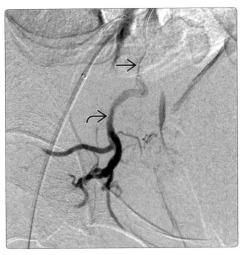
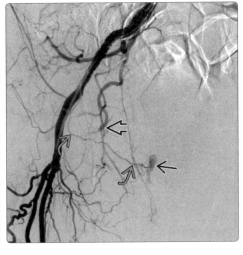

（左图）通过微导管 ➡️ ，使用明胶海绵对髂内动脉的前支 ➡️ 进行栓塞。之后动脉显示为修剪树枝状外观，并且远端分支不充盈。（右图）将导管重新定位在髂总动脉远端。DSA 显示右侧髂内动脉的前支不再在主干外 ➡️ 充盈。然而，最初观察到的对比剂聚集 ➡️ 仍然存在，由髂动脉外小分支供血 ➡️

血流动力学不稳定的骨折：
髂外动脉覆盖支架

血流动力学不稳定的骨折：
髂外动脉覆盖支架

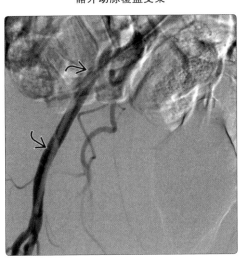
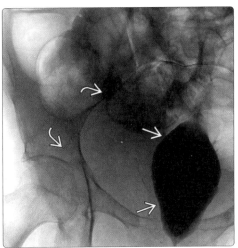

（左图）试图从髂外动脉插管进入供血分支未成功。通过右股动脉通路引入球扩覆膜支架 ➡️ ，并将其放置在髂外动脉远端，覆盖供血动脉的起点。（右图）明胶海绵栓塞和覆膜支架 ➡️ 置入后患者的血压稳定。拔出股动脉血管鞘后的透视图像显示覆膜支架和移位的膀胱 ➡️

子宫动脉栓塞术

术语

- 子宫肌瘤（纤维瘤）：良性子宫肿瘤；起源于子宫肌层和结缔组织
- 子宫动脉栓塞：经导管阻断子宫动脉血供
  - 主要用于治疗子宫肌瘤
  - 也用于治疗产后出血（PPH）和子宫腺肌病

术前

- 增强 MR：首选影像方式
  - 纤维瘤：相对于子宫肌层的 T_2 低信号，肌瘤的动脉增强
  - 子宫腺肌病：结合区 >12mm；在子宫肌层中点状低／高信号强度区域

介入操作

- 导管选入对侧髂内动脉
- 通过选择性导管送入同轴微导管
  - 导管进入子宫动脉，获得造影
- 通过微导管进行栓塞
  - Tris-acryl 明胶（微球）：500～700μm
- 栓塞至血流接近停滞状态
- 重复同侧子宫动脉

结果

- 肌瘤
  - 成功：84%～100%；大多数 >95%
  - 月经过多控制（81%～96%），骨盆疼痛（70%～100%），压迫性症状（46%～100%）
  - 患者满意度：80%～90%
  - 复发：3 年 15%
- 子宫腺肌病：整体症状改善
  - 短期：83%～93%
  - 长期：65%～82%
- PPH：控制（71%～90%）

（左图）子宫的冠状图显示壁内➡️、黏膜下➡️和浆膜下肌瘤↗️，这些都可以用子宫动脉栓塞（UAE）治疗。当后两种类型带蒂时➡️，存在子宫肌瘤或子宫腔内纤维瘤脱落的风险。（右图）患有盆腔疼痛和尿频的患者的矢状钆增强 T_1WI 显示 2 个增强的壁内子宫肌瘤➡️。扩大的子宫压迫膀胱➡️

纤维瘤的解剖分类

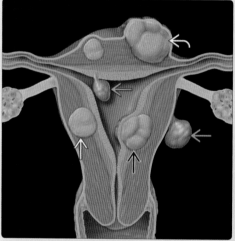

纤维瘤的 MR 表现

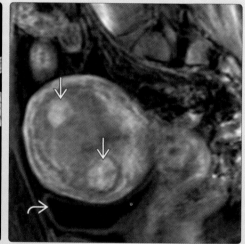

（左图）骨盆疼痛患者的子宫 MR 矢状位增强 T_1WI 脂肪抑制表现出大的壁内肌瘤➡️，伴增强。扩大的子宫正在压迫相邻的骨盆结构。（右图）双侧栓塞 6 个月后子宫 MR 矢状位增强 T_1WI 脂肪抑制显示纤维瘤未增强➡️，直径减小，表明断流成功，相邻骨盆结构的压迫减小

栓塞前

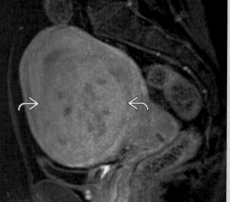

栓塞后

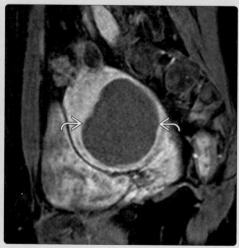

子宫动脉栓塞术

术 语

同义词
- 子宫纤维化

定义
- 子宫肌瘤：来自平滑肌（子宫肌层）和伴随的结缔组织的良性子宫肌瘤
- 子宫动脉（UA）栓塞（UAE）：经导管阻断子宫动脉血供
  - 主要用于治疗子宫肌瘤
  - 也用于治疗产后出血（PPH）
- PPH：分娩期间／之后出血过多；可能危及生命
  - 特点
    - 阴道分娩时失血>500ml
    - 剖宫产时失血量>1000ml
    - 入院和分娩后血细胞比容下降≥10%
  - PPH 的原因
    - 子宫收缩乏力
      - 最常见的原因；高达 80% 的病例
    - 生殖道裂伤
      - 第二大常见原因
    - 胎盘娩出异常
      - 阻止子宫收缩
    - 凝血功能异常
  - 原发性 PPH：分娩后 24 小时内发生
    - 与子宫收缩乏力或产道撕裂有关
  - 继发性（延迟）PPH：分娩后继续出血>24 小时
    - 与胎盘胎膜娩出异常有关
- 子宫腺肌病：子宫肌层中的异位子宫内膜组织；会引起痛经或月经量大

相关血管解剖学
- 髂内动脉起源于髂总动脉的分叉；有 2 个分支
  - 前干分支
    - 闭孔动脉
    - 上膀胱动脉
    - 阴道（女性患者）／膀胱下（男性患者）动脉
    - 中直肠动脉
    - 阴部内动脉
    - 臀下动脉
    - 子宫动脉
      - 阴道动脉可能由子宫动脉发出
  - 后干分支
    - 臀上动脉
    - 骶外侧动脉
    - 髂腰动脉
- 卵巢动脉（OA）
  - 来自肾动脉下方的腹主动脉
    - 走行于卵巢悬韧带

术 前

适应证
- 症状性平滑肌瘤
  - 确定平滑肌瘤的非手术治疗选择
    - 需要仔细选择患者
  - 症状
    - 严重的月经症状
    - 月经过多，子宫出血；可能导致贫血
    - 包块／压迫症状
      - 骨盆沉重，腹胀，不适
      - 尿频，尿急，夜尿
    - 生育率降低
    - 与肌瘤相关的骨盆疼痛／性交困难
- 子宫腺肌病：非手术治疗
- PPH
  - 栓塞术控制 PPH 需要考虑的因素
    - 胎盘异常
    - 异常纤维蛋白原／国际标准化比值（INR）／肌钙蛋白
- 术前：栓塞原发性子宫肿瘤可减少切除术中失血
- 术后：妇科手术持续阴道出血
  - 手术治疗 PPH 后可继续出血
    - 与宫外动脉来源相关
- 异常胎盘
  - 胎盘植入危及生命的产时出血／PPH
    - 基于导管的预防／治疗选择
      - 分娩前将球囊导管置于髂内动脉前段
      - 分娩后栓塞
  - 经导管方法仍有争议

禁忌证
- 绝对禁忌证
  - 怀孕可能
  - 慢性子宫内膜炎
  - 活动性感染
  - 肌瘤／子宫腺肌病的恶变
    - 平滑肌肉瘤／子宫内膜／宫颈癌
- 相对禁忌证
  - 凝血功能障碍
  - 肾功能不全；碘对比剂过敏
  - 对未来怀孕的需求
    - 栓塞术后无法保证生育能力
    - 低级别的证据表明，与栓塞相比，子宫肌瘤切除术后有更好的生育能力
  - 带蒂的浆膜下肌瘤
    - 病例报告而不是大样本调查显示与没有带蒂纤维瘤相比具有相似的安全结果

术前影像学检查
- 增强 MR
  - 纤维瘤栓塞前评估的首选方式

- 肌瘤的 MR 特征
  - 相对于子宫肌层的 T_2 低信号，动脉期增强
  - 没有动脉期增强的 T_1 高信号：出血性病变
- 肌瘤的位置：带蒂与不带蒂，黏膜下与浆膜下
  - 如果带蒂纤维瘤的柄占纤维瘤直径的 1/3 以上，可考虑进行腹腔镜切除术
- 纤维瘤大小；压迫相邻结构
  - 预测术后临床结果
  - 子宫 >24 周妊娠大小在栓塞技术上极具挑战性
- 子宫腺肌病：结合区 >12mm
  - 不明确的低信号肌层病灶
  - 高信号的子宫肌层
  - 灵敏度高达 88%；特异性高达 93%
- 其他成像：超声 /CT
  - 幽闭恐怖症患者 /MR 禁忌证患者选择 CT
  - 多普勒超声检查子宫腔
    - 产科和妇科紧急情况

术前准备
- 核查项目
  - 临床病史和体格检查
  - 临床检查
    - 子宫内膜活检
      - 年龄 >45 岁；阴道异常出血
    - 巴氏涂片
    - 完整的妇科检查
  - 过敏
  - 实验室参数
    - 电解质，肾小球滤过率（eGFR）
      - 正常肌酐和 eGFR>60
    - 血常规
      - 血小板计数 >50 000/µl
    - 凝血
      - INR≤1.5
      - 正常 PT、APTT
    - β 人绒毛膜促性腺激素
      - 除外怀孕（手术当天）
  - 书面知情同意书
  - 回顾术前影像
- 药物
  - 抗生素：推荐预防，是否必须没有达成共识
    - 1g 头孢唑啉（Ancef）；2g 氨苄青霉素
    - 如果有输卵管积水史，100mg 强力霉素每日两次，连续 7 天
  - 酮咯酸氨丁三醇（Toradol）30mg IV
    - 非甾体类抗炎药
    - 术中疼痛控制；在栓塞之前给药
- 设备
  - 导管
    - 非选择性盆腔动脉造影
      - 造影导管（例如猪尾，OmniFlush）
    - 髂内（下腹）动脉

  - 预制弯曲：5Fr Roberts，阴部
    - Cobra 导管
  - OA
  - 例如 5Fr Mikaelsson，Simmons，Cobra
  - UA
    - 4~5Fr Cobra-1
  - 微导管
    - Renegade Hi-Flo（Boston Scientific；Natick，MA）
      - 选择颗粒直径；避免导管闭塞
    - 超大的 2.4~2.8Fr（Terumo Interventional；Somerset，NJ）
    - Maestro（Merit Medical；南乔丹，UT）
      - 适用弯曲子宫动脉的弯曲导管
  - 栓塞材料
    - Tris-acryl 明胶 [微球（BioSphere Medical；Rockland，MA）]：500~700µm
      - 用于肌瘤的栓塞剂
      - 临床成功率更高 / 肿瘤复发率更低
      - 与聚乙烯醇（PVA）相比，炎症反应无显着差异
    - 明胶海绵
    - 非球形 PVA 颗粒：300~500µm（肌瘤）和 150~500µm（子宫腺肌病）
      - 小颗粒对子宫腺肌病更有效
    - 球形 PVA（Contour SE；Boston Scientific；Natick，MA）：700~900µm
      - 随机试验中成功率较低
    - 弹簧圈：微线圈，血管塞（只能用于假性动脉瘤）
  - 导丝
    - 3J 启动器导丝
    - 0.035 英寸亲水导丝
    - 微导丝与微导管一起使用

介入操作

患者体位 / 位置
- 单侧或双侧股动脉通路

手术步骤
- 在手术前放置 Foley 导管
  - 膀胱中的对比剂可能会在手术过程中影响透视效果
- 获得常见的股动脉通路
  - 放置 5~6Fr 血管鞘
- 获取主动脉造影，将造影导管置于肾 / 肾下水平
  - 评估 OA 大小
- 获得盆腔动脉造影，撤回导管至主动脉分叉处
  - 许多术者省略主动脉和盆腔动脉造影；选择髂内动脉造影开始
    - 减少辐射和对比剂
- 更换冲洗导管为选择导管（例如 Cobra，Roberts 导管）
- 导管进入对侧髂内动脉

- 在对侧前斜视图中获得 DSA
  - 选择导管插入髂内动脉前段
  - 确定 UA 的来源
- 将选择性导管置于前段
- 通过选择性导管同轴放置微导管
  - 使用微导管进入 UA
    - 可以使用路图引导
  - 可以稍微抽出选择性导管，以免影响 UA 顺行血流
- 将微导管尖端放置在 UA 的水平段中
  - 头端应超出宫颈阴道分支
- 通过微导管获取 DSA 图像
  - 确认导管头端超出分支到卵巢，膀胱或阴道
- 进行栓塞
  - 给予 30mg 静脉注射托拉多尔
  - 混合栓塞剂与稀释的对比剂
  - 非常缓慢地进行栓塞
    - 连续透视监测
    - 避免颗粒回流
  - 纤维瘤：每瓶颗粒混合 10ml 对比剂
    - 微球颗粒／空白微球：500～700μm
    - PVA：300～500μm
  - 1-2-3 子宫腺肌病方案：每种直径颗粒将 1 瓶非球形 PVA 与 60ml 1∶1 盐溶液／对比剂混合物混合
    - 栓塞方案：20ml 150～250μm，40～60ml 250～355μm，并配有 355～500μm
  - PPH
    - 导管的选择性取决于栓塞的紧迫性
      - 如果患者病情不稳定，可以从髂内动脉的前段／主干进行栓塞
  - 子宫切除术／妇科手术出血
    - 如果没有明显的出血源，可根据经验栓塞可吸收明胶海绵
    - 弹簧圈栓塞治疗活动性局灶性出血源
- 取下微导管，冲洗
- 栓塞同侧 UA
  - 使用专门设计的／紧曲线导管进入同侧髂内动脉或
  - 用选择性导管形成 Waltman 环
    - 将导管尖端对准髂外动脉
    - 通过导管将导丝推进到曲线的上顶点（主动脉分叉）
    - 逆时针旋转导管，同时将导丝和导管推进
    - 导管将进入主动脉，而不是髂动脉
    - 在导管外部推进导线
    - 将导管和导线向下拉入同侧髂内动脉
    - 通过对比确认导管位置
    - 手术结束时，在移除前将导管和导丝重新插入主动脉
      - 取出导管时要小心观察
  - 将微导管推进到同侧 UA，进行 DSA，提供栓塞
- 栓塞终点

- 纤维瘤
  - 有争议：根据栓塞剂描述了几种方案
    - "Embo-light"：有限栓塞
    - 完全 UA 闭塞
  - PVA 颗粒：栓塞至停滞；停止，如果
    - UA 对比度停滞 5～10 次心搏周期
    - UA 起始部／髂内动脉反流
  - 微球：修剪树枝状
    - 主要 UA 通畅；纤维瘤周围血管丛闭塞
    - UA 的血流滞流
  - 子宫腺肌症
    - 在 10 次心搏周期中进入 UA 血流完全停止
  - PPH，术前／术后栓塞：动脉血流停滞
- 最后主动脉造影：在肾下／主动脉分叉水平用造影导管进行
  - 肌瘤的去血管化
  - OA 侧支供应
    - 可以通过附加治疗解决
    - 使增加过早绝经的风险降到最低
    - 栓塞前与患者讨论
    - 用颗粒栓塞至静止状态
- 超选择下腹部神经阻滞（SHNB）：选择局部麻醉技术；可以减少栓塞后相关疼痛并提高患者满意度
  - 将导管从通过主动脉分叉进到对侧髂动脉
    - 展开及允许主动脉‐髂动脉连接处定位
  - 脐周皮肤无菌准备
  - 将利多卡因局部用于 L₅ 的皮肤和腹膜表面
  - 推进 21 至 22 号针后部（5°～15° 倾斜），直至接触椎体
    - 针可能通过肠道而没有不良后果
    - 不要进到 L₄/L₅ 椎间盘
  - 注射对比剂，通过前后位和侧位成像确认有无血管外扩散
  - 然后注入 15～20ml 0.5% 的布比卡因
    - 注射期间保持轻微前向压力使针／骨接触
    - 如果分布不均匀，请考虑重新定位针头发现和报告
- 相关动脉解剖的描述
  - 肌瘤的动脉供应
    - 双侧 UA 动脉供应最常见
    - OA 供应
      - 5%～10% 的患者
    - OA-UA 吻合支分型（Razavi 分型）
      - Ⅰ 型：卵巢动脉与子宫动脉上行支吻合后再一起供应子宫肌瘤
      - Ⅱ 型：尽管卵巢动脉可能与子宫动脉上行支存在吻合，但卵巢动脉在解剖上独立于子宫动脉直接供应子宫肌瘤
      - Ⅲ 型：卵巢的主要血供来自于子宫动脉
    - 生殖动脉主干：一般
    - 肠系膜下动脉：非常罕见

- ○ PPH
  - 外渗和无活动性出血
    - □ 即使没有外渗，栓塞也可以止血
  - 增大的子宫动脉供应妊娠子宫
    - □ 可能会看到 OA 参与
  - ○ 妇科手术前后的栓塞
    - 广泛侧支可能，尤其是恶性肿瘤
      - □ 可引起盆腔持续性出血

替代操作／治疗

- 放射学
  - ○ 磁共振引导超声聚焦
  - ○ 射频消融
- 外科
  - ○ 子宫切除术
  - ○ 子宫肌瘤切除术（开腹或腹腔镜）
  - ○ 腹腔镜双侧结扎术
- 其他
  - ○ 子宫内膜异位症
  - ○ 促性腺激素释放激素拮抗剂

术 后

应尽事宜

- 观察一夜和补液
- 解决栓塞后综合征（非常常见）
  - ○ 术后 2~3 小时开始出现盆腔疼痛，恶心／呕吐／食欲减退，8~12 小时达到稳定状态
  - ○ 术后 2~3 天出现低热和不适
  - ○ 药物
    - 通过吗啡／氢吗啡酮的自控镇痛（PCA）泵
    - 每 6 小时静脉注射酮咯酸注射剂 30mg（3 剂）
    - 静脉注射枢复宁或马来酸丙氯拉嗪用于治疗恶心
  - ○ 如果采用了 SHNB，麻醉效果通常持续 8~12 小时
  - ○ 术后第 1 天
  - ○ D／C Foley，PCA，静脉药物
  - ○ 鼓励采用口服
  - ○ 准备出院
- 出院后
  - ○ 口服止痛药
    - 每 6 小时服用 600mg 布洛芬 5~7 天
    - 可以开具盐酸羟考酮和对乙酰氨基酚片剂或维柯丁
  - ○ 通常 4 天至 1 周恢复正常活动
  - ○ 减少体力活动 3~5 天
  - ○ 避免卫生棉条和性交 1 周
  - ○ 预计有阴道分泌物 1~2 周

规避事项

- 非目标栓塞
- 过度栓塞

临床随访

- 术后 2 周和 3 个月

- 6 个月的 MR 临床观察

术后成像

- MR
  - ○ 纤维瘤
    - 纤维瘤血供阻断／保留肌层增强
  - ○ 子宫腺肌病
    - 子宫体积和交界区减少分别达到 54.0% 和 23.9%
    - 暗信号强度是 UAE 有效性最有利的 MR 预测因子

结 果

并发症

- 最严重的并发症
  - ○ 非目标栓塞：<1%
  - ○ 子宫坏死伴败血症
  - ○ 误诊为子宫恶性肿瘤
    - 美国妇产科医师协会估计 1：500 发生率（子宫肌瘤切除术／子宫切除术后）随年龄增长而变化
- 即刻／围手术期并发症
  - ○ 血管通路并发症
  - ○ 动脉夹层／闭塞
  - ○ 对比剂肾病
- 远期并发症
  - ○ 纤维瘤排出；进入腹腔：3%~15%
  - ○ 感染／败血症：1%~3%
  - ○ 子宫肌层缺血
  - ○ 持续阴道出血
  - ○ 阴道分泌物时间延长：2%~17%
  - ○ 永久性闭经；卵巢功能衰竭
    - 年龄 >45：20%~40%
    - 年龄 <45：0%~3%

预期结果

- 肌瘤
  - ○ 技术成功：成功栓塞双侧子宫动脉
    - 文献报告：84%~100%；大多数 >95%
  - ○ 临床成功率／症状改善
    - 月经过多的控制：81%~96%
    - 盆腔疼痛：70.100%
    - 肿块相关症状：46%~100%
    - 肌瘤缩小：50%~60%
    - 症状消失：75%
  - ○ 患者满意度：80%~90%
  - ○ 纤维肌瘤相关症状的复发
    - 3 年 15% 例：6 年以上 17%
  - ○ UAE 与子宫肌瘤剔除术或子宫切除术
    - 患者偏好：手术后 2 年和 5 年不确定
    - 再干预率：UAE >外科手术
    - 主要并发症：无差异
    - 轻微并发症：UAE 更高，但输血风险更低
- 子宫腺肌病
  - ○ 1-2-3 方案：MR 评估 82.5% 完全坏死

子宫动脉栓塞术

- 全身症状改善
  - 短期：83%~93%；长期：65%~82%
- 高达 50% 的患者可能需要额外治疗复发症状
- PPH

- 技术成功：71%~90%
- 再次治疗率：高达 18%
- 全子宫切除术的必要性：高达 17%

步骤：子宫动脉栓塞（术前盆腔造影）

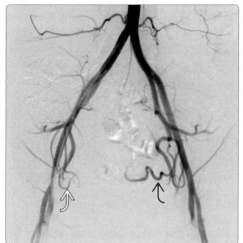

步骤：子宫动脉栓塞
（左髂内动脉造影，右前斜位）

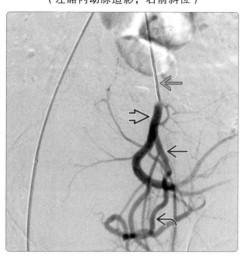

（左图）从右股动脉入路进行的盆腔 DSA 显示右侧小的子宫动脉➡️和左侧增大的子宫动脉➡️。许多术者省略了盆腔动脉造影并直接进行选择性髂内动脉 DSA，从而降低了辐射和对比剂的使用。也有很多术者加入肾下主动脉造影来评估卵巢动脉肥大。（右图）Cobra 导管口➡️已经在主动脉分叉处进入左髂内动脉口➡️。子宫动脉口➡️起源于前干➡️

步骤：子宫动脉栓塞（左子宫动脉 DSA）

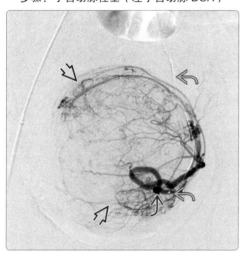

步骤：子宫动脉栓塞（栓塞后左子宫动脉 DSA）

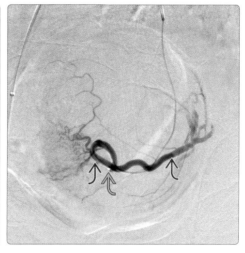

（左图）Cobra 导管进入髂内动脉的前干。然后将同轴微导管➡️引入子宫动脉➡️。DSA 显示广泛的动脉供应和大的纤维瘤➡️。（右图）微导管头端向远端推进到子宫动脉的水平部分口➡️。缓慢推送与对比剂混合的微球➡️（500~700 μm）。栓塞结束的标准是子宫动脉流速减慢，即几乎瘀滞

步骤：子宫动脉栓塞（右子宫动脉 DSA）

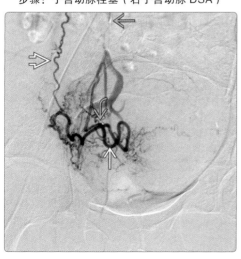

步骤：子宫动脉栓塞（栓塞后盆腔动脉 DSA）

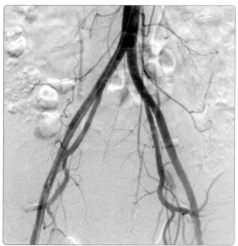

（左图）在左侧 UAE 后，用 Cobra 导管形成 Waltman 环，并且头端➡️撤回到同侧髂内动脉➡️的前部分。用同轴微导管➡️对右子宫动脉进行导管插入术，并进行栓塞。注意到 I 型卵巢-子宫动脉吻合（从卵巢动脉➡️流到子宫动脉）的逆行充盈。（右图）最后的盆腔 DSA 显示没有子宫动脉充盈，没有肌瘤显影

（左图）为了进行比较，使用相同的成像模式记录 UAE 之前和之后的子宫表象是很重要的。在 UAE 之前显示明显增强的大的壁内肌瘤➡。（右图）患者通常在 UAE 2 周和 3 个月后进行随访。另外一次门诊就诊应在 UAE 后约 6 个月进行，此时 UAE 后 MR 横断位增强 T_1WI 显示纤维瘤血管完全离断➡

结果：子宫动脉栓塞前

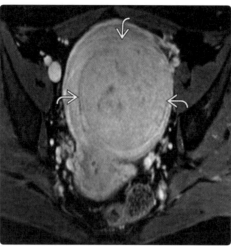

结果：子宫动脉栓塞后

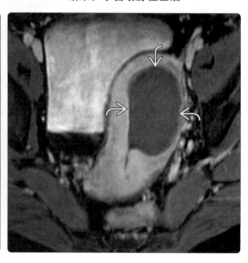

（左图）在患有症状性肌瘤的患者的 UAE 手术期间获得的 DSA 腹主动脉造影显示右侧➡和左侧➡子宫动脉扩大，右侧卵巢动脉➡非常突出。（右图）DSA 显示（A）用选择导管➡和同轴微导管➡选择性进入右侧卵巢动脉。（B）卵巢动脉➡为纤维瘤提供直接血液供应➡，为 Ⅱ 型吻合。如果仅栓塞子宫动脉，可能导致 UAE 治疗失败

卵巢动脉到子宫动脉吻合：Razavi Ⅱ型

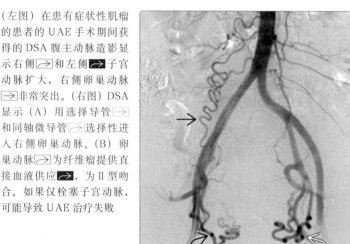

卵巢动脉到子宫动脉吻合：Razavi Ⅱ型

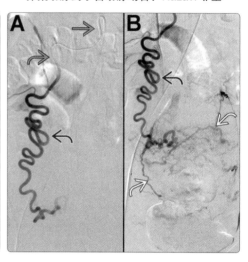

（左图）DSA 显示导管采用 Waltman 环口➡和微导管进入右侧子宫动脉。卵巢➡动脉与子宫动脉➡的壁内部分吻合。尽管卵巢动脉为纤维瘤提供血流，但 UAE 使肿瘤血管减少并阻止吻合远端的血流。（右图）DSA 显示大的子宫肌瘤，动脉供应来自子宫➡，卵巢➡和腰下动脉。进一步成像还显示来自肠系膜下动脉的供应

卵巢动脉到子宫动脉吻合：Razavi Ⅰ型

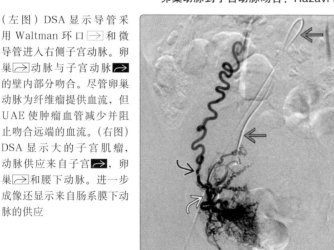

卵巢动脉到子宫动脉吻合：Razavi Ⅰ型

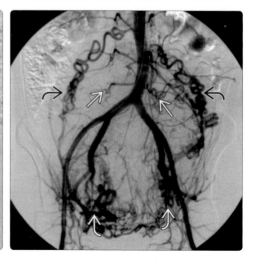

子宫阴道分支

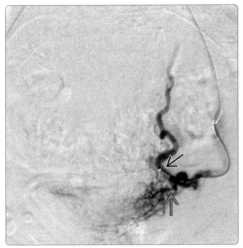

带蒂短柄纤维瘤

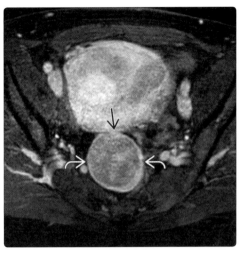

（左图）此子宫动脉 DSA 显示微导管 ➡ 位于子宫颈阴道分支 ➡ 的远端，为 UAE 做准备。如果头端更靠近近端，或者如果栓塞反流发生，则可能导致组织坏死。（右图）MR 横断位增强 T$_2$WI 脂肪抑制显示带蒂 ➡ 的短柄纤维瘤 ➡。如果该患者要接受 UAE，则存在纤维脱离进入腹腔的风险

子宫腺肌病

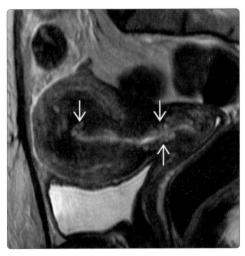

子宫肌瘤和子宫腺肌病

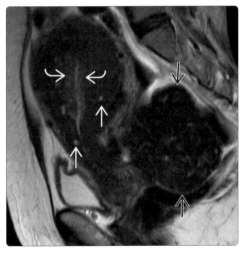

（左图）MR 矢状位 T$_2$WI 显示增强的交界区信号 ➡，这是典型的子宫腺肌病。通过在 UAE 期间使用较小的颗粒来进行治疗，研究人员报告 MR 的完全坏死 > 80%，并且在 50%~70% 的患者中症状得到改善。（右图）MR 矢状位 T$_2$WI 显示一个浆膜下肌瘤 ➡ 从子宫后方出现。由于子宫腺肌病，交界区也存在点状增加的信号 ➡ 和增厚 ➡，即子宫肌层中的异位子宫内膜组织

腹下动脉球囊闭塞：围手术期出血控制

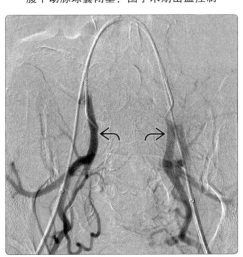

腹下动脉球囊闭塞：围手术期出血控制

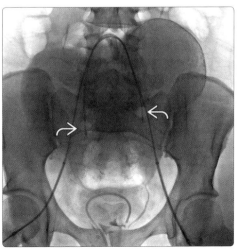

（左图）球囊闭塞导管可在髂内（腹下）动脉中充盈，以控制子宫动脉出血。如果预期在妇科手术期间有大量出血并且在手术期间可能会根据需要进行球囊扩张，则术前定位球囊。图像显示导管与双侧腹下动脉接合 ➡。（右图）选择性导管已被球囊闭塞导管取代，如果需要，球囊阻塞导管可以充盈 ➡。下腹部栓塞或 UAE 是替代选择

关键点

术语

- 外周动脉疾病（PAD）：非冠状动脉、脑动脉的其他动脉阻塞
- 间歇性跛行（IC）：由 PAD 引起行走后出现的肌肉疼痛，休息后缓解
- 严重肢体缺血（CLI）：动脉阻塞进展引起的静息痛或组织坏死
- 急性肢体缺血（ALI）：四肢动脉血流突然中断
  ○ 临床 6 个 "P"：疼痛，无脉象，苍白，感觉异常，活动障碍和温度降低（即冰冷）

术前

- ABI，PVR 和肢体肢体压力等体格检查是预处理评估的基础；CTA 有助于解剖学定位

介入操作

- 对侧逆行通路：髂股病变
- 同侧顺行通路：远端股动脉，腘动脉，膝下病变

- 逆行胫骨入路：当不能顺行穿过闭塞时的入路
- 慢性（IC/CLI）治疗
  ○ 血管成形术（主要治疗方法或支架辅助）
    - 适用于短段狭窄
    - 长段狭窄或闭塞的远期通畅性差
  ○ 血管内支架
    - 通常用于长 / 复杂病变
    - 远期疗效好于 PTA
  ○ 药物洗脱支架和药物洗脱球囊
    - 具有美好前景的新技术
- ALI 治疗（与全身抗凝同时进行）
  ○ 血栓内注射溶栓药
  ○ 导管引导溶栓
  ○ 机械血栓切除 / 抽吸
  ○ 支架覆盖血栓

（左图）一名有动脉粥样硬化危险因素的 72 岁女性，有吸烟史、糖尿病和高血压，其右脚第二和第三趾发展为干性坏疽。无创血管检查显示右侧股动脉➡至右侧腘动脉➡的波形显著下降，符合严重的股动脉疾病。（右图）临床照片显示第二和第三趾➡，暗红色皮肤➡和增厚的趾甲➡，符合 PVD 的所有迹象。趾间动脉有微弱的多普勒波形➡

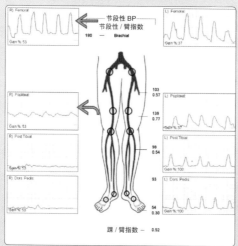

SFA 血运重建（术前无创检查）

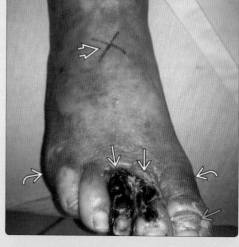

SFA 血运重建（临床照片）

（左图）术前造影➡示右股动脉➡近段显影不清➡。远端（B）显示腘动脉通过侧支循环显影➡。（右图）患者拒绝手术治疗，故对 TASC D 病变采用血管成形术和支架置入进行血管内再通。腘动脉➡流出道建立良好➡

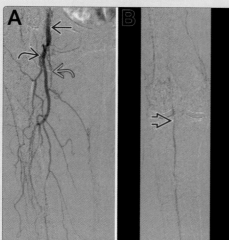

SFA 血运重建（术前血管造影）

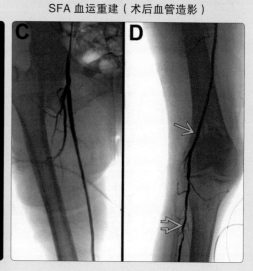

SFA 血运重建（术后血管造影）

术 语

定义

- 周围动脉疾病（PAD）或外周血管疾病（PVD）
  - 非冠状动脉，非脑动脉的动脉闭塞或狭窄
    - 常在其他部位并发动脉粥样硬化
    - 从无症状到静息痛／组织坏死
  - PAD 风险因素与其他部位的动脉粥样硬化相同
    - 年龄>50 岁，肥胖，男性，高血压，高脂血症
    - 糖尿病
      - 有更严重的 PAD
      - 截肢率提高 5 倍
      - 通常影响远端小血管
  - 症状严重程度取决于狭窄程度，侧支循环的建立，运动强度
- 肱踝指数（ABI）
  - 无创性评估外周循环
  - 用血压袖带和持续多普勒进行
  - 踝与肱动脉收缩压的比值
    - 取最高的脚踝压力 [足背（DP）或胫后（PT）]
    - 除以 2 个肱动脉压力中的较高值
  - 解释
    - ≥1.3：钙化血管
      - 可见于末期肾疾病或糖尿病
      - 钙化可防止血管受压使得检查结果不可靠
    - 0.9~1.3：正常
    - <0.9：异常；表示存在 PAD
      - 0.4~0.9：轻至中度 PAD；可能有间歇性跛行（IC）
      - <0.4：严重 PAD；严重肢体缺血（CLI）可能
  - 运动后踝臂指数
    - 如果静息 ABI 正常，但仍怀疑 PAD，采用运动后 ABI
      - 比静息 ABI 更敏感
    - 异常：与静息 ABI 相比超过 20% 的下降
- 间歇性跛行
  - 运动后出现肌肉松弛性腿痛，休息后缓解
    - 疼痛部位表明病变的位置
      - 臀部疼痛：主动脉／髂总动脉
      - 大腿疼痛：髂外／股总动脉
      - 小腿疼痛：股动脉／腘动脉
      - 足部疼痛：胫／腓动脉
  - 血流供需不平衡
  - 生活受到影响时采取治疗
  - ABI 在 0.4 和 0.9 之间
- 严重的肢体缺血
  - 静息痛或组织坏死／创面不愈合
    - 病变早期类似周围神经病变
      - CLI 时，腿部抬高时疼痛加重，腿部放低时疼痛缓解
  - 严重的动脉阻塞或闭塞

- 常有多发性疾病
- ABI<0.4
- 急性肢体缺血（ALI）
  - 大量血流突然中断
  - 通常由于栓子或原位血栓形成
    - 栓塞源可能是心脏或动脉瘤
  - 症状：急性肢体缺血的 6 个 "P"
    - 疼痛，无脉象，苍白，感觉异常，活动障碍和温度降低（即冰冷）
  - 血管外科学会（SVS）急性肢体缺血分类
    - I：肢体活力存在
      - 无感觉损失；没有运动损失
      - 多普勒可能听见动脉脉搏
    - IIa：肢体活力不会立即受到威胁
      - 疼痛／感觉丧失，不伴衰弱
    - IIb：肢体活力严重受到威胁
      - 疼痛／感觉丧失，轻微衰弱
    - III：不可逆（不能治愈）
      - 痛觉消失／麻痹，肌肉僵硬
    - Fontaine 分级
- 1 级：无症状但脉搏减弱，ABI<0.9
  - 75% 的 PAD 患者无症状
    - 可能与临床／有限生活方式有关
- 2 级：间歇性跛行
  - 2a：距离>200m
  - 2b：距离<200m
- 3 级：缺血静息痛
- 4 级：溃疡，坏疽

TASC II：基于形态学的病变分类

- A 型
  - 单个狭窄长度≤10cm
  - 单一闭塞长度≤5cm
  - 选择血管腔内治疗
- B 型
  - 多个病变长度≤5cm
  - 单狭窄或闭塞≤15cm
  - 重度钙化病变≤5cm
  - 通常首选血管腔内治疗
- C 型
  - 多处病变加起来>15cm
  - 2 次血管内治疗后复发性狭窄
  - >3 处但长度<5cm 的血管病变
  - 首选手术首选；高风险患者考虑血管腔内治疗
- D 型
  - 慢性完全闭塞（CTO）>20cm 或涉及腘动脉／膝下三支病变
  - 血管腔内治疗效果差，选择手术治疗

腹股沟下血管解剖学

- 股总动脉（CFA）
  - 髂外动脉在腹股沟韧带下的延续
    - 覆盖股骨头

- 腹壁下动脉／旋髂浅动脉的起源体表投影于腹股沟
  - 延续为股浅动脉和股深动脉
- 股浅动脉（SFA）
  - 从股总动脉分叉到内收肌（Hunter's）管末端
    - 内收肌管内 SFA 的远端部分容易出现动脉粥样硬化性疾病
      - 3/4 的股腘动脉闭塞发生在内收肌管内
      - 好发动脉粥样硬化性疾病的病因：此处的非动脉性形变
    - 相对缺乏侧支血管
- Profunda 股动脉
  - 又叫股深动脉
  - 从股动脉分叉延伸到大腿肌肉组织
  - 在 SFA 狭窄／闭塞提供重要的代偿作用
  - 穿支动脉代偿动脉粥样硬化
- 腘动脉
  - SFA 在内收肌间隙延续为腘动脉
  - 在膝盖后方，腓肠肌头部之间
  - 延续为胫前、胫腓干动脉
- 胫前动脉（ATA）
  - 通过骨内膜前方穿过
  - 在脚踝水平成为足背动脉
- Tibioperoneal 干
  - 又名胫腓干
  - 易变异但通常较短
  - 分成胫前和胫后动脉
  - Peroneal 动脉
    - 又名腓动脉
    - 相对不容易动脉粥样硬化
    - 通常只在脚踝上方
    - 与胫前动脉交通
  - 胫后动脉
    - 营养小腿后部
      - 远端形成脚底动脉弓

术 前

适应证
- 跛行
  - 明显的残疾或生活方式限制
    - 药物／运动治疗没有改善
- 严重的肢体缺血
  - 静息痛，溃疡，坏疽
    - 血运重建治疗
- 急性腿部缺血
  - SVS I 和 IIa 适用于血管腔内治疗
    - SVS IIb：立即血运重建术（手术血栓切除／旁路）
    - SVS III：不可逆，进行截肢

禁忌证
- 股动脉动脉粥样硬化性疾病

- 选择外科动脉内膜切除术治疗
- 进展／不可逆的溃疡／坏疽
  - 无生命的组织；需要截肢
- 腘动脉压必
  - 动脉反复压迫可能会导致动脉狭窄／闭塞
    - 血管腔内治疗没有作用
    - 手术松解异常肌肉／肌腱 ± 病变节段的血管旁路
- 腘动脉囊性外膜疾病
  - 病变部分手术切除后行旁路手术
- TASC D 型病变
  - 考虑选择手术旁路治疗
    - 如果患者不是手术的适合人选，可考虑血管腔内介入治疗
- 溶栓禁忌证
  - 绝对
    - 近期内出血，中风，神经外科手术，颅内创伤；已知的颅内肿瘤
  - 相对
    - 最近的手术／创伤／严重高血压
- 不可纠正的凝血障碍

术前影像学检查
- 无创动脉评估
  - ABI
    - 可定位疼痛来源血管
    - 干预后可以跟踪随访
  - 肢体节段压力
    - 袖带放置在大腿近端，大腿远端，膝下，脚踝上方
    - 可近似定位病变
      - 血压下降≥20mmHg 表明袖带之间有血流狭窄
  - 脉冲音记录（PVR）
    - 显示为波形
    - 使用空气容积测量仪测量肢体容积／血流量变化
      - 正常：三相波
      - 轻度／中度疾病：上升波幅降低，三相波消失，下降波时间延长
      - 严重：钝／平，低振幅波形
  - 经皮血氧仪（$TcpO_2$/TCOM）
    - 组织灌注测试
    - 当 $TcpO_2$ >40mmHg 时创面可愈合
    - 当 $TcpO_2$<20mmHg 时创面可能不愈合
- 超声
  - 病变形态／严重程度／范围
  - 51%～75% 狭窄
    - 狭窄前：正常
    - 狭窄中：收缩期峰值血流速度（PSV）升高＞正常 2 倍
    - 狭窄后：局部湍流
  - 76%～99% 狭窄
    - 狭窄前：搏动增加
    - 狭窄中：PSV 增加＞正常 4 倍

- 狭窄后：显著的湍流
- 计算机断层摄影血管造影（CTA）
  - 优秀的描述动脉解剖／病理
    - 目标病变的表征
  - 与数字减影血管造影相似的准确性
- 磁共振血管造影（MRA）
  - 优秀的描述动脉解剖／病理
    - 可用对比和非对比技术

术前准备
- 核查项目
  - 临床病史和体格检查
    - 全面的心血管评估
      - 详细的脉搏检查／多普勒评估
    - 回顾之前的血管内／外科干预
      - 可能影响入路选择
    - 当前的药物
      - 任何抗凝剂／抗血小板药物
  - 实验室检查
    - 最好 eGFR＞45，血小板计数＞50 000/μl，国际标准化比率（INR）≤1.8
    - 指南建议 INR＜1.5，动脉介入治疗可使用 7Fr 鞘
- 药物
  - 肝素
    - 团注 2500～5000U；然后 1000U/h
    - 比伐卢定（Angiomax）用于肝素过敏
  - 氯吡格雷（Plavix）
    - 在血运重建前使用负荷剂量
      - 最小负荷剂量 300mg
    - 后续维护剂量
      - 每日剂量 75mg，最低 4～6 周
  - 组织型纤溶酶原激活剂（tPA）
    - 通常使用重组技术生产
    - 将酶原纤溶酶原切割成纤溶酶，然后起降纤维蛋白凝块的作用
- 设备
  - 血管鞘
    - 5～8Fr 血管鞘
    - 翻山鞘（对侧通路），如 Flexor Balkin（Cook Medical），Destination（Terumo）
    - 2.9-Frpedal 鞘（Cook Medical）
  - 诊断导管
    - 弯头（例如猪尾，OmniFlush）或直导管
  - 选择性导管
    - 可用于指引导丝穿过病灶
    - 通常用亲水导管穿越病变
  - 支持导管
    - 小直径、可扭曲、高推动性，如 CXI（Cook Medical），Rubicon（Boston Scientific）
  - 溶栓导管
    - 多孔导管（例如 Uni＊Fuse Angio Dynamics 或 EKOS-BTG）

- 血管成形术（PTA）球囊导管
  - 常规、切割和药物洗脱球囊
  - 通过导丝
  - 控制球囊扩张
- 导丝
  - 成角或直头亲水导丝
    - 通常有利于穿越病变
  - 硬导丝（例如 Amplatz，Rosen）
    - 在病变部位推进器械时的稳定性
    - 远端病变的交换长度（240cm）
  - 用于某些支架释放（Viabahn，Core Medical）以及小直径球囊的 0.018 英寸导丝
- 支架
  - 裸支架，自膨支架（多种型号）
    - 优先用于股腘动脉血运重建
  - 长度可选（例如 100～120mm）
  - 覆膜支架，自膨支架（多种型号）
    - 比裸支架效果好
    - 优点：灵活，抗断裂
  - 药物洗脱支架
- 旋切术：各种专有设备

介入操作

患者体位／位置
- 最佳入路：取决于病变部位和患者体重
  - 同侧正向访问
    - 用于远端 SFA，腘动脉或膝下病变
    - 肥胖患者很困难
  - 对侧翻山
    - 适用于髂股动脉疾病
  - 胫骨逆穿
    - 常规 DP 动脉，也可选择 PT 动脉
    - 上方顺行通过失败
  - 腘动脉逆穿

手术步骤
- 常规步骤
  - 获取动脉通路，插入血管鞘，放置诊断导管
  - 造影
    - 识别病变，侧支，远端流出道
    - 确定最佳干预措施
  - 给予肝素（2500～5000U）
  - 通过病变
    - 如果需要，使用支持导管，再入式导管
    - 如果不能从上方穿过，则考虑胫骨逆穿入路
- 慢性 PAD（IC/CLI）治疗选项
  - 血管成形术
    - 球囊直径应比相邻的正常血管直径大 20%
      - 进行血管成形术
    - 撤回 PTA 气球，将导丝留在病变部位
      - 进行血管成形术后造影
    - PTA 作为唯一干预措施

□ 适用于良好的介入治疗结果的短节段性狭窄
- 释放支架前
  □ 支架通过病变前可能需要 PTA
  □ 长段病变或全部闭塞：单纯血管成形术的远期通畅性差
- 带药物涂层球囊（DCB）的 PTA
  □ 股动脉：数据表明 DCB 比标准 PTA 远期通畅率高；缺乏 DCB 与裸金属／药物洗脱支架的比较数据
  □ 膝下动脉：非标准研究；DCB 与标准 PTA 有争议
○ 血管内支架放置
- 只能使用自扩张支架
  □ 球囊扩张支架容易因外部压缩而断裂
- 覆膜支架（例如 Viabahn, GoreMedical）
  □ SFA 疾病中有最佳长期结果
  □ 也可以用于支架内再狭窄
  □ 确保支架不覆盖重要的侧支
- 药物洗脱支架(例如ZilverPTX, Cook Medical)
  □ 相对于金属支架可能有优势
- 某些裸金属支架：柔顺，不断裂和高径向强度，适用于屈曲部位或严重钙化病变（如 Supera, Abbott Vascular）
- 直径：支架＞20% 正常动脉直径
- 长度
  □ 覆盖整个病变病延伸到正常的相邻动脉段
  □ 尽可能使用单支长支架
  □ 如果长段病变需要多个支架，则每个支架重叠约 1cm
- 位置：避免易弯曲／连接处（例如股，腘）
○ 旋切术
- 可能是 1° 介入或辅助 PTA／支架术
- 可用于"减缓"局灶性病灶的动脉粥样硬化
• ALI 治疗选项
○ 全身抗凝：在诊断 ALI 后立即开始肝素治疗
○ 血栓内注射溶栓药
- 通常在 1~2 分钟内注射 5~10mg tPA
- 通过多孔导管注射，脉冲注射
- 减少溶栓时间和总溶栓剂量
○ 导管溶栓
- 导丝通过血栓段
  □ 导管穿过整个血栓段
  □ 标准剂量 TPA 0.5~1mg TPA/h
  □ 通过鞘管辅助 500~700U 肝素/h
- 12~24 小时后检查
- 识别和治疗潜在的病变
○ 机械血栓清除术
- 通过导管／导管鞘进行抽吸
- 水动力学血栓切除术（AngioJet）
- 血栓旋转切除装置

○ 放置支架
- 覆盖血凝块，立即恢复血流量

替代疗法
• 医疗
○ 功能锻炼
○ 控制危险因素：戒烟，血压控制，降脂，积极的糖尿病管理，饮食／体重减轻
• 外科
○ 旁路手术
- 优先选择自体静脉
- 膝关节腘动脉为旁路远端
○ 动脉内膜切除术
- CFA 疾病的首选
- 可能是旁路手术的辅助手段
○ 手术血栓切除术
- 对于急性肢体缺血（SVS IIb）
- 在活性受到威胁的肢体中更快速恢复血流
- 必要时二期行旁路手术
○ 截肢
- 血运重建后无法存活的急性缺血性肢体或不愈合创面

术 后

应尽事宜
• 考虑使用抗血小板治疗
○ 阿司匹林（81mg 或 325mg）
○ 氯吡格雷（每日 75mg）
• 临床随访；监测 ABI

结 果

并发症
• 急性外周并发症
○ 动脉切断
- 如果血流受影响，可能需要放置支架
○ 远端栓塞（约 2%）
- 慢性完全闭塞的发病率较高
- 血栓切除术／溶栓治疗
○ 通路并发症
○ 导管溶栓
- 缺血再灌注后遗症（例如房室综合征，横纹肌溶解症）
- 出血并发症
  □ 颅内（约 1%）
• 远期并发症
○ 支架断裂
- 在股腘段发生率较高（10%~20%）
  □ 动脉受到极端机械损伤
○ 支架内再狭窄／闭塞
- 由于内膜增生
- 药物洗脱支架的使用可降低发生率

腹股沟下动脉：血运重建

预期结果

- 一般
  - 受解剖位置，疾病范围，流入道和流出道质量，闭塞和狭窄这些因素影响很大

- 股腘病变
  - 首次开通率高
    - 狭窄：91%；闭塞：83%
  - 复杂／长病变，闭塞的结果较差

SFA 血运重建（彩色多普勒评估）

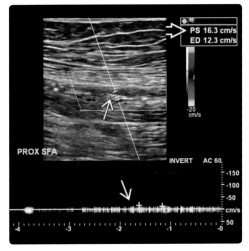

SFA 血运重建（术前 CTA 评估）

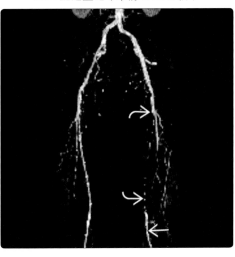

（左图）彩色多普勒超声检查显示左腿急性恶化跛行的患者仅在股浅动脉有少量血流信号➡，收缩期峰值血流速度明显减小➡（与 SFA 闭塞一致）。（右图）骨盆和下肢的 CTA。3D 重建证实了左 SFA 闭塞➡。此为膝上段腘动脉重建➡

SFA 血运重建（下肢造影）

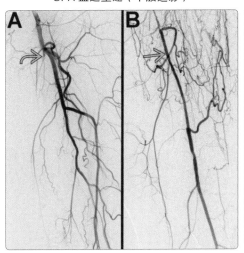

SFA 血运重建（导管／导丝通过）

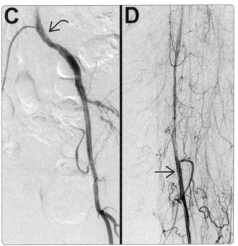

（左图）（A）通过右股动脉进入，将导管放置在主动脉分叉上方到左股总动脉中。造影➡显示近端 SFA 闭塞与（B）通过由股深动脉提供的广泛的侧支到远端 SFA➡。（右图）（C）翻山鞘，从左髂总动脉进入股总动脉水平➡。（D）通过 SFA 闭塞并将导丝放入腘动脉中➡

SFA 血运重建（血管成形术和支架术）

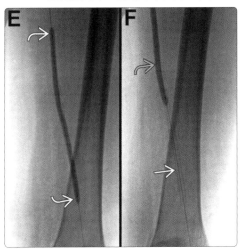

SFA 血运重建（支架术后造影）

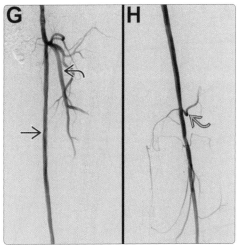

（左图）（E）闭塞的 SFA 用 5mm 球囊➡扩张，为覆膜➡支架放置做准备（F）。支架释放后使用球囊贴附➡。通常仅做血管成形术对长段和全长闭塞病变的效果不佳。（右图）（G）支架造影➡显示 SFA 恢复通畅➡。（H）支架远端止于膝关节以上，并保留了大侧支➡

- 使用 1° 支架比 PTA 效果更好
  - 覆膜支架比裸支架效果好
- DCB 比标准 PTA 效果好
  - DCB1° 1 年通畅率 65%~90%
- 膝下病变
  - 开通率：约 90%
  - 目标是拯救 CLI 患者肢体
    - 2 年保肢率：86%

股腘动脉血栓（早期血栓形成）　股腘动脉血栓（早期血栓形成）

（左图）在移植术后一年，患者出现急性左下肢疼痛，伴有轻微的脚趾麻木和无力。动脉脉搏未触及。这是 Rutherfird IIb（立即受到威胁）的急性肢体缺血。注意到急性闭塞时分支➡️只在开口处显影➡️。股深动脉显影➡️。（右图）远端的血管造影显示通过腘动脉通过侧支显影➡️

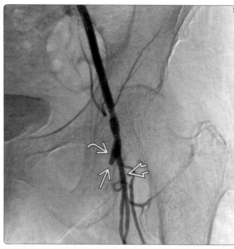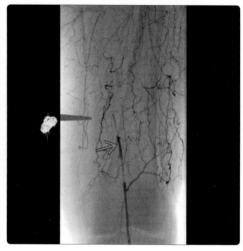

股腘动脉血栓（导管进入）　股腘动脉血栓（导管溶栓）

（左图）小心将导管送入闭塞的股腘动脉，整个分支中显示出充盈缺损➡️。（右图）将 EkoSonic 溶栓导管从血栓的分支的开口➡️（A）延伸到超出血栓范围的➡️腘动脉➡️（B）

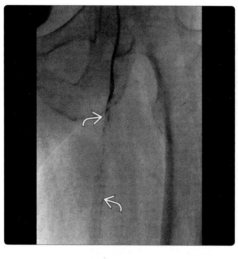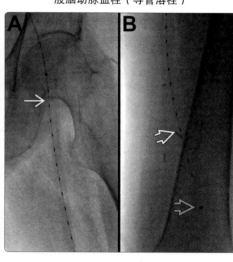

股腘动脉血栓（远端狭窄）　股腘动脉血栓（狭窄处血管成形）

（左图）通宵溶栓后，再次血管造影显示血管中没有血栓➡️，但股腘交界处存在严重狭窄➡️，这是股腘血栓潜在狭窄的常见部位。（右图）在狭窄处球囊➡️扩张后（C），再次血管造影（D）显示没有残余狭窄，有小的非限流夹层➡️

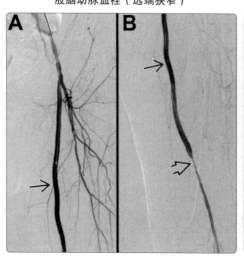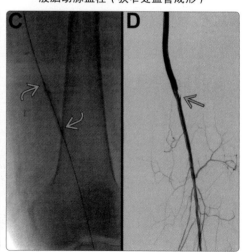

484

- 长期通畅无相关
  - 2 年通畅率：42%
- 需要开通到受影响区域的血流以确保 CLI 患者的伤口愈合

- 导管溶栓
  - SVSI：成功率 90%～100%

SFA 急性栓塞（术前血管造影）

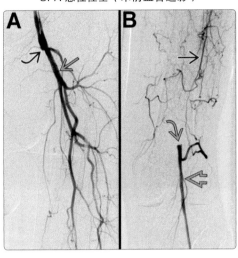

SFA 急性栓塞（导管溶栓）

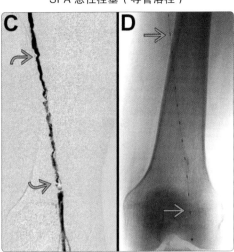

（左图）该患者出现急性左腿缺血。（A）造影显示 SFA ⇒ 在股动脉起始处 ⇒ 闭塞。（B）少量侧支 ⇒ 到腘动脉 ⇒，齐头充盈缺损 ⇒，是典型的栓塞。（右图）（C）从置入闭塞 SFA 内的导管造影，在整个闭塞段显示血栓 ⇒。（D）放置 EKOS 溶栓导管开始溶栓 ⇒

SFA 急性栓塞（溶栓后）

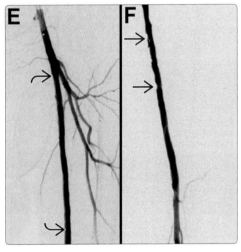

SFA 急性栓塞（随访）

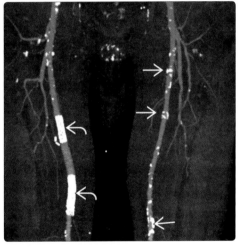

（左图）（E）溶栓 12 小时后，血管恢复通畅 ⇒。（F）远端 SFA ⇒ 不规则管腔和轻度潜在的动脉粥样硬化疾病一致。（右图）1 个月后的增强 CT 重建显示散在钙化的动脉粥样硬化斑块 ⇒，无明显狭窄。可见对侧 SFA 支架 ⇒。这种闭塞性栓塞表现为弥漫性充盈缺损，形成少量侧支，没有严重狭窄

严重 SFA 疾病（假性升高的 ABI）

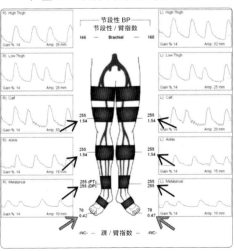

严重 SFA 疾病（血管造影相关）

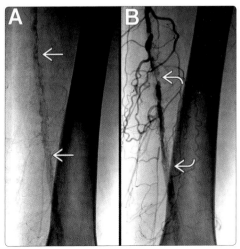

（左图）虽然无创检测通常在检测下肢动脉疾病时非常敏感，但显著的动脉钙化会阻止动脉压闭，使得 ABI 数值假性升高 ⇒。ABI ＞ 1.3 与钙化一致，这个结果应被视为无法诊断。应该使用趾臂指数代替。（右图）（A）左大腿的图像表明严重的 SFA 动脉钙化 ⇒。（B）血管造影显示 SFA 病变严重 ⇒

（左图）无创性动脉评估是下肢血管疾病的筛查工具。包括节段性肢体压力和踝臂指数。本次检查显示髂动脉➡流入道口伴有双侧下肢收缩压➡与双侧SFA➡疾病一致。（右图）盆腔CTA显示广泛的血管钙化➡，但显示主髂动脉流入道

双侧 SFA 疾病（节段性肢体压力和 ABI）

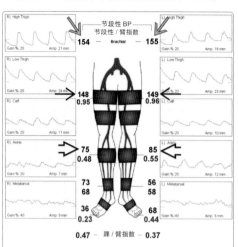

双侧 SFA 疾病（CTA）

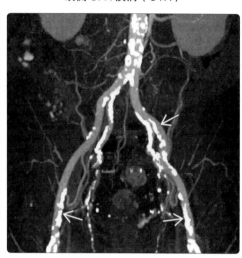

（左图）CTA在大腿水平显示广泛的钙化➡和双侧中远端SFA的多发狭窄或闭塞。CTA与无创性动脉评估相关性良好，同时为术前计划提供了动脉解剖图。（右图）双侧SFA近端部位的造影证实多发重度狭窄➡。通常在计划进行血管内介入治疗时需要保留造影

双侧 SFA 疾病（CTA）

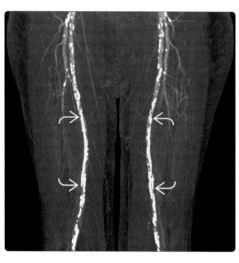

双侧 SFA 疾病（造影）

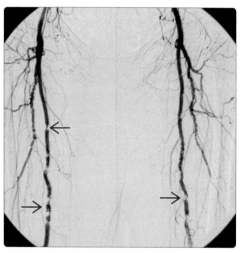

（左图）（A）造影和（B）减影显示的2年后复发性肢体缺血➡的患者在SFA支架内狭窄➡。（右图）（C）球囊血管成形术用于治疗支架内➡狭窄。随后在病变腘动脉放置支架➡。（D）随后造影显示恢复正常的管腔直径➡

支架内内膜增生的球囊扩张（术前）

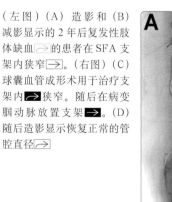
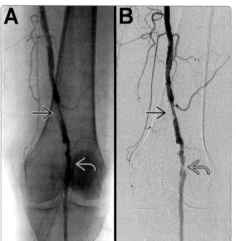

支架内内膜增生的球囊扩张（术后）

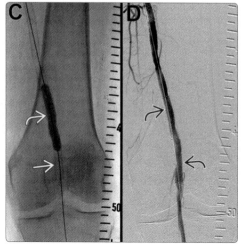

保肢（术前造影）

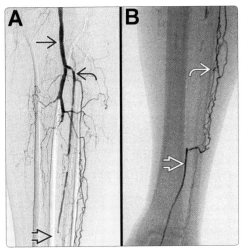

保肢（微导管跟进）

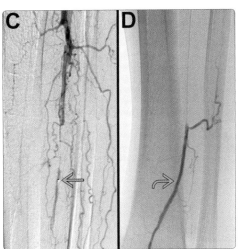

（左图）（A）患有不愈合性缺血性足溃疡患者的左小腿造影显示腘动脉➡️、胫前动脉➡️近端闭塞➡️，但（B）通过侧支➡️重建远端。腓动脉和胫后动脉闭塞➡️。（右图）（C）将近端胫前动脉插入导管后，微导管➡️成功穿过闭塞（D）到达血管腔➡️

保肢（血管成形术后）

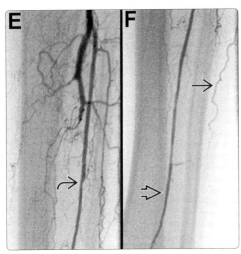

保肢（远端流出道）

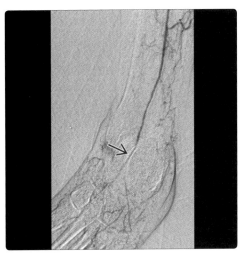

（左图）(E)使用直径3mm的球囊进行闭塞的胫前动脉的血管成形术➡️。之后造影显示（F）远端血流恢复➡️。侧支口血流量降低➡️。（右图）踝和足部造影显示足背动脉作为胫前动脉的延续➡️。能够将远端灌注恢复足够长的时间以使愈合发生对保肢是必要的；长期通畅不是必需的

SFA 斑块切除术（定向）

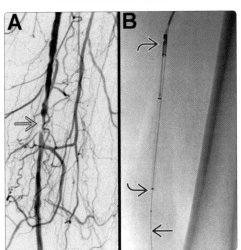

SFA 斑块切除术（减容术后）

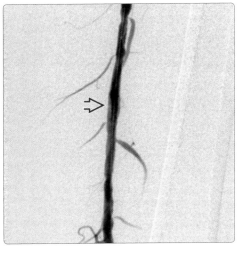

（左图）（A）左侧SFA远端存在严重的局灶性狭窄➡️。（B）使用0.014英寸微丝口穿过病灶➡️后，定向斑块旋切装置口被定位治疗➡️。（右图）减容术后，由于动脉粥样硬化斑块的减少，狭窄部位恢复正常的管腔直径➡️。斑块旋切可以用于那些不宜放置支架的血管（如腘动脉），在进行斑块旋切术时应考虑使用栓塞保护装置

远期并发症：腘动脉夹层（术前造影）

远期并发症：腘动脉夹层（血管成形术）

（左图）患者不愈合性足溃疡。（A）初始血管造影显示腘动脉闭塞➡️，通过侧支➡️重建腓动脉➡️。（B）腓动脉是主要的膝下血管。（右图）用约3mm（C）和4mm（D）球囊➡️进行腘动脉血管成形术

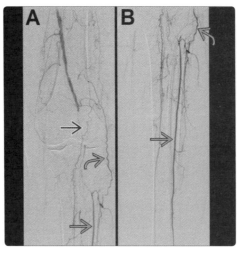

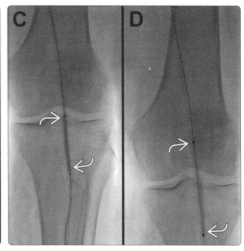

远期并发症：腘动脉夹层（血管成形术后）

远期并发症：腘动脉夹层（第3天SFA血栓形成）

（左图）再次血管造影显示腘动脉➡️通畅，但不规则。局限短段夹层导致腘动脉中部严重的管腔狭窄➡️。（右图）患者在术后3天因急性肢体缺血返回，表现为伴有静息痛的下肢发凉。超声显示SFA血栓形成➡️

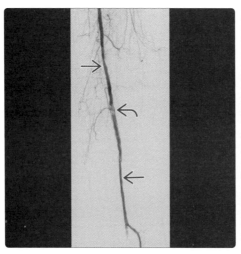

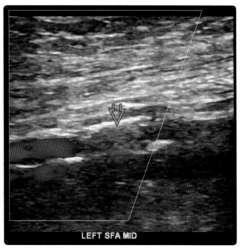

LEFT SFA MID

远期并发症：腘动脉夹层（第3天血管造影）

远期并发症：腘动脉夹层（溶栓失败）

（左图）血管造影显示SFA中段完全闭塞➡️。没有看到有意义的膝下血流。虽然通常应避免在膝盖后面使用支架，但在这种情况下应考虑使用柔性支架。（右图）TPA 48小时未能恢复到足部的血流。注意整个腘动脉➡️的血栓延伸到胫前动脉口➡️和胫腓干➡️。患者随后接受了从膝盖以上开始的截肢

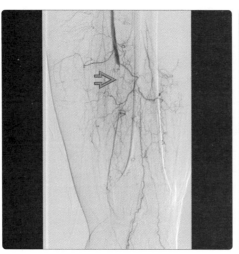

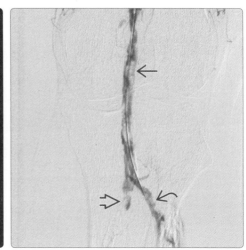

急性并发症：夹层（术前造影）

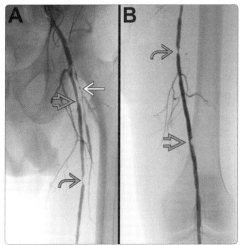

急性并发症：夹层（血管成形术后）

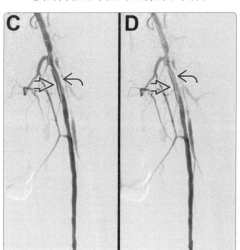

（左图）对足部伤口不愈合的患者进行的血管造影显示➡多处中度至重度 SFA 狭窄➡。此外，通常作为侧支供应来源的股深动脉严重病变➡。这些多灶性但短节段病变分类为 TASC B。（右图）球囊血管成形术后，近端 SFA 中存在限流性夹层。注意假腔➡和真腔➡

急性并发症：夹层（支架置入）

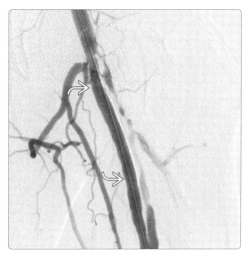

急性并发症：夹层（最终结果）

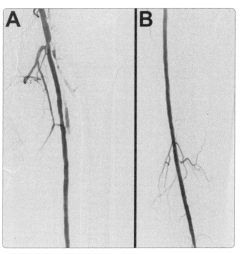

（左图）考虑到限流性夹层，决定放置直径 7mm Gore Viabahn 支架➡。支架后造影显示血流通畅。即使在严重疾病的情况下，也不应覆盖股深动脉开口。（右图）最终血管造影显示 SFA 直径接近正常

远期并发症：支架断裂
（血管成形术相关夹层）

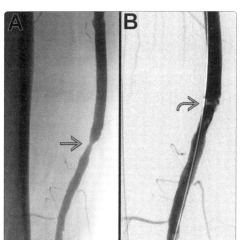

远期并发症：支架断裂（支架置入）

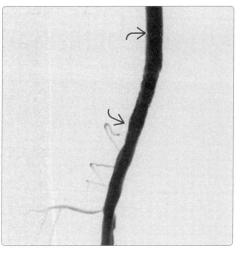

（左图）（A）跛行患者的血管造影显示局灶性狭窄➡。（B）血管成形术后造影显示不规则和可能的夹层➡。（右图）一个自膨裸支架被放置在病灶处➡。通常，短节段狭窄可以单独用 PTA 治疗。在这个病例中，夹层需要使用支架

（左图）支架术后一年，患者出现疼痛、蓝趾。（C）造影显示支架内有不规则的内腔➡️。（D）图像显示支架中部断裂➡️。这导致了不规则的表面，为血小板和血栓聚集以及随后的远端栓塞提供了位点。（右图）将新型支架➡️放置在断裂支架➡️内部，提供完整性并隔绝不规则内皮。SFA支架受到巨大的机械力量

远期并发症：支架断裂

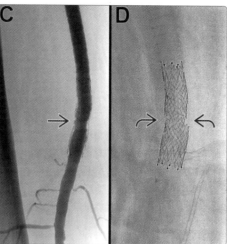

远期并发症：支架断裂（支架内置入支架）

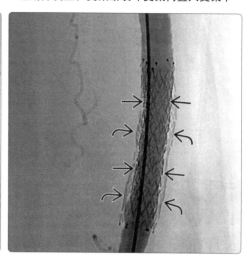

（左图）第4和第5脚趾破溃的患者的CTA重建➡️显示SFA支架部分闭塞和支架近端的SFA闭塞➡️。（右图）术前血管造影显示SFA支架闭塞➡️。腘动脉口通过股深动脉侧支重建➡️。膝下3支血管（胫前动脉➡️，胫腓干➡️，腓动脉➡️，胫后动脉➡️），因为流入道闭塞不显影

急性并发症：远端栓塞（术前CTA）

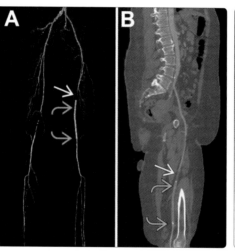

急性并发症：远端栓塞（术前造影）

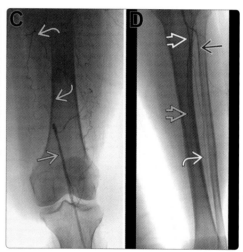

（左图）对支架内血栓（E）进行血管成形术➡️后，血管造影显示胫前动脉➡️和腓动脉干➡️（F）急性中断。患者出现急性疼痛，足部血管多普勒信号消失。（右图）抽吸血栓切割和溶栓与SFA支架置入后医源性夹层。（G）SFA➡️和（H）腘动脉➡️血流恢复➡️。（I）然而，胫后动脉血流未恢复（注意导丝➡️）。腓动脉➡️和胫前动脉➡️血流恢复

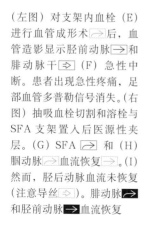

急性并发症：远端栓塞（血管成形术后）　　　急性并发症：远端栓塞（血栓切除/溶栓）

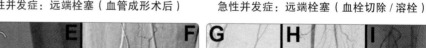

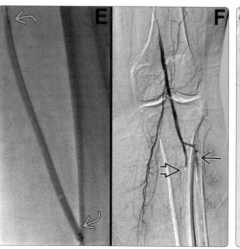

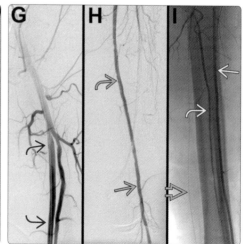

腹股沟下动脉：血运重建

术中并发症：内膜下渗血
（初始血管造影）

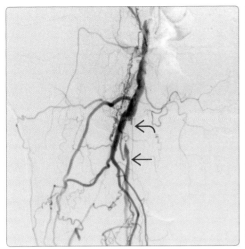

术中并发症：内膜下渗血
（内膜下开通失败）

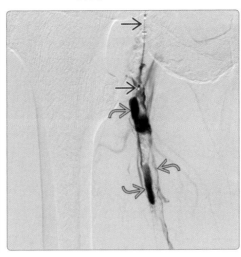

（左图）有静息痛的患者右股总动脉造影显示存在短节段性 SFA ⇨起始部闭塞↰，通过股深动脉旁路重建远端。（右图）使用亲水导丝和特殊导管⇨尝试通过慢性完全闭塞。然而，发生了内膜下渗血，并且有对比剂外渗到周围的软组织⇨。终止操作

外膜囊肿（造影）

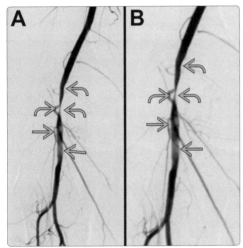

外膜囊肿（超声）

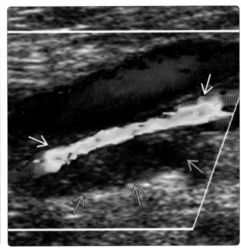

（左图）年轻跛行患者的血管造影⇨（A）和右侧胭动脉（B）的放大图。存在多段狭窄⇨。（右图）胭动脉超声显示由低密度液体⇨引起的局灶性狭窄⇨。这些发现与由外膜中黏液囊肿沉积引起的囊性外膜疾病一致。中年男性的胭动脉最常受到影响

膝关节后脱位胭动脉损伤

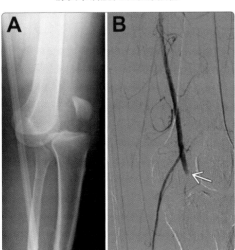

胭动脉夹闭综合征

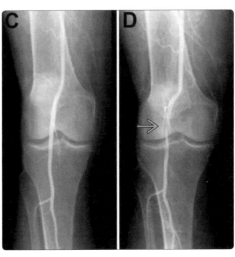

（左图）侧位平片（A）显示患有左脚发凉而无动脉脉搏，患者膝关节脱位。血管造影（B）显示胭动脉的突然中断⇨。通过立即搭桥手术可以挽救肢体。（右图）这位年轻的跑步者出现小腿跛行。正位（C）的血管造影显示没有解剖异常。跖屈（D）有胭动脉局灶性闭塞⇨

腹股沟下动脉：隔绝术

关键点

术前

- 需要排除的创伤性伤害
  - 假性动脉瘤，内膜破裂，裂伤
- 囊性外膜疾病（CAD）治疗
  - 经皮囊肿抽吸治疗解除囊肿压迫
- 腘动脉瘤（PAA）需要解除
  - 所有有症状的动脉瘤
    - 最常见的症状：急性肢体缺血
      - 由于动脉瘤的急性血栓形成或血栓／动脉粥样硬化的远端栓塞
    - 腘静脉或胫后神经（PT）神经压迫导致的症状
    - 动脉瘤破裂是最不常见的表现
  - 直径＞2cm 的无症状性动脉瘤

介入操作

- 解除 PAA

- 必须根据患者／临床情况个体化治疗
  - 确定手术血管重建或血管内介入治疗是否更合适
- 通过血管鞘送入导管；获得造影结果
  - 整个腘动脉，膝下流出道的造影
- 评估覆膜支架置入时近端／远端附着部位
  - 使用足够长度的支架来跨越动脉瘤
- 置入支架；在支架进行缓慢的球囊扩张
- 使用造影评估支架位置／无内漏
- 杂交手术
  - 在某些情况下可能需要导管引导溶栓或外科血栓切除术
    - 患者在溶栓过程中必须能够耐受额外的缺血

术后

- 解除 PAA 后 12 个月的主要通畅率：60%～87%
  - 24 个月二次通畅率：78%～98%

（左图）右膝冠状位 3D 重建（后视图）显示梭形腘动脉瘤➡。患者通常伴有急性肢体缺血症状，这是动脉瘤内血栓形成或远端栓塞的结果。（右图）大的腘动脉瘤➡也可压迫邻近结构，如腘静脉，如此 CT 平面所示➡，并可引起小腿肿胀或 DVT。动脉瘤引起的神经压迫可能导致胫后神经病变

腘动脉瘤：CTA 的典型表现

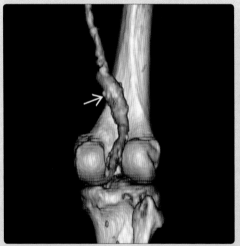

腘动脉瘤：CTA 的典型表现

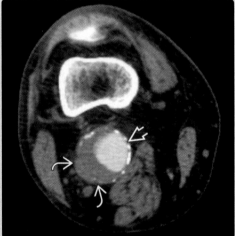

（左图）由于腘动脉相对较浅，跨越膝关节后窝，因此特别容易受到创伤。（A）正位和（B）侧位血管造影显示大的假性动脉瘤口➡。这是由于穿透伤造成的➡。（右图）（A）后膝关节脱位可导致腘动脉内膜破裂，裂伤或动脉横断➡。（B）DSA 显示膝关节脱位后膝关节后面的腘动脉闭塞➡

穿透伤引起的腘动脉假性动脉瘤

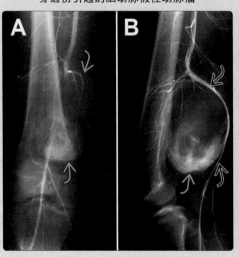

膝关节后脱位引起腘动脉损伤

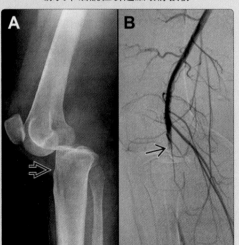

腹股沟下动脉：隔绝术

术 语

定义
- 动脉撕裂：动脉完全或不完全横切
  - 通常由于穿透性或医源性创伤
  - 膝关节后脱位时腘动脉特别容易受到创伤
    - 可能导致动脉裂伤，内膜破裂
      - 可能导致血栓形成，假性动脉瘤
  - 临床表现
    - 搏动性出血或血肿进行性增大
    - 远端无脉搏，肢体苍白、发凉
    - 可见伤痕
  - 各种影像表现
    - 对比剂外渗
      - 可能是由于部分动脉破裂或动脉完全横断
    - 动脉完全闭塞，缺少流出道
    - 形成创伤性动静脉瘘
    - 假性动脉瘤形成
- 囊性病变性疾病（CAD）：非动脉粥样硬化疾病，其特征在于通过外膜内凝胶状囊肿压缩动脉腔
  - 罕见的疾病；年轻男性好发
    - 男：女 =15：1
  - 确切的发病机制存在争议；各种病因学理论
    - 创伤性外膜退化
    - 发育过程中残留的间充质
    - 囊肿来自滑膜
  - 85%～90% 的病例影响腘动脉
    - 常见的还有股动脉，髂外动脉，腋动脉，肱动脉，尺动脉和桡动脉
    - 少部分会影响静脉结构
  - 临床表现
    - 通常呈现突然发作的跛行
      - 膝关节屈曲时会可能加重
- 假性动脉瘤：动脉壁破裂导致
  - 可能发生于钝性或穿透性创伤
    - 也可能导致动脉裂伤 / 横断
  - 可能是医源性的
    - 大多数情况下是由于皮下动脉通路造成的；通常累及股动脉
    - 可能是继发于血管手术吻合术后
  - 少部分与骨软骨瘤有关
    - 腘动脉最常受到影响
  - 如果无法识别 / 未处理，则发病率上升
    - 假性动脉瘤破裂的可能性
    - 远端血栓栓塞伴局部缺血
- 腘动脉瘤（PAA）：腘动脉扩张 ≥ 正常血管直径的 50%
  - 外周动脉最常见的动脉瘤
    - 男：女 =15：1
  - 60%～70% 为双侧病变
    - 如果存在双侧 PAAs，75% 的患者合并腹主动脉瘤
  - 退行性病因 >90%
    - 其他病因
      - 白塞病
      - 先天性结缔组织发育不全综合征
      - 马方综合征
      - 真菌性动脉瘤
      - 创伤
  - 临床表现
    - 动脉瘤血栓形成 / 远端栓塞时通常呈现肢体缺血
      - 经常需要紧急干预
    - 腘窝搏动性肿块
    - 有时可能发生腘静脉血栓形成（DVT）或胫后（PT）神经病变
      - 由于动脉瘤压迫邻近静脉和（或）神经而引起
- 永存坐骨动脉：胚胎期下肢动脉供血动脉不能正常发育；先天性异常
  - 在胚胎中，坐骨动脉为腿部提供血液供应
    - 通常由原始股动脉代替
      - 通过毛细血管丛从髂外动脉引出；在膝部区域加入坐骨动脉
    - 如果股动脉未建立为下肢流入道，可能有持续性的坐骨动脉
      - 髂内动脉继续作为坐骨动脉；通过坐骨神经孔进入大腿后方
      - 在坐骨神经鞘附近的大腿后部下降；延续作为腘动脉
    - 罕见异常（发生率：0.025%～0.040%）
      - 双侧 25% 的病例
  - 2 种类型的永存动脉
    - 完整型（63%～79% 的病例）
      - 股浅动脉（SFA）发育不全；通常终于交联状态
      - 坐骨动脉是下肢的主要动脉
    - 不完整型
      - 股动脉和股浅动脉是下肢的主要动脉
      - 小的持续性坐骨动脉；可能与腘动脉沟通，也可能不与腘动脉沟通
  - 临床表现
    - 通常表现为动脉瘤（25%～58%）
      - 血栓形成，远端栓塞，点位效应
    - 可能呈现为搏动性的臀部肿块
      - 无股动脉搏动，可触及腘动脉
    - 非常容易患动脉粥样硬化疾病

相关的血管解剖学
- 股总动脉（CFA）：在腹股沟韧带下延续髂外动脉
  - 腹股沟韧带对应下腹壁 / 深回旋动脉的起源

- 腹股沟韧带下 2cm 为股深动脉和股浅动脉分叉
- 股浅动脉（SFA）：从股动脉分叉延伸到内收肌管
  - 内收肌管
    - 从股三角延伸至内收肌裂孔（开口于大内收肌）
- 股深动脉：从股动脉分叉延伸到大腿肌肉组织
  - 为动脉粥样硬化患者提供重要的侧支；穿支动脉
- 腘动脉
  - SFA 在内收肌裂孔处延续为腘动脉
  - 膝之后，腓肠肌头之间
  - 分叉成胫前动脉，胫腓干
- 胫前动脉
  - 通过骨内膜前方穿过
  - 在脚踝水平延续为足背动脉
- 胫腓干
  - 分为腓动脉和胫后动脉
- 腓动脉
  - 位于深部；腓骨内侧
  - 和足背动脉交通
- 胫后动脉
  - 供应后部隔间
    - 远端形成足底动脉弓

术 前

适应证
- 创伤性损伤（例如假性动脉瘤，内膜破坏，裂伤，活动性出血）
  - 必须确定手术血运重建或血管内介入治疗是否更合适
    - 小直径动脉血管内的介入可能不合适
      - 例如下肢动脉
    - 在某些情况下手术可能会有更高的风险
      - 例如局部动脉损伤适用覆膜／裸支架
  - 进行性增大是典型的假性动脉瘤；高度破裂风险
    - 要求隔绝／修复
    - 治疗方式取决于假性动脉瘤的大小／位置／形态
      - 经皮凝血酶注射
      - 覆膜支架置入
      - 手术修复
- CAD
  - 通常需要血运重建而不是隔绝
    - 囊肿可压缩血管腔，限制血流
      - 动脉可能会完全闭塞
      - 可能导致血管变性
    - 通常用手术囊肿切除术和血管旁路术或动脉内膜切除术治疗
      - 手术治疗效果最佳
  - 经皮囊肿抽吸治疗以解除血管压迫
    - 早期复发率 10%
- PAA

- 所有有症状动脉瘤
  - 急性肢体缺血
    - 动脉瘤血栓形成（40%）
    - 远端栓塞（25%）
    - 破裂最不常见（<2%）
  - 邻近神经或静脉的压迫（10%）
    - 小腿肿胀，DVT
    - 胫后神经病变
  - 无症状动脉瘤，直径>2cm
    - 有症状的可能性为 14%～24%
    - 5 年内并发症发生率达 68%
  - 高达 30%～40% 的未治疗的动脉瘤可导致截肢
    - 必须密切关注未经治疗的患者
      - 告诉患者不治疗的风险
- 永存坐骨动脉
  - 如果存在动脉瘤扩张，则需要治疗
    - 如果动脉瘤未经治疗，则并发症风险高
      - 肢体缺血，血栓形成，栓塞
    - 如果永存坐骨动脉是下肢的主要动脉供应，可能需要股腘动脉旁路术

禁忌证
- 严重对比剂过敏／过敏反应
- 严重肾功能障碍
- 无法矫正的凝血功能障碍
- 跨关节（例如膝，臀部）支架仍存在争议
  - 支架压缩／断裂的可能性更高
    - 可能需要进行二次干预以保持长期通畅
- 因动脉瘤血栓形成／远端栓塞引起的严重肢体缺血必须个体化治疗
  - 可能需要紧急手术血运重建
    - 通常比溶栓和血管内动脉瘤隔绝更快地恢复灌注
    - 受到威胁但可挽救的肢体如果及时治疗可以没有感觉丧失／肌肉无力
      - 血管外科学会 2a 类
  - 可能无法忍受长时间的缺血

术前影像学检查
- CTA
  - 动脉解剖和病变的优异显示
  - 与 DSA 类似的准确性
- MRA
  - 动脉解剖和病变的优异显示
    - 可用的对比和非对比技术
- 超声
  - 彩色多普勒超声用于动脉筛查
    - 动脉瘤评估／表征
  - 可包括无创动脉评估
    - 评估流动血液动力学
- DSA
  - 在治疗前评估中的作用有限

- 介入操作间的主要成像指导
  - 金标准

术前准备

- 核查项目
  - 临床病史和体格检查
    - 掌握适应证
  - 全面的心血管评估
    - 详细的脉搏检查／多普勒评估
    - 目前使用的药物
      - 任何抗凝血剂／抗血小板药
  - 过敏
  - 实验室检查
    - 电解质，肾小球滤过率（eGFR）
      - 尽量选择正常的 Cr；eGFR＞60
    - 全血细胞计数
      - 血小板计数＞50 000/μl
    - 凝血指标
      - INR≤1.5
      - 正常凝血酶原时间、部分凝血活酶时间
  - 限制摄入：术前 8 小时禁食水
    - 如果计划中度镇静／全身麻醉
    - 用少许水服用口服药物
  - 签署知情同意和麻醉同意书
- 药物
  - 中度镇静药
    - 通常使用芬太尼和咪达唑仑
  - 肝素
    - 多种给药方案
    - 推注剂量 2500～5000U；然后输注 1000U/h
    - 负荷剂量 50～100U/kg；然后输注 15～25U/（kg·h）
  - 血管扩张剂（例如硝酸甘油）
    - 推注 100μg 硝酸甘油
    - 预防／治疗导管引起的血管痉挛
  - 1%～2% 利多卡因麻醉
- 器械
  - 动脉通道设备
    - 微穿套件
      - 微穿针／导丝
      - 扩皮器
    - 18G 动脉入路针
  - 血管鞘
    - 5～8Fr 血管鞘
      - 尺寸取决于导管／输送系统
      - 允许导管通过血管鞘进行更换
    - 翻山鞘（用于对侧通路）
      - 例如，Ansel，Balkin 鞘
  - 导管
    - 诊断导管

- 造影导管（例如猪尾，Omni Flush）
  - 选择导管（如戴维斯，西蒙）
- 同轴 2.6～3.0Fr 微导管
  - 多种选择
- 血管成形术（PTA）球囊导管
  - 不同大小
  - 可用于自膨支架后扩张
- 导丝
  - 首先"开始"0.035 英寸导丝
  - 有角度或直头的亲水导丝
    - 通常用于选择导管
  - 硬导丝（例如 Amplatz，Rosen）
    - 维持推进／放置设备时的稳定性
  - 0.014～0.018 英寸微导丝
    - 用于微导管
  - 可能需要长的交换导丝
- 栓塞剂
  - 弹簧圈
    - 可拆卸 0.035 英寸或 0.018 英寸栓塞弹簧圈
    - "可推"0.035 英寸或 0.018 英寸栓塞弹簧圈
  - 液体栓塞剂
  - N- 氰基丙烯酸正丁酯 TRUFILL（Cordis；Bridgewater，NJ）
    - Onyx（ev3Neurovascular；Irvine，CA）
    - 凝血酶（1000U/ml）
  - 封堵器
    - Amplatzer 封堵器（AGA Medical；North Plymouth，MN）
- 支架
  - 自膨／球扩裸支架
    - 可用于支架辅助弹簧圈
    - 多种规格
    - 比覆膜支架排异反应小
  - 自膨／球扩覆膜支架
    - iCAST（Atrium Medical；Hudson，NH）
    - Fluency（Bard Peripheral Vascular；Tempe，AZ）
    - Viabahn（WL Gore；Newark，DE）

介入操作

患者体位／位置

- 最佳操作方法
  - 常见的股动脉或近端股浅动脉病变
    - 对侧翻山
      - 将翻山鞘送入对侧髂外动脉远端
  - 远端股浅动脉或腘动脉病变
    - 同侧顺穿
      - 股总动脉较短或肥胖患者难度较高
  - 膝下病变

- 通常使用同侧顺穿
手术步骤
- 获得通路
  - 确定采用同侧顺穿或对侧翻山
    - 血管内介入治疗常用经股动脉通路
  - 消毒铺单
  - 1%~2% 利多卡因局部麻醉
  - 获得动脉通路；置入血管鞘
  - 置入翻山鞘
    - 需要将导丝放在主动脉分叉处
    - 将 Cobra 导管放置在分叉处附近的远端主动脉中
      - 使用导管将导丝引导到对侧髂总动脉／髂外动脉
    - 顺导丝进入导管
    - 交换硬导丝；取出导管
      - 确保导丝尖端位于髂外动脉远端
    - 在硬导丝上引入交叉护套
      - 将鞘管尖端置于远端髂外动脉
  - 置入顺穿鞘
    - 确保穿刺针进入股总动脉，在股动脉分叉上方
      - 需要足够的空间将导丝送入股浅动脉
    - 通过穿刺针送入导丝
    - 导丝通常容易进入股深动脉而不是股浅动脉
      - 针尾轨道将导丝引导至股深动脉
    - 如果导丝进入股深动脉
      - 保持导丝位置；退出穿刺针
    - 顺导丝送入头端成角度的导管（例如 Kumpe）
    - 注射对比剂时缓慢退出有角度的导管；确定股浅动脉开口
      - 使用导管将导丝引入股浅动脉
      - 可使用头端成角的亲水导丝
- 置入血管鞘后的一般步骤
  - 通过血管鞘引入造影／选择导管
  - 定位导管用于初始 DSA 成像
    - 例如选择性导管放入髂外动脉
  - 注入对比剂；获得 DSA 图像
  - 复习 DSA；确定适当的治疗措施
  - 开始治疗
  - 治疗后再次造影
    - 记录结果／排除并发症
  - 取下导管／血管鞘；止血
- 经导管栓塞（一般）
  - 考虑使用同轴微导管
    - 选择性导管插入小动脉／分支动脉
      - 允许超选择性栓塞
  - 必须避免栓塞重要分支
- PAA 治疗
  - 将导管推进到中远端 SFA
  - 注入对比剂；获得 DSA 图像

- 显示整个腘动脉，膝下流出道
- 分析 DSA 图像
  - 评估动脉瘤形态；确定能否行腔内隔绝术
- 评估置入覆膜支架的近端／远端锚定区
  - 支架末端应位于无病变动脉段
  - 需要约 1cm 长的近端／远端锚定区
- 确保支架不会隔绝任何重要分支
  - 治疗前给予肝素
  - 选择合适的覆膜支架进行治疗
    - 大多数操作者更喜欢 Viabahn 覆膜支架进行血管内修复
      - 柔性自膨式镍钛合金支架
      - 表面结合肝素的聚四氟乙烯衬里
    - 支架直径比目标血管直径大约 20%
      - 相对于近端／远端附着部位
    - 使用足够的支架长度来跨越动脉瘤
      - 覆膜支架的近端和远端附件应位于无病动脉段
    - 考虑将校准导管放置在患病部位获得 DSA
      - 使用 DSA 确定合适的支架长度
  - 推进导丝和导管通过动脉瘤
    - 将导管头端定位在动脉瘤远端
  - 交换硬导丝
    - 留下导丝；取出导管
  - 在导丝上引入覆膜支架
    - 使用透视检查定位支架
  - 在透视下释放支架
  - 移除支架输送系统，将导丝留在原位
  - 引入适当大小的血管成形球囊
    - 对应近端／远端附着部位的正常动脉直径
  - 在支架边缘进行轻微的球囊扩张
    - 在近端／远端锚定处扩张支架
      - 帮助确保支架位置
  - 取出球囊；留下导丝
  - 通过血管鞘注入对比剂；获得 DSA
    - 确认支架位置满意／无内漏
  - 取出导丝和血管鞘
  - 止血
    - 可以使用闭合装置或手压迫止血
- 假性动脉瘤治疗
  - 如果可能，应使用凝血酶注射治疗医源性相关的假性动脉瘤
  - 吻合术后或创伤后假性动脉瘤治疗可能有所不同
    - 取决于位置，大小，形态
    - 在某些情况下，外科手术治疗更合适
      - 大血管假性动脉瘤，特别是涉及股腘窝水平
    - 血管内修复通常也是合适的
      - 放置覆膜支架以进行隔绝
      - 如果瘤颈较窄，孤立分支，可经导管使用弹簧圈或栓塞剂进行栓塞治疗

- □ 支架辅助弹簧圈栓塞
- 与骨软骨瘤相关的假性动脉瘤（罕见）需要手术而不是血管内修复
  - 血管修复／旁路和手术切除骨软骨瘤
- 杂交手术
  - 在某些情况下可能需要行导管溶栓或手术血栓切除术
    - 血栓性动脉瘤／远端栓塞
      - □ 溶栓治疗可显示血栓性动脉瘤远端的动脉流出道；为外科手术／血管内隔绝提供重要信息
      - □ 据报道，PAA 术前／术中溶栓治疗 1 年内通畅率明显提高 1% 以上
      - □ 患者在溶栓过程中需要耐受额外的局部缺血

替代操作／治疗

- 外科
  - 吻合假性动脉瘤
    - 可能需要开放式手术切除和修复
      - □ 假性动脉瘤形态／位置影响手术方案
      - □ 治疗必须个性化；某些病例可能适合血管内介入治疗
  - CAD
    - 囊肿切除，保留动脉壁
    - 手术切除受影响的动脉段，使用自体静脉行旁路治疗
    - 动脉内膜切除术；切除受影响的壁层
  - 永存坐骨动脉
    - 动脉瘤切除，结扎
      - □ 完全型需要同时进行血管旁路，以维持下肢动脉血流
  - PAA
    - 手术仍是动脉瘤治疗的主要方式；可选择不同的手术方案
      - □ 手术结扎和旁路
      - □ 动脉瘤／动脉瘤切除术
  - 创伤性损伤（例如撕裂伤，假性动脉瘤）
    - 外科手术／血运重建
    - 首选修复动脉壁缺损
      - □ 霉菌假性动脉瘤需要手术修复
      - □ 颈部过宽的创伤后假性动脉瘤可能需要手术治疗
      - □ 造成点位效应的假性动脉瘤（例如跛行，神经病，严重肢体缺血）
      - □ 动脉横断面需要手术修复／旁路

术　后

应尽事宜

- 支架置入后终身抗血小板治疗
  - 阿司匹林（81mg 或 325mg）

- □ 氯吡格雷（75mg 每日）
  - 通常给药 6~12 周
- 密切临床随访
  - 血管内 PAA 修复可能需要二次干预以维持通畅
- 通过无创动脉评估或影像评估进行监测

结　果

并发症

- 最严重的并发症
  - 动脉血栓形成，远端栓塞
  - 动脉夹层
    - 可能需要二次放置支架
- 即刻／围手术期并发症
  - 血管鞘并发症
    - 治疗时发病率较高
      - □ 通常需要更大直径的血管鞘
    - 常见血管鞘并发症
      - □ 腹股沟血肿（3.0%）；假性动脉瘤（1.0%）；动静脉瘘（0.2%）
  - 对比剂过敏／过敏反应
  - 对比剂肾病
- 远期并发症
  - 支架内狭窄／闭塞／血栓形成
    - 最常见的原因是内膜增生
    - 血栓形成／闭塞也可能是机械性的
      - □ 支架压缩，通过髋关节／膝关节的血流动力学改变
    - 狭窄通常发生在支架与正常动脉的近端／远端交界处
      - □ 可能需要血管成形术
      - □ 可能需要延长支架
    - 支架内血栓形成可能需要溶栓治疗以恢复通畅
      - □ 必须评估和治疗可能导致血栓形成的任何潜在病变
  - 支架断裂
    - 股腘动脉部分好发（10%~20%）
      - □ 动脉受极端机械力的影响
    - 可最终导致血栓形成／闭塞
      - □ 可能需要在断裂支架内联合溶栓和放置新支架
    - 裸支架比覆膜支架更易发生
    预后
- PAA 隔绝
  - 腔内隔绝术后 12 个月的通畅率为 60%~87%
    - 24 个月的再次通畅率：78%~98%
  - 手术修复后 12 个月的通畅率为 78%~100%
    - 24 个月的再次通畅率：82%~100%
  - 与手术相比，腔内隔绝术的伤口并发症发生率更低，住院时间更短

（左图）左侧股骨骨折开放复位和内固定术后大腿较大血肿患者的血管造影 ⟳。显示了由股深动脉的分支引起的囊状假性动脉瘤 →。（右图）将微导管置于假性动脉瘤中，注射凝血酶，成功地使假性动脉瘤和股深动脉供血分支血栓形成。也可以行供血动脉的弹簧圈栓塞

医源性假性动脉瘤：术前血管造影

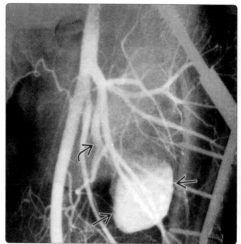

医源性假性动脉瘤：经导管注射凝血酶后

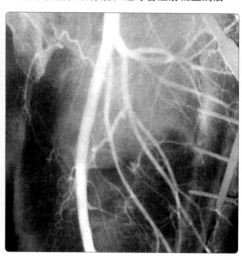

（左图）患有 Ehlers-Danlos 综合征的患者其呈现搏动性腘窝肿物的左侧腘动脉的彩色多普勒超声，显示了具有往返血流 → 的大血管 ⇒，这是假性动脉瘤的典型特征。（右图）DSA 显示由腘动脉 ⇒ 引起的囊状假性动脉瘤 →。在 Ehlers-Danlos 综合征的 IV 型血管亚组中，由于缺乏动脉中层，易发夹层，假性动脉瘤和破裂

腘动脉假性动脉瘤：彩色多普勒超声

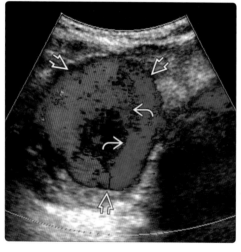

腘动脉假性动脉瘤：数字减影血管造影

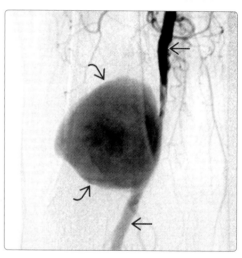

（左图）使用覆膜支架进行假性动脉瘤的血管腔内隔绝。（A）最初放置的支架 → 的远端终止于假性动脉瘤的颈部并且不能充分地向远侧延伸。（B）叠加支架 →，完全隔绝假性动脉瘤。支架桥接假性动脉瘤两侧的正常动脉段。（右图）支架置入术后彩色多普勒超显示支架内 → 的正常动脉波形 ⇒，没有假性动脉瘤充盈

腘动脉假性动脉瘤：腔内隔绝术后

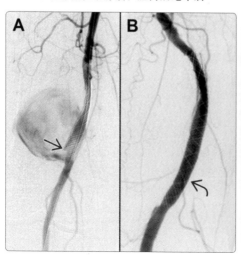

腘动脉假性动脉瘤：隔绝术后超声

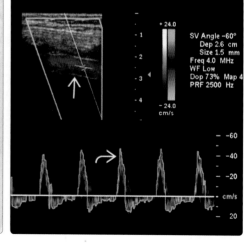

腘动脉瘤隔绝：CTA 重建评估

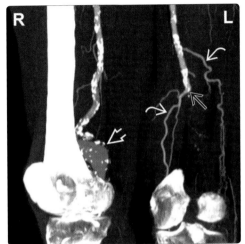

腘动脉瘤隔绝：CTA 重建评估

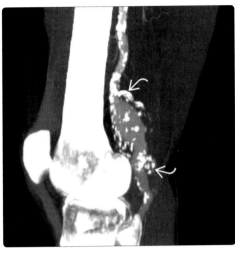

（左图）左下肢跛行患者的 CTA 显示右侧大的腘动脉瘤➡。由于动脉瘤内血栓，左侧腘动脉闭塞➡。粗大侧支➡向远侧延伸并重建膝下流出道，导致了严重的肢体缺血。（右图）矢状 CTA 更清楚地显示了右侧梭形腘动脉瘤➡。动脉瘤直径 25mm，具有治疗指征，因此需要动脉瘤修复或隔绝

腘动脉瘤隔绝：术中 DSA 评估

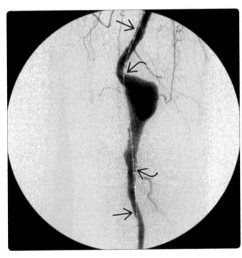

腘动脉瘤隔绝：术中 DSA 评估

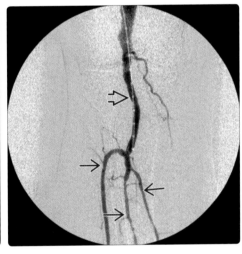

（左图）通过顺行的股动脉通路引入血管鞘，并在动脉瘤➡的整个长度上放置校准导管➡。通过鞘造影显示动脉瘤的形态。校准导管用于确定动脉瘤隔绝长度。（右图）小腿的 DSA 显示 3 个血管流出道➡和正常的膝下腘动脉段➡，其将作为覆盖支架的远端"锚定区"

腘动脉瘤隔绝：覆膜支架治疗

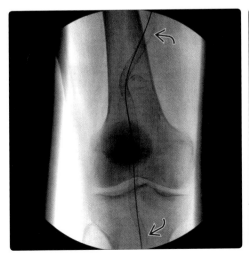

腘动脉瘤隔绝：覆膜支架治疗后

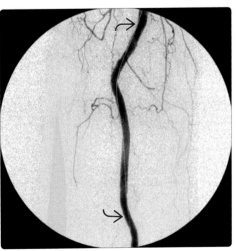

（左图）Viabahn 覆膜支架➡顺导丝进入，并定位在整个动脉瘤上。近端和远端连接在正常动脉段内，整个过程留置导丝。（右图）在覆膜支架置入后，可能需要在支架两端行轻微的球囊扩张。随后的 DSA 显示覆膜支架开通➡并隔绝了动脉瘤

腘动脉瘤内血栓：彩色多普勒评估

腘动脉瘤内血栓：CT 重建评估

(左图)一名 63 岁男性患者出现急性左腿缺血，无感觉缺失和肌肉无力。矢状彩色多普勒超声（A）腘动脉的髌上段显示动脉瘤➡内部分血栓形成，具有明显的中心腔➡。(B) 动脉瘤髌下段血栓形成➡。(右图)(C) 3D 重建和 (D) CTA MIP 图像确认在膝关节附近闭塞的梭形左侧腘动脉瘤➡。也可以看到不连续的膝下动脉➡

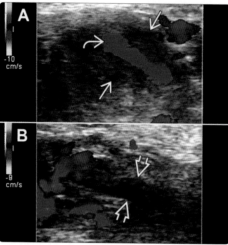

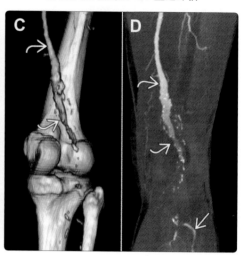

腘动脉瘤内血栓：术中 DSA 评估

腘动脉瘤内血栓：导管溶栓

(左图) 肢体的临床状态允许动脉瘤内血栓的导管溶栓和血运重建。DSA 显示(E) 动脉瘤➡的中心部分终止于大的侧支➡ (F) 其重建了膝下流出道➡。(右图) 导管通过血栓段连续输注 tPA。DSA 显示导管➡穿过远端腘动脉血栓➡进入胫前动脉➡

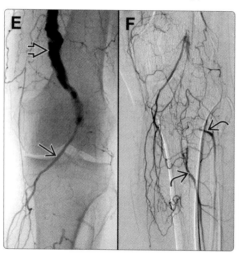

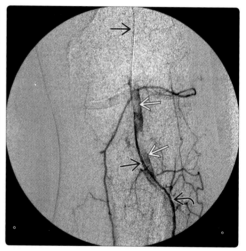

腘动脉瘤内血栓：覆膜支架治疗后

腘动脉瘤内血栓：覆膜支架治疗后

(左图) 腘动脉血栓恢复通畅后，将 Viabahn 覆膜支架➡近端附着于膝上动脉的正常部分，如本 DSA 所示。支架在远端延伸到小腿上部的正常动脉段。(右图) DSA 显示支架➡治疗后口动脉瘤被隔绝，而到小腿的动脉血流➡则被保留。支架远端➡位于胫前动脉起始部上方

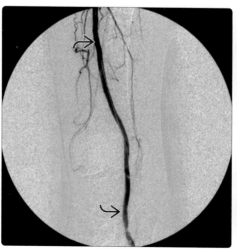

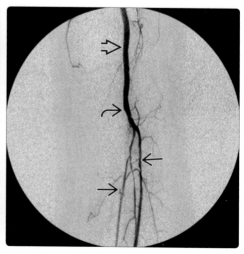

永存坐骨动脉：增强 CT

永存坐骨动脉：增强 CT

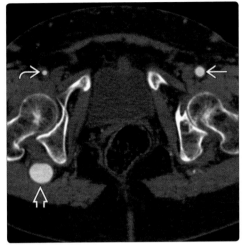

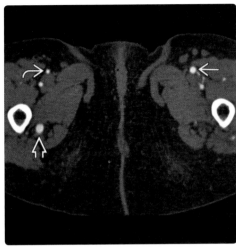

（左图）患有右侧臀部疼痛和搏动肿块的患者的增强 CT 显示位于坐骨后外侧的动脉瘤➡。右侧股总动脉➡直径比左侧股总动脉➡小。（右图）较低层面的增强 CT 表明，与左侧 SFA➡相比，右侧 SFA➡的直径也较小。动脉瘤在坐骨神经鞘附近的大腿后部渐变移行➡。该发现与永存坐骨动脉一致

永存坐骨动脉：CTA 重建

永存坐骨动脉：CTA 重建

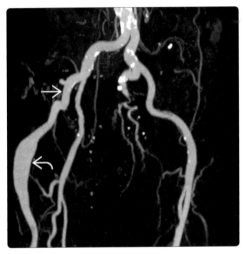

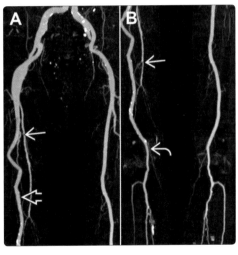

（左图）永存坐骨动脉是先天性异常，胚胎期供应下肢动脉持续存在。如该 CTA 所示，髂内动脉➡继续延续为坐骨动脉➡，其形成了动脉瘤，有血栓形成或远端栓塞的风险。（右图）CTA 在（A）大腿和（B）膝关节水平显示完全型的永存坐骨动脉。正常股总和股浅动脉是闭锁➡的，而坐骨动脉➡是下肢的主要供应动脉并延续为腘动脉➡

永存坐骨动脉：血管造影评估

永存坐骨动脉：血管造影评估

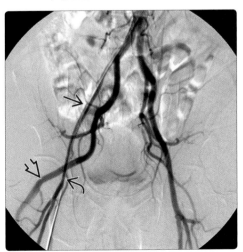

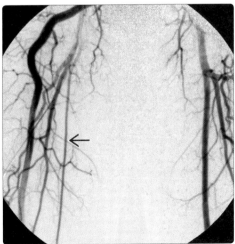

（左图）盆腔的 DSA 显示右侧髂外动脉➡发育不全，右股动脉➡伴扩大但非动脉瘤的永存坐骨动脉➡。（右图）如果 SFA➡口发育不全，在这种完全型异常中，如果在临床上需要治疗永存坐骨动脉，则需要腘动脉手术旁路。已经通过经导管栓塞、血管内修复和手术切除治疗症状性永存坐骨动脉

囊性外膜疾病：彩色多普勒超声

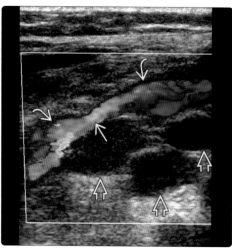

囊性外膜疾病：双侧下肢 CTA

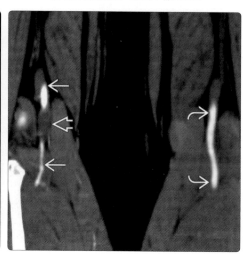

（左图）患有单侧小腿跛行的患者在腘窝附近的彩色多普勒超声显示腘动脉➡️中多个低回声肿块➡️。动脉被至少一个肿块压迫➡️。（右图）冠状位重建 CTA 显示正常直径的左侧腘动脉➡️。异常的右侧腘动脉➡️，腘窝内的血管周围有低密度肿块➡️。和超声中看到的低回声肿块符合

囊性外膜疾病：右下肢 MRA

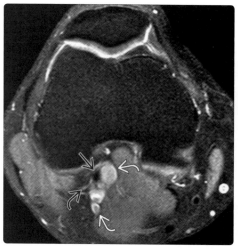

囊性外膜疾病：右下肢 MRA

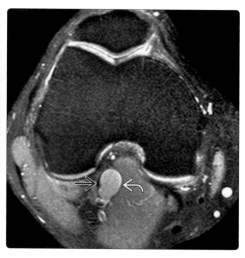

（左图）横断位 MR 显示腘动脉➡️内的正常血流管腔，但也显示动脉被圆形 T$_2$ 高信号肿块➡️压迫。腘静脉➡️也被压迫并具有新月形的外观。该发现与腘动脉囊性外膜病一致。（右图）较低层面的 MR 横断位 PD FSE 脂肪抑制表明，由于动脉外膜内非常大的囊肿➡️压迫，腘动脉腔➡️缩小为狭窄缝隙

囊性外膜疾病：右下肢 DSA

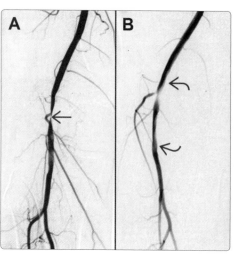

囊性外膜疾病：抽吸出的囊肿标本

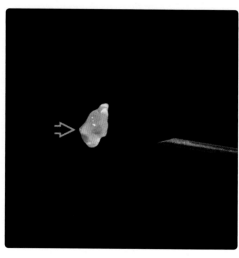

（左图）（A）正位和（B）侧位 DSA 显示腘动脉严重狭窄➡️与 MR 上的狭窄缝隙符合。如本文所见，囊性外膜疾病的 DSA 表现为狭窄的血管腔。如图所示。动脉➡️的波浪状外观是由于囊肿的外在压迫所致。（右图）超声引导的囊肿抽吸成功用于治疗➡️。从囊肿中去除黏液性物质使动脉免于外在压迫，缓解症状。通常通过手术切除囊肿和血管旁路治疗

腹股沟下动脉：隔绝术

三踝骨折导致的创伤性动静脉瘘

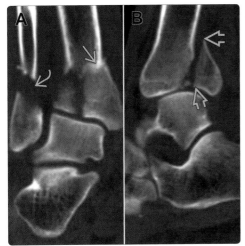

三踝骨折导致的创伤性动静脉瘘：DSA

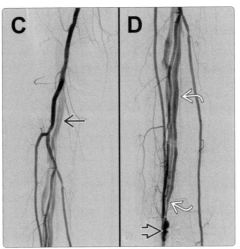

（左图）一名 28 岁的女性右脚踝创伤。（A）冠状和（B）侧向影像显示胫骨平台内侧➡和外侧➡踝骨折和后踝➡骨折。患者接受了开放复位和内固定。（右图）由于持续性和严重的足部疼痛，患者脸色苍白，体温下降，接受了造影检查，其显示（C）由于创伤后动静脉导致的胫静脉➡显影和腓肠静脉（D）➡脚踝水平动静脉（AV）瘘➡

三踝骨折导致的创伤性动静脉瘘：DSA

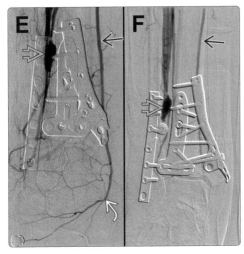

三踝骨折导致的创伤性动静脉瘘：外科手术

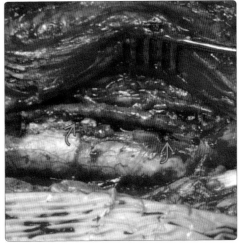

（左图）（E）侧位及（F）正位脚踝和脚水平图像再次显示 AV 瘘➡。胫后动脉➡通常灌注足底动脉弓➡，但由于 AV 瘘引起的盗血现象，动脉弓不充盈。（右图）由于缺血性足部症状和动脉弓灌注不良，如图所示，选择手术结扎➡并修复 AV 瘘，而不是尝试栓塞瘘管或其他血管内介入治疗

主双股动脉旁路术后假性动脉瘤

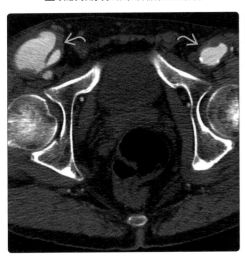

主双股动脉旁路术后假性动脉瘤

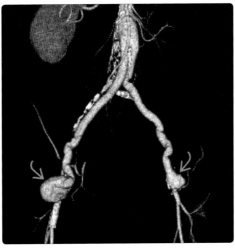

（左图）外科手术或血管腔内治疗的选择是针对患者个体化，并应考虑具体的解剖学和病理生理过程。该患者在主双股动脉旁路术后数年内出现双侧腹股沟搏动性肿块，CT 发现有大的假性动脉瘤➡。（右图）考虑双侧吻合假性动脉瘤➡的大小、位置和病因，外科手术治疗比血管腔内治疗更合适

CTO 病变再开通

术语

- Chronic total occlusion (CTO)：完全性动脉闭塞（>99%）；通常由于动脉粥样硬化导致
  - 以纤维帽为特征；硬斑和软斑各有不同
- 腔内再通：导丝导管联合通过慢性血栓／斑块填充的闭塞动脉
- 内膜下再通：在 CTO 段，在血管腔外腔隙送过导丝／导管
- 使用再入装置的内膜下再通：用于内膜下再通后进入远端真腔的专用再入管导管
- 采用逆穿（SAFARI）技术：未成功顺行再通后逆行穿刺靶动脉

手术

- 获得血管通路；引入鞘／导丝
  - 置入导管到达梗阻段近端
- 使用鞘和导管作为同轴系统
- 送入导丝到达 CTO 近端
- 向前输送导丝／导管，直到通过 CTO 段
  - 可能需要内膜下再通
- 内膜下再通需要远端逆行穿刺
  - 可能需要再进入装置或者 SAFARI 技术
- 进行血管成形／通过导丝释放支架

术后

- 开始抗血小板治疗
  - 氯吡格雷 75mg/d（短期 vs. 终生）
  - 阿司匹林 81mg 或者 325mg（终生）
- 临床检测患者复发征象
- 风险因素控制
  - 控制高脂血症，高血压，糖尿病
- 手术技术成功率 80%～90%
- 一年临床成功率 50%～70%
  - 肢体挽救率 80%～90%

左侧髂总动脉及髂外动脉 CTO（术前血管造影）

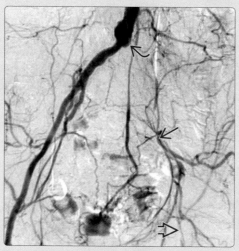

左侧髂总动脉及髂外动脉 CTO（再通后血管造影）

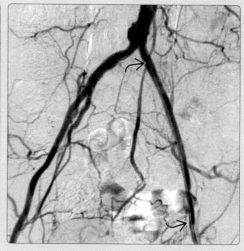

（左图）跛行患者 DSA 显示左侧髂总动脉➔及髂外动脉堵塞，左侧髂内动脉➔远端分支代偿供血。在股总动脉➔内也可见显影模糊。（右图）左侧髂总动脉及髂外动脉 CTO 血管重建术后 DSA 脉➔显示从腹主动脉延伸到股总动脉起始部的血管内支架影

左锁骨下动脉堵塞（血管重建前造影）

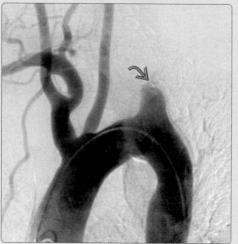

左锁骨下动脉堵塞（血管重建后造影）

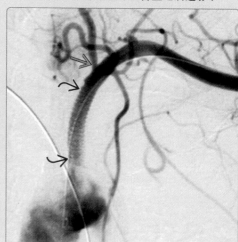

（左图）左上肢跛行及晕厥发作患者的 DSA 显示，左侧锁骨下动脉自起始部堵塞，堵塞位置在椎动脉起始部的近侧。延迟显像显示椎动脉内逆行血流供应➔（锁骨下动脉窃血）。（右图）该病例 CTO 的治疗是通过股动脉和左臂动脉穿刺联合治疗的，一个覆膜支架脉➔被置入，覆盖住了椎动脉近端➔

CTO 病变再开通

术 语

定义

- Chronic total occlusion（CTO）：慢性动脉闭塞（>99%）；通常由于动脉粥样硬化导致
  - 通常存在时间>3个月
    - 以纤维帽为特征；硬斑和软斑各有不同
  - 在外周动脉疾病（PAD）中，闭塞占主导地位而非狭窄
    - 存在有限的侧支循环
- Chronic total venous occlusion：静脉完全阻塞；通常由于慢性血栓形成
  - 以纤维化为特征；大量侧支循环
- Trans-Atlantic Inter-Society Consensus II（TASC II）：PAD 综合管理
  - 多个建议
    - 风险因素修正
    - 评估策略
    - 医疗／手术／血管腔内治疗
      - 间歇性跛行
      - 严重肢体缺血
      - 急性肢体缺血
  - 采用血管腔内治疗和手术治疗基于病变分类
    - 病变部位（例如，主动脉／股腘动脉）
    - 病变类型（狭窄-闭塞）
    - 病变长度／疾病严重程度
  - TASC 分类
    - A 型：推荐使用血管腔内手术
      - 一线治疗
    - B 型：推荐使用血管腔内手术
      - 除非其他病变位于同一解剖区域需要手术
    - C 型：建议开放手术
      - 只有在开放手术后可能出现不良愈合的情况下才推荐使用血管腔内手术
    - D 型：不推荐使用血管内手术作为一线治疗
  - TASC III 共识目前正在讨论

CTO 病变再开通技术

- 腔内再通：导丝导管联合通过慢性血栓／斑块填充的闭塞动脉
  - 必须首先穿透 CTO 的近端
  - 使用导引导丝／导管在治疗 CTO 过程中始终保证在血管腔内
    - 通过 CTO 后必须进入血管真腔
- 内膜下再通：在尝试性 CTO 血运重建期间导丝／导管在内膜下通过
  - 内膜下是潜在的空间
    - 是 CTO 中阻力最小的路径
      - 导丝／导管容易通过
  - 需要导丝／导管重新进入远端真腔

- 内膜下未能进入真腔是成功的主要限制因素
- 到相对较远处才能再进入真腔可能会造成额外的风险
  - 如果内膜下血管成形术／支架过分的超过闭塞段
    - 可能对潜在的"无支架区"（例如，正常的股／腘动脉）造成风险
- 内膜下再通装置：用于内膜下再通后进入远端真腔的专用再入式导管
  - 进行标准的内膜再通
  - 导管未能重新进入远端真腔
    - 移除导管，保留导丝在内膜下
  - 再沿导丝送入导管
  - 控制导管尖端附近用于穿刺内膜进入真腔的空心针的方向
    - 通过针头将微导丝引入真腔
  - 移除装置，将微导丝留在适当的位置使导管通过 CTO 病变
- 采用逆穿（SAFARI）技术：未成功顺行再通后逆行穿刺靶动脉
  - 从远端穿刺进行逆行再通
    - 导丝／导管逆行通过 CTO
    - 导丝必须进入正向导管所在的内膜下／血管腔
  - 逆行导丝通过顺行导管捕获
    - 通过顺向血管鞘撤回导丝
      - 通过导丝进入导管／PTA 球囊

术 前

适应证

- 一般
  - 有症状的 CTO
    - 优先考虑 TASC A/B/C 级病变
- 内膜下再通
  - 尝试腔内开通失败
  - 靠近 CTO 的大型侧支血管
    - 在穿越闭塞过程中导丝持续进入侧支
  - 导丝导管无法通过的严重钙化病变
- 锋利的再入装置
  - 内膜下开通时不能远端再入真腔
- SAFARI 技术
  - 尝试正向开通失败

禁忌证

- TASC D 病变（相对禁忌证）
  - 推荐转流手术
    - 必须是合适的手术人选
  - 越来越多的证据表明，许多 TASC D 病变可以成功进行腔内治疗
- 流出道闭塞

术前准备

- 核查项目

- 临床病史和体格检查
  - 评估适应证
  - 全面的血管评估
    - 记录外周血管搏动
  - 回顾之前的血管腔内 / 外科干预
    - 最佳通路的选择
  - 当前的药物
    - 任何抗凝剂，抗血小板药，口服降糖药
- 过敏
- 实验室检查
  - 电解质，肾小球滤过率（eGFR）
    - 优先选择正常的 Cr；eGFR＞60
  - 全血计数（CBC）
    - 血小板计数＞50 000/µl
  - 凝血概况
    - 国际标准化比率≤1.5
    - 正常凝血酶原时间，部分凝血活酶时间
- 在手术前限制口服摄入量：术前8小时禁食
  - 适度镇静需要
  - 饮水和排水
- 药物
  - 肝素
    - 通常在手术过程中施用
    - 有时可能会追加
      - 小血管，流量不畅，流出道不佳
  - 血管舒张药（如硝酸甘油）
    - 一般100µg 硝酸甘油
    - 预防 / 治疗血管痉挛
  - 氯吡格雷
    - 过程中可以选择性给药
      - 300mg 最小负荷剂量
    - 继续维持治疗过程
      - 75mg 每日，最少4~6周
- 器械清单
  - 血管鞘：确保足够的直径进行器械交换
    - 5~8Fr 血管鞘
    - 翻山鞘（用于进入对侧）
      - 例如 Ansel，Balkin 鞘
  - 旋切设备
    - 可在通过CTO后减轻动脉粥样硬化病变
    - 可与其他治疗方式结合使用
      - 药物球囊血管成形术
  - 导管
    - 诊断导管
      - 造影导管（如猪尾）或直头导管
    - 选择导管
      - 可用于导引导丝通过病变
      - 亲水直 / 有角度的导管常用于通过CTO
    - 用于穿越CTO的特种导管 / 装置

- CTO 再通导管（CRBard；Murray Hill，NJ）
- 快速交换支持导管（Spectranetics；Colorado Springs，CO）
- 野猫导管（Avinger；RedwoodCity，CA）
- FRONTRUNNER XP CTO 导管（Cordis；Miami Lakes，FL）
- 血管成形术（PTA）球囊导管
  - 根据病变选择球囊直径，长度
  - 高压球囊和低压球囊
  - 压力泵
- 药物涂层球囊导管
  - 不同规格
  - 降低内膜增生和病变复发率
- 导丝
  - 使用0.035英寸导丝开始
  - 成角或直头亲水导丝
    - 通常有利于穿越病变
  - 硬导丝
    - 例如 Amplatz，Lunderquist，Rosen
    - 增加器械通过病变部位的稳定性
    - 可能需要为远端病变使用长导丝
  - 微导丝（0.014~0.018英寸）
    - 适用于同轴微导管
    - 用于再入装置
- 再入导管 / 设备
  - 内侧再入导管（Cordis）
    - 不透射线标记的再入针定向
  - Pioneer（Medtronic；Minneapolis，MN）
    - 配备血管腔内超声探针来识别真腔
- 支架
  - 多种选择
  - 药物洗脱支架被越来越多地使用
    - 降低新内膜增生导致的血管狭窄率

介入操作

患者体位 / 位置
- 最佳操作方法
  - 同侧逆行入路治疗主髂病变
    - 可能需要双侧股动脉通路，特别是需要"对吻"支架时
  - 对于腹股沟病变的同侧顺行手术或对侧翻山手术

设备准备
- 用肝素盐水冲洗导管 / 鞘管
- 将亲水导丝浸入肝素盐水中

手术步骤
- 腔内开通
  - 无菌准备 / 铺单
  - 穿刺血管通路；送入导丝
    - 可以使用透视或超声引导

- 顺导丝送入血管鞘
- 通过血管鞘适当的诊断导管
  - 造影；评估靶血管病变
- 必要时更换选择性导管
  - 靶血管选择性导管
  - 将导管定位在闭塞段附近
- 使用同轴系统的血管鞘和导管
  - 允许经通过导管的鞘管造影；在开通过程中定位病变
  - 在尝试穿过 CTO 时为导管提供稳定性和支撑力
  - 在开通过程中允许装置输送（例如 PTA 球囊，支架，斑块旋切装置）
- 通过血管鞘送入同轴选择性导管
  - 穿越病变前给予肝素
- 将选择性导管尖端置于 CTO 的前端
- 根据需要选择导丝／导管形状
  - 需要直接开通钙化血管，不要进入侧支
- 通过导管引入亲水导丝
  - 保持导管尖端接触 CTO 的纤维帽
- 将导丝推进到 CTO 的近端
  - 必须穿透纤维帽；可能需要一定的压力才能使导丝"打破"纤维帽
    - 专业交换设备（例如 Crosser，Frontrunner）可以帮助穿透／"打破"纤维帽
- 导丝穿过闭塞段后跟入导管
  - 在通过 CTO 期间使用导丝支持
- 通过 CTO 后继续进入导丝
  - 导丝前进时可能在尖端成襻
    - 尽量保持窄襻（靶血管直径）
  - 如果出现宽襻，推送导管前移至导丝前端
    - 从导管拔出导丝；再次进入导线形成新的小襻
  - 可以使用定向导管／导丝调整通过闭塞段
- 可选的导丝／导管技术
  - 使用 Rosen 硬导丝送到亲水导管头端
    - 将导管／导丝作为整体
  - 导管为 Rosen 导丝提供支持；避免导丝从内膜下通过
    - 推进 Rosen 的"J"头使导丝／导管真腔内通过斑块
- 持续导管导丝跟进直到通过 CTO 病变
  - 确认与 DSA 一起的内侧位置
  - 确认导管进入远端真腔
- 通过导丝进行血管成形术／支架置入
- 内膜下再通
  - 和腔内开通相同的通路和血管鞘／导管／导丝
    - 使用直／成角的亲水导丝和亲水导管
  - 使导丝尖端朝向动脉壁
    - 尽量避免进入大侧支
  - 将导丝／导管组合送入 CTO 病变

- 在内膜下通过时应保持最小阻力
- 在推进过程中，将亲水导丝尖端成襻
  - 跟进导管
- 尽量保持襻的大小
  - 宽襻意味着内膜剥离
    - 极大的影响远端再入真腔的成功率
- 继续推进导管／导丝至远端进入真腔层面
  - 再入真腔应该超出 CTO 病变范围，但尽可能接近病变
- 可能需要把襻收回；推进导丝直头进入真腔
  - 导丝在应该真腔中移动自如
- 通过导丝将导管送入真腔
  - 造影确定位置
- 通过导丝进行血管成形术／支架置入
- 内膜下开通的再入真腔
  - 过程与内膜下开通相同，除了远端无法再入真腔
    - 使用专用的再入真腔导管
      - 报道显示 10%～15% 的内膜下开通需要使用再入真腔导管
  - 在内膜下通过再入真腔尝试失败后
    - 留下导丝；取出导管
      - 导丝末端应该刚好超出远端病变
  - 在导丝上引入再入真腔导管
    - 推进导管到远端真腔的水平
  - 将再入真腔导管朝向远端真腔
    - 使用透视（Outback）或超声（Pioneer）定位来识别真腔
  - 将尖锐的弯曲再入针穿入内膜到远端真腔
    - 将微导丝穿过导管和远端穿刺针进入远端真腔
      - 收回穿刺针；撤回再入真腔导管，留下导丝
  - 通过微导丝送入导管
    - 可以使用快速交换系统进行血管成形术
    - 可以更换硬导丝
      - 通过导丝进行血管成形术／支架置入
- SAFARI 技术
  - 过程与内膜下开通相同，除了远端无法再入真腔
    - 用于开通的逆向"对接"技术
  - 在远端进入真腔尝试失败后
    - 使导管从正向接近内膜下空间
  - 进行远端真腔的直接逆行穿刺
    - 使用超声或透视引导
  - 获得真腔内通路，将血管鞘或导管送入真腔
    - 造影确认管腔内位置
  - 使用导管／导丝组合；行逆行的管腔内／内膜下开通
    - 继续逆行再通，直至和正向导管对接
  - 通过正向导管引入圈套
    - 圈套逆行导丝／导管

□ 通过正向血管鞘撤回逆行导丝建立 "flossing" 导丝
- 将导管通过正向血管鞘送入 CTO 远端真腔
  - 导管从正向途径通过过 CTO 后，可以去除逆行导管／鞘管
- 使用正向路径进行后续治疗
  - 通过导丝进行血管成形术／支架置入
  - 不应该使用逆行路径进行治疗
    □ 以免损坏直径小的远端血管

其他疗法

- 外科
  - 血运重建手术
    - 手术旁路
    - 动脉内膜切除术
- 其他
  - 控制／功能锻炼（跛行）
    - 通过专门的锻炼方案可以取得令人满意的结果

术 后

应尽事宜

- 开始抗血小板治疗
  - 氯吡格雷每日 75mg（短时间停用）
  - 阿司匹林 81mg 或 325mg 每日（终生）
    - 监测患者是否有复发
  - 获取血运重建后的无创影像
  - 定期进行无创影像随访
- 风险因素控制
  - 高脂血症
    - 患者应该使用他汀类药物
  - 高血压
    - 保持最佳的血压控制
  - 使用烟草
    - 如果患者吸烟，强烈建议戒烟
    - 推荐患者实行戒烟计划
  - 糖尿病
    - 保持最佳的血糖控制

结 果

并发症

- 最严重的并发症
  - 远端栓塞或原位血栓形成
    - 可能累及流出道
    - 可导致紧急开放手术
- 即刻／围手术期并发症
  - 穿刺点并发症
    - 血肿，假性动脉瘤
    - 医源性动静脉瘘形成
      □ 正向穿刺通路（所有技术）
      □ 逆行穿刺通路（SAFARI 技术）
  - 侧支血管闭塞
  - 血管破裂伴有出血
    - 可能是长球囊的原因
    - 可能需要覆膜支架进行治疗
- 远期并发症
  - 对比剂肾病
  - 药物涂层球囊血管成形术后再狭窄的动脉狭窄或血栓形成
    - 可能需要再次行血管成形术（一期再通）
    - 可能需要对闭塞进行再通和置入血管内支架（二期再通）
  - 支架内闭塞／血栓形成
    - 各种原因
      □ 内膜增生导致支架内狭窄；可能进展至闭塞；药物涂层球囊血管成形术可用于治疗支架内狭窄
      □ 植入支架的机械故障，通常是由于支架断裂
      □ 支架远端的流出道进展为 PAD

预期结果

- 腔内开通
  - 不确保成功；可能需要再次开通
  - 很难知道导丝和导管是否在真腔
- 内膜下开通
  - 技术成功率：80%～90%
  - 1 年临床成功率：50%～70%
    - 通畅率：50%
    - 保肢率：80%～90%

左髂总动脉 CTO：早期无创评估

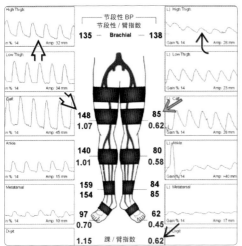

左髂总动脉 CTO：早期造影诊断

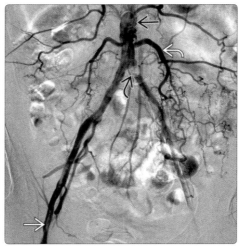

（左图）左大腿和臀部跛行患者的 ABI 显示左侧节段性肢体压力➡️和脉搏容积➡️相对于右侧减低➡️，左侧踝臂指数 0.62 ➡️。这表明髂动脉病变。（右图）通过右侧股动脉➡️入路，用猪尾导管➡️在远端主动脉处造影，显示左侧髂总动脉闭塞➡️和大型腰动脉侧支➡️

左髂总动脉 CTO：逆行腔内再通

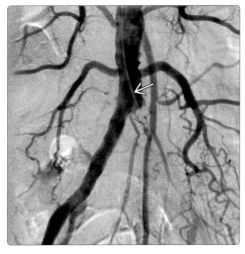

左髂总动脉 CTO：对吻球扩支架

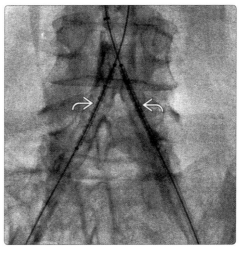

（左图）股动脉鞘置于左侧。通过亲水导丝送入导管➡️，并将该组合推进至闭塞水平。导丝前进穿过 CTO，导管顺导丝进入主动脉。（右图）髂总动脉起始狭窄或闭塞需要双侧"对吻"支架➡️。顺导丝移除右侧猪尾导管，双侧送入球扩支架

左髂总动脉 CTO：同时释放支架

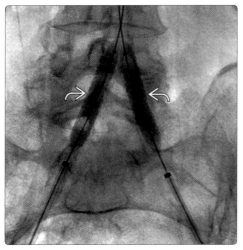

左髂总动脉 CTO：治疗后造影

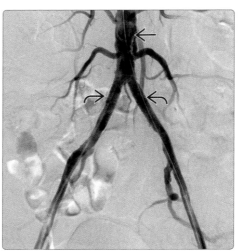

（左图）将双侧球扩支架稍微延伸到腹主动脉中，确保左侧髂总动脉闭塞被支架充分覆盖扩张➡️。球囊同时扩张释放支架。（右图）撤出球囊导管后，将猪尾导管➡️送到腹主动脉中。造影显示两支架位置良好➡️，左髂总动脉血流通畅

正向股浅动脉再通：初始 CTA

正向股浅动脉再通：左股腘动脉造影

（左图）左下肢静息痛患者 CTA 显示股浅动脉（SFA）➡的闭塞。通过股深动脉侧支循环到腘动脉➡。（右图）左下肢造影显示（A）股总动脉➡、股深动脉通畅➡。在闭塞的 SFA 的开口处还有一个类似乳头状的突出➡。(B)和 CTA 一样，腘动脉在膝上水平显影➡

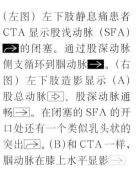
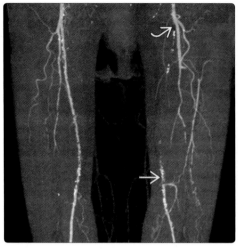
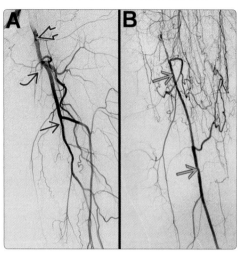

顺行 SFA 再通：导丝导管

顺行 SFA 再通：导丝导管过 CTO

（左图）（A）将 Ansel 鞘置于主动脉➡分叉上方至左髂总动脉➡。这样可以在治疗中通过导管周围注射对比剂，这个造影显示闭塞 SFA➡开口处的斑块。(B) 导丝导管到达 CTO➡纤维帽后将鞘送到股总动脉➡。（右图）如造影所示，接触纤维帽后，导丝和导管➡继续前进，直至重新进入血管腔➡

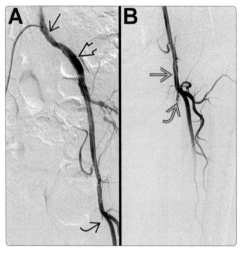
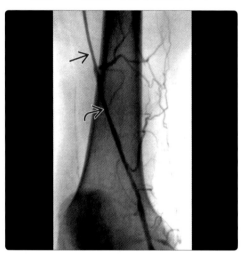

顺行 SFA 再通：自膨支架植入

顺行 SFA 再通：治疗后造影

（左图）留置导丝，拔除导管，进行球囊扩张成形术，但结果不理想。（A）植入自膨支架➡。(B) 使用 PTA 球囊将支架扩张至 6mm 靶直径➡。（右图）术后的造影显示左侧 SFA 血流通畅➡。支架不覆盖到 SFA 起点➡，以免造成股深动脉闭塞

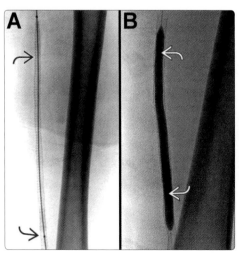
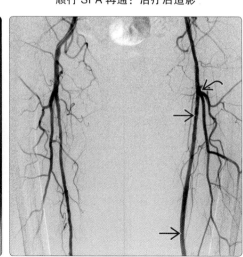

用于 CTO 的 SAFARI 技术：
股腘动脉造影

用于 CTO 的 SAFARI 技术：
股腘动脉造影

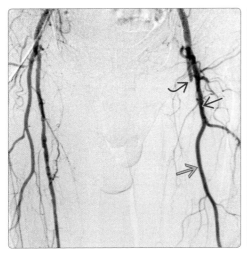

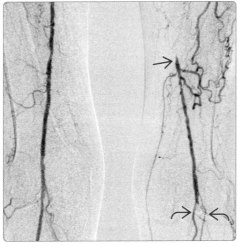

（左图）左腿缺血患者大腿的造影显示左侧股浅动脉开口 3cm 处闭塞➡️。股深动脉➡️代偿形成粗大侧支➡️。（右图）大腿和膝关节远端造影显示左侧腘动脉➡️在膝关节上方显影，于膝关节处闭塞➡️

用于 CTO 的 SAFARI 技术：
尝试内膜下开通

用于 CTO 的 SAFARI 技术：
腘动脉逆行穿刺

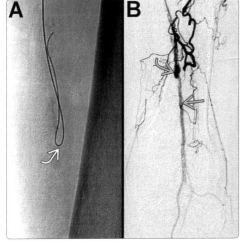

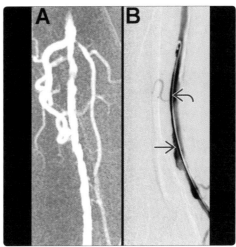

（左图）（A）尝试 SFA 内膜下开通，导丝顺利通过了内膜下。前进时在导丝尖端成襻➡️。保持窄襻以避免大的内膜剥离。（B）在腘动脉显影的层面，重新进入真腔➡️失败。看到明显增宽的解剖通路➡️。（右图）使用超声和（A）路图透视引导，（B）逆行腘动脉穿刺➡️，并送入导丝➡️

用于 CTO 的 SAFARI 技术：
内膜下 flossing

用于 CTO 的 SAFARI 技术：
治疗后股腘动脉造影

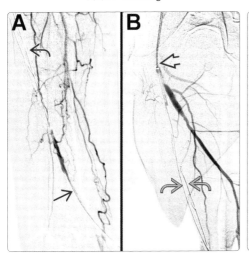

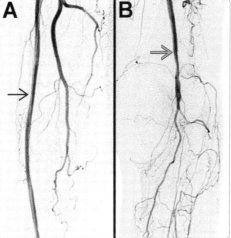

（左图）（A）进入腘动脉后置入血管鞘，导丝和导管➡️通过血管鞘逆行再通至顺行导丝口的水平➡️。（B）在 SFA 中可以看到两条导丝➡️。通过顺行血管鞘，使用圈套导管来圈套和撤回逆行导管➡️，在 CTO 上形成动脉 "flossing"。（右图）"flossing" 导丝被用于 PTA 和支架（A）股浅动脉➡️和（B）腘动脉术后再通➡️

（左图）如果内膜下开通过程中不能进入远端真腔，可以使用再入真腔导管➡（A）导丝➡在内膜下前进。（B）导管指向真腔，导管的针头穿过内膜。微导丝通过针头进入真腔内。（C）导管➡被移除。（右图）（D）将微导管送入远端真腔➡，（E）行支架或PTA➡

CTO 再入真腔导管：操作步骤

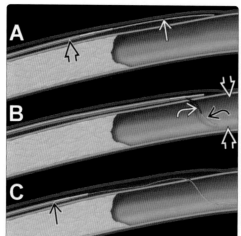

CTO 再入真腔导管：操作步骤

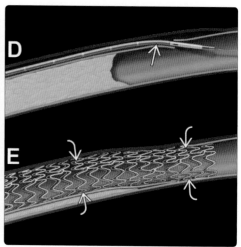

（左图）Pioneer 导管有一个血管内超声换能器➡，可以在血管内膜开通的过程中对血管壁进行成像并识别再入针的位置➡。（右图）展开 Outback 导管的透视影像，展示了弯针、用于定向的不透射线标记。（A）如果"T"➡标记可见，则针与真腔不是90°的方向➡。（B）通过旋转装置直到看到"L"标记➡，针垂直于真腔➡

CTO 再入真腔导管：Pioneer 再入真腔导管

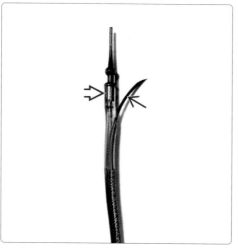

CTO 再入真腔导管：Outback 再入真腔导管

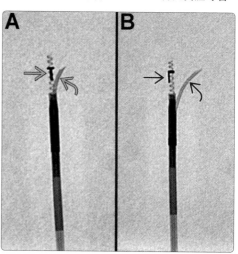

（左图）（A）0.014 英寸导丝➡穿过展开的 22G 镍钛诺针头➡的 Outback 再入真腔导管➡（B）DSA 显示左侧 SFA 远端闭塞➡，重建膝上腘动脉➡。（右图）（A）再入针➡进入远端真腔，并且已经引入了 0.014 英寸导丝➡进入腔内。（B）血管成形术和支架植入后，血流恢复通畅

CTO 再入真腔导管：Outback 再入真腔导管使用

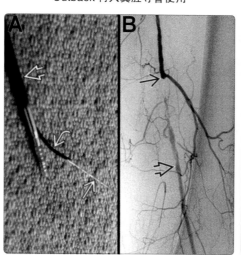

CTO 再入真腔导管：Outback 再入真腔导管使用

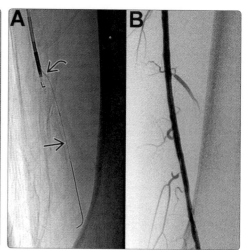

术中并发症：左下肢造影诊断

术中并发症：左足造影诊断

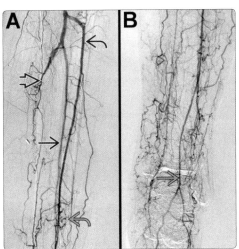

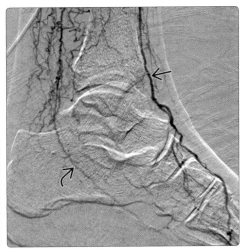

（左图）对不愈合性足溃疡患者进行动脉造影。（A）小腿造影显示胫前动脉➡和腓动脉➡通畅，胫后动脉➡侧支➡形成。（B）踝关节造影显示胫前动脉延伸到足背动脉。（右图）在足部侧位造影中证实只有足背动脉显影➡，足背动脉弓显影较差➡

术中并发症：远端小腿放大造影

术中并发症：远端小腿放大造影

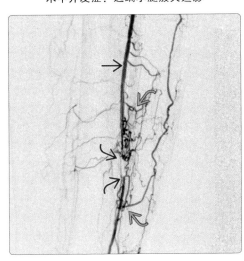

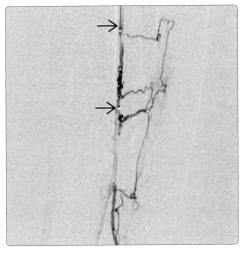

（左图）在选择性插管胫前动脉➡开口后，获得小腿的放大造影显示胫前动脉➡短段闭塞➡。（右图）将快交导管在胫前动脉的远端向前推进，并置于慢性完全闭塞附近，并注入对比剂，更清楚的显示 CTO➡

尝试 CTO 再通

动脉穿孔和外渗

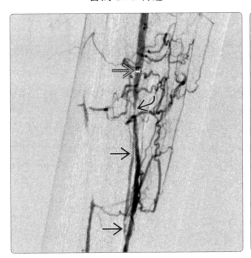

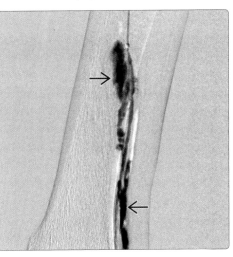

（左图）导丝通过导管前进➡，认为已经在 CTO 上形成了通道➡。在放大的造影上看导丝可能穿透血管➡，产生了一个血管外通道，部分叠加在 CTO 上。（右图）导丝已经通过，但跟进导管时遇到巨大阻力。去除导丝后造影显示动脉穿孔伴有广泛的对比剂外渗➡

远期 CTO 并发症：CTO 开通前造影

远期 CTO 并发症：CTO 开通后造影

（左图）造影显示（A）右 SFA 远端的慢性完全闭塞 →，远端通过粗大侧支 → 交通。（B）在膝关节水平，这些侧支交通到腘动脉口和膝下动脉 →。（右图）CTO 成功再通，并放置自膨支架。（A）大腿近端的造影显示 SFA → 和（B）腘动脉通畅 →，膝下三支血管流出道显影 →

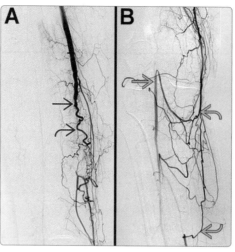 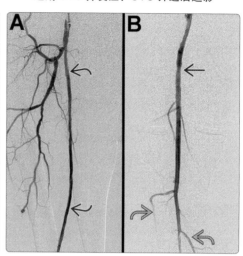

远期 CTO 并发症：支架内血栓形成

远期 CTO 并发症：导丝／导管通过支架

（左图）患者 8 个月内恢复良好，但因严重肢体缺血再次入院。无创检查无法显示支架内血流。（A）造影显示支架闭塞 → 和侧支循环显影 →。（B）腘动脉口在支架远端通过侧支显影 →。不幸的是，CTO 血运重建后常发生支架闭塞 →，特别是在长段病变中。（右图）导丝 → 和导管 → 进到闭塞支架中，尝试进行二次介入以恢复通畅

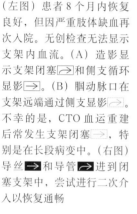 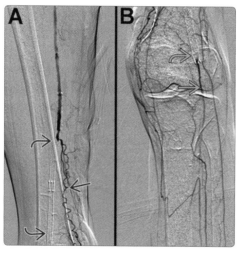 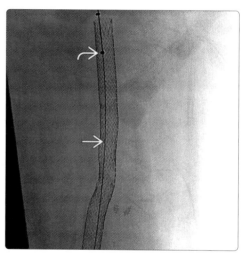

远期 CTO 并发症：闭塞性支架血管成形术

远期 CTO 并发症：血管内支架通畅性恢复

（左图）患者接受了导管溶栓治疗。（A）溶栓后通过导管 → 造影示线性充盈缺损 →，反映内膜增生。（B）使用 PTA 球囊 → 扩张支架和增生内膜。（右图）（A）二次介入后血管造影 → 显示支架通畅，无残余充盈缺损。（B）腘动脉内支架远端通畅，膝下三支血管流出道显影 →

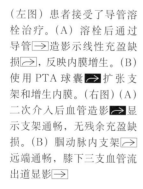 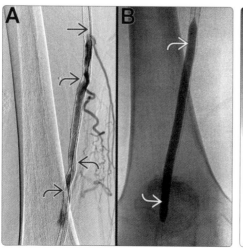 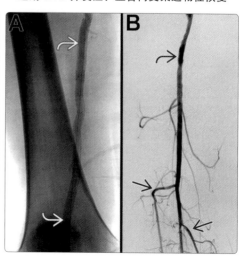

右腘动脉 CTO：术前无创超声检查（ABI）

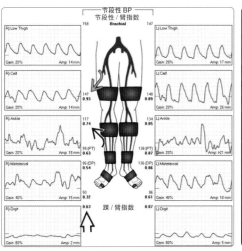

右腘动脉 CTO：术前增强 MRA 检查

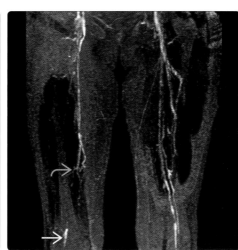

（左图）双侧跛行右侧为重的 63 岁女性进行 ABI 检查，显示节段性肢体压力从右大腿口的 0.93 ➡ 下降至小腿的 0.74 ➡，与股腘动脉闭塞段一致。肱踝指数 0.63 ➡。（右图）行增强 MRA 用于进一步评估，证实了 SFA ➡ 远端到腘动脉内收肌管端闭塞 ➡

右腘动脉 CTO：治疗前的诊断造影

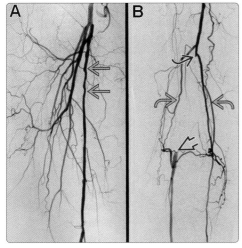

右腘动脉 CTO：通过闭塞段后首次球囊扩张

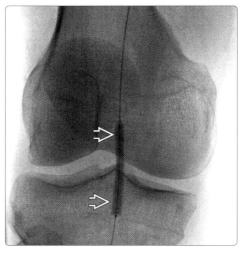

（左图）右下肢造影显示（A）细但通畅的 SFA，近端有中度狭窄 ➡。（B）在内收肌远端闭塞。腘动脉在髌骨水平通过侧支循环显影 ➡。（右图）通过腘动脉 CTO。考虑股动脉直径小，使用小直径药物涂层球囊血管成形术比支架术更好。初始 PTA 用普通的 3mm 球囊 ➡

右腘动脉 CTO：药物球囊扩张治疗

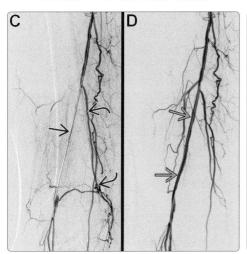

右腘动脉 CTO：术后无创超声检查（ABI）

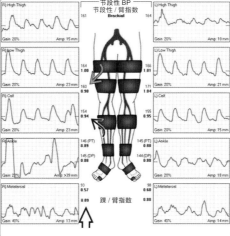

（左图）使用 3mm 球囊扩张后再次造影显示（C）伴随导丝 ➡ 的通畅血流，但优先通过侧支 ➡。（D）使用 5mm 药物涂层球囊进行再次血管成形术后，正常腔内直径恢复 ➡，重新建立优先血流。（右图）治疗后复查 ABI 显示大腿 ➡ 和小腿 ➡ 水平的压力正常，踝臂指数 0.89 ➡

腹主动脉内移植物

关键点

术语

- 腹主动脉瘤（AAA）：主动脉局部扩张超过正常直径>50%
- 腹主动脉内移植物（覆膜支架）：织物覆盖的自膨式支架；隔绝循环血管病变
- 血管内动脉瘤修复术（EVAR）：内移植放置治疗AAA/其他血管病变

术前

- CTA：AAA 评估的标准成像工具
  - 用于 EVAR 术前计划

介入操作

- 通过 2 个独立的进入位置获得动脉通路
  - 经皮入路及手术切除
  - 通过对侧通路引入冲洗导管
  - 通过患侧导丝引入内移植物
- 通过 DSA 确认将内移植物放置在肾动脉下方
- 部署内移植物直到对侧肢体停靠（门杆）不再受限于输送系统

- 使用导管／导丝组合插管
  - 在对侧肢体计划位置部署
  - 部署同侧肢体的内移植物
- 如果位置合适，在肾上方释放支架
- 使用柔顺的球囊轻扩张所有的内移植物结合处和附着部位／密封区
- 获取 DSA 图像；评估内移植物的位置／内漏

结果

- 技术成功（AAA 隔绝）：88.8%
  - 30 天死亡率：EVAR 1.6%，手术 4.7%
- 远期并发症比即时性并发症更常见
  - II 型内漏最常见；通常通过观察来处理；大多数能自发好转
- 与开放性手术动脉瘤修复相比，EVAR 与更多的二次干预相比相关
  - 需要进行终生监测

（左图）冠状增强 CT 三维重建显示典型的腹主动脉➡️和双侧髂总动脉➡️的退行性梭形动脉瘤。大约 20% 的腹主动脉瘤（AAA）累及髂动脉，通常会增加 EVAR 的复杂性。（右图）患者接受了双侧髂内动脉弹簧圈栓塞➡️，同时动脉瘤完全隔绝需要支架向肢体远端➡️延伸至髂外动脉。腹主动脉瘤内内移植物固定于肾上方➡️

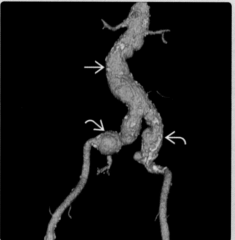

退行性腹主动脉和髂动脉瘤

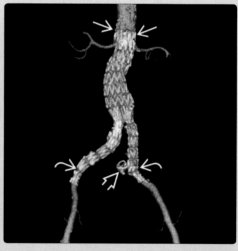

腹主动脉和髂动脉瘤行 EVAR 术后

（左图）左髂总➡️和髂内动脉➡️动脉瘤（IAA），患者的 3D 冠状位重建显示了右侧支架➡️延伸至髂外动脉，用于治疗髂动脉瘤，右侧髂内动脉以弹簧圈栓塞。（右图）左侧动脉瘤使用髂动脉分支设备治疗➡️，设计用于保留髂内动脉灌注，同时隔绝了动脉瘤。臀部胀痛是已知的髂内动脉闭塞并发症

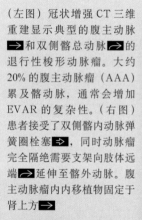

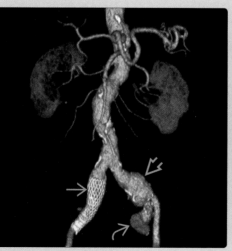

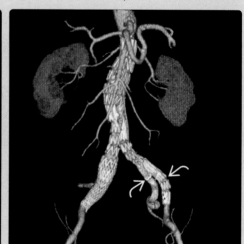

腹主动脉内移植物

术 语

定义

- 腹主动脉瘤（AAA）：主动脉局部扩张超过正常直径>50%
  - 各种病因
    - 大多数是由于多因素退化过程
      - 中膜的蛋白水解降解；AAA发展的基本病理生理学
      - 与动脉粥样硬化显著相关
      - 遗传影响；高家族患病率
    - 炎症性动脉瘤发生率高达10%
      - 可能会出现发热和疼痛症状
      - 可能是免疫介导的过程
    - 感染性（真菌性）AAA发生率为2%
      - 通常由于病变主动脉壁的局部细菌播种或通过滋养血管播种
      - 以快速生长，破裂和高死亡率而著称
  - 基于肾动脉进行解剖学分类
    - 肾下AAA：肾动脉与AAA延伸的头侧端之间的正常的主动脉节段长度>10mm
      - 约90%的AAA发生在肾下
      - 多数采用血管内治疗技术
    - 近肾AAA：动脉瘤延伸至肾动脉水平；上为正常直径主动脉
      - 不断发展的血管内治疗技术
    - 肾上AAA：累及肾动脉并延伸至包括肠系膜上和腹腔动脉
      - 复杂的血管内和（或）外科治疗
    - AAA可能累及或不累及髂动脉
  - 动脉瘤也按结构分类
    - 梭形：AAA累及扩大的主动脉部分
      - 涉及所有3个壁层的"真性"动脉瘤
      - 退行性动脉瘤的典型表现
    - 囊状：局灶性AAA定位于主动脉节段
      - 可能是不对称的；可能是假性动脉瘤
      - 感染性动脉瘤通常具有这种表现
- 髂动脉动脉瘤（IAA）：动脉异常扩张>正常血管直径50%
  - 髂总动脉（CIA）动脉瘤定义为横径>1.5cm
    - 大多数髂动脉动脉瘤伴有腹主动脉瘤
      - 大约20%的AAA中存在髂动脉瘤
    - 孤立性髂动脉瘤不常见
      - 占所有腹部动脉瘤疾病的1%~2%
    - 髂内IAA少见（<0.4%）
      - 通常伴有主动脉和髂总动脉瘤
- 内移植物（覆膜支架）：织物覆盖的自膨式支架；隔绝循环血管病变
  - 所有的内移植物都有3个组分
    - 移植物引入的输送系统
    - 高径向力，自膨式，金属支架框架和连接系统
      - 支持内置假体，附于脉管系统

- 围绕支架的不渗透移植物织物
  - 膨胀聚四氟乙烯（ePTFE）或机织聚酯织物组合物
  - 隔绝病变，提供新的管道
- 用于AAA修复的内移植物具有不同的血管壁固定方法
  - 近端内移植物固定方法学
    - 肾上固定：裸金属支架向织物覆盖的内支架近端上方延伸；锚定到肾周动脉组织
    - 肾内固定：在肾动脉上没有任何成分延伸；通过可能有倒钩的金属支架的径向力实现固定
  - 远端移植物固定方法学
    - 髂肢可以是直的，扩口的或锥形的以符合解剖学；径向力固定肢体
- 3种基本的腹主动脉内移植物构型；模块化设计允许将组件组合到患者特定的血管导管中
  - 单片移植体和单侧肢体延伸；配上单独的对侧对接肢体
    - 形成分叉移植物；模拟主动脉解剖结构
    - 最常用的移植物构型
  - 单件式一体式自膨胀内移植物；直接位于主动脉分叉处
    - 第二部分延伸头；紧贴在肾动脉下方
  - 单片主动脉-单侧髂动脉内移植物
    - 改进的分叉内移植物，从主动脉延伸到单侧髂动脉远端附着
    - 需要手术创建的股股动脉交叉旁路管道
    - 常用于AAA破裂的血管内动脉瘤修复（EVAR）中
- EVAR：腔内放置内移植物治疗AAA和其他病变
  - 内移植物延伸至动脉瘤的近端和远端
    - 移植物将动脉瘤隔绝于动脉压之外
      - 扩张和减弱的主动脉不暴露于血流
      - 动脉瘤囊血栓形成，消除破裂风险
  - 内移植物必须附着于动脉瘤囊近侧和远侧的相对健康的动脉上
    - 必须在附着部位实现有效密封以隔绝AAA持续灌注，防止支架移位和疾病进展
    动脉瘤形态学和血管解剖学
- 动脉瘤形态学
  - 近端AAA颈：最下肾动脉与动脉瘤起始部之间的距离；内植物优选近端密封区
    - 颈部的许多特征可能会影响密封性
      - 长度和直径
      - 颈部的构造（例如，直的，圆锥形的）
      - 颈与肾上主动脉轴之间的角度
      - 颈与肾下AAA轴之间的角度
      - 颈部血栓／钙化量
  - 远端AAA颈：动脉瘤尾部与主动脉分叉处的距离
    - 远端颈部的某些特征可能会影响EVAR
      - 过小的直径可能限制内移植物组件的输送和（或）膨胀

- □ 颈部成角，钙化和血栓可能影响移植物的输送和放置
- 血管解剖学
  - ○ 在 AAA 治疗区出现主动脉分支
    - 腹腔动脉：腹主动脉第一主要分支；出现在第12 胸椎的下缘
      - □ 很少涉及 AAA 治疗区
    - 肠系膜上动脉（SMA）：从主动脉前方起源，略低于腹腔动脉
      - □ 肾上支架可延伸至／交叉起点
    - 肾动脉：典型的主动脉近端上限的成对动脉
      - □ 在 EVAR 期间／之后必须保持肾灌注
      - □ 在 EVAR 期间，起源于动脉瘤的小副肾动脉有时会被牺牲
    - 肠系膜下动脉（IMA）：起源自主动脉分叉处；已知的 II 型内漏原因
      - □ 某些操作者的预防性栓塞
    - 腰动脉：在每个椎体水平沿着腹主动脉的背侧方向出现的成对血管
      - □ 已知的 II 型内漏原因
    - 髂总动脉：主动脉分叉处起源；分为髂外动脉和髂内动脉
      - □ 移植物肢体的首选远端密封区
    - 髂外动脉：从髂总动脉分叉处延伸至腹股沟韧带；足够的血管直径是移植物输送所必需的
      - □ 大的髂动脉动脉瘤可能需要肢体延伸到髂外动脉
    - 髂内（下腹）动脉：起源于髂总动脉分叉处；有 2 个主干
      - □ 如果移植物肢体延伸到髂外动脉，可能需要栓塞或分支装置
    - 股总动脉：髂外动脉在腹股沟韧带下的延续
      - □ EVAR 动脉通路的首选／通常选择

术 前

适应证
- 腹主动脉瘤
  - ○ EVAR 介入治疗的大小标准
    - 直径>5.5cm（男）；>5.0cm（女）
    - 直径>2 倍正常主动脉直径
    - 迅速扩张（6 个月内>0.5cm）
  - ○ 症状性腹主动脉瘤
    - 严重／持续／恶化的中腹部和（或）背部疼痛的急性发作
      - □ 担忧即将发生的 AAA 破裂
    - 腹主动脉瘤破裂
- 髂总动脉瘤
  - ○ 直径>3cm
    - 动脉瘤直径<3cm 破裂未见报道
- 髂内动脉动脉瘤
  - ○ 没有对动脉瘤直径达成明确的共识
    - 如果>3cm，建议采取治疗

禁忌证
- 一般
  - ○ 无法纠正的凝血障碍
  - ○ 严重对比剂过敏史／过敏史
  - ○ 严重肾功能不全
    - 非透析依赖性
    - 可以考虑替代对比剂（例如 CO_2）
  - ○ 全身感染
    - 内移植物感染风险（罕见）
- AAA
  - ○ EVAR 的动脉瘤解剖／形态差
    - 短，宽，过度倾斜的 AAA 颈部
    - 颈部周围血栓／钙化
    - 肾旁动脉瘤
- 通路
  - ○ EVAR 髂股动脉通路不足
    - 高度钙化／小直径／曲折的血管

术前影像学检查
- CTA
  - ○ 用于评估 AAA 的标准成像工具
  - ○ 准确显示血管解剖结构
  - ○ 用于 EVAR 术前计划
    - 所需的近端颈部（移植物的非动脉瘤近端附着部位）
      - □ 需要 10～15mm 的肾下近端密封区
        - □ 确定颈部直径；超出内移植物直径15%～20% 以确保良好的放置
        - □ 锥形或过度倾斜（>60°）的问题性近端颈部；增加 I 型内漏风险（单个 FDA 批准的装置可用于颈角度达 90°）
        - □ 颈部过多的血栓会增加密封不良的风险，血栓会转移到侧支
    - 动脉瘤的远端延伸程度显著影响治疗和内移植物组件的选择
      - □ 动脉瘤可能在主动脉分叉处附近具有足够长的远端颈部，或延伸累及髂总动脉
    - 如果动脉瘤累及髂总动脉，则必须确定有可以得到远端密封的位置
      - □ 需要令人满意的远端"着陆区"
    - 用于器械导入的盆腔动脉通路
      - □ 需要足够的直径
      - □ 极度迂曲／血栓／重度钙化不良

术前准备
- 核查项目
  - ○ 临床病史和体格检查
    - 评估可能影响结果的并发症
      - □ 在 EVAR 之前进行心脏风险分层
      - □ 其他因素（例如年龄，肺／肾状态）
    - 全面的血管评估
      - □ 详细的脉搏检查／多普勒评估
    - 目前的药物治疗
      - □ 任何抗凝剂，抗血小板药，口服降血糖药，

抗高血压药
- 过敏
- 实验室参数
  - 电解质，肾小球滤过率（eGFR）
    - 选择正常的 Cr；eGFR＞60
  - 全血计数（CBC）
    - 血小板计数＞50 000/pl
  - 凝血状况
    - 国际标准化比率（INR）＜1.5
- 药物
  - 肝素
    - 多种术中给药方案
    - 单次剂量为 2500～5000U；随后输注 1000U/h
    - 负荷剂量 50～100U/kg；接着连续输注 15～25U/(kg·h)
  - 血管扩张剂（例如硝酸甘油）
    - 典型的单次剂量为 100pg 硝酸甘油
    - 预防/治疗导管引起的血管痉挛
- 设备
  - 导管
    - 校准（"标记"）冲洗导管；例如猪尾，Omni 冲洗导管（AngioDynamics；Queensbury，NY）
    - 选择导管（例如 Davis，Simmons）
    - 大而柔顺的球囊用以扩张内支架
  - 导丝
    - 初始"启动"0.035 英寸导丝
    - 倾斜或直尖端亲水导丝
      - 适用于交叉迂曲/狭窄动脉段或选择性导管插入术
      - 通常有利于闸门套管插管
    - 刚性导丝（例如 Amplatz，Lunderquist）
      - 用于矫正迂曲的动脉段
      - 在引入/推进/放置各种移植物组件时提供稳定性
      - 通常需要交换长导丝
  - 主动脉内移植物（获得 FDA 批准的装置）
    - AFX 血管内 AAA 系统（Endologix；Irvine，CA）：单体模块化设备
      - 钴铬合金支架和 ePTFE 织物；主动脉分叉的解剖固定及附加肾上腺固定
    - Aorfix 血管内支架移植物（Lombard Medical；Oxfordshire，UK）：2 件式模块化设备
      - 主体
    - 同侧肢体和对侧肢体；自膨式镍钛合金支架和织造聚酯织物；同心环系列支架结构
      - 只有 AAA 覆膜支架被批准用于所有 0°～90° 的近端颈部角度
    - Endurant II AAA 覆膜支架系统（Medtronic；Minneapolis，MN）：2 件式模块化设备
      - 主体
    - 同侧肢体和对侧肢体；自扩展镍钛合金支架和

织造聚酯织物；肾上固定
    - Gore Excluder AAA 内置假体（WL Gore；Flagstaff，AZ）：2 件式模块化设备
      - 主体-同侧肢体和对侧肢体；自膨式镍钛合金支架和 ePTFE 织物；肾下固定
    - Ovation Prime 腹部支架移植物（Trivascular；Santa Rosa，CA）：3 件式模块化设备
      - 采用密封环技术进行内移植物固定，其中用聚合物填充适形 O 形环形成定制密封
    - Zenith Flex AAA 腔内移植物（Cook；Bloomington，IN）：3 件式模块化设备
      - 主体-同侧肢体和对侧肢体；自膨式不锈钢支架和织造聚酯纤维织物；肾上固定
  - 支架
    - 非覆盖球囊安装：通常允许更精确的放置
      - 在 EVAR 期间可能需要辅助手术（例如，髂动脉/肾动脉狭窄支架）
      - 大直径支架 [例如 Palmaz XL（Cordis；Miami Lakes，FL）] 有时用于增强内移植物近端附着处的密封
    - 非覆盖自膨胀：适于不同的血管直径，可超大尺寸
      - 也用于 EVAR 期间的辅助手术
  - 栓塞剂
    - 弹簧圈
      - 可拆卸的 0.035 英寸或 0.018 英寸栓塞线圈
      - "可推动" 0.035 英寸或 0.018 英寸栓塞线圈
    - 堵塞装置
      - Amplatzer Plug（St. Jude Medical；St. Paul，MN）
    - 用于 EVAR 期间/前的辅助手术
      - 髂内/侧分支动脉栓塞
  - 闭合装置
    - 在 EVAR 经皮入路时放置；手术后允许缝合介导的闭合
      - ProStar XL（Abbott Vascular；Abbott Park，IL）
      - Perclose ProGlide（Abbott Vascular）

介入操作

患者体位/位置
- 最佳操作方法
  - 典型的双侧股总动脉通路
    - 大直径设备；需要足够的动脉直径来引入内移植物
    - 鞘直径范围为 19～24Fr
      - 设备进入位置被称为"同侧通路"
    - 用于 DSA 成像的血管造影导管可以通过小口径通路动脉放置
      - 导管进入位置称为"对侧通路"
  - 传统通路通过外科股动脉切开术
    - 通常采用全身麻醉或硬膜外麻醉

- 替代"预闭合"经皮进入技术；在装置／鞘管引入之前需要放置血管缝合器
  - ProStar XL 设备的预闭合技术：需要 1~2 个设备；有些人主张 12~14Fr 用单个设备，更大的则用 2 个设备
    - 获得经皮进入点；置入导丝
    - 引导和部署 ProStar XL 设备
    - 用止血钳固定 2 根绿色和 2 根白色缝线
      - 通过导丝移除设备
    - 如果使用 2 台设备，请在相对于第一个设备旋转 60° 后部署第二个设备
    - 用止血钳固定另外 4 根缝合线
    - 在 EVAR 后系上 2 根绿色和 2 根白色缝线
      - 使用滑结技术
  - ProGlide 设备的预闭合技术：需要 2 个 Perclose ProGlide 设备
    - 获得经皮通路；置入导丝
    - 推出第一个 6Fr ProGlide 设备；将针从中线向内或向外展开 30°
    - 移除设备；用止血钳固定缝线
    - 用第二个 6Fr ProGlide 设备重复此步骤；相对第一个设备以 60° 的角度展开针头
    - 移除设备；用止血钳固定缝线
    - EVAR 之后系好缝线；使用滑结技术
- 描述了股动脉入路不可行时的各种其他入路选项
  - 腹膜后手术进入髂总动脉或远端腹主动脉
    - 通过暴露的动脉直接引入鞘管
    - 也可能涉及手术创建吻合髂动脉／远端腹主动脉的血管导管；通过导管引入移植物

手术步骤
- 常规步骤
  - 通过 2 个独立的通路位置获得动脉通路
    - 用于冲洗导管和设备引入
  - 通过对侧入路引入冲洗导管
    - 将导管侧孔定位在肾动脉水平
  - 通过同侧通路引入选择导管
    - 将导管置于肾上主动脉中
  - 通过导管将硬导丝放入肾上主动脉
    - 移植物放置需要硬导丝
  - 通过同侧导丝引入移植物体
    - 将边缘有织物覆盖的内移植物定位在肾动脉的预期位置附近
  - 位置图像接收器；中心超过内移植物
  - 通过冲洗导管注入对比剂；获得 DSA 图像
- 设备放置（模块化分叉设备）
  - 根据 DSA 图像调整移植物位置
    - 必须放置，使植入物织物覆盖的边缘紧贴在最低的肾动脉下方终止
      - 最初可将织物放置在肾动脉稍上方，并在展开期间向下拉
  - 部署内移植物，直到对侧肢体停靠点（门杆）不再受到输送系统的限制

- 移除导丝上方的冲洗导管
- 将选择性导管（例如 Kumpe）置于导丝上
  - 使用导管／导丝组合来为对侧肢体插管
- 确认成功插管
  - 在移植物内旋转冲洗导管或充气球囊应无阻力
- 获取对侧髂分叉的 DSA
  - 确定肢体的最佳远端"着陆区"
- 经导丝引入对侧肢体；闸门内位置有足够的重叠密封
  - 在计划位置部署对侧肢体
- 获取同侧髂分叉的 DSA
  - 部署同侧肢体的内移植物
- 如果适用，部署肾上支架
- 移除设备输送系统；留下进入鞘管
- 使用顺应性球囊轻轻扩张所有内移植物连接点和附着部位／密封区域
- 将冲洗导管置于肾上主动脉内
- 获得 DSA；评估内移植物的位置和内漏
- 去除鞘管；封闭进入点
- 髂动脉瘤
  - 治疗取决于 IAA 的位置／形态
    - 密封区需要在动脉瘤颈以上和以下的 10~15mm 长的正常直径动脉
      - IAA 通常在近端用分叉的主动脉移植物进行治疗，因为大多数与 AAA 相关
      - 孤立的 IAA 有时用管状移植物进行治疗
  - 髂内动脉栓塞
    - 如果普通 IAA 延伸至髂分叉处并且直径超过 25mm，则需要此选项
      - 必须将管状移植物的远端肢体延伸至髂外动脉
      - 需行髂内动脉栓塞来防止 IAA 的逆行灌注
    - 考虑分期栓塞治疗双侧 IAA
      - 在 EVAR 之前的每次栓塞之间有 1~2 周的间隔，允许侧支显影
    - 选择性髂内动脉起源插管
      - 考虑通过对侧通道进入
      - 常用眼镜蛇导管插管
      - 优先选择近端栓塞使远端侧支得以最大程度保留，维持盆腔灌注
      - 可以使用弹簧圈或封堵器来栓塞
    - 尽可能保持髂内动脉通畅；避免臀肌酸痛／其他问题
      - 需要使用分支设备／旁路
- 肾周腹主动脉瘤
  - 近端充分固定所需的肾动脉覆盖范围；维持肾灌注需要新的技术
    - "通气管"或"烟囱"技术：涉及将覆膜支架放置在将被支架有意覆盖的分支动脉中
      - 通过肱动脉入路将鞘管置于分支动脉中；将覆膜支架放置在动脉中
      - 将 EVAR 内移植物放置在期望的位置

- 放置"通气管"支架；应伸入分支动脉 2~3cm，并且还延伸到织物支架头部上方以保持分支灌注
  - 开窗移植技术：涉及定制的移植物放置；研究设备
    - 简称 FEVAR（开窗血管内动脉瘤修补术）
    - 内移植物中的小开口（开窗）与将被覆盖的动脉对齐
    - 覆膜支架通过开口放入分支动脉以保持灌注
- 感染性（霉菌性）主动脉瘤和 EVAR
  - EVAR 先前一直被认为是禁忌证
  - 最新的欧洲回顾性多中心分析
  - 其他文献综述中 EVAR 感染性动脉瘤的结局
    - 感染性动脉瘤常规手术伴随着高发病率和死亡率
    - 在特定的案例中，EVAR 可能是可行的、合理的选择
      - 一项研究显示，30 天存活率为 89.6%，2 年存活率为 82.2%
      - 晚期感染相关并发症的发生，往往是致命的；长期抗生素治疗和随访是必要的

替代操作 / 治疗

- 外科手术
  - 开放性手术行动脉瘤切除 / 修复
  - 混合外科手术 / 血管内修复

术 后

术后成像

- 监视随访成像
  - EVAR 术后 1 个月的增强 CT/CTA
    - 在 EVAR 后 3~6 个月和 12 个月后获得额外的 CT
  - 如果未发现问题，此后每年进行一次成像
    - 内漏及其他并发症的评估成像
- 一些研究者在 EVAR 后监测中推荐 MR 或超声成像以避免对比剂使用和辐射
  - 内移植物相关无效信号 / 伪影可能使检查受限

结 果

问题

- 与开放式修复相比，EVAR 与更多的二级干预相关；需要终身监测
- EVAR 比开放性手术修复昂贵
  - 移植组件昂贵
  - 通常在 EVAR 期间使用多个组件

并发症

- 最严重的并发症
  - 动脉破裂或撕脱（罕见）
    - 病变动脉通路血管最易受累
      - 通常累及髂外动脉
- 即刻 / 围手术期并发症
  - 穿刺并发症（1%~10%）
    - 血肿，假性动脉瘤，医源性动静脉瘘形成和浆液肿

- 手术切除相对经皮穿刺的进入部位总并发症发生率更高
  - 动脉夹层 / 血栓形成（发生率 3%）
  - 重要主动脉旁支的无意覆盖内移植物（例如主 / 副肾动脉）
    - 可能需要支架或旁路手术
  - 在移植物放置过程中使粥样斑块 / 血栓位移至主动脉侧支
    - 可能需要外科手术 / 血管内介入治疗
  - 对比剂诱导的肾病（发生率为 7%）
  - 缺血性并发症
    - 结肠缺血（发病率为 1%~3%）
      - 1 个月内死亡率高达 50%
    - 脊髓缺血；非常罕见（发病率为 0.2%）
- 远期并发症
  - 内漏：内移植物植入后已隔绝动脉瘤囊的持续灌注
    - I 型：经内移植物附着部位的不完全 / 无效密封的动脉瘤囊灌注
      - 几乎总是需要干预
    - II 型：经已隔绝主动脉节段发出的动脉分支的动脉瘤囊灌注
      - 通常涉及腰动脉和（或）肠系膜下动脉
      - 通常通过观察处理；大多数能解决
    - III 型：由于内移植物的机械问题导致动脉瘤囊的灌注（例如重叠的移植物组件的无效密封 / 分离，移植物织物的破裂 / 撕裂）
      - 几乎总是需要干预
    - IV 型：由于移植物织物孔隙而造成动脉瘤囊的灌注；在目前的内移植物中很少见
      - 通常是暂时的；通过观察处理
    - V 型：持续的囊扩大而没有可识别的内漏；也被称为内张力
      - 可能意味着无法识别的内漏
  - 臀部酸痛（高达 35% 的发病率）
    - 与髂内动脉栓塞相关
      - 勃起功能障碍报道高达 17%
      - 臀肌坏死，结肠缺血也有报道
    - 保留髂内动脉灌注的各种策略，避免栓塞相关并发症
      - 髂分叉侧支内移植物可保持髂内动脉灌注
      - 髂内动脉旁路髂外动脉移植术
  - 内移植物附着区的疾病进展
    - 可能导致囊肿扩大、内漏、破裂
  - 肢体血栓 / 闭塞（达 5% 的发病率）
    - 通常在头 2 个月内发生
      - 由肢体扭伤引起，移植物小直径肢体延入髂外动脉
  - 移植物迁移（>10mm）
    - 目前装置中迁移的可能性低（1%~4%）
  - 移植物感染（发病率为 0.5%~1%）
    - 需要内移植物和动脉瘤切除，然后进行解剖外旁路治疗

预期结果

- 技术成功（AAA 隔绝）：88.8%
- 30 天死亡率：1.6% EVAR vs 4.7% 手术

EVAR 的术前计划

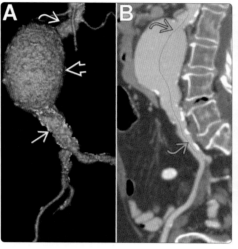

EVAR 的术前计划

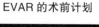

（左图）CTA 通常用于 EVAR 的术前计划，必须获得关键的测量以确定适合性并选择内移植物。（A）3D 重建显示囊状肾下 AAA ➡️ 具有近端 ➡️ 和远端 ➡️ 的颈（B）中心线测量 ➡️ 模拟内移植物如何在治疗区内排列。（右图）以近端颈部 ➡️ 为中心的横断位增强 CT 显示横向直径为 15.41cm。选择的内移植物直径超过 15%～20% 以确保并置

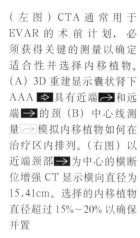

EVAR 的术前计划（用增强 CT 直径测量）

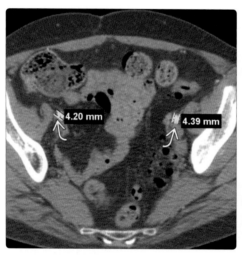

EVAR 的术前计划（内移植物选择工作表）

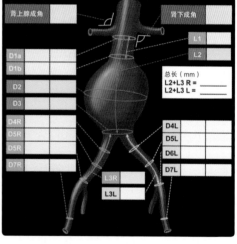

（左图）必须评估髂股动脉的直径和质量，以确定是否可以安全地输送内移植物。在这个病例中，髂外动脉 ➡️ 是细小的和有病变的。大多数内移植物所需最小直径为 7mm。（右图）通过术前 CTA 的获得直径和长度的测量值，并记录任何区域的测角。这些记录在工作表上，用于选择最适合解剖结构的模块化内移植物组件。图像显示了一个典型的内移植物工作表

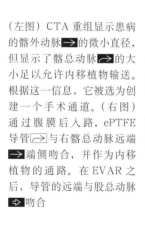

EVAR 的患病动脉通路（使用术前 CTA 评估）

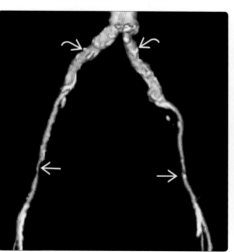

EVAR 的患病动脉通路（用于进入的外科手术导管创建）

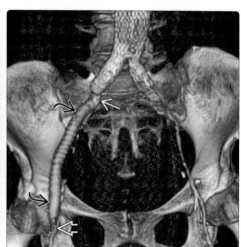

（左图）CTA 重组显示患病的髂外动脉 ➡️ 的微小直径，但显示了髂总动脉 ➡️ 的大小足以允许内移植物输送。根据这一信息，它被选为创建一个手术通道。（右图）通过腹膜后入路，ePTFE 导管 ➡️ 与右髂总动脉远端 ➡️ 端侧吻合，并作为内移植物的通路。在 EVAR 之后，导管的远端与股总动脉 ➡️ 吻合

模块化分叉内移植物 EVAR
（使用 CTA 进行的初始 AAA 评估）

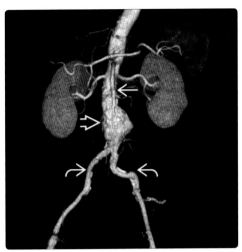

模块化分叉内移植物 EVAR
（用 DSA 评估肾动脉）

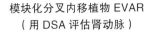
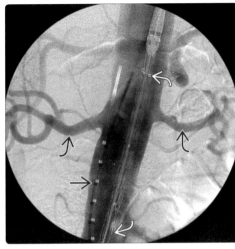

（左图）CTA 显示 AAA ➡ 具有较长的非成角的近端肾下颈部 ➡。髂总动脉 ➡ 曲折且钙化，但非动脉瘤，髂外动脉足以用于内移植物输送。这是 EVAR 的较优案例。（右图）使用模块化分叉内移植物治疗 EVAR 期间，通过对侧进入放置冲洗导管 ➡。在从同侧入口推送内移植物 ➡ 进入上主动脉后，通过冲洗导管进行 DSA 以定位肾动脉 ➡

模块化分叉内移植物 EVAR
（内移植物的近端放置）

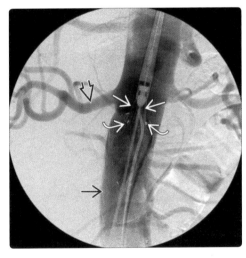

模块化分叉内移植物 EVAR
（分叉组件图）

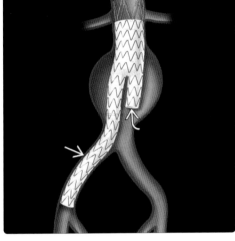

（左图）微小的不透射线标记 ➡ 勾画了内移植物织物覆盖部分的边缘。它们在紧靠肾动脉 ➡ 最低点下方放置并用 DSA 确认。然后在连续透视期间缓慢地展开内移植物 ➡。未覆膜的肾上支架 ➡ 仍未展开。（右图）体部被展开，直到对侧髂肢的开口（门）➡ 不再受限于输送系统，如图所示。同侧肢体 ➡ 可以在此时或在门插管后展开

模块化分叉内移植物 EVAR（对侧门插管）

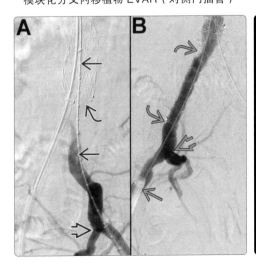

模块化分叉内移植物 EVAR
（已放置完成的内移植物图像）

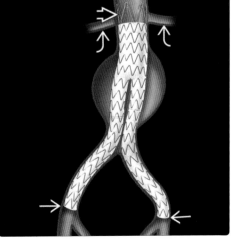

（左图）（A）对侧髂肢必须与内移植物体对接。这需要用导丝和导管插门。DSA 显示导管 ➡ 进入门 ➡，并描绘左髂分叉 ➡ 病变。（B）通过同侧鞘 ➡ 进行 DSA 显示右髂分叉 ➡ 和同侧髂肢 ➡。（右图）图像显示已完成放置的内移植物。织物在肾动脉 ➡ 下方终止，肾上支架 ➡ 展开，并且两个肢体 ➡ 延伸至髂动脉分叉处

（左图）在放置完所有组件后，使用顺应性球囊扩张所有内移植物连接点和附件。随后的 DSA 显示由不透射线标记物 ➡ 勾画的内移植物织物覆盖的末端位于肾动脉 ➡ 的正下方。肾上支架 ⇨ 锚定内移植物。（右图）EVAR 后监测成像是必要的，因为经常有远期并发症发生。横断位增强 CT 图像不显著，3D CTA 显示内移植物 ➡ 处于很佳的位置且关键血管 ➡ 是开放的

模块化分叉内移植物 EVAR
（EVAR 后的腹主动脉 DSA）

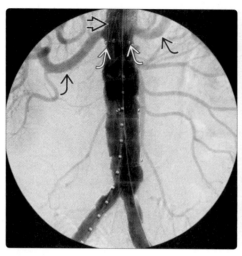

模块化分叉内移植物 EVAR
（EVAR 后监测 CTA）

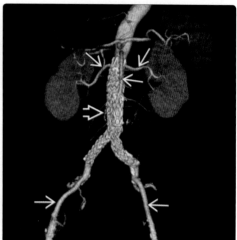

（左图）CTA 显示曲折的肾下 AAA ➡，没有近端颈部 ➡ 成角，但右锐角在主动脉分叉处和右髂总动脉 ➡ 交界处。如果使用分叉的内移植物，小直径主动脉分叉和角度会有肢体血栓形成的风险。（右图）如果对侧通路不良，或者 AAA 有破裂，EVAR 与主动脉 - 单 - 髂动脉内移植物在这种情况下很有用。使用此内移植物 ➡ 行 EVAR 后的 DSA 显示 AAA 隔绝和开放的肾动脉 ⇨

主动脉 - 单 - 髂动脉内移植物 EVAR 计划
（使用 CTA 进行 AAA 术前评估）

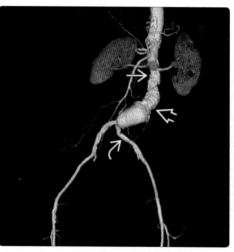

主动脉 - 单 - 髂动脉内移植物 EVAR
（移植物放置后的血管造影）

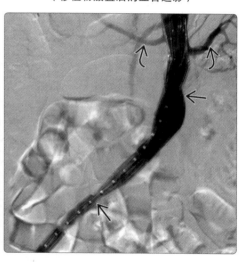

（左图）除了主动脉 - 单 - 髂动脉 EVAR 外，这些病例还需要使用弹簧圈 ➡ 或封堵器 ➡ 将对侧髂总动脉闭塞，以防止 AAA 囊的逆行充盈和内漏。（右图）还必须进行股动脉 - 股动脉旁路 ➡ 手术以在对侧髂总动脉闭塞后维持腿部灌注。如在监视 CTA 上所见，下肢流出动脉 ➡ 是双侧开放的，左髂外动脉 ➡ 逆行填充至封堵器 ⇨

主动脉 - 单 - 髂动脉内移植物 EVAR
（对侧髂动脉闭塞）

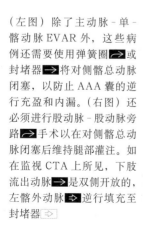
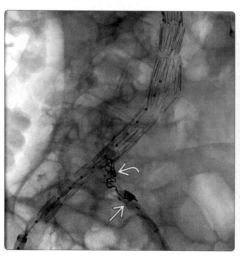

主动脉 - 单 - 髂动脉内移植物 EVAR
（EVAR 后监测 CTA）

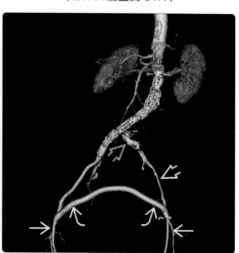

使用单体内移植物行 EVAR

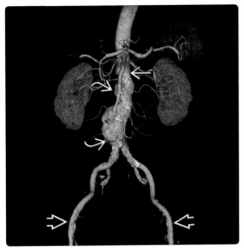

单体内移植物放置

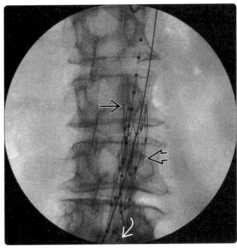

(左图) CTA 显示肾下 AAA ➡️ 扩展到髂动脉分叉，无髂动脉受累。肾下动脉瘤颈 ➡️ 在长度和直径上适合于 EVAR，入路动脉 ➡️ 也是如此。计划用单体内移植物治疗。(右图) EVAR 使用单体设备需要首先将主要部件放置在主动脉分叉上，实现所谓的"解剖固定"。摄片图像显示了已放置的单体组件 ➡️ 从分叉处 ➡️ 延伸到主动脉中部 ➡️

单体内移植物成像

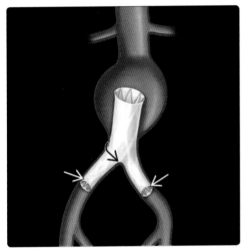

单体内移植物放置

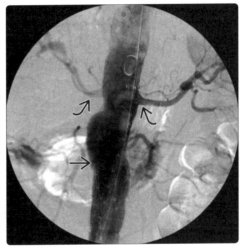

(左图) 图示位于主动脉分叉处 ➡️ 的单体内移植物，其肢体 ➡️ 延伸入髂总动脉。设备放置涉及到捕获通过对侧通道的导丝牵引用于将对侧肢体拉入髂动脉，而内移植物的其余部分通过同侧通道放置。(右图) 第一个组件放置后的 DSA 显示它终止 ➡️ 在肾动脉下方 ➡️，将放置主动脉延长套囊

单体内移植物成像

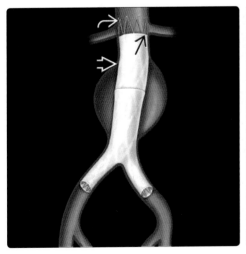

单体内移植物放置

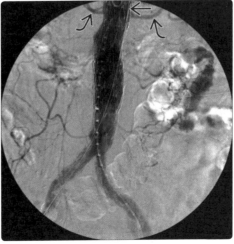

(左图) 图示在主动脉延长部分 ➡️ 放置后的完整的单体内移植物。它被定位为使织物覆盖部分 ➡️ 终止于最低肾动脉的正下方。所示的延长部具有用于肾上固定的非覆盖支架 ➡️。(右图) 放置单体内移植物后 DSA 显示 AAA 已隔绝，同时保持肾动脉 ➡️ 通畅。肾上支架 ➡️ 与主动脉分叉解剖固定相结合，可防止移植物移位

腹主动脉内移植物

第3部分 动脉介入

（左图）CTA 显示肾动脉➡️旁有一个肾旁 AAA。动脉缺乏肾下的颈部是使用目前已批准设备进行 EVAR 的禁忌证。患者不是外科手术候选人，而是用研究性有窗设备治疗。（右图）Ventana（Endologix）是一种有窗内移植物。在内移植物➡️被放置在主动脉分叉处，一个有孔的部件➡️通过单体引入及进入到肾动脉➡️水平（Courtesy C. Kwolek，MD.）

有窗内移植物 EVAR

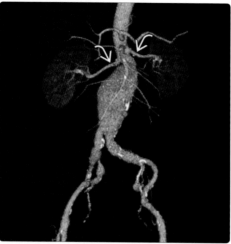

有窗内移植物 EVAR

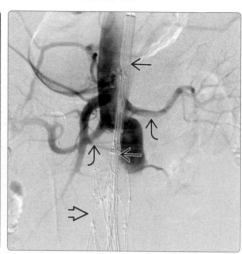

（左图）组件上身➡️中的窗置于肾动脉水平，撤除输送鞘以暴露肾动脉插管鞘。DSA 显示经窗的肾动脉➡️插管。（右图）双侧肾动脉插管后，将内移植物定位使预先形成的前扇位于肠系膜上动脉下方，并释放肾上支架➡️。覆膜肾支架➡️放置后，球囊➡️用来扩张内移植物组件（Courtesy C. Kwolek，MD.）

有窗内移植物 EVAR

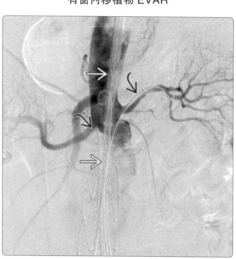

有窗内移植物 EVAR

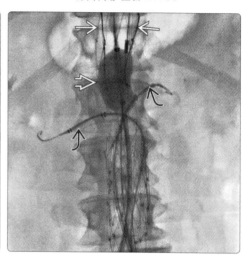

（左图）覆膜肾动脉支架完全放置后的DSA，所有内植物组件显示令人满意的结果。肠系膜上动脉➡️及双侧肾动脉➡️是开放的和有灌注的，动脉瘤已经成功隔绝。（右图）监测 CTA 显示单体组件➡️下方是覆膜肾动脉支架➡️通过窗孔放置在体部上半部分和肾上固定支架➡️。动脉瘤仍然被内移植物隔绝（Courtesy C. Kwolek，MD.）

有窗内移植物 EVAR

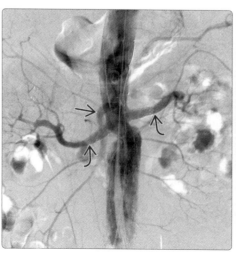

有窗内移植物 EVAR

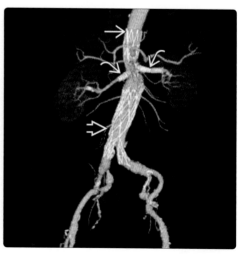

526

腹主动脉内移植物

EVAR 使用 FDA 最近批准的内移植物
（Ovation Prime）

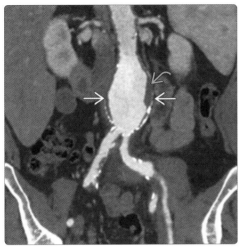

EVAR 使用 FDA 最近批准的内移植物
（Ovation Prime）

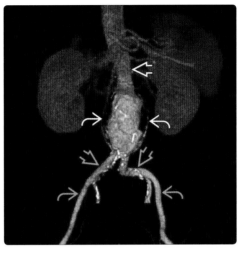

（左图）这位 59 岁男子有一个 6cm 的肾下腹主动脉瘤➡是在因其腹部隐痛行腹部 CT 扫描中发现的。AAA 囊内可见少量偏心性层状血栓➡。（右图）腹主动脉三维增强 CT 冠状重建显示动脉瘤为囊状➡，肾下颈部长而直➡，有正常直径的髂外动脉➡和髂总动脉➡。这些参数使 EVAR 成为合适的治疗选择

EVAR 使用 FDA 最近批准的内移植物
（Ovation Prime）

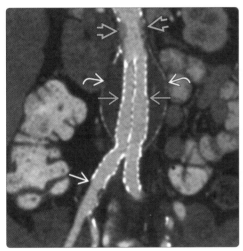

EVAR 使用 FDA 最近批准的内移植物
（Ovation Prime）

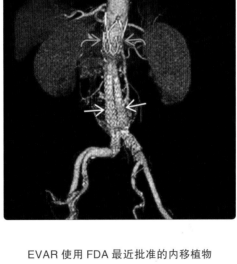

（左图）放置 Ovation Prime 内移植物后获得的冠状增强 CT 显示内移植物的两个肢体➡穿过 AAA 囊➡，远端终止于髂总动脉➡，内移植物颈部的低衰减半圆形密度➡代表聚合物填充的密封环。（右图）植入内移植物后的 3D 增强 CT 冠状重建后视图显示肾上支架➡，将移植物近端锚定在 AAA 颈部。两个肢体➡均可见于 AAA 囊

EVAR 使用 FDA 最近批准的内移植物
（Ovation Prime）

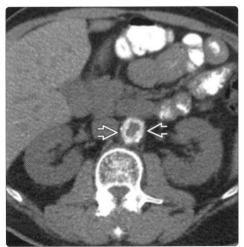

EVAR 使用 FDA 最近批准的内移植物
（Ovation Prime）

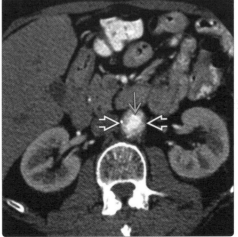

（左图）AAA 颈部水平的横断位增强 CT 显示了内移植物体上部内的高密度、聚合物填充的密封环➡。该环与颈部一致，并在内移植物的近端附着处形成圆周密封。（右图）同一水平的横断位增强 CT 再次显示了圆周密封环➡，其内有对比剂➡集聚。密封环被设计成使颈部与血流压力隔离，并有助于防止迟发的 I 型内漏

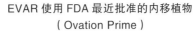

关键点

术语

- 胸主动脉瘤（TAA）：主动脉扩张超过正常直径50%
  - 如果横向直径>4cm，则可认为动脉瘤
  - 如果TAA直径>5cm，则动脉瘤破裂风险增加
- 胸主动脉腔内修复术（TEVAR）：腔内放置织物覆盖的支架（内移植物／支架移植物）以治疗TAA/其他病理学
  - 内移植物将动脉瘤囊隔绝于血流
  - 内移植物用于治疗其他主动脉病变（例如，夹层、主动脉损伤、穿透性溃疡）

术前

- CTA是评价主动脉病变的标准影像；用于TEVAR术前规划
  - 评估左锁骨下动脉是否必须被内移植物覆盖，以达到足够的近端密封

介入操作

- 通过两个独立的穿刺点获得动脉通路

- 通过对侧通路引入冲洗导管
- 经同侧入路将硬导丝置入升主动脉；内移植物放置所需
- 将内移植物前进到计划放置位置
- 经冲洗导管注入对比剂；获得DSA
- 放置移植物时使用连续荧光透视
- 近端内移植物放置可能是棘手的
  - 挑战性的弯曲的近端"着陆区"
  - 主动脉内大容量血流可使移植物移位
- 在内移植物中密封区内打开顺应性球囊
- 获得完成后的DSA

结果

- 技术成功率（不复杂）95%～98%
- 并发症
  - 卒中（发病率3%～8%），如果左锁骨下动脉受累则发病率升高
  - 脊髓缺血（发病率3%～6%）

TEVAR：胸主动脉腔内修复术

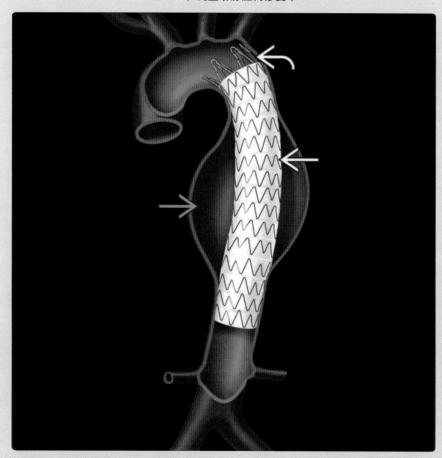

图示在这个病例中用于治疗胸降主动脉动脉瘤的胸内移植物。近端可以有或没有固定设备的无覆膜支架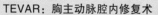。内移植物体部总是由织物覆盖的自扩张支架➡组成，隔绝来自主动脉瘤下方的血流➡

术 语

定义

- 胸主动脉血管内修复术（TEVAR）：覆膜支架（内移植物／覆膜支架）腔内植入治疗胸主动脉瘤（TAA）／其他病变
  - 内移植物向动脉瘤囊的近端和远端延伸
    - 动脉瘤囊被隔绝在压力动脉之外血液流经内移植物
      - 扩张／减弱的主动脉未暴露于血流
      - 动脉瘤囊血栓形成；破裂风险被抵消
- TAA：主动脉扩张超过正常直径50%
  - 如果横径>4cm，则视为动脉瘤
    - 如果TAA直径>5cm，破裂风险增加
      - 直径每增加1cm则破裂风险加倍
  - 各种病因
    - 退化：通常由于动脉粥样硬化
      - 基质金属蛋白酶活性异常
      - 占病因的TAAs 75%
    - 结缔组织疾病：与急性主动脉综合征／动脉瘤相关的遗传状况
      - 埃勒斯－当洛综合征：IV型血管亚群，特征是血管普遍脆弱，动脉破裂频繁
      - 洛伊迪茨综合征：表型类似埃勒斯－当洛IV型亚群
        - 马方综合征：囊性中层退行性变；通常累及主动脉根部（环状扩张）
    - 感染（霉菌）：局部感染削弱／损害主动脉壁的完整性
      - 典型的囊状结构
      - 病原体通过管腔／血管间隙在主动脉上播种
    - 假性动脉瘤：一层或多层动脉壁破裂；包含破口
      - 可能是由于穿透性或钝性损伤引起的主动脉损伤（例如减速损伤）
      - 还与感染、炎症和肿瘤性疾病有关
- 胸腹主动脉瘤（TAAA）：TAA向远端累及腹主动脉
  - 涉及内脏动脉段；如果不治疗会致命，但是治疗起来非常具有挑战性
- 胸主动脉夹层：内膜撕裂进入主动脉壁；血流分离壁层
  - 通常起源于胸主动脉，分布不均；可累及至腹主动脉
  - 血流分离主动脉壁结构，产生"真"和"假"腔
  - 薄弱的血管壁可能破裂；高死亡率
- 穿透性动脉粥样硬化性主动脉溃疡：主动脉内弹性膜斑块破裂
  - 可能继发壁内血肿
  - 溃疡或血肿削弱主动脉壁后，可能进展到夹层或形成假性动脉瘤
  - 大溃疡／假性动脉瘤伴有破裂风险
- 壁内血肿：主动脉壁内出血不伴内膜破裂

- 可能作为1°事件发生在高血压患者中
- 可能是由于穿透性动脉粥样硬化溃疡所致
- 壁内血肿削弱主动脉壁；进展至夹层；增加破裂风险
- 创伤性主动脉损伤：穿透性或钝性损伤引起各种病变；主动脉峡部是最常见的损伤部位；按病变分类
  - 1级：内膜撕裂
  - 2级：壁内血肿
  - 3级：假性动脉瘤
  - 4级：破裂
    相关血管解剖学
- 胸主动脉弓根据大血管起源分区：分为Ishimaru 0~4区
  - 头臂（无名）动脉：胸主动脉第1支；源自Ishimaru 0区
    - 分为右颈总动脉和右锁骨下动脉；后者产生椎动脉
  - 左颈总动脉：胸主动脉第2支；源自Ishimaru 1区
    - 分为颈外动脉和颈内动脉
  - 左锁骨下动脉（LSA）：胸主动脉第3支；源自Ishimaru 2区
    - 左椎动脉
  - 位于LSA远端的胸主动脉弓，称为Ishimaru 3区
  - 主动脉弓以远的降主动脉，称为Ishimaru 4区
    - 根据胸椎节段T_4至T_{12}进一步细分为9个子段

术 前

适应证

- TAA
  - 直径超过6cm或患者有症状时，通常需要修复
- TAAA
  - 通过开放、血管内或杂交技术治疗
    - 血管内修复通常需要开窗和（或）分支设计的内移植物
    - 杂交技术包括主动脉侧支脱支、旁路和再植，然后用内移植物进行血管内隔绝
  - 与TAA和腹主动脉瘤（AAA）具有相同的大小标准、症状适应证
- 胸主动脉夹层
  - 基于病变在主动脉分布的2种分类方法
    - 斯坦福分类（最常用）
      - Stanford A：夹层累及升主动脉
      - Stanford B：升主动脉未受累
    - DeBakey 分类
      - DeBakey I：累及整个胸主动脉（升部及降部），＋腹主动脉
      - DeBakey II：起源于＆局限于升主动脉，直到无名动脉
      - DeBakey III：起源于降主动脉；向远端延伸且可能累及腹主动脉
  - Stanford A及DeBakey I及II夹层通常需要外

科手术／血管内介入治疗
- 必要时外科／血管内移植物植入并同时进行主动脉瓣置换
○ Stanford B 及 DeBakey III 夹层进行药物治疗，除非出现并发症，包括
- 由于压缩的主动脉真腔导致动脉灌注受损；导致缺血
□ 恢复缺血血管区和末端器官的动脉灌注
- 动脉瘤形成、破裂／即将破裂的征象例如疾病进展、胸痛／背痛
- TEVAR 用于覆盖入口撕裂并隔绝血流流入假腔；使得假腔血栓形成
□ 急性 B 型夹层的手术选择
□ 慢性 B 型夹层的治疗更具挑战性／不被广泛接受
- 创伤性胸主动脉损伤
○ 减速伤导致 80%~90% 死亡
- 通常引起透壁撕裂／破裂
○ 包括破裂／假性动脉瘤可能发生（罕见）
- 幸存的患者如不治疗死亡率很高
○ 穿透性主动脉损伤也可能导致破裂、假性动脉瘤或横断
- 壁内血肿
○ 可能是主动脉夹层的前兆
- 通常行药物治疗，使用 β 阻滞剂进行积极降压治疗
- 如果进展到夹层，考虑介入治疗
○ 如果伴有穿透性溃疡，预后更差
- 穿透性动脉粥样硬化性主动脉溃疡
○ 溃疡深度／直径增加预示疾病进展；主动脉壁显著减弱
- 可导致夹层、假性动脉瘤和破裂；考虑血管内／外科介入
○ 有症状则破裂率增加（38%）
- 难治／复发症状的干预治疗

禁忌证
- 一般
○ 不可纠正凝血障碍
○ 严重肾功能不全
- 非透析依赖性
○ 严重对比剂过敏／过敏史
- 内移植物装置相关
○ 对内假体部件材料过敏
○ 装置引入／放置的通道不合适
○ 内移植物放置解剖结构不良（例如不充分的近端／远端密封区）
- LSA 的内移植覆盖可用于延伸近端密封区
- 急性主动脉综合征
○ 无症状主动脉夹层、壁内血肿或穿透性动脉粥样硬化溃疡
- 可以进行药物治疗；需要密切的临床和影像监

测来评估进展情况
- 良性进展：模拟急性主动脉损伤
○ 主动脉梭形肌：紧邻峡部的远侧主动脉弓轻度周缘隆起
○ 导管憩室：沿着主动脉峡部下内侧的局灶平滑边缘隆起
- 发生在 9% 的成年患者中
○ 主动脉分支起源漏斗：胸主动脉起源的锥形血管
- 通常累及头臂动脉、左锁骨下动脉或支气管肋间动脉

术前影像学检查
- 胸部平片
○ 急性胸主动脉损伤的发现
- 纵隔和肺尖帽增宽
- 血肿导致气管、左主支气管或鼻胃管移位
- CTA
○ 评估 TAA、夹层、穿透性溃疡、创伤性主动脉损伤的标准影像学检查
○ 准确显示血管解剖；用于 TEVAR 术前规划
- 需要满意的近端着陆区
□ 需要 20mm 长的近端密封区
□ 移植物应贴合主动脉弓的内部曲线
- 评估 LSA 是否必须被内移植物覆盖，以获得足够的近端密封区
□ 可能需要进行左颈总动脉至 LSA 旁路的血管重建
- 可能确定是否需要主动脉弓去分支来获得足够的近端密封区
□ 允许更多的内移植物近端定位
- 需要满意的远端着陆区
□ 需要 20mm 长的远侧密封区
□ 如果可能的话，最好不要覆盖腹腔干
○ 基于 CTA 测量进行内移植物选择
- 内移植物直径基于主动脉真腔短轴
□ 测定内移植物近端和远端密封区水平的主动脉直径
- 测定所需覆盖的长度
- 主动脉成角／弯曲度的评估
- 主动脉壁／腔特征（如血栓负荷、钙化）
- 通路血管的特性
□ 动脉直径、弯曲度和钙化
- MRA
○ 动脉解剖和病理的有效显示
- 可以避免使用碘化对比剂
○ 对夹层的诊断和分期非常准确
- 电影成像序列很有帮助
□ 检测出主动脉瓣关闭不全
○ 扫描时间过长困扰不稳定患者
- DSA
○ 在介入术前评估中作用有限
○ 介入治疗过程中的首选影像学引导

胸主动脉内移植物

术前准备

- 设备
  - 胸内移植物
    - TAG 内假体（W.L.Gore；Flagstaff，AZ）：镍钛诺及膨胀聚四氟乙烯
    - Relay Plus（Bolton Medical；Sunrise，FL）
    - Valliant/Tallent 胸腔内移植支架（Medtronic；Santa Rosa，CA）
    - Zenith TX2/α 血管内移植物（Cook Medical；Bloomington，IN）
  - 胸腹联合内移植物
    - 仅限于试验器械豁免研究

介入操作

患者体位 / 位置

- 最佳操作方法
  - 通常使用典型的股总动脉通路
    - 大直径装置；需要足够的动脉直径以引入内移植物
      - 鞘管直径为 22~27Fr
      - 设备进入点称为同侧通道
    - 通过小直径通道动脉放置造影导管行 DSA 成像
      - 股总动脉或肱动脉通路
      - 导管进入点称为对侧进入
  - 传统上通过外科股动脉切开进入
    - 一般使用全身麻醉或硬膜外麻醉
  - 替代性"预闭合"经皮进入技术
    - 需要在引入大的股通道鞘之前放置缝线介导的闭合装置
  - 股动脉入路不可行时，可采用各种其他入路
    - 腹膜后手术进入髂总动脉或腹主动脉远端
      - 经暴露动脉直接导入鞘管
      - 也可能涉及到外科手术在髂动脉 / 腹主动脉远端创建血管通道
    - 还涉及了通过与升主动脉吻合的外科通道的顺行通路
      - 适用于需要手术去分支的患者

手术步骤

- 设备
  - 选择通常基于术前成像
    - 内移植物超过血管直径 10%~15%
      - 提供与主动脉壁的良好附着
- 常规步骤
  - 无菌准备 / 覆盖预定进入点
  - 通过两个单独的入点获得动脉通路
    - 冲洗导管和内移植物引入
  - 通过对侧进入点引入冲洗导管
    - 将导管置于升主动脉
  - 通过同侧进入点放置"启动"导丝
    - 通过导丝引入选择性导管
      - 将导管置入升主动脉

- 撤除第一条导丝；将硬导丝经导管置入升主动脉
  - 内移植物放置需要硬导丝
- 通过硬导丝置入输送鞘于主动脉内
  - 经过鞘管通过导丝引入内移植物
- 将图像接收器定位到左前斜（LAO）投影
  - 优化 TEVAR 血管解剖
- 将内移植物推进到计划部署位置
- 通过冲洗导管注入对比剂；获得 DSA
  - 复习图像以优化内移植物位置
- 设备放置
  - 在放置期间使用连续荧光透视
    - 装置上有不透射线的标记用于定位
  - 内移植物近端展开可能有问题
    - 弯曲的近端"着陆区"具有挑战性
      - 内移植物相对较硬，节段较长；与高度成角 / 弯曲的弓不一致
      - 主动脉内的大流量血流可在移植物完全展开前致其向远端移位
    - 主动脉壁小弯缺少内移植物附着导致"鸟嘴"构型
      - 内移植物下表面与主动脉壁小弯间的楔形间隙
      - 支架 - 移植物近端塌陷的危险因素
      - 显著增加 I 型内漏风险
      - 增加 II 型内漏的风险，涉及有意覆盖的 LSA
  - 部署任何额外的重叠部件
  - 在内移植物中密封区域使用顺应性球囊充气
    - 内移植物附着于主动脉壁，改善密封
    - 还可将任何重叠的组件连接处行球囊扩张
  - 获得完成后的 DSA
    - 评估内植物位置 / 隔绝内漏
  - 移除导管 / 鞘管；止血
- TEVAR 期间的 LSA 处理
  - 高达 40% 的病例需要内移植物覆盖 LSA，以获得足够的近端密封；常规 LSA 血管重建是有争议的
    - 有研究支持常规术前 LSA 血管重建，显示覆盖增加了卒中、截瘫或手臂缺血的风险
    - 其他研究显示，没有血管重建的 LSA 覆盖通常不会增加发病率；提倡选择性血管重建（例如，显性 / 孤立的左椎动脉、功能正常的左臂透析瘘、左乳内冠状动脉旁路术）
      - 有些人还主张左利手、源自于弓的异常左椎动脉在腹主动脉手术前行血管重建
  - 血管外科学会建议在选择性 TEVAR 中进行 LSA 血管重建；如果关键灌注可能受损，强烈建议
  - 术前椎动脉及 Willis 环的 CTA 成像有助于解剖评估
  - 一些研究人员建议术中阻断 LSA 以预测潜在缺血
- TAAA 修复
  - TAA 延伸至膈下腹主动脉需要行胸腹联合修复
    - 可能需要有目的的覆盖腹腔动脉
      - 必须确认充足的内脏侧支循环；如果不充足，

　　需要手术去分支
　　　　▫ 必须保持肠系膜上动脉通畅
　　- 内脏动脉去分支显著增加了巨大的复杂性；增加了发病率和死亡率

替代操作／治疗

- 放射学
　○ 使用开窗／分支内移植技术
　○ 主动脉夹层的腔内开窗术
- 外科
　○ 开放的外科胸主动脉修复
　○ 杂交手术联合开放手术及主动脉病变的血管内修复

术　后

应尽事宜

- 进入 ICU 进行术后监测
　○ 监测动脉穿刺点的并发症
　　- 出血、血肿扩大、脉搏下降
　○ 仔细监测血压、脉率
　○ 观察卒中、截瘫的症状／体征、肠系膜／下肢缺血
- 通常在术后第 1 天或第 2 天出院

术后成像

- TEVAR 术后 1 个月增强 CT/CTA 随访
　○ 随访监测成像非常有必要
　　- 在 TEVAR 术后 3~6 个月和 12 个月获得额外的 CT
　○ 如果没有发现问题，此后每年成像一次
　　- 内漏／其他并发症的影像评估
　○ 在"鸟嘴"或大内漏的病例中推荐更加频繁的影像监测
- 一些研究人员推荐 MR，特别是在 TEVAR 后夹层监测／年轻患者中
　○ 内移植物相关的无效信号／伪影可能限制检查

结　果

问题

- 内移植物与主动脉弓弯曲的不良附着在患有创伤性主动脉破裂／其他损伤的年轻患者中特别成问题
　○ 主动脉弓的曲率半径要小得多
　　- 增加近端"鸟嘴"附着的风险
　○ 年轻患者有着更小的主动脉直径
　　- 内移植物明显过大会导致移植物附着或折叠不良
　　- 随着主动脉直径的增加，小直径内移植物的使用可能会在以后的生活中引起问题

并发症

- 最严重的并发症
　○ 脊髓缺血（发生率 3%~6%）
　　- 肋间动脉供血脊髓前动脉
　　　▫ 支架移植物覆盖肋间动脉
　　- 较开放手术修复少见（14%）
　　　▫ 既往 AAA 修复、锁骨下动脉覆盖、急诊修复、持续低血压导致风险增加

　　- 如果早期发现，通过 CSF 引流处理（<15ml/h）及收缩压升高＞160mm 汞柱可能逆转
- 脑卒中（发病率 3%~8%）
　- TEVAR 覆盖 LSA
　　▫ 采取 LSA 血管重建 5.3%
　　▫ 无 LSA 血管重建 8.0%
　- 各种原因
　　▫ 病变主动脉内的导管／装置操作：能造成主动脉弓斑块的脱落，导致血栓
　　▫ 内移植物接近大血管起源处；可作为造成栓塞／卒中的病灶
　　▫ 源自 TEVAR 期间有意图的 LSA 覆盖的后颅窝／脑干卒中
- 即刻／围手术期并发症
　○ 术中并发症
　　- 内移植物放置不良
　　- 动脉瘤破裂、主动脉夹层／穿孔
　　　▫ 术中需要内移植物扩展
　　　▫ 如需转开放修补，可采用球囊填塞止血
　○ 其他并发症
　　- 心肌梗死
　　　▫ 动脉瘤／夹层的 43% 的围手术期死亡与心源性相关
　　- 植入后综合征：短暂性白细胞增多、发热、炎症标记物升高
　　　▫ 内移植物导致内皮细胞激活的可能性
　　- 反应性胸腔积液（发生率 37%~73%）
　　　▫ 可以是单侧的或双侧的
　　- 穿刺点并发症
　　　▫ 血肿，假性动脉瘤，医源性动静脉瘘形成，血清肿
- 远期并发症
　○ 内漏：内移植物置入后隔绝动脉瘤囊的持续灌注
　　- Ⅰ 型：内移植物附着点的无效密封导致动脉瘤囊灌注
　　　▫ 最常见的 TEVAR 相关内漏
　　　▫ 几乎都是需要干预
　　- Ⅱ 型：源自隔绝的主动脉段的动脉分支导致动脉瘤囊灌注
　　　▫ 通常涉及肋间／支气管动脉或有意覆盖的 LSA
　　　▫ 通常通过观察处理
　　- Ⅲ 型：由于内移植物的机械问题（例如重叠移植物组件的无效密封／分离、移植物的破裂／撕裂）导致动脉瘤囊的灌注
　　　▫ 几乎都是需要干预
　　- Ⅳ 型：移植物纤维多孔性导致动脉瘤囊灌注；在目前的内移植物中很少见到
　　　▫ 通常是短暂的；观察处理
　　- Ⅴ 型：囊持续扩大，无明显内漏；又名内张力
　　　▫ 可能意味着内漏无法通过可用成像技术来识别
　○ 内移植物附着区的疾病进展

- 可能导致囊增大、内漏、破裂
  - 内移植装置移位（>10mm）
    - 当前设备移位可能性低（1%~4%）
- 其他并发症

- 与 TAA 或 AAA 相比，TAA 修复的发病率／死亡率非常高
  - 死亡率在 3%~17%
    - 围手术期 10%，远期死亡率 31%

急性主动脉裂伤（3D CTA）

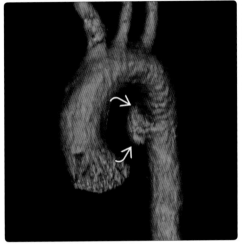

急性主动脉裂伤（胸部 DSA）

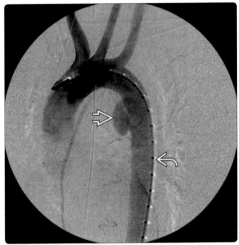

（左图）一起高速机动车事故中的一名患者有多种外伤征象。增强 CT 3D 重建显示主动脉弓远端包含破裂（假性动脉瘤）➡️。TEVAR 是这些损伤的首选治疗方法。（右图）初始胸主动脉 DSA 显示主动脉内有一根校准的猪尾导管➡️，不透明的大血管并证实假性动脉瘤➡️。相对于左锁骨下动脉起源的损伤位置影响内移植物的放置

急性主动脉裂伤（损伤的血管内修复）

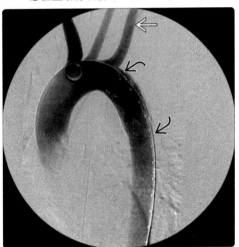

急性主动脉裂伤（TEVAR 后 DSA）

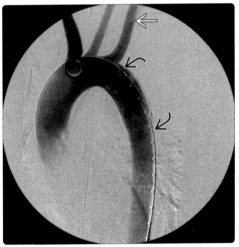

（左图）内移植物放置期间的 DSA 显示，包含在输送系统中的装置➡️已经定位在左锁骨下动脉起点的远端。（右图）在 TEVAR 之后，内移植物➡️保持左锁骨下动脉➡️通畅的同时隔绝了假性动脉瘤。通常需要 2cm 的近端密封区来避免 I 型内漏。有时需要有意覆盖左锁骨下动脉和手术旁路，以降低左臂或后颅窝缺血的风险

TEVAR 与颈动脉 - 锁骨下动脉旁路移植术（治疗前）

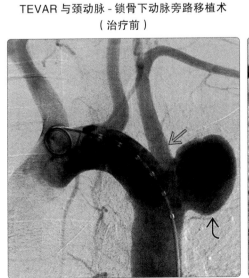

TEVAR 与颈动脉 - 锁骨下动脉旁路移植术（治疗后）

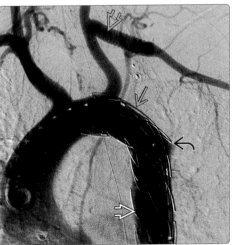

（左图）DSA 显示囊状动脉瘤➡️位于胸主动脉降段近端。TEVAR 要求内移植物的近端附着覆盖左锁骨下动脉➡️，因为离动脉瘤很近。（右图）在 TEVAR 和左颈总动脉至左锁骨下动脉旁路手术后，DSA 显示左锁骨下动脉起源➡️囊状动脉瘤被内支架➡️隔绝➡️，远端锁骨下动脉通过新建立的旁路血管➡️得以充盈

- 高达 11% 的脊髓缺血
- 高达 15% 的患者需要血液透析

预期结果
- 95%~98% 的技术成功率（简单的 TEVAR）
- 胸腹动脉瘤的不同结局

假性动脉瘤：慢性创伤后（初始 CTA）

假性动脉瘤：慢性创伤后（3D CTA 重建）

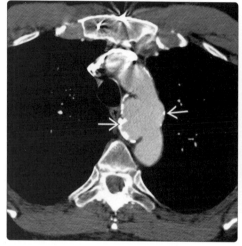
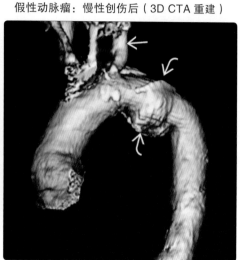

（左图）一名 10 年前经历车祸目前有慢性咳嗽的患者的横断位增强 CT 显示主动脉峡部钙化的假性动脉瘤➡️。慢性假性动脉瘤发生在 1%~2% 的未诊断为主动脉损伤的病例中。（右图）三维重建显示假性动脉瘤➡️，其邻近左锁骨下动脉➡️。慢性主动脉假性动脉瘤可能无症状，或可扩大并引起吞咽困难、嘶哑或咳嗽。有破裂的危险，应该在确诊时就进行治疗

假性动脉瘤：慢性创伤后
（颈动脉 - 锁骨下动脉旁路移植术后 TEVAR）

假性动脉瘤：慢性创伤后
（TEVAR 后 DSA）

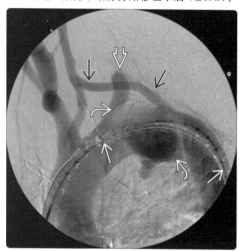
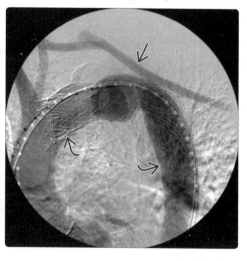

（左图）在 TEVAR 之前进行了左颈动脉至左锁骨下动脉旁路移植术➡️，因为需要覆盖左锁骨下动脉以获得足够的近端密封。DSA 显示在输送系统➡️中展开前的内移植物、锁骨下动脉残端➡️和钙化的假性动脉瘤➡️。（右图）TEVAR 的 DSA 显示未见假性动脉瘤显影，C/W 已被内移植物➡️成功隔绝，近端锁骨下动脉无填充，而是由旁路向远端灌注➡️

假性动脉瘤：慢性创伤后（监测 CTA）

假性动脉瘤：慢性创伤后（监测 3D 重建）

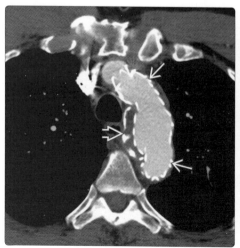
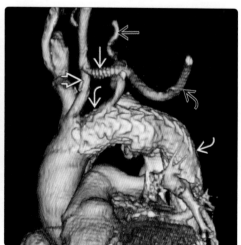

（左图）TEVAR 后 1 个月的横断位 CTA 显示横主动脉内的不透射线的内移植物➡️，钙化的假性动脉瘤➡️亦可以看到，但其内部未发现对比剂，显示没有内漏，表明成功隔绝。（右图）三维重建显示 TEVAR 后血管解剖。内移植物➡️近端接近左侧颈总动脉➡️，而颈动脉 - 锁骨下动脉旁路➡️同时供血椎动脉➡️和远端左锁骨下➡️动脉

534

退变性胸主动脉瘤（初始 CTA 影像评估）

退变性胸主动脉瘤（初始 CTA 影像评估）

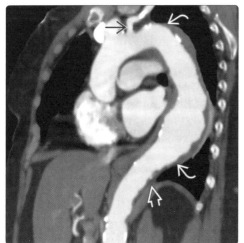
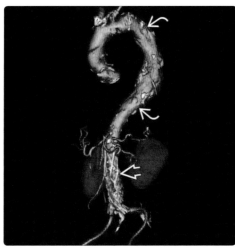

（左图）胸主动脉和腹主动脉上部 CTA 显示梭形动脉瘤➡️位于主动脉弓远端和降主动脉。动脉瘤出现在左锁骨下动脉➡️附近并终止于膈肌裂孔➡️之上。(右图) 胸腹主动脉的三维 CTA 重建显示肾下主动脉内的移植物➡️，表明患者既往曾行血管内 AAA 修复。由于胸主动脉瘤➡️不累及腹主动脉的内脏段，这降低了 TEVAR 的复杂性

退变性胸主动脉瘤（TEVAR 术中 DSA）

退变性胸主动脉瘤（TEVAR 完成后 DSA）

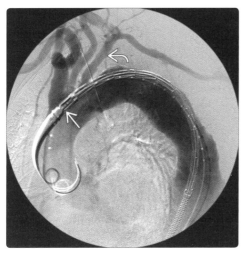
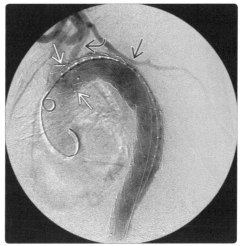

（左图）由于动脉瘤接近左锁骨下动脉，需要适当的血管覆盖，以满足足够的近端密封。TEVAR 术中的 DSA 显示内移植物➡️的近端位于锁骨下动脉➡️。(右图) 内移植物放置后的 DSA 显示装备未覆膜的支架近端➡️超越了仍需开放的左颈总动脉➡️。左锁骨下动脉远端➡️通过颈动脉 - 锁骨下动脉旁路被灌注 (Courtesy C. Kwolek, MD.)

退变性胸主动脉瘤（TEVAR 后监测增强 CT）

退变性胸主动脉瘤（TEVAR 后监测 CTA）

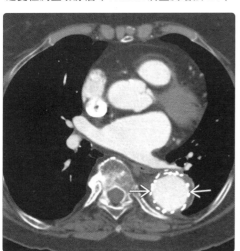
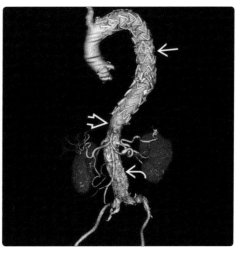

（左图）TEVAR 术后迟发性并发症的影像学监测是强制性的。TEVAR 术后 1 个月的增强 CT 显示降主动脉内的内移植物➡️。应仔细评估图像判断有无内漏，因为这是最常见的迟发性并发症。如果发现 I 型或 III 型内漏，由于破裂风险高，几乎总是需要干预。(右图) 3D CTA 重建显示胸主动脉➡️和腹主动脉➡️内移植物之间的一段正常直径的主动脉➡️

急诊 TEVAR：胸腹主动脉瘤（3D CTA）

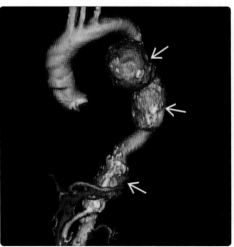

急诊 TEVAR：胸腹主动脉瘤（包括撕裂）

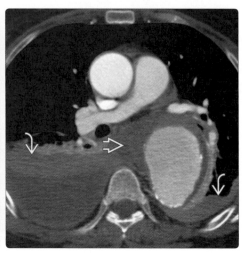

（左图）在一名伴随急性背痛的低血压患者矢状面三维重建中显示出复杂的胸腹主动脉瘤，它有 3 个不同的囊状组成部分➡️。最低的组成部分延伸到腹主动脉的内脏段。（右图）动脉瘤破裂➡️是背痛的病因。可见双侧血胸➡️。患者病情稳定。控制性低血压是首选，以避免加剧撕裂

急诊 TEVAR：胸腹主动脉瘤（内移植物植入）

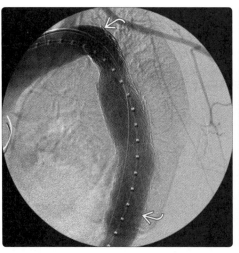

急诊 TEVAR：胸腹主动脉瘤（Ⅱ型内漏）

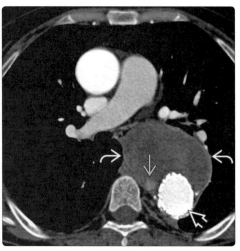

（左图）顺序重叠的内移植物➡️隔绝了破口，近端位于降主动脉瘤内。由于累及内脏动脉，动脉瘤的最低部分未被隔绝。（右图）TEVAR 后 6 个月的监测增强 CT 显示内移植物➡️在一个大的仍在继续扩张的残留动脉瘤囊内➡️。动脉瘤囊内和内移植物外部的局灶对比剂代表Ⅱ型内漏➡️，持续加压，从而使囊扩大

"鸟嘴"内移植物：内漏风险增加
（增强 CT 3D 重建）

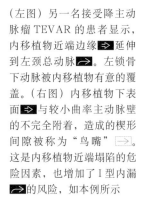

"鸟嘴"内移植物：内漏风险增加（DSA）

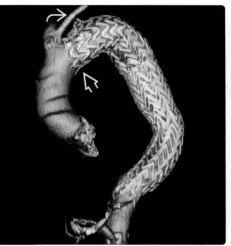

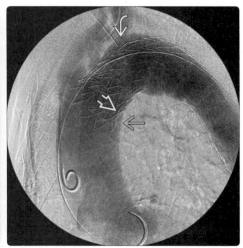

（左图）另一名接受降主动脉瘤 TEVAR 的患者显示，内移植物近端边缘➡️延伸到左颈总动脉➡️。左锁骨下动脉被内移植物有意的覆盖。（右图）内移植物下表面➡️与较小曲率主动脉壁的不完全附着，造成的楔形间隙被称为"鸟嘴"➡️。这是内移植物近端塌陷的危险因素，也增加了Ⅰ型内漏➡️的风险，如本例所示

胸主动脉内移植物

创伤的良性模拟：导管憩室
（增强 CT 斜位 3D 重建）

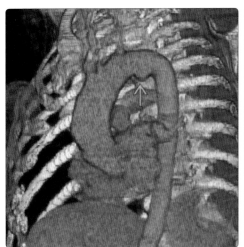

创伤的良性模拟：导管憩室（增强 CT）

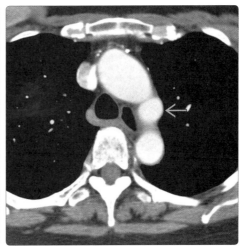

（左图）沿胸主动脉弓小弯的下内侧可见的边缘光滑的局灶性凸起 ➡。这是导管憩室的典型位置和影像，在9% 的成人中可见的良性的发现。在创伤背景下，这可能与创伤性主动脉损伤混淆。（右图）此横断位增强 CT 还显示了从主动脉峡部向中央突出的良性导管憩室 ➡ 的光滑边缘。憩室的主动脉壁完整，无纵隔血肿

创伤的良性模拟：主动脉分支的漏斗状血管
（矢状位增强 CT）

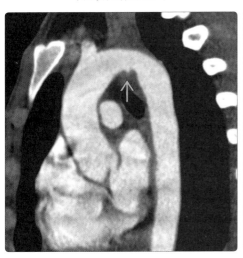

创伤的良性模拟：主动脉分支的漏斗状血管
（横断位增强 CT）

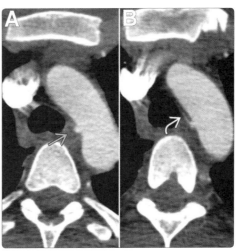

（左图）一名车祸患者中，一个小的对比剂集聚 ➡ 从主动脉峡部向下投射。这最初被认为是急性主动脉损伤。（右图）以矢状图像所见的对比剂集聚 ➡ 为中心的横断位增强 CT。（A）清晰的圆形焦点向下投射。（B）稍往头侧的图像显示，小支气管动脉 ➡ 从对比剂焦点（即圆锥动脉漏斗）向气道延伸

导管憩室：动脉瘤扩大（3D 增强 CT 重建）

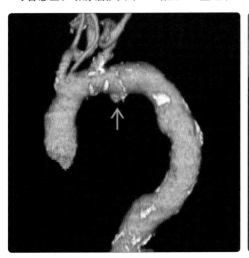

导管憩室：动脉瘤扩大（胸部增强 CT）

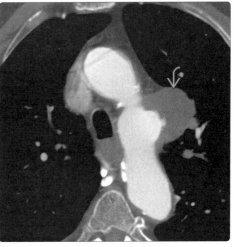

（左图）导管憩室通常是良性病变，在成人中很少会变成动脉瘤。动脉瘤会侵蚀气道、食管、心包或胸膜腔，后果严重。三维矢状位重建显示一个增大的、不规则的导管憩室 ➡。（右图）部分血栓形成的导管憩室动脉瘤 ➡ 有破裂的危险，特别是直径超过 3cm 时。这通常可以通过 TEVAR 进行有效治疗

内漏修复

术语
- 内漏：内移植物置入后隔绝动脉瘤囊持续灌注
  - I 型：经内移植物附着部位的不完全／无效密封的动脉瘤囊灌注
  - II 型：经已隔绝主动脉节段发出的动脉分支的动脉瘤囊灌注
  - III 型：由于内移植物的机械问题导致动脉瘤囊的灌注
  - IV 型：由于移植物织物孔隙而造成动脉瘤囊的灌注；在目前的内移植物中很少见
  - V 型：持续的囊扩大而没有可识别的内漏；也被称为内张力

介入操作
- IA 型内漏修复术
  - 尝试使用大直径的顺应性球囊进一步扩张内移植物
  - 如果顺应性球囊未能封闭内漏，则放置高径向力裸金属支架
  - 或放置覆膜的重叠主动脉延长套囊
- IB 型内漏修补术
  - 内移植物肢体远端附着不良
  - 需要额外的内移植肢体伸入髂外动脉实现远端封闭
- II 型内漏修补术
  - 有效的经动脉修复，需要通过直接置入内漏病灶的导管进行栓塞
  - 必须清除病灶和流入／流出的血管
- III 型内漏修补术
  - 可能需要放置额外的内移植物组件

术后
- 经腰椎途径治疗 II 型内瘘成功率＞90％
- 除非进入动脉瘤囊并栓塞病灶，否则经动脉治疗的复发率为 80％

I 型内漏修复

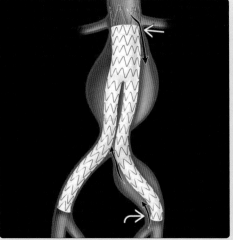

I 型内漏修复

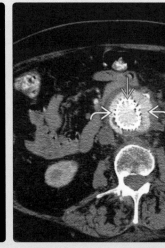

（左图）I 型内漏累及自体动脉内移植物的附着点。如果内漏发生在近端附着部位，称为 IA 内漏，而远端附着部位的累及称为 IB 内漏。（右图）动脉期增强 CT 显示非常大的 IA 型内漏。对比剂围绕着内移植物，就在肾下腹主动脉瘤（AAA）颈部内的近端附着部位下方。除非修补这种类型内漏，否则动脉瘤破裂的风险很高

I 型内漏修复

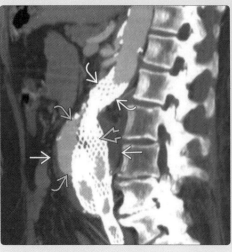

I 型内漏修复

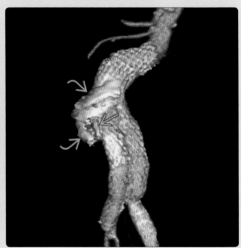

（左图）矢状面重建再次显示非常大的 IA 型内漏。在邻近内移植物的 AAA 囊内可以看到向前和向下延伸的大的对比剂集聚。虽然上移的内移植物似乎与主动脉壁并置，但存在内漏。（右图）I 型内漏用氰基丙烯酸酯（胶）和弹簧圈的组合进行处理来消除内漏，可以通过在内移植物的近端附着部位正下方建立一个满意的密封

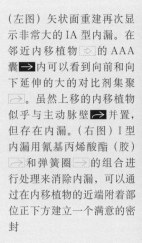

内漏修复

术　语

定义

- 内漏：内移植物植入后已隔绝动脉瘤囊的持续灌注
  - I 型：经内移植物附着部位的不完全／无效密封的动脉瘤囊灌注
    - IA 型：起源于近端附着点
      - 例如腹主动脉分叉内移植物的上缘肾下附着部位
    - IB 型：起源于远端附着点
      - 例如腹主动脉分叉内移植物的肢体在髂总动脉附着部位
  - II 型：经已隔绝主动脉节段发出的动脉分支的动脉瘤囊灌注
    - 与动静脉畸形相似的病理生理学
      - 开放的动脉侧支继续灌注残余的腹主动脉瘤（AAA）囊
      - AAA 囊内的内漏为病灶；内漏修复需要消除病灶
    - 最常见内漏类型
  - III 型：由于内移植物的机械问题导致动脉瘤囊的灌注
    - 例如重叠的移植物组件的无效密封／分离，移植物织物的破裂／撕裂
  - IV 型：由于移植物织物孔隙而造成动脉瘤囊的灌注；在目前的内移植物中很少见
    - 通常是暂时的；可能与积极的术中抗凝有关
  - V 型：持续的囊扩大而没有可识别的内漏；也被称为内张力
    - 可能意味着无法识别的内漏

内漏的期待疗法

- I 型内漏
  - 不能保守处理
    - 代表与全身血流的直接沟通；如果不治疗，破裂的风险很高
      - 全部需要干预
- II 型内漏
  - 最佳的处理仍有争议
    - 一些研究者主张立即修复
    - 其他研究者建议期待治疗，除非动脉瘤显示扩大
      - 早期 II 型内漏，17% 显示扩大
      - 持续（>6 个月）II 型内漏，55% 的动脉瘤显示扩大
  - 典型地具有相对良性的过程
    - 随着时间的推移，很多自发地密封；保守处理通常是合理的
      - 动脉瘤腔内修复术（EVAR）后 1 个月发病率为 14%～25%；1 年后为 10.2%
- III 型内漏
  - 不能保守处理
    - 内移植物缺陷或组件分离使动脉瘤囊得到全身血液的重新灌注
      - 全部需要干预
- IV 型内漏
  - 保守处理；不经常发生
  - 目前的内移植技术不太常见；改良织物
- V 型内漏
  - 通常保守处理／观察
  - 如果囊持续扩大，可能需要干预，尽管在图像上没有内漏

术　前

适应证

- I 型内漏
  - 在确诊时应该得到修复
    - 如果在 EVAR 或胸主动脉血管内修复术（TEVAR）中发现，应在当时进行治疗
    - 在随访监测影像上看到的任何迟发性 I 型内漏应该被治疗
      - 可能会随着移植物移位而发生
- II 型内漏
  - 尽管在处理上有争议，但所有研究者一致认为，任何持续存在并伴随 AAA 囊扩大的 II 型内漏必须得到修复
- III 型内漏
  - 在确诊时应该得到修复
- IV 型和 V 型内漏
  - 扩大的残留 AAA 囊可能需要干预

禁忌证

- 相对禁忌证
  - 严重对比剂过敏／过敏史
  - 严重肾功能不全
    - 非透析依赖的
    - 可考虑替代对比剂（如 CO_2）
  - 不可纠正凝血障碍
  - 持续存在但稳定的 II 型内漏
    - 内漏但无 AAA 囊扩大
      - 强制性持续影像学随诊监测
    - 适当的处理仍存在争议
- 无绝对禁忌证

术前成像

- CTA
  - 标准 EVAR/TEVAR 术后影像学随访
    - 精确检测内漏的存在
      - 需要初始增强 CT；在增强 CT 上钙化可能被误认为内漏
      - 需要动脉期和延迟期的增强 CT
    - 有时难以确定内漏类型
- MRA
  - 对内漏检测非常敏感
    - 某些内移植物受金属伪影的限制
  - 时间分辨 MRA 时可提供关于内漏的实时信息；

内漏类型的鉴别
- 非增强序列，例如"白血"成像，也是可用的
术前准备
- 应尽事宜
  - 临床病史和体格检查
    - 目前用药
      - 抗凝剂、抗血小板剂、口服降糖药、抗高血压药
  - 过敏
  - 实验室参数
    - 电解质、肾小球滤过率（eGFR）
      - 正常 Cr；eGFR＞60
    - 全血细胞计数
      - 血小板计数＞50 000/pl
    - 凝血功能
      - 国际标准化比值＜1.5
- 药物
  - 用于中度镇静的药剂
    - 芬太尼
    - 咪达唑仑
  - 肝素
    - 各种术中给药方案
      - 推注剂量 2500～5000U；然后注入 1000U/h
      - 负荷剂量为 50～100U/kg；然后连续输注 15～25u/(kg·h)
  - 血管扩张剂
    - 典型单次剂量为 100pg 硝酸甘油
    - 预防／治疗导管引起的血管痉挛
- 设备
  - 腰椎穿刺用针
    - 19G 套管针（长 20cm）
      - 与血管鞘联合使用
    - 19G 护套套管针（长 20cm）
      - 穿刺针的替代选择
  - 通路鞘管
    - 5～8Fr 血管通路鞘
      - 可用于动脉或经腰椎通路
    - 大直径通路鞘（如 9～24Fr）
      - 用于顺应性球囊、大直径支架、附加的内移植物组件
  - 导管
    - 校准（"标记"）冲洗导管
      - 例如猪尾管、全冲洗导管
    - 选择性导管（例如 Davis，Simmons）
      - 亲水直／斜导管
      - 可用于引导导丝进入目标动脉
    - 同轴 2.6～3.0Fr 微导管
      - 各种专用的选择
    - 大的顺应性球囊以扩张内移植物
      - Coda 球囊（Cook；Bloomington，IN）
      - Reliant球囊（Medtronic；Minneapolis，MN）
  - 导丝

- 初始"启动"0.035 英寸导丝
- 倾斜或直头亲水导丝
  - 用于选择性导管插入术
- 刚性导丝（如 Amplatz，Lunderquist）
  - 推进／放置装置时的稳定性
- 0.014～0.018 英寸微导丝
  - 微导管的使用
- 栓塞剂
  - 弹簧圈
    - 可拆卸的 0.035 英寸或 0.018 英寸栓塞弹簧圈
    - "可推动"的 0.035 英寸或 0.018 英寸栓塞弹簧圈
  - 液体
    - 氰基丙烯酸正丁酯（Cordis；Bridgewater，NJ）
    - Onyx（ev3 Neurovascular；Irvine，CA）
    - 凝血酶：激活凝血级联反应
  - 封堵器
    - Amplatzer plug（St. Jude Medical；St. Paul，MN）
- 支架
  - 大口径高径向力支架，如 Palmaz XL（Cordis；Miami Lakes，FL）
    - 必须安装在球囊上才能展开
    - 用于治疗 IA 型内漏
- 内移植物转换器／扩展
  - Endologix AFX 扩展（Endologix；Irvine，CA）：原位内移植物近端延伸体
    - 肾上或肾下固定；直径 25～32mm
  - 持久性主动脉延长（Medtronic）：延伸体原位内移植物近端体
    - 肾上固定；直径 23～36mm
  - Gore Excluder 延伸体（WL Gore；Flagstaff，AZ）：原位内移植物近端延伸体
    - 肾下固定；直径 23～32mm
  - zenith Renu 转换器（Cook）：将原位内移植物转化为主动脉－单髂内移植物
    - 肾上固定；近端直径为 22～36mm，远端直径逐渐减小至 12mm
  - zenith Renu 主体延伸（Cook）：原位内移植物近端延伸体
    - 肾上固定；直径 22～36mm
- 内镜
  - 锚定系统用于增强 AAA 颈部内移植物的近端固定和密封；可用于初始 EVAR 或 I 型内漏修复
    - Aptus Heli-FX 内锚系统（Medtronic）：金属螺钉状锚用于"缝合"内移植物至主动脉上；模拟外科吻合术
    - 附着区过度钙化或血栓形成为禁忌
- 关闭装置
  - 在内漏的经皮进入过程中放置修复；允许缝合

介导的闭合／止血
- ProStar XL (Abbott Vascular；Abbott Park，IL)
- Perclose ProGlide （Abbott Vascular）

介入操作

患者体位／位置
- 最佳操作方法
  - 股总动脉通路用于某些修复
    - 可能需要大口径接入鞘／装置
      - 如果有用于内漏修复的额外内移植物组件，需要足够的动脉直径
      - 通过外科股动脉切开术或通过使用"预封闭"技术的经皮路径
    - 一些内漏通过 5~8Fr 通路修复
      - 如果有选择性血管造影导管适用于修复；也可采用肱动脉入路
  - 残留的 AAA 囊经腰椎穿刺，有时作为 II 型内漏修复的通道
    - 患者俯卧位
      - 通常在进入过程中使用荧光透视引导
      - CT 引导在进入过程中很少使用

手术步骤
- I 型内漏修复
  - 一般
    - 通过两个独立的入口点作为动脉通路
      - 用于冲洗导管和装置引入
    - 通过对侧进入点引入冲洗导管
    - 将导管侧孔定位在内漏水平
    - 经冲洗导管注入对比剂；获得 DSA
      - 内漏与内移植物和脑／肾动脉关系的图像分析：确定最合适血管内治疗
    - 使用对侧通路进行内漏修复
      - 在修复中通过冲洗导管获得 DSA
  - 主动脉内移植物位置不合适
    - 尝试用大直径顺应性球囊进一步扩张内移植物
    - 如果顺应性球囊无法密封内漏，则放置高径向力裸金属支架
      - 常用 palmaz XL 球囊支架
    - 支架应跨越内移植物的近端连接处
      - 应自下而上延伸至肾上主动脉；加强肾上固定
    - 一些研究者使用内镜来增强近端内移植物附着
  - 支架移位／内移植放置过低
    - 放置覆膜的重叠主动脉延长套囊（例如 Zenith Renu main body extension）
      - 需要在脑／肾动脉之间有足够的本体主动脉，织物覆盖的内移植物袖带放置不应覆盖关键动脉
      - 非常精确的定位是强制性的
      - 用顺应性球囊扩张新的附着点和重叠的内移植物 - 袖带结合部

- 或者使用 Zenith Renu 转换器
  - 近端主动脉袖带行肾上固定；在原位内移植物上方延伸，封闭内漏
  - 袖带向远端逐渐变小；可放置在原位内移植物的髂肢内
  - 建立主动脉 - 髂动脉内移植物；需要对侧髂骨封堵器和股动脉 - 股动脉旁路
- 有时可能需要穿孔的近端主动脉袖带或使用平行移植物（"通气管或烟囱"）延伸到内脏旁主动脉

- IB 型内漏修复
  - 由于远端附着处（通常是髂总动脉）内移植肢体附着不充分
    - 需要将额外的内移植肢体伸入髂外动脉以实现远端密封
  - 肢体伸入髂外动脉前，必须栓塞髂内动脉；防止髂总动脉逆行灌注
    - 近端填入栓塞弹簧圈；经骨盆侧支循环可最大限度地减少臀部酸痛
  - 髂内动脉栓塞后，将重叠的髂肢伸入髂外动脉
    - 顺应性球囊扩张重叠处

- II 型内漏修复
  - 经动脉内漏修复
    - 患者仰卧在透视台上
    - 无菌准备／预定动脉进入部位铺巾
      - 通常是股动脉，有时是肱动脉
    - 获得动脉通路；放置鞘管
    - 将选择性导管置入动脉供血的内漏中；各种可能的目标动脉
      - 肠系膜上动脉（SMA）可灌注肠系膜下动脉（IMA）
      - 髂内动脉可灌注腰动脉
    - 目标动脉插管后获得 DSA
    - 查看图像以确认目标动脉和内漏之间的直接联通
      - 从 SMA 到 IMA 的潜在路径，通过 Riolan 动脉／Drummond 边缘动脉
      - 经髂腰动脉的髂内动脉至腰动脉的潜在通路
    - 如果路径存在，可能能够进入内漏
    - 有效的经动脉修复需要通过直接将导管置入内漏病灶中进行栓塞
      - 仅栓塞供血血管是无效的；内漏将吸引更多血流流入
    - 引入同轴微导管；尝试进入 AAA 囊内内漏病灶中
    - 使用选择的栓塞剂栓塞内漏
      - 必须清除病灶和流入流出血管
  - 经腰椎内漏修复
    - 患者俯卧在透视台上
    - 无菌准备／左或右腰椎旁区域铺巾
      - AAA 通常向左投射；通常通过左侧通路更好地进入残留的 AAA 囊

- 可能偶尔从右侧进入（例如成像时发现大型 AAA 伴随右侧内漏）
  - 右侧进入可能需要下腔静脉穿刺到达 AAA 囊；无后遗症
- 麻醉计划的皮肤进入点
  - 距离后中线 4~5 指，从脊椎棘突开始测量
- 在计划入口点做小切口
- 经皮导入 19g 套管针
- 将针向前内侧指向 AAA 囊
  - 针应该穿过椎骨附近
- 接触椎体则调整针
  - 稍前外侧成角进入 AAA
- 将针推进 AAA 囊；避开支架
  - 应感觉针穿透主动脉壁
- 从针中取出针芯
  - 应该有快速的血流通过针／鞘；可能不是搏动性的
  - 如果没有血流，重新定位针头
- 如果使用非护套针，可引入导丝并放置进入鞘
  - 可通过鞘管放置选择性导管／微导管；如有必要，将导管直接置入内漏中
- 通过鞘／导管注射对比剂；获得 DSA
  - 确定内漏的大小／范围／解剖结构
  - 显示流入／流出血管
- 使用选择的栓塞剂栓塞内漏
  - 必须消除病灶和进出血管
- Ⅲ 型内漏修复
- 可能需要放置额外内移植物组件
  - 通过放置桥接内移植物来处理模块化内移植物组件的分离
  - 通过使用新组件重新链接有缺陷的内移植片段，来处理断裂的织物

替代操作 / 治疗

- 外科
  - 开放性手术转换／内移植切除
    - 用于对血管内修复无反应的巨大内漏
  - AAA 囊切开取栓术；IMA 与腰动脉同时结扎
    - 替代性的外科内移植物移除术
  - 腹腔镜腹膜后结扎术
    - 供应 Ⅱ 型内漏的肠系膜下动脉和腰动脉的外科结扎／夹闭术
- 内漏预防方法
  - 一些研究者提倡在 EVAR 之前、期间或之后进行"预防"，以防止内漏或减少发病率
    - 主动脉侧支弹簧圈栓塞预防 Ⅱ 型内漏
    - EVAR 术中内移植物流腔周围聚合物的放置（研究性的）
      - Nellix 血管内动脉瘤密封系统（Endologix）；旨在密封 AAA 囊空间，潜在地减少持续囊血流／内漏
  - 数据显示术后华法林的使用增加内漏发生率

- 特别是增加了 Ⅱ 型内漏的风险
  - 也有助于 AAA 囊的持续扩张

术 后

应尽事宜

- 术后临床随访
  - 临床上应继续随访患者
    - 持续评估与 EVAR 相关的迟发性并发症
      - 这包括监测除反复发生的内漏外可能发生的并发症
- 术后成像
  - 必须继续进行 EVAR 术后监视成像
    - 延迟性内漏公认的确认方法
      - 必须监测内漏复发
      - 与 AAA 囊增大相关的新的或现有的内漏可能最终需要修复

结 果

并发症

- 即刻／围手术期并发症
  - 进入部位并发症（发生率 1%~10%）
    - 血肿／假性动脉瘤／医源性动静脉瘘形成／血清肿
  - 主动脉近端延伸部件在内漏修复过程中意外覆盖肾动脉
    - 可能需要支架或手术旁路治疗
  - 在内漏修复过程中主动脉近端延伸部件意外覆盖肠系膜动脉
    - 远不如主动脉近端延伸部件意外覆盖肾动脉常见
    - 可能需要支架或手术旁路治疗
      - 如果不治疗，可能导致肠缺血
  - 在放置转换部件期间，动脉粥样硬化／血栓移位到主动脉关键侧支
    - 可能损害肾或肠系膜灌注
    - 可能需要外科／血管内介入
  - 非目标栓塞
    - 栓塞剂可能意外进入到关键血管区
      - Onyx、弹簧圈或胶可能在放置过程中移位
  - 对比剂肾病
- 远期并发症
  - 臀部酸痛
    - 髂内动脉栓塞术相关
      - 勃起功能障碍的报告高达 17%
      - 臀肌坏死，结肠缺血也有报道
      - 预期结果
- 后处理成像中的内漏分辨率
  - 经腰椎途径治疗 Ⅱ 型内瘘的成功率 >90%
  - 经动脉治疗的 Ⅱ 型内瘘复发率为 80%，除非进入动脉瘤囊并栓塞病灶
    - 如果治疗病灶和流入／流出血管，与经腰椎治疗比较更为成功

IA 型内漏支架置入术：
用 CTA 进行最初的评估

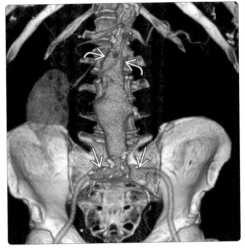

IA 型内漏支架置入术：
用增强 CT 进行最初的评估

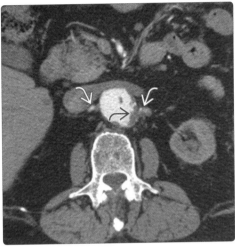

(左图)冠状 3D CTA 重建显示纺锤形 AAA 具有圆锥形状肾下颈部➜，虽然髂总动脉➜钙化且呈横向，通路动脉的整体质量对于动脉瘤修复术 (EVAR) 来说是令人满意的。(右图) 肾动脉➜稍下方动脉瘤颈的横断位增强 CT 显示在主动脉腔中的偏心附壁血栓➜。一个处于内移植物附件近端的圆锥形的含有血栓的颈部是 IA 型内漏已知的风险因素

IA 型内漏支架置入术：DSA 显示术中内漏

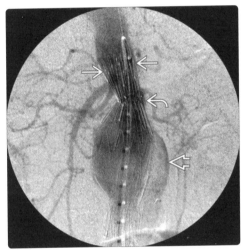

IA 型内漏支架置入术：
使用 Palmaz 支架行内漏修复

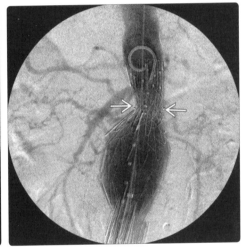

(左图) EVAR 术中的 DSA 显示存在内移植物。当内移植物适形锥形颈部时，肾上支架➜适当地固定装置，对比剂➜填充 AAA 囊，表明为 I 型内漏。左肾动脉附近可见不完全的主动脉内移植物附着➜。(右图) 在内移植物内部署了一个球囊式 Palmaz 支架，横跨肾下颈部和肾上主动脉。这种高径向力支架进一步扩大了➜内移植物，消除了 IA 型内漏

IA 型内漏支架置入术：EVAR 后监测增强 CT

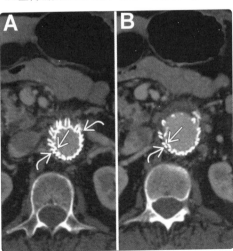

IA 型内漏支架置入术：EVAR 后监测 CTA

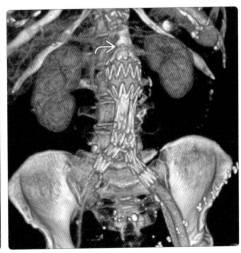

(左图) 在 (A) 肾上和 (B) 肾下水平的 EVAR 后横断位监视增强 CT 显示，Palmaz 支架➜在内移植物金属支架➜内，两个支架非常贴近。更尾侧的轴图像未能显示内漏。放置高径向力支架通常有助于消除因与主动脉壁接触不良引起的 IA 型内漏。(右图) EVAR 后 CTA 显示内移植物的配置。尽管颈部呈圆锥形➜，但内移植物显示定位良好

（左图）1年前接受EVAR治疗的患者增强CT显示内移植物➡和主动脉后壁之间有对比剂➡。尾侧残留的AAA囊间隔扩大。与EVAR后最初的增强CT相比，内移植物的近端边缘现在位于更下方。这些发现与内移植物远端移位引起的IA型内漏一致。（右图）3D CTA重建显示内移植物的近端➡位于右肾动脉➡下方，不附着在颈部

来自移位的 IA 型内漏：
使用增强 CT 进行初始评估

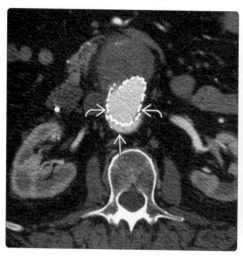

来自移位的 IA 型内漏：
使用 CTA 进行初始评估

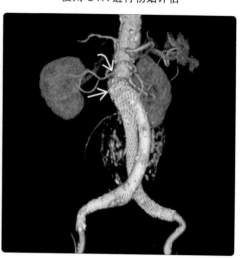

（左图）I型内漏基本都需要修复。如果AAA囊扩大，破裂风险很大。内漏修复术中的DSA显示肾下颈部以下的内移植物位置➡。内移植物与肾动脉➡之间的距离过短和成角还使得使用主动脉袖带成为问题。转换成主动脉‑单髂内移植物被认为是更好的选择。已经导入的内移植物➡。（右图）转换后的DSA显示肾上固定➡保护装置和保持肾动脉通畅➡

来自移位的 IA 型内漏：
主动脉‑单髂内移植物转换

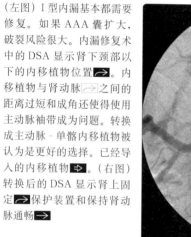

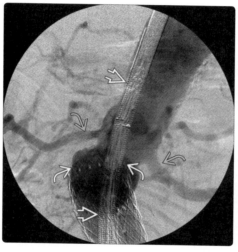

来自移位的 IA 型内漏：
主动脉‑单髂内移植物转换

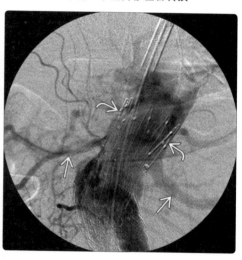

（左图）内漏修复后的DSA显示，动脉瘤囊内无对比剂填充，内移植位置合适➡及所有关键主动脉分支有填充。主动脉‑单髂转换器延伸到原内移植物的左髂肢➡中，并终止于此。因此，转换器隔绝了右髂肢➡以及伴随的内漏。（右图）行外科股‑股动脉旁路➡以维持右腿灌注。转换后监测CTA显示内植入位置➡最佳，无内漏

来自移位的 IA 型内漏：
主动脉‑单髂内移植物转换

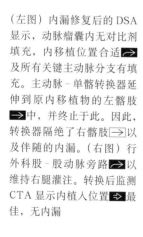

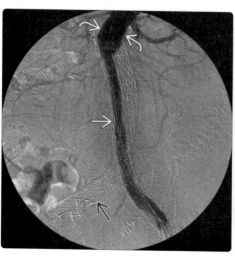

来自移位的 IA 型内漏：转换后监测 CTA

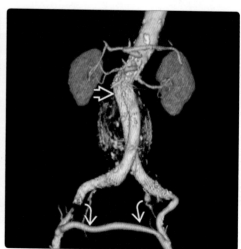

内漏修复

IB 型内漏修复：使用增强 CT 行初始评估

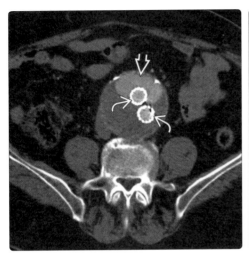

IB 型内漏修复：使用 CTA 行初始评估

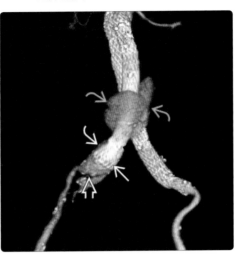

IB 型内漏修复：内漏源的确认

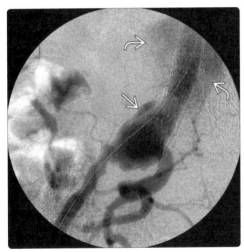

IB 型内漏修复：髂内动脉弹簧圈栓塞

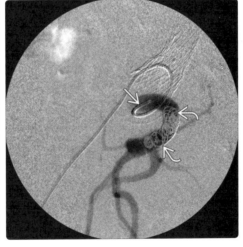

IB 型内漏修复：髂肢的远端延伸

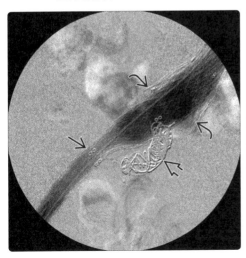

IB 型内漏修复：修复后的监测

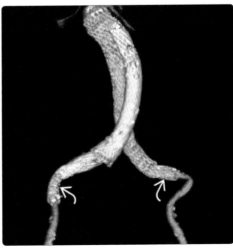

(左图) EVAR 1 个月后的增强 CT 显示在内移植物的髂肢➡之前出现大的内漏➡。在更多的尾侧图像上，内漏延伸到髂动脉旁的右髂总动脉。这被认为代表着 IB 型内漏存在。(右图) 3D 重建显示右髂肢具有扩张的结构➡并且在右髂总动脉动脉瘤➡内终止。远端，动脉瘤延伸超过内移植物，沿髂肢分布的对比剂➡轨迹。来自 IB 型内漏的囊内对比剂➡很明显

(左图) 经股动脉鞘逆行注射 DSA 证实内漏累及内移植物右髂肢远端附着。由于远端密封不充分，在 AAA 囊中➡也可看到沿髂肢的对比剂轨迹➡。(右图) 右髂内动脉被插入导管➡，在右髂肢伸入髂外动脉之前，主干被弹簧圈栓塞➡。栓塞是防止髂总动脉逆行灌注的必要措施

(左图) 髂肢延长部分放置在原内移植物右侧髂肢➡的近端及➡远侧伸入到髂外动脉。放置后的 DSA 显示，内漏被隔绝，及弹簧圈➡，髂内动脉不充盈。(右图) 修复后的 3D CTA 显示额外干预后的内移植物。由于双侧髂总动脉动脉瘤，双侧髂肢➡均伸入到髂外动脉。尽管最初在右侧髂外动脉被避免，但 IB 型内漏需要延长

（左图）图示，在 EVAR 之后，由 AAA 发出的开放的侧支动脉可以通过流入动脉➡[如肠系膜下动脉（IMA）]继续灌注残余动脉瘤囊，伴随着1个或更多流出动脉➡（如腰动脉）允许血液流出。内漏类似于 AVM；灌注的 AAA 囊成为病灶。内漏修复需要消除这个病灶。（右图）EVAR后横断位增强 CT 显示（A）Ⅱ型内漏➡是由 IMA➡供血。（B）内漏流出的是通过副肾动脉➡

Ⅱ型内漏的病理生理学（动脉瘤灌注来自侧支）

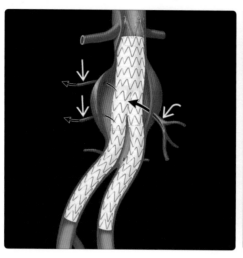

Ⅱ型内漏的病理生理学（通过 IMA 灌注引起的内漏）

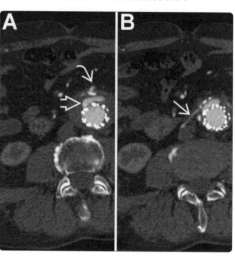

（左图）CTA 重建显示该患者内漏的病理生理学。正如红色的突出显示，SMA 可以逆行的方式灌注 IMA。结肠中动脉➡与左结肠动脉➡脾曲吻合。内漏病灶➡的出路是通过副右肾下极动脉➡。（右图）内漏修复是通过在 SMA➡中放置导管完成，将微导管从结肠中动脉➡到左结肠动脉➡而进入到 AAA 囊中，并放置弹簧圈➡

Ⅱ型内漏的病理生理学（通过 IMA 灌注引起的内漏）

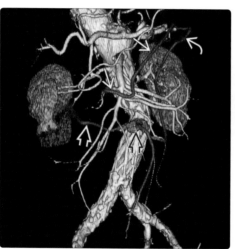

经动脉的Ⅱ型内漏修复（内漏病灶通道来自 SMA）

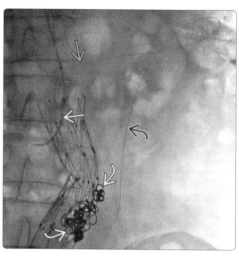

（左图）由于经导管弹簧圈栓塞并不能完全消除内漏，液体栓塞剂 Onyx 通过微导管➡被引入内漏病灶中，ONYX 铸型填充了病灶➡并延伸到副肾下极动脉➡，从而阻塞流出血流（右图）内漏修复后的 DSA，显示弹簧圈➡和 Onyx 铸型➡填充内漏病灶。左结肠动脉➡及肠系膜下动脉➡仍经结肠中动脉➡灌注，但无内漏

经动脉的Ⅱ型内漏修复（用弹簧圈和 Onyx 栓塞）

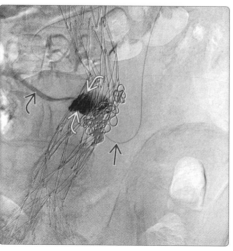

经动脉的Ⅱ型内漏修复（栓塞后的随访 DSA）

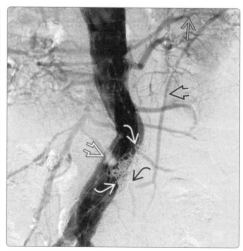

内漏修复

经腰Ⅱ型内漏修复（监测显示持续性内漏）

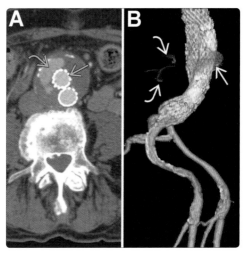

经腰Ⅱ型内漏修复
（通过 CT 引导的初始 AAA 通路）

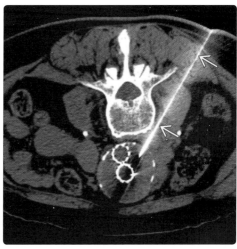

（左图）（A）横断位增强 CT 显示内漏➡毗邻内移植物的髂肢➡。（B）三维重建表明腰动脉➡是内漏➡的血流来源。系列监测 CTA 显示内漏持续存在及 AAA 囊扩大。（右图）横断位平扫 CT 显示经腰椎通道行Ⅱ型内漏修复典型的椎旁针➡使用。虽然荧光透视引导及左侧通路更为典型，CT 引导也被使用，在此例中内漏是位于右侧的

经腰Ⅱ型内漏修复（通过通道鞘管行针交换）

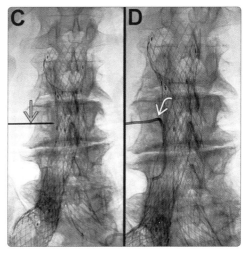

经腰椎Ⅱ型内漏修复
（使用弹簧圈及凝血酶栓塞）

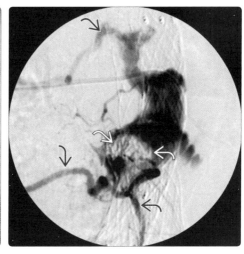

（左图）（C）在针➡进入 AAA 囊内后，取出针芯后，应该有快速的血流返出；否则，应重新改变针头的位置。（D）然后将鞘和（或）导管➡推进囊内。（右图）行 DSA 以确定内漏的程度并显示滋养血管。这种内漏有多重腰动脉供血➡。用液体和（或）机械栓塞物栓塞内漏病灶和供血血管。凝血酶和弹簧圈已被放置在内漏病灶的下半部分➡

经腰Ⅱ型内漏修复（栓塞后随访 DSA）

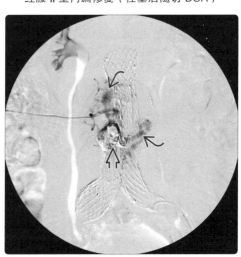

经腰Ⅱ型内漏修复（栓塞后随访 CTA）

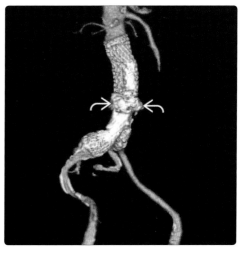

（左图）栓塞后的 DSA 显示弹簧圈➡在内漏病灶的下部。只有少量的对比剂➡进入到内漏腔，并且没有任何动脉供血造成的不透 X 线。虽然这与成功的内漏修复是一致的，但继续进行影像学随诊监测是需要的，因为复发是可能的。（右图）内漏修复后的三维重建显示栓塞剂➡与干预前 CTA 见到的内漏分布相同，腰动脉供血动脉不再存在

（左图）Ⅲ型内漏是由于内移植物的机械问题所致。可能的机械问题包括内移植物织物中的撕裂、金属支架断裂以及重叠的模块化组件➡较差的密封性或分离，如图中所示。在所有的情况下，AAA囊被重新灌注。（右图）一名EVAR术后1年伴随低血压和腹痛的患者的三维重建显示主动脉袖带➡与分叉内移植物体➡的分离和出现1个大的Ⅰ型内漏➡

Ⅲ型内漏修复：薄弱的内移植物完整性

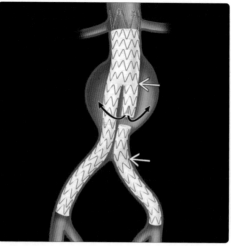

Ⅲ型内漏修复：内移植物组件分离

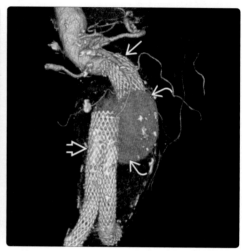

（左图）横断位增强CT显示内漏➡引起AAA破裂，主动脉周血肿可见明显对比剂外渗➡。当AAA暴露于全身血液时，具有较高的破裂风险，所有的Ⅲ型内漏必须修复。（右图）Ⅲ型内漏修复通常需要放置新的内移植物组分。经右髂支置入的冲洗导管➡行DSAE显示内漏➡，新的内移植物➡已从左侧引入，桥接分离的组件

Ⅲ型内漏修复：来自内漏的动脉瘤破裂

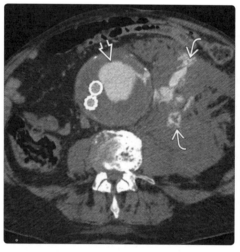

Ⅲ型内漏修复：使用DSA行内漏评估

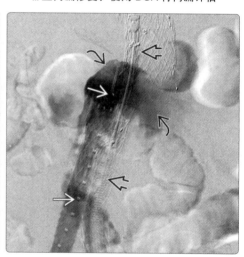

（左图）（A）主动脉-单髂转换内移植物➡伴肾上固定用于内漏修补术。放置后，内漏不再可见。（B）右髂肢已用封堵器➡密封，防止逆行再灌注。（右图）内漏修复后的冠状位CTA显示，患者也进行了股-股动脉旁路术➡，这在所有累及主动脉-单髂内移植物的病例中是需要的。现在有一个完整的内移植物➡隔绝灌注关键动脉的AAA

Ⅲ型内漏修复：主动脉-单髂转换

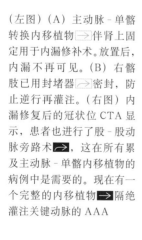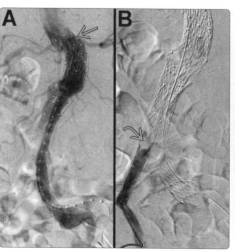

Ⅲ型内漏修复：修复后监测CTA

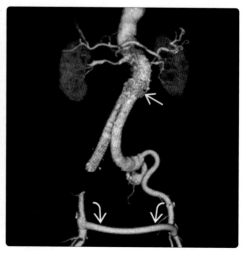

548

不确定型内漏的修复
（内漏的初始 CTA 评估）

不确定型内漏的修复
（内漏的初始 CTA 评估）

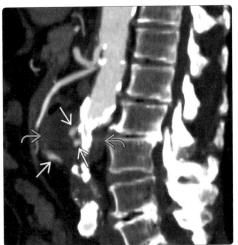

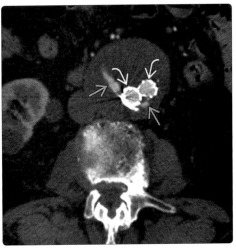

（左图）1 名接受 EVAR 治疗大双叶 AAA 的患者，1 年后的随访增强 CT 成像显示残余的 AAA 囊➡持续生长，以及在囊内有着多个对比度剂聚集灶➡。（右图）在横断位图像上，可以观察到邻近内移植体和肢➡的对比剂➡。尽管获得多平面和延迟序列的 CT 图像，同时伴有超声评价，尚不清楚哪种类型的内漏是囊持续生长的原因

不确定型内漏的修复
（内漏的初始 CTA 评估）

不确定型内漏的修复
（主动脉扩展袖口的位置）

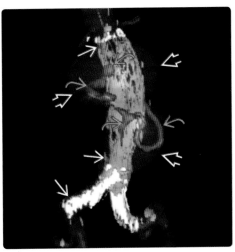

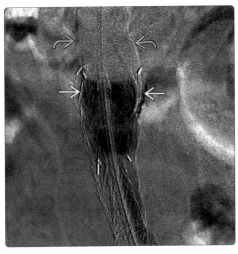

（左图）在进行内漏修复之前，对延迟期增强 CT 后处理的 3D 图像进行回顾，以便更好地制定适当的干预。这清楚地显示了内移植物➡与 AAA 囊➡之间的关系，并且在囊内显示了多个内漏对比通道➡，提示 I 型内漏。（右图）主动脉延伸袖带➡被部署在近端附着部位，并用大直径顺应性球囊➡扩张，从而最大化密封区

不确定型内漏的修复
（DSA 显示持续内漏）

不确定型内漏的修复
（使用 Onyx 胶成功治疗）

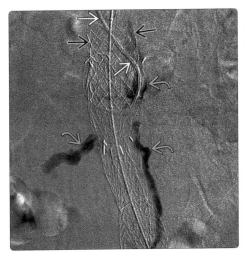

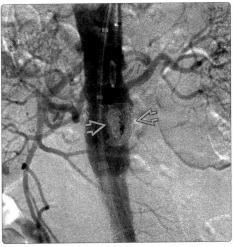

（左图）在放置和扩张主动脉延伸袖带➡后，经左肱动脉入路引入并置于近端密封区的袖带和动脉瘤颈部之间的导管➡注射对比剂。DSA 显示持续存在的内漏通道➡，如在 3D 图像上所见。（右图）Onyx 胶➡被用于栓塞 DSA 所识别的位于近端密封区内的持续存在的内漏通道，从而消除 I 型内漏

关键点

术语
- 肺栓塞（PE）分为大面积、次大面积或低风险

术前
- CT 肺动脉造影是无碘对比剂禁忌证患者诊断肺栓塞的金标准
- Wells 标准和 D- 二聚体应用于疑似 PE 的稳定患者的危险度分层

介入操作
- 治疗低风险和次大面积 PE 的主要方法是抗凝治疗
- 导管定向疗法：在伴有多并发症和大面积或次大面积 PE 且血流动力学不稳定的患者中可迅速实施
  - 机械性捣碎血栓
  - 导管定向溶栓
  - 机械捣碎与直接溶栓治疗相结合是最有效的方法

术后
- 术后患者应转入 ICU
- 每隔 4~8 小时进行入路点监测、神经检查、出血评估、纤维蛋白原、PT/PTT 复查结果
- 与全身溶栓和手术取栓相比，导管定向方法表现出较高的疗效和较少的副作用
- 据报道，导管定向治疗以血流动力学改善、低氧分辨率和出院前存活率所定义的临床成功率在大面积 PE 中高达 85.7%，在次大面积 PE 中高达 97.3%
- 手术相关并发症发生率：7.9%
  - 主要并发症发生率：2.4%

双侧栓子

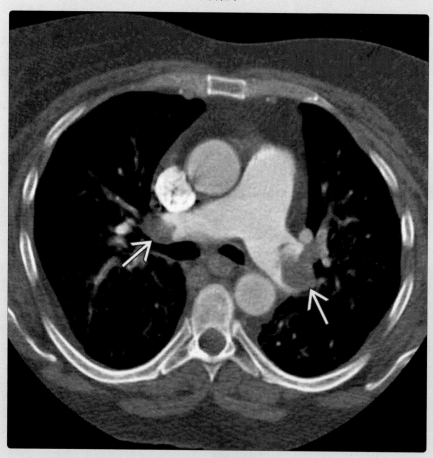

横断位增强 CT 显示主要肺动脉（PAs）➡中大的、双侧栓子。此外，应观察 CT 中肺动脉高压（扩大的肺动脉主干）、右心室应变（右心室扩张、心室间隔的扁平化或对比剂回流到 IVC/ 肝静脉）和肺梗死的征象

术 语

缩写

- 肺栓塞（PE）

定义

- 大面积 PE
  - 急性 PE 伴持续低血压（收缩压＜90)mmHg 或从基线水平下降 40mmHg＞15 分钟或无脉或持续性心动过缓＜40BPM）
  - 90 天死亡率＞50%
  - 5% 的患者为大面积 PEs
- 次大面积 PE
  - 急性 PE 无低血压
  - 估计死亡率：90 天 16%～22%
  - 右心室（RV）功能不全或心肌梗死征象
  - 40% 的患者为次大面积 PE
- 低风险 PE
  - 急性 PE 及缺乏定义为大面积或次大面积肺栓塞的临床特征
  - 死亡率在 90 天时为 15%
  - 55% 的患者为低风险 PE

概述

- 美国每年 PE 的发病人数约为 900 000
- 深静脉血栓（DVT）是 PE 最常见的病因
- PE 和 DVT 每年导致美国多达 100 000 人死亡

PE 症状

- 胸痛
- 呼吸困难
- 出汗
- 心悸
- 晕厥
- 咳嗽
- 咯血
- 下肢肿胀

诊断方法

- Wells 评分应用来计算疑似 PE 的稳定患者的危险度分级
- D- 二聚体：纤维蛋白降解产物
  - 用于中度或低预测概率的 PE 以进一步分级患者
  - D- 二聚体＞500pg/L 保证进一步检查
  - D- 二聚体在其他情况下可能升高（妊娠、风湿病、恶性肿瘤和肝脏疾病）
- CT 肺动脉成像（CTPA）在 PE 诊断中的应用
- 如果由于过敏或预先存在的情况，患者不能接受静脉造影，则可以行通气 / 灌注扫描
  低危 PE 与次大面积 PE 的治疗
- 主要的方法是抗凝治疗
- 抗凝剂可经胃肠外、口服或皮下注射给药
- 最常用的胃肠外抗凝药物是普通肝素，但它仅在短期内使用来"桥接"口服或皮下长期用药选择
- 长期用药选择包括华法林（维生素 K 拮抗剂）、新型口服抗凝剂（NOACs），如利伐沙班、阿哌沙班、达比加群或低分子肝素
  - 服抗凝剂的选择包括华法林和 NOACs
  - 华法林疗法最具成本效益，但需要定期监测患者的国际标准化比值（INR）
  - NOACs 不需要治疗监测
- 选择抗凝方案时应考虑患者的肾功能、合并症和个人偏好
- 在大面积和一些次大面积 PEs 病例中，全身剂量的溶栓药物如组织纤溶酶原激活剂（全身溶栓）或侵入性疗法是治疗所需

导管定向疗法

- 在合并多并发症且血流动力学不稳定的患者中可快速实施
- 已经发展了多种血管内治疗方法，在闭塞点直接撕裂血栓
  - 机械血栓撕裂
    - 抽吸
    - 碎片
  - 导管定向溶栓
    - 与全身溶栓相比，药理学技术导致溶栓剂量较低
    - 因溶栓后直接进入到肺动脉导致的出血事件的危险性降低
    - 目前，文献中超声辅助导管直接溶栓是否较标准导管定向溶栓有效是具有争议的
      - 在大面积和次大面积 PE 中，超声辅助导管定向溶栓（药效学技术）显示右心室 / 左心室直径比值、平均 PA 峰值收缩压和超过 48 小时的 PA 血管造影梗阻显著降低
- 机械破坏来暴露更多的血栓表面面积和直接溶栓灌注的结合是目前最有效的技术

右室功能不全的征象

- 影像
  - 右心室向左心室移位（CT 或回声比值＞0.9）
  - 房室扩张
  - 对比剂回流至下腔静脉或肝静脉
- EKG：RV 应变；缺血性应变
- 实验室检查：肌钙蛋白或 proBNP 升高

术 前

适应证

- 大面积或次大面积 PE 患者
  - 必须有足够的储备以耐受血管内治疗
  - 全身溶栓失败
  - 多并发症和不宜手术的患者
  - 患者受益于导管定向疗法，其目的在于迅速减少血栓负荷并恢复血流动力学稳定性

肺动脉：血运重建（PE 溶栓）

○ 次大面积PE患者通过导管定向治疗可以防止血栓形成进展为大面积PE，这可能导致RV衰竭和肺动脉高压

禁忌证
- 有药物溶栓禁忌证的患者可进行机械性血栓清除术
- 绝对禁忌证
  ○ 活动性内出血
  ○ 抗凝的绝对禁忌
  ○ 溶栓药物禁忌证
  ○ 近期行神经外科手术
  ○ 3个月内的脑卒中或颅内损伤
- 相对禁忌证
  ○ 6个月内脑卒中
  ○ 颅内肿瘤
  ○ 动静脉畸形
  ○ 动脉瘤
  ○ 3个月内的近期消化道出血
  ○ 出血体质或血小板减少
  ○ 未控制的高血压
  ○ 妊娠
  ○ 严重肾和（或）肝功能异常

术前准备
- 应尽事宜
  ○ 清醒镇静、镇痛和手术的知情同意、镇静和手术的风险、手术的获益、替代方案和没有完成手术的风险
  ○ 凝血研究和实验室基线（血小板计数，PT/INR，aPTT，CBC，U/A，BMP）
  ○ 左束支传导阻滞（LBBB）的心电图评价
    - 导管定向溶栓可导致右束支传导阻滞(RBBB)；因此，如果患者已有LBBB，手术可能导致完全性心脏传导阻滞
  ○ 如果患者有LBBB，可植入临时起搏器
  ○ 横断位图像的复习，如胸部CTA
  ○ 标记进入部位
- 设备
  ○ 超声及微穿刺套件
  ○ 基本血管造影套件
  ○ 7Fr血管鞘
  ○ Berman楔形导管
  ○ 交换长度的Rosen导丝和Bentson导丝
  ○ 压力传感器套件
  ○ 等渗对比剂
  ○ 超声辅助溶栓输注系统

介入操作

手术步骤
- 颈内静脉位置的无菌准备（首选部位：右颈内静脉＞左颈内静脉＞股静脉）

- 通过Seldinger技术静脉穿刺，然后用微穿刺器交换导丝，然后更换血管鞘
- 插入Berman楔形导管，然后在右心房（RA）中使气囊充气
- 将导管连接到压力传感器，以获得RA和RV压力
- 球囊导管通过三尖瓣进入RV并进入PA
- 同时获得PA压力和全身血压（循环血压袖带）
  ○ 正常RA压力：2~6mmHg
  ○ 正常RV压力（收缩期）：15~25mmHg
  ○ 正常RV压（舒张期）：8~15mmHg
  ○ 正常PA压力：8~20mmHg
  ○ 肺动脉高压：>25mmHg
- 主PA中的PA血管造影，如果PA压力升高，则应降低注射速率
  ○ 在推荐导管定向溶栓之前我们获得CTPA，通常不进行PA-gram
- 置入已充气的球囊楔形导管至靶PA
- 将交换长度Rosen导丝（支持）前进至下叶PA内
- 缩小球囊并撤出Berman楔形导管，置入输液系统，按每个厂家的规范设置，并频繁冲洗，以保证侧孔不会被堵塞
- 将鞘缝到患者身上，并将导管固定在鞘上
- 注入TPA（标准是输注总量为24mg）；通常每导管每小时注入1mg
- 经鞘注入肝素化生理盐水
- 溶栓治疗期间 ± 静脉低目标肝素方案

替代操作/治疗
- 外科
  ○ 外科血栓清除术
    - 外科的、开放方法来清除PAs的血栓
    - 也适用于需要立即治疗和（或）体外膜氧合的非常不稳定的患者
    - 外科血栓清除术具有较高的死亡率（根据患者的特点，估计为6%~46%）
- 其他
  ○ 全身溶栓
    - 包括通过外周静脉注射TPA、链激酶或尿激酶，输入全身剂量的溶栓药物，目的是溶解血栓
      □ 血液动力学不稳定的大面积PEs和某些次大面积PEs应开始全身溶栓治疗
      □ 与导管定向治疗相比，全身溶栓有更高的出血并发症风险（显著出血的估计发生率为22%，颅内出血的估计发生率为3%~5%）

术 后

应尽事宜
- 术后患者应转入ICU
- 每4小时进行进入点监测、神经检查、出血评估
- 每8小时复查纤维蛋白原，PT/PTT

PE 的 Wells 评分

标准	分数
DVT 的临床症状和体征	3
PE 为第一诊断	3
心率 > 100	1.5
卧床 > 3 天或在前 4 周行外科手术	1.5
既往有 DVT 或 PE 病史	1.5
咯血	1
恶性肿瘤	1

注：DVT= 深静脉血栓形成；PE= 肺栓塞

导管定向疗法

类型	机制
标准导管定向溶栓	药理学：将溶栓剂直接输注到血栓中
超声辅助溶栓	药理机械学：高频超声破坏血栓结构，为溶栓剂暴露更大的表面积
碎栓	机械学：通过旋转导管破碎血栓使其成为碎片
抽吸血栓清除术	机械学：血栓抽吸

- 如果纤维蛋白原 <150 但 >100，则应将 TPA 剂量减少一半；如果纤维蛋白原 <100，应停止 tPA 并用全剂量肝素替代，并应给予冷沉淀以补充纤维蛋白原
- 在全剂量的 tPA 输注后，导管可以用来测定 PA 压力，以评估治疗的即时效果
- 移除鞘，并开始每个机构的标准目标肝素方案

结　果

并发症

- 最严重的并发症
  - 主要的手术相关并发症发生率：2.4%
    - 需要输血的腹股沟血肿
    - 需要输血的非脑出血
    - 大咯血需输血
    - 肾衰竭需要血液透析
    - 心脏填塞需要手术治疗
    - 缓慢性心律失常
    - 广泛性远端栓塞
    - 脑血管出血
    - PA 穿孔
    - 死亡
- 其他并发症
  - 小的手术相关并发症发生率：7.9%
    - 腹股沟血肿，心动过缓，小咯血

预期结果

- 据报道，以血流动力学改善、低氧分辨率和出院前的存活率所定义的导管定向治疗的临床成功率在大面积 PE 中高达 85.7%，在次大面积 PE 中高达 97.3%
- 多学科快速反应小组，包括介入医师，已经在几个主要的医疗中心发展起来，以快速分诊和治疗血液动力学显著的 PEs

（左图）图像描述了 PAs（蓝色）和静脉（红色）和气管支气管树的解剖和关系。（右图）导管介导的血栓碎裂包括将猪尾导管➡推进一个近端的栓子，然后旋转以将血栓破碎全身抗凝必须在这一操作之前进行。虽然血栓碎片会造成远端栓塞，但总 PA 血流应该提高，从而降低 PA 压力

肺血管解剖

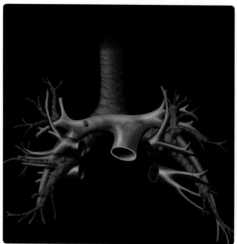

大面积左主干肺栓塞（导管介导的碎裂）

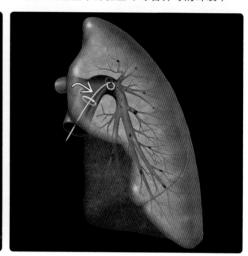

（左图）通过猪尾导管➡获得的右 PA 中的 DSA 显示一个与肺栓子一致的大的充盈缺损➡。压力测量可以通过该导管获得，以帮助辅助治疗决策。（右图）在此例中（为不同的患者），在确认足够的全身抗凝之后，6mg tPA（稀释在 30ml 生理盐水中）被快速以脉冲形式通过该导管，使其➡旋转而碎裂血栓➡。静脉注射肝素，然后继续在 ICU 治疗

右肺动脉栓子：诊断

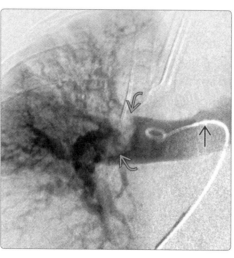

右肺动脉栓子：治疗

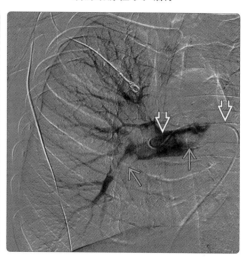

（左图）横断位 PA 增强 CT 显示一个鞍状栓子➡从主 PA 同时延伸到右➡和左➡ PAs 中。（右图）鞍状肺栓塞采用双侧导管定向溶栓治疗。一根超声辅助溶栓导管➡置于右 PA 中；一根传统的灌注导管➡置于左 PA 中。放置两个颈内静脉鞘➡以允许 2 个灌注导管的通过

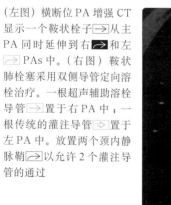

大面积鞍状肺动脉栓子（肺动脉 CT 血管成像）

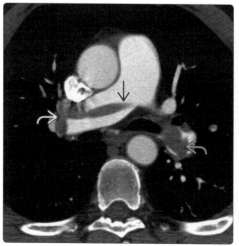

大面积鞍状肺动脉栓子（导管定向溶栓）

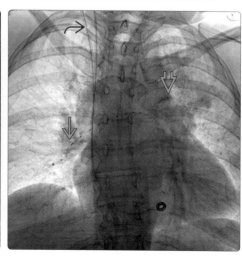

大面积肺栓塞：左肺动脉造影

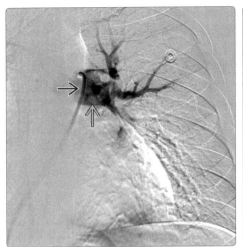

大面积肺栓塞：机械碎裂

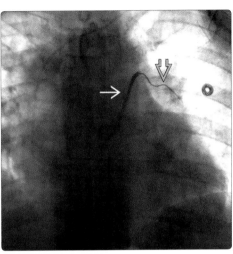

（左图）一名患有结直肠恶性肿瘤的 58 岁男性出现大面积鞍状肺栓塞。在进行肺动脉造影后，将 8Fr 鞘➡推进左侧 PA。DSA 证实左主 PA 内有显著的血栓负荷➡。（右图）静脉注射肝素后，左侧 PA 血栓的机械碎裂是通过经鞘管➡的正弦形导丝➡（可以使用猪尾导管）进行的

大面积肺栓塞：碎栓后

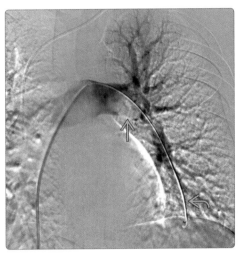

大面积肺栓塞：导管定向溶栓

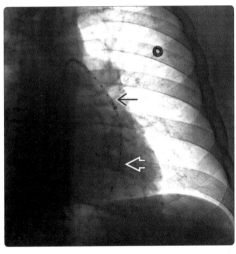

（左图）随后的肺血管造影显示左肺 PA 内的血流改善；然而，残留的血栓➡仍然存在，0.035 英寸导丝➡已通过鞘管前进到左下叶 PA 中。（右图）1 根灌注导管➡（在此例中为超声辅助）经导丝前进，tPA 灌注以 1mg/h 进行。随后轻柔撤出鞘管➡

大面积 PE：导管定向溶栓后血管造影
（动脉期）

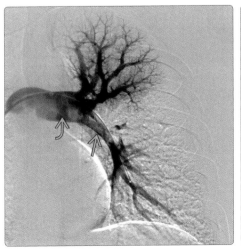

大面积 PE：导管定向溶栓后血管造影
（静脉期）

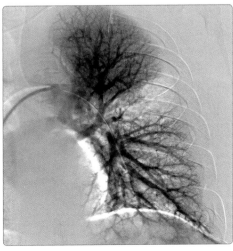

（左图）导管定向溶栓治疗 20 小时后行肺血管造影，左下叶 PA➡中仍存在大的血栓，但左主 PA➡目前已无血栓。（右图）相同肺血管造影的实质期和静脉期显示左下叶上段内的血流闭塞。确定是否继续导管定向溶栓应取决于临床征象和 PA 压力测量

关键点

术语

- 肺动静脉畸形（PAVM）
  - 肺动脉和静脉之间的高流量、低阻力的瘘管连通
  - PAVM 是反向栓塞的潜在来源；可引起中风，脑脓肿
  - 如果滋养动脉直径>3mm，应行治疗

介入操作

- 靶滋养动脉的超选择插管
- 弹簧圈盘绕和堵塞手术
- 将弹簧圈尖端置入靠近靶目标的小侧支中；允许脱垂至滋养血管中
- 在 1cm 的病灶内栓塞
- 除非有匹配的微血管封堵器，所有的封堵器应在尺寸上大 20%~50%
- 确保弹簧圈紧密且密集，以防止再通

术后

- 术后 1~3 个月行胸部 CT 重新建立基线
- AVM 栓塞后每 3~5 年进行一次随访

结果

- PAVM 栓塞并发症
  - 栓塞剂（罕见）反向栓塞进入全身动脉循环
  - 术中医源性空气栓塞（<5%）
    - 可能进入大脑，导致卒中
    - 可能进入左冠状动脉（位于前方），引起胸痛和心动过缓
  - 自限性栓塞后胸膜炎：14%~31%
- 预期结果
  - 经导管栓塞 PAVM 治疗的初始成功率>95%
  - 通常在放置弹簧圈时，高达 25% 的栓塞报道有栓塞段再通

（左图）患有遗传性出血性毛细血管扩张症（HHT）的患者的源自肺部 DSA 的 Dyna CT 三维重建显示单纯的肺动静脉畸形（PAVM），其有着单根滋养动脉和单根引流静脉。（右图）左肺动脉 DSA 显示多个栓塞弹簧圈被放置在供应 AVM 的亚段肺动脉中。AVM 的闭塞可防止可能的反向栓塞

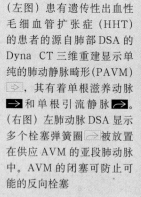
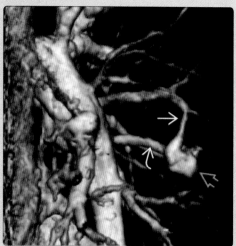

简单肺动静脉畸形

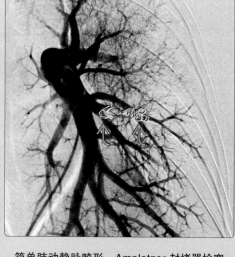

简单肺动静脉畸形：弹簧圈栓塞

（左图）一根选择性的 6Fr 鞘被置入靠近病灶 1~3cm 的一根 AVM 的滋养动脉中注意 PAVM 的引流静脉。（右图）通过将 6mm Amplatzer 封堵器装置部署到滋养动脉中，右下叶 AVM 被阻塞。通过 6Fr 长鞘行右下叶 DSA 确认闭塞

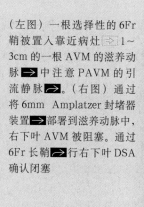
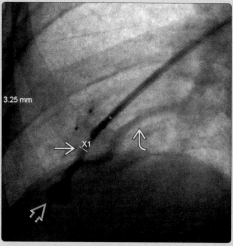

简单肺动静脉畸形

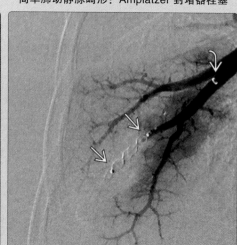

简单肺动静脉畸形：Amplatzer 封堵器栓塞

肺动脉：隔绝术（肺动静脉畸形）

术　语

定义

- 肺动静脉畸形（PAVM）：肺动脉和静脉之间的高流量、低阻力直接瘘管连通
  - 引起从右向左分流
    - 如果小则可能无症状
    - 如果较大则可能有症状
      - 肺部相关症状可能包括呼吸困难、发绀、咯血、红细胞增多症
      - PAVM 是反向栓子的潜在来源；可引起卒中，脑脓肿
  - PAVM 分类
    - 简单的 PAVM：单节段供血动脉
      - 可能有多个亚段动脉分支分布至畸形
    - 复杂的 PAVM：多节段供血动脉灌注畸形
    - 弥散 PAVM：数以百计的畸形（或更多）
      - 估计发生在 5% 的 PAVM 患者中
      - 可能需要肺移植进行治疗
  - 80%~90% 发生于遗传性出血性毛细血管扩张症患者中
  - 获得原因包括创伤、恶性肿瘤、肝肺综合征和心脏手术
- 遗传性出血性毛细血管扩张症（HHT）：常染色体显性遗传异常导致动静脉分流的发育
  - 亦称 Osler-Weber-Rendu 综合征
  - 可能影响鼻黏膜、皮、胃肠道、肺、中枢神经系统
    - 肺部表现：PAVMs
      - PAVM 发生在 15%~25% 的 HHT 患者中
      - 60% 的患有 PAVM 的 HHT 患者具有多个病灶
      - 未经治疗的 PAVM 可使患者易患脑脓肿、短暂性脑缺血发作、卒中
      - 可使用经胸超声心动图气泡实验行PAVM筛查
      - 也可以使用 CTA 进行筛查（包括肝脏以评估肝脏 AVM）
  - HHT 的 4 个主要诊断标准
    - 鼻出血（HHT 的主要症状）
      - 通过鼻出血严重程度评分来衡量
    - 毛细血管扩张／动静脉分流
    - 内脏病变
    - 直系亲属患有 HHT 的家族史
  - 根据符合的标准数量来判断 HHT 的可能性
    - 具有 3 个标准：确定
    - 具有 2 个标准：可能
    - 具有 1 个标准：不可能

术　前

适应证

- 经导管栓塞 PAVMs

- PAVM
  - 供血动脉直径>2mm 的病变（历史上>3）
    - 应根据大小进行常规栓塞
    - 30%~40% 供血血管 >3mm 的患者存在短暂性脑缺血发作、卒中或脑脓肿
    - 如果不治疗，可能会出现反向的栓子
    - 动脉供血 <3mm（显微镜下 PAVMs）
  - CT 随访 3~5 年
    - 牙科手术和 IVs 过滤器的抗生素预防治疗
- 检查
  - 肺 CTA
  - 心电图评估左束支传导阻滞
  - 标准的术前实验室检查（肌酐、凝血剂、血小板）

禁忌证

- 任何肺动脉造影：相对禁忌证
  - 左束支传导阻滞
    - 必须置入临时起搏器以预防完全性心脏传导阻滞
  - 对比剂过敏
  - 肾功能不全

术前影像学检查

- 增强 CT
  - 定位异常；描绘血管供应

术前准备

- 应尽事宜
  - 临床病史和体格检查
    - 手术适应证
      - 确定干预的适宜性和安全性
    - 患者的临床状况
      - 患者耐受手术的能力
      - PAVM 栓塞前神经系统状态的基线评估
    - 目前的药物
      - 任何抗凝血剂、抗血小板药、口服降糖药、抗高血压药
  - 过敏
    - 碘对比剂过敏
    - 镍过敏
  - 心电图
    - 左束支传导阻滞的评价
      - 如果存在左束支传导阻滞，则置入临时起搏器
  - 实验室参数
    - 电解质、肾小球滤过率（eGFR）
      - 选择正常的 Cr；eGFR>60
    - CBC
      - 血小板计数>50 000/pl
    - 凝血概况；纠正任何凝血疾病
      - INR<1.7
      - 正常 PT，部分 PTT
  - 获得书面手术知情同意
- 药物

- ◦ 清醒镇静药
  - 通常使用芬太尼／咪达唑仑
- ◦ 1%～2% 利多卡因局部麻醉
- ◦ 肝素
  - 如果患者鼻出血发生率低，则考虑肝素
  - 考虑局部剂量（50～70U/kg）
  - 抗生素预防；头孢菌素（常用）
- • 设备
  - ◦ 血管通路鞘
    - 允许根据需要更换导管
      - □ 减少进入点的局部并发症
    - 通常使用直径为 56Fr
  - ◦ 导丝
    - 初始"开始"0.035 英寸导丝（3-J 尖端）
      - □ 0.035 英寸，145cm Bentson 导丝
    - 倾斜或直头的亲水导丝
      - □ 适用于选择性动脉导管插入术
    - 尖端偏转导丝
      - □ 与猪尾／Grollman 导管一起使用，通过心腔／肺动脉
    - 硬导丝：Amplatz 或 Rosen
    - 微导丝用于同轴微导管
    - 0.14 英寸，300cm ATW 标记导丝
  - ◦ 导管
    - 用于肺 DSA 的冲洗导管
      - □ 例 如 Grollman, pigtail, Omni Flush, 7Fr Van Amman 诊断导管
    - 5Fr 选择性导管（各种设计）
      - □ 例如 Davis, Cobra
    - White Lumax 系统（Cook；Bloomington, IN）
      - □ 7Fr 导向鞘
      - □ 5Fr 倾斜尖端选择性导管
      - □ 8Fr，90cm MPA 导管
      - □ 9Fr，11cm 导引鞘
    - 5Fr 微穿刺套件
  - ◦ 微导管
    - 各种专有设计
    - 同轴用于超选择性 DSA／治疗
  - ◦ 栓塞设备
    - Amplatzer II 或 IV 血管封堵器（St. Jude Medical；North Plymouth, MN）
      - □ 不同的尺寸／配置；通过放置在目标动脉中的引导鞘输送
      - □ 以相似的方式行弹簧圈栓塞来机械地封闭靶血管
    - 栓塞弹簧圈（各种专有设计）
      - □ 可拆卸的 0.035 英寸或 0.018 英寸栓塞弹簧圈
    - 微 血管 封堵器（MVP）（Reverse Medical Corporation；Irvine, CA）
      - □ 使用微导管 2.8Fr Progreat 微导管（Terumo Corporation；Tokyo, Japan）进行输送
  - ◦ 流体／空气过滤器
    - 0.2pm 以防止气泡通过 PAVM
    - 7 英寸微孔扩展套件
  - ◦ 适配器
    - Tuohy-Borst 适配器
    - 流量开关

介入操作

患者体位／位置
- • 最佳操作方法
  - ◦ 经股静脉通路（通常为右侧）
  - ◦ 股静脉血栓形成时选择肱／颈静脉通路

手术步骤
- • 一般
  - ◦ 无菌准备／覆盖预定的进入点
    - 如果心电图显示左束支传导阻滞，植入临时起搏器
    - 使用 0.2pm 空气过滤器在整个手术过程中去除气泡
  - ◦ 给予 1% 利多卡因局部麻醉
  - ◦ 获得静脉通路；放置进入鞘
    - 放入静脉侧的所有导管必须在水中
    - 双重冲洗所有导管，以避免气泡和血凝块
    - 使用 Tuohy-Borst Y 型适配器将 4 个融合泵连接到流体／空气 7 微孔延伸式空气过滤器，以去除导管中的气泡
    - 导管无真空
  - ◦ 给予静脉注射肝素：3000～5000U 推注
  - ◦ 通过导丝引入导管（例如 Grollman）
  - ◦ 将 Grollman 导管推入右心房（RA）
    - 如果心律失常，重新调整导管／导丝位置
  - ◦ 一旦导管尖端进入右心室，必须重新定向至肺流出道／主肺动脉
    - 如果使用尖端偏转导丝，请放松张力
      - □ 轻轻旋转导管，直接进入流出道和主肺动脉
  - ◦ 测量肺动脉压；评估肺动脉高压
  - ◦ 注入非离子对比剂；获得 DSA 图像
    - 右／左肺动脉注射参数
      - □ 流速 20～22ml/s；用量 40～44ml
      - □ 流速 15ml/s；不使用非离子对比剂时用量为 30ml
      - □ 如果出现明显的肺动脉高压，则减少用量
    - 图像采集投射角度
      - □ 同侧前／后斜 45°～60°
      - □ 根据需要，AP／超选择／放大视图
      - □ 低对比度的 3D DSA
- • PAVM 的栓塞

- 使用 Lumax 导丝
- 手术完全持续冲管完成，以避免空气栓子
  - 使用 Tuohy-Borst Y 型适配器将 4 个融合泵连接到流体／空气 7 英寸微孔延伸式空气过滤器，以去除导管中的气泡
- 双重冲洗所有导管
- 进入右侧股静脉
  - 通过 0.035 英寸，145cm 的 Bentson 导丝行微穿刺交换
- 放置 9Fr，11cm 导引鞘
- 将 7Fr Grollman 或 7Fr Van Aman 诊断导管通过导引鞘从 RA 推进至肺动脉
- 跨 RA、右心室和肺动脉转换压力
  - 单侧肺动脉造影：每侧 10ml/s，总体积 20ml
- 交换长度的 Rosen 导丝以确保稳定性
- 将 7Fr Grollman 插入肺动脉中
- 撤出 Rosen 导丝并换为肺 Lumax 白色导管套件（Lumax 6Fr 套件）
- 选择导管
- 通过手动注射对比剂获得 DSA
- 高流量 MVP>5mm 和规则 MVP（1~3mm）微导管
  - 可以使用分级导丝或测量血管造影
- 测量 AVM 的直径
  - 弹簧圈／封堵器尺寸和类型是重要考虑因素
    - 尺寸过小的设备可能导致远端栓塞
    - 可以使用可拆卸弹簧圈：更精确的控制
    - 对于除 MVP 外的所有闭塞方法，相对于供血血管尺寸大 20%~50%；匹配 MVP 的血管大小
- 继续栓塞靶目标
  - 在 1cm 的病灶内栓塞
  - 栓塞锚定技术
    - 由于弹簧圈反常栓塞的风险，不应将弹簧圈直接放入 PAVM 中
    - 将弹簧圈尖端放在靠近靶目标的小侧支中；允许脱垂到供血血管
    - 确保线圈紧密且密集，以防止再通
  - 放置 Amplatzer 封堵器阻塞设备
    - 将适当大小的鞘放入供血血管中
    - 通过鞘引入 Amplatzer 装置；在靠近目标的供血血管中的位置
    - 注射对比剂确认位置
    - 通过缩回鞘来部署设备

  - 放置 MVP 闭塞设备
    - 推进 MVP-5 系统进入供血动脉
      - 微血管封堵器出鞘堵塞靶血管
      - 使用选择性血管造影（通过 Y-connector 注射 1ml 对比剂）确认位置
      - 使用分离系统部署 MVP
      - 部署后的最终血管造影以确认位置和闭塞
  - 使用 DSA 确认令人满意的栓塞结果

替代操作／治疗
- 外科肺叶切除术，全肺切除术

术 后

术后成像
- 侧位和正位胸部平片以建立新的基线
- 治疗后 1~3 个月的胸部 CT 重新建立基线
- AVM 栓塞后每 3~5 年进行一次随访

结 果

并发症
- 最严重的并发症
  - 一般
    - 心律失常
    - 心室穿孔
  - PAVM 栓塞
    - 栓塞剂／弹簧圈丢失／弹簧圈移位的反常栓塞
      - 可以移位至全身动脉循环
      - 通常可以用圈套器成功取回
    - 术中医源性空气栓塞（<5%）
      - 可能进入左冠状动脉（位于前方），引起胸痛或心动过缓
      - 可能进入脑循环，导致卒中
    - 术中医源性血栓栓塞
- 远期并发症
  - PAVM 栓塞
    - 自限后栓塞后胸膜炎：14%~31%
      - 通常发生在 48 小时内或更晚
      - 也可能作为延迟事件发生（2~4 个月）；可能有严重的胸膜炎和发热
    - 肺动脉高压（罕见）

预期结果
- 经导管栓塞后 PAVM 治疗的初始成功率>95%
- 通常在放置弹簧圈时，高达 25% 的栓塞报道栓塞段再通

（左图）HHT 患者的右肺动脉 DSA 显示在右肺底部显示 2 个独立的 PAVMs ➡。80%~90%PAVM 发生在 HHT 患者中。（右图）放大的原始 DSA 更好地展示了外侧 ➡ 和内侧 ➡ AVMs。当供血动脉直径为 3mm 时，PAVM 应该栓塞，因为存在异位栓塞的高风险，这可能导致短暂的缺血性发作、卒中或脑脓肿

遗传性出血性毛细血管扩张症
（右肺动脉 DSA）

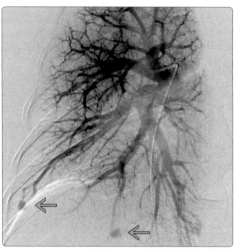

遗传性出血性毛细血管扩张症
（放大 DSA）

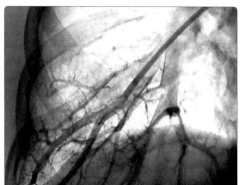

（左图）（A）内侧 AVM ➡ 的超选择性 DSA 是通过由 5Fr Kumpe 导管 ➡ 引入同轴微导管 ➡ 获得的。引导鞘 ➡ 用于提供稳定性。（B）将栓塞弹簧圈 ➡ 放置在供血动脉中，弹簧圈并相对于供血血管大 20%~25%，因为尺寸过小的弹簧圈可能潜在地造成远端栓塞。（右图）通过同轴微导管进行栓塞后的 DSA 显示弹簧圈 ➡ 处于令人满意的位置并闭塞了 PAVM

遗传性出血性毛细血管扩张症：
经导管弹簧圈栓塞术

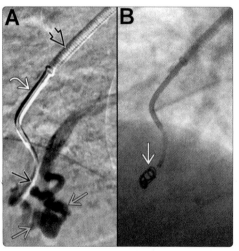

遗传性出血性毛细血管扩张症：
栓塞后（亚段 DSA）

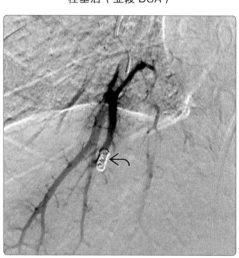

（左图）同一患者的左肺动脉 DSA 显示多个 PAVMs ➡。只有 15%~25% 的 HHT 患者同时患有 PAVMs。当它们出现时，通常是多发性的。（右图）（A）平片显示导引鞘 ➡ 已经放置在滋养基底 AVM 的亚段动脉中，对比剂已经使畸形 ➡ 显影。（B）一个 Amplatzer 封堵器 ➡ 已被放置在滋养 AVM 的动脉中，即将部署在该位置。这是弹簧圈栓塞的有效替代方案

遗传性出血性毛细血管扩张症
（左肺动脉 DSA）

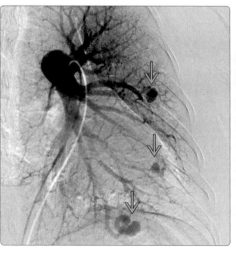

遗传性出血性毛细血管扩张症：
使用 Amplatzer 封堵器栓塞

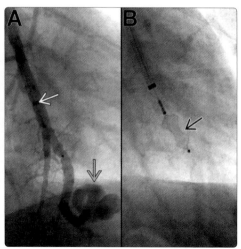

孤立性肺 AVM（左肺动脉 DSA）

孤立性肺 AVM（超选择性亚段 DSA）

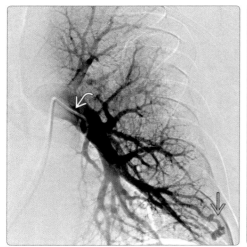

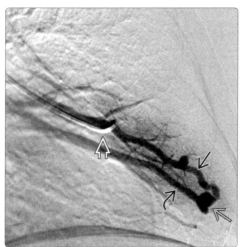

（左图）通过猪尾导管 ➡️ 获得的左肺动脉 DSA，显示左肺基底外侧的孤立性 AVM ➡️。（右图）多用途倾斜导管 ➡️ 已被选择性地引入至供应 AVM ➡️ 的亚段肺动脉中。这是一个简单的 AVM，它在单个供血肺动脉 ➡️ 和单个引流静脉 ➡️ 之间有直接的瘘管连通

孤立性 PAVM：经导管弹簧圈栓塞

孤立性肺 AVM（最终肺动脉造影）

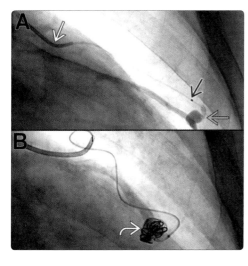

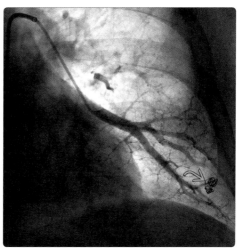

（左图）（A）平片显示同轴微导管 ➡️ 已经通过成角导管 ➡️ 引入至 AVM 远端。可以看到瘘管沟通 ➡️ 和引流静脉（B）可解脱的栓塞弹簧圈 ➡️ 被直接置于 AVM 中，这是一种次优的栓塞方法，因为它可以使弹簧圈异位栓塞进入体循环。（右图）节段性原生动脉造影显示栓塞弹簧圈 ➡️ 就位，没有 AVM 或引流静脉充盈

单个 PAVM：栓塞前（DSA）

单个 PAVM：栓塞后（DSA）

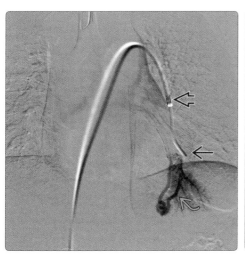

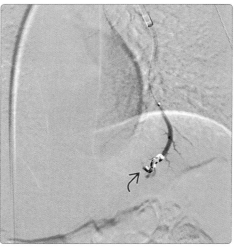

（左图）经通过导引鞘 ➡️ 的同轴 5Fr 导管 ➡️ 获得的 DSA 中，一个简单的 PAVM 被突出显示。5Fr 导管靠近供血动脉 ➡️。导管可以进一步前进，但是微导管同轴推进进入供血动脉可能允许更精确的栓塞。（右图）通过微导管部署弹簧圈 ➡️，成功地将 PAVM 的供血血管闭塞

（左图）约 5% 的 HHT 患者中出现弥漫性 PAVM ⊃，如此例右下肺动脉循环的 DSA 中所示。（右图）多次治疗后，这名 HHT 和弥漫性 PAVMs 患者显示分散的栓塞弹簧圈组⊃阻塞不同的畸形

弥漫性 PAVMs（右肺动脉 DSA）

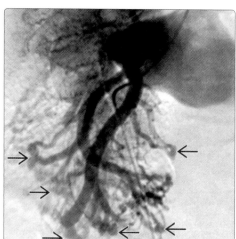

弥散性 PAVMs：栓塞后（右肺动脉 DSA）

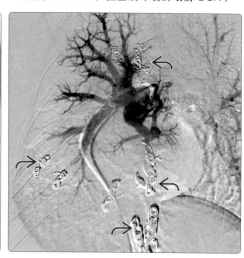

（左图）可见一个大的源自左侧后基底段肺动脉⊃的肺动脉假性动脉瘤⊃。患者是已知的静脉注射吸毒者，患有多发性肺脓肿。（右图）多用途倾斜导管➡用于选择性插管至左下肺段肺动脉⊃。获得的 DSA 图像来描绘与假性动脉瘤相关的血管解剖，用以准备经导管的弹簧圈栓塞

肺动脉假性动脉瘤（左肺动脉 DSA）

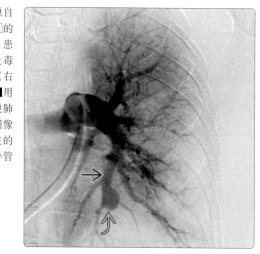

肺动脉假性动脉瘤（超选择性肺动脉 DSA）

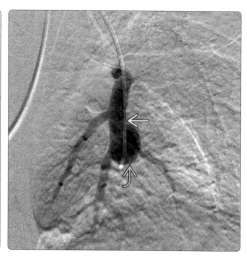

（左图）导管被推进到源自假性动脉瘤的亚段动脉分支，因此最初放置的栓塞弹簧圈➡将阻塞异常以外的血管。然后将弹簧圈延伸到近端➡假性动脉瘤中。（右图）在弹簧圈栓塞后，获得重复的左肺动脉 DSA，证实假性动脉瘤被弹簧圈⊃阻塞。无灌注的楔形区域⊃代表假性动脉瘤远端已闭塞的血管区域

肺动脉假性动脉瘤：经导管弹簧圈栓塞

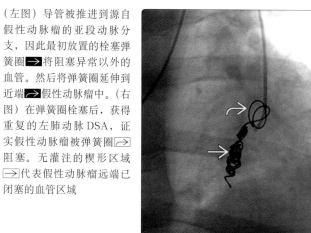

肺动脉假性动脉瘤：栓塞后（最终 DSA）

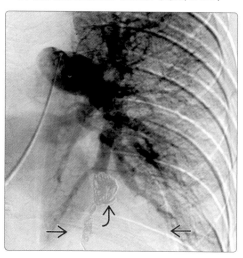

肺动脉：隔绝术（肺动静脉畸形）

第3部分 动脉介入

PAVM 误诊：初步评估（增强 CT）

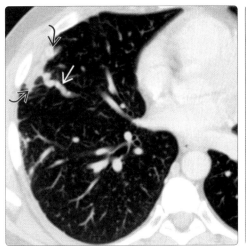

PAVM 误诊（DSA）

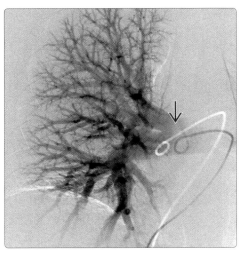

（左图）在右肺基底的前外侧部，一条匐行的血管➡️进入基于胸膜密度➡️的结节，这被认为代表了一个 PAVM。由于有一段模糊的鼻出血历史，因此怀疑 HHT。然而，患者还接受了右胸壁神经鞘瘤的预先切除术。（右图）行右肺动脉➡️ DSA 以准备 PAVM 的栓塞计划。尽管进行了多角度投射，但没有发现 AVM

PAVM 误诊（重复增强 CT 评估）

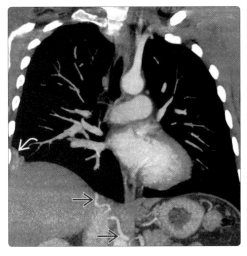

PAVM 误诊（右下膈动脉 DSA）

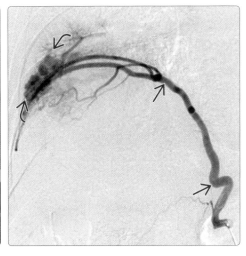

（左图）在肺 DSA 后获得胸部和上腹部的重复增强 CT。冠状位重建显示扩张、迂曲的右侧膈下动脉➡️朝向基于胸膜的异常结节➡️。（右图）随后，DSA 显示扩张的膈下动脉➡️为血管畸形➡️供血，与基于胸膜的异常灶连通，最初被认为是一个 PAVM。然而，这实际上是一个系统性肺静脉畸形

PAVM 误诊：经导管弹簧圈栓塞术

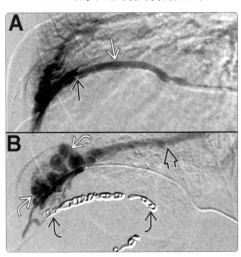

PAVM 误诊：栓塞后（DSA）

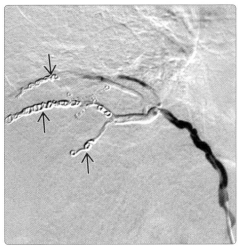

（左图）（A）通过在膈动脉较低分区➡️的微导管➡️行 DSA 显示该动脉仅导致一部分畸形。（B）将栓塞弹簧圈➡️置于下部分区后，将微导管引入上部分区，DSA 显示了大的畸形➡️和引流静脉➡️。（右图）畸形的闭塞需要弹簧圈栓塞多个膈动脉分支。栓塞后 DSA 表明弹簧圈➡️已经消除了朝向 AVM 的血流

563

关键点

术语

- 咯血：咯出来自支气管、喉、气管、肺部的血液
  - 常因为为感染、黏膜炎症、恶性肿瘤
  - 大多数患者（90%~95%）出现小量咯血，无需进行侵入性治疗
- 大咯血：24 小时内 >300ml 血液
  - 最常见的原因是继发于慢性肺部炎症或慢性肺动脉血管收缩或阻塞的支气管动脉（BA）粗大
  - 肥大的 BA 上覆盖的黏膜侵蚀导致大量出血，导致窒息

介入操作

- 术前 CTA± 支气管镜检查确定为某一侧，定位粗大的 BA，排除肺动脉源性

- 用冲洗导管行胸降主动脉造影以确定 BA 的起源、数量和病程
- 用 5Fr 导管选择性地插管至 BA 并进行动脉造影
- 同轴推进微导管以限制非靶动脉栓塞（特别是脊髓前动脉）
- 用颗粒（直径 >350pm）栓塞至近血流停滞状态

术后

- 如果继续咯血，可能需要重复 BA 栓塞（BAE）或寻找替代的非支气管动脉源，如肺动脉
  - BAE 控制出血，却不能治疗潜在的病因

结果

- 1 个月复发率 2%~27%，46 个月复发率 10%~52%
- 最严重的并发症：脊柱前动脉非靶向栓塞引起的下肢瘫痪

Cauldwell 原位支气管动脉分支：1 型 | Cauldwell 原位支气管动脉分支：2 型

（左图）图示右侧肋间动脉 - 支气管动脉共干（肋间动脉 → 支气管动脉 ⇨ 主干 ➡）和 2 支左支气管动脉 ⇨ 自 T$_{5~6}$ 水平的胸降主动脉发出。支气管动脉与气道平行，从肺门进入肺内。（右图）图示 1 支右侧肋间动脉 - 支气管动脉共干 ➡ 和 1 支左支气管动脉 ⇨ 自胸降主动脉发出。同样，支气管动脉平行于气道，从肺门进入肺内

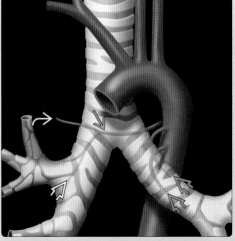
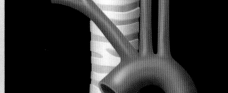

Cauldwell 原位支气管动脉分支：3 型 | Cauldwell 原位支气管动脉分支：4 型

（左图）图示 1 支右肋间动脉 - 支气管动脉共干 ➡，1 支右支气管动脉 ⇨，2 支左支气管动脉 ⇨ 自胸降主动脉发出。（右图）图示 1 支右肋间动脉 - 支气管动脉共干 ➡，1 支右支气管动脉 ⇨，和 1 支左支气管动脉 ⇨ 自胸降主动脉发出

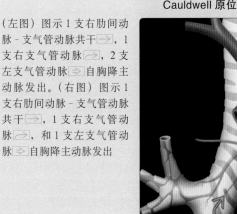
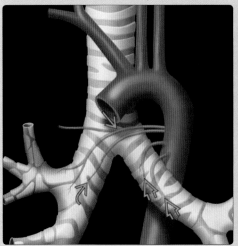
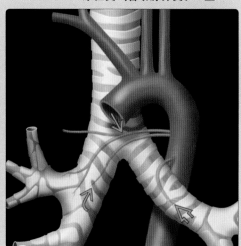

支气管动脉栓塞

术　语

定义

- 咯血：咯出源自肺部或气道的血液
  - 通常因气道上覆盖的黏膜侵蚀／出血或粗大的支气管动脉破裂引起
    - 经常由感染、黏膜炎症或恶性肿瘤引发
    - 大多数患者（90%～95%）表现为小量咯血，不需要侵入性治疗
  - 分类为大量，中量或少量
- 大咯血
  - 不同的定义
    - 最常见的：24 小时内咯血>300ml
    - 大量 = 可能危及生命
    - 潜在通气储备不良的患者可能需要较少的血液来抑制足够的通气
  - 潜在来源：通常是动脉来源，由于全身血管压力
    - 支气管动脉（90%）
      - 慢性肺动脉血管收缩（缺氧）、阻塞或慢性炎症刺激（发炎）引起的局部支气管动脉增生和粗大
    - 支气管动脉外的全身动脉（5%）
      - 常见血管包括肋间动脉、头臂动脉／锁骨下动脉分支、膈下动脉
      - 慢性炎症／充血可导致全身动脉形成侧支循环，特别是当疾病累及胸膜／胸壁时
    - 肺动脉（5%）
      - 肺动脉压力低使得大咯血不常见
      - 考虑创伤／干预病史或空洞病变
      - CTA 经常显示提示性的发现，例如 PA 动脉瘤／假性动脉瘤或沿着腔内壁的分支
  - 大咯血的病因
    - 支气管动脉／全身动脉源是常见病因
      - 慢性感染：结核病（世界范围最常见），真菌，慢性肺炎，脓肿
      - 慢性炎症状态：囊性纤维化，结节病，韦格纳肉芽肿病
      - 获得性／先天性肺动脉狭窄／闭塞
      - 恶性肿瘤
    - 肺动脉源的常见病因
      - Rasmussen 动脉瘤，脓毒性栓子，坏死性肺炎
      - 医源性／创伤性假性动脉瘤
      - 空洞性恶性肿瘤
      - 肺动静脉畸形
- 中量咯血
  - 一周中失血>100ml/d 超过 3 天
- 支气管动脉解剖：许多已知动脉数量、起源、走行的解剖学变异
  - 根据定义，支气管动脉，即使是异位起源，平行

于中央气道并自肺门进入肺部
  - 当进入支气管肺段时，通常直径<1.5mm，起始处直径减小至 0.5mm
  - 气道和外周分支供血靠近气道管腔的黏膜下神经丛，与肺动脉吻合（支气管动脉肺动脉吻合）
    - 为多个结构提供营养供应
      - 支气管
      - 膈肌／纵隔内脏胸膜
      - 隆突下淋巴结
      - 食管中部 1/3
      - 背／腹神经根（神经根动脉）
      - 主动脉血管滋养管，肺动脉／静脉
      - 脊髓（髓质动脉）："发夹"供血脊髓前动脉；通常来自右肋间动脉支气管动脉干（RICBT）
- 支气管动脉的正常／原位起源（64% 患者的 CTA）
  - 起源于 T_5~T_6 之间的胸降主动脉，在左支气管 1cm 以内穿过主动脉
    - RICBT 通常起源于主动脉内侧到后内侧，类似于肋间动脉起源
    - 右支气管动脉通常起源于主动脉内侧至前内侧，而左侧支气管动脉通常起源自主动脉前侧
  - 原位支气管动脉分支的 Cauldwell 模式（基于 150 具尸体的解剖学研究）
    - 1 型：RICBT/2 支左支气管动脉（41%）
    - 2 型：RICBT/1 支左支气管动脉（21%）
    - 3 型：RICBT/1 支右支气管动脉/2 支左支气管动脉（21%）
    - 4 型：RICBT/1 支右支气管动脉/1 支左支气管动脉（10%）
    - 5~9 型：左右支气管动脉的不同形态和数量（8%）
- 支气管动脉的异位／异常起源（36% 患者的 CTA）
  - BA 起源不是位于 T_5~T_6 水平；然而，仍然沿着主支气管进入肺部
    - 主动脉弓下表面（74%）
    - 头臂动脉／锁骨下动脉分支（10.5%）：内乳动脉，甲状颈干，锁骨下动脉，肋颈干
    - 降主动脉及其分支（8.5%）

术　前

适应证

- 大咯血
  - 急诊支气管动脉栓塞（BAE）
    - 出血控制的一线治疗
    - 临时性或姑息性措施
  - 保守治疗的死亡率高（50%～100%）
  - 明确／治愈性治疗需要手术和（或）治疗潜在肺部疾病的药物治疗
- 中度咯血，反复发作
  - 紧急 BAE 适用于出血控制

- 轻度咯血
  - 对保守治疗有抗药性的慢性或缓慢加重
  - 任何影响气道／通气的咯血

禁忌证
- 非支气管动脉来源咯血
  - 非支气管动脉全身侧支或肺动脉
  - 上气道来源
- 血管造影常见禁忌证

术前影像学检查
- 胸部 CTA
  - 通常为 BAE 之前的护理标准
    - 减少 BAE 失败、外科手术干预率
  - 复习范围和位置的基础病理学
    - 针对局灶性或单侧病变的评估
    - 单侧磨玻璃不透明阴影可能提示一侧出血
  - 复习粗大支气管动脉的解剖结构
    - 原位和异位支气管动脉的大小，数量和起源
  - 复习非支气管动脉系统动脉的解剖结构
    - 胸膜增厚或粗大曲折的胸膜外血管可能表明为非支气管动脉全身动脉供血
    - 非支气管动脉全身动脉不在支气管附近的肺门进入肺内
  - 复习肺动脉来源的证据
    - 多见于空洞性肺部病变
    - CTA 经常显示提示性发现，如 PA 动脉瘤／假性动脉瘤或沿着腔内壁的分支
- 支气管镜检查
  - 有助于确定出血侧
    - 评估上气道和中央支气管
  - 局部治疗是可能的
    - 激光凝固，凝血酶治疗
    - 输注血管活性剂

术前准备
- 应尽事宜
  - 临床病史和体格检查
    - 基础肺病理学的详细信息（包括病因，一向性和局灶性）
    - 局部症状（例如肺部出血的"咕噜"感）
    - 已知的近期创伤／肺部手术或肺动脉导管插管术／介入史
    - 大咯血和 BAE 的既往病史
    - 目前用药
      - 特别是抗凝剂，抗血小板药，口服降糖药（如二甲双胍），抗高血压药
  - 气道状况
    - 基线和当前呼吸状况；需要通气优化／保护
    - 如果有任何气道受损的迹象，则气管插管
      - 预防气道内血液所致的肺溺
  - 过敏

- 特别是乳胶，碘化对比剂，利多卡因，镇静药物和氯己定
  - 实验室参数
    - 电解质，肾小球滤过率（eGFR）
      - 选择正常的 Cr；eGFR＞60
    - 全血细胞计数（CBC）
      - 血小板计数＞50 000/pl
    - 凝血概况
      - 国际标准化比率（INR）＜1.5
  - 知情同意，手术具体过程
    - 讨论非靶向栓塞的潜在副作用，包括瘫痪，对比剂肾病，不完全治疗／复发性咯血（BAE 不能治疗潜在的病因）
- 设备
  - 导管
    - 血管造影冲洗导管
      - 猪尾冲洗导管
    - 反向弯曲选择性导管
    - Mikaelson，Simmons-1，选择性 SOS
    - Forward-engaging 选择性导管
      - Cobra，LEV1，Headhunter
    - 高流量微导管
  - 血管鞘
    - 长（45~50cm）5/6Fr 直鞘非常有助于导管稳定性和迂曲支气管动脉的插管
    - 有助于便利 CFA 中的导管交换
  - 栓塞剂
    - 颗粒（球形栓子）
      - 直颗粒大小＞350pm，通常用于降低通过连接到肺动脉／静脉的微分支或供血其他纵隔结构的小分支的风险
      - 混合栓塞剂与对比剂；使得在栓塞期过程中可视化
    - 弹簧圈
      - 可能偶尔用于颗粒状栓塞物反流至非预期靶目标（特别是当栓塞非支气管动脉全身动脉时）
      - 通常不用于支气管动脉栓塞，因为其栓塞了血管近端，阻碍了将来的介入治疗
      - 在治疗肺动脉动脉瘤／假性动脉瘤时可能有用
    - 正丁基 -2- 氰基丙烯酸酯（NBCA）"胶"可能是更有效的栓塞剂

介入操作

手术步骤
- 复习之前的 CTA／横断位图像
  - 确定粗大 BA 的位置／数量
- 获得股动脉通路；放置鞘管
  - 到达胸主动脉的长直鞘可以提供有益的稳定性
- 引入血管造影冲洗导管；置于横胸主动脉或降胸主

动脉
- 进行 DSA 胸部血管造影
  - 确定支气管动脉起源／数量／走形
    - 显示粗大的支气管动脉
  - 可显示全身动脉侧支
    - 这些可能需要颗粒栓塞
    - 是否常规栓塞存在侧支的全身血管或仅在 BAE 栓塞失败后进行，有不同的观点
  - 如果在以前的血管造影或 CTA 中有可用的详细血管解剖，主动脉造影可能是不必要的
- 交换选择性导管为冲洗导管
- 选择性支气管动脉插管
  - 获得 DSA 支气管动脉造影图像
    - 仔细分析图像明确动脉解剖
      - 隔绝脊髓前动脉（ASA）的可能性
      - 在 5%～10% 的病例中，ASA 起源于 RICBT
      - 在斜位图像见上覆盖脊髓腹侧的薄"发夹"血管
      - 确定是否有明显的动静脉分流
- 通过选择性导管引入微导管
  - 获得重复 DSA 支气管动脉造影
    - 确认导管尖端位置对于支气管动脉栓塞是否满意
      - 足够远以避免反流到胸主动脉
      - 超出脊髓前动脉，如果存在的话
- 通过微导管输注栓塞剂
  - 球形栓子（350～500pm）优于弹簧圈
    - 弹簧圈阻碍复发性咯血的未来 BAE
    - 在栓塞期间缓慢输注
      - 避免反流／非靶向栓塞
    - 栓塞到"血流近乎停滞"
      - 支气管动脉顺行血流最小化，血管床消失
      - 最大限度地减少回流至动脉来源
- 获得完成后的 DSA 支气管动脉造影
- 去除导管／鞘；安全止血

发现和报告
- 血管造影发现咯血
  - 粗大、迂曲的支气管动脉
  - 血管过多／新生血管
  - 支气管动脉假性动脉瘤
  - 支气管动脉 - 肺动脉分流
  - 溢出（很少见）
  - 全身侧支分流
    - 当病理累及胸膜／胸壁时发生
    - 可能是复发性咯血的重要来源

术 后

应尽事宜
- 详细的神经系统检查
  - 非靶向脊柱动脉栓塞的评估
- 术后临床随访
  - 如果持续咯血，可能需要重复 BAE 或寻找替代的非支气管动脉来源，如肺动脉
- 对引起咯血的潜在肺部疾病进行适当的医学／手术治疗
  - BAE 控制出血；不能治疗潜在的病因

结 果

问题
- 复发性咯血
  - 复发性咯血／栓塞失败的原因
    - 栓塞不全，血管再通，侧支血管血运再通，疾病进展
  - 某些疾病的复发率较高
    - 曲霉菌病，肺结核，囊性纤维化，肿瘤

并发症
- 最严重的并发症
  - 横贯性脊髓炎，瘫痪（1.4%～6.5%）
    - 通过延髓动脉分支非靶向栓塞脊髓前动脉
- 即刻／围手术期并发症
  - 栓塞的并发症，通常是短暂的
    - 胸痛（24%～91%）
      - 通常由于肋间和胸壁动脉分支的栓塞
    - 吞咽困难（0.7%～18%）
      - 由于非靶向栓塞支气管动脉的食管分支
  - 进入点并发症
    - 血肿，假性动脉瘤，动静脉瘘
  - 导管相关血管损伤
    - 支气管动脉夹层、穿孔或闭塞
    - 通常是自限性的或临床后果有限
  - 对比剂反应／肾病
- 远期并发症
  - 支气管缺血引起的支气管坏死
  - 肺梗塞
    - 肺动脉闭塞或支气管动脉肺动脉分流的风险增加

预期结果
- 技术成功（>90%）
- 临床成功：咯血控制／停止
  - 1 个月复发率：2%～27%
  - 长期复发（最长 46 个月）：10%～52%
    - 咯血复发可以进行重复 BAE

（左图）使用猪尾导管行胸降主动脉放大 DSA 更好的显示了粗大的右肋间动脉支气管动脉干 ➡。第 2 右支气管动脉 ➡ 和左支气管动脉隐约可见 ➡。（右图）使用 5Fr 导管 ➡ 行右侧肋间动脉支气管动脉干选择性动脉造影，显示右肺内 ➡ 血管过多

典型的支气管动脉栓塞

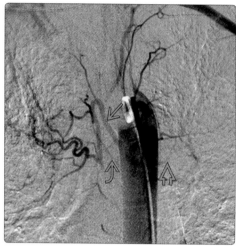

典型的支气管动脉栓塞

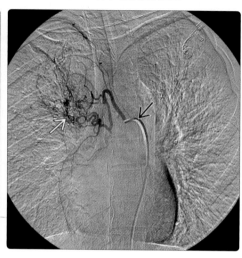

（左图）右支气管动脉的动脉造影显示颗粒栓塞后的微导管 ➡。肺血管 ➡ 明显减少，支气管动脉 ➡ 血流停滞。肋间动脉的早期分支仍然是开放的 ➡。（右图）另一患者，这种"发夹"脊髓前动脉仅在非靶分支的弹簧圈栓塞 ➡ 后才变得明显，这改变了左肋间动脉支气管动脉内 ➡ 的血流动力学。手术结束

典型的支气管动脉栓塞

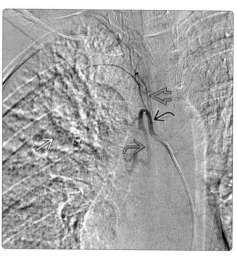

脊髓前动脉（更大的 Adamkiewicz 根动脉）

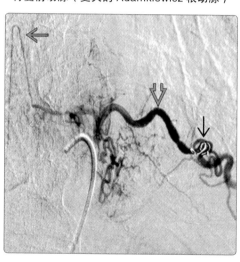

（左图）患有囊性纤维化患者的咯血导致支气管动脉栓塞（BAE）。1 根 5Fr Mikaelson 导管 ➡ 已经进入右肋间动脉支气管动脉，突出肋间动脉 ➡ 和支气管动脉分支 ➡。可见血管过多和血管迂曲 ➡。（右图）在颗粒栓塞过程中获得的图像显示微导管 ➡ 超过肋间动脉分支和顺行血流 ➡。由于导管位置良好，回流至非靶血管是极不可能的

肋间动脉支气管动脉栓塞（诊断性造影）

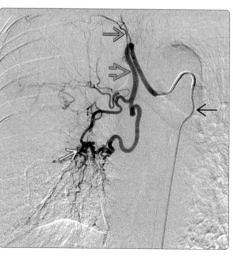

肋间动脉支气管动脉栓塞
（通过微导管行颗粒输注）

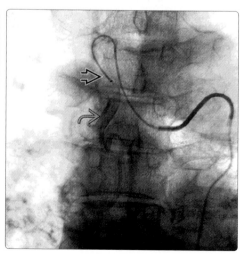

支气管动脉栓塞术（胸降主动脉造影）

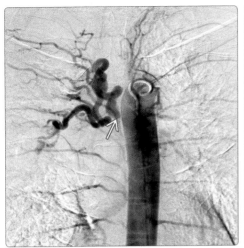

支气管动脉栓塞术（选择性右支气管动脉 DSA）

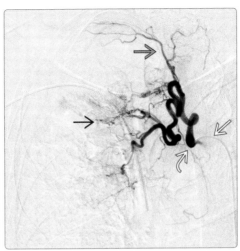

（左图）使用猪尾导管行胸降主动脉造影显示粗大的右肋间动脉支气管动脉干（RICBT）➡。主动脉造影将作为支气管动脉的选择性插管的参考。（右图）猪尾导管已更换为选择性 5Fr 导管➡用来行 RICBT ➡选择性插管。除肥大外➡，支气管动脉远端分支表现为充血。肋间动脉分支沿肋骨走行➡

支气管动脉栓塞术后（通过同轴微导管行 DSA）

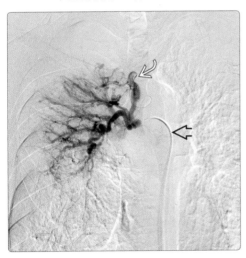

支气管动脉栓塞术（支气管动脉栓塞后 DSA）

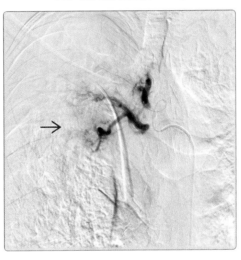

（左图）放大 DSA 显示 1 根微导管➡已经同轴地通过 5Fr 导管➡推进并且定位在支气管动脉更远处中以准备输注栓塞剂。（右图）通过微导管使用 300~500pm 球形栓塞颗粒栓塞后的 DSA 显示远端分支充盈减少，实质血管床减少，对比剂停滞➡。当这些现象出现时，应该是栓塞的终点

胸廓内动脉侧支形成（诊断的）

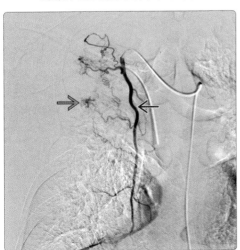

胸廓内动脉侧支形成（栓塞后）

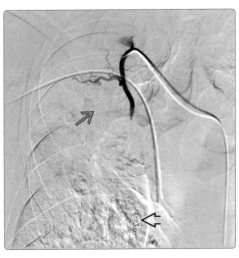

（左图）右胸廓内动脉（ITA）➡的选择性插管显示多个区域的肺血管增生，表明侧支形成➡。这通常发生在累及胸膜表面的弥漫性慢性炎症病程中。（右图）右侧 ITA 栓塞后显示"近乎停滞"，伴随右肺实质异常减少➡。栓塞弹簧圈➡放置在 ITA 尾侧，以防止栓塞颗粒在输注期间向 ITA 远端往下移动

支气管动脉栓塞

（左图）右支气管动脉➡血管造影显示在咯血时通常出现粗大和血管过多。此外，还有一条小的、迂曲的侧支血管➡，向右侧肺尖往头侧移行。（右图）以正常形态发自部分显影的右锁骨下动脉➾的肋颈干➡选择性 DSA 表明，其是标记在支气管动脉造影上的侧支血管的来源。右支气管动脉➡的一部分显影

体循环侧支循环
（选择性右支气管动脉 DSA）

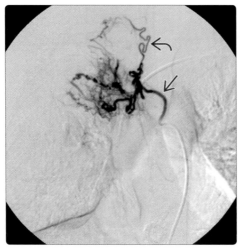

体循环侧支循环（选择性肋颈干 DSA）

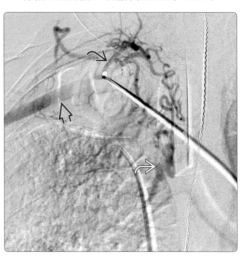

（左图）DSA 显示微导管➡亚选择性地定位在与支气管动脉➡连通的全身侧支动脉中➡。此时更多的远端支气管动脉显影。体循环侧支循环可能是复发性咯血的主要来源。当疾病累及胸膜和（或）胸壁时，会发生这种侧支循环。（右图）支气管动脉区域侧支循环的粒子栓塞造成了支气管动脉远端的停滞➡

体循环侧支循环（通过同轴微导管行 DSA）

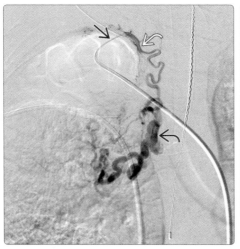

体循环侧支循环（侧支栓塞后 DSA）

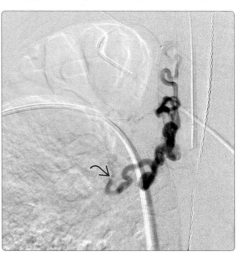

（左图）放大 DSA 显示右支气管动脉➡分支中的微导管➡。栓塞弹簧圈➡被放置在连通支气管动脉和体循环侧支之间的最大血管中。（右图）通过体循环侧支的颗粒栓塞和体循环 - 支气管动脉通路的弹簧圈栓塞后获得重复的支气管动脉 DSA。侧支没有充盈，并且支气管动脉"近乎停滞"➡。咯血消失

体循环侧支循环（体循环连接弹簧圈栓塞）

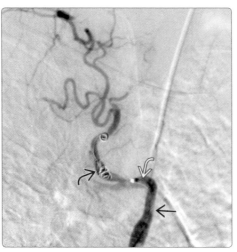

体循环侧支循环（粒子栓塞后 DSA）

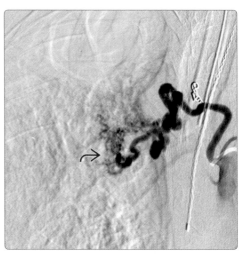

支气管动脉假性动脉瘤
（胸主动脉 DSA 造影）

支气管动脉假性动脉瘤
（选择性右支气管动脉 DSA）

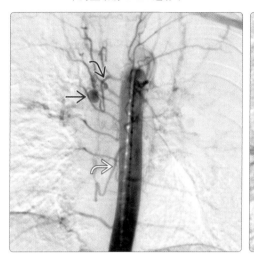

（左图）主动脉造影显示一个源自粗大的右支气管动脉➡️的假性动脉瘤➡️，另一支大的支气管动脉➡️供应右下肺区域。初始胸主动脉造影可用于咯血的血管造影评估，因为它可以确定支气管动脉的数量、起源和走行。（右图）选择性右支气管动脉造影显示假性动脉瘤➡️和动脉分支模式。这可作为随后栓塞的指导

支气管动脉假性动脉瘤
（通过微导管进行弹簧圈栓塞）

支气管动脉假性动脉瘤
（支气管动脉栓塞后 DSA）

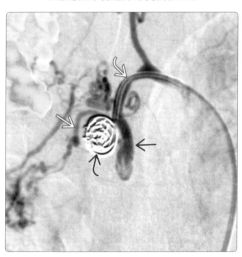

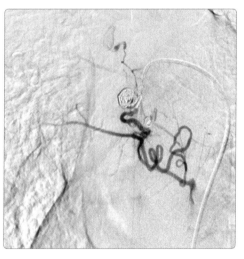

（左图）通过选择性导管➡️，将微导管置于假性动脉瘤中并引入弹簧圈➡️，同时保留动脉树近端➡️和远端➡️。在没有动脉瘤的情况下弹簧圈通常不用于 BAE，如果出现咯血，其会阻碍重复栓塞。（右图）同一名患者 2 年后出现复发性咯血。重复支气管动脉血管造影显示闭塞性动脉瘤和 1 支开通的支气管动脉。咯血通过颗粒栓塞得到控制

异常支气管动脉起源（术前增强 CT 评估）

异常支气管动脉起源
（选择性支气管动脉 DSA）

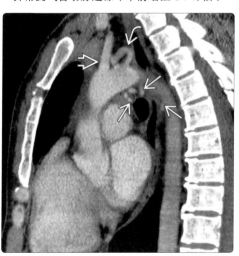

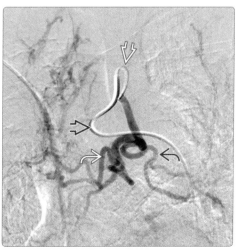

（左图）CT 显示由胸主动脉弓发出的扩张的支气管动脉➡️，位于无名动脉➡️远侧并且向下走行➡️以供应气道。支气管动脉在 30%~40% 的个体中具有异常起源。CTA 可用于显示变异解剖结构。（右图）DSA 显示 1 根 Simmons 导管➡️在垂直的支气管动脉主干中，微导管➡️指向下方，为颗粒栓塞。粗大的动脉分为右侧➡️和左侧➡️分支

第 4 部分
肿瘤介入

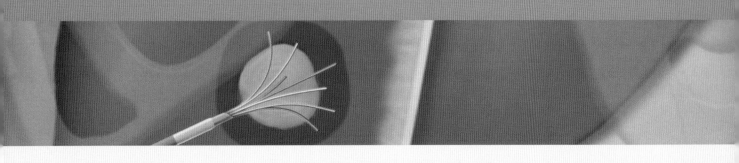

关键点

术语
- 消融：直接运用化学或温度方法针对局部肿瘤，达到消除或破坏实质肿瘤
- 热沉积效应：周围血管的血流冷却组织从而限制消融效果

介入操作
- 适应证
  - 治愈性、姑息治疗、减容：明确目的
- 肺肿瘤选择
  - 如果多于一个肿瘤病灶，选择进展最快的、最大的或症状最明显的一个病灶
  - 一次介入疗程只做一侧肺
- 一次疗程通畅治疗不超过 3 个肿瘤病灶
- 肝肿瘤选择：确定危险器官（肺、纵隔、胆囊、肠道等）和计划缓和手段

- 在边缘性 LFTs 的肝脏，消融比 TACE/TARE 容易
- 肾肿瘤选择
  - 体积或正常肾实质的损失通常不足以影响整体肾功能
  - 大小：肿瘤 <4cm（stage 1A）比更大的肿瘤有更高的完全缓解率

术后
- 肿瘤消融大小是治疗成功的非理想标志
- 在随访影像上，缺乏强化与肿瘤坏死相关
- 在连续图像上的肿物体积进行性减小，是治疗成功的很好的标志

结果
- 肝肾肿瘤≤3cm 的病变 90% 可获得完全消融
- 肺肿瘤 <2cm 的病变 78% 可获得完全缓解或治愈

（左图）以治愈为目的的消融是消融整个病灶 → 加上安全边缘 →。对肺和肝推荐的上限是 10mm，对肾的推荐上限是 5mm。（右图）美国每 10 万人群中原发性肝癌的发生率（蓝色）和死亡率（红色），1975 年发生率和死亡率基本相同，而发生率上升的同时，死亡率相对下降

经皮热消融图示

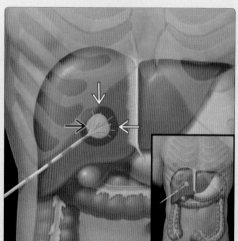

原发性肝癌流行病学

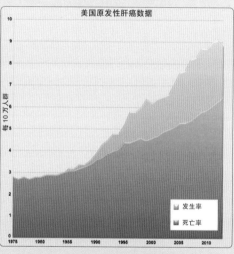

美国原发性肝癌数据

（左图）美国每 10 万人群原发性肺癌的发生率（蓝色）和死亡率（红色），显示死亡率基本不变或下降，发生率明显增加，这主要是因为早期诊断和早期治疗。（右图）美国每 10 万人群原发性肾癌的发生率（蓝色）和死亡率（红色），显示发生率和死亡率在 20 世纪 90 年代早期基本稳定，后来逐渐下降

原发性肾癌流行病学

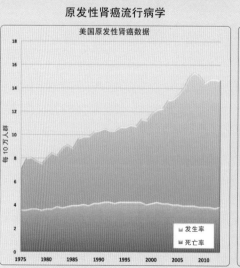

美国原发性肾癌数据

原发性肺癌流行病学

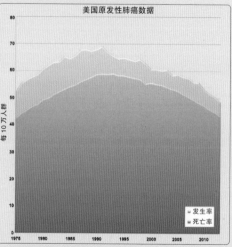

美国原发性肺癌数据

术 语

定义

- 消融：肿块的靶向摧毁，通常通过采用高温或低温实现
  - 热消融术（热）及冷冻消融术（冷）
- 总生存率（OS）：从疾病如肿瘤的诊断或治疗开始，直到任何原因导致的死亡的时间
  - 通常用平均值 ± 标准差表示
- 肿瘤特异生存（CSS）：肿瘤等疾病从诊断或治疗开始，直到该疾病致死的时间
  - 死于其他原因的患者不用此参数计算
- 无进展生存期：从特定时间点（通常是治疗）开始，患者没有疾病进展的时间
- 进展时间：从特定时间点（通常是治疗）开始，到患者出现进展的时间
  - 死亡者排除在外
- 无疾病生存期（DFS）：治疗后，直到患者死亡或出现疾病复发证据的时间
- 肿瘤流行病学
  - 肺癌
    - 世界范围内最常见的新诊断的原发性实体肿瘤
    - 发生率：北美地区每 10 万人中，60.4 例新发肿瘤
    - 死亡率：每年每 10 万人中 45 例归因死亡
    - 最常发生于 60~70 岁
    - 肺是继发肿瘤最容易累及的部位
  - 肝癌
    - 肝细胞癌
      - 最常见的肝恶性肿瘤
      - 世界范围内第 6 大最常见新诊断原发恶性肿瘤
      - 发生率：北美地区每 10 万人中，8.4 例新发恶性肿瘤
      - 死亡率：每年每 10 万人中 6.3 例归因死亡
    - 结直肠肿瘤转移
      - 肝脏是最常见部位
      - 结肠癌是世界范围内第 3 最常见的新诊断实体肿瘤
      - 发生率：北美地区每 10 万人中，38.9 例新发恶性肿瘤
      - 死亡率：每年每 10 万人中 14.7 例归因死亡
      - 切除或消融结直肠癌转移灶可提高肿瘤特异生存期
  - 肾癌
    - 肾细胞癌
      - 最常见的肾恶性肿瘤
      - 世界范围内第 12 位最常见的新诊断原发恶性肿瘤
      - 发生率：北美地区每 10 万人中，15.9 例新发

恶性肿瘤
      - 死亡率：每年每 10 万人中 5 例归因死亡
      - 1A 期患者长期肿瘤特异生存率是 95%~98%

消融方式

- 射频消融（RFA）
  - 物理
    - 依靠组织间电子传导产热
    - 封闭通路是传导的必要条件，身体作为阻抗体
    - 直接的射频产热
      - 发生在射频针的毫米范围内
    - 热传导
      - 为热传递更远，好的温度传导性对于大范围消融至关重要
      - 组织快速碳化（脱水）增加了阻抗，开放电路，限制了消融区域
      - 慢的、逐步的升温比快速升温更有效
    - 常用电流频率 400~500kHz
  - 缺点
    - 依靠组织的温度传导，消融范围不规则
    - 碳化限制了有效性
    - 热沉积效应
      - 周围血管的血流冷却组织，限制有效性
    - 电阻抗（而不是温度）调节系统可能延长总体手术时间和增加消融范围
    - 单极系统需要接地垫
    - 可能需要缓慢而长时间的治疗来有效杀灭肿瘤
- 微波消融（MWA）
  - 物理
    - 依靠电介质加热
      - 施加变化电磁场于不完美的电介质（组织），迫使组织中水分子振荡
      - 水分子在电磁场中振荡出相
      - 摩擦能量损失产热
      - 高水含量 = 更好的热吸收和传导 = 更大消融范围
    - 频率通常在 30MHz~30GHz
    - 相对电容率：材料对电磁场的接受程度（容量）
      - 电容率越低，从源通过组织发散的能量越少
      - 低相对电容率：骨骼、脾
      - 高相对电容率：肌肉、肺、肝
    - 有效传导性：组织吸收微波能量的能力
      - 传导性越低，局部聚集温度能量越高，电极周围消融越有效；但是设定频率下的穿透性越小
      - 低传导性：骨骼、肺、肝
      - 高传导性：肌肉、血液、脾
  - 优势
    - 由于不依赖组织的温度传导性，消融范围更可控
    - 能够通过和加热任何温度或水含量的组织

- 造成更大范围的活动性加热，不容易产生热沉积
- 不需要地极垫
- 冷冻消融
  - 物理
    - 依靠 Joules-Thomson 效应
      - 压缩气体在双腔电极内循环
      - 电极内气体释放使压力突然下降
      - 因而发生的温度下降，冷却周围组织
    - 过程由交替发生的组织冰冻和融解组成（通常是 10 分、8 分、10 分）
    - 多种细胞死亡模式：细胞膜破裂，凋亡，血管内血栓形成／缺血坏死
    - 氩气或氮气／液是必要成分
    - 每个电极有特征性的等温线（相同温度下的大小和表面形状）
    - 电极温度降至 −150℃
    - 温泵效应：邻近血管可能升高温度从而限制消融边界
  - 优势
    - 耐受性好（疼痛轻）
    - 高水平数据支持其在肾肿瘤消融的作用优于射频和微波（效率更高）
    - 前瞻性数据显示有效性堪比标准治疗（肾部分切除）
    - CT（超声或核磁）引导下"冰球"可见
      - 0℃ 等温线出现（非致命）
      - 致命等温线（−20℃）至 2~3mm 在"冰球"内可见
    - 操作者可通过改变多个电极的方向塑造不规则的消融范围
  - 缺点
    - 由于可能需要多个电极，更昂贵
    - 系统需要提供气体和储存

术 前

适应证

- 一般适应证
  - 消融目标
    - 治愈：在潜在可治愈病例的完全消融
      - 1A 期肾癌
      - ≤3cm 的肝细胞癌
      - ≤3cm 的肺癌
    - 姑息：治疗指标肿瘤获得症状缓解或控制迫在眉睫的症状
    - 减瘤：肿瘤细胞减少或控制病变进展
      - 有时是增强全身化疗的效果
- 肺
  - 非小细胞肺癌
    - 肿瘤 <3cm：完全消融的目标或治愈

- 金标准仍然是外科手术
  - 更大的切除范围
  - 结节切除
  - 组织诊断
- 对于更大的肿瘤，立体定向放疗(SBRT)在结果、病变进展和生存率上相似或优于射频／微波
- 对于小的肿瘤（<2cm）消融和 SBRT 相似
- 至少需要 1cm 的消融边缘（针状范围）
  - 转移灶
    - 外科切除和消融有相似的生存受益
      - 已有转移病变；因而结节切除和组织诊断不具优势
    - 消融可重复
    - 需要至少 5cm 的消融边缘（圆形病变）
- 肝脏
  - 肝细胞癌
    - 3cm 以下病变潜在可治愈
      - 与外科切除有相同的总体生存期
    - 使肿瘤降级至米兰标准以内
    - 维持患者至移植标准
  - 不可切除的肝转移灶
    - 低负荷的结直肠癌转移患者可由消融获益
      - 总生存期与外科切除相似
    - 其他单个肝转移可能通过消融获益，但缺乏高水平证据支持
- 肾
  - 肾细胞癌
  - 肿瘤 <4cm（1A 期）的目标是治愈
  - 对于肿瘤在 4~10cm，病变仅限于器官内，无淋巴结或远处转移者
    - 增加了技术复杂性
    - 常常需要多针或分期（2 次操作）
    - 不完全治疗可能性增加
      - 如果生长缓慢，可安全的再次治疗
  - 数据显示冷冻治疗比消融或微波有更好的效果
  - 对于 1A 期，冷冻在总体生存期和肿瘤特异生存上与外科手术相当
    - 死亡率低于外科

禁忌证

- 肺
  - 预计生存期 <6 个月（由于其他基础疾病）
  - 严重的潜在肺病：无进展生存期短
  - 以往肺部手术或临界肺功能储备
  - 不可纠正的凝血功能障碍
  - 活动性感染
  - 无经皮路径
  - 与纵隔或肺门、大血管相邻或连接
- 肝脏
  - 预计生存期 <6 个月

- ○ Child-Pugh 分级 C 级的肝硬化
- ○ 功能状态＞东部协作肿瘤组（ECOG）2
- ○ 活动性感染
- ○ 失代偿的肝病
- ○ 胆管或主要的血管受侵
- ○ 明显的肝外病变
- ○ 不可纠正的凝血功能障碍
- ○ 无经皮路径
- 肾
  - ○ 预计生存期＜1 年（特别对于小的肿瘤）
  - ○ 不可纠正的凝血功能障碍
  - ○ 盆腔附近的大肿瘤：集合系统或大血管损伤的风险
    - 通过输尿管支架或肾盂灌注能够保护输尿管或集合系统
  - ○ 有肾静脉受侵或局部淋巴结侵犯的肾细胞癌
    - 晚期：消融从来不是治愈性的
    - 外科手术可以是治愈性的
  - ○ 活动性感染
  - ○ 无经皮路径

术前准备

- 应尽事宜
  - ○ 临床病史和体格检查
    - 评价指征和目标
    - 回顾患者用药
      - □ 暂停抗凝和抗血小板用药
    - 心脏起搏器或除颤仪
      - □ 射频或微波术前咨询电生理学家，以保证手术安全
      - □ 也可能需要消融后咨询
      - □ 冷冻消融则不必要
  - ○ 知情同意
    - 同患者和家属详细讨论风险、获益和可能的不良反应
    - 消融后综合征
      - □ 肿瘤坏死导致的炎症反应
      - □ 与发热、不适和厌食相关
    - 不完全的肿瘤消融
  - ○ 肺特异性知情同意
    - 轻到中度的疼痛，特别是邻近胸膜的病变（通常口服止痛药可控）
    - 轻度的自限性发热
    - 气胸：20%～30% 的发生风险
      - □ 可能需要闭式引流
    - 出血，咯血
    - 支气管胸膜瘘
      - □ 可能需要胸腔引流或外科干预
    - 感染或脓肿形成
    - 空气栓塞
  - ○ 肝特异性知情同意

- 出血
- 肠道、胆囊和膈损伤
- 感染或脓肿
  - □ 胆肠吻合情况下最容易发生（60%～80%）
- 胆管损伤（0.1%～1%），通常没有临床症状
- 针道种植（极罕见）
  - □ 退针时进行针道消融可预防
- ○ 肾特异性知情同意
  - 需要治疗的出血（3%～4%）
  - 尿道损伤
  - 非目标器官的损伤（小肠、肾上腺、生殖股神经或肋间神经）
  - 生殖股神经和肋间神经损伤可导致疼痛、感觉异常或肌肉松弛
    - □ 通常数日或数周缓解
- ○ 肺肿瘤／患者选择
  - 通常情况下，患者可以耐受肺穿刺活检，则也可以进行消融
  - 肺功能：所就诊患者通常是不适合外科手术者
    - □ FEV 或 DLCO 没有更低限制
    - □ 患者能否能够仰卧或俯卧接受操作
    - □ 原则上不需要全麻；但对于呼吸困难可能出现并发症，严重的肺病等，可能需要全麻
  - 肿瘤选择
    - □ 如果多于一个病灶，选择生长最迅速、最大或症状最明显的病灶
    - □ 每次治疗仅治疗一侧肺
    - □ 每次治疗不超过三个病灶
    - □ 大小：＜3cm 者结果最好
    - □ 部位：周围病灶血管并发症风险低
    - □ 消融与亚叶切除和放疗的 OS 相似
    - □ 亚叶切除的局部肿瘤控制率优于消融或放疗
- ○ 肝肿瘤／患者选择
  - ECOG 状态＜3
  - 肝功能检查（LFTs）
    - □ 通常总胆红素应＜4
    - □ 胆红素、AST 和 ALT 的变化趋势与绝对值同样重要
    - □ 数值应当考虑患者 ECOG 状态
    - □ 肿瘤标志物；术前和术后数值帮助评价治疗反应
  - 消融肿瘤选择
    - □ 对于＜3cm 的单个肿瘤是外科部分切除术之外的主要治疗方式
    - □ 部位：确定危险结构和制定针对措施（肺、膈、胆囊、肠道等）
  - 其他治疗选择：TACE 或 TARE
    - □ 对于临界肝功能储备的肝，TACE/TARE 比消融更困难

- 更大或更多病灶的选择
  - 肾肿瘤患者选择
    - 肾功能试验
      - 正常肾实质的损失通常不至于影响整体肾功能
      - 对于单个病灶、既往外科手术或移植后患者，消融是更理想的选择
    - 消融肿瘤选择
      - 大小：肿瘤 <4cm（1A 期）有更好的完全反应率
      - 更大的肿瘤需要多次治疗
      - 部位：非中心部位有更高的完全反应率
      - 对于治愈目标，肿瘤应局限于肾，在 Gerota 筋膜之内，并且没有血管侵犯
- 药物治疗
  - 麻醉
    - 1% 利多卡因局麻
    - 静脉中度镇静
      - 常用芬太尼、咪达唑仑和哌替啶
      - 如果需要患者跟随呼吸指令，术前需要考虑时间和深度
    - 如果要用丙泊酚和全麻，需要麻醉科协助
    - 如果能在中度镇静下安全完成手术，这种麻醉方式的镇静风险和术后恢复对患者是最有利的
  - 术前用药
    - 肝：神经内分泌转移瘤的消融推荐用奥曲肽术前预防
    - 肾：肾上腺邻近的消融推荐 α 和 β 受体阻滞剂
  - 预防性抗生素
    - 肺：没有数据显示受益
    - 肝：以往胆管插管或手术
      - 增加术后感染和脓肿风险
      - 需要术前或术后抗生素
    - 肾：没有数据显示受益

介入操作

基础影像和计划

- 基础影像确定体位、目标、到达途径和角度、针数和水气分离的需要
  - 原始诊断扫描后的变化评价
  - 根据发现，改变计划方式、途径、针数
    - 肿瘤现比邻结构是否需要保护
  - 评价计划路径和障碍
    - 肠道、胸膜或器官是否妨碍针道
      - 如有妨碍，重新摆位和重复计划扫描

插针 / 定位

- 在皮肤上标记进针位置
- 标准无菌技术准备和铺单
- 准备手术台，确认消融设备可用和正常工作
  - 对冷冻消融，在盐水碗中测试探针

- 确保没有气体泄漏
- 确保冰球形成和融解
- 在进针部位局麻皮肤
- 用 #11 手术刀片切开皮肤
- 用 CT 透视下激光引导系统
  - 插入针数厘米后再次扫描
  - 调整角度和深度
  - 重复上述步骤，逐步进针
  - 置针与理想的消融位置，覆盖目标和消融范围
    - 肺和肝的消融边缘是 1cm
    - 肾的消融边缘 0.5cm
  - 如果是多针，保持针间平行，相距 2cm 内

额外的操作

- 分离
  - 水分离
    - 将 21G 针置于目标和非目标器官之间
    - 注入盐水（冷冻消融）或无菌用水（射频或微波消融）
    - 间断监测确保足够的分离
  - 空气分离
    - 将腰穿针置于目标和非目标器官之间
    - 空气用来保护非依赖性的结构
  - 医源性气胸
    - 在消融针布针后保护胸壁
  - 冷冻针在冰冻时"粘"住靶病变，用来把肾拖拉或扭转离开非目标器官

患者和治疗的术中监测

- 监测生命体征和镇静深度
  - 麻醉应根据需要进行滴定
    - 冷冻的止痛需求通常比较低
- 治疗
  - 射频
    - 周期时间根据所用系统和组织类型各异，一般在 6~12 分钟
    - 可能需要 2 个以上的周期来覆盖肿瘤和其周围边界
    - 消融终点在不同厂商间是不同的，主要决定于温度、阻抗等
  - 微波
    - 循环时间取决于肿瘤体积和预定消融范围，一般在 6~12 分钟
      - 大体积通常意味着增加能量和治疗时间
  - 冷冻
    - 一般的周期包括 10 分钟冰冻和随后 8 分钟解冻
    - 通常进行 2 个周期
  - 不管什么设备，都要在过程中用影像连续监测治疗
    - 合适覆盖范围的评估
    - 评估有效性，减少非靶器官损伤

经皮肿瘤消融

治疗后影像

- 一旦消融完成，移除探针，清洁局部区域，放置敷料
  - 对冷冻消融，直到温度高于10℃时才能移除射频针
  - 对肺部消融，推荐用标准的闭塞石油装置
- 获得术后扫描
  - 确认有效消融
    - 评估冷冻消融"冰球"可见性
  - 确认没有并发症（通常是出血或气胸）

复原

- 监测患者至少2小时，注意疼痛的发生、出血征象或气胸
- 对肺部消融，术后影像应确保
  - 如果术中无气胸
    - 术后1~3小时获取胸片，阴性则可让患者出院
  - 如果术中出现气胸
    - 大的、进展性或有症状的气胸，置入胸腔闭式引流
    - 小的、稳定的或无症状气胸，可让患者出院
- 对于肝肾消融，术后影像不必要
  - 如出现出血征象，考虑CT

规避事项

- 烫伤
  - 肺
    - 肋间神经
      - 用水分离、医源性气胸（在置入消融针后），将消融目标移离这些结构
    - 空气栓塞
      - 尽管特别罕见，很难避免，注意肺静脉大小和位置和决定是否治疗特殊肿瘤可能有帮助
  - 肝
    - 胆管树、主要血管
      - 热沉积效应保护血管不收热损伤
      - 胆管损伤少见（0.1%~1%），通常不明显
      - 消融肝门区肿瘤时谨慎操作，可有助于减少损伤较大胆管的风险，这些较大胆管损伤的临床表现更明显
    - 胆囊、邻近的肠管、肾、肾上腺、膈、神经
      - 周围/包膜下消融可以在水分离和必要调整下安全的进行
      - 消融前改变体位可以通过重力移动有风险的非靶结构远离消融区域
  - 肾
    - 输尿管
      - 如果输尿管可能在消融范围内，应该在术前用内支架置入予以保护
    - 腹膜、髂股神经、腰大肌
      - 患者体位也可帮助避免非靶结构损伤

替代操作 / 治疗

- 放射学

- 肝
  - 如果没有安全的经皮途径达到或治疗肝内孤立病变，可以考虑包括经动脉途径的其他选择
  - 化疗栓塞
  - 放射性栓塞（Y-90栓塞或选择性动脉内放疗）
- 外科
  - 肺
    - 外科切除
      - 肺切除术与楔形切除术
      - 选择消融的患者通常已不适合外科手术
    - 外放射治疗
  - 肝
    - 肝移植
    - 外科切除
      - 选择消融的患者通常已被认为不适合外科手术
    - 外放射治疗
      - SBRT
    - 开腹或腹腔镜下辅助消融
  - 肾
    - 外科切除
    - 开腹／腹腔镜消融

术 后

应尽事宜

- 安排连续的随访影像
- 安排临床随访预约
  - 存在术后疼痛和并发症时
  - 常规随访或讨论后续影像

随访

- 肿瘤消融体积不是治疗成功的好标志
  - 然而，消融区域需要大于肿瘤以获得足够的消融边界
- 随访影像上强化的缺失与肿瘤坏死相关
  - 提供最准确的反应比较
- 肺
  - 消融后至少三个月进行第一次随访
    - 特别是用PET/CT进行随访时，因为炎症可能导致假阳性
  - 必要时再次消融
  - 靶病变在连续随访CT上必须逐渐缩小
  - 根据肿瘤来源，可以在临床随访时获得各种血液肿瘤标志物，并与术前比较评价治疗有效性
    - 例如，结直肠癌转移＝CEA；卵巢癌转移＝CA-125；乳腺癌＝CA15-3／CA27.29等
- 肝
  - 1~2个月，选择增强MR检查
    - 如果患者不能进行增强MR，也可以接受增强CT
  - 肝原发和继发恶性肿瘤中，血液肿瘤标志物也都有助于评估治疗效果

- 除了肺以外列出的还有：HCC=AFP；神经内分泌转移瘤 = 嗜铬粒蛋白 A；胰腺癌 =CA199 等
- 在肝的治疗随访中重要的有：血清肝功能，包括总胆红素、AST、ALT、碱性磷酸酶
- 如果术后患者因症状复诊（如疼痛、疲乏、发热等），这些检查可帮助判断这些问题的原因

- 肾
  ◦ 推荐 3，6，9 个月和每年的随访
  ◦ 由于生长缓慢，残余病灶可能出现较晚
  ◦ 有肾癌病史且新发肾癌风险较高患者，应考虑长期每年的随访

结 果

并发症

- 最严重的并发症
  ◦ 危及生命的出血
    - 患者血流动力学不稳定时应考虑血管造影或外科协助
- 即刻／围手术期并发症
  ◦ 疼痛：常可在出院前很好的控制
  ◦ 肺
    - 出血：咯血很常见，通常为自限性
    - 气胸：自限性，除非有症状，一般不需处理
  ◦ 肝和肾
    - 出血：术后 CT 评估
- 远期性并发症
  ◦ 肺
    - 气胸，脓肿，穿刺道肿瘤种植（极罕见）
  ◦ 肝

- 胆管狭窄，脓肿，穿刺道肿瘤种植（极罕见）
  ◦ 肾
    - 尿道狭窄，皮神经损伤（感觉异常）
- 其他并发症
  ◦ 消融后综合征
    - 消融术后 2~10 天出现的全身炎症反应
    - 自限性发热，肌痛，疲乏
      □ 退热药治疗发热

预期结果

- 肺
  ◦ 肿瘤 <2cm 可完全消融，反应率 >80%
  ◦ 转移：对于 <3cm 的病灶，经皮消融的结果与外科手术非常相似
- 肝
  ◦ 早期 HCC（单个结节 <3cm 和 Child A 级）
    - 3 年和 5 年生存率分别是 89% 和 61%
  ◦ 多发病灶和 Child 分级差提示预后不佳
  ◦ 转移（总体）
    - 3 年和 5 年 DFS 分别是 30.4% 和 23.9%
    - 外科手术 3 年和 5 年 DFS 相对由于消融，分别是 45.2% 和 39.7%
- 肾
  ◦ 肿瘤 <4cm（1A 期）5 年 DFS 率在 97%
    - 与标准治疗，肾根治术相似
  ◦ 肿瘤在 4~10cm 间，病灶限于肾内，没有淋巴结或远处转移或血管侵犯者（1B 期）
    - 5 年 DFS 为 84%~97%
    - 由于生长速度缓慢，在可行情况下，重复治疗常常很成功

冷冻物理学

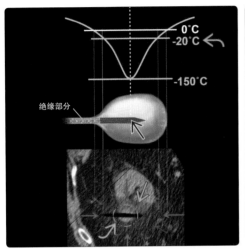

重叠消融（3cm）

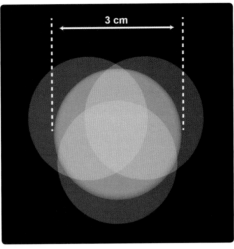

（左图）氩气在针内突然解压，冷却周围组织 → （Joules-Thomson效应）。冰球（红箭头）显示了零度等温线 →，2mm之内为−20℃ → 致死温度线。（右图）消融体积必需经过多枚消融针或进行重叠消融，从而覆盖整个目标区域。3cm有效消融直径的针需要3次重叠消融来覆盖3cm的病灶

重叠消融（4cm）

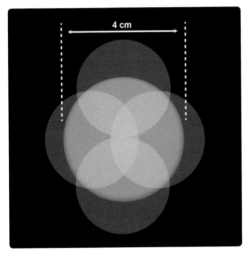

重叠消融（CT容积软件）

上方

外侧　　　内侧

下方

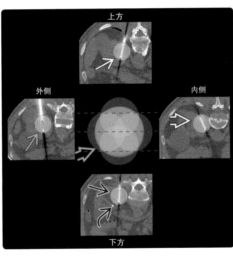

（左图）3cm有效消融直径的针需要4次重叠消融来覆盖4cm的病灶。（右图）CT显示位于肿瘤边缘上方 →、外侧 →、内侧 → 和下方 → 的4根消融针。合适的布针可以达到几何学覆盖和足够的边缘。刚好可以看到保护集合系统的肾输尿管支架 →

冰球

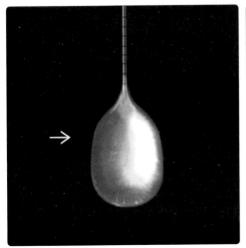

射频消融

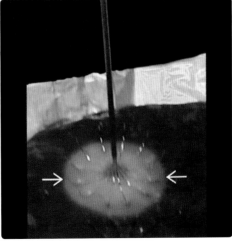

（左图）体外冰球的形成演示。卵圆形的冰球 → 代表0℃等温线，这对组织来说并非致死。致死的零下20℃等温线在可见冰球的2mm内。（右图）显示体内消融针。消融区域 → 仅延伸至针外2~3mm，因此有效的消融需要肿瘤被消融针完全覆盖

（左图）64 岁男性结肠癌转移至左下肺的单个病灶➡️。多学科会诊后推荐消融，因证据显示对于小于 3cm 的病灶消融和外科手术的总体生存期相似。（右图）微波消融术中 CT 显示消融针➡️穿透病灶。可见病灶周围晕征➡️，代表了消融边缘

结肠癌单个转移灶（CT 定位）

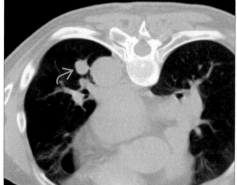

（布针和消融）

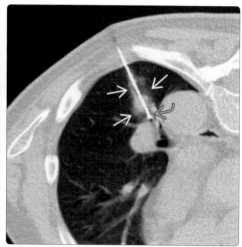

（左图）消融后即时图像显示通过病灶的针道➡️。周围可见毛玻璃影的消融边缘➡️。（右图）62 岁女性横断位 CT 可见左肺乳腺癌单个转移灶➡️。病灶比邻心包➡️和主动脉➡️。多学科会诊建议经皮消融

结肠癌单个转移灶（消融术后）

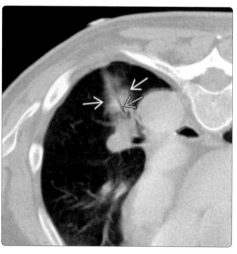

消融术中冠脉动脉空气栓塞（CT 定位）

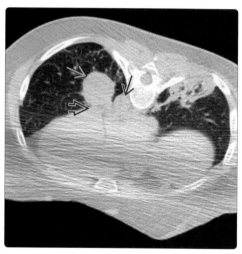

（左图）消融针尖➡️在病灶远端边缘，远离主动脉➡️和心包➡️。（右图）术中 CT 显示气胸➡️和左室空气➡️，以及冠脉左降支➡️。心电图改变在注射肾上腺素后缓解。患者完全康复，考虑为正压下空气自支气管进入肺静脉

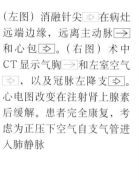

消融术中冠脉动脉空气栓塞（布针和消融）

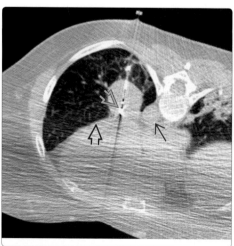

消融术中冠脉动脉空气栓塞（术中 CT）

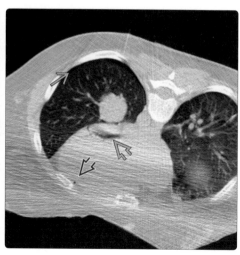

外科术后边缘子宫癌复发（CT 定位）

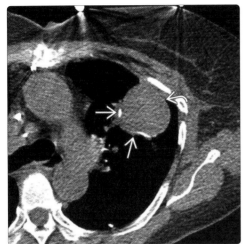

外科术后边缘子宫癌复发（布针和消融）

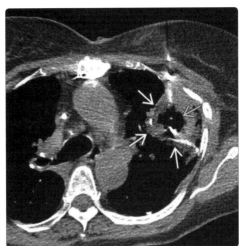

（左图）76 岁女性子宫癌单发转移左上肺切除术后的横断位 CT 显示切口边缘局部复发➡️。肿块比邻壁层胸膜➡️。（右图）术中微波消融显示气体在病灶内聚集➡️，这个征象提示虽然高温达到，但是不能保证有效的消融。重叠消融是确保足够消融边缘的必要手段➡️

囊腺癌转移灶（CT 定位）

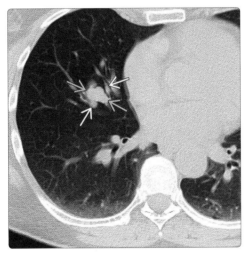

囊腺癌转移灶（布针与消融）

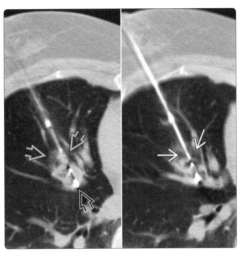

（左图）46 岁女性囊腺癌转移至肺，术前横断位 CT 显示 2cm 实性病灶➡️被肺血管➡️包绕。（右图）因为临近血管，热沉积效应需要考虑。大号微波消融针➡️沿病灶长轴置入。在消融中，病灶周围出现毛玻璃影➡️，肿瘤自身变成更低密度➡️

结肠癌转移灶（CT 定位）

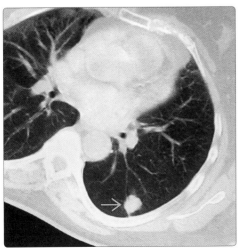

结肠癌转移灶（布针和消融）

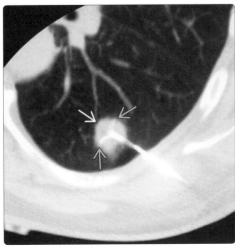

（左图）72 岁老年男性原发性结肠癌结肠切除术后 3 年的横断位 CT。左下肺可见一新发 2cm 的结节➡️。决定采取积极治疗并建议消融治疗。（右图）射频术中 CT。可见伞形射频针的爪➡️位于目标病灶内➡️。进行了 15 分钟基于阻抗的消融

结肠癌转移（2个月随访）

结肠癌转移（6个月随访）

（左图）这位72岁男性消融2个月后平扫CT显示目标病灶➡️完全被消融边缘包绕➡️。（右图）该患者消融术后6个月随访CT显示之前消融的左下肺病灶基本完全消失➡️；然而右下肺出现了一个1.5cm的新病灶➡️

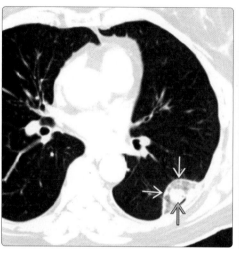
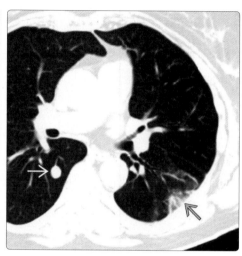

非小细胞肺癌（肺泡出血）

非小细胞肺癌（随访PET/CT）

（左图）一个非手术适应证的吸烟患者可见PET阳性的2.3cm病灶➡️（上图和中图）。在布针（底部图）过程中发生了肺泡出血➡️，激活针后通过热凝固效应止血。（右图）同一患者3个月后的PET/CT显示治疗后病灶➡️（上图）FDG摄取减少，但出现新的纵隔处摄取➡️（底部图）。6个月的PET/CT两个病灶均无FDG摄取，提示纵隔病变是炎症反应，表现类似于复发或转移

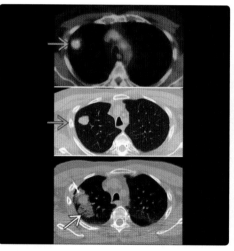
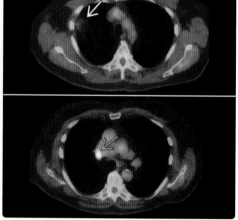

原发性肺癌射频消融（随访PET/CT）

黑色素瘤转移

（左图）一个2cm的高代谢肺肿瘤➡️进行射频消融。3个月随访PET/CT显示环状病变，有轻度代谢增加➡️，符合消融后炎症改变。（右图）一个5cm的黑色素瘤转移灶➡️，尽管受益存疑，多学科会诊建议消融治疗（上图）。多次重叠消融伴随了肺泡出血➡️的并发症（中图）。3个月后随访显示了病灶完全坏死和空洞形成➡️（下图）

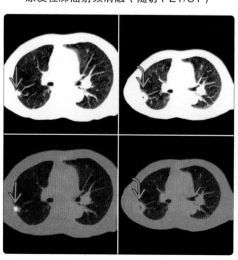
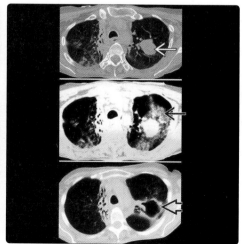

肝肿瘤消融（病灶超声表现）

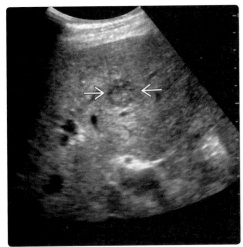

肝肿瘤消融（超声引导下射频消融）

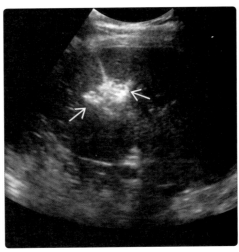

（左图）一个结肠癌肝内单发转移的72岁男性患者的横断位超声图像。肝左叶可见单个低回声病灶➡。（右图）射频术中超声病灶显示。初始针的放置对阳性结果至关重要。一旦启动消融后，气泡➡的形成干扰观察，使图像模糊，难以再次定位

CT 引导下肝癌微波消融（布针与定位）

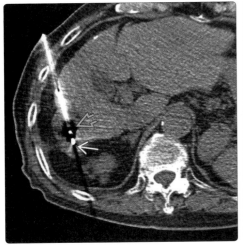

CT 引导下肝癌微波消融（消融后图像）

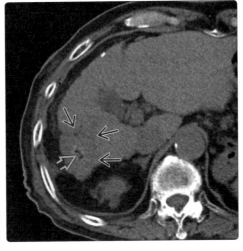

（左图）肝硬化和AFP为640的66岁男性诊断为第Ⅳ段肝细胞癌。微波针沿病灶长轴置入，针尖➡位于病灶远端边缘。可见空洞➡，但与超声不同，CT下图像不受影响。（右图）消融后CT显示肿瘤部位残留气体➡。相对低密度环绕肿瘤提示消融区域➡很好的覆盖肿瘤

结肠癌肝转移（超声引导下布针）

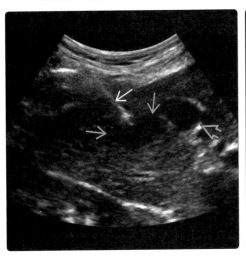

结肠癌肝转移（仅针尖至病灶远端边缘）

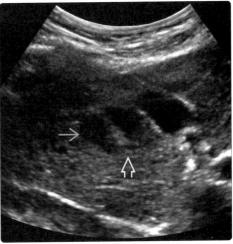

（左图）一个与胆囊➡相邻的病灶为靶病变。针尖➡进入病灶近端表面，与病灶周围距离相等➡。需注意邻近胆囊的非靶消融可能。（右图）微波针进至针尖➡达病灶远端边缘➡。无论哪种方式，消融边界不超过针尖外2~5mm。正确的初始超声引导下定位布针是首要的，消融可以产生影响成像的气体

（左图）一位69岁有肝硬化患者的横断位PET/CT。超声发现紧邻下腔静脉的2cm肝细胞癌。PET/CT显示高代谢灶➡️。通过升高的AFP确诊。由于病灶靠近下腔静脉，不能外科手术切除。（右图）射频术中CT。射频针通过下肺➡️和跨过长段肝到达下腔静脉➡️附近的病灶

肝细胞癌射频消融（PET阳性病变）

肝细胞癌射频消融（布针和消融）

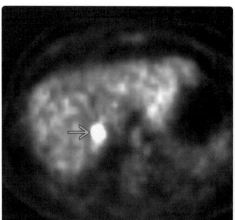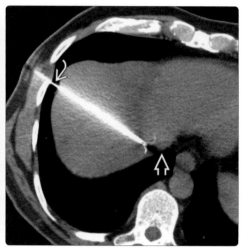

（左图）2个月随访增强CT显示病灶➡️完全坏死，该病灶位于下腔静脉➡️和肝右静脉➡️之间。由于热沉积效应阻碍病灶受热，靠近大血管的病变有较高的复发风险。（右图）3个月随访PET/CT显示既往高摄取病灶➡️已完全缺乏摄取。尽管如此，长期随访还是必须的。邻近大血管增加了疾病复发的风险

肝细胞癌射频消融（随访CT）

肝细胞癌射频消融（随访PET/CT）

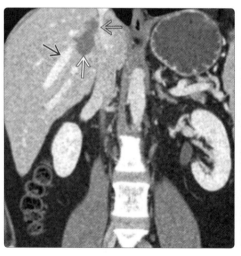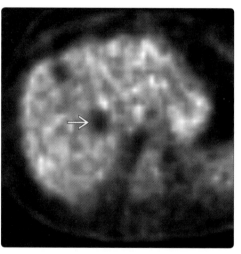

（左图）一个2cm的结直肠癌转移灶➡️紧邻肝中静脉➡️。为了消除热沉积效应，消融中用一球囊➡️置于肝中静脉充盈后阻断血流。（右图）伞形射频针用来治疗单发乳腺癌转移灶。术者迅速增加能量以更快的消融，但针爪➡️周围组织的早期碳化和脱水妨碍了电流进一步传导，导致不完全治疗区

消除邻近肝静脉引起的热沉积

由于组织碳化引起的不完全消融

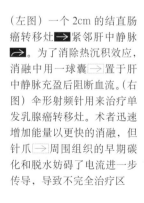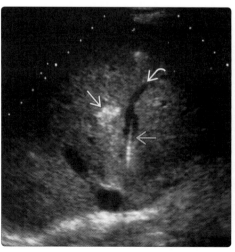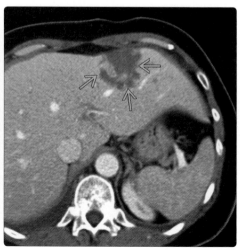

冷冻消融系统

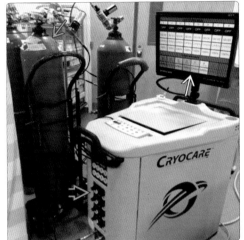

肾细胞癌冷冻消融（消融前后影像）

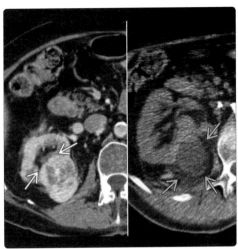

（左图）氩气和氦气气缸连接至控制单元➡️，针在气体连接的上方➡️。触摸屏➡️可以监测每一个使用中的针。（右图）74岁女性的基线CT（左）显示一个边缘➡️靠近肾门的大肿块。术中CT（右）显示冰球➡️覆盖病灶。因消融后血尿风险高，需谨慎不要将消融范围包括肾门

肾细胞癌冷冻消融（3个月随访CT）

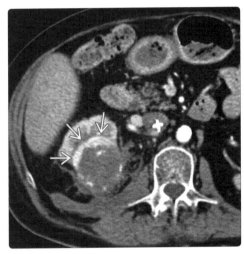

肾细胞癌冷冻消融（再次冷冻消融）

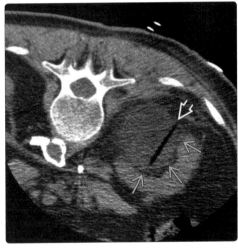

（左图）3个月随访增强CT显示中央残留肿瘤➡️，原因为消融时故意控制范围避开肾门。（右图）再次冷冻消融范围扩大至包括肾门➡️确保肿瘤完全坏死。仍然冰冻的组织➡️中可见移去的冷冻针的伪影

肾细胞癌冷冻消融（膀胱超声）

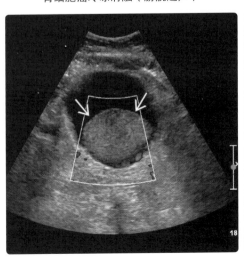

右肾切除术后患者的左肾细胞癌消融（冠状定位CT）

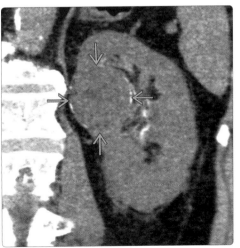

（左图）患者在康复中诉盆腔疼痛和排尿困难。床旁超声显示膀胱内大的血栓➡️。进行了3个小时的膀胱冲洗后，复查超声显示血栓消失，没有肾积水。患者出院回家。（右图）69岁男性患者，右肾因肾细胞癌切除术后，新发左肾肾细胞癌➡️

（左图）需要 5 枚冷冻针➡️造成的冰球➡️完全覆盖肿瘤，正如术中冠状位 CT 所示。不管何种方式，术者需确保整个病灶周围足够的消融边缘。（右图）3 个月的随访 CT（左图冠状位，右图横断位）显示肿物➡️完全去血管化，正常肾保持完整。尽管之前切除右肾，患者肾功能稳定，不需要透析治疗

右肾切除术后患者左肾细胞癌消融
（可见冰球）

右肾切除术后患者左肾细胞癌消融
（随访 CT）

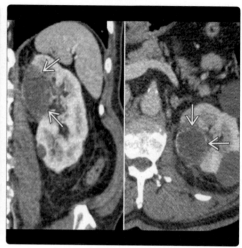

（左图）54 岁女性左肾细胞癌➡️进行了冷冻消融。该肾细胞癌位于肾中下部，靠近输尿管➡️。没有采取保护措施。（右图）消融后 10 天患者诉左侧腹疼痛复发，CT 显示肿块➡️无血供。但是由于输尿管损伤或狭窄➡️出现了肾积水➡️。当输尿管在消融范围 1cm 内时，建议用双 J 形输尿管支架保护

近输尿管的肾细胞癌消融
（输尿管位于肾细胞癌前方）

近输尿管的肾细胞癌消融
（冷冻消融后输尿管损伤）

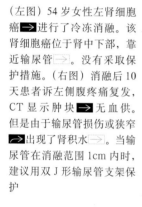
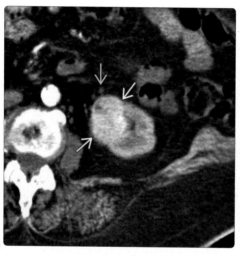
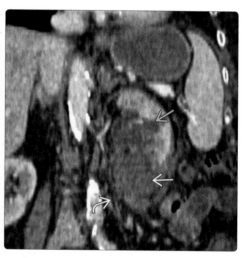

（左图）生殖股神经➡️沿腰大肌表面前侧方头足向走行，损伤可导致大腿上中部麻痹（蓝色区域）。肋间神经在肋骨➡️下走行，损伤可致相应前侧腹壁肌肉疼痛，麻痹和肌松弛（红色区域）。这可能要与疝相鉴别。（右图）消融针➡️已经穿过病变区。结肠与病变紧邻➡️，非靶损伤风险高

肾消融后可能的神经损伤

水分离保护非靶器官结肠损伤（布针）

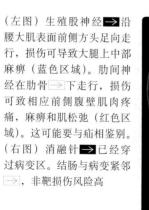
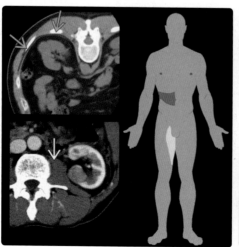
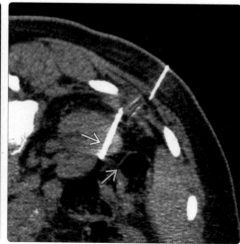

水分离保护非靶器官结肠损伤（结肠移位）

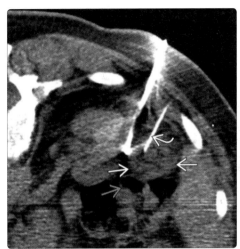

消融后肾细胞癌演变

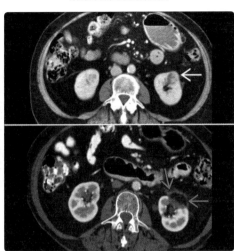

（左图）腰穿针➡置于目标病变和结肠之间。注射水➡将结肠推移➡至消融范围的安全距离外。（右图）基线 CT（上图）显示消融前的 2.5cm 的肾细胞癌➡。2 年随访 CT（下图）显示肿瘤消失，消融边缘纤维环残留➡。这是常见征象，不应误认为病变复发

降低非靶消融的风险（CT 定位）

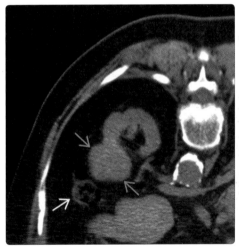

降低非靶消融的风险（水分离和拖开病变）

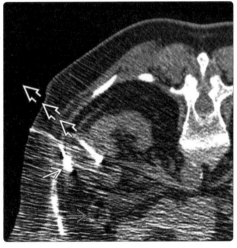

（左图）55 岁男性左侧肾细胞癌接受冷冻消融。降结肠➡靠近靶病变十分危险➡。（右图）在消融时，一根腰穿针➡用来做水分离使结肠➡远离病变。消融针紧紧粘住结肠，将病变➡进一步拖离结肠。这种操作用热消融设备是无法做到的

巨大肾细胞癌（病变定位）

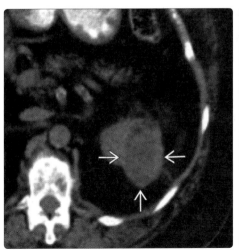

巨大肾细胞癌（随访 CT 显示复发）

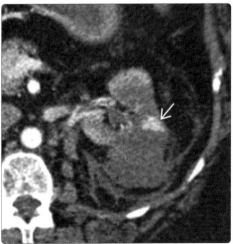

（左图）78 岁女性肾细胞癌，不适合外科手术。在基线 CT 上可见一巨大的左侧肾细胞癌➡。（右图）消融后 3 个月随访 CT 发现局灶性强化➡，符合残余病变。进行了再次消融治疗残余病变，在本例患者完全消除肿瘤残余

关键点

术语

- 经导管动脉化疗栓塞（TACE）
  - 对不可手术切除的肝原发或继发肿瘤的局部治疗
  - 引起肿瘤缺血和提高或延长局部化疗药物浓度
- 传统的 TACE（cTACE）：碘油作为载化疗药物质灌注，后续颗粒栓塞
- 药物洗脱微球 TACE（DEB-TACE）：用预先载药的微球进行化疗药物输送和栓塞
- 空白栓塞：单纯颗粒栓塞，不载化疗药物

介入操作

- 选择插管至肿瘤供血动脉
- 在透视监视下进行治疗，以减少反流风险
- 治疗终点
  - 肿瘤染色消失，伴肿瘤血管血流瘀滞或接近瘀滞
  - 非栓塞目标动脉的血流保留

术后

- 观察和治疗栓塞后综合征
- 治疗 4 周后重新评估患者状况
- 如果患者情况允许，初次治疗 4~8 周后，针对未处理肿瘤再次治疗

结果

- 肝细胞癌：2 项随机临床试验 TACE 生存受益
- 神经内分泌肿瘤：TACE 和空白栓塞的高反应率
- 结直肠癌：一项小规模随机试验显示用载伊立替康的洗脱微球可以获得生存受益
- 其他恶性肿瘤：令人期待的结果，需要前瞻性试验证实动脉内治疗的获益

（左图）MR 横断位增强 T₁WI 显示右肝病变 ➡，有包膜和早期动脉强化，延迟期对比剂流出。这个表现是典型的肝细胞癌。（右图）同一患者用 Simmons-1 ➡ 导管行腹腔干 DSA 显示肝右叶动脉强化的肝癌 ➡。微导管超选择插管至肿瘤供血动脉后进行了了经典的碘油化疗栓塞（cTACE）

肝膈顶肝细胞癌（MR）

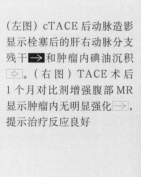
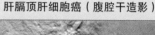
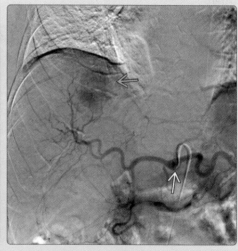

肝膈顶肝细胞癌（腹腔干造影）

（左图）cTACE 后动脉造影显示栓塞后的肝右动脉分支残干 ➡ 和肿瘤内碘油沉积 ➡。（右图）TACE 术后 1 个月对比剂增强腹部 MR 显示肿瘤内无明显强化 ➡，提示治疗反应良好

肝膈顶肝细胞癌（cTACE 后肝右动脉造影）

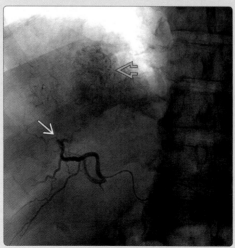

肝膈顶肝细胞癌（cTACE 后 MR）

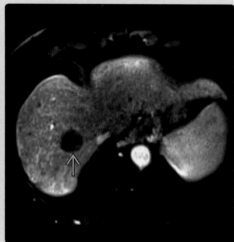

术 语

定义

- 经导管肝介入治疗
  - 通过插入肝动脉的导管注射治疗性药物，针对性治疗原发或继发肝恶性肿瘤
  - 包括单纯栓塞、化疗栓塞、药物洗脱微球栓塞和放射性栓塞
  - 治疗原理基于：肝恶性肿瘤主要接受肝动脉供血，而肝实质为来自肝动脉和门静脉的双重血供，因此正常肝实质受肝动脉内药物影响小
- 经导管动脉化疗栓塞（TACE）
  - 又名肝动脉化疗栓塞
  - 通过注射化疗药物和栓塞药物或序贯栓塞颗粒，治疗肝肿瘤
  - 2种亚分类的TACE，传统TACE和洗脱微球TACE，主要区别在于化疗药的载药材料不同
  - 抗肿瘤作用主要通过缺血坏死，然而，该方法也导致肝动脉内高浓度长时间的化疗药物，被认为可能有额外的治疗影响
- cTACE
  - 用碘油作为化疗药物载体
  - 用液化碘油乳化化疗溶剂形成油包水乳液
    - 通过导管将化疗药和碘油混合液直接注入肝动脉，相对于周围正常肝组织，这种乳液更容易沉积于肿瘤的异常微血管内
    - 化疗药碘油乳液被肿瘤细胞选择性吸收和沉积
    - 化疗药碘油混合物后续颗粒性栓塞材料或与颗粒性栓塞材料混合，可造成肿瘤缺血，并且减少化疗药从肿瘤组织中的流失
- DEB-TACE
  - 用载有阿霉素或伊立替康等化疗药的微球进行栓塞
  - 相较于化疗药碘油乳液，栓塞微球设计目的在于控制性的局部药物释放和减少药物进入周围循环
    - 微球作为栓塞物：缺血效应
    - 化疗药局部缓慢释放，维持局部药物浓度：化疗作用
    - 相对于化疗药碘油乳液，全身药物分布减少，化疗药导致的全身副作用减少
- 单纯栓塞
  - 用没有化疗药的栓塞材料单纯进行经导管动脉内栓塞
  - 反对者认为，特别是针对富血供肿瘤如HCC或神经内分泌肿瘤，TACE的作用主要在于栓塞而非化疗药
  - 对大多数原发或继发肝恶性肿瘤很少作为一线治疗方式
  - 对活动性出血病例常作为一线治疗
  - 对良性肝病变如不可切除的肝腺瘤，常作为一线治疗

术 前

适应证

- HCC
  - cTACE治疗HCC的效果优于单纯支持治疗，这个得到了2个随机对照试验和几项meta分析的支持
  - BCLC分期是HCC患者最常用的分期标准
    - 分期主要基于
      - 肿瘤大小和程度
      - 肝功能分级（Child-Pugh评分）
      - 患者一般情况（ECOG评分）行动状态（PS）
    - 0期：极早期，单个病灶且<2cm
    - A期：早期，单个病灶或3个结节<3cm，Child-Pugh A-B，PS 0
    - B期：中期，大的、多结节HCC，Child-Pugh A-B，PS 0
    - C期：晚期，门静脉受侵，肝外转移，Child-Pugh A-B，PS 1-2
    - D期：终末期，Child-Pugh C，PS 3-4
  - BCLC分期推荐TACE仅用于非手术的中期B期患者，实际与此矛盾，许多美国的医院将适应证范围扩大
    - 0，A或B期患者等肝移植期间，控制肿瘤进展至超出UNOS或米兰标准（移植桥接）
      - 米兰或UNOS标准：单个肿瘤小于5cm或少于3个肿瘤均小于3cm，没有血管侵犯
      - 在预计等待移植时间大于6个月时，HCC的治疗特别重要
    - 仅因为少许小的肝外转移、轻度减轻的PS 1或门静脉段分支受侵进入C期的患者
- 转移性神经内分泌肿瘤（NET）
  - 包括类癌的广泛类别肿瘤，最常见来自肠道和胰腺胰岛细胞肿瘤
  - NET的一线治疗是在可能取得潜在治愈性R0切除时采取外科手术±消融
  - 尽管没有经导管腔内治疗神经内分泌肿瘤肝转移的随机对照研究，TACE和单纯栓塞治疗肝转移灶的极高反应率已经为不可切除的肝转移灶提供了标准
    - 一般适应证
      - 奥曲肽不能控制的症状
      - 奥曲肽治疗下仍有肿瘤进展
      - 危及肝功能的肿瘤负荷
- 转移性结直肠癌（mCRC）
  - 如有获得潜在治愈的R0期，一线治疗是外科手术±消融
  - 对于肝转移为主的非外科手术适应证患者，目前证据显示放射性栓塞应作为针对肝的一线治疗（结

合全身化疗)

- 对于非放射性栓塞适应证或在反复放射性栓塞治疗失败者，可考虑 TACE
  - 1 项小规模随机对照研究显示用伊立替康洗脱微球 TACE 可延长生存期
- 有限的证据支持 mCRC 单纯栓塞优于 TACE
- 其他不可切除的肝转移灶
  - 胆管癌，乳腺癌，肉瘤，黑色素瘤或眼眶黑色素瘤，肾细胞癌
  - TACE 和单纯栓塞治疗的证据仅限于回顾性研究
    - 对于全身化疗仍有肿瘤进展的可以考虑
    - 有与肿瘤占位相关的症状可以考虑

禁忌证

- 广泛的肝外病灶导致即使肝内病灶控制也不能改善生存期者
- 基础肝功能差和肝功能衰竭死亡风险高于肿瘤本身者
  - 高胆红素血症（>2mg/dl）
  - 严重的肝硬化：Child-Pugh 分级 C 级
  - 肿瘤累及肝实质超过 50%
- 严重的门静脉血栓，未形成充分的门静脉侧支循环
  - 治疗后肝功能衰竭或梗死风险高
  - 有时优选放射性栓塞，因为其对血流影响小
- 明显的肝动脉 - 门静脉瘘并且其中不能安全的处理
  - 肝动脉 - 门静脉瘘增加术后肝功能衰竭和梗死的风险
  - 动静脉瘘增加旁路肝栓塞或进入肺动脉的风险
- 经颈静脉肝内门体分流术
  - 由于有限的门静脉血流，增加了动脉栓塞术后肝功能衰竭的风险
- 基础状态差，不能从手术中恢复
  - 0：完全活动能力，不受限制
  - 1：重体力活动受限；可走动和做轻体力活动
  - 2：有走动和自理能力；在 50% 以上的清醒时间不能做任何工作
  - 3：仅能部分自理；50% 以上的清醒时间卧床或坐位
  - 4：完全失去活动能力；不能负重或自理，完全卧床或坐位
  - 5：死亡

术前影像学检查

- 增强 MR 或 CT
  - 评价肿瘤负荷
    - 肿瘤大小和部位
    - 病灶局限于肝或肝外病灶
    - 累及超过 50% 的肝实质
  - 评价肿瘤强化
    - 动脉期明显强化预测治疗反应
  - 血管解剖
    - 评价肝动脉变异和肿瘤血供

- 门静脉通畅性

术前准备

- 核查项目
  - 临床病史和体格检查
    - 回顾肿瘤类型、相关分期和病理分级
    - 回顾既往和目前的系统治疗
      - 系统治疗中患者是否接受过任何相关毒性药物，特别是肝脏毒性药物
      - 患者是否在使用贝伐单抗，如果使用，是否术前已停药 2 周
    - 回顾外科手术史和未来手术计划
      - 患者是否是潜在的治愈性切除术适应证者
      - 患者是否是肝移植的潜在适应证者
    - ECOGPS 评价
      - 患者是否耐受治疗，或针对肝的治疗是否会使已经受损的生活质量进一步受损
    - 评价基础肝功能和耐受局部治疗的能力
      - 肝硬化：Child-Pugh 评分，MELD-Na 评分
      - 非肝硬化：评估肝功能指标和进行性损害：AST/ALT，胆红素，白蛋白，肿瘤负荷 > 50% 肝体积，横断位成像上缩小的纤维化表现，以往化疗的方案
    - 回顾既往外科胆肠吻合或胆道支架病史
      - TACE 术后感染性并发症风险高，如胆道树系统的细菌种植造成的脓肿
      - 要求连续的术前和术后预防性抗感染治疗
      - 考虑采取造成脓肿风险低的局部治疗，如放射性栓塞
    - 目前用药
      - 特别是抗凝药，抗血小板药，口服降糖药
  - 过敏
    - 特别是碘对比剂，相关抗生素和化疗药
      - 如果是轻度过敏，可根据各医院实际术前用药
      - 如果为严重过敏，可能需要
  - 实验室指标
    - 肾功能指标
      - 尿素氮／肌酐
    - 出血风险指标
      - INR ≤1.5
      - 正常的 PT，APTT
      - 血小板计数 > 50 000/μl
    - 肝功能指标，肝损伤和胆汁淤积
      - 白蛋白，胆红素（直接／间接），PT/INR
      - AST，ALT，ALK-P
    - 肿瘤标志物水平，以便与术后对照
      - HCC：甲胎蛋白
      - 结直肠癌：CEA
      - 神经内分泌肿瘤：嗜铬粒蛋白 A
  - 评估患者是否符合中度镇静的要求

- 在镇静开始前 6~8 小时禁食，开始前 2 小时禁水
- 操作当天，可继续以少量水送服开具的口服药物
- 开始静脉输液
  - 如果肾功能不全可考虑大量输液或碳酸氢钠
- 药物治疗
  - 术前预防性抗生素用针对革兰阳性、革兰阴性、肠道致病菌和厌氧菌的广谱抗生素
    - 例如头孢唑啉（1g）和甲硝唑（500mg）
    - 如果对青霉素过敏，可用复方新诺明代替头孢唑啉（160mg 甲氧氨苄嘧啶 /800mg 磺胺甲噁唑）
  - 如果是胆肠吻合或胆道支架术后
    - 预防性抗生素采用广谱和高度胆道分泌的抗生素
    - 例如术前 3 天开始莫西沙星 400mg 口服，术后持续 17 天
  - 静脉内意识镇静
    - 通常用芬太尼和咪达唑仑
  - 预防性止吐药
    - 昂丹司琼（16mg）
    - 地塞米松（10mg）
    - 苯海拉明（50mg）
- 器材清单
  - 导管／鞘管
  - 5Fr 血管鞘
  - 选择性导管
    - 例：C-1 或 C-2 眼镜蛇导管，西蒙 1 或 2，Yashiro
    - 同轴高流量微导管（2.6~3.0Fr）
      - 例如 Renegade（Boston Scicentific；Natick，MA），Progreat（Terumo；Somerset，NJ），Maestro（Merit Medical；South Jordan，UT）
  - 导丝
    - 0.035 英寸 J 弯导丝 /Bentson/ 亲水弯头
    - 0.014~0.018 英寸微导丝（与微导管配套使用）
      - 例如 Transend（Boston Scientific），Glidewire GT（Terumo）

化疗与栓塞药物
- cTACE
  - 碘油（乙碘油）
  - 化疗药（粉剂）
    - 美国最常用的剂型
      - 阿霉素和丝裂霉素或单用阿霉素
    - 亚洲最常用的剂型
      - 表柔比星
    - 没有证据支持 cTACE 中化疗药某一种更优
  - 颗粒性栓塞剂
    - 例如明胶海绵，PVA，栓塞微球：100~300μm
- TACE-DEBs
  - DEBs
    - 由负电子聚合物制成；各种成分不一

- 通过离子相互作用过程选择性载入正电子化疗药
  - DC/LC 微球（生物相容）
  - HepaSphere 微球（Merit Medical）
- 体内颗粒在肿瘤或肝内控释和缓释化疗药
  - 使化疗药的全身作用最小和肿瘤内局部浓度最大
  - 术后急性转氨酶增高减少，显示其与 cTACE 相比的肝毒性减少
- 化疗药
  - 阿霉素：肝癌和其他肝肿瘤 DEB-TACE 最常用的药物
    - 每 2ml DEB 中含 50~75mg 阿霉素，一般用两小瓶，总量不超过 100~150mg
    - 预混的阿霉素溶液或粉末形式都可以使用，然而，粉末形式的用 2ml 无菌注射用水溶解可以更快的载入微球
  - 伊立替康：有证据支持伊立替康洗脱微球在转移性结直肠癌治疗中的使用
    - 每 2ml DEB 中含 100mg 伊立替康，一般用两小瓶，总量不超过 200mg
- 栓塞剂
  - DEB 栓塞：使用常规栓塞剂即可

介入操作

患者体位／位置
- 最佳操作方法
  - 通常使用股总动脉途径

设备准备
- cTACE
  - 术前将化疗药粉末与非离子型碘对比剂混合；根据需要加入无菌用水使水溶液比重与碘油匹配（1.28）
    - 例如 8ml 的欧乃派克 300 加上 2ml 无菌用水，50mg 阿霉素粉末，10mg 丝裂霉素制成比重为 1.28
- DEB-TACE
  - 术前根据生产商说明书将化疗药载入微球
    - 例如准备 1 瓶 100~300μm 的 DC 微球，用 50mg 阿霉素洗脱
      - 将 50mg 阿霉素与 2ml 无菌用水混合，得到浓度为 25mg/ml
      - 将盐水从 DC 微球瓶中移除，将 2ml 阿霉素溶液加入
      - 摇动微球然后静置 45 分钟让药物洗脱
      - 洗脱完成后，将多余溶液移出瓶中，得到总容积 2ml

手术步骤
- 一般
  - 术前浏览最近期横断位图像确认以下信息
    - 肿瘤数目，大小和部位

- 主动脉和肠系膜解剖，包括替代肝动脉的存在
- 肿瘤动脉血供（并非总是在横断位图像上可见）
○ 经股动脉途径置入鞘管
  - 使用 18G 前壁针或 5Fr 微穿刺套装取得动脉入路
  - 放入 5Fr 或 6Fr 血管鞘和猪尾导管
○ 用猪尾导管行腹主动脉造影
○ 用合适的选择性 5Fr 导管行肠系膜上动脉 DSA
  - 除外副肝右动脉或替代肝右动脉
  - 获取门静脉期延迟 DSA 观察门静脉通畅性
○ 用 5Fr 选择性导管行腹腔干造影
  - 确定腹腔干和肠系膜上动脉血管结构
  - 检查胃左动脉，观察是否存在副肝左动脉或替代肝左动脉
○ 用高流量的同轴微导管行肝总动脉或肝固有动脉
  - 减少血管痉挛和夹层风险
  - 确认肝左和肝右动脉
  - 确认第 IV 段（肝左叶内侧段）血供是否来自肝左或近端肝右动脉
○ 根据肿瘤部位获取超选择性肝左或肝右动脉造影
○ 复习图像：通过寻找 DSA 上富血供肿瘤评价肿瘤血供
  - 评价肝肿瘤常见的侧支血供
    □ 替代肝右动脉或副肝右动脉：起自肠系膜上动脉
    □ 替代肝左动脉或副肝左动脉：起自胃左动脉
    □ 膈下动脉：起自腹腔干近端或直接起自腹主动脉；常供应肝穹隆区肿瘤
    □ 内乳动脉：起自锁骨下动脉；常供应肝前部肿瘤，特别是肿瘤位于包膜下时
  - 评价潜在的异位栓塞部位
    □ 胆囊动脉：常起自肝右动脉；化疗栓塞时应尽量避免导管位于该分支近端，因可能导致术后疼痛加剧和时间延长，有时可引起通常为自限性的化学性胆囊炎
    □ 胃右动脉：常起自肝总或肝固有动脉的胃十二指肠区或肝左动脉近端；化疗栓塞时可引起胃炎症状，然而，这通常是自限性的
    □ 镰状动脉：通常起自肝左动脉；化疗栓塞中极少见情况下可引起前腹壁疼痛和皮肤红斑
○ 用微导管连续超选择，行路中观察供应肝肿瘤的最小动脉分支
○ 尽量从选择位置进行治疗，以减少对未受肿瘤累及区的治疗效应
  - 当试图超选择时，需警惕残留部分肿瘤未治疗的潜在可能
  - 确保超选择时包括非选择性肝总动脉 DSA 上的整个肿瘤染色区
  - 如不能确定，可行三维旋转造影，或者患者肝功能耐受时，从微导管非超选择部分治疗

- 有时小的或乏血供肿瘤在 DSA 上显影不清，需要根据横断位图像上的预期的动脉血供进行实际治疗
○ 三维旋转血管造影
  - 围绕患者不同角度获取的许多图像
    □ 大多数现代化平板探测器可进行减影或非减影旋转血管造影（如锥形束 CT）
    □ 通常对于 TACE 首选非减影旋转血管造影，因为它可显示实质和肿瘤血管
    □ 可操控旋转血管造影图像确认肿瘤供血动脉
    □ 可利用重建或断层图像评价微导管超选位置是否可使整个肿瘤得到治疗

• 注射化疗栓塞材料
  ○ 不要用力，以脉冲方式注射减少反流
    - 透视下注射入靶血管；确认朝向肿瘤的前向血流
  ○ 栓塞前或栓塞过程中可动脉内注射利多卡因，减少术中和术后疼痛
  ○ 操作终点
    - 肿瘤染色消失且所有确认的肿瘤供血动脉血流接近瘀滞
    - 非靶肝叶或肝段动脉保留
• cTACE
  ○ 术前制备 10ml 化疗药溶液
  ○ 10ml 碘油与化疗药溶液乳化
    - 碘油与化疗药溶液容积比例通常大于 1：1
    - 通过三通开关反复混合 20～30 次制成化疗药碘油乳剂
    - 通过化疗药液滴包绕于连续相的油中，制成油包水的化疗药碘油乳剂
  ○ 通过微导管将化疗药碘油乳剂注入肝内肿瘤区域
    - 一次注入少量乳剂，每次注射观察血流
    - 如出现明显的血流缓慢时需考虑停止注射化疗药碘油乳剂，以注射颗粒性栓塞剂
  ○ 化疗药碘油乳剂后注射颗粒性栓塞剂
• DEB-TACE
  ○ 术前制备化疗药洗脱微球
  ○ 术中将洗脱微球与非离子型对比剂混合，使注射时可见
  ○ 小液滴状注射洗脱微球
• 空白微球栓塞
  ○ 从最小颗粒开始，将栓塞微球悬浮在对比剂和盐水混合物中
  ○ 类似于洗脱微球，不要用力，以脉冲方式注射减少反流
  ○ 如果在注射一瓶微球后前向血流仍存在，可用另一瓶更大直径的微球继续栓塞
  ○ 栓塞终点是靶血管血流停滞或接近停滞并且造影上肿瘤染色消失
• TACE/ 单纯栓塞与经皮消融结合

- 考虑将动脉栓塞与热消融（微波或射频）相结合
  - 对仅经皮消融治疗大小处于上限（直径 4~6cm）的肿瘤有益
  - 通过减少肿瘤和周围血供，减轻消融时动脉热沉积效应
  - 热量可增加化疗时的细胞毒性
    - 通常在栓塞第二天进行消融
  - 治愈目的进行；目标是 100% 的肿瘤坏死

替代操作 / 治疗

- 放射学
  - 放射性栓塞
  - 射频消融
- 外科
  - 肝移植
  - 外科切除

术 后

应尽事宜

- 入院过夜
  - 通常进行入院观察；然而，一些放射学家将洗脱微球栓塞作为门诊手术进行，因其栓塞后副作用在减少
  - 如存在栓塞后综合征，需进行对症治疗
    - 静脉内镇痛或患者自控的镇痛泵进行止痛
    - 必要时进行止吐治疗，如昂丹司琼
    - 必要时进行抗炎治疗，如布洛芬
  - 观察动脉穿刺点，防止出现出血、血肿或搏动消失
  - 继续静脉使用抗生素 24 小时
- 第二天出院
  - 确保足量的口服液体摄入，口服止痛药控制疼痛，提升小便和走动能力

术后影像和临床评估

- 如仍有残余肿瘤未得到治疗
  - 评估患者状态，复查肝功能，评价血液和肾毒性
  - 如患者状态良好，可耐受局部治疗，计划对残余肿瘤在 TACE 术后 4~8 周再次行 TACE
  - 如患者已不再符合局部治疗要求，延迟至随访直至状态恢复
- 如全部肿瘤已经得到 TACE 治疗，计划末次治疗 4 周后行临床和影像学评估
  - 用增强 MR 或 CT 评价治疗反应，重新显示存活肿瘤
    - cTACE 治疗后，首选 MR，因为肿瘤内碘油沉积可影响增强 CT 的强化观察
    - 如图像上无存活肿瘤可见（影像上完全反应），计划 3 月左右随访
    - 如持续肿瘤存活区域存在
      - 考虑是否为肿瘤继发于初次治疗不彻底
      - 考虑是否为肿瘤继发于变异或肝外动脉供血

结 果

并发症

- 最严重的并发症
  - 肝衰竭（<2%）
    - 肝功能不全
    - 肝梗死
- 即刻 / 围手术期并发症
  - 穿刺点并发症
  - 异位栓塞
  - 栓塞后综合征：发热，疼痛，恶心
    - 预期治疗后结果
      - 肿瘤细胞溶解；细胞内毒素入血；毒素引起症状
      - 通常在 24~72 小时内减退；也可能延长
  - 肾功能不全
- 远期并发症
  - 肝脓肿
    - Oddi 括约肌功能正常患者中发生率 <1%
    - 在 Oddi 括约肌功能不全且没有足量围手术期抗生素预防患者中，发生率>25%
    - 可通过经皮引流有效治疗
    - 需要与典型良性栓塞后影像改变鉴别
      - 栓塞术后即时肿瘤可表现为低密度，内有散在气泡，这些气泡可能为治疗中导管带入
      - 脓肿通常在 7~10 天后发生，伴随新发的发热和白细胞增高
  - 化学性胆囊炎
    - 继发于栓塞时导管位于胆囊动脉开口近端
    - 表现与急性感染性胆囊炎相似，发热、疼痛和 HIDA 扫描阳性
    - 大多不需要外科手术，可自行缓解，然而有时疼痛可持续数月
  - 胆管狭窄 / 胆管坏死
    - 有时导致胆管扩张或胆汁瘤
    - 通常不需要侵入性治疗，除非出现感染征象

争论

- TACE 理想的化疗药是什么？
  - 最有效的化疗药这点没有共识；比较不同化疗药的研究生存率未能显示差别
- 化疗对 cTACE 是必需的吗？
  - 1 项 Meta 分析研究显示 cTACE 较支持治疗生存期受益，但与单纯栓塞无差异；但 cTACE 较空白栓塞的优越性未得到明确证实
- cTACE 理想的栓塞材料？
  - 没有数据支持一种栓塞材料优于其他材料
- 药物洗脱微球优于 cTACE？
  - HCC 中的数据显示药物洗脱微球 TACE 的术后不良反应减少，但总体生存期受益不明显；在非

肝硬化患者中，如神经内分泌肿瘤，药物洗脱微球 TACE 的胆管并发症风险增加

预期结果

- HCC
  - 2 项随机研究和几项 Meta 分析显示了肝细胞癌患者 cTACE 的生存受益
  - 随机数据和 Meta 分析显示生存率 cTACE 优于空白栓塞；然而，缺乏较强证据
  - 随机数据显示洗脱微球栓塞生存期相似于 cTACE，栓塞后综合征减少
- 结直肠癌
  - 一项小规模实验显示洗脱微球 TACE 比全身化疗的中期生存率提高
  - cTACE 的研究多位回顾性，非对照研究；报告总体生存期 9~14 个月
- 神经内分泌肿瘤
  - cTACE、药物洗脱微球和单纯栓塞都有高反应率
  - 没有随机资料比较三种治疗

变异血管解剖：替代肝右动脉

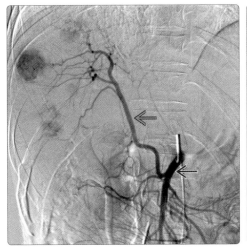

变异血管解剖：肝左动脉

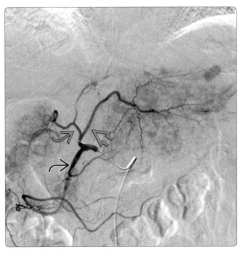

（左图）51 岁男性丙肝肝硬化和多发性肝细胞癌患者，接受姑息性 TACE。肠系膜上动脉造影➡️显示替代肝右动脉➡️供应肝右叶多发肿瘤。（右图）同一患者肝固有动脉 DSA 显示肝右动脉缺如。肝左动脉内侧支➡️和外侧支➡️起自肝总动脉。注意胃十二指肠动脉（GDA）➡️

变异血管解剖：副肝左动脉

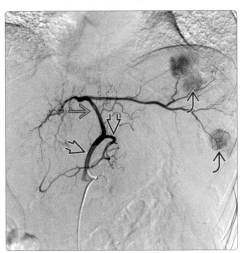

腹腔干开口闭塞：
通过胰十二指肠动脉插管行 TACE

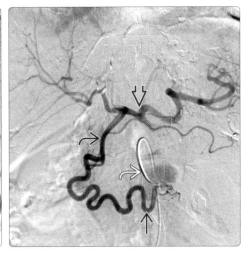

（左图）同一患者胃左动脉 DSA 显示微导管已进入副肝左动脉➡️。肝硬化导致了肝左叶明显增生➡️，包含肝细胞癌病灶➡️在内。（右图）该患者腹腔干开口闭塞，Cobra 导管➡️通过肠系膜上动脉显示胃十二指肠动脉➡️和腹腔干区域➡️。接下来，微导管通过增粗的胃十二指肠动脉➡️行肝右动脉造影

动脉门静脉瘘：肝总动脉造影动脉早期

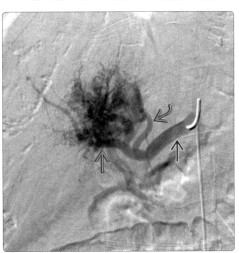

动脉门静脉瘘：肝总动脉造影动脉晚期

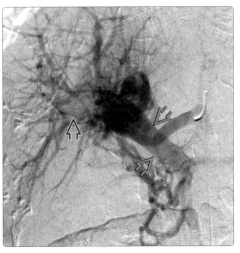

（左图）67 岁男性肝门部大肝癌接受药物洗脱微球化疗栓塞。通过 Simmons-1 导管行肝总动脉➡️造影示从肝左动脉➡️和肝右动脉➡️快速进入肿瘤。（右图）几乎立刻出现门静脉充盈➡️，符合动脉门静脉瘘。小的瘘在 TACE 前可以用明胶海绵匀浆堵住。大的瘘可能妨碍 TACE 的进行。另外，本例中门静脉右支充盈缺损➡️可能代表瘤栓

肝动脉化疗栓塞

步骤：cTACE（术前断层影像）　　　步骤：cTACE（肠系膜上动脉造影）

（左图）肝横断位 CT 显示肝右叶第 5 段的 2cm 肝细胞癌的动脉强化 ➡️。肝膈顶有一稍小的病变（没有图示）。患者有丙肝肝硬化，来介入科做 TACE 作为肝移植前治疗。（右图）Simmons-1 导管选择性肠系膜上动脉造影示经典的肠系膜上动脉 ➡️ 解剖，未见替代或副肝动脉分支。对比剂反流入主动脉 ➡️ 证实肠系膜上动脉近段已经充分显示

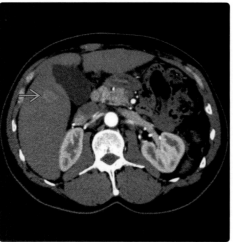
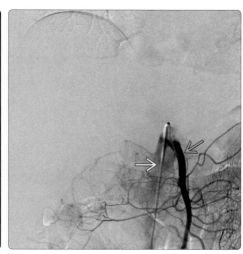

步骤：cTACE（腹腔干造影）　　　步骤：cTACE（选择性肝右动脉造影）

（左图）腹腔干造影显示肝动脉解剖。可见肝左动脉 ➡️，肝右动脉 ➡️ 和起自胃左动脉的副肝左动脉 ➡️。右肝下叶肿瘤染色隐约可见 ➡️。（右图）微导管 ➡️ 超选择进入肝右动脉。选择性动脉造影清晰显示右肝下叶肿瘤染色 ➡️。另外肝膈顶的小病变没有显示

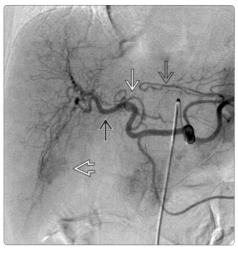
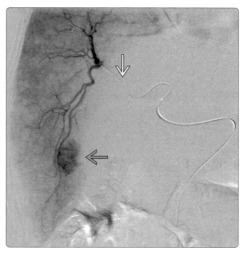

步骤：cTACE（栓塞工作台）　　　步骤：cTACE（化疗药碘油乳剂的制备）

（左图）栓塞工作台上是微球（100～300µl）➡️，10ml 碘油 ➡️，10ml 化疗药溶液 ➡️，分装的利多卡因 ➡️，为混合化疗药乳剂的金属三通开关 ➡️，注射微球用的塑料三通开关 ➡️ 和装化疗药碘油乳剂的 1ml 注射器 ➡️。（右图）通过金属三通开关反复和迅速的将 2 个注射器中的内容物充分混匀制备化疗药碘油乳剂

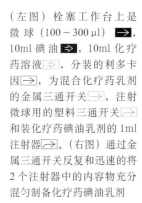
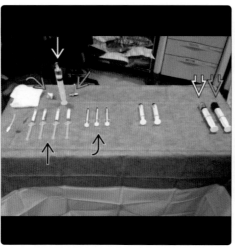
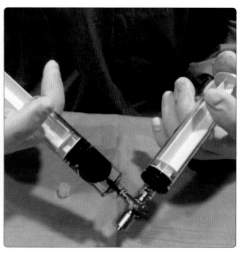

步骤：cTACE（注射化疗药碘油乳剂）

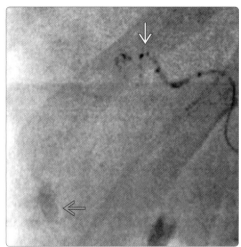

步骤：cTACE（栓塞后肝右动脉造影）

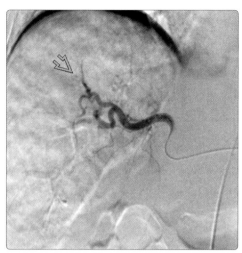

（左图）通过微导管用 1ml 注射器注射化疗药碘油乳剂。乳剂呈滴状通过动脉➡️。肿瘤内可见模糊的碘油沉积➡️。（右图）在注射乳剂和栓塞微球后，造影显示动脉分支➡️呈典型残干状，血流瘀滞

步骤：cTACE（栓塞术后）

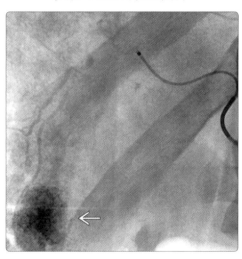

步骤：cTACE（TACE 术后 CT）

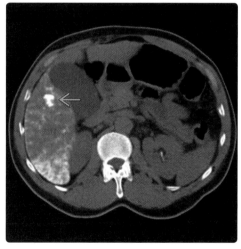

（左图）cTACE 后肝摄片显示肝右叶下段碘油沉积良好➡️。这种表现通常预示好的治疗反应。（右图）TACE 术后当晚的肝 CT 证实肿瘤➡️内致密的碘油沉积。栓塞的动脉分布范围肝内也可见碘油沉积

步骤：cTACE（TACE 后 1 个月）

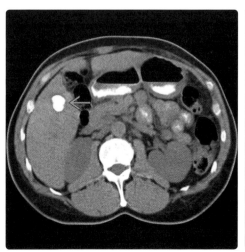

步骤：cTACE（TACE 后 1 个月）

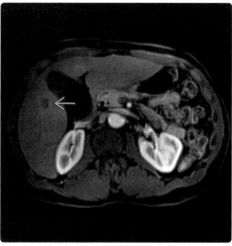

（左图）1 个月后平扫胸部 CT 示肝癌➡️内致密碘油沉积继续存在。周围肝的化疗药碘油乳剂已经被巨噬细胞彻底清除。（右图）cTACE 术后 1 个月肝增强 MR 示治疗后的肝癌无动脉强化，提示完全治疗反应➡️

DEB-TACE：治疗前影像
（MR 上多发肝细胞癌）

DEB-TACE：治疗前 DSA
（选择性腹腔干造影）

（左图）62 岁女性肝癌患者的横断位动脉期 T1 加权增强 MR 显示多发对比剂强化➜，累及双侧肝叶。这些影像表现与多发性肝癌符合。（右图）Cobra 导管➜选择至腹腔干➜行前后位 DSA 示常规动脉解剖。肝左叶➜肿瘤动脉期可见，证实为富血供性

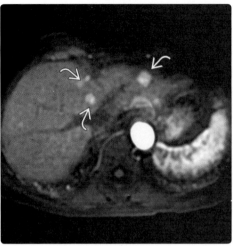
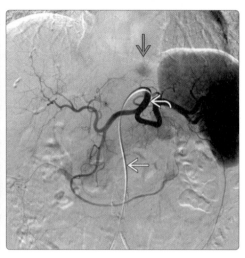

DEB-TACE：治疗前影像
（门静脉期影像）

DEB-TACE：治疗前 DSA
（选择性肝动脉造影）

（左图）腹腔干造影延迟期图像显示门静脉通畅➜。这点非常重要，如果门静脉没有血流，肝动脉栓塞后出现肝梗死和肝功能衰竭的风险明显增加。（右图）5Fr 的 Cobra 导管进入肝总动脉远端➜，再次行 DSA。肝左叶靶病灶➜应由肝左动脉分支➜供血

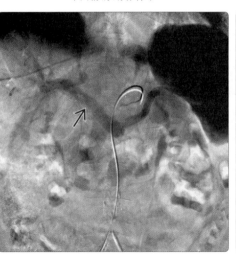
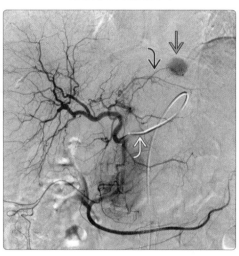

DEB-TACE：治疗前影像
（超选择肝动脉造影）

DEB-TACE：治疗前 DSA
（MR 平扫上的病变）

（左图）同轴微导管➜进入肝左动脉➜行超选择 DSA，显示肿瘤动脉血供➜。患者从该处行药物洗脱微球 TACE。（右图）TACE 后 4 周随访的横断位 T₁ 加权增强 MR 动脉期显示病灶无强化➜，提示治疗成功。患者返回接受似乎在间歇期生长的肝右叶肿瘤➜的化疗栓塞

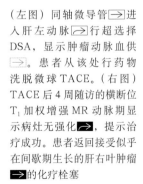
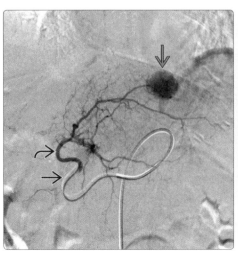
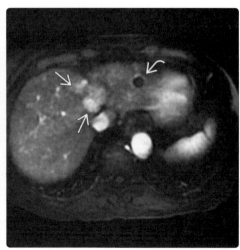

DEB-TACE：2期（选择性肝动脉造影）

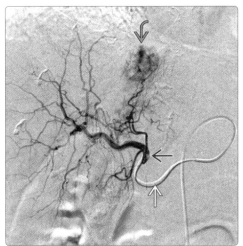

DEB-TACE：2期（治疗后）

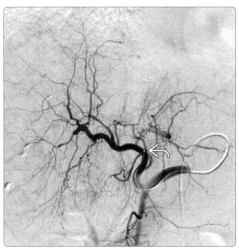

（左图）同一患者接受肝右叶肿瘤治疗。选择性肝右叶段分支➡️造影显示微导管➡️位于肝第 IV 段肿瘤供血动脉分支➡️。患者从该位置接受TACE-DEB。（右图）给药后立即行微导管➡️选择性肝右叶 DSA 显示肿瘤强化消失，提示治疗成功

TACE 作为肝移植前治疗（初始增强 CT）

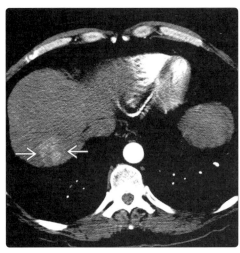

TACE 作为肝移植前治疗
（选择性肝固有动脉造影）

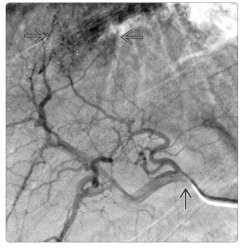

（左图）肝硬化病史的患者横断位增强 CT 显示肝膈顶处孤立病灶，边界不清，有强化➡️，符合肝细胞癌。患者被列入移植名单，建议TACE 作为移植前治疗。（右图）肝固有动脉➡️的 DSA 放大图像示第 VII 段肝内动脉强化➡️，符合增强 CT 的异常表现

TACE 作为肝移植前治疗
（肝固有动脉延迟期 DSA）

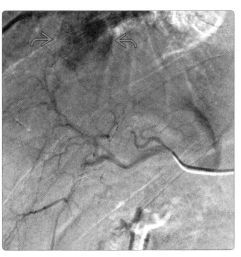

TACE 作为肝移植前治疗
（治疗后增强 CT）

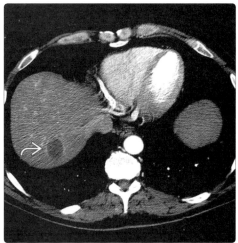

（左图）肝固有动脉 DSA 延迟实质期更好的显示了肿瘤染色➡️。用微导管超选择肿瘤供血分支后，进行DEB-TACE 治疗。（右图）治疗后 4 周的横断位增强CT 显示治疗病灶➡️无强化，这是化疗栓塞后期望获得的表现，符合完全反应

肝动脉放射性微球栓塞

关键点

术语

- 不能手术的原发或继发肝恶性肿瘤的治疗：微创、导管介入治疗
- 通过肝动脉注射放射性颗粒，对肿瘤进行选择性内放射治疗
  - 钇 -90（90Y）：β 放射线微球
  - 将肿瘤的内放射和栓塞肿瘤供血血管结合起来

介入操作

- 治疗包括 2 个独立操作
  - 选择性内放射前评估：栓塞肝肠动脉吻合和通过置于预定位置的导管注射 ^{99m}Tc-MAA 计算肺部分流
  - 90Y 微球注射：通常在评估后 2 周内进行
- 目前有 2 种微球可用
  - 携带 90Y 树脂（SIR 微球，Sirtex 医学；北悉尼，澳大利亚）

- 90Y 玻璃基质（TheraSphere，Nordion；渥太华，加拿大）
- 目标：携带至少 120Gy 射线量至肿瘤，少于 100Gy 似乎无效
- 必须备有清理盒和清理人员，以防出现溢出

术后

- 6~8 周后进行 MR 和临床评估，以评价治疗反应
- 必要时进一步治疗（再次 90Y，TACE）

结果

- 研究证据显示了 90Y 治疗原发和继发肝恶性肿瘤的安全性和有效性
- 在选择适合的结直肠癌肝转移病例中可提高生存率
- 90Y 和其他治疗方法治疗原发性肝癌的安全性和有效性之间需要进一步评价

（左图）由于丙肝的发生率增加，肝细胞癌的发生率稳步增长。（右图）结直肠癌肝转移的发生率在 20 世纪 80 年代达到顶峰，后来逐渐下降

肝细胞癌流行病学

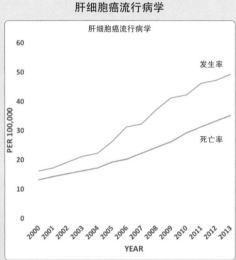

结直肠癌肝转移流行病学

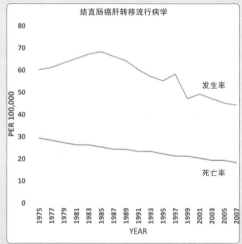

（左图）肝神经内分泌恶性肿瘤的发生率逐步增加。（右图）装置设计来防止放射性物质外泄。盐水从一个袋子（3）抽入注射器（1）。检查阀（2）通过针（5）进入装 90Y（4）的屏蔽瓶中实现压力控制。压力推动混悬液通过输出针（5），然后通过第二个阀（2），最后通过导管（6）。任何溢出的混悬液都被收集入另一个屏蔽瓶（7）中

神经内分泌肿瘤肝转移的流行病学

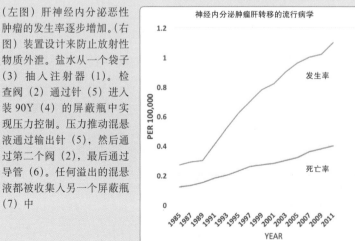

放射性栓塞装置示意图

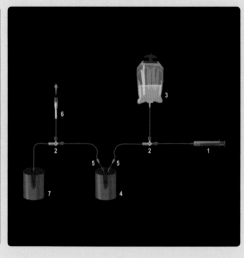

术 语

定义

- 选择性内放射治疗（SIRT）或放射性栓塞或经动脉放射性栓塞（TARE）
  - 解剖和物理原理
    - 大部分正常肝实质是门静脉供血（70%~80%）
    - 几乎所有肝肿瘤都是肝动脉供血（90%~100%）
    - 因此，动脉内治疗可以针对肿瘤的同时避免损伤正常肝组织
  - 90Y 是纯 β 射线（高能电子）
    - 半值层是 2.5mm；意味着每穿过 2.5mm 组织，就有 50% 的 β 粒子能量被吸收
    - 在 10mm（4 个半值层）后，几乎所有（93.75%）的 β 粒子能量被吸收
    - 小部分 β 粒子能量被吸收是由于轫致辐射，这个过程可以产生 γ 辐射
    - γ 辐射的半值层长的多，因此治疗后的患者确实残留一些 γ 射线
    - 90Y 半衰期是 64 小时
  - 技术目标
    - 将载 90Y 的颗粒送至肿瘤的整个动脉血管床
    - 要求携带至少 120Gy 射线量至肿瘤，少于 100Gy 似乎无效
  - 现有 2 种商业化的 90Y 颗粒可用
    - 平均直径 30um 的树脂微球
      - 每个粒子更低的辐射剂量，因此栓塞效应更明显
    - 平均直径 25μm 的玻璃微球
      - 每个粒子更高的辐射剂量，因此栓塞效应弱
- 治疗前评估 / 分流研究
  - 肝动脉血供的造影
    - 确定肿瘤血供并计划 90Y 的送达（可能需要剂量分割）
    - 需要时栓塞可能导致疏忽的非靶向栓塞的动脉分支
      - 通常是胃十二指肠动脉，镰状动脉，胃左或胃右动脉
    - 计算分流率
  - 分流研究
    - 通过导管向 99Y 治疗的预定部位注射 ^{99m}Tc-MAA（大颗粒蛋白）
    - 续以放射性核素的肺肝灌注扫描
      - 计算肺内活性与总活性的比例（肺和肝）
      - 在肺功能正常的患者中，分流小于 15% 被认为是安全的
      - 如果存在 COPD 或其他慢性肺疾病，考虑降低可接受的分流率（<10%）
- 90Y 微球注射

  - 通常在治疗前研究 2 周内进行
  - 如果分流研究 6 个月后，需要考虑重新进行分流试验，因为肿瘤的血流动力学可能已经改变

介入操作

适应证

- 不可切除的肝细胞癌（HCC）
  - 仅 10%~15% 的 HCC 患者能接受有潜在治愈性可能的治疗手段，如肝移植、肝切除或消融
  - 低水平证据显示 SIRT 并不差于目前的标准治疗手段 TACE，但缺乏一级证据支持
  - 预计美国 2014 年新发病例：33190
  - 预计美国 2014 年 HCC 致死数：19550
    - 致死原因中，男性第 5 位，女性第 9 位
  - HCC 危险因素
    - 乙肝、丙肝、酒精性肝硬化、非酒精脂肪性肝炎、自体免疫因素、遗传因素、黄曲霉毒素
- 不可切除的肝转移灶
  - 结直肠癌（CRC）
    - 60% 的结直肠癌患者出现以肝脏为主的转移灶
    - 在可能的情况下，直结肠癌肝转移主要的治疗是手术切除（加新化疗或辅助化疗 ± 生物制剂）
    - 如果不可切除，标准治疗是全身化疗 ± 生物制剂
    - 在静脉化疗失败时，可以尝试 SIRT 或 SIRT 和全身化疗联合
  - 可治疗其他恶性肿瘤：类癌、乳腺癌、肉瘤、眼黑色素瘤等
  - 胆管癌（第二种最常见的原发肝恶性肿瘤）也已经采用 90Y 治疗
- 有移植机会的 HCC
  - 在等待肝源期间阻止肿瘤进展
  - 维持患者在米兰标准范围内
    - 单发肿瘤 <5cm
    - 3 个或以下肿瘤，单个瘤体 <3cm
    - 没有肝外转移
    - 没有血管侵犯
  - 将患者降期至米兰标准范围内
  - 将结直肠癌肝转移患者降期至可切除标准

禁忌证

- 存在主要的非肝转移（明显的肝外转移）
- 基础肝功能差
  - 超过 50% 肝实质受累
  - Child-Pugh C 级的肝病
    - 更可能死于基础肝病而非肿瘤本身
  - 明显的肝性脑病
  - 难治性腹水
  - 总胆红素>2mg/dl，INR>1.7，血小板<50 000/μl
- ECOG 评分>2
  - ECOG 评分标准

- （0）完全活跃，不受限制
- （1）重体力活动受限，可走动和轻体力活动
- （2）50% 以上的清醒时间内有走动和生活自理能力，但不能做任何体力活动
- （3）生活有限自理，50% 以上的清醒时间内受限卧床或坐位
- （4）完全失能，生活不能自理，完全卧床或坐位
- 图像研究显示额外的肝肺分流
  - 放射性肺炎风险
    - 目标为每次治疗剂量肺受辐射剂量 <30Gy（健康的肺）
    - 目标为每次治疗剂量肺终生累计剂量 <50Gy
- 门静脉血栓，有或无瘤栓，不是治疗禁忌证

术前影像学检查

- 增强 MR 或 CT
  - HCC 评价
    - 超声可作为初步检查，但横断位基础影像是必需的
      - 理想的影像应有三期扫描
      - 富血供肿瘤伴侵犯和（或）AFP>400 伴肝硬化基础上的肿瘤可以诊断为 HCC
    - 对确定的肝肿瘤很少需要活检或除外转移性病变
    - 3D 肝和肿瘤容积成像
      - 用来治疗中计算送达的辐射剂量
      - 有两种来自供应商的计算公式
  - 能在横断位影像上评价血管
    - 肿瘤动脉血供
      - 血管解剖变异
      - 存在异位栓塞风险的分支
    - 肝肠交通支
    - 门静脉通畅性

术前准备

- 应尽事宜
  - 取得合法资质
    - 治疗团队内至少一名医师获得官方授权
    - 介入放射医师在住院医师阶段接受正式的放射生物学、放射物理学和放射安全的教学培训，并取得由核规范委员会（NRC）承认的医学专业学会的证书
  - 患者准备
    - 合适的适应证（合适的医师）
    - 知情同意书
      - 讨论的风险应包括放射性肺炎、肝功能失代偿、异位栓塞、骨髓抑制和标准栓塞风险（血肿、感染等）
    - 临床病史和体格检查
    - 实验室检查
      - 完全的代谢实验
      - 完整的血常规
      - 凝血功能
      - 肝功能检查
      - AFP
    - 过敏实验
- 药物治疗
  - 静脉镇静
    - 一般用芬太尼／咪达唑仑
  - 术前用药
    - 苯海拉明 50mg IV
    - 地塞米松 10mg IV
    - 昂丹司琼 8mg IV
    - 生长抑素类似物减轻可能出现的神经内分泌危象
    - 在低风险患者中常规使用抗生素已经被证实没有确切受益；因此预防性使用抗生素视具体病例而定
- 材料清单
  - 鞘
    - 5Fr 或 6Fr 股动脉血管鞘
    - 5Fr 或 6Fr 桡动脉血管鞘
  - 导管
    - 选择性 5Fr 导管
      - C$_1$ 或 C$_2$ Cobra
      - Simmons 1 或 2
      - 选择性 SOS
    - 桡动脉导管
      - 5~6F GlideSheath slender (Terumo, Tokyo, Japan)
      - Jacky 5Fr 导管（Terumo, Tokyo, Japan）
      - Sarah 5Fr 导管（Terumo, Tokyo, Japan）
      - Glide JB1 导管（Terumo, Tokyo, Japan）
    - 同轴微导管：内腔 0.025~0.027 英寸
      - Renegade (Boston Scientific；Natick, MA)
      - Progreat (Terumo, Tokyo, Japan)
      - Maestro (Target Therapeutic；San Jose, CA)
      - Direxion (Boston Scientific；Natick, MA)
  - 导丝
    - 0.035 英寸导丝
    - 0.014~0.018 英寸微导丝
      - Transend (Boston Scientific；Natick, MA)
      - Glidewire GT (Terumo；Somerset, NJ)
      - Fathom (Boston Scientific；Natick, MA)
  - 栓塞圈
    - 0.035 英寸或 0.018 英寸可推送或可解脱栓塞用圈
      - 在 90Y 给药前栓塞有异位栓塞风险的动脉分支用

放射性微球

- SIR 微球

- 目前获得 FDA 批准，在氟脲苷肝动脉内化疗辅助下，治疗不可切除的结直肠癌肝转移
  - 生物相容；非生物可降解微球
  - 微球直径 20~60μm
    - 每个微球设定活性：50Bq
  - 使用期限：校准后 24 小时
- 每瓶含 3GBq 90Y 的 5ml 水中供货
  - 6.4mm 铅罐中运输
- 注射成分
  - SIR 微球注射套装
  - 有机玻璃屏
  - 剂量瓶
  - 引出和引入试管
  - 无菌用水和对比剂的注射器
- TheraSphere
  - 在美国人道主义设备免除（HDE）下获批；FDA 要求 IRB（学院委员会）监督使用
  - 目前 FDA 批准：放射治疗或肝细胞癌的外科和肝移植治疗的辅助
    - 非生物可降解微球
      - 平均直径 25μm
      - 玻璃基质中包含 90Y；不会外泄
      - 每个微球预设活性：2500Bq
    - 1ml 瓶中装 0.6ml 无菌用水供货
      - 6 种剂量规格可用
    - 22 000~73 000 个微球凝集的重量约 1mg
    - 使用期限：校准后 12 天
  - 注射成分
    - TheraSphere 注射套装
    - 透明合成树脂屏
    - 空瓶
    - 引入和引入试管
    - 连锁单元：定位针，预充针
    - 装盐水的注射器

介入操作

患者体位 / 位置
- 最佳操作方法
  - 仰卧位
    - 股总动脉入路
    - 桡动脉入路
      - 当股总动脉不可用时（如严重钙化等）
      - 康复更快，特别是患者术后可能立即需要移动时

设备准备
- 覆盖荧光板，防止外泄
- 操作间地板铺吸收性布料
  - 限制潜在污染
- 术中任何人离开操作间进行扫描除外放射性污染

- 必须有清理盒以及培训过的人员应对外泄事件

操作步骤
- 初始动脉造影和瘘分析
  - 无菌准备和入路部位铺巾
  - 获取动脉入路，置鞘
  - 行主动脉造影；与之前的断层图像比较
    - 发现正常或潜在的肠系膜血管变异
  - 行肠系膜上动脉造影
    - 评估门静脉通畅性
    - 评估解剖变异
  - 行腹腔干造影
    - 明确肝动脉解剖
    - 评价异位血管栓塞的潜在风险
  - 肝总动脉和肝固有动脉造影
    - 评价肿瘤动脉血供
      - 肝右和肝左动脉造影
      - 评价肝肠交通支
    - 考虑 C 臂 CT
      - C 臂 CT 给出三维血管解剖展示和灌注区域，增加对非靶组织强化和累及的识别
      - 用盐水稀释对比剂至 50%
      - 肝固有动脉：对比剂注射 3ml/s，总量 36ml，8 秒 X 线延迟
      - 肝右动脉：对比剂注射 2ml/s，总量 24ml，8 秒 X 线延迟
      - 肝左动脉：对比剂注射 1ml/s，总量 12ml，8 秒 X 线延迟
  - 弹簧圈预防性栓塞可能发生异位栓塞的血管
    - 胃十二指肠动脉
    - 胃右动脉
      - 非常小的分支，53% 的患者从肝固有动脉发出
    - 十二指肠上动脉
      - 存在于 93% 的患者；开口高度变异
    - 镰状动脉
      - 起自肝左或肝中动脉
      - 斜行至前腹壁
    - 副或左膈动脉
    - 肝内动脉胃十二指肠分支，通常起自肝左动脉远段
    - 胃左动脉
  - 通过预定治疗分支动脉导管灌注 99 钇 -MAA 颗粒
  - 用全身摄像机观察
    - 预测 90Y 微球分布
    - 评价肝和可能存在的肝外沉积
    - 评价肺分流强度
      - 分流比例计算
      - 计划肺剂量应小于 1kg 肺组织 30Gy 的最大剂量
      - 对 10%~15% 的分流，较少剂量的 20%~40%

□ 对 15%~20% 的分流，较少剂量的 40%~60%

□ 分流大于 20% 时避免治疗或肺剂量大于 16.2mCi（600MBq）

- 90Y 微球注射
  ◦ 应 2 周内行初次钇 -99 肠成像扫描
  ◦ 治疗前再次诊断性 DSA
    - 腹腔干和肝固有动脉造影
      □ 预防性栓塞任何之前没有的肝外交通支
  ◦ 导管到位后，装配 90Y 微球传输装置
    - 按照厂家说明书
  ◦ 可传输肝叶、肝段和亚段微球剂量，偶尔全肝剂量
  ◦ 当注射 90Y 微球时，用足够压力维持微球混悬状态
    - 非强力，脉冲式注射
      □ 避免或最大程度减少反流
  ◦ 灌注完成至全部剂量或血流停滞
    - 血流停滞时不要继续注射；增加反流风险 / 非靶放射
  ◦ 通过监测注射设备或导管来印证剂量传输
  ◦ 术后对房间和人员进行放射检查
    - 排除任何放射性污染
  ◦ 收集所有污染器材
    - 作为放射性废物处置

代替操作 / 治疗

- 放射学
  ◦ TACE
    - 不可切除肝细胞癌的标准治疗是 TACE
  ◦ 经皮肿瘤消融
    - 射频、微波、冷冻消融等
    - 如果肿瘤（肝细胞癌或结直肠癌转移灶）适合于消融，可作为标准治疗，因其潜在治愈性
- 外科
  ◦ 外科手术切除（如果可行）
  ◦ 肝细胞癌的肝转移（如果可行）
- 其他
  ◦ 同时继续建议的其他肿瘤治疗
    - 90Y 治疗中或计划时，一般不需要停抗血管生成治疗
    - 化疗药方面遵循肿瘤学治疗指南
    - 目前缺乏数据

术 后

应尽事宜

- 术后监测患者 4~6 小时
  ◦ 术后和镇静监测
- 患者通常在术后当天出院
  ◦ 患者的组织提供了足够的 β 射线衰减，可以当天出院
    - 监测患者尿液中的放射活性
      □ 建议冲洗厕所两次

□ 保持马桶盖上至少 24 小时

- 必要时可第二天出院
  - 日常护理没有严格限制
- 如果出现栓塞后综合征，予以症状控制
  ◦ 疼痛控制
  ◦ 必要时止吐
    - 昂丹司琼 4~8mg
    - 丙氯哌嗪 5~10mg
  ◦ 必要时给退热药
    - 布洛芬 200~400mg
- 质子泵抑制剂
  ◦ 泮托拉唑：40mg（减少胃肠刺激风险）
    - 治疗前血管造影时开始
    - 持续至至少 4 周后
- 观察动脉穿刺部位
  ◦ 评价出血、血肿和无脉情况
- 低风险患者无术后抗生素必要（无栓塞相关感染，壶腹括约肌受损，胆道内植入物等）

术后影像 / 随访

- 治疗后 6~8 周获取影像
  ◦ 对比剂增强 MR 或 CT
    - 改良实体瘤治疗后反应评价标准（mRECIST）
      □ 安全反应：所有靶病变动脉强化的完全消失
      □ 部分反应：可见靶病变直径减小至少 30%（以基线靶病变直径为参照）
      □ 稳定病变：任何不符合部分反应或进展的病变
      □ 进展病变：可见（强化）靶病变直径增加至少 20&（从治疗开始以来有记录的病变最小直径为参照）
    - 欧洲肝病学研究协作组（EASL）标准
      □ 完全反应：存在的治疗后病变无强化
      □ 部分反应：动脉强化区域减少超过 50%（最长直径和垂直直径总和）
      □ 稳定病变：任何不符合部分反应或进展的病变
      □ 进展病变：强化区域大小增加至少 25% 或新发病变
    - 可以看到其他器官的效果
      □ 十二指肠、胃或胆囊壁增厚
  ◦ PET 图像可以显示代谢活动减低
    - 提示治疗反应
- 再次临床评估
  ◦ 肝功能试验 / 肿瘤标志物
  ◦ ECOG 状态
  ◦ 血液和肾毒性评价
  ◦ 再计算 Child-Pugh 评分
- 必要时计划再次治疗
  ◦ 再次 90Y 治疗
  ◦ 根据 90Y 治疗反应，可以考虑 TACE 或消融治疗

结　果

并发症

- 严重并发症
  - 90Y 微球异位栓塞
    - 可引起胃十二指肠溃疡或坏死
      - 文献报道的发生率 0%~29%；应少于 2%
      - 表现持续
      - 疼痛／恶性／呕吐／出血；可有肠穿孔风险
      - 应有内镜检查指证
    - 可引起放射性胆囊炎
      - 通常无后果，极少数患者需要胆囊切除
      - 通过在胆囊动脉以远端注射 90Y 来避免
  - 进行性肺功能不全
    - 继发于放射性肺炎
      - 避免在肺分流明显的患者行 90Y 治疗
- 肝衰竭／肝梗死
  - 放射诱导肝疾病（极少见）
    - 不同程度的肝功能不全
      - 高剂量激素治疗；试图减少肝内炎症
    - 临床表现为无黄疸性腹水
    - 典型的为治疗后 4~8 周出现
- 栓塞后综合征，如疼痛，乏力，发热，呕吐，厌食
- 胰腺炎
- 胆管损伤
  - 胆管狭窄，胆汁瘤，胆管坏死
- 血小板和白细胞减少
- 动脉穿刺部位并发症
  - 如血肿、假性动脉瘤
- 外泄：清理盒和处置人员必须具备
  预期结果
- 在良好选择的患者中提高生存期
  - 肝细胞癌
    - 中期不可切除的肝细胞癌
      - 平均自然病程：12 个月
      - 动脉内肝治疗后平均生存期：20 个月
  - 结直肠癌肝转移
    - SIRFLOX：90Y+mFOLFOX 6 vs. mFOLFOX
      - 肝病变进展风险降低 31%
      - 无进展生存期从 12.6 个月增加至 20.5 个月

（左图）^{99m}Tc-MAA 注射后 SPECT 图像示仅肝内有活性➡。分流计算为 2%。可在无放射性肺炎风险下进行 90Y 放射性栓塞。（右图）动脉内肝灌注 ^{99m}Tc-MAA 的 SPECT 图像示，活性存在于肝➡和肺➡。分流计算为 22%，不可行放射性栓塞。注意上部脏器的活性➡，提示异常血管解剖，动脉门静脉瘘或过量注射

正常分流实验

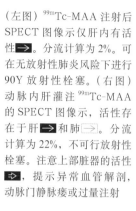

异常分流实验

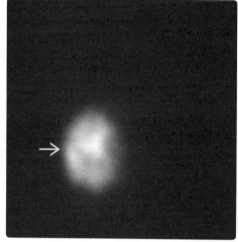
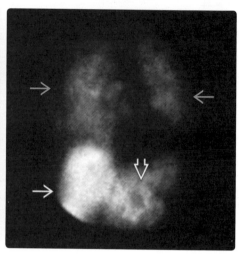

（左图）大的浸润型不规则生长的肝癌➡位于第 V 和 VI 段（上图）。90Y 注射后 PET/CT（下图）显示肿瘤强化部分与 90Y 沉积➡非常符合。（右图）57 岁女性胆管癌患者，左侧实性强化肿瘤对动脉内化疗栓塞没有反应➡。多学科会诊建议选择内放射治疗（SIRT）

治疗后 90Y 分布

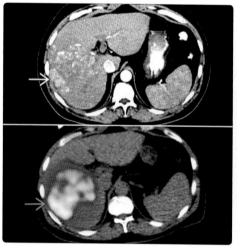

胆管癌（TACE 后 MR）

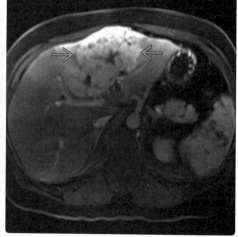

（左图）计划腹腔动脉造影显示富血供肿瘤➡由 2 支血管供血。一支供应第 II 和 III 段➡另一支供应第 IVa 和 IVb 段➡。（右图）分流研究显示分流量为 4.5%，当分流量小于 10% 时，计划 90Y 剂量不需减少

胆管癌（内放射前计划动脉造影）

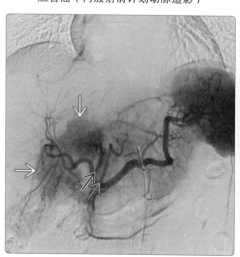

胆管癌（内放射前分流实验）

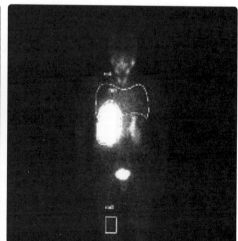

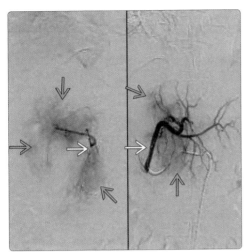
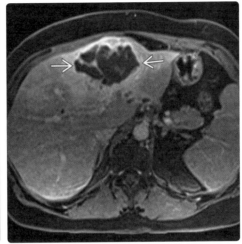

（左图）因靶病变由两支动脉供血，总剂量进行分割。第 IVa 和 IVb 段（左图）和第 II 和 III 段（右图）分别用微导管➡️超选择治疗。均可见肿瘤染色➡️。（右图）3 个月随访 MR 显示体积轻度减小，大部分肿瘤坏死➡️。注意用 RECIST 和 WHO 标准可能低估治疗反应。应当用 mRECIST 或 EASL

不可切除的原发肝肿瘤（内放射前 MR）

不可切除的原发肝肿瘤（内放射前计划动脉造影）

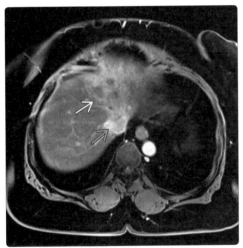
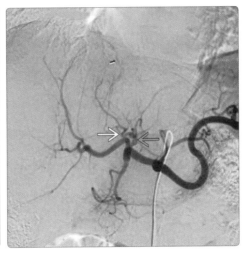

（左图）63 岁男性患者胆管癌的 MR 显示第 IVa 段浸润型富血供肿块➡️。肿块延展至肝内下腔静脉➡️，使其不可切除。（右图）计划腹腔动脉造影显示左叶内侧段和外侧段血供分开。肝左动脉内侧支➡️供应第 IVa 和 IVb 段，肝左动脉外侧支➡️供应第 II 和 III 段

不可切除的原发肝肿瘤（内放射前选择性动脉造影）

不可切除的原发肝肿瘤（内放射前分流实验）

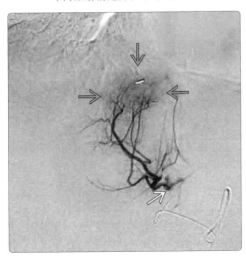
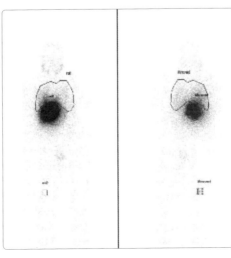

（左图）微导管进入肝左叶内侧支。选择性第 IV 段造影➡️显示富血供肿瘤➡️。90Y 给药前没有侧支血管需要栓塞。（右图）分流实验估测肺分流约 8.5。肝外没有异常灶或放射标记摄取

不可切除的原发肝肿瘤（内放射后随访 MR）

异常膈动脉（内放射前计划动脉造影）

（左图）在双肝叶进行内放射治疗。后续 5 个月的随访 MR 显示第 IVa 病变➡和肝右叶两个小些病灶➡几乎完全去血管化。（右图）72 岁男性不可切除的肝癌进行内放射前计划。微导管位于肝左动脉➡选择性动脉造影示异常血管解剖。左膈动脉➡起自肝左动脉

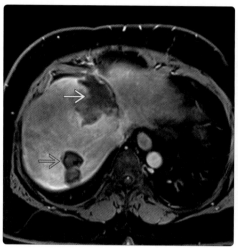
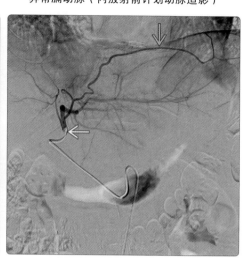

异常膈动脉（异常动脉插管）

异常膈动脉（栓塞后异常动脉）

（左图）为避免膈动脉异位放射性栓塞，内放射前这支替代动脉必须栓塞。微导管➡进入异常膈动脉➡。（右图）异常左膈动脉弹簧圈➡栓塞消除了异位放射性栓塞的风险。所有内放射治疗中有损伤风险的非靶血管必须尽可能栓塞

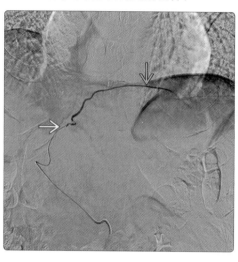
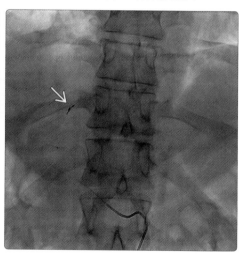

腹腔动脉闭塞（内放射前 MR）

腹腔动脉闭塞（侧位动脉造影）

（左图）61 岁男性肝左叶结直肠癌转移灶患者进行多学科讨论。因患者麻醉有困难，建议行内放射治疗。肝第 II 段可见一单发富血供病灶➡。（右图）侧位腹主动脉造影早期（左）和晚期（右）示闭塞的腹腔干➡。腹腔动脉通过肠系膜上动脉➡血流逆向显影。通过腹腔干插管至肝动脉已然不可能

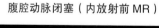
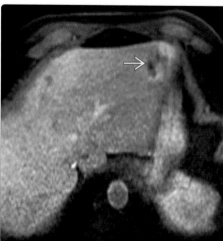
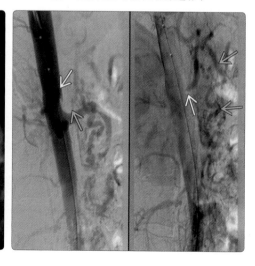

肝动脉放射性微球栓塞

腹腔动脉闭塞（通过侧支途径插管）

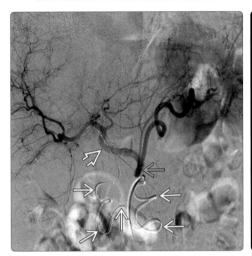

腹腔动脉闭塞（左肝的异常胃右动脉）

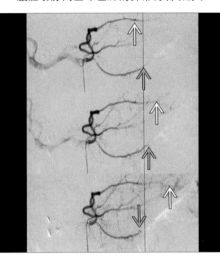

（左图）微导管➡通过肠系膜上动脉非常迂曲的侧支途径，胰十二指肠动脉弓进入肝固有动脉➡，对比剂显示腹腔动脉主干➡和其分支。（右图）连续肝左动脉造影（顶图至底图），见肝左动脉➡分支远端逐渐显影。与之相反的是，下部分支➡由远端至近端模糊显影，提示可能为胃右动脉。这支血管未处理，导致胃穿孔和患者死亡

胃右动脉（动脉造影定位）

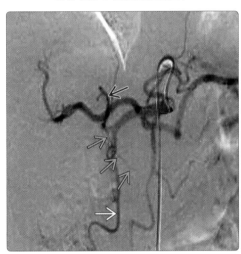

胃右动脉（选择性插管）

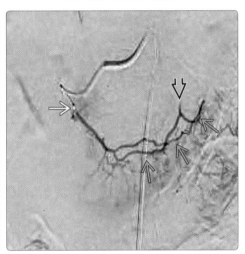

（左图）58岁不可切除的多发结直肠癌肝转移患者的腹腔干造影显示肝总动脉很早分支发出肝左动脉➡与胃十二指肠动脉➡及胃右动脉➡交通吻合。因计划对左叶行内放射治疗，该血管栓塞是必须的。（右图）微导管➡选择性造影证实胃小弯供血➡，可见来自胃左动脉的竞争性血流➡

胃右动脉（弹簧圈栓塞）

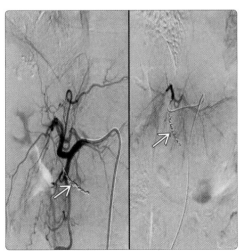

胆囊动脉栓塞

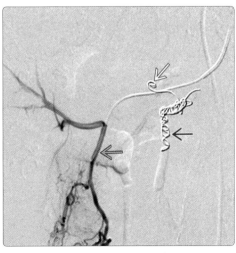

（左图）选择性肝左-胃十二指肠动脉干造影（左）和弹簧圈栓塞后超选择肝左动脉造影（右）示胃右动脉闭塞➡。胃右动脉异位放射性栓塞可引起显著的致残率，甚至致死。（右图）计划动脉造影中，胃右动脉➡和胃十二指肠动脉➡都被栓塞来防止90Y反流。虽然不是必需，胆囊动脉➡较粗，也被栓塞

肝动脉放射性微球栓塞

（左图）基线 MR 显示镰状动脉➡️出现在肝叶内外侧段之间。仔细观察动脉期 MR 或 CT 可以发现异常血管解剖并指导计划动脉造影。（右图）另一例患者肝左动脉造影展示左外侧段➡️和左内侧端➡️分支。后者外可见迂曲纤细的镰状动脉➡️。该血管的意外放射性栓塞可导致前腹壁疼痛或皮肤／脂肪坏死

镰状动脉

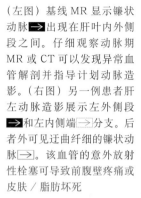

镰状动脉

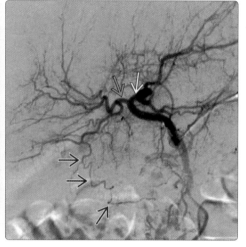

（左图）51 岁男性结直肠癌转移患者肝固有动脉造影显示小血管➡️分出自肝右叶动脉向下走行，可疑肝外路径。（右图）回顾动脉期 CT 可见之前忽略的一支十二指肠上动脉➡️离开肝右动脉➡️。意外的放射性栓塞可致十二指肠溃疡甚至穿孔。远离该支动脉的治疗或栓塞该支动脉可消除此风险

十二指肠上动脉（内放射前计划动脉造影）

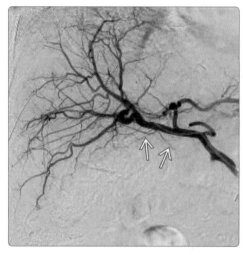

十二指肠上动脉（冠状位增强 CT）

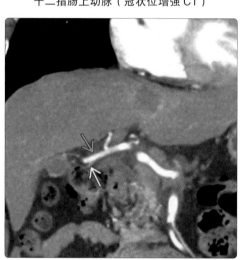

（左图）83 岁男性肝癌患者动脉期 CBCT 显示肝右叶病灶➡️和一支小血管➡️供应胰腺前部。（右图）61 岁男性肝癌患者肝右动脉造影示门静脉右支➡️、左支➡️、主干➡️和脾静脉➡️提前显影。内放射治疗栓塞的风险包括：①由于剂量向整肝分布的无效治疗；②胃、肠或胰腺的非靶损伤

CBCT 的重要性

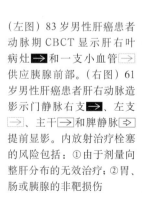

动脉 - 门静脉瘘

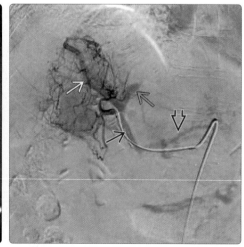

肝动脉放射性微球栓塞

典型内放射前腹腔动脉造影
（胃十二指肠和胃右动脉图像）

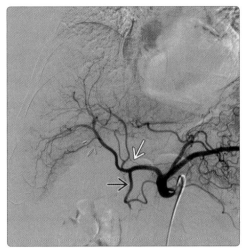

典型内放射前腹腔动脉造影
（弹簧圈释放入胃右动脉）

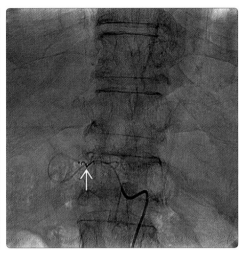

（左图）52 岁结直肠癌肝转移患者计划动脉造影示胃右动脉➡️起自肝左动脉。另外胃十二指肠动脉➡️紧邻肝左动脉起始处。计划行左肝内放射，先栓塞这两支血管是必要的。（右图）本例中，微导管经过肝左动脉进入胃右动脉。用可解脱弹簧圈对胃右动脉进行栓塞➡️

经胃左动脉行胃右动脉栓塞（动脉造影）

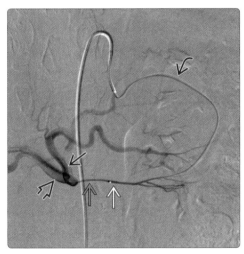

经胃左动脉行胃右动脉栓塞（弹簧圈栓塞后）

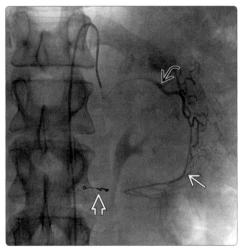

（左图）在计划动脉造影中，胃右动脉➡️起自肝左动脉➡️和肝右动脉➡️分叉处弯段。微导管➡️不能通过肝固有动脉到达肝右动脉，因此通过肝左动脉➡️进入。（右图）在弹簧圈➡️闭塞胃右动脉开口后，微导管➡️撤回，对比剂注射显示肝左动脉➡️走行

肝外放射标记（分流实验后 SPECT）

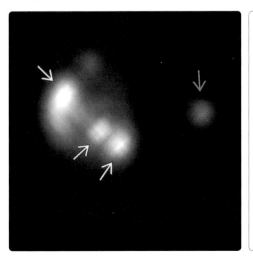

Child-Pugh 分级系统

项 目	数 值	分 数
	<2 mg/dl	+1
总胆红素	2 - 3 mg/dl	+2
	>3 mg/dl	+3
	>3.5 g/dl	+1
白蛋白	2.8 - 3.5 g/dl	+2
	<2.8 g/dl	+3
	<1.7	+1
INR	1.7 - 2.2	+2
	>2.2	+3
	无	+1
腹腔积液	药物控制	+2
	很难控制	+3
	无	+1
脑病	药物控制	+2
	很难控制	+3

得分	等级	1年存活率	2年存活率
5-6	A	100%	85%
7-9	B	81%	57%
10-15	C	45%	35%

（左图）一位已知结直肠癌转移患者的分流实验显示多灶性肝内活性➡️。肝外也可见活性灶➡️。回顾计划动脉造影可见十二指肠上动脉缺失。肝外 Tc99 活性应引起重视，进一步检查以防异位栓塞。（右图）Child-Pugh 分级根据患者肝硬化分级预测生存期，但没有包含肝细胞癌的影响

关键点

术前

- 消融适应证
  - 肾细胞癌；理想的病灶≤3cm；可接受的病灶<4cm
  - 随着病灶大小增加，不完全消融的风险增加
- 栓塞适应证
  - 血管平滑肌脂肪瘤（AML）>4cm；未破裂的动脉瘤>5cm
- 术前影像学资料评估
  - 如果肿瘤靠近集合系统有热消融损伤风险，可考虑肾盂灌注
  - 在治疗前评估 AML 的血管

介入操作

- 消融
  - 大多采用 CT 引导
    - 目标：消融区域完全覆盖肿瘤及其周围 0.5~1cm 范围

- 栓塞
  - 尽可能超选择
    - 使 AML 去血管化；保留正常肾组织

术后

- 消融
  - 在≤4cm 的肿瘤中 90% 以上完全坏死
    - CT 或 MR 上非强化区与坏死相关
- AML 栓塞
  - 成功率 90%~100%
    - 肿瘤不会消失；体积减小 40%~66%
- 残余病灶或局部复发表现
  - 周围强化结节或新月征
  - 形态改变或在连续扫描层面所示生长

结果

- 最严重的并发症
  - 消融：输尿管狭窄／肠穿孔
  - 栓塞：异位栓塞

冷冻消融（增强 CT 定位）

冷冻消融（冰冻循环）

(左图) 术中增强 CT 显示为布针做准备的皮肤表面的栅栏状标志➡。肾后方可见外生性肾肿块➡。（右图）术中增强 CT 显示消融中冰冻循环时肿瘤内的冷冻针➡。可见冰球边缘➡

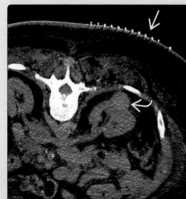
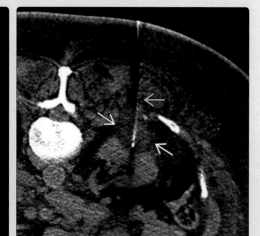
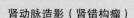

肾增强 CT（肾错构瘤）

肾动脉造影（肾错构瘤）

(左图) 横断位增强 CT 显示大的混杂密度肿块累及右肾，符合肾错构瘤（AML）➡。（右图）选择性右肾动脉造影显示肾下极大的富血供肿块➡和局部假性动脉瘤➡。较大的病灶（>4cm）和假性动脉瘤提示易于发生出血并发症

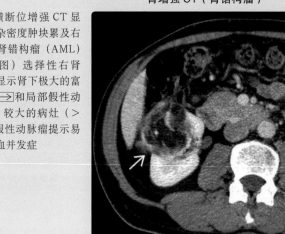
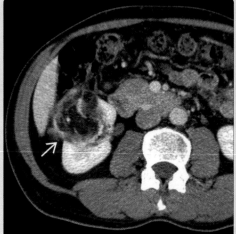
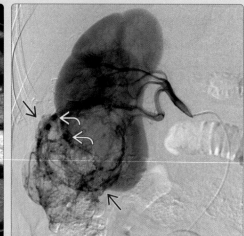

肾消融和栓塞

术 语

定义

- 消融：引入或使用器械，经皮直接毁损局部肿瘤造成细胞死亡
  - 基于能量的消融
    - RFA：基于热量
      - 肾消融最常用的方式
    - 冷冻消融：冰冻／融解循环
      - 也是肾消融常用方式
    - 微波消融：基于热量的细胞毒性
      - 提供更快的消融时间；不易受热沉积效应影响
    - 高能聚焦超声：集中在小组织容积内的高能超声造成凝固性坏死
      - 存在呼吸移动和肋骨覆盖影响的问题
    - 不可逆电穿孔：电流破坏细胞膜的完整性
      - 有希望的初步的动物和人类实验资料，仍在研究阶段
  - 化学消融
    - 肾肿瘤中非连续性细胞坏死
      - 肾消融中非常规使用
- 栓塞：经导管引入血管内药物进行去血管化或堵塞
  - 单纯栓塞：经导管不用化疗药物的栓塞
  - 经导管无水乙醇注射：细胞蛋白变性和引起小血管血栓形成
- 温度热沉积效应：需要达到细胞毒性的热量被消散
  - 对流热量传送至邻近结构
    - 肿瘤邻近血管的血流妨碍足够热量造成有效消融

术 前

适应证

- 肾细胞癌
  - 非外科适应证者或拒绝外科手术者
  - 增加多发双肾肿瘤可能性的遗传疾病（如 von Hippel-Lindau 综合征，结节性硬化，Brit-Hogg-Dube 综合征）
  - 孤立肾
  - 肾功能不全
  - 大小适合消融的病灶
    - <4cm 的肿瘤消融效果最好
- 肾血管平滑肌脂肪瘤（AML）
  - 择期或预防性治疗
    - 肿瘤>4cm
      - 大小是破裂可能性的粗略标准（大的脂肪成分为主的肿瘤破裂出血可能性不大）
      - 如果肿瘤>4cm，每年每 3.4 例有一次出血事件
    - 未破裂动脉瘤>5mm
      - 比肿瘤大小更具有预测破裂的意义
    - 有症状的患者
      - 疼痛，肿块，占位效应，出血

- 急诊治疗
  - 急性破裂或出血
    - 休克的患者可能有破裂的 AML 动脉瘤
    - 自发性破裂或在轻微伤后
    - 即使不稳定状态也可介入治疗成功

禁忌证

- 一般
  - 不可纠正的凝血障碍
  - 缺乏达到病灶的安全路径
- 消融
  - 有不完全消融的高危因素
    - 肿瘤过大（≥4cm）
    - 邻近大血管结构
      - 热沉积效应
  - 病灶邻近易受热损伤的结构
    - 肾门结构（如血管、肾集合系统）
    - 肝、肠

术前影像学检查

- CT 或 MR
  - 确定病灶位置
    - 最好做的部位：后方外生的
    - 最难做的部位：中间肾门部
  - 确定肿瘤大小和边界
    - 理想的病灶≤3cm；可接受的病灶 <4cm
    - 随着病灶大小增加，不完全消融的风险增加
  - 应确定三维边界和肿瘤体积
    - 多角度重建图像有帮助
  - 评价靠近集合系统的病灶
    - 通过外置的输尿管支架肾盂灌注冷的 D5W 可保护输尿管
  - 评价邻近血管的病灶
    - 对于高危部位的病灶，考虑其他治疗方式
  - 计划位置或消融针进针路径
- CTA
  - 术前对经导管栓塞非常有帮助
    - 可发现肿瘤的主要供血血管
    - 可发现动静脉瘘
  - 涉及栓塞安全
- 超声
  - 如果考虑超声引导，必须记录最满意的病灶图像
- DSA
  - 评价肿瘤血流动力学
    - 对栓塞材料选择的潜在影响／经导管栓塞的安全性
      - 经导管栓塞时的影像引导

术前准备

- 核查项目
  - 操作适应证
  - 当前用药
    - 任何抗凝或抗血小板药物
  - 过敏

- ○ 心脏起搏器或除颤仪
  - – 射频消融前电生理学评估
- ○ 实验室检查
  - – 全血计数，血小板＞50 000/μl
  - – 凝血功能
    - □ INR ≤1.5
    - □ 正常的凝血酶原时间，活化部分凝血活酶时间
  - – 估计肾小球滤过率（eGFR）
    - □ eGFR 减少可能影响预防性抗生素使用和静脉注射对比剂行增强检查
- ○ 活检：多达 25% 的 <3cm 的肾肿瘤为良性
- • 药物治疗
  - ○ 麻醉
    - – 充足的术前镇静
      - □ 常用芬太尼，咪达唑仑，德美罗
    - – 必要时请麻醉科帮助
  - ○ 预防性抗生素：没有共识
    - – 如果需要肾盂灌注时给予
    - – 用药各异
      - □ 头孢曲松（1g）或左氧氟沙星（500mg）

介入操作

患者体位 / 位置

- • 最佳操作方法
  - ○ 消融：也方便操作的最舒服的体位
    - – 同侧卧位：对上极肿瘤最佳
      - □ 肺移开，减少气胸风险
      - □ 同侧肾移动幅度小
    - – 俯卧位：适合于下极肿瘤
      - □ 肋骨下途径；必要时使用角度架
    - – 30° 斜位（病变侧在上）
      - □ 使肠道从消融区域移开
    - – 仰卧位：适合于前方或侧方肿瘤
      - □ 穿刺路径避开肝，脾，结肠
  - ○ 栓塞：经股动脉途径

设备准备

- • 水分离
  - ○ 可将非离子型对比剂溶入 D5W（500ml 的 D5W 中加入 5～10ml 碘帕醇 370）
    - – 可提高水分离的边界可视性
- • 肾盂灌注
  - ○ 需要泌尿外科置入输尿管支架
  - ○ 将 1 升的大包冷 D5W 连接至输尿管支架
    - – 缓慢点滴灌注（1～2 滴 / 秒）

操作步骤

- • 一般
  - ○ 行初步 CT 确定靶病变
    - – 确认用于肾盂灌注的输尿管支架位置
    - – 再次确认计划的穿刺路径是否合适
  - ○ 再次评估其他要求已满足（如水分离，患者体位改变）

- ○ 无菌准备 / 铺巾
- ○ 1% 利多卡因局部麻醉
  - – #11 手术刀片切片
- ○ 必要时在消融前进行活检
  - – 可以在消融前单独活检
    - □ 排除良性肿块可能
    - □ 消融的预备
- • 水分离
  - ○ 将长针插至计划消融边界和有损伤风险的结构之间的平面
  - ○ 将鞘与连接管和三通开关连接
  - ○ 灌注 10ml 水分离液
    - – 水流应通畅；如有阻力，针尖可能位于实质内，调整针尖
  - ○ 进行 CT 扫描观察水分离效果
- • 消融
  - ○ 一般
    - – 消融区域应包括肿瘤及其周围 0.5～1cm 的边缘
    - – 如果病灶在非增强扫描中不可见
      - □ 通过解剖标志布针
      - □ 进行静脉内对比剂注射扫描
      - □ 相应调整针的位置
    - – 消融结束后，留取术后影像
      - □ 评估出血和其他并发症
  - ○ 射频 / 微波消融
    - – 在腿上放接地垫，注意双腿同一水平
      - □ 不同一水平时，有皮肤烫伤风险
    - – 布射频针或微波天线
      - □ 通过重复扫描确定位置
    - – 激活发生器；启动消融系统
      - □ 部分患者在消融时可感到剧烈疼痛
    - – 每个消融循环结束，重新布针
      - □ 可能需要重叠消融以获得需要的消融范围
      - □ 每次重新布针后获取图像
  - ○ 冷冻消融
    - – 将冷冻针送至病灶部位
    - – 可能需要多根冷冻针
      - □ 冷冻针消融区域小于射频针
      - □ 在离肿瘤边界 1cm 处布针
      - □ 在每次布针后扫描证实位置；通常间隔 1.5cm
    - – 术中 CT/MR 上可见消融区域
      - □ 肿瘤边界覆盖优于射频消融；不需要静脉内对比剂证实
    - – 启动冰冻循环
    - □ 时间：10～15 分钟
      - □ 扫描评价冰球大小
      - □ CT 上形成的冰球为低密度
    - – 目标是冰球边缘超出预期消融边界 5mm
      - □ 冰球边界代表 0℃ 等温线（不足以造成细胞死亡）
      - □ 冰球边界内 3mm 为零下 20℃；5mm 深以下

　　　　为致死区域
- 冰球直径应大于肿瘤 2cm 以获得足够的边缘
  - 如果冰球小，可以考虑更换冷冻针
- 启动被动融解循环（8~10 分钟）
- 重复冷冻循环
  - 在第二个冷冻循环后，启动融解
- 扭转动作轻柔地移除冷冻针
  - 粗暴动作可能造成实质破裂的风险
- 注意需要压迫止血的背部出血
  - 冷冻消融缺乏射频的凝血作用
- 进行术后扫描
- 栓塞
  - 插管至肿瘤最可能的供血动脉
  - 获得和分析 DSA 图像
    - 决定适合的或最佳的栓塞剂
    - 明显的动静脉瘘可影响栓塞颗粒的选择
  - 选择性插管至肿瘤主要供血动脉，可能需要同轴微导管
  - 获得 DSA；进行栓塞
    - 尽可能超选择性栓塞
    - 栓塞剂：颗粒或无水酒精
    - 终点：靶血管的血流瘀滞

替代操作 / 治疗
- 外科
  - 开放性或腹腔镜下消融
  - 开放性或腹腔镜下或机器人行部分或全肾切除术

术后处理

应尽事宜
- 邻近结构的高温损伤（消融）
  - 肾集合系统 / 输尿管
  - 肠道或实质器官（如胰腺、脾、肝）
- 异位栓塞（经导管栓塞）

术后影像（消融）
- 需要连续扫描图像评价成功性
- 各医院间有不同的影像间隔时间
  - 例：3，6，9，12 个月，以后每年
- 正常消融后方案和发现
  - CT 和增强 CT（实质期和排泄期）
    - 减影图像有助于评价强化
      - 多角度重建有助于评价边缘
    - 低密度消融区域；可呈楔形
    - 高密度区域是由于凝固的蛋白质
    - 消融区域比病灶大
      - 可在 6 个月内看到增大
      - 6 个月后的增大需考虑肿瘤进展可能
  - MR
    - 病灶在 T_1WI 上的信号强度不等
    - 病灶在 T_2WI 上呈低信号
- CT/MR 上无强化与肿瘤坏死相关
- 残余病变或局部进展表现为

- 结节型：周围强化结节
- 周围强化新月征
- 形态改变或在连续图像上的生长
- 良性辅助发现
  - 消融周围的环状强化（<5mm）
    - MR 可显示 T_2 高信号边缘
    - 1 个月时最明显，可持续 6 个月
  - 肾周或肾旁脂肪沉积
    - 可能在连续扫描层面上聚结成平行于肾表面的显性晕圈
    - 可使肾轴偏移
  - 可使多研究比较之间复杂化
  - 消融区域的脂肪替代
  - 延迟期图像上的肾外对比剂；如果非远端集合系统梗阻，则不重要
  - 液化坏死
    - 高温消融通常引起凝固性坏死，极少情况下可见液化坏死
      - T_2WI 上高信号
      - 脂液平 / 内部残渣
    - 与肿瘤复发不同，增强扫描上缺乏强化
    - 在有困难的病例可考虑活检

结 果

并发症
- 最严重的并发症
  - 输尿管狭窄
    - 可能需要肾切除、输尿管支架
    - 尿囊肿可能需要单独引流
  - 肠穿孔
- 即刻 / 围手术期并发症
  - 消融
    - 出血
    - 胸腔积液 / 气胸
    - 皮肤烧伤
      - 多次重复的治疗部位，在接地电极处
      - 备皮 / 确保接触良好、减低风险
    - 皮神经损伤（感觉异常）
      - 腰神经丛，如髂腹股沟（腰 $_1$）、生殖股（腰 $_{1~2}$）、股外侧皮（腰 $_{2~3}$）神经
  - 栓塞
    - 肾错构瘤围手术期动脉瘤破裂
    - 异位栓塞 / 肾实质损伤
      - 如果超选择性栓塞不可能
    - 栓塞后综合征（肾错构瘤栓塞）
      - 坏死组织的炎症反应
      - 90% 的肾错构瘤栓塞患者会出现
      - 症状：疼痛，恶心，呕吐，发热
      - 静脉内输液治疗，镇痛，退热，止吐，剂量渐减的泼尼松
    - 动脉穿刺部位并发症

- 远期并发症
  - 穿刺道种植（极其罕见）
  - 假性种植（针道上的炎性结节；如连续扫描不能确定可考虑活检）
  - 消融后并发症

预期结果

- 消融
  - ≤4cm 肿块的完全坏死率：90%
  - 报道的肿瘤残留或复发率
    - 单次 RFA：13.4%

冷冻消融：右肾肿物（初始 MR）

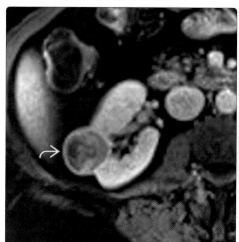

冷冻消融：右肾肿物（初始 MR）

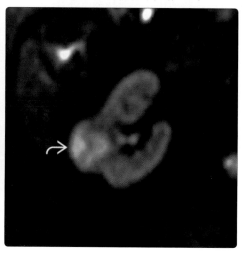

（左图）MR 横断位增强 T₁加权脂肪抵制显示强化的右肾局部肿块➡。可见境界清楚的边缘环形强化。（右图）MR 横断位 DWI 显示右肾肿块➡内高信号，提示弥散受限。弥散受限可见于肾细胞癌，可能对与肾良性肿瘤鉴别有帮助

冷冻消融：右肾肿物（水分离和消融）

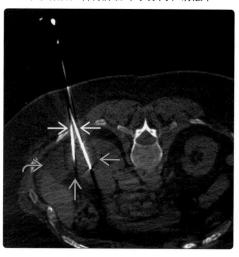

冷冻消融：右肾肿物（平扫 CT）

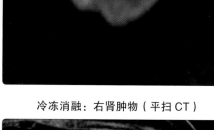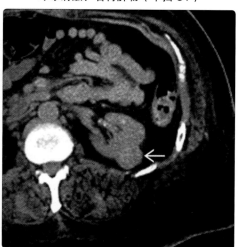

（左图）术中平扫 CT 显示冷冻针➡位于肾肿物内。可见境界清晰的冰球➡，边界充足。消融前用水分离➡将肾肿物与肝脏分开。（右图）不同患者的横断位平扫 CT 显示一外生的等密度左肾肿块➡。该肿块部位使其非常适合于经皮冷冻消融

冷冻消融：左肾肿块（布针）

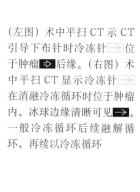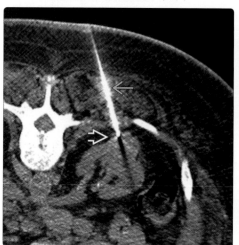

冷冻消融：左肾肿块（治疗的冰球）

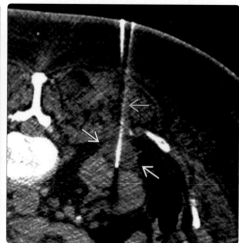

（左图）术中平扫 CT 示 CT 引导下布针时冷冻针➡位于肿瘤➡后缘。（右图）术中平扫 CT 显示冷冻针➡在消融冷冻循环时位于肿瘤内。冰球边缘清晰可见➡。一般冷冻循环后续融解循环，再续以冷冻循环

肾消融和栓塞

- 单次冷冻消融：3.9%
- 两种消融再次治疗后：4.2%
- 2 年总体生存率：82.5%
- 栓塞

- 肾错构瘤栓塞的成功率：90%～100%
- 肿瘤不会消失；体积萎缩 40%～66%
  - 血管成分萎缩多于脂肪成分
- 周围正常结构损失最少

肾癌冷冻循环（初始平扫 CT）

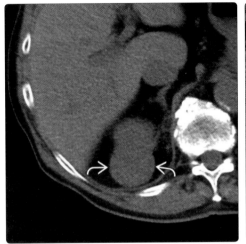

肾癌冷冻循环（冷冻循环中的低密度冰球）

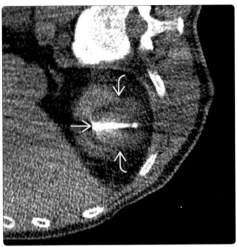

（左图）另一患者肾肿块➡位于右肾上极后部。由于基础疾病，患者不适合外科手术，肾肿块大小适合消融。（右图）横断位平扫 CT 冷冻消融冰冻循环 10 分钟后可见冷冻针➡和低密度冰球➡包绕病变。致死区在冰球边缘内 5mm。冰冻循环后续被动融解和再次冰冻。冷冻消融引起的疼痛比射频消融轻

肾癌射频消融后：即刻（术后平扫 CT）

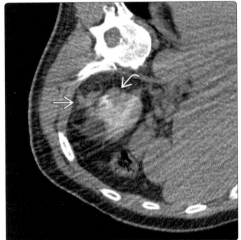

肾癌射频消融术后：1 个月（MR）

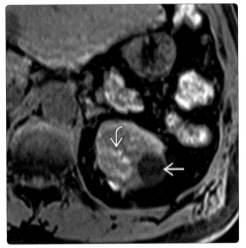

（左图）肾癌行重叠射频消融，治疗中调整针的位置。术后即刻 CT 显示邻近消融区域➡沿针道，肾周少量积血➡，为典型表现。（右图）射频消融后 1 个月横断位 T_1 加权脂肪抑制 MR 显示消融区域内高信号➡，符合凝固型坏死。也可见一个肾囊肿➡

肾癌射频消融术后：1 个月（MR）

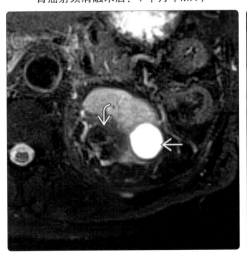

肾癌射频消融术后：1 个月（MR）

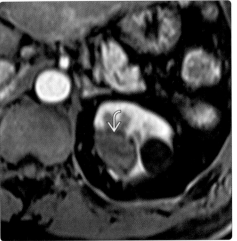

（左图）射频消融后 1 个月 MR 横断位 T_2 加权脂肪抑制显示消融区域 T_2 低信号➡，这是预期表现。注意 T_2 高信号的囊肿➡。（右图）横断位 T_1 加权脂肪抑制增强 MR 显示消融区域无强化➡，是肿瘤坏死最好的影像标志。偶尔可见薄的（<5mm）强化晕圈，是良性辅助征象

(左图) 冠状位增强 CT 显示肾下极巨大肿块 ➡。注意肿块向中心生长紧邻肾盂 ➡。消融中有非靶器官热损伤风险，可导致输尿管狭窄或尿囊肿。(右图) 射频消融初始 CT (A) 定位相和 (B) 横断位图像显示术前泌尿科医师置入的输尿管支架 ➡。消融中 D5W 肾盂灌注为肾集合系统提供了防止热损伤的保护

肾盂灌注：射频消融计划
（热损伤潜在风险）

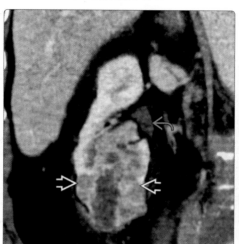

肾盂灌注：射频消融计划
（输尿管支架置入）

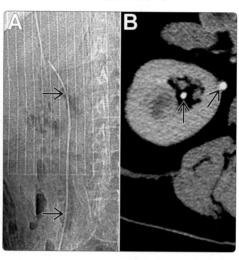

(左图) 计划射频消融前冠状位增强 CT 重建显示左肾中极实性肿块 ➡。2 个肾囊肿 ➡ 也很明显。用集合电极进行了几次重叠射频消融。(右图) 消融后 3 个月横断位增强 CT 示消融非强化区 ➡，似乎完全包括病灶并延伸超过病灶范围，形成边缘

射频消融后残余病变
（初次消融前增强 CT）

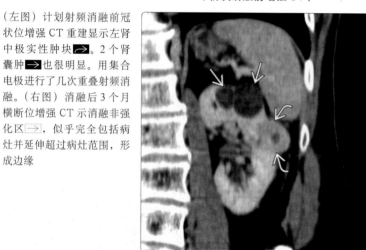

射频消融后残余病变
（初次消融后增强 CT）

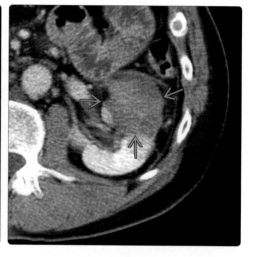

(左图) 尽管横断位图像显示满意结果，冠状图像显示沿消融区域 ➡ 下缘不规则强化 ➡。回顾多平面重建图像对于评价消融边缘至关重要。(右图) 对残余病灶再次消融。1 个月后增强 CT 显示消融区域无强化 ➡，符合肿瘤坏死

射频消融后残余病变
（消融后冠状增强 CT）

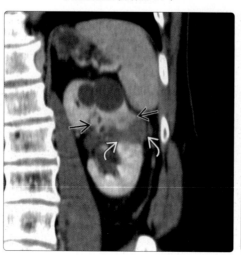

射频消融后残余病变
（再次治疗后冠状增强 CT）

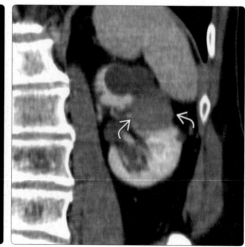

620

肾消融和栓塞

消融后良性辅助表现
（射频消融前初次增强 CT）

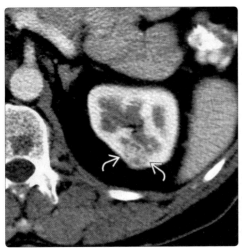

消融后良性辅助表现
（软组织滞留）

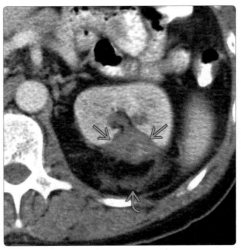

（左图）计划射频消融前的横断位增强 CT 显示小的实性强化肿块➡️位于左肾后方。（右图）射频消融后 1 个月增强 CT 显示消融区缺乏强化➡️。然而平行肾轮廓的肾周脂肪处可见软组织滞留➡️。这是消融后的典型良性发现，不需担心为针道种植

消融后良性辅助表现
（射频 9 个月后脂肪晕圈）

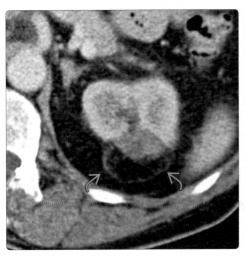

消融后良性辅助表现
（射频 9 个月后肾外对比剂）

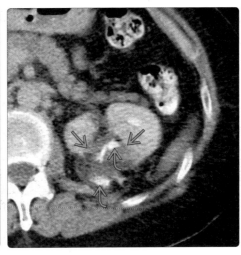

（左图）射频后 9 个月增强 CT 显示肾周脂肪滞留聚集为晕圈➡️。随时间消融区域和晕圈都在减小。（右图）在排泄期肾外对比剂滞留➡️可聚集在消融区域➡️。这在连续增强 CT 上有时可见。如果没有集合系统下游堵塞，这是个良性征象

消融后良性辅助表现
（射频后针道假性种植）

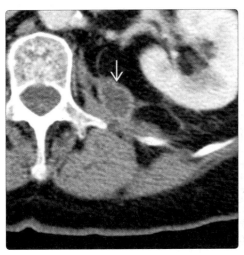

并发症：射频后肾周血肿形成

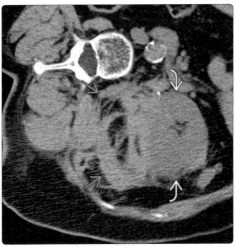

（左图）一患者射频消融 1 个月后的增强 CT 显示肾后方消融针道内的边缘强化密度➡️。这在连续 CT 检查上逐渐消失。真性肿瘤针道种植极其罕见，增大或持续存在的软组织可能需要活检。（右图）射频消融后即时横断位平扫 CT 显示肾➡️旁血肿➡️。消融后可见肾周血肿；极少见情况下失血量大到需要住院或延长住院时间

（左图）一已知肾错构瘤患者增强 CT 显示大的肿块 ➡ 起自右肾上极。肿块有较多脂肪成分 ➡ 但也包括许多强化的血管结构 ➡，是错构瘤的典型表现。（右图）重建冠状 CT 显示肿块 ➡ 和它与正常肾实质的关系 ➡。病灶 >4cm 增加自发性破裂出血风险

肾错构瘤栓塞（初始增强 CT 评价）

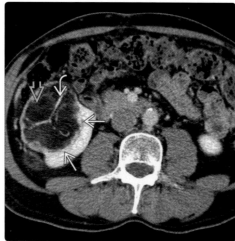

肾错构瘤栓塞（初始增强 CT 评价）

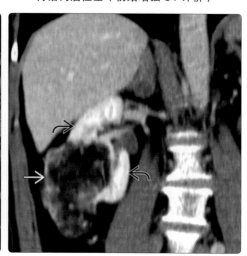

（左图）通过 Cobra 导管 ➡ 选择性右肾动脉 ➡ 造影示错构瘤主要的血管成分，肿瘤血供 ➡ 起自增粗的下极动脉分支 ➡。（右图）栓塞前同轴微导管 ➡ 超选择 DSA 显示典型的肿瘤内血管结构 ➡，不伴动脉瘤。错构瘤栓塞的目的是肿瘤去血管化，从而限制或阻止肿瘤生长或自发性破裂

肾错构瘤栓塞（初始增强 DSA 评价）

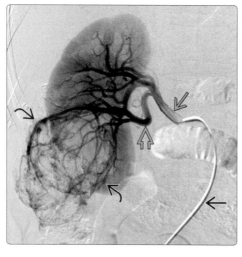

肾错构瘤栓塞（微导管超选择性 DSA）

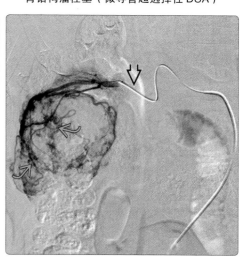

（左图）通过微导管用 300～500μm 的颗粒栓塞后，通过 5Fr 导管 ➡ 再次进行肾动脉 ➡ DSA。动脉期显示成功的去血管化。ETOH 与碘油混合也常用于错构瘤栓塞。（右图）延迟实质期 DSA 显示正常肾实质保留满意和轻度的低灌注区 ➡，与治疗的错构瘤相符合

肾错构瘤栓塞（栓塞后动脉期）

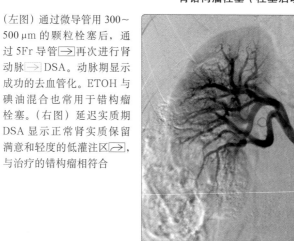

肾错构瘤栓塞（栓塞后实质期）

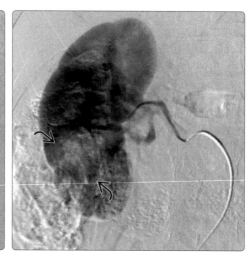

巨大错构瘤栓塞（初始增强 CT）

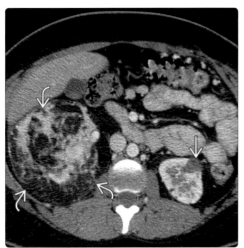

巨大错构瘤栓塞（初始增强 CT）

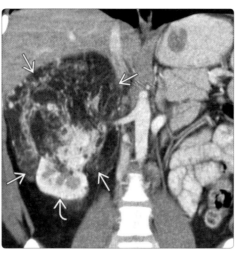

（左图）结节性硬化患者横断位增强 CT 显示特别大的、有强化的、包含脂肪的肿块➡️，占据右肾上极，符合肾错构瘤。第二个小的错构瘤➡️位于左肾。（右图）冠状 CT 重建显示错构瘤➡️的巨大体积和正常肾实质➡️残余程度。栓塞中保留正常肾实质非常重要，特别在双侧错构瘤的情况下

巨大错构瘤栓塞（肾动脉造影，动脉期）

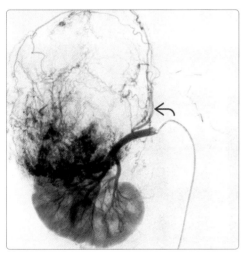

巨大错构瘤栓塞（肾动脉造影，实质期）

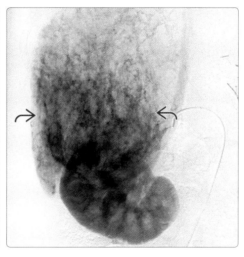

（左图）动脉期 DSA 提供了肿瘤动脉血供的重要信息，指导栓塞治疗。这个错构瘤主要血供是通过肾中上极分支，但也有包膜动脉供血➡️。（右图）延迟实质期 DSA 显示该肿块巨大血管床➡️。尽管大小是预测错构瘤破裂的一个指标，肿瘤血管成分也很重要，主要成分是脂肪的肿瘤出血相对少

巨大错构瘤栓塞
（通过微导管远端颗粒栓塞）

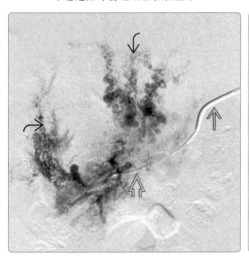

巨大错构瘤栓塞（栓塞后肾动脉造影）

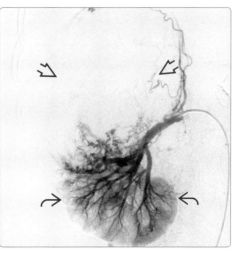

（左图）通过 Cobra 导管➡️同轴引入微导管➡️选择性置于正常肾实质动脉远端。DSA 显示这个位置仅有肿瘤血管➡️。由此进行颗粒栓塞。其他肿瘤供血动脉也予以栓塞。（右图）栓塞后右肾 DSA 显示明显的肿瘤去血管化➡️和残余正常肾实质➡️的保留

关键点

术前
- 1 期非小细胞肺癌（不可手术／挽救疗法）
  - 单个转移灶
  - 外科术前去血管化

介入操作
- 消融
  - 进行初步 CT 确定病灶位置
  - 消融的理想病灶≤3cm
  - 引导消融针进入软组织
  - 获取非增强 CT；评估和纠正穿刺路径
  - 通过胸膜朝向病灶进针至肺实质
  - 尽量减少穿过胸膜和叶间裂的次数，减少气胸风险
  - 将针尖置于结节内，进行消融
- 栓塞
  - 获取和分析 DSA 图像，为合适和安全的栓塞以及最优的栓塞剂选择提供参考

- 选择插管至主要的肿瘤供血动脉；可使用同轴微导管

术后
- 连续的随访图像评价成功性
  - 方案之一：1，3，6，9，12 个月，然后每年，交替进行 CT 和 PET／CT（嗜脱氧葡萄糖病变）
  - 消融后炎性脱氧葡萄糖摄取可出现在早期 PET 中达数月，影响良性愈合与肿瘤残存或复发的鉴别

结果
- 消融
  - 对于 <3cm 的病灶肿瘤特异生存率可达到 90%
  - 完全性肿瘤坏死的预测因素
    - 肿块 <3cm
    - 治疗结束后环绕结节的毛玻璃状周围晕征（> 5mm）

（左图）活检证实 $T_1N_0M_0$ 期左肺尖腺癌的 78 岁老年男性，拒绝外科手术接受了针状肿块➡的经皮消融。射频针引导器➡进至目标肿块外围。（右图）射频针现位于肿块➡内打开。横断位（图示）、冠状位和矢状位（未图示）可见射频针的针爪➡打开超出肿块边缘。消融中可见实质内少许出血

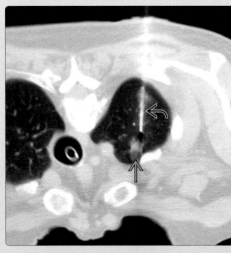

射频消融：左肺尖肿块（俯卧位肿物定位）

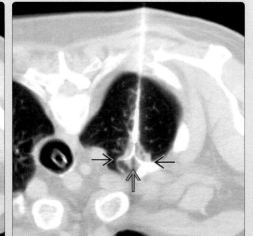

射频消融：左肺尖肿块（肿物消融）

（左图）CT 显示了期望的消融后区域➡改变的表现。然而不幸的是，3 个月后随访检查患者诉上肢无力（咖啡杯摔落）和刺痛。臂丛神经损伤是肺尖消融的已知并发症。幸运的是上肢力量不久后得到了恢复，而疼痛在 9 个月后缓解。（右图）左肺尖内消融相关的瘢痕➡在 8 年的随访中持续缩小但从未完全消失。没有肿瘤复发

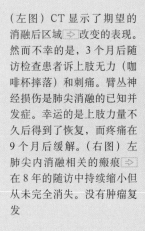

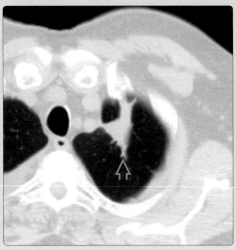

射频消融：左肺尖肿块（3 个月随访 CT）

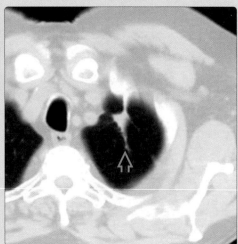

射频消融：左肺尖肿块（8 年随访 CT）

术　语

定义

- 消融：引入或使用器械，经皮直接毁损局部肿瘤造成细胞死亡
  - 基于能量的消融
    - RFA：基于热量
      - 充满气体的肺限制了能量的沉积
    - 冷冻消融：冰冻／融解循环
    - 微波消融：基于热量的细胞毒性
      - 在充满气体的肺内比射频消融受限小
    - 不可逆电穿孔：电流破坏细胞膜的完整性
  - 经皮无水酒精注射
- 栓塞：经导管引入血管内药物进行去血管化或堵塞
- 人工气胸：在消融过程中故意造成气胸
  - 将消融区域移出重要结构
    - 在肿瘤邻近大血管结构（如心脏）或膈神经时可能需要

术　前

适应证

- 消融
  - 1 期非小细胞肺癌（NSCLC）
    - 非外科手术适应证者
    - 手术、化疗或放疗失败
    - 姑息治疗
    - 单肺
  - 单个转移灶（如结直肠、乳腺、肉瘤、肾细胞癌）
  - 毛玻璃结节：治疗存在分歧（立即手术，密切随访，经皮消融）
- 栓塞
  - 血管性原发或转移肿瘤
    - 非手术适应证者
    - 手术、化疗、放疗失败
    - 外科术前去血管化
    - 姑息治疗

禁忌证

- 一般
  - 不可纠正的凝血功能障碍
  - 缺乏安全的路径
- 消融
  - 有不完全消融高风险的病灶
    - 大病灶
    - 大的血管结构
  - 热或冷沉积效应
- 栓塞
  - 肾功能不全
  - 对比剂过敏或过敏反应

术前影像学检查

- CT
  - 确定病变大小、性质和边界
    - 理想的病灶≤3cm（消融）
    - 随着病灶大小增加，不完全消融的风险增加
  - 三维边界和体积非常有用
    - 多平面重建有帮助
  - 邻近大血管结构，膈神经
    - 可考虑人工气胸（消融）
  - 确定病灶的血供（栓塞）
    - 显示血管丰富程度
- PET
  - 在嗜脱氧葡萄糖病灶有用
  - 治疗后扫描的比较有用

介入操作

患者体位／位置

- 最佳操作方法
  - 消融
    - 到病灶最近路径的体位
      - 尽量减少穿过胸膜或叶间裂的次数；减少气胸风险
    - 在可能的情况下，俯卧位优于仰卧位
      - 减少呼吸移动
      - 后方肋间隔宽于前方
      - 仰卧位进行术后恢复
      - 需要避开肩胛骨；患者两臂内旋置于身体两侧
      - 有时需要侧位（不太稳定）
      - 可能需要角度架（避开叶间裂或寻找合适肋间）
    - 所用路径应避开
      - 肺泡／肺大疱／中央支气管
      - 明显的血管结构
  - 栓塞
    - 通常采用经股动脉途径

手术步骤

- 消融
  - 一般
    - 进行初步 CT 定位
    - 重新评价是否需要改变患者体位、采用不同路径或人工气胸
    - 备皮，局麻
    - 在预定进针部位行皮肤切开
    - 引入针至软组织，不跨过胸膜
      - 行平扫 CT，评估调整路径
    - 穿过胸膜向病灶进针至肺实质
    - 将针尖置于结节内
    - 进行消融
    - 消融应包括肿瘤及其周围 0.5~1cm 的边缘
  - 人工气胸
    - 如果消融区域邻近重要结构
    - 应将消融针先置入病灶
    - 在CT引导下进针至胸膜腔；位置可远离消融部位
    - 注射器实验性注入 10ml 气体
    - 用 CT 确认气体位于胸膜腔

- 注射足量气体获得分离
  - □ 目标 > 1~2cm
- 射频或微波消融
  - 可能需要重叠消融获得预计的消融范围
  - 在每次治疗时重新定位
  - 重新定位后 CT 扫描
- 冷冻消融
  - 可能需要多个冷冻针
  - 通常需要将针间隔 1.5cm 布针
  - 在每次消融针布针后获取图像
  - CT 上冰球形成为低密度
  - 冰球边界代表 0℃ 等温线
    - □ 边缘温度不足以造成细胞死亡
  - 冰球边缘 5mm 内为致死区
    - □ 冰球应比肿瘤直径大 2cm 以获得足够的消融边界
  - 冰冻 - 被动融解 - 冰冻循环
  - □ 通常为 10~15 分钟的冰冻，8~10 分钟的融解
  - 在冷冻循环时每 2~5 分钟行 CT 扫描
    - □ 评价冰球的形成
  - 冰球太小时，需考虑加用冷冻针
  - 在第二个冷冻周期末，启动融解
  - 轻柔的扭转移除冷冻针
  - 进行术后扫描
    - □ 可能看到肿瘤周围毛玻璃影
- 栓塞
  - 引入动脉鞘和导管
  - 插管至肿瘤供血动脉（根据 CTA）
  - 分析 DSA 图像
    - 评价是否适合栓塞和安全性
    - 决定最优栓塞材料；在有明显的动静脉瘘时可能禁忌使用颗粒性栓塞剂
  - 选择性插管至肿瘤供血动脉，可能需要同轴微导管
    - 获得 DSA；进行栓塞
  - 考虑额外潜在的供血动脉

替代操作 / 治疗

- 其他
  - 外科切除
  - 化疗
  - 放疗
  - 气管镜引导下消融
  - 直接肿瘤内注射或化疗
  - 经支气管近距离放射治疗

术 后

注意事项

- 术后 3 小时获取胸片
  - 评价气胸

规避事项

- 胸壁、膈神经和支气管丛的烫伤
- 异位栓塞

术后影像（消融）

- 需要连续随访图像评价成功性
- 影像学间隔时间各医院间标准不同
  - 方案之一：1，3，6，9，12 个月，然后每年，交替进行 CT 和 PET/CT（嗜脱氧葡萄糖病变）
    - 消融后炎性脱氧葡萄糖摄取可出现在早期 PET 中达数月，影响良性愈合与肿瘤残存或复发的鉴别
- 正常表现
  - 消融区域大于病灶
    - 可观察到增大达 6 个月
      - □ 后期的增大需怀疑进展
  - 射频消融后发生的周围毛玻璃晕征可在 1 个月的扫描时消失
    - 可能代表血性产物
- CT 上非强化区与肿瘤坏死相关
- 残存病灶或局部进展可表现为
  - 外周强化的结节
  - 外周或新出现的脱氧葡萄糖摄取
  - 形态改变或连续扫描上显示生长
- 良性的辅助征象
  - 治疗后消融周围厚环状强化出现可达 6 个月
  - 胸膜增厚或积液
  - 沿针道的线状影
  - 消融区空洞形成
    - 在肺的内 2/3 更常见
    - 邻近段支气管时更常见
    - 空洞可在连续随访扫描中缩小
- 评价整体肺是否有新发病灶或其他病灶或腺病

结 果

并发症

- 最严重的并发症
  - 气胸（消融）
    - 可能需要胸腔闭式引流
    - 发生在 12%~62% 的冷冻消融术后患者（0%~12% 伴肺不张，> 30% 需要胸腔引流）
  - 异位栓塞
- 即刻 / 围手术期并发症
  - 疼痛或胸膜炎（消融或栓塞）
  - 胸腔积液（消融）
  - 血胸（消融）
  - 皮肤烫伤（消融）
    - 治疗重叠部位
    - 接地垫极位置
      - □ 备皮 / 确保良好接触降低风险
- 远期并发症
  - 有棕色痰液的咳嗽（2~4 周）
  - 肺炎，肺脓肿
  - 膈神经或支气管丛损伤
  - 支气管 - 胸膜瘘

○ 慢性阻塞性肺病急性发作
结果
- 非小细胞肺癌，肿块 <3.5cm
  ○ 肿瘤特异生存率：1 年（92%），2 年（73%）

- 结直肠癌肝转移
  ○ 肿瘤特异生存率：1 年（93%），2 年（67%）
- 完全肿瘤坏死预测因素
  ○ 肿块 <3cm；术后肿瘤周围≥5mm 的毛玻璃样晕征

射频消融：肺肿物（肿块初始表现）

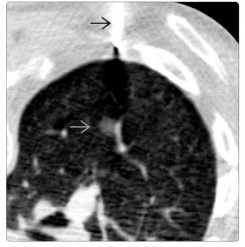

射频消融：肺肿物（针通过胸膜进入）

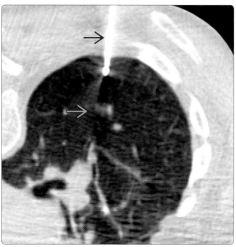

（左图）射频针➡️轨迹直接朝向 1cm 的肺结节➡️。进入胸膜前有必要对准结节矫正轨迹。最少次数的穿过胸膜减少了手术相关气胸的风险。（右图）在显示可接受的轨迹后，射频针➡️朝向结节➡️进入肺实质，仅通过胸膜一次

射频消融：肺肿物（射频治疗针的定位）

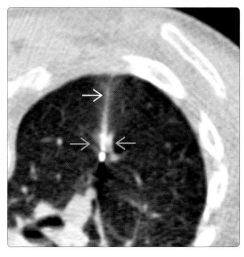

射频消融：肺肿物（治疗后即时平扫 CT）

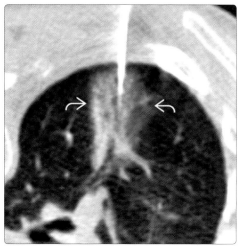

（左图）射频针➡️进入结节➡️，针尖刚好超出结节深部边缘。这种射频针的设计要求连接至一个泵（进行内部冷却）和一个发生器，发生器连接至患者皮肤上的地垫。（右图）射频消融后即时图像，毛玻璃影➡️代表结节周围的血液产物。一个完全包绕结节的晕征（>5mm）是治疗成功的预测指标

射频消融：肺肿物（3 个月随访）

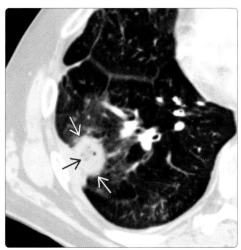

射频消融：肺肿物（治疗后后期影像表现）

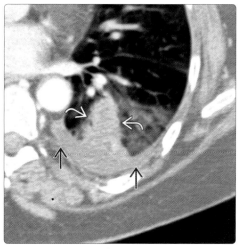

（左图）右下肺结节射频消融术后 3 个月的平扫 CT。消融区域➡️包括一个可能随时间逐渐消失的空腔🔲。（右图）在随访图像的射频针轨迹上可能看到良性胸膜增厚➡️，在连续检查中逐渐消失。分析消融区域➡️排除肿瘤复发（如周围结节增生、强化）PET 上新的或 FDG 摄取增加

（左图）气管 ➡️ 前强化的中纵隔肿物 ➡️ 被血管结构包绕。肿块与胸段升主动脉 ⬈ 和降主动脉 ➡️ 关系密切。（右图）冠状位增强CT重建显示中纵隔强化的肿物 ➡️。肺动脉 ➡️ 在肿物下方走行，并且胸主动脉弓横跨部分 ➡️ 紧邻肿物

栓塞：纵隔肿物（初始增强CT评估）

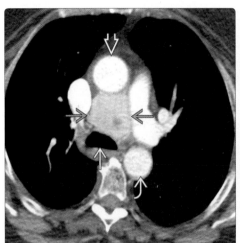

栓塞：纵隔肿物（初始增强CT评估）

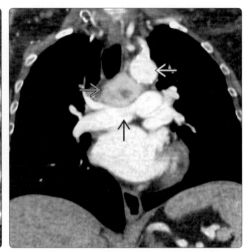

（左图）外科术前计划通过导管栓塞减少肿物血供。（A）考虑肿物的动脉血供最可能来自这里，行胸主动脉DSA ➡️。（B）猪尾导管 ➡️ 位于降主动脉造影，可见居中的丰富血管 ➡️。（右图）通过Cobra导管 ➡️ 行右侧支气管动脉 ➡️ 造影显示肿块区域的小片强化区 ➡️。根据主动脉造影表现，这个感觉上只是代表了肿块的一部分

栓塞：纵隔肿物（胸主动脉DSA造影）

栓塞：纵隔肿物（右侧支气管动脉DSA）

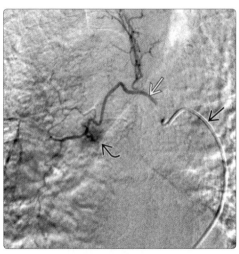

（左图）Cobra导管 ➡️ 选择至邻近右侧支气管动脉的增粗动脉分支 ➡️。DSA显示高度强化的肿块 ➡️，与CT异常征象符合。微导管不能超选择进入。（右图）通过Cobra导管 ➡️ 用悬浮于碘对比机中的颗粒进行栓塞，透视下监视防止反流和异位栓塞。栓塞后DSA显示肿块血管几乎完全消失

栓塞：纵隔肿物（异常动脉分支的DSA）

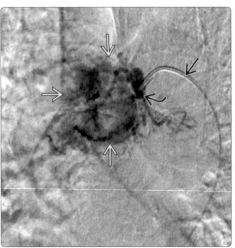

栓塞：纵隔肿物（栓塞后DSA）

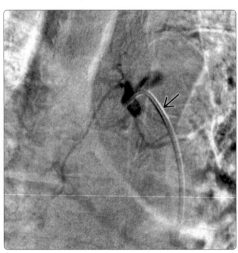

栓塞：巨细胞瘤（初始平片）

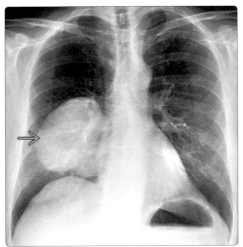

栓塞：巨细胞瘤（初始 CT 评估）

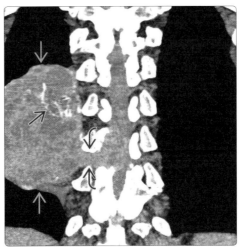

（左图）一患者有背痛和胸膜炎性胸痛，在侧位胸片上定位见右肺中下区域中部有大的肿块➡突出。（右图）冠状位增强 CT 显示巨大肿块➡与右胸椎神经孔➡相连。肿块内有菱缩性钙化区➡。这种异常可能代表动脉瘤样骨囊肿或巨细胞瘤。随后的活检证实为巨细胞瘤

栓塞：巨细胞瘤（初始 CT 评估）

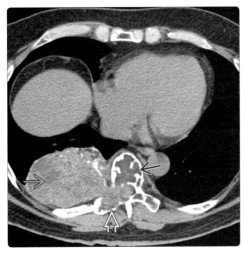

栓塞：巨细胞瘤（DSA 图像）

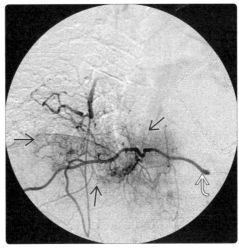

（左图）横断位增强 CT 显示肿块➡与胸椎间的关系。这个膨胀性肿块有蛋壳样钙化和累及邻近胸椎体➡、椎弓根和右侧横突➡的溶骨性破坏过程。（右图）计划外科手术切除前进行经导管栓塞达到去除肿瘤血管的目的。选择性右侧肋间动脉➡造影显示肿瘤血管➡，与肿块分布符合

栓塞：巨细胞瘤（经导管栓塞）

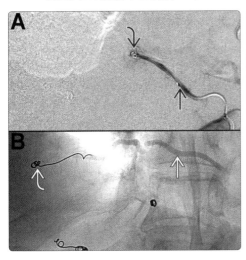

栓塞：巨细胞瘤（术后 CT 评估）

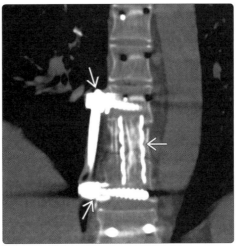

（左图）（A）通过同轴微导管➡注入 PVA 颗粒使肿瘤血管消失，随后用弹簧圈➡栓塞供血的肋间动脉。（B）另一根更头侧的肋间动脉➡也用相同方式以颗粒和弹簧圈栓塞➡。（右图）患者进行了外科手术和椎体稳定术，止血良好。术后 1 年的冠状增强 CT 显示外科硬件➡且无明显肿块

（左图）男性渐进性气短 3
年，胸片显示巨大肿物 ▷
占据 3/4 右侧胸腔并使纵隔
结构左移。（右图）横断位
增强 CT 显示肿物 ▷ 为实
性且在对比剂注射后有局灶
性强化 ▷。可见粗大的引
流静脉 ▷

栓塞：良性肺肿物（初始胸片）

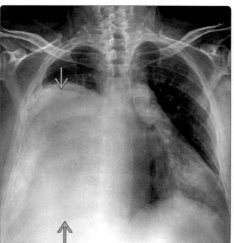

栓塞：良性肺肿物（初始横断位增强 CT）

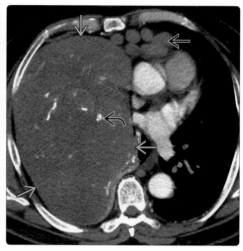

（左图）冠状增强 CT 显示
右侧残余的充气肺 ▷ 被压
缩在肺尖。主要的血管蒂
▷ 起自肾上主动脉向肿物
走行。这可能是增生的左侧
膈下动脉。（右图）冠状 T₂
加权 MR 显示肿物有多分叶
▷ 并似乎有包膜。没有明
显的骨性胸部结构或软组织
受侵。根据影像表现计划行
外科手术切除肿物

栓塞：良性肺肿物（冠状增强 CT 重建）

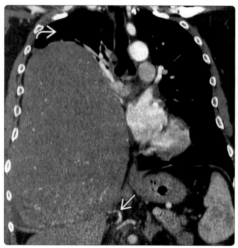

栓塞：良性肺肿物（冠状 MR）

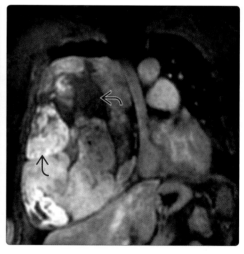

（左图）术前栓塞肿物动脉
血供以减少术中出血。选择
性插管至右侧内乳动脉 ▷
显示广泛的肿瘤血管床 ▷。
（右图）一根同轴微导管 ▷
插入至内乳动脉远端，位于
广泛的肿瘤血管网近端。用
明胶海绵匀浆进行经导管栓
塞

栓塞：良性肺肿物（内乳动脉 DSA）

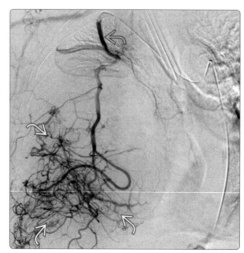

栓塞：良性肺肿物（栓塞后 DSA）

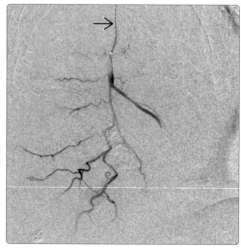

栓塞：良性肺肿物（膈下动脉 DSA）

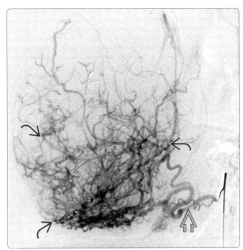

栓塞：良性肺肿物（栓塞后主动脉 DSA）

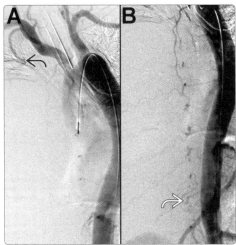

（左图）右膈下动脉 ⇨ DSA 显示血管增生并供应肿物 ➡️ 下方。用与处理右内乳动脉同样的方式同轴微导管明胶海绵匀浆栓塞。（右图）明胶海绵栓塞后的主动脉弓（A）和降主动脉（B）DSA 显示肿物成功的去血管化。未见明显的内乳动脉 ➡️ 或膈下动脉 ➡️ 远端显影

栓塞：良性肺肿物（大体病理标本）

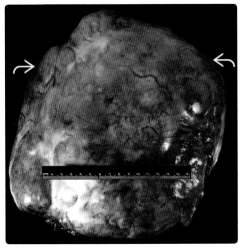

栓塞：良性肺肿物（大体病理标本）

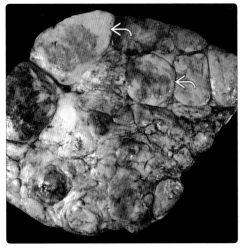

（左图）栓塞后肿物成功完整切除，出血很少。大体病理标本显示包膜完好的孤立纤维性肿瘤 ➡️，这是罕见的间叶细胞肿瘤，典型的起源于脏层胸膜，通常很大。约 80% 的肿瘤为良性，治疗选择是整体外科切除。（右图）孤立纤维性肿物的大体病理切片显示多分叶 ➡️，此征象在术前 MR 上很明显

栓塞：良性肺肿物（显微镜下病理标本）

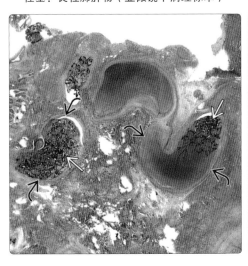

栓塞：良性肺肿物（术后胸片）

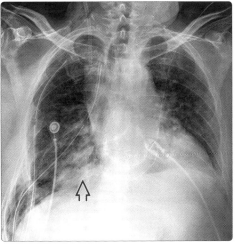

（左图）切除的孤立纤维性肿瘤的镜下病理切片显示血栓闭塞的血管 ➡️，内含来自于经导管栓塞的明胶海绵颗粒 ➡️。（右图）术后右肺基本完全复张，仅残留少许基底段肺不张 ⇨。纵隔结构回到了中线位置，没有任何肿物残留征象

关键点

术前

- 适应证
  - 骨样骨瘤的治疗
  - 肌肉骨骼系统转移的姑息治疗
  - 外科手术辅助治疗
- 影像
  - CT 引导下消融；荧光透视 /DSA 影像引导下栓塞

介入操作

- 消融
  - 尽量选择垂直于骨皮质的角度
  - 离神经结构＞1cm 的距离
  - 同轴骨穿刺系统进入骨质
  - 对病灶＞1cm 的采用重叠消融
  - 骨样骨瘤
    - 射频消融针进入骨岛
    - 进入时可发生一过性生理反应
  - 转移灶

- 必须避开邻近神经血管结构
- 栓塞
  - 获取和分析 DSA 图像评估栓塞适合性和安全性
  - 选择性插管至肿瘤主要供血动脉分支；可使用同轴微导管
  - 根据肿瘤血供，潜在的痿或非靶器官血管情况决定最佳栓塞材料
  - 从栓塞位置获取 DSA 确认
  - 可能情况下栓塞至血流瘀滞

结果

- 骨样骨瘤
  - 临床成功率：2 年无痛
    - 初次治疗者＞90%；再次治疗者＞80%～90%
- 转移灶
  - 消融的姑息治疗和富血供肿瘤的栓塞，临床结果良好
    - 60%～80% 疼痛改善或解决

（左图）股骨近端横断位平扫 CT 显示射频针➡和外鞘➡在皮质 1cm 的透亮区➡内，这个透亮区代表骨样骨瘤。如果需要，可以用骨钻获得皮质入路。（右图）冷冻消融的首次冷冻循环期间横断位平扫 CT 显示冷冻针➡位于引起疼痛的溶骨性膀胱癌骨转移灶➡内。针尖处可见低密度的冰球➡

射频消融：骨样骨瘤

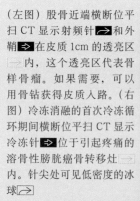
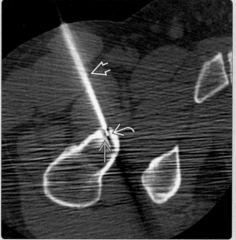

冷冻消融：膀胱肿瘤转移

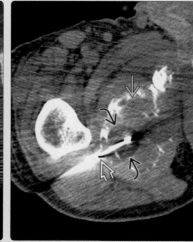

（左图）股浅动脉造影显示增粗的动脉分支➡供应一个富血供的溶骨破坏性转移灶➡，侵犯股骨远端。（右图）粗大引流静脉➡的迅速充盈，暗示动静脉痿的存在。这对栓塞材料的选择具有指导意义，因为栓塞材料通过动静脉痿造成异位栓塞的风险较高

动静脉痿：肾癌转移灶（动脉期）

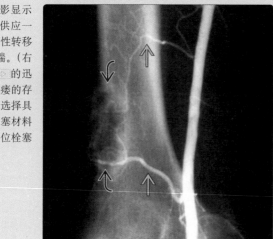

动静脉痿：肾癌转移灶（静脉期）

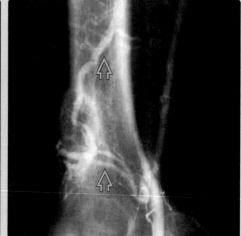

术 语

定义

- 骨样骨瘤：来源于成骨细胞的良性骨肿瘤
  - 有细胞生长的中心骨岛
    - 周围有增厚的骨质构成的硬壳
  - 在长骨中最常见（如股骨、胫骨）
  - 在 4~25 岁患者中最多见
    - 男性发病率是女性三倍
  - 临床表现
    - 可被非甾体抗炎药缓解的夜间疼痛

术 前

适应证

- 消融
  - 骨样骨瘤
  - 肌肉骨骼系统转移灶
    - 可与骨水泥成形术结合
    - 姑息治疗
- 栓塞
  - 原发或转移性不可切除的肌肉骨骼系统肿瘤
    - 仅对血管性肿瘤有效
      - 无血管 / 低血供肿瘤无反应
    - 与病理性骨折
      - 开放减瘤术或内部修复术的辅助；有利于术中止血
    - 姑息治疗

禁忌证

- 一般：不可纠正的凝血功能障碍
- 消融
  - 缺少到病灶的安全路径
    - 手背侧或一些脊柱病变难以到达
  - 邻近易受热损伤的结构
    - 骺生长板
    - 神经血管结构
    - 皮肤 / 皮下软组织
- 栓塞
  - 对比剂过敏
  - 肾功能不全
    - 术前影像
- 骨样骨瘤
  - CT
    - 表现不一
    - 大多数病变在皮质
      - 圆形透亮瘤巢 / 周围硬化
      - 瘤巢可有中心钙化
      - 瘤巢通常 <1.5cm
      - CT 比核磁更适合于观察瘤巢
    - 骨膜下或髓内病变硬化少
  - MR

- 瘤巢可显示动脉强化
- 周围骨髓水肿
- 骨骼肌肉系统转移
  - 评价邻近的神经血管结构很关键
  - 评价相关的软组织成分
    - 消融可以破坏软组织成分
    - 栓塞使软组织成分去血管化

术前准备

- 应尽事宜
  - 手术适应证
  - 当前用药
    - 任何抗凝或抗血小板药物
  - 如果计划做射频消融，需要做起搏器和除颤仪的电生理评估
  - 实验室检查
    - 血常规
      - 血小板 >50 000/μl
    - 凝血实验
      - INR ≤1.5
      - 正常的 PT 和 APTT
    - 估计肾小球滤过率
- 药物治疗
  - 麻醉
    - 1% 利多卡因
    - 许多病例需要麻醉科合作
      - 骨肌系统消融常常疼痛明显
    - 手术麻醉可能需要考虑
      - 常用芬太尼，咪达唑仑
  - 预防性抗生素
    - 头孢唑啉（1g）
- 材料清单
  - 经骨入路
    - 同轴钻骨装置；如 Bonopty（AprioMed；Uppsala，Sweden）
      - 有内针芯的外套管
      - 同轴手钻

介入操作

患者体位 / 位置

- 最佳操作方法
  - 消融
    - 到达病变的最短路径为佳
      - 如仰卧位、俯卧位、侧卧位、斜位
      - 可能需要通过对侧骨皮质表面来避开重要的结构
    - 尽量选择垂直骨皮质角度
      - 提高针与骨皮质间的接触
    - 最好离神经结构 1cm 以上
    - 如病变大于 1cm 可能需要重叠消融
    - 关节内病变

□ 可能情况下尽量避免跨关节

□ 尽量保留神经结构附近骨皮质完整

○ 栓塞：通常用经股动脉途径

材料准备

- 水分离

  ○ 非离子对比剂溶于 D₅W 中（如 5~10ml 碘帕醇溶于 500ml 的 D₅W 中）

  - 在水分离时有更清晰的边界

手术步骤

- 消融

  ○ 一般步骤

  - 进行初步 CT 定位病灶

  - 无菌准备／铺巾

  - 1% 利多卡因皮肤麻醉

  - #11 手术刀片切开皮肤

  ○ 骨样骨瘤射频消融

  - 在 CT 上测量皮肤到骨皮质的距离

    □ 通过皮肤小切口根据 CT 上测量的距离送入套管和内芯

  - 去除内芯

  - 行 CT 扫描，证实骨皮质处位置

  - 进骨钻至距瘤巢 1mm 范围内

    □ 间断行 CT 确认深度

  - 沿钻进鞘至瘤巢；去除钻

  - 再次 CT 扫描确认位置

  - 如已到达预定位置，可进行活检

    □ 通过鞘管进活检针

    □ 行 CT 确认位置

    □ 获取标本，放入福尔马林中

    □ 移去活检针

  - 进射频针至瘤巢

    □ 进针时可发生心动过速，呼吸急促，高血压和不自主移动

    □ 通常在治疗中消退

  - 行 CT 观察针尖跨过瘤巢

  - 回撤鞘管 >1cm

    □ 防治能量沿鞘管逆向扩散引起非靶器官损伤

  - 进行消融治疗

    □ 各系统条件不一样

    □ 典型消融时间至少 6 分钟

  - 对于大于 1cm 的病灶

    □ 重新定位针和鞘管获得充分的覆盖范围

    □ 可能需要另外的路径采用同轴骨穿针

  - 移去射频消融针和鞘管

    □ 可在移去鞘管前局部注射局麻药

  - 术后 CT 评价并发症

    □ 消融后图像通常没有改变

  ○ 转移灶消融

  - 必须避开邻近神经血管结构

  - 骨质内病灶治疗与骨样骨瘤相似

  - 如果治疗骨肿瘤的软组织成分

    □ 可考虑冷冻消融；消融边界在冰球上更清晰

    □ 可用水分离保护邻近易受热损伤的结构

  - 承重结构（如髋臼）可受益于骨水泥成形术

- 栓塞

  ○ 取得动脉入路

  ○ 引入鞘管和选择性导管

  ○ 插管至肿瘤可能的供血动脉

  ○ 获取和分析 DSA 图像

  - 评价栓塞的合适性和安全性

  - 决定合适的或最佳的栓塞材料

    □ 有明显动静脉瘘时颗粒性材料可能是禁忌的

  ○ 选择性插管至主要的肿瘤供血动脉分支；可使用同轴微导管

  - 获取 DSA；进行栓塞

术 后

应尽事宜

- 骨样骨瘤随访图像不是必需

  ○ 如果患者报告持续的症状行 CT 检查

  ○ 对再次治疗可能有用

规避事项

- 重体力活动，特别是在承重结构的病灶治疗后

术后影像

- 治疗后的骨样骨瘤影像

  ○ 临床成功的治疗后不是必需

  ○ 2 年内可见到瘤巢的硬化；通常与周围骨质分界不清

  ○ 最终 MR 可看到骨髓水肿的消退

结 果

问题

- 骨样骨瘤：疼痛可在 24~48 小时后加剧

  ○ 带口服止痛药出院

- 转移灶：头 48 小时内疼痛爆发

  ○ 骨盆病灶高风险

  ○ 术后可能因此入院

并发症

- 最严重的并发症

  ○ 神经损伤（消融）

  - 谨慎的治疗前计划很重要

  ○ 血管损伤（消融／栓塞）

- 即刻／围手术期并发症

  ○ 皮肤烧伤（消融）

  - 重叠治疗区

  - 接地电极处

    □ 备皮／确保良好的接触减少风险

  ○ 出血（消融／栓塞）

  ○ 疼痛（消融／栓塞）

  ○ 异位栓塞

- 远期并发症
  - 感染

预期结果

- 骨样骨瘤

  - 临床成功：2年无痛
    - 初始成功率＞90%
    - 再次治疗病例临床成功率＞80%~90%
- 转移灶：60%~80%疼痛缓解或消失

消融：骨样骨瘤（初始MR）

消融：骨样骨瘤（初始MR）

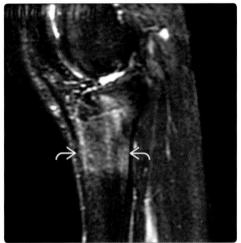
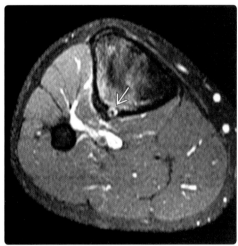

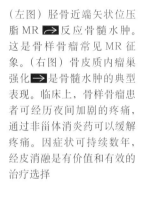

（左图）胫骨近端矢状位压脂MR ➡反应骨髓水肿。这是骨样骨瘤常见MR征象。（右图）骨皮质内瘤巢强化➡是骨髓水肿的典型表现。临床上，骨样骨瘤患者可经历夜间加剧的疼痛，通过非甾体消炎药可以缓解疼痛。因症状可持续数年，经皮消融是有价值和有效的治疗选择

消融：骨样骨瘤（初始CT）

消融：骨样骨瘤（活检与消融途径）

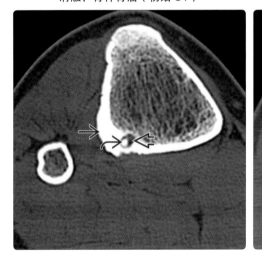

（左图）透亮的瘤巢➡可能包含中央钙化➡。瘤巢被增厚硬化的骨质包绕➡。CT发现瘤巢比MR更敏感。（右图）同轴活检系统的外鞘➡穿过外面软组织直至针尖➡到达骨皮质。出于稳定目的，垂直到达骨皮质的路径为优

消融：骨样骨瘤（消融前活检）

消融：骨样骨瘤（消融针到位）

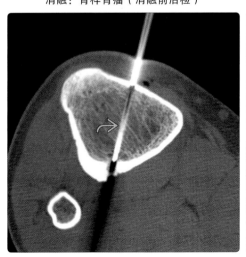
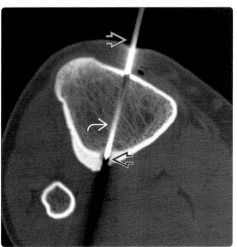

（左图）手钻➡通过胫骨直至针尖位于瘤巢前方边缘1mm内。从鞘内移除钻后，活检针进入瘤巢取得标本。（右图）活检后单针型射频消融针➡通过鞘管➡进入瘤巢➡。针和地垫连接至发生器，激活自动消融程序。本例中采用前方入路来避开后方的神经血管结构

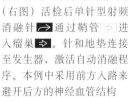

（左图）一位既往肾细胞癌病史的患者新发左侧大腿近端疼痛，前后位平片显示溶骨性病变➡累及股骨近端中部皮质。（右图）（A）冠状位 T₂ 加权 MR 显示膨胀性软组织肿块➡，是平片上溶骨性病变的原因。（B）邻近的稍后方的冠状位 MR 显示更多软组织肿块侵犯股骨中段

栓塞：肾细胞癌转移（初始放射图像）

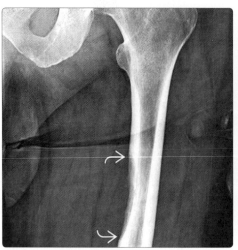

栓塞：肾细胞癌转移（MR）

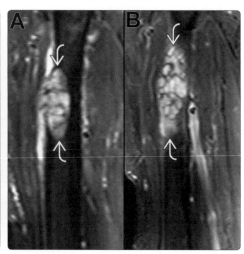

（左图）MR 横断位 T₂WI 显示软组织肿块➡已经摧毁了股骨骨干直径的约1/3。另外，病变已侵入中央骨髓腔➡。患者有发展至病理性骨折的风险。（右图）由于肾细胞癌病史，转移灶是溶骨性病变最可能的病因。由于是独立病变，需要组织学诊断。活检过程中平扫 CT 显示针尖➡位置良好

栓塞：肾细胞癌转移（MR）

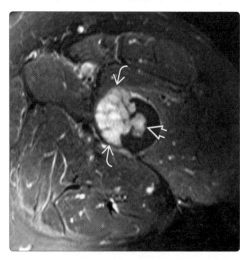

栓塞：肾细胞癌转移（CT 引导骨活检）

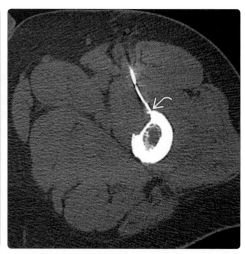

（左图）（A）非减影和（B）减影 DSA 图像显示股骨溶骨性病变➡和丰富的血管➡供应肿瘤，活检证实为肾细胞癌。股深动脉分支供应肿块。（右图）（A）插管至动脉供血分支➡行 DSA，排除动静脉瘘。（B）首先用颗粒注射至肿瘤供血动脉远端➡，后续以圈栓塞➡股深动脉分支

栓塞：肾细胞癌转移（初始 DSA 评估）

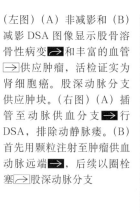

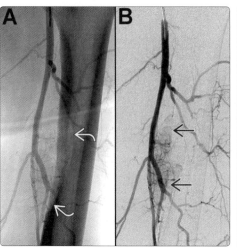

栓塞：肾细胞癌转移（圈和颗粒栓塞）

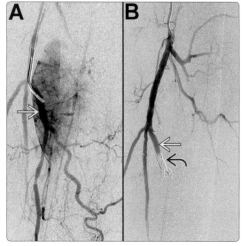

栓塞：甲状腺癌转移（初始动脉造影）

栓塞：甲状腺癌转移（初始 DSA）

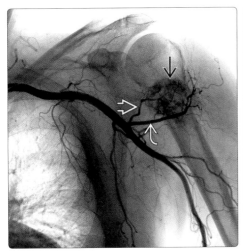
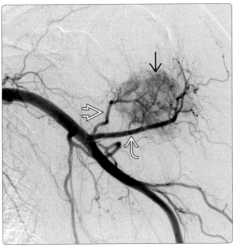

（左图）非减影 DSA 显示左侧肱骨近端富血供肿块➡️，主要由旋肱前动脉➡️和旋肱后动脉➡️供血。之前的 CT 引导下活检证实了甲状腺髓样癌的诊断。（右图）同样的造影通过减影和放大更好显示了供应富血供肿块➡️的旋肱前动脉➡️和旋肱后动脉➡️

栓塞：甲状腺癌转移
（旋肱后动脉颗粒栓塞）

栓塞：甲状腺癌转移
（旋肱前动脉颗粒栓塞）

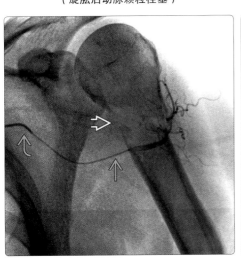
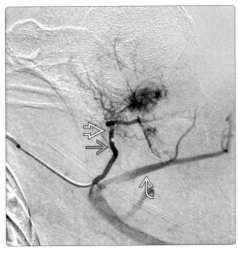

（左图）通过腋动脉内的 5F 导管➡️同轴进入微导管➡️至旋肱后动脉。用 300~500 μm 的颗粒进行栓塞，肿瘤血供明显减少。可以看到一处病理性骨折➡️。（右图）微导管➡️从旋肱后动脉➡️撤回，然后沿导丝插至旋肱前动脉➡️，进行进一步颗粒栓塞

栓塞：甲状腺癌转移
（病理骨折的开放手术内固定）

栓塞：甲状腺癌转移（髋臼转移）

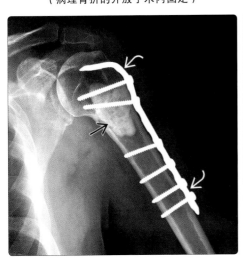
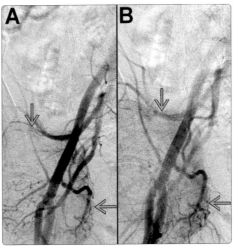

（左图）患者进行了病理性骨折联合应用骨硬件➡️和骨水泥➡️进行的开放减容和内固定手术（ORIF）。由于经导管肿瘤栓塞，术中止血非常好。（右图）2 年后患者由于右侧髋臼转移新发右髋疼痛。动脉早期（A）和动脉晚期（B）的 DSA 显示大的富血供肿块➡️

第 5 部分
神经系统介入

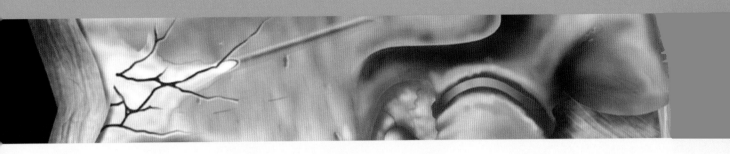

脑卒中治疗

关键点

术语

- 脑卒中：由于脑血供紊乱导致的脑功能快速进行性丧失
- 梗死核心：严重脑缺血／进展期脑梗死中心区，对治疗未必有反应
- 缺血半暗带：介于脑正常灌注区与进展期脑梗死之间的缺血组织带

术前

- 非增强头 CT（NECT）：排除脑出血，评估梗死核心范围（Alberta Stroke Program Early CT Score，ASPECTS）
- 头／颈 CT 血管造影（CTA）± 头 CT 灌注成像（CTP）：定位动脉闭塞，发现缺血半暗带
- 取栓术入选标准
  - 大血管闭塞，发病≤6~8 小时
  - 明确的神经症状（National Institute of Health Stroke Scale，NIHSS＞4）
  - 最小的缺血负荷（ASPECTS≥6）
  - 灌注成像上存在可挽救的脑组织
- 绝对禁忌证：脑出血／已确认的急性脑梗死涉及＞1/3 受累血管供血区

介入操作

- 支架取栓术
  - 将球囊导引导管置入颈内动脉（ICA）或锁骨下动脉
  - 穿过血栓展开支架，等 5 分钟
  - 当支架和血栓缩进导引导管时充胀球囊闭塞颈内动脉／锁骨下动脉
- 在特殊情况下，抽吸取栓、血管成形 ± 支架置入、动脉内溶栓作为备选方案

术后

- 72%~93% 成功再通
- 51%~60% 临床结果良好
- 3.6% 脑出血

（左图）CTA 重建图像：右 MCA M1 段闭塞。右 MCA 前颞支开放。这是典型的栓塞性闭塞表现。（右图）脑 CT 灌注成像：与左侧比较，由于 MCA 闭塞，右 MCA 供血区平均通过时间（MTT）延长。MTT 测量特定脑区平均血流通过时间，是一个提示灌注受限的敏感参数，栓塞性闭塞如图所示

急性脑卒中介入：初始 CTA

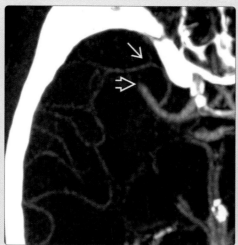

急性脑卒中介入：CT 灌注成像

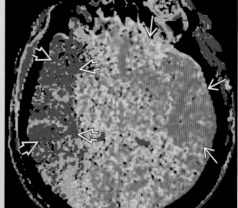

（左图）右 ICA DSA：右 MCA M1 段闭塞，与 CTA 相一致。然后行急性脑卒中治疗（机械取栓术）。（右图）机械取栓术后右 ICA DSA：MCA 和先前无灌注的末梢分支显影。发自 M1 段中部的前颞支保持开放

急性脑卒中介入：初始脑血管造影

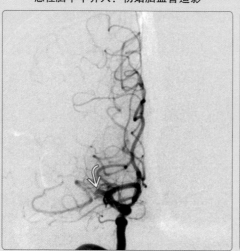

急性脑卒中介入：最终脑血管造影

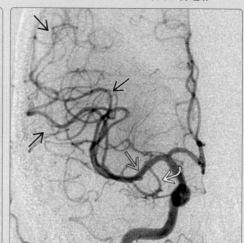

640

脑卒中治疗

术　语

定义

- 脑卒中：由于脑血供紊乱导致的急性脑功能丧失
  - 缺血性脑卒中：脑供血动脉栓塞性或血栓形成性闭塞（占脑卒中的 80%）
    - 缺血性脑卒中 3 个主要临床亚型
      - 大动脉／动脉粥样硬化性脑卒中（40%~50%）
      - 心源性脑卒中（20%~25%）
      - 腔隙性脑梗死（20%~30%）
  - 出血性脑卒中：脑血管破裂／出血（占脑卒中的 15%）
  - 非创伤性蛛网膜下隙出血（5%）
  - 血管炎
  - 静脉性梗死（<1%）
- 梗死核心：严重脑缺血／进展期脑梗死中心区，对治疗未必有反应
  - 严重减少至几乎不存在血流
  - 氧和葡萄糖供应不足
  - 神经元和神经胶质坏死
    - 不可逆性损伤；对再灌注无反应
- 缺血半暗带：介于正常灌注组织与进展期梗死区之间的缺血组织带
  - 处于最终梗死危险中的脑实质
    - 依靠侧支循环的灌注
    - 侧支循环不足以无限期地满足神经元对氧／葡萄糖的需求
  - 可能存活几个小时
  - 急性脑卒中介入治疗的目标
- 血管腔内治疗（endovascular therapy，ET）：突发大血管闭塞（emergent large vessel occlusion，ELVO）所致的急性缺血性脑卒中治疗的新标准
  - 潜在的再灌注技术
    - 静脉溶栓（IV tissue plasminogen activator，tPA）
    - 机械取栓术（支架、抽吸导管）
    - 血管球囊扩张成形／支架置入
    - 动脉溶栓
- 脑卒中相关分级／评分
  - National Institutes of Health Stroke Scale（NIHSS）
    - 量化急性脑卒中所致的神经损伤的临床评价工具
    - 预测近期和远期结果

术　前

适应证

- IV tPA
  - 急性神经功能缺损的患者预期会导致长期残障的
  - NECT 无脑出血，并且无大面积脑梗死
  - 清晰地阐述发病时间（已知的最后正常时间）和发病 3~4.5 小时的表现
  - 无 tPA 禁忌证
- ET
  - 由 CTA、DSA 或 MRA 证实的大血管闭塞患者
    - 前循环：发病 6~8 小时内得以血运重建的
    - 后循环：时间窗不确定，但发病≤12~24 小时
  - NIHSS>4，排除单发失语或偏盲
  - NECT未见大面积脑梗死(Alberta Stroke Program Early CT Score，ASPECTS)≥6
  - 脑血流灌注成像上存在可挽救的脑组织区

禁忌证

- ET 的绝对禁忌证
  - 颅内出血（ICH）
  - 确定的急性脑梗死范围超过受累血管供血区的 1/3
    - ASPECTS≤5 有较大的脑出血风险
  - 中枢神经系统（CNS）病变提高了血管重建过程中脑出血的可能性
    - 脓肿
    - 动脉瘤
    - 脑肿瘤
  - 确诊的细菌性心内膜炎
- 相对禁忌证（通常）
  - 轻微或快速进展的神经功能缺失
  - 3 个月以内的相同区域脑卒中或颅内出血
  - 疑似细菌性心内膜炎
  - 其他原因所致的预计生存期不足 1 年的

术前影像学检查

- 非增强头 CT（NECT）
  - 排除颅内出血
  - 寻找确定的脑梗死（呈低密度）
  - 计算 ASPECTS 评分
    - NECT 上反映大脑中动脉卒中严重程度的分级量表是 10 分
    - 每累及 1 个区域从初始分值 10 分中扣除 1 分
      - 尾状核、豆状核、内囊、岛叶皮层和大脑中动脉皮层 6 个区（3 个头侧的，3 个足侧的）
- 头颈 CTA
  - 确定动脉闭塞或狭窄位置
  - 评估血管迂曲度或血管解剖变异
- 头 CT 灌注成像（CTP）
  - 平均通过时间（MTT）
    - 穿过某脑灌注区的血流平均通过时间
    - 检测脑组织血流量减少的高灵敏度参数
  - 达峰时间（TP/TMax）
    - 穿过脑灌注区的对比剂密度到达峰值的时间
    - 检测脑组织血流量减少的高灵敏度参数
  - 脑血流量（CBF）
    - 穿过脑组织的血流量

- 反映濒临脑梗死的范围的合理标志物
  - 脑血容量（CBV）
    - 穿过特定单位体积脑组织的全部血流量
    - 反映脑梗死核心的合理标志物
    - 大面积脑梗死核心是预后不良的标志
  - CBF/CBV 不匹配确定缺血半暗带范围
- MR 弥散成像（DWI）和 MR 灌注成像（PWI）
  - 额外的筛查时间和扫描时间限制了其在评估突发脑卒中的实用性
  - DWI 评估脑梗死核心最可靠
  - DWI/PWI 不匹配确定缺血半暗带范围
  - 有助于分布在颅底区的脑卒中，这些区域 CT 灌注成像欠精确

术前准备

- 核查项目
  - 临床病史和体格检查
    - 出现脑卒中症状的精确时间
      - 如果醒来时出现症状，把最后无症状时间作为发病时间
    - 获得 NIHSS
      - 评定是否溶栓治疗
    - 排除混淆脑卒中的一些情况（例如癫痫、中毒／代谢综合征、低血糖、肿瘤）
  - 镇静药和对比剂的过敏史
  - 当前用药情况，包括任何抗凝血药物
  - 实验室检查结果
    - 电解质、肾小球滤过率（eGFR）
    - CBC
      - 血小板计数＞50 000/μl
    - 凝血功能
  - 术前签署知情同意书
    - 讨论如下风险：出血性脑卒中、血管损伤、过敏反应、肾衰竭、穿刺点血肿
- 用药
  - IV tPA
    - 输注 0.9mg/kg（最大剂量 90mg），不少于 60分钟；先团注剂量的 10%，不少于 1 分钟
    - 保持 SBP＜180mmHg，DBP＜105mmHg
    - 如果新发剧烈头痛、严重高血压或者恶心，查头 CT
    - 取栓术期间停药或继续给药都可以
    - 溶栓后患者管理
      - 停抗凝／抗血小板治疗 24 小时
  - 镇静
    - 通常无需或轻度镇静，必要时使用芬太尼或咪达唑仑
    - 患者预后不良才考虑全麻
    - 后循环脑卒中可能需要气道支持
- 器械清单

- 鞘／导引导管
  - 各种的专利设计
    - 股动脉鞘
    - 球囊导引导管用于取栓时阻断血流
- 导丝
  - 0.035 英寸或 0.038 英寸超滑导丝
  - 微导丝与合适的微导管配合使用
- 机械取栓器械
  - 支架取栓器用于捕获并取出血栓
  - 再灌注导管用于局部抽吸血栓
  - 可联合使用支架取栓器、局部抽吸和球囊导引导管技术
- 血管成形球囊用于颈动脉血管成形和支架置入
  - 首选 Rapid-exchange 或 Monorail 快速交换系统

介入操作

患者体位／位置

- 仰卧位，双平板血管造影机

手术步骤

- 诊断性血管造影
  - 穿刺点皮肤消毒／铺单
    - 首选经股动脉入路，必要时经肱动脉或经颈动脉入路
  - 必要时清醒镇静
  - 开放股动脉入路
    - 置入股动脉鞘
    - 4~6Fr（诊断性血管造影）
    - 8Fr（球囊导引导管取栓术）
    - 用导丝／造影导管选择目标颈动脉／椎动脉
  - 用造影导管采集 DSA 图像
    - 颈动脉／椎动脉 DSA：评价侧支循环／闭塞远侧血管充盈情况
      - 包括颈部和颅内视图
    - 采集靶血管放大图像，证实血管闭塞
- 支架取栓术
  - 用于大脑中动脉（MCA）M3 段或大脑后动脉（PCA）P1 段闭塞
  - 沿导丝推送球囊导引导管进入颈内动脉（ICA）
  - 操控微导丝／微导管进入闭塞段
    - 微导丝／微导管通过闭塞段
    - 采集 DSA 图像，确认微导管头端位于血栓远侧血管腔内
  - 推送支架取栓器穿过血栓并展开支架
  - 等 5 分钟，以便支架与血栓交联
  - 充胀位于导引导管头端的闭塞球囊，以便临时阻断 ICA 血流
  - 抽吸球囊导引导管腔
    - 检查器械内及抽出物中的血栓
    - 检查 Touhy 阀内的血栓

- 卸载闭塞球囊
- 确认球囊导引导管尾端回血，以确保没有血栓陷落在导引导管内
- 经导引导管造影，采集 DSA 图像，评估残余血栓或末梢栓塞情况
  - 评估 (thrombolysis in cerebral ischemia, TICI) 分级
  - 必要时重新置入支架取栓器再次取栓
  - 平均需要 1.6 次取栓
- 在选定病例，动脉粥样硬化性狭窄或夹层可以行血管成形 / 支架置入术
- 行 ICA 颈段造影，确保没有导引导管所致的痉挛或夹层
- 将导引导管撤至髂动脉，行髂股动脉造影，以确保股动脉鞘位置适合闭合器止血
- 抽吸导管取栓术
  - 多用于大动脉直段闭塞，例如 ICA 床突周围，MCA M1 段或基底动脉
  - 将 6Fr 或更粗长鞘置入颈动脉或锁骨下动脉
  - 根据闭塞血管直径选择再灌注导管外径
  - 沿微导管 / 微导丝推送再灌注导管进入靶血管
  - DSA 造影确认导管位置
  - 将再灌注导管抵住血栓近心端并用注射器或负压吸引器抽吸
  - 复查 DSA 血管造影评价取栓结果
- 支架取栓器联合局部抽吸取栓术
  - 用于球囊导引导管无法或禁忌置入 ICA
  - 将 6Fr 长鞘或球囊导引导管置入颈动脉或锁骨下动脉
  - 根据闭塞动脉直径选择再灌注导管
  - 沿微导管微导丝操控再灌注导管至靶动脉
  - 微导管通过闭塞段，穿过血栓展开支架取栓器
  - 在持续负压抽吸再灌注导管的同时，回撤支架取栓器进入再灌注导管
  - 寻找网罗在取栓器里或抽出物中的血栓
  - 必要时重复取栓
- 颅内血管成形 ± 支架置入术（FDA 尚未批准用于急性脑卒中）
  - 由于潜在的狭窄所导致的尝试再通失败
  - 根据闭塞血管选择血管成形球囊大小
    - 选用略小于血管直径的球囊
    - 推荐非顺应性血管成形球囊
    - 推送球囊进入闭塞段，充胀球囊
  - 复查 DSA 血管造影
- 合并颈动脉颈段狭窄 / 闭塞
  - 行重度狭窄 / 闭塞急诊支架置入术可能是开放取栓通道所必需的
  - 在急性脑卒中患者，探查闭塞的 ICA 残端经常可以显示残腔

- 推送微导管至 ICA 末端
- 通过微导管血管造影证实 ICA 腔内的血栓量
- 如有可能，引入交换导丝至 ICA 末端有助于置入末梢栓塞保护性滤器
- 闭塞的 ICA 可能必须用非常小的球囊做初始预扩张
- 迷走神经引起的心动过缓后果可能很严重
  - 术前给予阿托品或格隆溴铵
- 支架置入术后使用支架取栓器取栓
  - 需要置入球囊导引导管或再灌注导管至支架远侧
    - 避免跨 ICA 支架回撤支架取栓器
  - 在严重缺血的情况下，考虑非负荷剂量的单药阿司匹林或氯吡格雷
- 合并椎动脉开口狭窄的基底动脉闭塞
  - 如果可能，经对侧椎动脉（无病变）取栓
  - 如果需要经狭窄 / 闭塞的椎动脉开口取栓
    - 无末梢栓塞保护下的椎动脉开口血管成形术
    - 将再灌注导管置入基底动脉抽吸取栓 ± 支架取栓
    - 在基底动脉介入治疗完成后再行椎动脉开口支架置入术
- 颈动脉 / 椎动脉颅外段夹层 / 脑卒中
  - 入路与颈动脉颈段狭窄 / 闭塞相似
  - 经常因夹层延伸至颅底而不适合使用末梢栓塞保护器
  - 用微导管通过夹层
  - DSA 造影确认微导管置入真腔
  - 沿交换导丝置入自膨式支架
  - 支架经常通过贴覆住内膜片或血栓来恢复血流血管造影表现和手术记录
- 病变位置 / 特征
- 术中所用的器械 / 药物
- 手术时间
  - 进入手术室到穿刺时间
  - 再灌注时间
- 脑卒中介入治疗后 TICI 灌注分级
  - 血管造影的再灌注分级
    - 0：闭塞远侧无灌注
    - 1：可通过闭塞段但远侧仍无灌注
    - 2a：部分灌注，<50% 的闭塞血管供血区末梢分支充盈
    - 2b：不完全灌注，≥50% 的闭塞血管供血区末梢分支充盈
    - 2c：接近完全灌注，无清晰可见的血栓，但对比剂清除延迟
    - 3：完全灌注，在正常情况下预期供血区全部末梢分支充盈
- 并发症

替代操作 / 治疗
- 放射学
  - 如果因为血管折曲而不能选择插管至颈总动脉或

ICA，直接穿刺颈动脉
- 动脉内（IA）tPA
  - 曾经被认为是主要治疗方法，现在只用在于极少数情况下
- 联合策略：静脉溶栓后取栓
- 外科
  - 大面积大脑中动脉脑卒中应行去骨瓣减压术，避免脑水肿所致的脑疝

术 后

应尽事宜
- IA 治疗后患者管理
  - 送入 ICU
  - 神经系统检查、监测生命体征，每 15 分钟 1 次 2 个小时，每 30 分钟 1 次 6 个小时，每 1 小时 1 次 24 个小时
  - 维持 SBP 100~160mmHg
  - 出现任何神经系统状态改变均行头 CT 检查
- 术后药物治疗（根据术式）
  - 如果需要颈动脉支架置入术
    - 负荷剂量 ASA 325mg，氯吡格雷 150~300mg（如果缺血负荷低）
      □ 每 日 氯 吡 格 雷 75mg 4~6 周，每 日 ASA 325mg 长期
    - 阿托品或格隆溴铵治疗迷走神经介导的心动过缓／低血压，必要时使用升压药

结 果

并发症
- 脑出血
  - 可根据 ECASS（European Cooperative Acute Stroke Study）基于 CT 的分类标准对溶栓后出血性转换（hemorrhagic transformations，HT）进行分类
    - 无 HT
    - 出血性脑梗死 HI 1：小出血点
    - 出血性脑梗死 HI 2：中出血点

- 脑实质血肿 PH 1：大出血点（≤30% 梗死面积，占位效应轻微）
- 脑实质血肿 PH2：血肿（≥30% 梗死面积，占位效应显著）
- 机械取栓术并发症
  - 器械相关并发症
    - 血管穿孔
    - 动脉夹层
    - 异位栓塞（先前未受累的区域栓塞）
- 脑梗死进展
- 梗死区恶性脑水肿
- 动脉穿刺点出血／血肿
- 血管成形／支架置入术并发症
  - 与器械相关并发症相似
    - 血管穿孔
    - 动脉夹层
  - 迷走神经介导的心动过缓、低血压

并发症处理
- 无症状／小出血（<30ml）
  - 严格控制血压（SBP<160mmHg）
  - 经常神经系统检查
  - 逆转抗凝
  - 考虑给予凝血因子／血小板
- 症状性大出血（>30ml）
  - 逆转抗凝
  - 考虑：脑室引流术（症状性脑积水），开颅手术（清除血肿）

预期结果
- 机械取栓术
  - 成功再通（72%~93%）
  - 临床结果良好，90 天 mRS≤2（51%~60%）
  - 轻度残障，能够在没有帮助的情况下照顾自己的事务（能够自理），但是无法完成先前的所有活动
  - 严重手术并发症（1%~3%）
  - 症状性脑出血（3.6%）
  - 死亡率（10%~12%）
  - 基底动脉闭塞成功率低和并发症率／死亡率高

左侧 ICA 闭塞

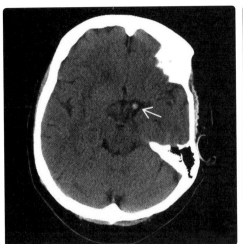

左侧 ICA 闭塞

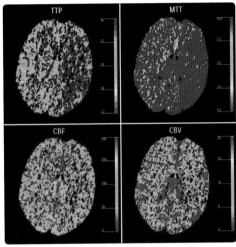

（左图）52 岁男性，突发右侧偏瘫、失语，未予重视，NECT：左侧 ICA 末端呈高密度➡。（右图）同一患者 CTP：继发于左侧 ICA 闭塞，左侧 MCA 和 ACA 供血区存在大面积缺血半暗带

左侧 ICA 末端闭塞

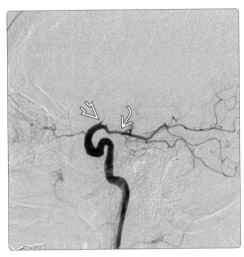

左侧 ICA 闭塞段展开 Solitaire

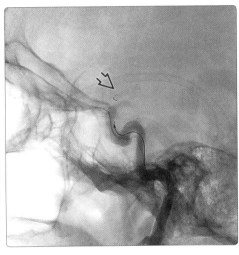

（左图）侧位 DSA：左侧 ICA 末端充盈缺损➡，符合急性血栓栓子。左侧 ACA 或 MCA 未显影。左侧后交通动脉➡开放。（右图）侧位非减影血管造影：Solitaire 支架➡穿过左侧 ICA 末端闭塞段并展开

取栓术后血管造影

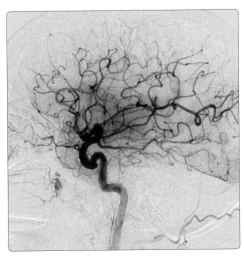

左侧 ICA 闭塞：取栓术后 MR

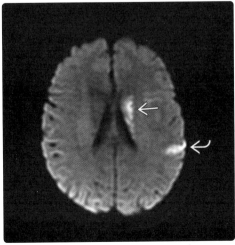

（左图）左侧 ICA 的侧位 DSA：左侧 ICA 供血区血流完全恢复（TICI 3）。这是 4mm×40mm Solitaire 支架取栓 1 次后的结果。（右图）MRI 横断位 DWI 序列：左侧尾状核体➡和左侧顶叶皮层➡小面积急性脑梗死。这些远小于 CTP 所显示的缺血半暗带。GRE 序列未见出血

（左图）65 岁男性,突发右侧偏瘫、面瘫、失语,到达急诊科（ED）前耽搁了 3.5 小时。NIHSS 21 分。NECT：未见急性脑出血或灰白质界限不清,慢性脱髓鞘改变。（右图）同一患者 CTA 3D 重建图像：左侧 MCA M1 段 ➡ 近端闭塞。左侧 ACA ➡ 和胚胎型左侧 PCA ➡ 保持开放

左侧 MCA M1 急性脑卒中：初始 CT

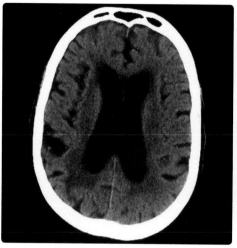

左侧 MCA M1 急性脑卒中：CTA

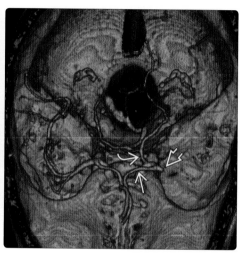

（左图）左侧 ICA DSA：左侧 MCA M1 段 ➡ 突然闭塞。左侧 ACA ➡ 和胚胎型左侧 PCA ➡ 保持开放。（右图）非减影透视图像（A）和 DSA（B）：支架取栓器穿过左侧 MCA M1 段血栓 ➡ 并展开。注意：Solitaire 支架只有远侧标记显影 ➡

左侧 MCA M1 急性脑卒中：初始血管造影

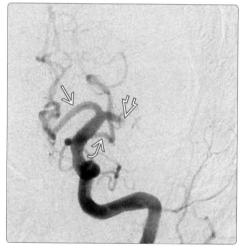

左侧 MCA M1 急性脑卒中：Solitaire 取栓器

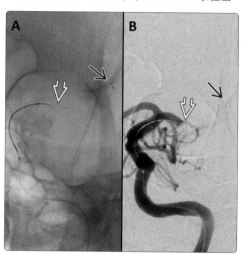

（左图）机械取栓术后 DSA：左侧 MCA ➡ 血流恢复,末梢分支 ➡ TICI 3 级血流。该患者 Solitaire 支架取栓共 2 次。左侧 ACA ➡ 和胚胎型左侧 PCA ➡ 保持开放。（右图）MR 横断位 DWI 序列：左侧 MCA 供血区 ➡ 仅见点状急性脑梗死。GRE 序列未见出血

左侧 MCA M1 急性脑卒中：取栓术后

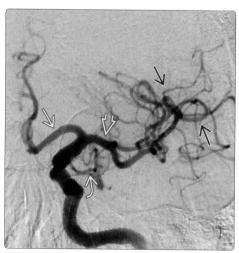

左侧 MCA M1 急性脑卒中：MR DWI 序列

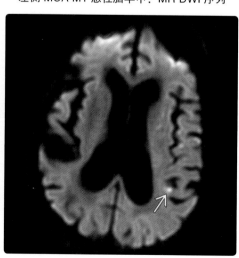

基底动脉脑卒中介入：初始平扫 CT

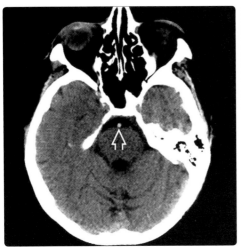

基底动脉脑卒中介入：前后位基底动脉造影

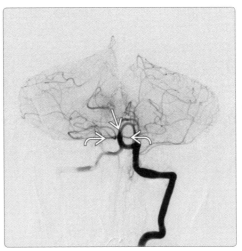

（左图）急性脑卒中患者横断位平扫 CT：基底动脉呈高密度影 ⇨，被认为是腔内血栓的表现。急性脑卒中首先查 NECT，以排除脑出血，后者为溶栓禁忌证。（右图）基底动脉急性血栓性闭塞拟行经导管治疗前行左侧椎动脉选择性前后位 DSA：闭塞水平 ➡ 刚好位于小脑前下动脉（AICAs）远侧 ⇨

基底动脉脑卒中介入：侧位基底动脉造影

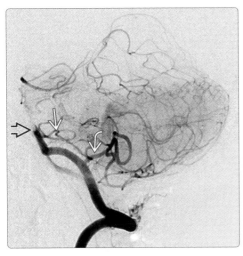

基底动脉脑卒中介入：取栓术后 DSA

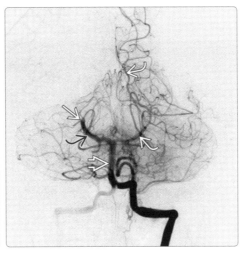

（左图）侧位 DSA 更好地显示基底动脉闭塞，基底动脉闭塞性血栓下缘呈杯口征 ⇨。除 AICAs 外 ➡，左侧小脑后下动脉（PICA）保持开放 ➡。（右图）取栓术后 DSA：基底动脉通畅性改善 ⇨，左侧大脑后动脉（PCA）血流改善 ➡。右侧 PCA 近端恢复灌注 ⇨，远侧突然截断 ➡

基底动脉脑卒中介入：边缘组织系统血栓抽吸

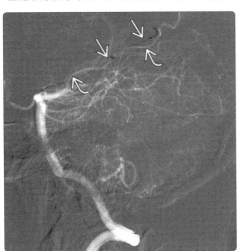

基底动脉脑卒中介入：术后基底动脉造影

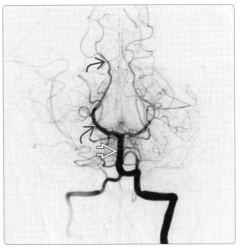

（左图）侧位透视路图：再灌注导管 ➡ 推送至右侧 PCA 末梢，尝试用血栓抽吸恢复灌注。通畅的对侧（左侧）PCA ➡ 可作参照。（右图）抽吸取栓术后最终 DSA：右侧 PCA ➡ 全程恢复灌注。基底动脉 ⇨ 及其分支形态正常。这是 TICI 3 级再灌注实例

关键点

术语

- 重度颈动脉狭窄：≥70% 直径狭窄
- 闭塞前颈动脉狭窄：≥90% 直径狭窄
- 栓子保护装置（EPD）：设计用来预防脱落的斑块／碎片／栓子堵塞末梢血管的血管内装置

术前

- 颈动脉／椎动脉支架置入术（CAS/VAS）适应证
  - 因合并症或解剖因素的颈动脉内膜切除术（CEA）高危患者
  - 症状性
    - 根据 DSA，颈动脉狭窄＞50%（US＞70%）
  - 无症状
    - 根据 DSA，颈动脉狭窄＞60%（US＞70%）
  - 椎基底动脉供血不足症状
- 术前影像
  - 颈动脉多普勒超声／CTA/MRA/DSA

介入操作

- 患者术中肝素化
- 行选择性颈动脉／椎动脉 DSA
- 微导丝穿过狭窄段
- 在行血管成形／支架置入术之前置入并展开 EPD
- 如果为重度狭窄则病变行血管成形术
- 跨狭窄置入／释放支架
  - 颈动脉：跨接颈总动脉（CCA）／颈内动脉（ICA）正常段
  - 椎动脉：远端延续至病变远侧，近端伸进锁骨下动脉 1～2mm
- 必要时用 PTA 球囊行支架后扩张成形
- 采集最终 DSA
- 撤除 EPD：复查 DSA（包括颅内），记录结果和脑灌注情况

结果

- 目标：解决狭窄且无不良事件
  - 文献报道，30 天脑卒中和死亡发生率 4%～6%

颈动脉支架置入术并发症（初始彩色多普勒超声）

（左图）患者症状提示左侧颈动脉狭窄，彩色多普勒超声：左侧颈内动脉（ICA）中至远段收缩期峰值流速➜显著的抬高（＞4.0m/s）。符合重度 ICA 狭窄。（右图）症状性临床试验患者的颈动脉分叉 DSA：偏心性钙化性动脉粥样硬化斑块➜所致的 ICA 近端狭窄80%➜

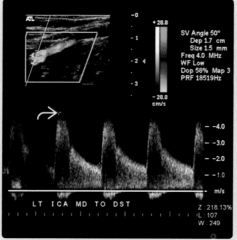

颈动脉血管造影

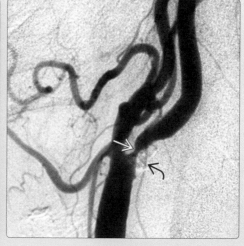

栓子保护装置支架置入

（左图）另一患者斜位DSA：末梢栓子保护装置（EPD）拦截到血栓（充盈缺损）➡。在撤除 EPD 之前轻轻地收拢网篮，以防这个血栓脱落。撤出的 EPD网篮内可见大血栓。（右图）颈动脉血管成形、支架置入术后颈总动脉（CCA）DSA：支架段血管直径恢复正常➡。这个锥形支架从CCA 延伸到 ICA

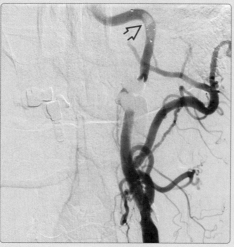

术后颈动脉造影

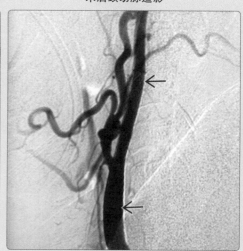

术　语

定义

- North American Symptomatic Carotid Endarterectomy Trial (NASCET)：随机对照研究，定义了颈动脉血运重建的适应证
  - 重度颈动脉狭窄：直径狭窄≥70%
  - 闭塞前颈动脉狭窄：直径狭窄≥90%
- 栓子保守装置（EPD）：设计用来预防脱落的斑块／碎片／栓子堵塞末梢血管的血管内装置

术　前

适应证

- 颈动脉动脉粥样硬化性狭窄支架置入术
  - 急性脑缺血合并颅内动脉闭塞需要行急诊机械取栓术
  - 由于解剖因素／合并症行颈动脉内膜剥脱术（CEA）高危的患者
    - CEA术后颈动脉狭窄复发
    - 对侧颈动脉闭塞
    - 先前颈部放疗或外科手术
    - 严重心肺疾病
    - 外科手术难以暴露的高位颈段病变
  - FDA批准的使用栓子保护装置的颈动脉支架置入术（CAS）需满足如下标准
    - 症状性
      - 根据DSA，CCA/ICA狭窄>50%（US>70%）
    - 无症状
      - 根据DSA，CCA/ICA狭窄>60%（US下>70%）
    - 靶病变参照血管直径范围在4~9mm
  - 必须使用EPD
- 椎动脉支架置入术（VAS）
  - 椎基底动脉供血不足反复发作，药物治疗无效
  - 存在后循环缺血的CT/MR证据
  - 根据CTA/DSA结果，椎动脉狭窄≥50%
  - 对侧椎动脉发育不全／狭窄
- 颈动脉夹层／假性动脉瘤支架置入术
  - 颈动脉夹层／假性动脉瘤出现显著的血流动力学改变；尽管给予抗血小板／抗凝治疗症状仍无缓解
- 颈总动脉起始段支架置入术
  - 根据CTA/DSA/MRA，症状性狭窄>50%
  - CCA起始段严重狭窄串联远侧CCA/ICA病变拟行CAS

禁忌证

- 绝对禁忌证
  - 导丝／支架通过狭窄存在高危因素
    - 极度扭曲或折曲，不稳定斑块
- 相对禁忌证
  - 症状性狭窄关联
    - 颅内血管畸形

- 大面积亚急性脑梗死
- 对比剂过敏、肾功能不全
- 出血体质／抗凝禁忌
- 双重抗血小板禁忌
- 高凝状态

术前影像学检查

- 图像：颈动脉多普勒US/CTA/MRA/DSA

术前准备

- 核查项目
  - 临床病史和体格检查
    - 详尽的神经系统查体
    - 药品（抗凝、抗血小板药物）
    - 任何心血管疾病病史
  - 过敏史
  - 实验室检查结果
    - 电解质、肾小球滤过率（eGFR）
      - Cr最好正常，eGFR>60
    - 血常规（CBC）
      - 血小板计数>50 000/μl
    - 凝血功能
      - 国际标准化比值（INR）≤1.5
- 用药
  - 术前停口服抗凝药5日，必要时用低分子肝素桥接
  - 术前3~5日给抗血小板类药物（每日氯吡格雷75mg／阿司匹林325mg）
    - 或者术前至少5小时给负荷剂量阿司匹林325mg／氯吡格雷300~600mg
    - 在紧急情况下，IV肝素或糖蛋白GP IIb/IIIa受体拮抗剂作为"桥接治疗"，直到给予负荷剂量阿司匹林／氯吡格雷并且留有充足的时间生效（2~5小时）
  - 肝素（静脉注射70U/kg）
  - 颈动脉狭窄PTA前给予格隆溴铵（0.2~0.6mg）或阿托品（0.5~1.0mg）
  - 硝酸甘油（100μg静脉注射）或硝基糊剂预防血管痉挛
  - 手术当日不给抗高血压药物
- 器械清单
  - 鞘／导管
    - 动脉鞘（5~8Fr）
    - 长动脉导引鞘（6Fr）
    - 选择性造影导管
  - 导丝
    - J头或软头0.035英寸导丝（初始通道）
    - 0.035英寸超滑导丝（选择性颈动脉／椎动脉插管）
    - 加硬导丝（引入导引鞘）
  - 栓子保护装置
    - 各种不同的作用机制、型号可供选择
  - 血管成形球囊导管
    - 各种专利设计可供选择

- – 通常使用快速交换设计
- ○ 支架
  - – 各种不同的构型和专利设计可供选择
    - □ 锥形与非锥形结构
    - □ 开环与闭环设计

介入操作

手术步骤

- 常规
  - ○ 消毒、铺单
  - ○ 开放股动脉入路
  - ○ 给予肝素静脉注射（负荷剂量 70U/kg）
    - – 维持活化凝血时间 250~300 秒
  - ○ 插入造影导管
  - ○ 选择性插管至靶动脉
    - – 采集靶动脉 DSA 图像
    - – 采集脑血管 DSA 图像
      - □ 评估颅内循环情况
  - ○ 沿造影导管推送导引鞘，置于狭窄近侧
  - ○ 根据拟置入部位的动脉直径选择 EPD 大小
  - ○ 置入并展开 EPD
    - – 滤器型和球囊闭塞型 EPD 置入前首先需要穿过狭窄
    - – 选择合适大小的 EPD 并且在展开后限制其移动，最大程度减少血管痉挛
  - ○ 如果过于狭窄，则用血管成形球囊预扩张病变
    - – 使用小直径球囊（例如 3~4mm）
    - – 硝酸甘油或 nitropaste 预防血管痉挛
    - – 格隆溴铵或阿托品预防心动过缓
  - ○ 确定支架跨狭窄位置
    - – 支架应该延伸并跨越整个病变，在健康血管间架桥
  - ○ 展开支架
    - – 采集支架置入后 DSA 图像
      - □ 确认支架位置和膨张情况
      - □ 保持导丝通路和 EPD 位置不变
  - ○ 如果 DSA 提示残余狭窄行支架后扩张
    - – 根据健康靶血管直径选择球囊大小
  - ○ 在后扩张之后复查靶区动脉 DSA
    - – 包括 EPD，评估可见的栓子负荷和血管痉挛程度
  - ○ 撤除 EPD
    - – 如果 EPD 内可见血栓，就不要完全收拢滤器网篮
  - ○ 采集靶血管／脑血管最终 DSA 图像
    - – 记录支架部分最终形态
    - – 评价支架置入术后颅内循环完整性
  - ○ 拔除导管／鞘
  - ○ 穿刺点止血
- 颈动脉支架置入术
  - ○ 滤器型／球囊闭塞型 EPD 应置于颈段远端、ICA 岩段

- ○ 对于颈动脉分叉疾病
  - – 支架应该跨接狭窄两侧正常的 CCA 和 ICA
- ○ PTA 过程中可能出现心动过缓／心搏停止
  - – 刺激颈动脉体压力感受器所致
  - – 心动过缓给予格隆溴铵 0.2~0.6mg 或 IV 阿托品 0.5~1.0mg
  - – 低血压可能需要输注多巴胺（或其他血管加压药）
- ○ 术中可能出现严重的 ICA 血管痉挛
  - – 经常与 EPD 或导丝操作有关
  - – 血管痉挛给予硝酸甘油（100μg 静脉注射）或 nitropaste
- 椎动脉支架置入术
  - ○ 置入导引鞘／导管至锁骨下动脉毗连椎动脉处
  - ○ 椎动脉直径>3.5mm 则置入 EPD
  - ○ 支架与病变远侧动脉直径相匹配
    - – 支架近端应该伸进锁骨下动脉 1~2mm，远端延续至病变远侧 3~5mm

替代操作／治疗

- 放射学
  - ○ 血管球囊扩张成形术
- 外科
  - ○ 颈动脉内膜剥脱术

术 后

应尽事宜

- 继续每日口服双重抗血小板治疗：氯吡格雷 75mg 和阿司匹林 81mg，6 周至 3 个月
- 此后继续每日口服阿司匹林 81~325mg，终身
- 6 周和 12 月复查颈动脉超声

规避事项

- 术后血压控制不力

结 果

问题

- 术后低血压和心动过缓
  - ○ 给予升压药
  - ○ 通常是自限性的，1~2 日内缓解
  - ○ 做心脏检查以排除心肌梗死

并发症

- 最严重的并发症
  - ○ 神经系统不良事件（TIA／脑卒中）
  - ○ 过度灌注综合征：CAS 术后脑灌注自主调节失败（发生率 1.45%）
    - – 头痛，癫痫，颅内出血，精神状态改变，局灶性神经改变
    - – 维持 SBP<100~140mmHg
  - ○ 顽固性心动过缓／低血压
- 远期并发症
  - ○ 支架内再狭窄

颈动脉或椎动脉血管成形／支架置入

- 文献报道，>50% 的再狭窄发生率为 3%~11%
  - 血管成形术／再次支架置入术
- 与文献报道的 CEA 10% 的再狭窄率相仿

预期结果
- 无不良事件
  - 文献报道，30 天脑卒中和死亡的发生率 4%~6%

椎动脉支架置入术（支架置入术 DSA）

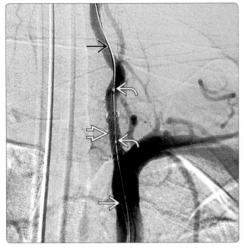

颈动脉支架置入术（颈总动脉 DSA）

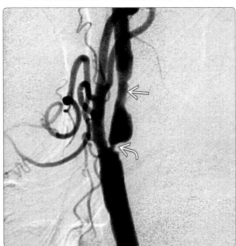

（左图）因左侧椎动脉起始段狭窄置入球囊扩张式支架▶后行左侧锁骨下动脉 DSA：导引导管▶，0.014 英寸导丝▶和卸载的血管成形球囊两端标记▶。（右图）选择性 CCA 侧位 DSA：ICA 起始段重度狭窄 80%▶。远侧还有一个不那么严重的狭窄区域▶

颈动脉支架置入术（支架置入前血管成形）

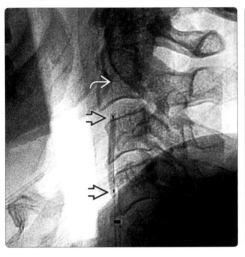

颈动脉支架置入术（支架展开前定位）

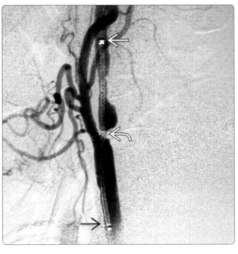

（左图）侧位术中透视点片：2.5×30mm 球囊▶沿微导丝▶推送，预扩颈内动脉重度狭窄。（右图）支架跨越狭窄▶定位 DSA：支架远端▶位于 ICA，近端▶延伸进 CCA。支架覆盖至两端健康血管组织很重要

颈动脉支架置入术（支架置入后血管成形）

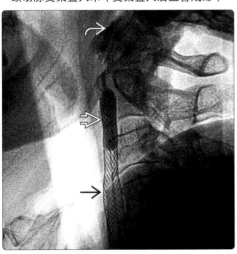

颈动脉支架置入术（最终颈总动脉 DSA）

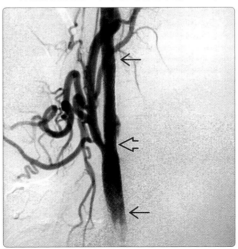

（左图）自膨式支架▶置入后，用 6×20mm 球囊▶进行支架后扩张是必要的。注意将栓子保护装置▶保持在 ICA 远段原位。撤除栓子保护装置应该是手术的最后步骤。（右图）颈动脉支架置入和血管成形术后 CCA DSA：支架▶位置满意，先前重度狭窄的部位恢复了正常动脉直径▶。EPD 已经收拢并撤除

（左图）症状性 ICA 狭窄患者的 CTA 3D 重建（A）和矢状位重建（B）。两者都证实 ICA 近端重度狭窄➡，狭窄远侧 ICA 纤细➡。ICA 近端岩骨段直径增加➡。高质量的术前图像对达到好的 CAS 效果至关重要。（右图）DSA：ICA 狭窄➡，ICA 远侧纤细➡。导引鞘➡位于 CCA，EPD➡已经在血管成形和 CAS 之前置入 ICA 远段并展开

颈动脉支架置入术（术前 CTA）

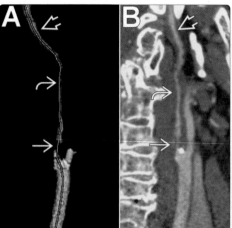

颈动脉支架置入术（置入 EPD 后 DSA）

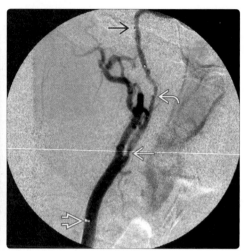

（左图）用 3mm PTA 球囊预扩张 ICA 近端重度狭窄。然后，沿导丝➡经导引鞘➡引入自膨式支架➡，并推送至 ICA 远段。（右图）支架➡于 ICA 远段展开后 DSA：管腔直径显著改善。ICA 近段不规则显影➡，该处为在支架置入前曾预扩张的重度狭窄段。第二枚支架是彻底治疗病变段 ICA 所必需的

颈动脉支架置入术（支架展开前定位）

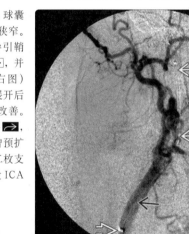

颈动脉支架置入术（支架展开后确认位置）

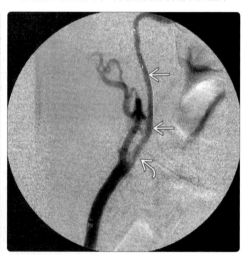

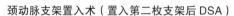

（左图）串联的第二枚支架置入，后侧位 DSA：ICA 支架段➡管腔直径恢复正常。滤器型 EPD➡保持在原位。EPD 收拢进回收导管内撤除。EPD 是 FDA 强制使用的，并且已经有效降低了 CAS 并发症率。（右图）撤除 EPD 后颅内循环 DSA：大脑前动脉➡和大脑中动脉➡供血区灌注良好。CAS 术后记录颅内循环状态很重要

颈动脉支架置入术（置入第二枚支架后 DSA）

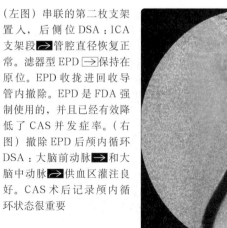

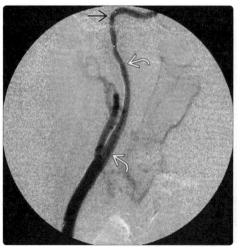

颈动脉支架置入术（颅内血管 DSA）

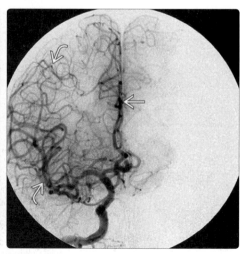

椎动脉支架置入术（初始增强 CT 评估）

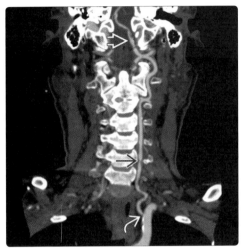

椎动脉支架置入术（选择性椎动脉 DSA）

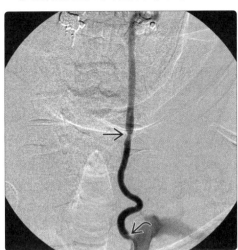

（左图）症状性椎基底动脉供血不足患者冠状位 CTA：左侧椎动脉起始段重度狭窄➡，同时，椎动脉近侧 1/3 合并另一狭窄➡。颅内段动脉粥样硬化性疾病也是清晰可见的➡。（右图）左椎动脉选择性 DSA 证实了起始段狭窄➡和椎动脉近侧 1/3 的第二处狭窄➡。根据症状和影像学表现，椎动脉支架置入术被认为是合适的治疗方法

椎动脉支架置入术（球囊扩张式支架置入）

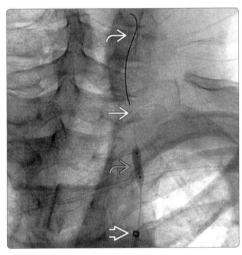

椎动脉支架置入术（撤除导丝前 DSA）

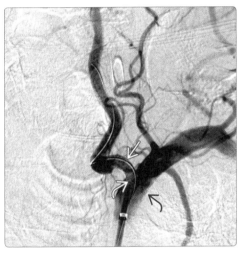

（左图）透视点片：导引鞘➡位于左侧锁骨下动脉，导丝➡经鞘推送并跨越两处狭窄。更靠近头侧的病变已行支架置入术➡，球囊扩张式支架➡位于近侧狭窄。（右图）经鞘 DSA：近侧支架➡位置满意，无残余狭窄。支架近端➡稍微伸进锁骨下动脉➡以防再狭窄

椎动脉支架置入术（支架置入后结束 DSA）

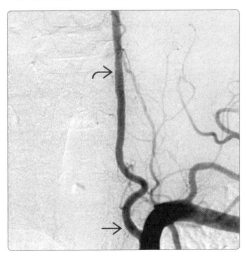

椎动脉支架置入术（随访 CTA）

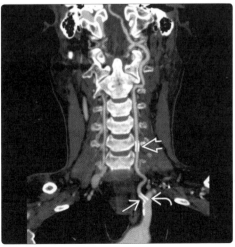

（左图）串联狭窄支架置入后撤除导丝，复查 DSA：左侧椎动脉直径正常。左侧椎动脉头侧支架➡和起始段支架➡是模糊可见的。（右图）支架置入后随访冠状位 CTA：清晰显示远侧➡和近侧➡支架位置。再次注意到支架近端稍微伸进左锁骨下动脉➡。为了确保能够完全覆盖病变，支架位置必须是这样的

(左图) 62 岁患者突发右侧偏瘫、失语，3D CTA：左侧 MCA M1 段远侧闭塞➡。需要行机械取栓术的颅内动脉闭塞，如果合并同侧颈动脉严重狭窄，是急诊行颈动脉支架置入术的适应证。(右图) 同一患者 CTP：左侧 MCA 供血区➡MTT 延长，CBF➡降低和 CBV 保持原状➡符合大面积缺血半暗带

左侧 ICA 和 MCA 闭塞（3D CTA）

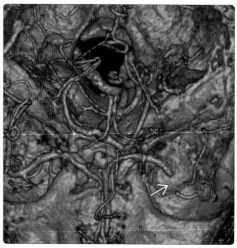

左侧 ICA 和 MCA 闭塞（CTP）

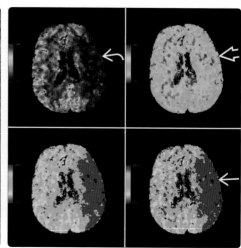

(左图) 同一患者侧位 DSA：左侧颈内动脉闭塞。重度狭窄上方 ICA 管腔显影➡，对比剂断续显影➡。(右图) 首次血管成形后斜位 DSA：EPD 内可见栓子、斑块（充盈缺损）➡。成功地置入支架。EPD 仅仅部分收拢以防滤器网篮内的斑块脱落。撤出的 EPD 网篮内可见斑块

左侧 ICA 和 MCA 闭塞（诊断性动脉造影）

左侧 ICA 和 MCA 闭塞（血管成形和支架置入后）

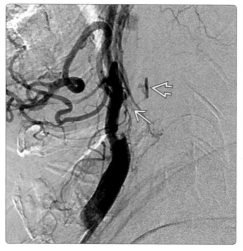

(左图) 对早已存在的 MCA 闭塞➡行左侧 MCA 取栓术。球囊导引导管位置高于颈动脉支架，以防支架取栓器与颈动脉支架交错。取栓术后血栓被取出，MCA 血流恢复➡。(右图) 术后第二天 MR 横断位 DWI 序列：与最初的缺血半暗带比较，缺血负荷降到最小。支架置入和取栓术后患者病情显著改善

左侧 ICA 和 MCA 闭塞

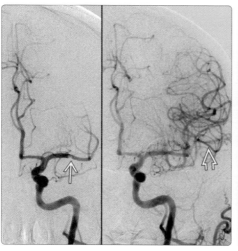

左侧 ICA 和 MCA 闭塞（治疗后 MR）

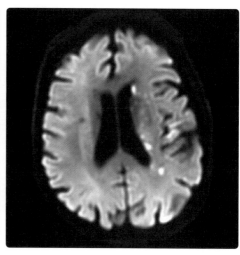

术中血管痉挛（严重 ICA 痉挛）

术中血管痉挛（硝酸甘油后改善）

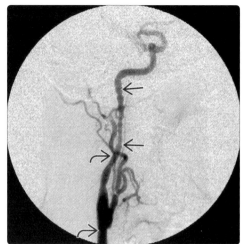
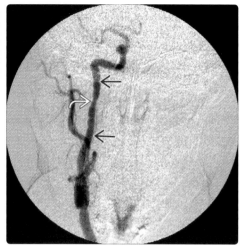

（左图）支架置入并且撤除 EPD 后颈动脉 DSA：支架 ➡ 远侧 ICA 长段血管痉挛 ➡。未予治疗的严重血管痉挛可导致术中或围手术期脑卒中。（右图）经鞘（位于 CCA 近侧）动脉内给予硝酸甘油 100 μg 后复查 DSA：血管痉挛 ➡ 改善。一些部位还有明显的持续痉挛 ➡

支架内再狭窄并发症（初始 CTA 评估）

支架内再狭窄并发症（初始 CTA 评估）

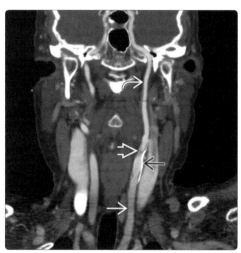
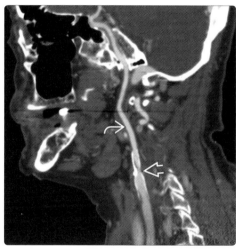

（左图）左侧颈总 ➡ 和颈内动脉 ➡ CTA 曲面冠状位重建：在先前置入的左侧颈动脉支架 ➡ 内重度再狭窄 ➡。由于内膜增生造成了支架内再狭窄。文献报道，狭窄 >50% 的再狭窄发生率从 3% 到 11.5% 不等。（右图）CTA 曲面矢状位重建：证实了再狭窄 ➡，远侧颈内动脉正常 ➡。血管成形术治疗支架内再狭窄，PTA 失败后行再次支架置入术

支架内再狭窄并发症（CCA DSA）

支架内再狭窄并发症（血管成形术后 DSA）

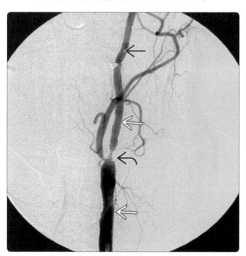
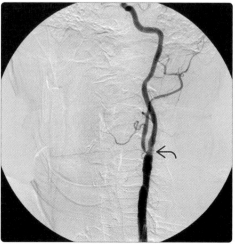

（左图）DSA：先前置入的支架 ➡ 从 CCA 远段覆盖至 ICA 近段。支架内重度再狭窄 ➡ 局限在 ICA 起始段。导丝 ➡ 就位，EPD 在 ICA 远段展开。（右图）血管成形术后 DSA：狭窄程度改善，成形区域残余轻微不规整 ➡。患者应该在首次支架置入术后和再次介入之后超声随访

腰椎穿刺、脊髓造影和脑脊液漏

关键点

术语

- 腰椎穿刺：将腰椎穿刺针插入硬膜囊进行诊断性抽取 CSF 和（或）治疗性注射或注射其他诊断性材料
- 脊髓造影：腰椎穿刺并在硬膜囊内注射脊髓造影安全碘对比剂使椎管、脊髓及神经根显影
- 硬膜外血液缀片：硬膜外腔注射自体血液以治疗先前因硬脊膜穿刺所致的脑脊液漏

术前

- 适应证包括：评估 CNS 感染／炎症、隐性出血、CSF 测压、脊髓造影和鞘内注射药物
- 禁忌证包括：颅内压升高、抗凝或其他出血倾向和硬膜外脓肿

介入操作

- 腰椎穿刺
  - 患者俯卧位，以 $L_2 \sim L_3$ 或 $L_3 \sim L_4$ 椎间隙／棘突间隙目标
  - 将 20~22G　3.5 英寸标准腰椎穿刺针平行于 X 线束方向且针尖指向椎间隙插入软组织
  - 缓慢推送穿刺针穿过软组织直至阻力落空（进入硬膜囊的标志）
  - CSF 应顺利流入收集管内
- 脊髓造影术
  - 初始注射必须看到对比剂自由流动、弥散
- 硬膜外血液缀片
  - 使用与腰椎穿刺相似的技术插入腰椎穿刺针，针尖应该停在背侧的硬膜外腔
  - 从患者的静脉抽取 15~20ml 新鲜无凝块的血液并且注入硬膜外腔

腰椎穿刺术（绘图）

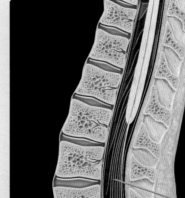

腰椎穿刺术（前后位略倾斜）

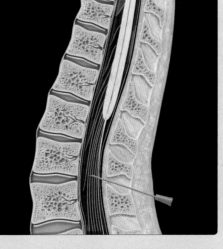

（左图）矢状位绘图示范：腰椎穿刺过程中腰椎穿刺针的理想位置。针尖位于硬膜囊内且低于脊髓圆锥。（右图）下 X 射线管接近前后位腰椎透视图像：腰椎穿刺针针尖投影在右侧 $L_2 \sim L_3$ 椎间隙

腰椎穿刺术（侧位像）

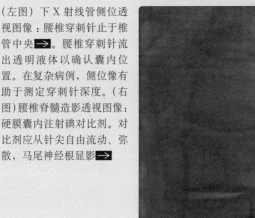

腰椎脊髓造影

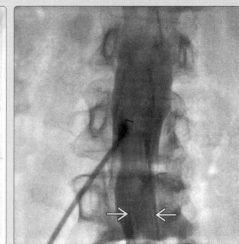

（左图）下 X 射线管侧位透视图像：腰椎穿刺针止于椎管中央➡️。腰椎穿刺针流出透明液体以确认囊内位置。在复杂病例，侧位像有助于测定穿刺针深度。（右图）腰椎脊髓造影透视图像：硬膜囊内注射碘对比剂。对比剂应从针尖自由流动、弥散，马尾神经根显影➡️

术 语

同义词

- 脊椎穿刺

定义

- 腰椎穿刺术：将腰椎穿刺针插入硬膜囊进行诊断性抽取 CSF 和（或）治疗性注射或注射其他诊断性材料
- 脊髓造影术：腰椎穿刺并在硬膜囊内注射脊髓造影专用碘对比剂使椎管、脊髓及神经根显影
- 硬膜外血液缀片：硬膜外腔注射自体血液以治疗先前硬膜囊穿刺所致的脑脊液漏

术 前

适应证

- 腰椎穿刺术
  - 怀疑脑膜炎
  - 隐性蛛网膜下腔出血
    - 对于亚急性 / 慢性出血，因血红蛋白崩解 CSF 将黄变
  - CSF 测压
    - 原发性颅内高压（亦称作假性脑瘤）
    - 正常压力脑积水
  - CNS 的炎症或肿瘤评估
    - 多发性硬化
    - 格林 - 巴利综合征
  - 囊内注射化疗药物或放射性同位素
- 脊髓造影术
  - 评价存在 MR 禁忌证患者的椎管和神经根
  - 椎间盘退变性疾病
  - 定位 CSF 漏：脊髓造影后 CT 扫描可以定位颅底 CSF 漏
- 硬膜外血液缀片
  - 腰椎穿刺后脊髓性头痛和 CSF 漏
    - 典型的头痛是立位性的，随着站立进行性加重，平躺后逐渐缓解

禁忌证

- 颅内压升高
- 非交通性脑积水
- 抗凝或其他出血倾向
  - 华法林：术前停药 4~5 日
  - 直接的新型口服抗凝剂：根据 GFR 停药 48~72 小时
  - 低分子肝素
    - 治疗量（高）：术前、术后应停药 24 小时
    - 预防量（低）：术前停药 12 小时，术后停药 24 小时
  - 普通肝素
    - IV 肝素：术前停药 2~4 小时，术后停药至少 1 小时
    - SC 肝素：如果给药剂量<10 000U，无禁忌证
  - 比阿司匹林强的抗血小板治疗
  - 血小板减少症
- 硬膜外脓肿
- 碘对比剂过敏（脊髓造影）

术前影像学检查

- 脑 MR 或 CT
  - 推荐用来排除任何可以导致颅内压升高的突起或团块，这将使患者处于腰椎穿刺术后小脑扁桃体疝的风险中
- 先前的 MR 或 CT 脊髓造影
  - 了解脊髓圆锥水平和（或）重度椎管狭窄区域，有助于确定穿刺位置

术前准备

- 核查项目
  - 临床病史和体格检查
  - 知情同意
  - 过敏史（对比剂、利多卡因、镇静药）
  - 药品（抗凝剂、抗血小板药物）
  - 实验室检查结果
    - 凝血因子：INR<1.5（高于该数值进行腰椎穿刺需要神经学密切观察随访）
    - CBC：血小板计数>50 000/μl
- 用药
  - 脊髓造影专用造影剂：非离子型低渗对比剂（例如碘帕醇 M200 或 300)
  - 局部麻醉剂：利多卡因

介入操作

患者体位 / 位置

- 最佳操作方法
  - 俯卧位
    - 将 C 型臂向正中线稍外侧和足侧打角度，以便更好地显示椎间隙
      - 如果透视角度是固定的，可通过横向伸直患者的膝关节转动患者略微倾斜
    - 通常选 L_2~L_3 或 L_3~L_4 椎间隙、棘突间隙作为穿刺硬膜囊入路
      - 应回顾性复习先前的脊髓图像资料，以确定脊髓圆锥水平

手术步骤

- 腰椎穿刺术
  - 确定合适的穿刺水平（通常选 L_2~L_3 或 L_3~L_4 椎间隙），并且在皮肤上做标记
  - 消毒、铺单
    - 如无过敏，使用必妥碘（碘伏）
    - 至于是否使用氯己定做皮肤准备存在一些争议，因为有可能导致蛛网膜炎
  - 在靶椎间隙皮肤上放置不透射线的无菌标记
    - 绘图针可用作标记
    - 调节 C 型臂将靶间隙充分展开

- 优化准直器以提高图像对比度
  - 沿腰椎穿刺针规划路径在皮肤和皮下组织内注射局部麻醉剂
    - 请勿将麻醉剂注入硬膜囊
  - 平行于透视 X 线束并指向椎间隙，将 20~22G 腰椎穿刺针（3.5 英寸标准）插入软组织
    - 经软组织缓慢推送穿刺针，直至阻力突然落空（进入硬膜囊的标志）
    - 在复杂病例，将 C 型臂旋转 90° 以确认穿刺针深度，例如肥胖症和脊柱侧弯患者
  - 拔出腰椎穿刺针针芯，确认流出 CSF
  - 如果测量开放压，将患者转动至腿部伸展的侧位；用流体压力计测压后再采集 CSF
  - 用贴有标签的试管采集 CSF
    - CSF 应顺利流入采集管
    - 朝 Trendelenburg 卧位相反的方向倾斜手术台（即头高脚低位）以增加流速
    - 不推荐抽吸：增加出血、吸引马尾神经根的风险
  - 重新插入针芯，拔除腰椎穿刺针，包扎穿刺点
- 脊髓造影术
  - 腰椎穿刺如上所述
  - 连接导管，注入 12~14ml 脊髓造影对比剂
    - 初始注射必须看到对比剂在硬膜囊内自由流动
      - 对比剂聚集在针尖周围意味着穿刺针位于硬膜外，应重新定位
  - 一旦对比剂注射完毕，重新插入针芯并且拔除穿刺针
  - 采集脊柱（颈椎、胸椎、腰椎）显影区域透视点片，包括前后位、侧位和斜位投照
    - 让患者转动 360° 有助于将 CSF 和对比剂混匀
  - 倾斜透视床有助于将对比剂移动至感兴趣区域
- 硬膜外血液缀片
  - 无菌操作是必要的，预防注入污染的血液和硬膜外脓肿的风险
  - 使用与腰椎穿刺相似的方法插入 Tuohe 针，但针尖应停在背侧硬膜外腔
    - 阻力落空技术
      - 注射器吸入 5ml 空气或生理盐水连接到腰椎穿刺针尾
      - 当穿刺针经软组织推送时，给注射器稍施加注射压力
      - 当进入硬膜外腔时将会注意到明显的阻力落空感
  - 注入 2ml 碘对比剂以确保在硬膜外腔的位置合适
  - 从患者静脉抽取 15~20ml 新鲜无凝块的血液并注入硬膜外腔
    - 如果患者感到背痛进行性加重应停止注射

观察和报告

- 简要地说明穿入椎管的椎体水平
- 如果可获得，记录开放压（正常 10~24cmH$_2$O）

- 记录 CSF 颜色／性状和放出的量
- 记录所用对比剂类型和量
- 脊髓造影术后图像
  - 如果还不知道，请确认脊髓圆锥水平，并描述马尾神经根任何异常征象（增粗、丛集、空硬膜囊）
  - 点评椎管狭窄或神经根袖的未显影
  - 如果看见，详细说明 CSF 漏区域

术 后

应尽事宜

- 陪同患者去 CT 扫描，并获得脊髓造影后图像
- 患者水化，并且平卧 2~4 小时
- 如果凝血功能异常，密切神经学随访

规避事项

- 脊髓造影后避免驾车，因为癫痫发作的阈值有可能降低

结 果

问题

- 术后脊髓性头痛
- 背痛 ± 神经根病变

并发症

- 最严重的并发症
  - 腰椎穿刺
    - 颞叶沟回或小脑扁桃体疝
    - 血肿（蛛网膜下腔、硬膜下或硬膜外）
    - CSF 漏（腰椎穿刺针＞20G 时发生率更高）
  - 脊髓造影
    - 癫痫或其他对比剂反应
      - 因为有可能增加癫痫发作的风险，在脊髓造影前、后应停用降低癫痫阈值的药物
    - 注入非脊髓造影用对比剂或托盘上其他非造影注射器（利多卡因）内药物
  - 硬膜外血液缀片
    - 污染的血液制品导致的硬膜外脓肿
    - 鞘内注射血液导致的蛛网膜炎
- 远期并发症
  - 几日后顽固性头痛：CSF 漏
    - 由于使用小号腰椎穿刺针，腰椎穿刺后 CSF 漏是相对不常见的
    - 难治性 CSF 漏可用硬膜外血液缀片治疗
  - 硬膜外脓肿

预期结果

- 硬膜外血液缀片成功率
  - 第一次尝试：75% 症状完全缓解，18% 部分缓解，7% 失败
  - 第二次尝试：53% 症状完全缓解，37% 部分缓解，10% 失败
- 脊髓性头痛高达 35%：平卧，喝咖啡和补充盐有助于缓解头痛

前后位脊髓造影

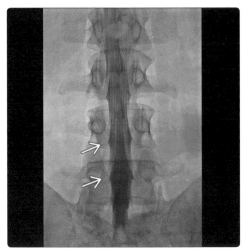

LAO 脊髓造影

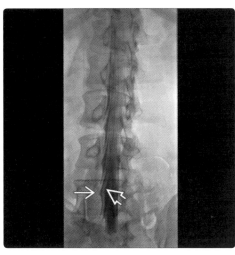

（左图）脊髓造影前后位影像：对比剂充盈硬膜囊。神经根袖➡显影，包裹着离去的马尾神经，后者根据上位椎体水平编号。（右图）脊髓造影斜位影像：左侧神经根袖➡和排列在侧隐窝➡的神经。椎间盘突出时，这些区域可能因压迫而消失

椎间盘突出的脊髓造影

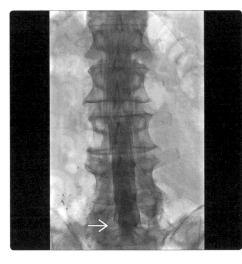

硬膜外血液缀片（绘图）

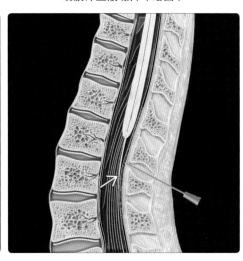

（左图）前后位脊髓造影：椎间盘向左侧旁中央突出／突出物位于 $L_5 \sim S_1$，左侧 L_5 神经根袖➡消失。（右图）硬膜外血液缀片矢状位绘图：腰椎穿刺针理想位置是背侧硬膜外腔，注射自体血液制品➡

硬膜外血液缀片（注射对比剂）

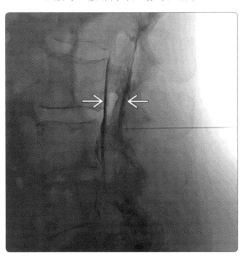

硬膜外血液缀片（注射自体血液）

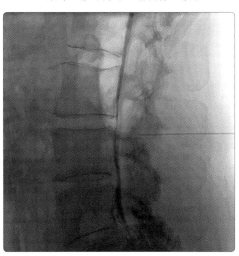

（左图）注入少量碘对比剂后初始透视图像：确认腰椎穿刺针位于硬膜外腔，对比剂围绕硬膜囊➡显影。（右图）同一患者注入血液制品后复查透视图像：对比剂自针尖弥散，再次确认位于硬膜外腔

椎体强化和骶椎成形术

术语

- 椎体成形：经皮穿刺向椎体内注射丙烯酸骨水泥进行强化
- 椎体后凸成形：经皮穿刺利用球囊导管在椎体内创建空腔，再注射丙烯酸骨水泥进行强化
- 骶椎成形：经皮穿刺单侧或双侧骶骨翼注射丙烯酸骨水泥以缓解由骶骨功能不全性骨折所致的疼痛

术前

- 手术适应证
  - 疼痛性急性 / 亚急性椎体压缩性骨折（VCF）或骶骨骨折，药物治疗无效
  - 肿瘤性 VCFs 或骶骨骨折

介入操作

- 椎体成形
  - 确定拟治疗的椎体位置，给予局部麻醉
    - 引入椎体成形套管（针）
      - 经椎弓根的入路最安全
      - 推送套管针进入椎体
    - 椎体内缓慢注射骨水泥，透视下监控，避免外溢
- 骶椎成形
  - 在 CT 引导下将套管针置入骨折部位
    - 有些学者主张透视引导下布针
  - 在透视、CT 透视或间歇性 CT 成像监控下注射骨水泥，以防外溢

结果

- 并发症：1%～10%（良性疾病＜2.5%）
  - 神经 / 血管 / 脊髓损伤（瘫痪）
  - 感染、出血、骨折、气胸
  - 丙烯酸外溢至硬膜外 / 椎旁静脉、神经根 / 骶孔或椎管

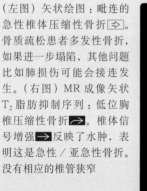

（左图）矢状绘图：毗连的急性椎体压缩性骨折。骨质疏松患者多发性骨折，如果进一步塌陷，其他问题比如肺损伤可能会接连发生。（右图）MR 成像矢状 T₂ 脂肪抑制序列：低位胸椎压缩性骨折。椎体信号增强反映了水肿，表明这是急性 / 亚急性骨折。没有相应的椎管狭窄

椎体压缩性骨折（绘图）

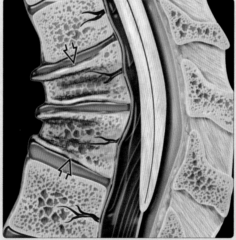

椎体压缩性骨折（MR）

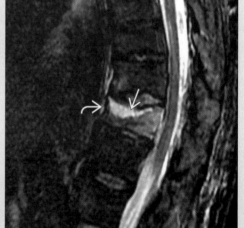

（左图）经椎弓根入路，同轴套管针在椎弓根骨皮质间穿过，并推送至椎体前 1/3。CT 引导并非常规用于椎体成形。（右图）椎体成形后 MR 成像横断位 T₂ 序列：椎体前部信号空缺，与术中注入的骨水泥相对应。穿过椎弓根的线样信号区反映了经椎弓根的针道

椎体成形（经椎弓根的针道）

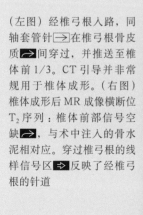

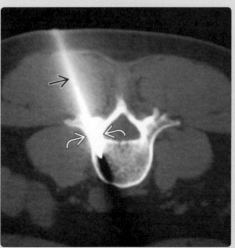

椎体成形（术后 MR）

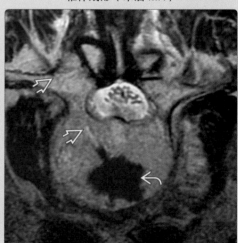

椎体强化和骶椎成形术

术　语

定义

- 椎体成形：经皮穿刺向椎体内注射丙烯酸骨水泥进行强化
  - 主要目标：缓解保守治疗失败患者的疼痛
  - 稳定椎体高度，防止脊柱进一步凸成角
- 椎体后凸成形：经皮穿刺利用球囊导管在椎体内创建空腔，再注射丙烯酸骨水泥进行强化
  - 具有与椎体成形相同的优点
    - 有可能恢复椎体高度
    - 丙烯酸溢出到周围组织的比率更低
- 骶椎成形：经皮穿刺单侧或双侧骶骨翼注射丙烯酸骨水泥，以缓解由病理性或骶骨功能不全性骨折所致的疼痛

术　前

适应证

- 疼痛性急性 / 亚急性椎体压缩性骨折（VCF）或骶骨功能不全性骨折，保守治疗无效的
  - 给予止痛药治疗后疼痛最小程度或无缓解
    - 时间还不确定，尽管一些学者建议在尝试介入干预之前应药物治疗至少 4 周
  - 患者因为疼痛不能走动
  - 由骨坏死所致的疼痛性 VCF
  - 不稳定性 VCF
    - 已证实楔形畸形椎体有移位
  - 多发椎体压缩畸形，如果进一步塌陷所带来的相关风险
    - 肺损伤
    - 胃肠功能紊乱
  - 重心改变
    - 影响步态稳定性
- 与肿瘤性疾病相关的 VCFs 或骶骨骨折
  - 局部疼痛剧烈，对镇痛药无反应
    - 进一步考虑
      - 疾病的局部 / 全身严重程度
      - 患者的身体状况 / 一般健康状况
      - 对先前治疗的反应
      - 患者的预期寿命
- 创伤性 VCF
  - 实现多重效益的有效方法
    - 疼痛减轻
    - 运动能力增强
    - 麻醉药使用减少

禁忌证

- 慢性骨折（症状缓解的变化无常）
- 预防性椎体成形
  - 没有急性骨折的骨质疏松患者
- 无症状的稳定性骨折，疼痛缓解
- 无法纠正的凝血功能障碍
- WBC 计数升高（除非使用了类固醇）
  - 全身感染、发热、骨髓炎
- 严重的椎管损伤
  - 椎体后缘骨折碎片、扁平椎
  - 椎管损伤日益恶化的危险
    - 椎体后壁不稳定
  - 椎体成形用于治疗爆裂性骨折
    - 只有当保守治疗已经失败
    - 身体状况适合椎体成形
  - 肿瘤性疾病伴有大块软组织侵入椎管或神经 / 骶孔
- 与骨折无关的神经根病变（例如，椎间盘疾病）
- 严重的破坏 / 塌陷，椎体高度压缩≥70%
  - 肿瘤性 VCF 为相对禁忌证

术前影像学检查

- 常规平片
  - 女性绝经后骨质疏松伴有已证实的新发 / 亚急性骨折
    - 可能不需要进一步影像检查
    - ± 椎体内充气裂隙
      - 椎体假关节见于 Kümmell 病
- CT 或 MR 检查的适应证
  - 年龄不确定的单一 / 多发性骨折患者，没有连续的常规平片
  - 病理性骨折
    - MR 通常显示疾病范围更好
      - 受累椎体的位置 / 数量
      - 椎管 / 神经损伤
    - CT 通常显示骨骼细节更好
      - 骨破坏程度
      - 骨皮质受累情况，移位的骨折碎片
- MR
  - 确定急性与慢性骨折
  - 急性 / 亚急性 VCFs 和骶骨骨折
    - T_1 信号减低
    - T_2 或 STIR（水肿）序列呈高信号
    - 可显示骨折裂缝
  - 伴有骨髓水肿的骨折椎体强化后的效果更好
    - 骨髓完整性差预示着强化过的椎体随后再骨折
- 放射性核素骨扫描（^{99m}Tc MDP）
  - 在发现活动性骨折方面比 MR 更敏感，但特异性不如 MR
    - 通常在不便 MR 时采用
    - 对确定位置 SPECT 可能是必要的
  - 在骨折的最初 3~4 个月通常是阳性的
  - 骶骨骨折：急性 / 亚急性双侧骶骨翼骨折呈 Honda 征（像大写字母 H）

术前准备

- 核查项目
  - 临床病史和体格检查
    - 一般身体状况
    - 关于背痛、运动的细节

□ 神经根症状，神经功能障碍

□ 叩诊 / 扣诊定位压痛点和"扳机点"

□ 无损害性的俯卧能力

- 手术 / 镇静知情同意

○ 过敏史

○ 当前用药

- 镇痛药、类固醇、二磷酸盐类药物、降钙素、激素替代疗法（HRT）

○ 实验室检查

- 电解质、肾小球滤过率（eGFR）

- 全血细胞计数（CBC）

□ 血小板计数 > 50 000/μl

- 凝血功能

□ INR ≤ 1.5

□ 正常的凝血酶原时间（PT）、部分凝血酶时间（PTT）

○ 知情同意：包括神经损伤、脊髓受压、瘫痪、感染、老年人亚急性骨折症状无缓解的风险

• 用药

○ 术前停口服抗凝药 5 天

- 如果有必要，以低分子肝素桥接

○ 术前给予头孢唑林 1g 或克林霉素 600mg IV

• 器械清单

○ 透视设备（单 / 双 C）或 C 形臂

○ CT 偶尔可用于非常困难的情况

○ 聚甲基丙烯酸甲酯（PMMA）骨水泥

- 包含 2 种成分

□ 细粒度粉状聚合物

□ 挥发性液体单体

- 聚合作用时间（固化速率）不同

□ 取决于产品

□ 可注射的胶浆态可维持 5～20 分钟，在使用前冷冻试剂盒可延长时间

- 直观的影响因素

□ 患者体型，图像质量

□ 产品中硫酸钡的含量

□ 靶椎体的位置

- 1ml Luer 锁口注射器 / 商品化骨水泥传送系统

□ 用于注射丙烯酸胶浆

- 椎体成形套管针芯和套管

□ 11～13G 针（胸椎 / 腰椎手术）

□ 15G 针（颈椎）

□ AVAflex 弯针（CareFusion, San Diego, CA）

- 椎体后凸成形材料

□ 11G 针（菱形 / 斜面针芯）

□ 椎体后凸成形球囊

□ 标刻度的压力泵

介入操作

患者体位 / 位置

• 最佳操作方法

○ 患者俯卧位

- 慢性阻塞性肺疾病 / 哮喘患者俯卧位可能呼吸困难，可能需要按麻醉管理的镇静

- 酮咯酸氨丁三醇（Toradol）IV 可减轻摆位疼痛，肾功能不全患者慎用

○ 透视下定位治疗层面，根据可获得的诊断影像确认层面

○ 透视下头足向按需打角度，以对齐椎体上 / 下终板

○ 定位椎弓根，计划入路

○ 经椎弓根与经椎弓根外入路

- 经椎弓根入路

□ 探测器角度影响成功进入

□ 没有可能受损的中间结构

□ 在颈椎是困难的

□ 经椎弓根路径安全

- 经椎弓根外入路

□ 针尖推送椎弓根外侧皮质的外侧

□ 允许大角度针道，使更靠内侧的针尖位置成为可能

□ 如果椎弓根细小可使用该入路

□ 椎弓根外路径稍微不安全（例如气胸 / 椎旁血肿的风险）

○ 透视探测器位置

- 同侧的透视位置

□ 探测器向椎弓根同侧旋转 20°，使椎弓根内侧的皮质位于椎体中 1/3

□ 椎弓根应呈卵圆形 / 圆形

□ 将针置于椎弓根骨皮质所形成的圆心（针看起来像端点），皮肤戳口

□ 在针推送的过程中始终保持针呈端点状，一直保持在椎弓根中心

□ 结果得到由外侧斜向内侧的针道，最终针位于椎体中线

- 前后的透视位置

□ 将棘突置于椎体中心

□ 在椎弓根外侧略偏头向皮肤戳口，在骶椎层面则更偏外侧

□ 推送针，在椎弓根头 - 侧方向接触到骨

□ 推送针穿过椎弓根

□ 在矢状位上，禁止跨越椎弓根内侧缘，直至针位于硬膜外腔前部

□ 一旦针尖位于椎体后皮质的前方，针可能已穿过椎弓根内侧缘

○ 在矢状位上确认规划的头足向针道，不管入路和机架角度

手术步骤

• 椎体成形

○ 在手术过程中使用清醒镇静

○ 给予 1% 利多卡因局部麻醉

- 避免使用血管收缩剂（例如，肾上腺素）

- 使用长的 25G 腰椎穿刺针可以进行骨膜麻醉

- 用 #11 手术刀片椎旁戳口
- 引入椎体成形套管（针）
  - 当接触到骨时确认针的位置
  - 确保针的角度合适
- 推送针进入椎体
  - 在非骨质疏松患者，可能需要木锤来推送针
  - 菱形尖针芯对于首次将针置入椎弓根是理想的选择
    - 斜面针芯易于滑出椎弓根
    - 一旦建立针道，重新定位是困难的
  - 单斜面针芯容易使针偏向斜面相反的方向
    - 一旦针在椎体内，允许在任一平面做微调整
- 透视下监控针的位置，并且在 AP/ 斜位和矢状位监视进针情况
  - 连续用双 C 监视可能性，间断用单 C 监视
  - 当针芯尖位于椎体前 1/3 到 1/4 时停止推送
  - 判断针尖位置是否满意
    - 考虑推送弯曲套管的需要：柔韧易弯曲并带侧孔的镍钛合金针允许定向注射骨水泥
    - 考虑置入第二根针（对侧）
- 配制骨水泥（启动定时器）
  - 黏稠的骨水泥比液态更安全
- 椎体成形注射器充满骨水泥
- 从套管内拔除针芯
- 将椎体成形注射器与套管连接
- 将骨水泥缓慢注入椎体
  - 透视下监视，主要在矢状位
- 骨水泥切不可溢出到椎管
  - 慎用高压注射骨水泥
- 避免溢出到椎间隙
- 充填压缩椎体残余体积的 50%~70%
- 在适当充填后，放回针芯，拔除套管
  - 当放回针芯时，骨水泥可能继续注入
  - 旋转套管，折断任何粘连的骨水泥
- 徒手压迫穿刺点
- 椎体后凸成形
  - 初始步骤与椎体成形相似
    - 针芯置入方法与椎体成形一样
    - 在进针 / 拔除针芯后步骤有所不同
    - 将套管撤回至椎体后缘
      - 以便插入椎体后凸成形球囊
  - 经套管插入椎体后凸成形球囊
  - 充胀椎体后凸成形球囊
    - 使用碘对比剂
    - 使用带刻度的压力泵
    - 熟悉充胀参数
      - 最高压力 / 最大球囊体积
      - 监视椎体后凸畸形的矫正
  - 卸载椎体后凸成形球囊并撤除
    - 球囊扩张创建的空腔便于骨水泥注射
      - 骨水泥比椎体成形用的更黏稠

- 将注射器与套管连接
- 透视监视下缓慢注射骨水泥
  - 避免溢出至椎间盘 / 椎管
    - 如果看到任何渗漏停止注射骨水泥
- 可膨胀椎体的器械
  - Kiva VCF 治疗系统
  - 初始步骤与椎体成形相似
    - 针道与椎体成形相同
    - 在针尖抵达椎体中部之后，拔除针芯，插入释放套管
  - 经套管推送镍钛合金导丝弹簧圈进入椎体松质骨
  - 医用高分子植入物完全沿弹簧圈推送，撤除弹簧圈和器械
    - 植入物可恢复椎体高度
  - 将注射器与套管连接
  - 透视监视下缓慢注射骨水泥
    - 避免外溢至椎间盘 / 椎管
      - 如果看到任何渗漏停止注射骨水泥
  - 最近的试验研究表明：骨水泥外溢的风险与椎体后凸成形相似，但手术时间更短，并且相关骨折很少
- 骶椎成形
  - 初始步骤在 CT 引导下完成
    - 定位骶骨骨折，并在 CT 引导下选择合适的穿刺点
    - 如果可见，以骨折裂隙为目标
  - 确认针道
    - 纵向
      - 针道沿骶骨长轴，顺着骨折线
      - 透视导引下，或 CT（头足向打角度）
    - 横向
      - 骶骨短轴（垂直方向）
      - 可能需要 >2 针
  - 皮肤标记，消毒铺单
  - 皮肤、皮下组织和骨膜给予局部麻醉
    - 带着插入的麻醉针复查 CT，确保位置合适
  - 用手术刀皮肤戳口
  - 插入通道针（11~13G）并推送至骨膜
    - 将针尖牢牢地固定在骨膜内
    - CT 扫描，确保针的位置 / 角度合适
  - 在骶孔外侧推送针，直达骶骨翼靶区
    - 长轴入路，通常侧位和头向角度是必要的
    - 用 CT 透视或间歇性 CT 成像监视进针过程
  - 当针到达合适位置，准备骨水泥注射（方法与椎体成形相似）
  - 注入骨水泥
    - 监视骨水泥外溢至骶孔、椎管、骶髂关节或静脉丛的情况
    - 间歇性 CT：在扫描间期每侧注入 0.5~2ml 骨水泥
    - CT 透视：在注入过程中可以高度自信地进行监

视，但是，对于患者和术者的辐射剂量高
- 透视：需要转运患者至透视机上，双 C 侧位透视能够监视骶骨前、后的外溢
  ○ 如果是长轴入路，在骨水泥注射过程中／间期将后撤
  ○ 通常每侧注入 3~6ml 骨水泥
  ○ 撤除针，复查影像，确保没有骨水泥溢出至软组织（如果存在，可能需要用止血钳去除）
- 椎体活检
  ○ 入路与椎体强化相似
    - 可在透视或 CT 导引下进行
  ○ 沿通道针引入专用的组织芯活检针，标本投入福尔马林

术 后

应尽事宜

- 床头放平卧床休息 2 小时
  ○ 麻醉苏醒后下床活动／出院
    - 门诊患者：离院前观察 2 小时
- 建议适度减少镇痛药剂量
  ○ 术后常见穿刺点疼痛，可持续达 48 小时
- 短的物理治疗疗程，可能使用支具
  ○ 在长时间制动后逐渐增加活动量

规避事项

- 与菌血症相关情况
  ○ 可能在脊柱内播散，可能导致椎间盘炎或硬膜外脓肿
- 单次同时治疗 >3 个椎体层面

结 果

问题

- 大多数患者伴有神经根症状
  ○ 抗炎或麻醉止痛剂
  ○ 局部浸润麻醉
- 并发症率：1%~10%
  ○ 与骨质疏松症相关的 VCF，1.3%
  ○ 与血管瘤相关的 VCF，2.5%
  ○ 与肿瘤性疾病相关的 VCF，10%

并发症

- 最严重的并发症
  ○ 神经根、血管和脊髓损伤
    - 脊髓损伤瘫痪的可能性
  ○ 丙烯酸溢入硬膜外静脉丛／孔静脉
    - 可能导致脊髓／神经根压迫
      □ 由此导致的神经根病变／脊髓病变
      □ 可能需要即刻外科手术
  ○ 意外丙烯酸肺栓塞
    - 来自硬膜外／椎旁静脉丛的 PMMA 可栓塞进肺血管
      □ 通常没有临床意义

□ 肺栓塞和死亡的报道
- 主动脉／下腔静脉损伤
- 硬脑膜损伤
  - 可导致症状性 CSF 漏
  - PMMA 有进入硬膜囊可能
- 即刻／围手术期并发症
  ○ 椎体、横突、椎弓根或肋骨骨折
    - 骨水泥溢入椎间隙增加了毗连椎体骨折的风险
    - 强化后的 VCF 再发骨折的危险因素
      □ 较大的椎体高度恢复
      □ 骨水泥实心填充
  ○ 肋间／腰动脉损伤
    - 可导致出血／椎旁血肿
- 远期并发症
  ○ 硬膜外脓肿
  ○ 异位或异位骨化
    - 磷酸钙注入椎体压缩性骨折的可能性
  ○ 放射性损伤

预期结果

- 疼痛缓解
  ○ 早期研究存在争议：椎体成形和椎体后凸成形对减轻疼痛的有效性，尽管较新的试验研究已经证实改善疼痛控制和生活质量
  ○ 2016 年 VAPOUR (vertebroplasty for acute painful osteoporotic fractures) 试验研究
    - 椎体成形随机、双盲、安慰剂对照试验研究
    - 只包括骨折时间 <6 周的
    - 结果
      □ 14 天疼痛减轻：椎体成形组 44%，安慰剂组 21%
      □ 接受治疗的患者：3 个月和 6 个月镇痛药剂量减少
    □ 胸腰椎治疗效果最好（T_{11}~L_2）
  ○ 2009 年 FREE (fracture reduction evaluating) 研究
    - 比较椎体后凸成形与保守治疗的随机对照试验研究
    - 初步结果：基于生活质量
    - 结果：椎体后凸成形术后 1 个月，生活质量显著改善
  ○ 2009 年 Buchbinder 等 NEJM
    - 随机、双盲、安慰剂对照试验研究
    - 安慰剂组接受假手术，包括椎体成形前的所有步骤，但不包括将套管／针插入骨内
    - 结果显示：3 个月时在疼痛方面两组没有差别，研究方法存在争议
      □ 包括骨折后长达 1 年的
      □ 将利多卡因注入骨膜／周围软组织，可能缓解疼痛
  ○ 椎体成形与椎体后凸成形：Meta 分析
    - 缓解疼痛效果相似

椎体强化和骶椎成形术

- 椎体后凸成形骨水泥外溢率更低
- 椎体后凸成形费用更高
○ 骶椎成形：多中心回顾性分析

- 对于功能不全性和病理性骨折患者，疼痛显著缓解，运动功能明显改善
□ 需要大规模对照试验研究进一步确定

椎体成形术（经椎弓根针道）

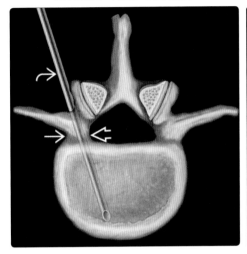

椎体成形术（经椎弓根布针）

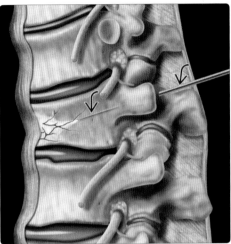

（左图）横断位针道绘图：椎体成形针应遵循经椎弓根入路进入椎体。针 → 进入椎弓根并在内侧 ⇨ 和外侧 → 皮质间通过。（右图）矢状位绘图：椎体成形针 → 经椎弓根入路插入椎体。比椎弓根外入路更安全，因为没有可能受损伤的中间结构

椎体成形：胸椎单侧椎弓根（AP 位针的位置）

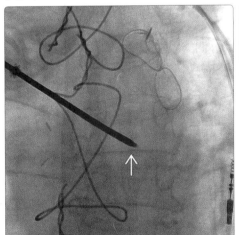

椎体成形：胸椎单侧椎弓根（矢状位针的位置）

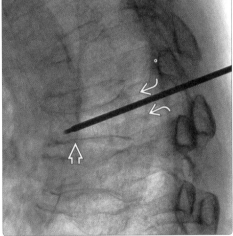

（左图）MR 成像（未显示）：在 AP 位图像上，急性胸椎椎体骨折入路。13G 同轴针经右侧椎弓根入路推送至椎体中线 → （由棘突的位置确定）。这样骨水泥就可双向充填椎体，而不需要双侧穿刺。（右图）针在椎弓根皮质 → 间通过，推送至椎体的前 1/3 →

椎体成形：胸椎单侧椎弓根（AP 位骨水泥注射后）

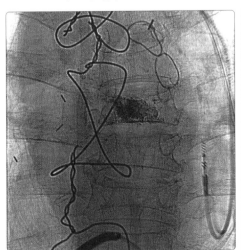

椎体成形：胸椎单侧椎弓根（矢状位骨水泥注射后）

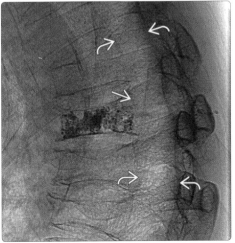

（左图）适量的骨水泥充填椎体。注入的骨水泥在椎体的左右两个方向上充填，并且没有穿过椎体的终板或外侧面。（右图）最重要的是，骨水泥没有穿过椎体后缘 →，可能使硬膜外间隙 → 变窄

（左图）透视下定位，使上→和下→终板对齐，使棘突→居中。止血钳标记皮肤穿刺点，椎弓根→外侧略偏头侧。这个实例描述了 AP 位布针。一些作者建议用以椎弓根为中心并呈"垂直的管状"的斜位视图替代 AP 位视图。（右图）在矢状面，C 型臂应找到使两侧椎弓根→（和肋骨，如果显影）对齐的位置

椎体成形经椎弓根入路（透视下定位）

椎体成形经椎弓根入路（透视下定位）

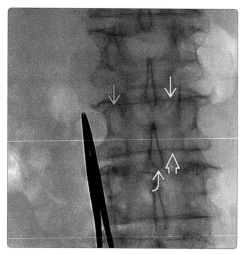
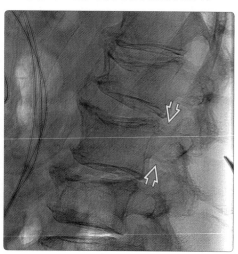

（左图）推送套管针穿过软组织直至接触到骨。此时，针尖应该位于椎弓根外侧缘→。（右图）在矢状面，针接触到椎体组件→后缘。针道轨迹呈直线穿过椎弓根，并且避开椎间孔→

椎体成形经椎弓根入路（推送针至骨膜）

椎体成形经椎弓根入路（推送针至骨膜）

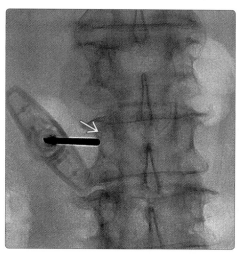
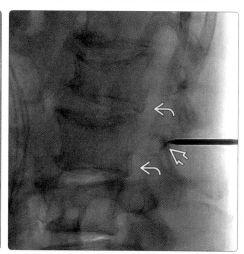

（左图）当推送针穿过椎弓根时，不允许穿过椎弓根内侧缘或下缘→。那样做将冒损伤脊神经或脊髓本身的危险，这取决于所处的椎体水平。（右图）针尖目前位于椎体后缘→。此时，针必须保持在椎弓根内侧缘的外侧，然而，针一旦位于这个位置的前方，可能安全地穿过椎弓根内侧缘，因为针将位于前硬膜外间隙

椎体成形经椎弓根入路（推送针至椎体）

椎体成形经椎弓根入路（推送针至椎体）

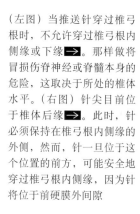
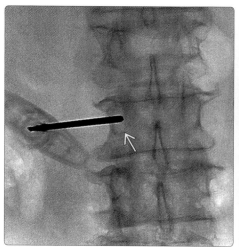
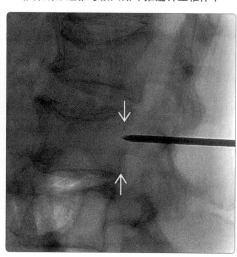

椎体成形经椎弓根入路（针尖位于中线）

椎体成形经椎弓根入路（针尖位于中线）

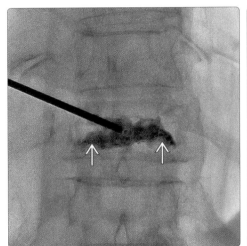
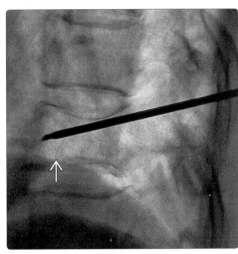

（左图）另一患者胸椎，如有可能，将针推送至椎体中线。如果针无法推送至中线，考虑双侧椎弓根入路，或使用弯匙。注意骨水泥里的硫酸钡➡，可使骨水泥显影。（右图）一旦针置于椎体前1/3➡，即可注射骨水泥。通常，在矢状视图注射骨水泥，在注射间隔进行 AP 视图评估

备选的双侧椎弓根入路（针的位置合适）

备选的双侧椎弓根入路（针的位置合适）

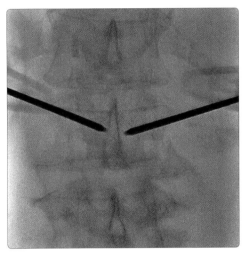
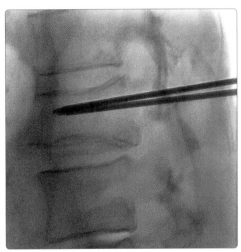

（左图）当治疗腰椎时，双侧椎弓根入路经常是可取的。单侧入路可导致这些大椎体的不对称充填。（右图）两根针都沿着相似的路径穿过椎弓根抵达椎体的前1/3。现在可以注射骨水泥。可以达到对称性充填

备选的弯匙（骨水泥输送）

备选的弯匙（侧位平片）

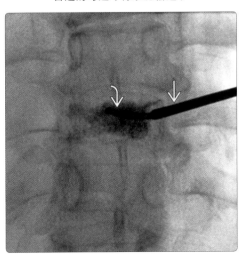
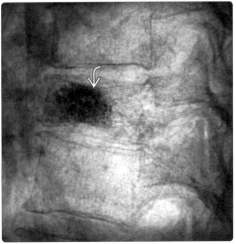

（左图）宁可通道针➡保持在入路同侧，也不愿在推送过程中冒着穿过椎弓根内侧缘的危险将针置于中线。然后，经通道针将弯匙➡同轴推送。在椎体成形过程中，弯匙可用来制造空腔，或可通过弯匙注射骨水泥，可使骨水泥更精确地沉积。（右图）骨水泥➡分布在椎体的前2/3，没有任何溢出的证据

（左图）两根椎体后凸成形针经双侧椎弓根入路置入。为椎体后凸成形球囊创建通道：推送针尖➡至椎体前1/3并且撤除外层套管➡，或经该套管推送金属钻头（包含在器械包中）进入椎体。（右图）将套管➡置于椎体后部并去除针芯，经套管将椎体后凸成形球囊➡插入椎体前部

椎体后凸成形（初始针置入）

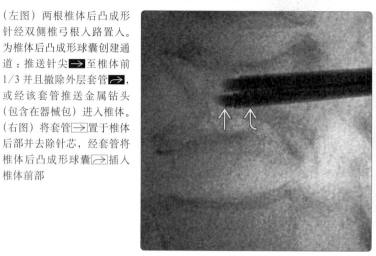

椎体后凸成形（置入球囊）

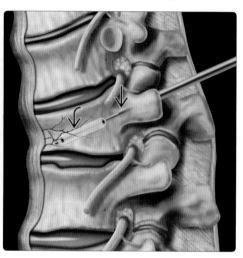

（左图）用装有碘对比剂的标刻度的压力泵缓慢充胀椎体后凸成形球囊➡。球囊应充胀至最大容积或最大压力。（右图）侧位透视点片：单一充胀的椎体后凸成形球囊➡。在注入骨水泥之前，充胀球囊在松质骨内创建空腔，并可使椎体高度部分恢复

椎体后凸成形（充胀球囊）

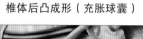

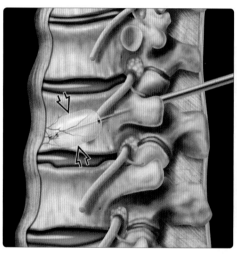

椎体后凸成形（充胀球囊）

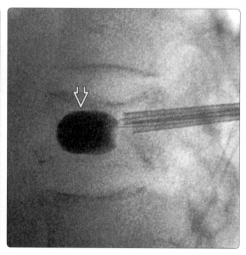

（左图）用碘对比剂充胀双侧经椎弓根置入的椎体后凸成形球囊➡。单侧椎弓根和双侧椎弓根入路都可用于椎体后凸成形和椎体成形。（右图）卸载并撤除椎体后凸成形球囊，然后在所创建的空腔内注入PMMA骨水泥➡。持续在侧位和AP位透视监视下，经套管缓慢注入骨水泥

椎体后凸成形（双侧椎弓根充胀球囊）

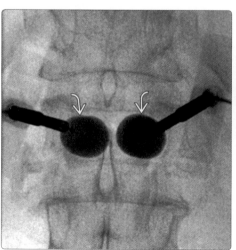

椎体后凸成形（双侧椎弓根骨水泥注射）

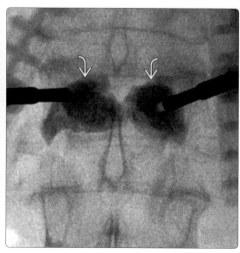

骶椎成形（骶骨功能不全性骨折）

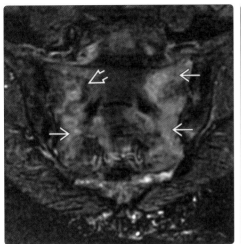

骶椎成形（定位穿刺点）

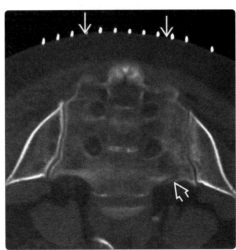

（左图）MR 是检测急性骶骨功能不全性骨折的首选成像手段，尽管核素显像的 Honda 征有与之相似的敏感性。冠状位 MRI：除显示缺乏信号的骨折线➡️之外，还显示双侧骶骨水肿➡️。（右图）患者俯卧位，CT 机架向头足侧倾斜（机架顶部要远离患者的头部），可获得骶骨纵向成像。然后选择合适的穿刺点➡️。注意骨折线➡️

骶椎成形（推送针）

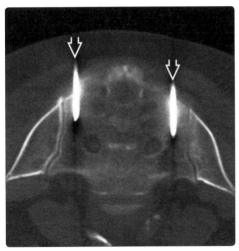

骶椎成形（针尖位置合适）

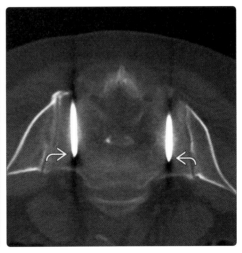

（左图）在间歇性 CT 引导下推送通道针➡️（11G，本例），穿过 S_1 和 S_2 水平双侧骶骨翼。斜面针尖可改变针的前进方向，使其处于穿过骶孔或骶骨皮质的危险中。（右图）针尖推送至 S1 水平骶骨翼➡️，通常多少伴有一点横向轨迹。如果需要，冠状位和矢状位 CT 重建可确认针道和定位。可在透视、CT 透视或频繁 CT 监视下注入骨水泥

骶椎成形（骨水泥注射）

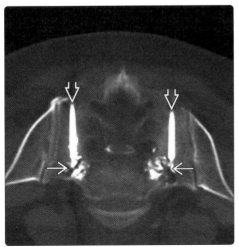

骶椎成形（最终影像）

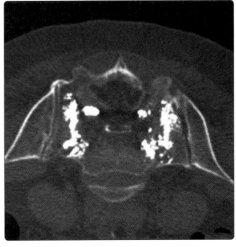

（左图）在间歇性 CT 监视下注入骨水泥。每根针➡️分别注入 1.5ml 骨水泥➡️，两根针后退少许，然后复查 CT。接下来，重复注入 1.0ml 骨水泥，略退针，复查 CT。（右图）通常，每侧骶骨翼注入 45ml 骨水泥。最终影像：骨水泥沿骶骨翼分布，没有溢出至骶孔或骶骨皮质之外。矢状位和冠状位可以确认骨水泥位置

骶椎成形：透视引导下骨水泥注射
（冠状位）

骶椎成形：透视引导下骨水泥注射
（矢状位）

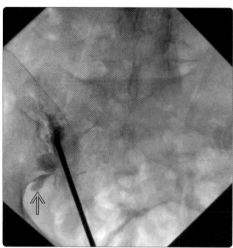 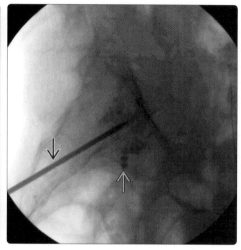

（左图）一例患者透视引导下骨水泥注射，可见骨水泥溢出➡️至骨皮质外。（右图）矢状位视图也可见骨水泥溢出至骨皮质外➡️。通道针➡️位于骶骨内沿纵向轨迹置入

Kiva VCF 治疗系统（植入物置入）

Kiva VCF 治疗系统（骨水泥注射）

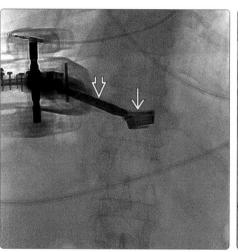 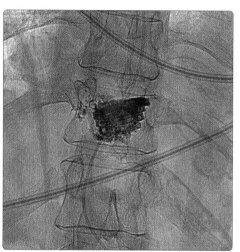

（左图）Kiva 是一备选的椎体强化系统，将一弹簧圈形植入物➡️沿经椎弓根的通道针➡️插入的导丝（随后撤除）送入椎体内。（右图）然后，通过 Kiva 植入物注入骨水泥，通过植入物上的孔挤出骨水泥并且充填椎体。植入物是为限制骨水泥溢出到椎体之外而设计的

毗连的椎体骨折：椎体强化后
（AP 位透视）

毗连的椎体骨折：椎体强化后
（矢状位 MR）

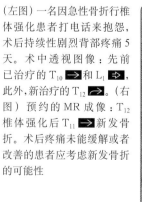

（左图）一名因急性骨折行椎体强化患者打电话来抱怨，术后持续性剧烈背部疼痛 5 天。术中透视图像：先前已治疗的 T_{10} ➡️和 L_1 ➡️，此外，新治疗的 T_{12} ➡️。（右图）预约的 MR 成像：T_{12} 椎体强化后 T_{11} ➡️新发骨折。术后疼痛未能缓解或者改善的患者应考虑新发骨折的可能性

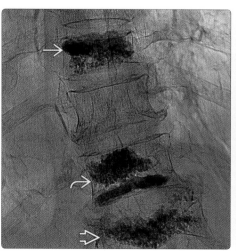 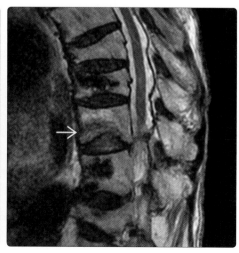

并发症：骨水泥溢出至皮质外（AP）

并发症：骨水泥溢出至皮质外（矢状位）

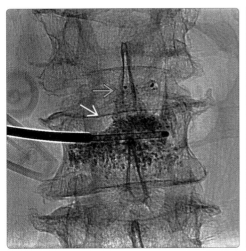

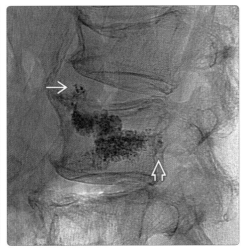

（左图）经位置良好的弯匙注入的骨水泥➡️经上终板➡️溢出到毗邻的椎间隙。（右图）撤除弯匙和通道针后矢状位成像：骨水泥经上终板➡️和椎体后缘➡️溢出至硬膜外腔

并发症：骨折后凸

并发症：肺内骨水泥栓塞

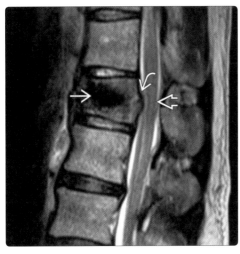

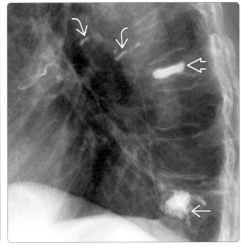

（左图）在椎体后凸成形➡️过程中发生了病理性椎体骨折后凸。后皮质呈弓形突出➡️压迫脊髓圆锥➡️。在椎体后凸成形球囊充胀过程中可将肿块挤出进入椎管，导致脊髓损伤。（右图）来自 T_{11}➡️椎体后凸成形的 PMMA 已经通过心脏栓塞到右肺上叶肺动脉➡️。可发生在丙烯酸溢出到硬膜外或椎旁静脉。注意到 T_8 先前做过椎体成形➡️

并发症：骨髓炎硬膜外蔓延（CT）

并发症：骨髓炎硬膜外蔓延（MR）

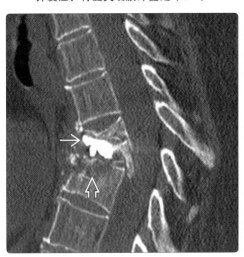

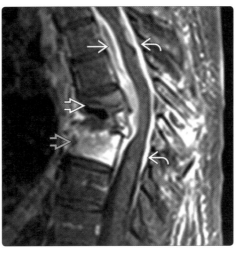

（左图）CT 重建：由椎间盘炎和骨髓炎所致的骨皮质呈不规整的破坏性改变➡️，累及了先前做过椎体成形的椎体➡️。（右图）MR 矢状位增强 T_1 脂肪抑制序列：先前做过椎体成形➡️的椎体出现异常强化，毗邻的下位椎体➡️骨髓炎。硬膜外腔➡️易播散的蜂窝织炎伴有腹侧硬膜外脓肿➡️

第 6 部分

移植后介入

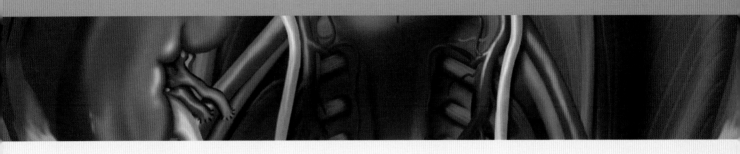

术语
- 移植肾动脉狭窄（TRAS）：管腔狭窄，牵涉或接近吻合
- 流入主动脉-髂动脉疾病（pseudo-TRAS）
- 集合：血肿、尿囊、脓肿、淋巴囊肿
- 移植物不耐受综合征：由于移植排斥引起的流感样症状

术前
- 查看适应证；影像检查
- 回顾手术史以确定解剖学，动脉／静脉／输尿管吻合术

介入操作
- 血管内的
  ○ 移植肾动脉狭窄：PTA±支架
  ○ 主动脉髂动脉流入疾病：支架置入
  ○ 房室瘘／假性动脉瘤：弹簧圈栓塞
- 泌尿系统

  ○ 尿漏／尿路瘘：经皮肾造瘘术（PCN）或肾输尿管支架（NUS）置入术
  ○ 尿路梗阻：PCN/NUS置入术，输尿管球囊扩张术
- 移植物／移植肾周
  ○ 移植肾周积液：采集／引流／硬化
  ○ 移植排斥：经皮穿刺活检
  ○ 移植不耐受综合征：乙醇消融

结果
- 临床成功
  ○ 移植肾动脉狭窄：82%
  ○ 动静脉瘘／假性动脉瘤：57%～88%
  ○ 输尿管狭窄
    - 早期吻合口：73%～100%
    - >2cm／典型缺血：58%～62%
  ○ 移植物周围积液：脓肿：>90%；尿路瘘：36%～100%、淋巴囊肿引流／硬化：68%～100%

（左图）示意图显示位于腹膜后右髂窝的同种异体移植肾➡️，用输尿管导入膀胱穹隆。肾动脉➡️和肾静脉➡️与受体髂外的血管吻合。（右图）冠状位非增强MRA显示右移植肾➡️的正常的动脉解剖结构。供体肾动脉➡️与受体右髂外动脉➡️吻合，无吻合口狭窄的迹象

典型的移植肾位置

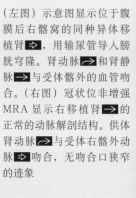
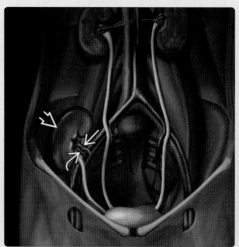

移植肾动脉的吻合

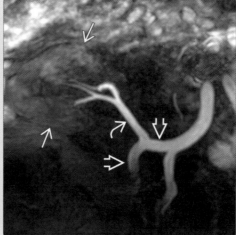

（左图）示斜MRA显示盆腔存在2个移植肾➡️，左肾动脉有局灶性狭窄➡️。明确的成像及潜在的治疗可以通过血管内手段来指示。（右图）由于肌酐升高而进行了超声检查，显示移植肾积水。肾积水常源自输尿管狭窄，输尿管狭窄常常来源于缺血或输尿管压迫

移植肾动脉狭窄

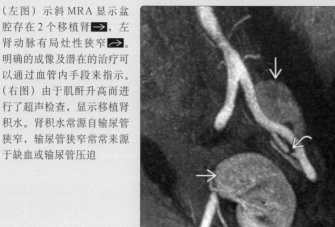

移植肾积水

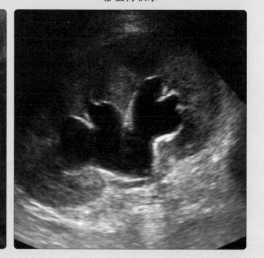

术　语

定义

- 移植肾动脉狭窄（TRAS）
  - 供体肾血流动力学显著狭窄动脉；常近吻合处；发生率 3%～12%
  - 临床表现：难治性高血压；肾功能不全
  - 原因分析：外科动脉损伤（如吻合口狭窄），外周纤维化，动脉扭结
- 移植肾动脉近端假性狭窄（假性 TRAS）
  - 实际上由于流入道的主动脉髂动脉粥样硬化
    - 移植动脉近端狭窄
    - 发病率可达 2.4%；随年龄增长
- 肾移植血栓形成：急性移植肾动脉／静脉血栓性闭塞（发病率可达 6%）
  - 移植肾动脉血栓形成
    - 病因：移植肾动脉狭窄，排斥
    - 80% 发生在第一个月；是第一周移植物失能的最常见原因
    - 外科治疗一般首选：外科治疗比血管内治疗更快，因为大多数发生在 2 周内，溶栓的风险更高
  - 移植肾静脉血栓形成
    - 病因学：髂股深静脉血栓形成（DVT）：移植肾周围压迫
    - 抗凝和（或）手术治疗
- 动静脉瘘（AVF）／假性动脉瘤（PSA）
  - AVF：异常动静脉沟通
    - 典型的发生移植肾活检后
    - 多伤及到动静脉
    - 临床特征：肉眼血尿、高血压、肾功能不全，高流量的心脏衰竭／相关杂音
    - 可能无症状，可能自发性的出现
      - 如果症状性或者加重可考虑血管内治疗
  - PSA：损伤的动脉渗漏，在血管周围的包饶
    - 发病率：活检的发生率为 1%～18%
    - 临床特征：血尿
    - AVF 和 PSA 可能共存
    - 如果为症状性或增大可考虑血管内治疗
      - 经导管弹簧圈栓塞治疗
- 尿路梗阻／漏
  - 发病率：3%～10%
  - 移植后 6 个月内
  - 病因
    - 由于输尿管远端缺血（输尿管血管供应来源于肾门）
  - 阻塞结石
    - 输尿管外部压迫或扭结
  - 通过尿肌瘤的肌酸酐水平诊断尿漏
    - 免疫功能低下感染风险高
    - 可能需要经皮肾造口术（PCN）和尿道引流治疗
- 移植肾周积液
  - 发生率高达 50%
  - 15%～20% 有明显的临床症状
    - 疼痛
    - 血管／输尿管压迫导致移植肾功能障碍
  - 术后早期病因
    - 血肿（术后早期）
    - 脓肿（术后前几周）
    - 尿路瘤（更高的肌酐与血清肌酐）
  - 第 1 个月后的病因
    - 淋巴囊肿（淋巴囊肿内蛋白质、尿素氮、肌酐与血清水平相似）
- 移植不耐受综合征
  - 由于移植排斥而引起的综合征
    - 发热，流感样综合征，局部疼痛
  - 考虑经皮／经导管酒精消融
    - 减少肾切除术出血
- 尸体肾移植
  - 获取供体肾时同时获取肾动脉及部分主动脉，与受体外髂动脉端端吻合（EIA）
  - 5 年生存率 82%
- 活体肾移植
  - 获取供体肾时无需获取主动脉，与受体的髂外动脉端侧吻合，或者与受体的髂内动脉端 - 端吻合
  - 5 年生存率 90%

术　前

适应证

- 血管内治疗
  - 血管成形术／支架置入术
    - 移植肾动脉狭窄
    - 主动脉髂动脉流入道狭窄
      - 移植肾动脉流入道受压
    - 动脉夹层
  - 溶栓治疗
    - 肾动脉血栓形成
      - 血栓负荷低
      - 不适合外科手术治疗的身体状态
  - 栓塞治疗
    - AFV/PSA
- 泌尿集合系统
  - 输尿管造口术／输尿管支架置入术
    - 输尿管狭窄／梗阻
    - 尿漏／尿路瘤
  - 输尿管球囊扩张术
    - 输尿管狭窄
- 移植肾／肾周
  - 经皮穿刺引流术
    - 移植肾周积液
  - 经皮肾穿刺活检
    - 怀疑有排斥反应

禁忌证

- 缺乏安全的入路
- 不可纠正的凝血障碍

- 动脉扭曲
  - 更适合手术治疗
- 肾动脉血栓形成伴高血栓负荷或移植术后2周内
  - 首选外科探查
  - 术后2周吻合口血栓形成风险

术前影像学检查

- 超声
  - 动脉狭窄
    - 高峰期收缩速度＞200~250cm/s
    - 狭窄后和前的的峰值收缩期速度＞2：1
    - PARVUS和TARDUS波形，低搏动指数
    - 加速时间＞100ms
  - AVF
    - 异常动脉／静脉沟通
    - 高速、低舒张期血流
  - PSA
    - PSA囊内可见搏动的彩色多普勒血流
    - 旋流／紊流／阴阳征
    - 道／颈连接PSA和滋养血管
    - 道／颈部双相动脉多普勒信号
  - 肾动脉血栓形成
    - 肾动脉主干或肾内血流不足
  - 肾静脉血栓形成
    - 肾静脉血流不足
    - 肾体积增大（同种异体水肿）
  - 尿管梗阻
    - 如果担心肾积水，膀胱排空并造影
  - 移植肾周积液
    - 血肿
      - 急性血肿有关性回声成分
      - 分解后低回声、消声分层
    - 脓肿：低回声／混合回声
    - 尿路瘤：无回声的积液
    - 淋巴囊肿：圆形，无回声的积液 ± 隔膜
- MR／CT
  - 可以显示狭窄的位置
    - 动脉吻合或吻合口附近
    - 主动脉髂动脉流入道疾病
    - 扭曲／弯曲的动脉可以很好地显示出来
  - MRA
    - 有无钆对比剂均可检查
      - 肾小球滤过率（eGFR）重要
      - 如有肾功能不全并给予含钆对比剂，需要注意肾性系统性纤维化（NSF）的危险性
    - 易受金属支架伪影的影响
  - CT
    - 可以评价肾盂肾炎
    - 移植肾周积液的特征
      - 脓肿可能含有空气
      - 血肿可能有高密度区
  - CTA
    - 要求含碘对比剂

- 对比剂有诱发肾功能不全的风险
- DSA
  - 诊断／血管内治疗移植肾动脉狭窄的金标准
    - 侵入性检查并有电离辐射
  - 有可能降低对比剂诱发肾功能不全风险
    - 可以使用CO_2或稀释碘化对比剂
    - 选择性血管导管插入术
  - 高分辨率成像和引导介入
- 肾核素闪烁成像
  - 确定尿路梗阻／漏
- 逆行肾盂造影
  - 输尿管造口术／输尿管肾盂吻合术
  - 评价尿路梗阻／渗漏

术前准备

- 核查项目
  - 移植手术史
    - 尸体或活体移植
    - 动脉吻合术
      - 端侧吻合髂总／髂外动脉
      - 端端吻合髂内动脉（活体移植）
    - 静脉吻合术
      - 端侧吻合髂总／髂外静脉
    - 输尿管吻合术
      - 输尿管膀胱吻合术（最常见）
      - 输尿管输尿管吻合术
      - 输尿管肾盂输尿管吻合术
    - 儿童移植＜20kg
      - 移植肾更加靠近头侧
      - 端侧吻合腹主动脉与下腔静脉
  - 临床病史和体格检查
    - 适应证；影像学检查
    - 目前的药物
      - 任何抗凝剂或抗血小板药物
    - 过敏
  - 实验室参数
    - 全血细胞计数（CBC）
      - 血小板＞50 000/μl
    - 凝血状况
      - 国际标准化比值（INR）小于1.5
      - 凝血酶原时间（PT）和部分凝血活酶时间正常范围
    - EGFR
      - 有肾功能不全吗?
      - EGFR降低可能影响手术
    - 环孢素水平
      - 毒性引起的移植肾功能不全
- 药物治疗
  - 麻醉
    - 1%利多卡因局部麻醉
    - 适当的镇静
      - 常用芬太尼和咪达唑仑
    - 必要时请麻醉科医生协助

- 预防性抗生素
  - PCN
  - 移植肾周积液抽吸／引流
    - 例如氨苄西林（1g），庆大霉素（80mg）
- 肝素
  - 在跨越动脉狭窄之前给予肝素
- 血管扩张剂（如硝酸甘油）
  - 经典的是团注 100μg 硝酸甘油
  - 预防／治疗导管引起的血管痉挛
- 溶栓剂
  - 例如组织纤溶酶原激活剂（tPA）
- 设备
  - 常用设备
    - 超声设备
      - 3~5MHz 换能器
      - 无菌超声探头盖／凝胶
    - 透视设备（C 形臂）
    - 计算机断层扫描设备
      - 不透射线的网格
  - 动脉血运重建术／隔绝
    - 微穿刺套装
    - 导管／鞘管
      - 5~6F 动脉鞘
      - 冲洗导管（如猪尾导管，OmniFlush 导管）
      - 选择导管（如 COBRA-2）
      - 导引导管／鞘；置入支架时可以造影
      - 微导管（主要用于栓塞）
    - 导丝
      - 首选 0.035 英寸导丝
      - 亲水性导丝
      - 利用软头导丝通过狭窄
      - 0.014~0.018 英寸微丝
      - 加硬导丝（例如 Rosen，McNamara 导丝）
    - 血管成形术（PTA）球囊
      - 与病变长度相匹配的球囊
      - 同轴或快速交换系统
    - 血管内支架
      - 首选高径向力球囊扩张式支架
      - 通过引导导管引入同轴系统；快速交换系统
    - 栓塞剂
      - 弹簧圈
    - 等渗碘对比剂
      - 使用少量的稀释对比剂
      - 如肾功能不全可考虑使用 CO_2
  - 溶栓治疗
    - 溶栓导管
  - 活检
    - 16G 弹簧式活检枪
    - 同轴活检系统
    - 例如 17G 鞘／18G 活检枪
  - 输尿管／输尿管支架
    - 经皮穿刺针

- 21~22G 千叶针
- 如果使用两针技术，建议使用 18G 长针（如 Ring）
  - 导丝
    - 0.018 英寸芯棒或镍钛合金导丝
    - 0.035 英寸 3J 导丝
  - 导管／鞘管
    - 5~6F 同轴扩张鞘
    - 5F 导管（如 Kumpe）
      - 8~F 猪尾肾造瘘导管
    - 输尿管支架
      - 9 至 10F 可撕脱鞘
      - 8F 双 J 形输尿管支架
- 输尿管球囊扩张术
  - 0.035 英寸刚性导丝（例如，AMPARTZ）
  - 血管成形球囊（直径 5~8mm）
- 抽吸／引流
  - 直接套管针技术
    - 8~14F 套管固定式猪尾导管
  - 串联套管针技术
    - 20G 千叶针
    - 8~14F 可锁定猪尾导管
  - Seldinger 技术
  - 穿刺针（如 18G 长针）
  - 0.035 英寸 3J 导丝
    - 8~14F 扩张器
    - 8~14F 可锁定的猪尾导管
  - 不放置引流导管的抽吸治疗
    - 18~22G 脊髓针（诊断性抽吸）
    - 7F 弯曲尖端导管（诊断性／治疗性抽吸）

介入操作

患者体位

- 最佳操作方法
  - 血管内介入治疗
    - 髂总／髂外吻合术
      - 同侧或对侧股动脉入路
    - 髂内动脉吻合术
      - 对侧股动脉入路
  - 同种异体移植活检
    - 仰卧
      - 活检应远离肾门，尽量偏向上极或下极肾实质
      - 降低 PSA/AVF／血尿风险
  - PCN／输尿管介入治疗
    - 仰卧
    - 侧向入路预防腹膜转移
  - 抽吸／引流：仰卧位

手术步骤

- 动脉狭窄血管重建术
  - 获得动脉通路；放置鞘管
  - 非选择性髂主动脉 CO_2 DSA
    - 将导管位于主动脉分叉上方

- 动脉硬化性狭窄的评估
  - 如果其他成像（例如超声）显示 TRAS，直接进入靶动脉选择性 DSA
  - 执行髂总／髂外／髂内动脉 DSA
    - 靶动脉取决于吻合部位
    - 多角度获取图像
    - 狭窄通常位于吻合口附近
  - 导引导管／鞘置于靶动脉内
  - 将 4~5F 同轴导管引入近端狭窄
    - 注入对比剂，获得 DSA 图像
      - 使用 CO_2 或少量稀释的含碘对比剂
  - 评价狭窄的长度和严重程度
    - 标准
      - 管腔狭窄＞50%
      - 压力差＞10% 的峰值收缩压
  - 静脉注射肝素
    - 70U／kg 团注或经验性 2500~5000U
      - 目标：活化凝血时间（ACT）250~300 秒
  - 考虑动脉内注射硝酸甘油（100~200μg）
    - 血管痉挛时需要注射
  - 通过狭窄段血管
    - 利用软头导丝通过狭窄
      - 遇到阻力时停止操作
      - 注意判断导丝是否在内膜下
      - 避免夹层
    - 沿导丝引入选择性导管
      - 注射对比剂以确认病变
    - 交换加硬，J 形导丝（例如 Rosen／McNamara）
  - 进行血管成形和（或）支架植入术
  - PTA
    - 球囊大小与正常动脉直径匹配
      - 考虑使用同轴快速交换系统；小口径系统，创伤小
    - 维持导丝穿过狭窄段的状态
    - 血管成形术
    - 使用压力泵进行球囊扩张成形
      - 对比剂／盐水比例为 50/50
    - 球囊"脐凹"通常是由狭窄造成的
      - 持续球囊扩张至"脐凹"消失
    - 舒张和撤出血管成形球囊导管
      - 维持导丝在狭窄远端
      - 导丝再次通过狭窄有动脉夹层的可能
    - 通过导引导管／鞘注射对比剂
      - 记录血管成形结果
      - 技术成功 = 残余狭窄＜20%~30%
      - 必要时重复血管成形术
  - 血管内支架
    - 适应证
      - 主髂动脉流入道病变
      - TRAS 血管成形术后残余狭窄大于 30%
      - 血流受限的肾动脉夹层
    - 选择合适的球囊安装支架

- 考虑导引导管和同轴快速交换系统
  - 支架放置位置
    - 支架应该覆盖整个狭窄
    - 支架释放过程中经导引导管／鞘注入对比剂
  - 后撤导引导管／鞘
  - 将气囊完全充气以释放支架
  - 如果使用自膨胀支架
    - 维持支架位置，外撤外鞘
    - 支架释放后也可行后扩张
  - DSA 动脉造影
    - 确定技术成功／记录结果
    - 排除并发症
  - 去除导管／鞘，止血
- 肾动脉血栓形成的溶栓治疗
  - 选择性插管至靶动脉
    - 将导丝推入血栓腔内
  - 静脉注射肝素
  - 沿导丝交换入溶栓导管
  - 溶栓导管前端在吻合口近端
  - 开始持续溶栓治疗（如 TPA）
  - 转入 ICU 进行适当的监测
  - 溶栓后行 DSA；评估能否行 TRAS
    - 用血管成形术／支架治疗基础狭窄
    - 动脉扭结可能需要外科手术治疗
- AVF/PSA
  - 一般原则
    - 获得移植肾血管的 DSA
    - 将微导管引入靶动脉
    - 选择性插管到 PSA/AVF 内
    - 弹簧圈栓塞
  - PSA
    - 将导管头端置入 PSA 囊内
    - 在囊中紧密沉积线圈至血栓形成
    - 有时可能需要在载瘤动脉远端及近端放置线圈
      - 如果宽颈 PSA，尤其需要
    - 也考虑支架辅助线圈栓塞
  - 动静脉瘘
    - 高动脉血流有非靶向栓塞的风险
      - 考虑使用可拆卸线圈；更精确
    - 可能需要同时动脉／静脉插管
      - 将球囊置于静脉
      - 将球囊充气后减慢血流
      - 沿动脉端释放弹簧圈
  - 行血管造影
    - 弹簧圈可能无法完全栓塞 PSA/AVF
      - 尤其对于大／高流量的病变
- 移植排斥的乙醇消融
  - 选择性肾移植动脉插管
  - 行肾 DSA 检查，排除其他异常
  - 交换送入球囊闭塞导管
  - 膨胀气囊闭塞移植肾动脉近端
  - 注射对比剂显示肾分支血管

- 注意对比剂的用量
  - 缓慢注入对比剂相同体积的无水乙醇
  - 重复造影注射；确定消融范围
  - 也可用弹簧圈选择性栓塞肾动脉
- 活检
  - 同轴或单针技术
  - 使用超声实时引导
  - 向上或下极穿刺
    - 穿刺针应远离肾门
    - 坚硬的疤痕组织可能覆盖肾
  - 进入皮质；维持与皮质平行的轨迹
  - 获得活检
  - 撤针获得标本
  - 如果需要额外的标本，则可以重复
  - 术后超声检查
    - 评估肾周是否血肿
  - 如果超声可视化较差，则使用 CT 导引（罕见）
- PCN 治疗尿路梗阻／尿漏
  - 超声检查移植肾
  - 选择侧面肾盏
  - 使用一步法或两步法穿刺
  - 肾输尿管导管放置术
    - 避免在脓毒症患者操作；放置 PCN，直至临床症状改善再行肾输尿管导管放置
  - 顺行输尿管支架置入术
    - 与放置肾输尿管导管步骤相同，利用 Amplatz 导丝将导管圈推至膀胱内
      - 也可以使用亲水导丝与 5F 导管配合通过狭窄
    - 选择合适长度的 8F 双猪尾支架（也有儿童用的长度）
  - 输尿管球囊扩张术
    - 适用于高位吻合口狭窄
    - 利用 AMPATZ 导线跨越狭窄
    - 选择与正常输尿管直径匹配的球囊
    - 球囊跨越狭窄
    - 10~12ATM 下持续 30~120s
      - 可以看到腰征的狭窄
      - 持续扩张到腰征消失
    - 重复扩张直到腰征消失
      - 如果腰征不消失，可使用大一号球囊
    - 注射对比剂评估残余狭窄
    - 放置肾输尿管导管或顺行支架／肾造瘘管
- 抽吸／引流
  - 大多数的肾周积液可以利用超声引导下吸引／引流
  - 抽吸
    - 用超声引导抽吸局限的积液
    - 使用多普勒超声避免损伤血管
    - 1% 利多卡因麻醉
    - #11 手术刀片破皮
    - 超声引导下利用脊髓针或 5~7F 套管针穿刺积液
      - 如果为诊断性抽吸可以使用穿刺针
      - 如果为治疗或想完全抽吸则使用导管

- 一旦导管前端进入积液，拧下开关和向前推送导管
- 连接到延长管和三通
- 使用注射器抽吸
- 准备标本
  - 革兰氏染色、细菌培养和药敏实验；肌酐测定；细胞计数
- 超声评估积液残存情况
- 分室组件包裹性积液可能需要留置多支导管
- 引流
  - 选择合适的导管：8~14Fr
    - 通常使用 8~10Fr
    - 粘稠积液可能需要 12~14Fr 导管
  - 直接套管针穿刺技术
    - 猪尾导管固定在套管针上
    - 超声实时引导下将猪尾导管及套管针穿刺到积液内
    - 导管头端到达积液后，松开套管针
    - 固定套管针，向前推送猪尾导管进入积液区
    - 撤出套管针
    - 连接到延长管，三通旋塞阀以及引流袋
    - 将猪尾导管成畔
    - 抽吸积液
    - 超声确认导管在积液区
  - Seldinger 技术
    - 超声和透视引导是互补的
    - 超声引导下将针（如 18G）穿刺到积液
    - 吸入少量液体
    - 透视下注射对比剂确认在积液区
    - 检查液体的颜色、化脓性、黏度
    - 根据引流液体黏度选择合适的引流管
    - 引入 0.035 英寸硬导丝进入积液
    - 撤出针／外鞘
    - 适当扩张穿刺道
    - 将引流管套入硬芯上
    - 沿导丝将引流管引入至积液内
    - 引流管进入积液，松开硬芯
    - 稳定硬芯确保不前进，在导丝上引导下将引流管向前推入积液
    - 除掉硬芯和导丝
    - 将猪尾导管成袢，固定
    - 连接引流袋
  - CT 引导很少用到
- 淋巴囊肿的引流和硬化治疗
  - 积液的引流管置入
    - 抽吸积液
  - 通过引流导管注射对比剂
    - 排除与集合系统相通
    - 注意积液体积
  - 可用各种硬化剂（如乙醇、纤维蛋白黏合剂，十四烷基硫酸钠，博莱霉素）
  - 注射硬化剂体积＜积液体积

- 可夹持导管，硬化 15 分钟
- 松开引流管，回吸
- 可能需要反复多次治疗

替代操作 / 治疗

- 外科手术
  - 动脉扭结：外科血运重建
  - 淋巴囊肿：外科造口术

术 后

应尽事宜

- 动脉血运重建术
  - 静脉水化；监测血压
  - 抗血小板治疗
    - 氯吡格雷每日 75mg，连续 3 个月
    - 终身服药阿司匹林 81mg 或 325mg
- PCN／肾输尿管插管
  - 有些专家推荐冲洗，如果没有血尿／导管堵塞不一定需要冲洗
  - 每 4~12 周更换导管
    - 如果尿沉渣堵塞，常常需要更换
    - 每次更换前可以预防性应用抗生素
      - 根据以前的细菌培养结果应用抗生素
    - 尽量少用对比剂／减少导丝操作
      - 降低脓毒症风险
  - 输尿管支架置入术后
    - 可以考虑第二天关闭 PCN
    - 夹闭试验可延长 1~7 天
      - 如果疼痛或发热，解开 PCN
    - 在试验结束时经 PCN 行顺行肾输尿管造影术
      - 如果放置支架，可以去除 PCN
    - 泌尿外科常规逆行支架置入
  - 输尿管成形术
    - 常常在更换肾输尿管导管时进行
    - 对于考虑输尿管成形无效的狭窄或者阻塞，与移植中心讨论进一步治疗方案
- 引流
  - 记录 q shift 引流量
  - 每 8~12 小时 10ml 生理盐水冲洗导管
  - 如果引流液黏稠可以频繁的冲洗
  - 抽吸后一定要冲洗
  - 拔除导管的标准
    - 无发热／白细胞增多／盗汗
    - 血流动力学稳定
    - 引流量<10~20ml/d
    - 经导管冲洗时无瘘管或大腔存在

术后影像学检查

- 狭窄／AVF/PSA
  - 多普勒超声随访
- PCN／输尿管支架
  - 临床好转时行顺行肾断层摄影
    - 通过导丝去除导管时，可以经鞘管评估
    - 如果有脓毒症，在 PCN 期间就不能获得完整的

肾断层摄影
- 如果发现输尿管狭窄，考虑球囊扩张术和肾输尿管导管或支架置入

结 果

问题

- 再狭窄
  - 重复血管成形术，支架置入术
  - 支架内狭窄（13%~25%）
    - 考虑支架血管成形术／再次支架置入
    - 切割球囊血管成形术
- 未能改善高血压或 eGFR
  - 拒绝、技术失败或不可逆肾损害

并发症

- 最严重的并发症
  - 移植肾失能
  - 肾动脉损伤（如血栓形成、夹层）导致 0%~10% 的血流受限
    - 保持导丝跨越夹层
    - 放置血管内支架
  - 肾动脉穿孔／破裂
    - 保持导丝跨越病变
    - 中和抗凝
    - 使用球囊跨越穿孔处扩张，为动脉填塞做准备
    - 覆膜支架置入
    - 使用弹簧圈圈栓塞远端破裂的动脉
- 即刻／围手术期并发症
  - 出血
    - 活检或 PCN 后可能出现暂时性血尿
  - 感染／脓毒症
  - AVF/PSA
    - 移植肾活检后可能发生
    - 可能发生在 PCN 之后
- 远期并发症
  - 动脉支架内再狭窄
- 其他并发症
  - 血管通路并发症
  - 肾输尿管导管或支架引起的膀胱刺激／疼痛
    - 可以考虑截断部分肾输尿管导管，使导管远端在输尿管内
    - 可能需要转换为 PCN
  - 输尿管支架阻塞：利用导丝更换支架
  - 栓塞后综合征

预期结果

- 移植肾动脉狭窄
  - 成功率高达 94%
  - PTA 1 年后移植存活率为 95%，2 年为 82%
  - PTS 成功>端侧吻合术（91%）vs 端端吻合术（75%）
  - 临床成功率 82%（定义为）
    - 血清肌酐降低 15%
    - 抗高血压药物不变化情况下舒张压降低大于 15%

- 降压药物的减少的情况下舒张压降低大于 10%
- AVF/PSA
  - 技术成功：71%～100%
  - 临床成功率：57%～88%

- 如果必要的话，手术操作可以重复
  - 轻微梗死（<30% 肾）可能发生
  - 临床意义不大

移植肾动脉狭窄

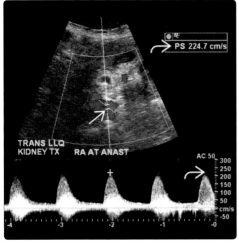

移植肾动脉狭窄（MRA 评估）

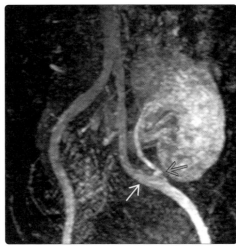

（左图）彩色多普勒超声评估供体肾动脉与受体左髂外动脉吻合口➡️，显示收缩期峰值速度明显升高➡️。这提示重度肾动脉吻合口狭窄，通常由吻合口狭窄或血管夹伤引起。（右图）同一患者 MRA 的 MIP 提示供体肾动脉近吻合口➡️的急性成角➡️

移植肾动脉狭窄（增强 MRA 评估）

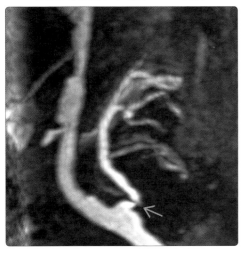

移植肾动脉狭窄

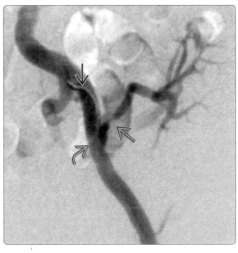

（左图）额外的增强 MRA 证实近吻合口处近端移植肾动脉狭窄的急性成角区➡️。（右图）从同侧左股动脉入路引入导管，导管末端放置在髂外动脉近端➡️，接近肾动脉吻合口➡️。DSA 证实局限性、重度肾动脉狭窄➡️

移植肾动脉狭窄（血管内支架植入）

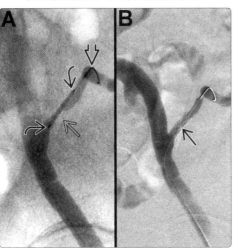

移植肾动脉狭窄（支架植入后）

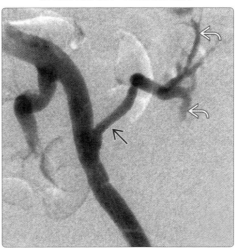

（左图）在血管内支架置入时支架上的金属标志显示：（A）在导丝➡️引导下球扩式支架➡️定位在血管狭窄处➡️。（B）释放支架后➡️，动脉狭窄消失。（右图）在取出支架输送系统和导丝后，重复 DSA。支架➡️位置满意，无残余狭窄。肾内动脉分支正常充盈➡️

- – 颗粒栓塞高风险时建议使用弹簧圈；移植器官失能的风险
- 泌尿系梗阻
  - ○ 输尿管成形术／支架置入术后的临床疗效

- – 高位吻合口：73%～100%
- – 狭窄>2cm 或缺血：58%～62%
- 抽吸／引流
  - ○ 脓肿：>90%

（左图）肾移植失败的冠状位 NECT，(A) 移植肾➜位于右侧髂窝，与髂总动脉端侧吻合。(B) 右侧髂总动脉➜广泛钙化斑块延伸至远端腹主动脉➜。（右图）经左髂动脉➜利用 Omnifluh 导管➜行盆腔动脉 CO$_2$ DSA 造影，闭塞的右髂总动脉内不存在对比剂➜，移植肾动脉➜通畅

主髂动脉流入道疾病（假性 TRAS）　　**主髂动脉流入道疾病（盆腔动脉的 CO$_2$ 造影）**

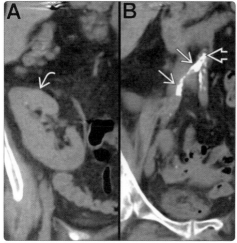

（左图）(A) 右股动脉入路，➜通过闭塞的右髂总动脉。(B) 为了恢复右髂动脉血流，同时防止斑块向左髂移位。在双侧髂总动脉行"对吻➜"球扩式支架植入。（右图）在放置"吻"支架后右髂动脉血流恢复➜，移植肾动脉➜和肾内支现在正常填充➜

主髂动脉流入道疾病（髂动脉闭塞的支架植入）　　**主髂动脉流入道疾病（介入后 DSA 图像）**

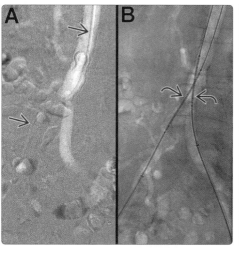
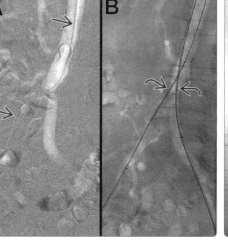

（左图）经皮肾造口术 (PCN) ➜放置在移植肾积水中，引流过夜。第二天行顺行肾图显示输尿管中段高度狭窄➜。（右图）PCN 被转换为 NUS（多侧孔的胆管引流管➜），它被外部覆盖。保留经皮入路可以在一定时间间隔重复输尿管成形术，加上间歇性的支架扩大，在某些情况下可以"拉伸"狭窄并恢复通畅

输尿管狭窄（顺行肾输尿管造影）　　**输尿管狭窄（肾输尿管支架内／外引流植入后）**

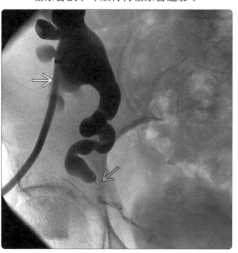
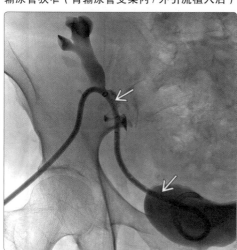

- 淋巴囊肿
  - 单独抽吸后 80%~90% 复发
  - 引流联合硬化治疗的临床成功率为 68%~100%
- 尿漏：尿流改道术的成功：36%~100%

输尿管成形术和内支架置入（球囊扩张）

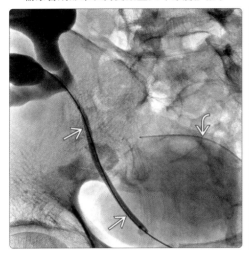

**输尿管成形术和内支架置入
（双 J 形输尿管支架置入后）**

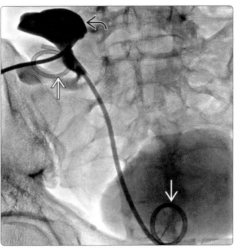

（左图）输尿管狭窄采用输尿管成形术治疗。通过导丝 ➡ 引入球囊 ➡ 扩张狭窄。输尿管缺血是导致这些狭窄的主要原因。（右图）球囊扩张后，引入双猪尾输尿管支架 ➡，置于狭窄处。为了安全，暂时留置肾造口导管 ➡，1~2 日内通过导线可以拔除

移植肾输尿管狭窄（最初用平扫 CT 评价）

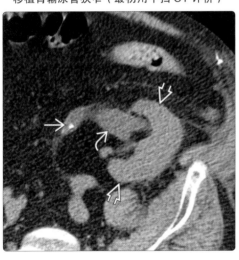

移植肾输尿管狭窄（超声评价）

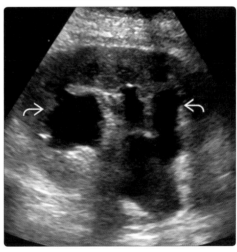

（左图）横断位平扫 CT 显示肾移植近端输尿管 ➡ 结石梗阻 ➡。肾盂扩张明显 ➡，提示肾积水。输尿管狭窄／缺血是比结石更常见的梗阻原因。（右图）前矢状位肾造口在移植肾中表现出明显的肾积水 ➡。选择一个侧方入路，使用 1% 利多卡因局部麻醉后，#11 手术刀片破皮

移植肾输尿管狭窄（透视下肾造瘘）

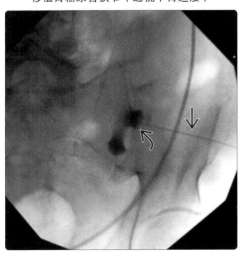

移植肾输尿管狭窄（肾造瘘术）

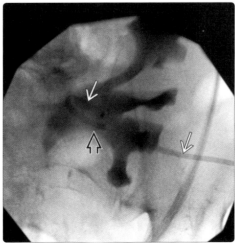

（左图）在经千叶针 ➡ 注入对比剂，肾造口术中获得的透视图像证实千叶针尖端位于外侧肾盏 ➡。一步法放置肾造口导管。尽量减少注入对比剂，以减少脓毒症的风险。（右图）沿着 0.035 英寸导丝将 8F 猪尾肾造瘘导管 ➡ 放置在肾集合系统，注射对比剂证实位于肾盂内 ➡

（左图）超声引导的盆腔移植肾的经皮组织检查显示活检枪➡️的理想定位和轨迹。请注意，针头位于下极肾皮质内➡️，远离肾门➡️。（右图）尽管针头定位不充分，但活检后动脉期 MRA 显示动静脉瘘过早填充肾静脉➡️。肾活组织检查可能发生假性动脉瘤和动静脉瘘

获得性动静脉瘘（非局灶性肾活检）

获得性动静脉瘘（MRA 评价）

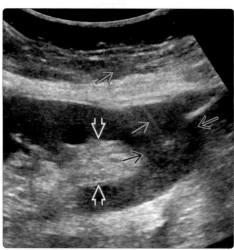
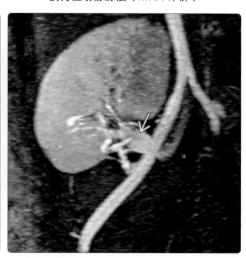

（左图）横断位增强 CT 显示右侧盆腔移植肾的肾积水➡️。（右图）更多的尾部图像显示了移植肾周积液➡️，其压缩输尿管（未示出）。经皮引流导管➡️已放置在该积液中。积液中的气泡表明脓肿继发于淋巴囊肿感染。由于输尿管受压和由此引起的尿路梗阻，导致腹腔移植肾周积液应引起临床关注

移植物周围脓肿引流（肾积水相关）

移植物周围脓肿引流（脓肿内置管）

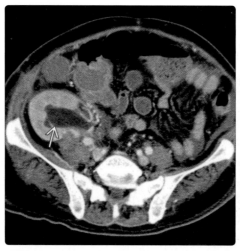

（左图）一例急性排斥及严重血尿的病例，DSA 可见导管在左髂外动脉内➡️。移植肾动脉➡️和肾内分支动脉➡️是通畅的，没有看到肿块。（右图）在切除术前行经导管移植消融以控制出血。（A）在肾动脉中放置球囊阻塞导管➡️后，注射对比剂，注意使用的对比剂剂量。（B）注射相似体积的酒精后的 DSA 显示未充填的分支血管➡️，化学或微波消融

移植肾消融术（DSA 评估）

移植肾消融术（无水酒精栓塞）

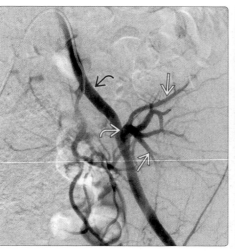
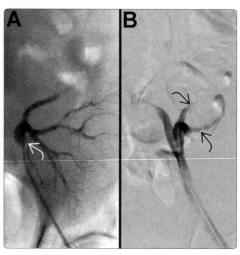

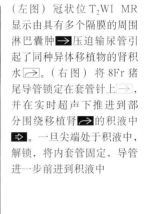

移植肾周段淋巴囊肿的硬化疗法
（MR 评估）

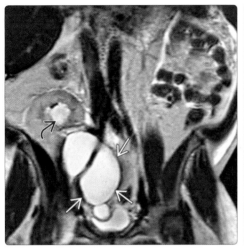

移植肾周段淋巴囊肿的硬化疗法
（超声引导的引流）

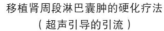
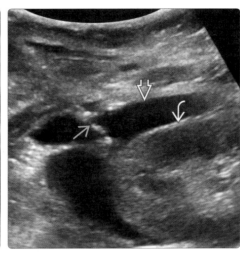

（左图）冠状位 T₂WI MR 显示由具有多个隔膜的周围淋巴囊肿➡压迫输尿管引起了同种异体移植物的肾积水➡。（右图）将 8Fr 猪尾导管锁定在套管针上➡，并在实时超声下推进到部分围绕移植肾➡的积液中➡。一旦尖端处于积液中，解锁，将内套管固定，导管进一步前进到积液中

移植肾周段淋巴囊肿的硬化疗法
（持续引流）

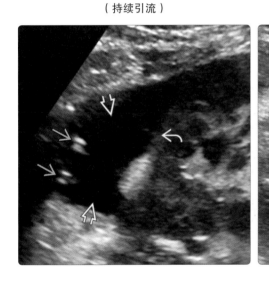
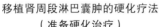

移植肾周段淋巴囊肿的硬化疗法
（抽吸后的超声图像）

（左图）引流后一周，导管持续流出液体。超声显示在移植肾➡附近的积液内➡的猪尾环➡。淋巴囊肿通常难以引流。在淋巴病例中建议硬化疗法。（右图）进行淋巴囊肿抽吸。移植肾周围➡的积液➡在抽吸后完全减压，建议从这个位置进行整个积液的硬化治疗

移植肾周段淋巴囊肿的硬化疗法
（准备硬化治疗）

移植肾周段淋巴囊肿的硬化疗法
（硬化治疗后）

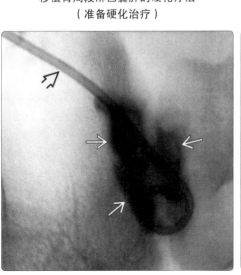
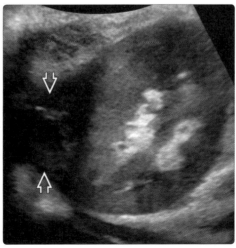

（左图）通过引流导管➡注射对比剂通过瘘管排到积液并确定腔的潜在体积➡。随后通过引流导管将 15ml 纤维蛋白密封剂注射到淋巴囊中来进行硬化疗法。（右图）在硬化疗法后 1 周获得的矢状超声显示该积液的间隔崩解➡。患者没有疼痛，淋巴液没有重新积聚，肾盂积水得到缓解

移植肝治疗

关键点

术语

- 原位肝移植（OLT）：在同一解剖位置用供体同种异体移植替换患病的肝脏；4 个单独结构的吻合；众所周知的并发症
- 肝动脉（HA）并发症：最常见的移植后血管并发症（5%～25%）
  - 血栓形成：最常见的动脉并发症
  - 狭窄
  - 假性动脉瘤（PSA）
  - 脾脏盗血综合征
- 下腔静脉（IVC）和肝静脉并发症
  - 吻合口狭窄或扭结
- 门静脉并发症
  - 狭窄和血栓形成
- 胆道并发症
  - 狭窄和胆汁泄漏

介入操作

- HA 血栓形成
  - 动脉内溶栓，外科血栓切除术
  - 解决潜在的 HA 狭窄
- HA 狭窄
  - 单个局灶性狭窄的血管成形术或支架；对于其他病变手术是首选
- 脾脏盗血综合征
  - 治疗近端脾动脉栓塞
- IVC 和肝静脉
  - 配合血管内支架置入术
- 门静脉狭窄和血栓形成
  - 血栓形成：导管溶栓（CDT），可能支架治疗；必须进行抗凝治疗
  - 狭窄：血管成形术 + 支架置入术
- 胆管狭窄和渗漏
  - 内镜 VS 经皮（引流，球囊扩张与支架置入术），外科治疗

（左图）图表显示原位肝移植（OLT）后的吻合术。吻合术涉及肝动脉➡，胆总管（CBD）➡，门静脉➡和下腔静脉（IVC）➡。并发症可能涉及任何这些吻合术。（右图）OLT 后 5 个月，该患者被发现患有胆汁瘤，后行经皮肝穿刺猪尾导管➡引流。肝动脉造影显示供体-受体吻合口的重度狭窄➡

原位肝移植

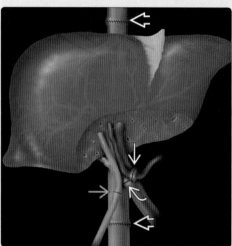

肝动脉狭窄：肝动脉造影

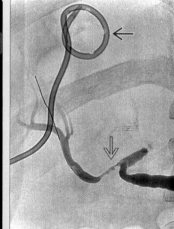

（左图）在加硬轴 0.014 英寸微丝（GRAND SLAM，Abbott）引导下将长鞘引导至狭窄近端➡，用直径为 4mm 的球囊进行吻合口血管成形术➡。（右图）肝动脉流➡明显改善，但仍存在中度吻合口狭窄➡。5mm 直径的球囊再进行进一步的血管成形术（未显示），完全解决吻合口狭窄，无需放置支架

肝动脉狭窄：血管形成术

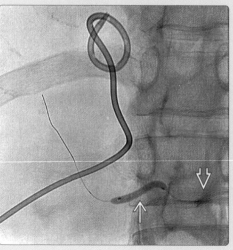

肝动脉狭窄：成形术后

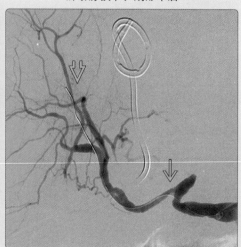

移植肝治疗

术 语

定义

- 原位肝移植（OLT）：在同一解剖位置用供体同种异体移植物替换患病的受体肝脏
  - 活体供肝与尸体供肝总体并发症发生率比较
    - 活体供体移植：10%
    - 尸体供肝移植：8%
  - OLT 涉及 4 个吻合，每个吻合都有相应的并发症
    - 肝动脉（HA）吻合术
    - 门静脉吻合术
    - 肝静脉／下腔静脉（IVC）吻合术
    - 胆总管吻合术
- HA 并发症
  - 最常见的移植后血管并发症（5%～25%）
  - HA 吻合术：端端吻合，通常涉及 HA 分叉的主动脉供体和受体断端
  - 易患并发症的风险因素
    - 供体年龄>60 岁，动脉解剖变异／动脉小，冷缺血时间延长，供体 CMV 阳性，受体高凝状态，吸烟，原发性硬化性胆管炎，排斥
  - 诊断评估：通常从 HA 的多普勒超声开始（准确率为 92%）
    - 正常：持续舒张血流，急剧收缩期上行；阻力指数（RI）=0.5～0.8
    - 异常：无舒张期血流，收缩期峰值速度（PSV）>200cm/s，潮湿和长时间收缩期上升（tardus parvus）；RI<0.5
  - HA 血栓形成：最常见的动脉并发症（>50%）
    - 发病率：30 天为 5%；1 年 19%
      - 成人肝移植：发病率为 4%～12%
      - 小儿肝移植：发病率为 40%
    - 早期（<30 天）血栓形成：经常需要再次移植，死亡率高达 58%
    - 晚期（>30 天）血栓形成：1/3 在没有干预的情况下表现良好，其他则发生胆汁性坏死／脓肿
    - 治疗方案（早期和晚期）
      - 导管溶栓（CDT）
      - 潜在的病变可能需要血管成形术／支架
  - HA 狭窄
    - 发病率：5%～13%
    - 到出现临床表现的中位时间：3～7 个月
      - 多数是吻合口狭窄
    - 临床症状和体征是多变的
      - 症状，肝功能检查异常，胆管狭窄，败血症，急性肝功能衰竭
    - 未经治疗的 HA 狭窄导致
      - 6 个月时 65% 的 HA 血栓形成率
      - 胆道并发症发生率增加 2 倍；HA 狭窄患者中多达 67% 的异常胆管造影
    - 治疗方案

- 血管成形术和支架置入
  - HA 假性动脉瘤（PSA）
    - 肝移植术后罕见
      - 多数发生在术后第 1 个月
      - 如果在肝外，可能是霉菌性的，吻合口的
      - 如果不治疗，死亡率很高
    - 治疗方案
      - 弹簧圈栓塞，覆膜支架隔绝 PSA
      - 手术切除，部分病例再次移植
  - 脾脏盗血综合征
    - 肝脏非闭塞性动脉灌注不足，腹腔血流优先流至脾脏
    - 发病率：4.7%
    - 易感因素可能包括 OLT 前脾脏体积增加
    - 临床症状和体征
      - 肝功能检查升高，胆汁淤积，血小板减少，腹水，移植失败
    - 诊断评估：腹腔动脉造影
    - 治疗选择
      - 脾动脉栓塞，可行脾切除术
- IVC 并发症
  - 吻合口狭窄或扭结
    - 预防风险因素
      - 供体与受体血管大小差异，移植物旋转，IVC 扭结，紧密缝合
    - 了解移植中使用的吻合口解剖结构以便采取有效的治疗
      - 背驮式重建：保留受体 IVC，由受体肝静脉形成袖带吻合至供体 IVC；避免术中静脉-静脉旁路
      - 端侧／端端／腔静脉吻合术中需要静脉-静脉搭桥
    - 临床症状和体征
      - 肝充血，腹水，肝肿大，下肢水肿，肝功能异常，胸腔积液
    - 诊断评估：通常从多普勒超声开始
      - 正常：三相 IVC 和肝静脉波形
      - 异常：狭窄时湍流；>3：1 PSV 吻合至前吻合段
      - 确诊静脉造影：IVC 静脉梯度>10mmHg 异常；梯度 <10mmHg 可引起症状
    - 治疗方案
      - 金属支架可以提供长期通畅
      - 由于 IVC 弹性，血管成形术效果较差
  - 腔静脉阻塞：发生率为 1%～4%
  - 腔静脉血栓形成：发病率为 0.3%
- 门静脉并发症
  - 门静脉狭窄
    - 发病率：0.3%～3.7%
    - 可在围手术期或数年后发生
    - 临床症状和体征

□ 有症状患者的门脉高压（如腹水，胃食管静脉曲张）

□ 多数无症状；在筛查时检测到

- 诊断评估

  □ 通常从多普勒超声开始

  □ 正常：单相伴有呼吸变异

  □ 异常：PSV＞125cm/s；PSV 吻合处片至前吻合段＞3：1

  □ 确诊经肝门静脉造影：＞5mmHg 压力梯度对狭窄有显著意义

- 治疗方案

  □ 血管成形术 ± 支架置入

○ 门静脉血栓形成（PVT）

- 发病率：3%~7%

  □ 对移植和患者可能是致命性打击

- 预防风险因素

  □ 小门静脉（＜5mm），移植时注意 PVT，静脉导管重建，脾切除术，冗余或门静脉吻合张力

- 治疗方案

  □ CDT（如果早期发现血栓），支架植入术

  □ 必须进行抗凝治疗；应考虑手术血栓切除术

• 胆道并发症

○ 总发生率：23%

○ 胆道吻合术：2 种潜在类型

- 胆总管切开术（理想情况下，供体胆总管至受体肝总管）

- 胆管空肠吻合术：当受体导管太短，狭窄或患病（例如，硬化性胆管炎）时使用；供体与受体管道尺寸不匹配

○ 胆管狭窄

- 吻合口狭窄：发病率 15%

- 非吻合口狭窄：发病率 5%~15%

  □ 通常存在多种限制

  □ 2 年后可导致移植损失 46%

- 预防风险因素

  □ HA 血栓形成，CMV 感染，终末期肝病评分模型＞25，原发性硬化性胆管炎，恶性肿瘤，供体年龄＞60 岁，大泡移植脂肪变性，导管与导管吻合，冷缺血时间＞12 小时，使用 T 管，急性排斥反应

- 临床症状和体征

  □ 发热，腹痛，黄疸，肝功能检查升高

- 诊断评估

  □ MRCP，胆管造影

- 通常在移植后 5~8 个月内发生

- 治疗方案

  □ 内镜与经皮引流

  □ 球囊扩张

  □ 支架（可回收金属覆盖膜支架 VS 塑料支架）

  □ 外科手术

○ 胆汁泄漏

- 发病率：8.5%（报告范围：1%~25%）

- 通常在 1~3 个月内发生

- 大多数发生在吻合口或 T 管插入部位

  □ T 管用于胆道吻合术支架置入术后胆漏和胆管炎

  □ 在许多中心放弃常规 T 管使用

- 临床症状和体征

  □ 发烧，腹痛，腹膜炎

- 诊断评估

  □ 核闪烁扫描，胆管造影，胆汁瘤的抽吸

○ 胆管结石，污泥和铸型

- 与泄漏和狭窄相比，相对较少

- 预防风险因素

  □ 缺血，感染，术后胆管水肿，CMV 胆管炎

○ 治疗：内镜，经皮或手术

术 前

适应证

• 一般情况

○ 原因不明的腹水增加；同种异体移植物功能障碍

○ 升高的肝酶，不明原因的败血症，黄疸

• HA 异常

○ HA 狭窄

- 经皮腔内血管成形术（PTA）

  □ 孤立性局灶性 HA 狭窄

  □ 其他病变优先考虑手术（例如串联狭窄，动脉"扭结"）

- 血管内支架置入

  □ PTA 或 PTA 后再狭窄无效的病变

○ HA PSA

- PSA 栓塞或排除

○ HA 血栓形成

- CDT

• IVC 异常

○ 引起腹水或下肢肿胀的狭窄

• 门静脉异常

○ 门静脉狭窄／血栓形成

- 伴有门静脉高压症状（例如静脉曲张出血，腹水，脾肿大）

- 可能需要 CDT，血管成形术和支架置入术

• 胆道异常

○ 发热，腹痛，黄疸

禁忌证

• 一般

○ 不可纠正的凝血病

○ 对对比剂的过敏反应

• 动脉或静脉血栓形成

○ 围手术期溶栓可能存在问题

• 门静脉干预

○ 腹水是相对禁忌证

- 经皮手术前引流腹水

- 降低术后出血的风险

术前成像
- 多普勒超声
  - HA 血栓形成
    - 缺乏肝门／肝内动脉信号
  - HA 狭窄
    - 收缩期峰值速度＞200cm/s
    - 局部溶速增加＞相邻区域的 3 倍
    - RI＜0.5
    - 收缩期加速时间＞0.08 秒（tardusparvus 模式）
  - IVC，门静脉／肝静脉血栓形成或狭窄
    - 静脉血栓形成
      - 没有明确的血流；腔内充盈缺损
    - 静脉狭窄
      - 缩小 ± ↑速度
  - 多普勒超声监测对早期发现移植后并发症至关重要
- CT/MR 评估可疑的病例
  - CTA 用于移植后血管并发症的整体评估
    - 灵敏度／特异性：分别为 87% 和 90%
  - CT 和 MR 在检测 PVT 和狭窄方面非常准确（＞50%）
    - 血栓形成的敏感性 100%；狭窄的敏感性 84%

术前准备
- 核查项目
  - 临床病史和体格检查
    - 审查移植手术报告
      - 确认吻合类型／位置
  - 目前的药物
    - 任何抗凝血剂，抗血小板药
  - 过敏
  - 实验室参数
    - 电解质，肾小球滤过率（eGFR）
      - 正常的肌酐最好；eGFR ＞60；否则考虑使用 CO_2 而不是碘化对比剂
    - 肝功能检查
    - 全血细胞计数
      - 血小板计数＞50 000/μl
    - 凝血概况
      - 国际标准化比率（INR）≤1.5
- 药物
  - 肝素用于动脉内介入治疗
    - 以推注方式给予 2000～5000U
  - 动脉内血管扩张剂（如硝酸甘油）
    - 典型的推注剂量为 100 μg 硝酸甘油
  - 溶栓剂（例如阿替普酶）
    - 用于治疗动脉和静脉血栓形成
- 设备清单
  - 导丝
    - 首选 0.035 英寸导丝
    - 亲水导丝
    - 0.014～0.018 英寸微丝

- 加硬导丝（例如，Rosen 导丝，McNamara 导丝）
- 导管和鞘
  - 5～6Fr 动脉鞘
  - 冲洗导管（例如 Pigtail，Omni Flush 导管）
  - 选择性导管（例如 Cobra-2）
  - 导引导管／鞘；在放置支架时可以同时注射对比剂
  - 微导管
- 血管成形术（PTA）球囊
  - 与病变长度匹配的球囊
  - HA：0.014～0.018 英寸系统；3～6mm 球囊直径
    - 门静脉：球囊直径 10～20mm
    - IVC 和肝静脉：14～24mm 球囊直径
  - 同轴与快速交换系统
- 血管内支架
  - HA：优选高径向力球囊扩张式支架；通常为 3～6mm 直径
  - 门静脉／肝静脉，IVC
    - 各种专用裸自膨支架／球囊扩张支架 [例如 Wallstent（Boston Scientific；Natick，MA）]
    - 自膨覆膜支架或球囊扩张支架
- 机械式药物溶栓设备
  - Possis AngioJet（Medrad；Warrendale, PA）
  - EkoSonic 导管系统（Ekos；Bothell，WA）
  - 4～5Fr 多侧孔灌注导管
- 经皮经肝穿刺针和鞘
  - 千叶针（22 号）
  - Neff 穿刺套件（Cook Medical；Bloomington, IN）
    - 使用 22 号针头进行穿刺，引入 0.018 英寸导丝
    - 在导丝引导下引入同轴扩张器
    - 经鞘引入 0.035 英寸导丝，移除扩张器

介入操作

手术步骤
- 血管成形术和支架置入术
  - HA
    - 无菌准备和覆盖穿刺部位
    - 穿刺动脉，放置动脉鞘
    - 将选择性（反弯）导管置于腹腔动脉中获得 DSA
    - 将导引导管推进到肝总动脉
      - 引入同轴导管／微导管；置于狭窄近端
    - 在穿过狭窄之前给予肝素
    - 用松软的尖端微丝通过狭窄
      - 通过导引导管行 DSA 明确狭窄位置
      - 推进微导管超越狭窄
      - 注入对比剂，确认位置
      - 在 PTA 之前交换硬导丝

- 用 PTA 球囊替换微导管
  - 用电子卡尺测量正常血管直径；据此确定球囊大小
  - 避免球囊过大（容器破裂的风险）
  - 通畅常以 3~4mm 直径的球囊开始，充气至标称压力
- 血管成形术后通过导引导管 DSA
  - 如果狭窄无变化或拟进行支架置入（球扩式支架）可以考虑增大球囊直径
- IVC 和肝静脉
  - 获得正确的颈内静脉通路；一些操作者更喜欢股静脉通路
    - 放置血管鞘和导丝
  - 利用导丝将 5Fr 猪尾导管引入 IVC
  - 在 IVC 中获得压力值
    - 评估肝段上下 IVC 梯度
  - 梯度 ≥8~10mmHg 有意义
  - 将导管置于静脉吻合口下方
    - 注入对比剂；获得 DSA
  - 可能需要选择性肝静脉造影来评估离肝的静脉流出道
  - 如果发现 IVC 狭窄，则采用血管成形术治疗
    - 放置加硬 0.035 英寸 Amplatz 导丝
    - 用大直径球囊进行血管成形术
  - 血管成形术后，进行 DSA；获得重复的 IVC 压力测量值
  - 如果 DSA 上的残余狭窄或持续性梯度，进行血管内支架置入
  - 超大自扩张支架，以防止迁移
    - 后扩张自膨式支架起到固定作用
  - 球囊支架放置可能更精确；移位可能减少
  - 个别肝静脉狭窄也可用 PTA 或支架治疗
- 门静脉
  - 局部消毒和穿刺部位铺手术巾
    - 经皮经肝穿刺通常是右腋中线
  - 经皮入路穿刺门静脉
    - 可以使用超声或透视指导
    - 通过吸气和造影注射确认
  - 将血管鞘引入门静脉
    - 注入对比剂，确认位置
  - 通过鞘推引入同轴导管，获得 DSA
    - 确认并定位门静脉狭窄
  - 用 0.035 英寸导丝（Terumo Medical）通过狭窄
    - 沿导丝推进导管通过狭窄
  - 交换加硬的导丝（例如 Amplatz, Rosen）
  - 引入血管成形术球囊，定位在狭窄处
    - 通常使用 8~12mm 的球囊
  - 进行血管成形术；使用压力泵
  - 血管成形术后行 DSA
    - 如果狭窄仍然存在，放置支架
- 溶栓治疗

- 动脉
  - 有选择地插入 HA
    - 推进导丝和导管通过血栓
  - 放置溶栓导管；开始溶栓
    - 一般开始会考虑行脉冲溶栓（例如 5~10mg tPA）
    - 每 4 小时临床和生化监测纤维蛋白原，INR 和肝酶
  - 至少每 12 小时 DSA 检查血栓溶解进展
    - 如果临床／血管造影改善，继续溶栓 48~72 小时
  - 如果 12 小时内没有显着差异或出血并发症，则停止溶栓
  - 如果溶栓成功，评估 HA 血栓形成的任何潜在原因
    - 用血管成形术或支架治疗任何狭窄
- 门静脉
  - 血栓溶解技术相似，如上所述
- 胆道引流和其他胆道干预
  - 在非移植章节中将深入描述

替代操作 / 治疗

- 血管异常
  - 外科血运重建
- 胆漏或吻合口狭窄
  - 手术修复
  - 内镜逆行胰胆管造影与内镜介入治疗
- 再移植：选择传统治疗方法

结　果

并发症

- 最严重的并发症
  - 血管成形术期间血管破裂／血栓形成
  - 在 IVC 治疗期间支架移移位至右心房
- 即刻／围手术期并发症
  - 血管成形术：并发症高达 9%
    - 动脉夹层，血栓形成，PSA
  - 支架置入：血栓形成，远端移位
  - 溶栓：出血并发症
  - 穿刺部位并发症（例如血肿，PSA）
- 远期并发症
  - 再狭窄
    - 治疗后 30%~60% 的病例发生

预期结果

- HA 血栓形成
  - 技术成功：68%
  - 需要额外的手术 [例如球囊血管成形术和（或）支架术]：62%
- HA 狭窄
  - 技术成功率：81%
  - 失败通常是由于无法穿越病变；HA 曲折
  - PTA 和支架后再狭窄率：30%

- ◦ 原发性再狭窄复发间隔
  - – PTA 后：2.7 个月
  - – 支架后：5.3 个月
- • 脾脏盗血综合征：数据有限

- ◦ 脾动脉栓塞术后 96% 的肝功能检查改善
- • IVC 和肝静脉：数据有限
  - ◦ 有报道提示 100% 支架通畅率报告（平均 491 天）
- • 门静脉

肝动脉狭窄：DSA 评估

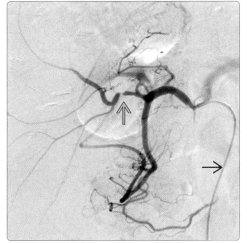

肝动脉狭窄：微导管通过狭窄段

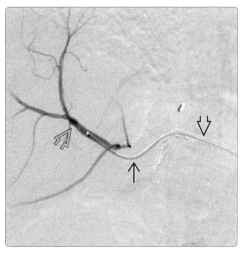

（左图）通过 Cobra 导管 ➡️ 行肝动脉 DSA，该患者原位肝移植 3 周后出现急性肝衰竭，在外科吻合口位置显示局灶性孤立重度肝动脉狭窄 ➡️。（右图）长鞘 ➡️ 位于狭窄的近端，在狭窄处小心地推进微丝和微导管 ➡️ 通过狭窄段，DSA 显示右肝动脉 ➡️ 不太显著，狭窄远端通畅

肝动脉狭窄：狭窄球囊扩张成形

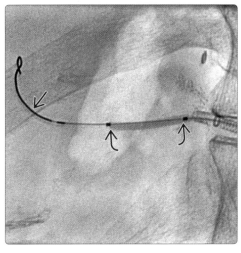

肝动脉狭窄：狭窄球囊扩张成形术后残留狭窄

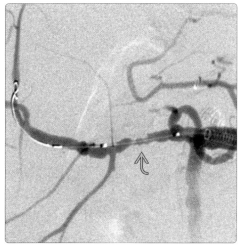

（左图）将微导管通过狭窄，最初使用的软头微导丝更换为硬导丝 ➡️。撤出微导管，并引入血管成形术导管。球囊 ➡️ 以狭窄为中心，经鞘注入对比剂确认位置，并进行血管成形术。（右图）血管成形术后通过长鞘管行 DSA，显示狭窄仅有极小的改善，并且动脉的外观非常不规则 ➡️

肝动脉狭窄：血管内支架置入

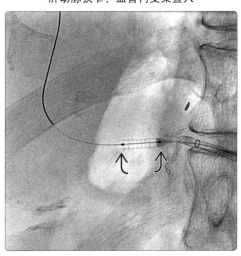

肝动脉狭窄：支架植入后（最终的肝动脉造影）

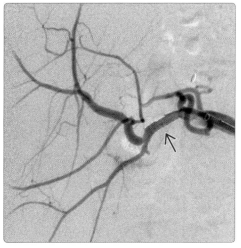

（左图）考虑到肝动脉血管成形术后的表现，可以行血管内支架置入。留置导丝，并用球囊支架替换血管成形球囊。斑点状的标识显示球囊充分的展开了支架 ➡️。（右图）支架放置后的 DSA 显示支架位置满意 ➡️和支架口径正常。据报道，65% 的未经治疗的移植后肝动脉狭窄将在 6 个月时发展为血栓

移植肝治疗

- ◦ 狭窄：支架术后成功率为70%
- ◦ 血栓形成：成功率40%；1年移植物存活率为33%
- 胆管狭窄
- ◦ 内镜与经皮引流

- 支架通常减少治疗持续时间，但临床成功与留置引流导管相似：相似的并发症发生率
- 塑料支架可能有更多并发症，与金属覆膜支架相比，具有更狭窄分辨率
- ◦ PTA扩张：需要多次治疗，最长可达1年

胆管吻合口狭窄和胆漏（经肝穿刺胆管造影） **胆管吻合口狭窄和胆漏（经皮引流）**

（左图）该患者在肝移植后1个月出现腹痛和发热。胆管造影显示穿刺针→进入扩张的右胆管→，存在胆总管空肠吻合术，可见吻合口狭窄→和胆漏→。（右图）将经皮经肝胆管引流管→穿过狭窄部分→放入空肠→，减压狭窄促进了泄漏的自发封闭

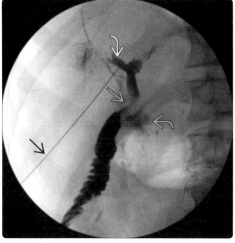 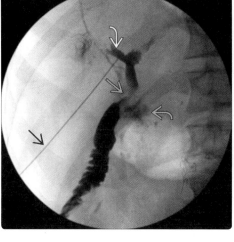

胆管吻合口狭窄：最初的影像（MRCP评估） **胆管吻合口狭窄：引流（经肝穿胆道造影）**

（左图）肝移植后6个月患者发热，腹部疼痛，黄疸，MRCP显示近端CBD信号缺失→，考虑严重的狭窄或闭塞。远端CBD→和胰管→是通畅的。（右图）ERCP失败后，行经皮经肝胆管造影术，导管→向前推进到吻合口，导管未通过狭窄，行外引流

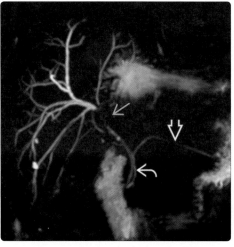 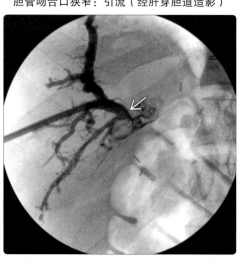

非吻合口胆管狭窄（经肝穿胆管造影） **非吻合口胆管狭窄：内镜处理（ERCP）**

（左图）胆管造影显示左侧胆道入路→。非吻合口处的多发狭窄→。可能来源于肝动脉受损导致的胆管缺血，但其他情况（例如排斥，复发性胆管炎）也可能致病。（右图）ERCP过程中可见多处非吻合口狭窄→，用球囊扩张或支架置入治疗这些病变可能需要内镜和经皮介入

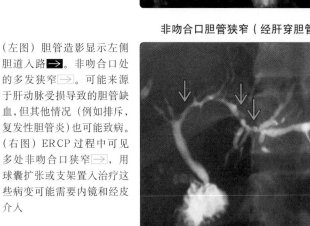 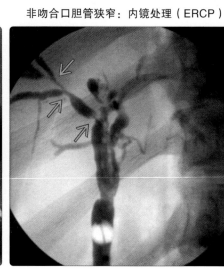

移植肝治疗

门静脉吻合口狭窄：最初的影像图像
（CT 静脉成像）

门静脉吻合口狭窄：经皮肝穿途径

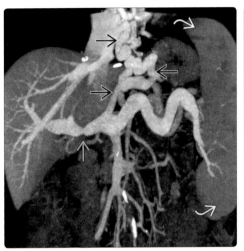
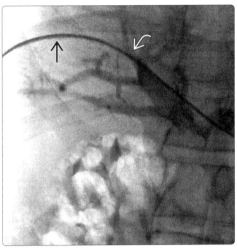

（左图）患者在原位肝移植后 8 个月出现腹水和呕血。增强 CT 显示门静脉主干 ➡️ 吻合口重度狭窄，这导致了广泛的胃食管静脉曲张 ➡️ 和脾肿大 ➡️。（右图）经皮经肝门静脉入路，并引入血管鞘和导管，注射对比剂以确认导管位置，可以看到导管 ➡️ 进入右门静脉分支 ➡️

门静脉吻合口狭窄：曲张静脉栓塞
（门静脉造影）

门静脉吻合口狭窄：支架成形（门静脉造影）

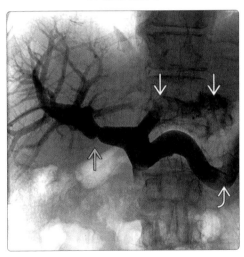
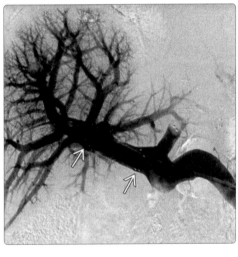

（左图）在获得门静脉通路后，经导管使用栓塞设备进行大胃食管静脉曲张栓塞 ➡️。然后，门静脉造影（通过脾静脉尖端的导管）➡️ 显示静脉曲张未充盈并证实严重的门静脉狭窄 ➡️。（右图）通过放置 14mm×40mm 长的自扩张支架来治疗狭窄。之后获得的 DSA 门静脉造影 ➡️ 显示支架处于令人满意的位置，没有残留的狭窄

门静脉血栓：最初影像（经肝门静脉造影）

门静脉血栓：支架成形（经肝门静脉造影）

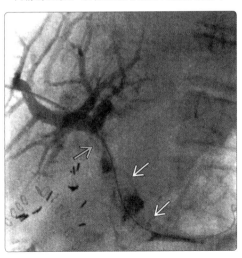
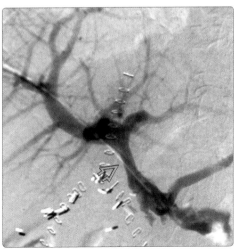

（左图）经肝门静脉造影显示严重的门静脉狭窄 ➡️ 和多个腔内充盈缺损 ➡️，与门静脉血栓形成一致。移植后门静脉血栓形成可导致移植物失能或死亡。（右图）导管血栓溶解成功清除血栓，然后进行血管成形术和支架植入术。随后，DSA 显示门静脉通畅 ➡️

（左图）患者肝移植术后数月，恶性腹水、双侧下肢肿胀、肾功能不全和肝酶升高。（A）CO_2静脉造影 ➡ 显示肝内 IVC 狭窄，血管成形术后无明显变化（B）放置支架 ➡。（右图）（C）支架 ➡ 放置，大直径 PTA 球囊扩张支架。"腰征"就是 IVC ➡ 狭窄所在。（D）血管成形术和支架术后重复 CO_2 静脉造影 ➡ 显示没有残余 IVC 狭窄

IVC 吻合口狭窄：最初影像评估和支架植入（CO_2 静脉造影）

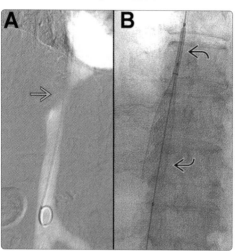

IVC 吻合口狭窄：血管成形术（DSA 下完成）

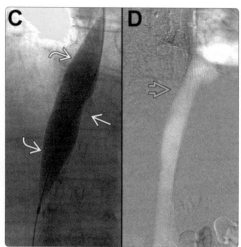

（左图）这里看到的"背驮式" IVC 重建技术涉及使接受者的腹膜后 IVC 保持完整并从接受者的肝静脉创建袖带。这与供体肝上 IVC 吻合，从而改变 IVC 解剖结构有时引起狭窄，如本 DSA 所示 ➡。（右图）选择性肝静脉 ➡ DSA 通过导向鞘 ➡ 和成角度导管 ➡ 显示已放置球囊支架并消除了静脉狭窄 ➡

肝静脉狭窄：最初影像评估（腔静脉造影）

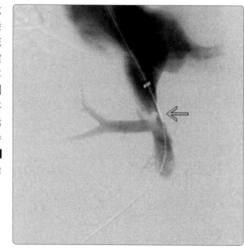

肝静脉狭窄：植入支架（肝静脉 DSA）

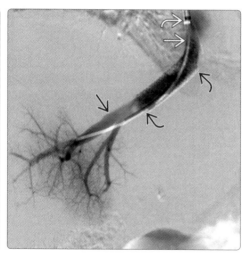

（左图）左肝静脉造影 ➡ 显示 Cobra 导管同轴引入通过引导鞘左肝静脉 ➡。在左肝静脉近端未发现对比剂 ➡，其中存在严重狭窄。（右图）将球囊支架 ➡ 置于左肝静脉狭窄处。使用碘化对比的重复 DSA 显示消除了静脉狭窄 ➡。注意，肝内静脉交通也可见部分填充右肝静脉 ➡

肝静脉狭窄：最初影像评估（CO_2 肝静脉造影）

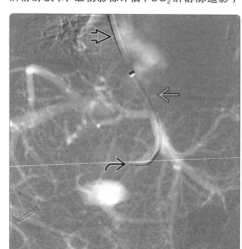

肝静脉狭窄：支架植入后（肝静脉 DSA）

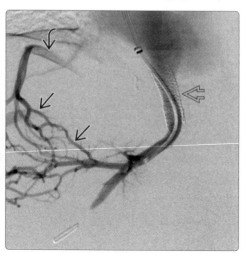

移植肝治疗

原位肝移植术后早期并发症
（静脉造影和压力梯度）

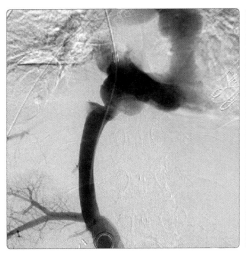

原位肝移植术后早期并发症

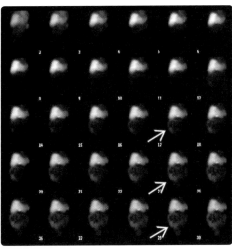

（左图）OLT 术后 3 周的 62 岁女性发生肝功能指标升高，新发腹水和双侧 DVT。放置 IVC 过滤器。多普勒超声报道可能的 IVC 吻合口狭窄和肝动脉低阻抗波形。心室造影显示静脉吻合口缩小 <30%，压力梯度为 6mmHg。没有接受血管内 IVC 治疗。（右图）肝胆扫描显示➡腔静脉右侧间隙内可见放射性示踪剂，与胆漏相符

原位肝移植术后早期并发症：
肝动脉吻合口闭塞（腹腔干 DSA）

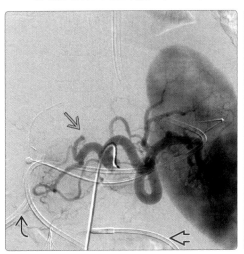

原位肝移植术后早期并发症：球扩式支架定位

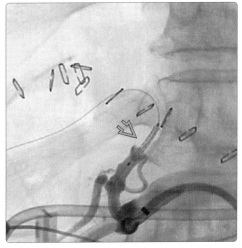

（左图）放置肝下引流管➡和鼻空肠饲管➡。患者继续恶化。重复多普勒超声检查显示没有肝动脉血流。进行了腹腔动脉造影➡，证实了肝动脉吻合术的完全闭塞。（右图）一个带松软的尖端的亲水微丝穿过肝动脉吻合术➡，然后交换为更硬的非亲水性微丝，将球囊扩张支架定位在吻合处

原位肝移植术后早期并发症：
吻合口支架植入术

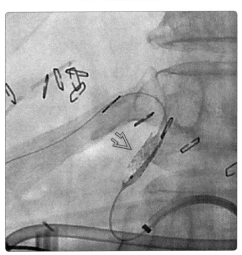

原位肝移植术后早期并发症：
动脉血流恢复（肝动脉造影）

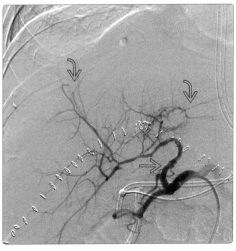

（左图）释放球囊扩张支架➡。（右图）直到通过微导管进入供体肝动脉内注入 tPA（4mg）和硝酸甘油（300mg），动脉血流才恢复。尽管肝动脉吻合口已通畅➡，血流可以流入远端肝内分支➡，但胆道缺血已发生。此后不久，患者需要肝内胆管引流并最终进行再次移植

第 7 部分
非血管介入

关键点

术语

- 非病灶（随机部位）活检术：弥漫性病变的活检
- 病灶（靶部位）活检术：确定部位的活检

术前

- 适应证
  - 诊断、分期和（或）弥漫病变的分级
  - 未明确病因的病变评估
    - 病理学、微生物学、细胞学
  - 恶性肿瘤的分级和（或）分期

介入操作

- 选择最短穿刺路径，避免损伤中间脏器组织
- 细针抽吸和（或）活检
  - 如果既行细针抽吸又行活检术，可提高诊断率
- 同轴技术可减少穿刺次数
- 超声引导

- 多普勒超声评估穿刺路径上的血管
- 单针或同轴技术
- CT引导
  - 用不透射线格栅进行初步扫描
  - 使用同轴穿刺技术
- 穿刺前与细胞／病理科讨论需要什么样的穿刺标本
- 实质脏器活检
  - 穿过正常实质，减少术中出血风险
- 肝活检：腹水患者，术前需行腹水穿刺引流
- 肾活检：尽量穿刺肾皮质，而不是肾门组织

术后

- 监测并发症
  - CT检查，使用低剂量CT
- 显著的出血风险<1%

（左图）图片显示经皮肝活检。➡穿刺肝脏病灶➡示意图，使用同轴穿刺技术获取肝组织。（右图）横断位CT显示通过18G穿刺针鞘➡肝活检针➡进入肝脏病灶➡

经皮肝活检

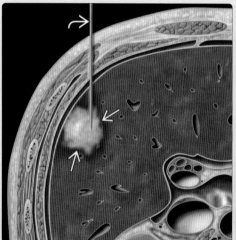

经皮肝活检

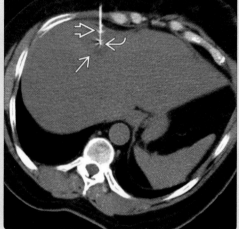

（左图）图片显示经皮肾活检➡穿刺肾皮质，图片显示非局灶性肾实质活检，单针或同轴技术均可。（右图）超声引导下经皮移植肾活检。使用单针技术获取标本，可见18G穿刺针针尖位于肾实质➡同时可见肾门结构➡避免活检针的错误定位

经皮肾活检

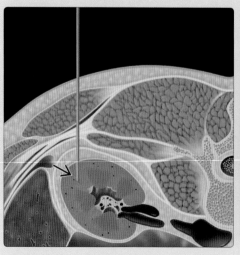

经皮肾活检

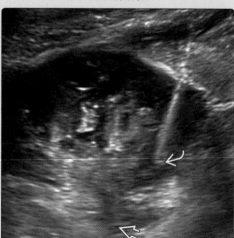

活检术

术 语

定义
- 活检术：使用粗针获取器官或病灶标本进行微生物学和（或）病理学检查
  - 非病灶（随机）活检术：活检器官实质进行弥漫性病变的分析
  - 病灶（靶目标）活检术：活检确定病灶
- 细针抽吸术（FNA）：使用细针抽吸靶病灶细胞进行细胞学分析

术 前

适应证
- 诊断、分期和（或）弥漫性实质病变的分级
  - 肝脏（自体和移植肝）
  - 肾（自体和移植肾）
- 评估无明确或难以明确病因的病灶
  - 病理：良性还是恶性
  - 微生物学：无菌性还是感染性
  - 细胞学
- 已知恶性肿瘤的分级和（或）分期

禁忌证
- 未纠正的出血倾向
- 无安全的穿刺通路
- 棘球绦虫囊肿（过敏反应的危险性）

术前影像学检查
- 非病灶活检术：无需常规行术前影像检查
  - 肝活检时需要评估是否有腹水
- 病灶活检术：必须复习术前影像资料
  - 排除影像学明确的良性病变
  - 评估病灶位置及周围结构
  - 规划穿刺路径
    - 安全路径（血管、肠管或脏器）
    - 考虑穿刺道位置及手术导致播散的潜在可能
  - 选择影像引导（超声或 CT）
    - 超声
      - 无放射线、低成本、便携式
      - 实时解剖显影／穿刺针定位
      - 尤其适用于需要经阴道（TV）或经直肠（TR）路径
      - 受体位、骨骼和气体影响
      - 需要有经验医师及手眼协调能力
    - CT
      - 更好的靶目标及结构分辨率
      - 提高肥胖患者的显影清晰度
      - 更长的检查时间、昂贵、放射线暴露
      - 不受气体和体位的限制
      - 只有 CT 透视可实现实时可视化

术前准备
- 核查项目
  - 临床病史和体格检查
    - 手术适应证
    - 当前服用药物（抗凝药／抗血小板药）
    - 过敏史
  - 实验室检查
    - 全血细胞计数
      - 血小板（一般要求）＞50 000/μl
    - 凝血指标
      - 国际标准化比值（INR）≤1.5
      - 正常的凝血酶原时间（PT），部分凝血活酶时间（PTT）
    - 如果行 CT 检查需排除妊娠状态
- 药物
  - 麻醉
    - 1% 利多卡因局部麻醉
    - 必要时给予镇静
      - 一般使用芬太尼、咪达唑仑
  - 预防性抗感染
    - 移植肝或移植肾的活检
      - 与移植团队协作处理
    - 前列腺活检
    - 高度怀疑感染性病灶的活检
- 设备
  - 常规准备
    - 超声
      - 2~12MHz 超声探头（用于不同部位的扫查）
      - 无菌超声探头罩／胶
    - CT
      - 不透射线格栅
    - 标本收集
      - 载玻片
      - 生理盐水
      - 防腐剂（福尔马林、乙醇、甲醇等）
  - 单针技术
    - 25G 穿刺针用于甲状腺或浅表淋巴结细针活检
    - 20G 活检枪用于甲状腺或浅表淋巴结的组织芯活检
    - 16~18G 组织芯活检枪用于非局灶活检或非浅表组织活检
  - 同轴技术
    - 14~19G 针鞘
      - 必须足够大以容纳活检装置
    - 16~20G 组织芯活检装置
    - 22G 穿刺针（如千叶，Franseen）用于细针活检术

介入操作

患者体位／位置
- 最佳操作方法
  - 一般原则

- 选择避免损伤周围组织结构的最短路径
  - 非病灶性肾活检
    - 俯卧位
      - 如果不能俯卧就选择侧卧位
    - 移植肾活检选择仰卧位
  - 非病灶性肝活检
    - 仰卧位或左后斜位
  - 病灶活检
    - 根据病灶位置选择不同体位
    - 特殊穿刺路径
      - 经臀肌（TG）：卧位或俯卧位
      - 经阴道（TV）：截石位
      - 经直肠（TR）：左侧卧位

设备准备

- 熟悉组织芯活检枪的用法，因为各种活检枪的使用区别很大
  - 一般是自动的、弹簧控制的切割系统
  - 考虑"弹出"的长度（通畅可调节）

手术步骤

- 一般原则
  - 复习影像资料
    - 选择恰当的模式，以更好地显示靶目标
    - 确定安全的穿刺路径
  - 提高诊断率
    - 穿刺坏死病灶的周边组织
    - 使用不同路径多次活检
    - 活检时，让在场的细胞病理学家评估标本是否合适
    - 如果需要的话，行组织芯活检和细针活检
- 超声引导下活检术
  - 确定穿刺点前，实时显示穿刺靶目标
    - 选择皮肤进针点并标记皮肤
    - 多普勒超声评估穿刺路径中的血管
  - 超声探头覆盖无菌罩
  - 消毒皮肤，铺无菌巾
  - 再次实时显示靶目标
  - 1% 利多卡因局部麻醉
  - #11 手术刀片切开皮肤
  - 实时超声引导下进针至靶目标
- CT 引导下活检术
  - 皮肤上粘贴不透射线的格栅
  - 获取初始 CT 图像
  - 选择皮肤穿刺点并标记
  - 无菌消毒皮肤，铺无菌巾
  - 1% 利多卡因局部麻醉
  - #11 手术刀片切开皮肤
  - 进穿刺针至靶目标
    - 每次调针后都需要 CT 扫描
    - 拔除内芯，减少可能产生掩盖病灶或针尖的条形伪影

- 如果穿刺等密度病灶
  - 复习术前影像，可根据解剖标志进针至靶目标
  - 如果需要的话行增强 CT 扫描
- 活检技术
  - 单针技术
    - 适用于超声引导下的活检术
      - 肾／肝活检
      - 甲状腺结节
      - 浅表淋巴结／结节／肿物
    - 实时监控下进针至靶目标
      - 使用组织芯活检枪行非病灶活检
      - 甲状腺或浅表病灶的 FNA 或组织芯活检
  - 同轴技术
    - 适用于超声或 CT 引导下的活检
      - 病灶或非病灶活检
    - 对于非常表浅的病灶适用同轴技术是非常困难的
    - 使穿过组织的次数降到最少
      - 针鞘到位后，可通过 FNA 或组织芯活检获取多条组织标本
    - 对于存在活动性出血／潜在出血风险时，可考虑行穿刺道栓塞
      - 活检后血凝块、明胶海绵条／胶
    - 同轴针鞘穿刺至靶目标
      - 移除针芯
      - 合适大小的针鞘确保可以通过组织芯活检针或细针活检针
    - 组织芯活检针或 FNA 活检针通过针鞘至靶病灶
      - 超声：实时可视化监测
      - CT：实时 CT 透视引导，或穿刺病灶时，间断扫描成像
  - 细针活检技术
    - 超声实时引导下进针至靶病灶周围
    - 来回反复移动穿刺针
      - 超声实时引导避免穿过病灶和损伤组织器官
    - 移动穿刺针并抽吸
      - 如果现场没有细胞病理学家，按照病理科的指导原则进行标本制备
    - 吸抽量不足时
      - 将 3~5ml 注射器连接到 FNA 针（或通过连接管）
      - 重新插入针芯，抽吸时重复来回运动
      - 在拔针前放松抽吸，防止抽吸血液
  - 组织芯活检技术
    - 熟悉组织芯活检枪的使用方法
      - 不要在患者身上激活不熟悉的初次使用的活检枪；可以在手术台上"空"激活该器械
    - 穿刺至靶目标
      - 穿刺至病灶周边，这样"前冲"部分正好落在病灶内，而不至于穿出病灶
      - 很多穿刺针的"前冲"长度是可调节的

- 激活活检装置
  - 记录超声影像显示活检枪的位置
- 拔出穿刺针
  - 如果当时没有细胞病理学家在场，请按照细胞学 / 病理学的指导原则进行标本制备
- 重复上述步骤获取更多标本
- 特殊位置穿刺的注意事项
  - 女性附件
    - 术前咨询妇科肿瘤专家意见
      - 评估腹膜转移的风险
      - 高度怀疑肿瘤的患者应直接转给外科医生，降低穿刺种植的风险
    - 可能的话，选择经腹（TA）途径
    - 如果经腹途径不适合的话，选择经臀肌（TG）途径
      - 选择尽可能接近骶尾部边缘的途径避免神经血管结构
      - 阴道入路可能会减少疼痛
    - 如果必要的话选择经阴道途径
      - 术前阴道超声显示病灶位置
      - 预备液冲洗阴道穹窿
      - 阴道超声显示靶目标，多普勒超声评估穿刺路径上的血管结构
      - 超声显示下，激活针引导标志
      - 通过针导引进穿刺针至病灶位置
  - 肾上腺
    - 取侧卧位，同侧朝下
      - 减少膈肌活动
    - 警惕嗜铬细胞瘤：术前检查评估
    - 如果高度怀疑嗜铬细胞瘤
      - 术前给药控制血压
      - 请麻醉师协助监测和处理
  - 肾
    - 非病灶活检：穿刺肾皮质获取肾小球标本
      - 针尖指向远离肾门
      - 自体肾：一般首选下极
      - 移植肾：一般首选上极
      - 16~18G 组织芯穿刺针：单针或同轴技术
    - 病灶活检：经由部分正常肾实质穿刺靶病灶
      - 利用病灶和包膜之间的填塞效应减少出血
    - 如果肾位置深、体型大，超声显影不好情况下可选择 CT 引导
      - 俯卧位或侧卧位（同侧朝下）
      - 减少膈肌活动，减少肾移动和避免损伤肺
  - 肝
    - 非病灶活检：可能的话选择肋下或剑突下入路，而不是肋间入路
      - 减少疼痛
      - 更低的气胸和血胸风险
    - 病灶活检：经由正常肝实质穿刺靶病灶

- 利用病灶和包膜支架的填塞效应减少出血
- 超声显示穹窿病灶，提供避开胸膜的路径
- 如果超声显示不清时，选择 CT 引导
  - 选择一定角度成像以清晰显示胸膜 / 肺
  - 膈肌病变时，经胸膜入路可能是不可避免的
- 腹水患者术前需行腹腔穿刺引流
  - 缩短穿刺路径，预防靶病灶移位
  - 提高填塞效应，降低出血风险
  - 如果是感染性病灶，可降低腹膜炎风险
- 16~18G：单针或同轴技术
  - 胰腺
    - 一般首选内镜下活检
    - 偶尔需要 CT/ 超声引导下活检
      - 超声显示穿刺路径上的肠管
      - 避开扩张的胰管
      - 和 ERCP 一样，存在术后胰腺炎的风险
  - 腹膜及肠系膜淋巴结
    - 靶目标存在明显的移动
      - 活检就像"咬苹果游戏"
    - 双针技术
      - 套管针穿刺至靶病灶周围，以减少运动
      - 第二步，19G 针鞘 /20G 组织芯活检针通过套管针穿刺靶目标获取组织标本
    - 肠内 / 经结肠途径可能是必要的
  - 前列腺
    - 首选经直肠（TR）超声引导
      - 靶目标周围区域
    - 预防性使用抗生素
      - 活检前 1 天开始口服环丙沙星，共 3 天
      - 穿刺前肌内注射庆大霉素 1 次
    - 20G 组织芯活检枪
    - 12 条组织芯标本用于 Gleason 评分
      - 分别从前列腺两侧基底、中部、顶端取 2 条组织芯标本
      - 前列腺两侧中央腺各取 1 个标本
    - 注意患者情况
      - 术后血尿、便血、血精
      - 禁止性生活 1 周
  - 脾
    - 脾活检比肝活检的出血风险高 2~10 倍
      - 脾活检时如果无法行血管栓塞，可优先考虑外科会诊
    - 推荐 CT 引导下活检
      - 对术后出血更加敏感
    - 首选同轴技术
      - 小口径穿刺针可降低出血风险
      - 例如 19G 针鞘 +20G 活检枪
  - 甲状腺
    - 使用 25G 活检针获取 4~6 条细针抽吸标本
    - 除非特殊情况或之前细针抽吸未明确诊断，一

般无需行组织芯活检

  ▫ 一般 20G 组织芯活检就足够了

观察和报告

- 影像
  - 术前：病灶的描述
  - 术中：确定针道／针尖位置
  - 术后：评估术后即刻并发症
- 手术
  - 技术
    - 选择影像手段，单针还是同轴，选择穿刺针
  - 标本的获取
    - 组织芯还是细针抽吸活检
    - 标本数
  - 即刻并发症及处理
- 标本
  - 术前准备（载玻片、生理盐水、福尔马林等）
  - 检测顺序
- 术后和随访

替代手术／治疗

- 放射学
  - 经颈静脉肝／肾活检
- 外科
  - 开放手术或腹腔镜下活检
- 其他
  - 超声内镜引导下 FNA
  - 经支气管组织芯活检或 FNA

术 后

应尽事宜

- 术后检测血流动力学及血氧
  - 心动过速和（或）低血压
    - 出血
  - 低氧血症、呼吸困难和（或）胸痛
    - 气胸
  - 肾／肾上腺活检后高血压
    - 肾包膜下积液压迫肾实质导致页状肾
    - 嗜铬细胞瘤导致的肾上腺危象

规避事项

- 非靶病灶标本
  - 移动病灶
  - 活检枪"前冲"长度不合适
- 穿过组织器官结构
  - 大血管
  - 扩张的胆管或胰管
  - 腹腔内活检穿过肺／胸膜
    - 有时候需要选择穿胸膜路径

结 果

问题

- 未达到诊断目的

- 细胞病理学家在场时重复活检或冰冻确认后再拔除穿刺针
- 病灶活检时，同时行 FNA 和组织芯活检
- 更换引导方案
  - 前次超声引导，此次选择 CT 引导
- 出血
  - 肝、肾、脾活检后常见
    - 穿刺道明胶海绵栓塞指征
      ▫ 术中影像显示出血
      ▫ 经针鞘的明显出血
      ▫ 未纠正的出血因素
      ▫ 脾活检后常规行栓塞处理
    - 严重出血发生率＜1%
  - 术后监测
    - 术后持续监测生命体征
    - 肝或肾活检需延长监测至第二天
    - 术后复查影像
  - 无法控制的或血流动力学不稳定的出血
    - 开放中心静脉通路，行液体复苏
    - 血型鉴定，交叉配血，准备输血
    - 明确处理
      ▫ 血管造影及血管栓塞
      ▫ 外科会诊
- 疼痛
  - 轻度：保守治疗
  - 严重：评估并发症（是否出血）

并发症

- 最严重的并发症
  - 血流动力学不稳定的出血
- 即刻／围手术期并发症
  - 疼痛、出血、血管迷走反射、气胸、血胸
- 远期并发症
  - 假性动脉瘤、脓毒症、胰腺炎、页状肾
- 其他并发症
  - 咯血、输尿管梗阻

预期结果

- 诊断率取决于
  - 标本（大小及定位）
  - 穿刺技术
  - 细胞病理学专家是否在场
- 病灶活检报告诊断准确率
  - 肝：83%～95%
  - 肾：77%～89%
  - 胰腺：89%
  - 其他部位：70%～90%
- 假阴性率＞＞假阳性率

CT 引导下肾病灶活检：术前扫描

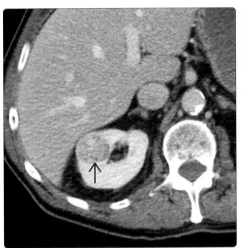

CT 引导下肾病灶活检：术前扫描

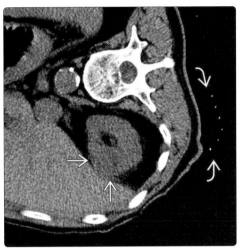

（左图）横断位增强 CT 显示右肾前外侧孤立病灶➡️。（右图）横断位增强 CT 显示肾病灶➡️及贴于后背部的不透射线格栅➡️。患者取右侧卧位，以限制膈肌活动，减少肾移位，预防穿刺进针时穿过肺实质

CT 引导下肾病灶活检：不透射线格栅定位

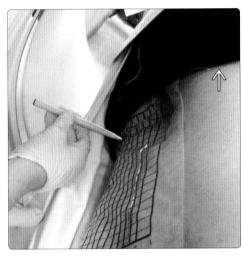

CT 引导下肾病灶活检：局部麻醉

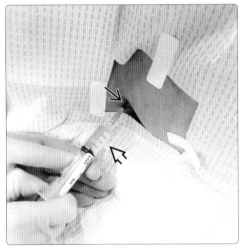

（左图）图片显示基于初始 CT 选择的格栅定位进针点，并用笔标记。周围红色激光线➡️显示对应 CT 的切线位置，即皮肤进针点。（右图）清洁消毒皮肤，1% 利多卡因局部麻醉➡️皮肤进针点➡️

CT 引导下肾病灶活检：皮肤切开

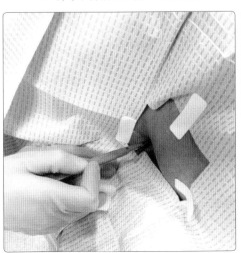

CT 引导下肾病灶活检：鞘管针

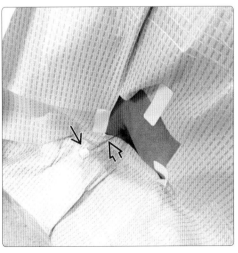

（左图）#11 手术刀片切开皮肤，便于进 17G 鞘管针。（右图）17G 鞘管针➡️含有内芯➡️，插入的角度和深度取决于初始 CT 扫描。肾实质内的针尖位置可通过头足位观察穿刺针随呼吸的摆动来判断

CT 引导下肾病灶活检：拔除内芯

CT 引导下肾病灶活检：鞘管针

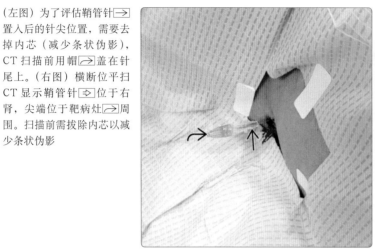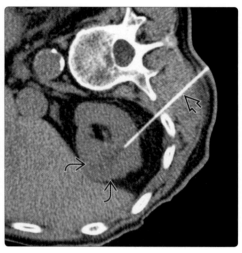

（左图）为了评估鞘管针→置入后的针尖位置，需要去掉内芯（减少条状伪影），CT 扫描前用帽→盖在针尾上。（右图）横断位平扫 CT 显示鞘管针→位于右肾，尖端位于靶病灶→周围。扫描前需拔除内芯以减少条状伪影

CT 引导下肾病灶活检：同轴技术

CT 引导下肾病灶活检：同轴技术

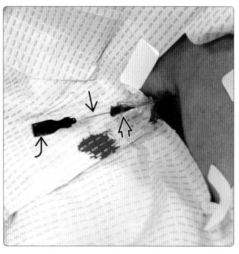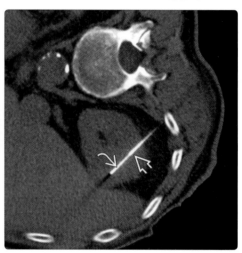

（左图）22G 千叶针→通过鞘管针针尾→插入鞘管针，用于细针抽吸（FNA）。CT 扫描时，将千叶针内芯→保留在鞘管针内减少出血。（右图）横断位平扫 CT 显示千叶针→进入鞘管针→，其尖端位于靶病灶，获取 FNA 标本。鞘管针尖端保留在病灶周围

CT 引导下肾病灶活检：同轴技术行 FNA

CT 引导下肾病灶活检：FNA 标本制备

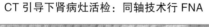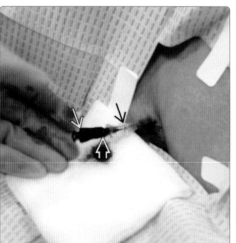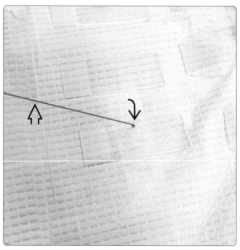

（左图）拔出千叶针内芯→，千叶针→在病灶内前后移动，如果需要的话，用 10ml 注射器连接千叶针进行抽吸，鞘管针→保持静止不动。（右图）拔出 FNA 针→，千叶针内芯再次插入鞘管针（未显示），如果细胞病理学家不在场，可以将抽吸标本→保留在载玻片上

活检术

CT 引导下肾病灶活检：FNA 标本制备

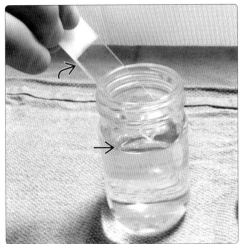

CT 引导下肾病灶活检：组织芯活检针插入

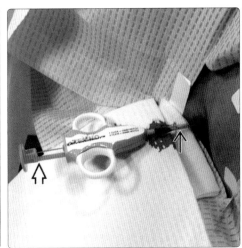

（左图）抽吸标本置于载玻片➡后，将载玻片插入 95% 乙醇➡中行组织标本固定，为了防止 FNA 标本的空气干燥，应迅速进行切片制备。（右图）拔出鞘管针内芯后，通过鞘管针➡插入 18G 组织芯活检枪，通过按压扳机➡，活检枪的切割部分将进入病灶内部进行活检

CT 引导下肾病灶活检：组织芯活检针

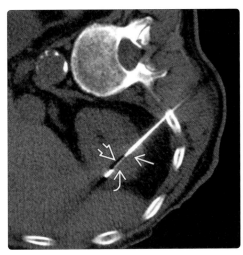

CT 引导下肾病灶活检：组织芯活检标本制备

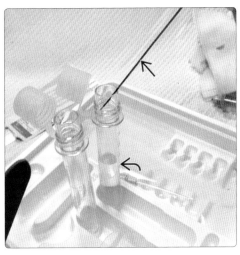

（左图）横断位平扫 CT 显示套管针➡前面的活检针切割部分（凹槽）➡位于靶病灶➡内。按压活检枪的扳机直到听到"咔哒"一声，表示活检完成。（右图）拔出活检枪后，针芯插入套管针里，从活检枪➡里取出组织标本，按照病理要求，放入生理盐水或福尔马林的容器中➡

CT 引导下肾病灶活检：超声引导下单针技术

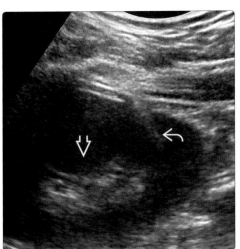

非病灶肾活检：并发症

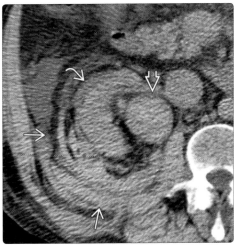

（左图）实时超声引导下，左肾矢状位超声显示组织芯活检针➡已穿刺入左下极肾皮质，针道远离肾门➡以减少穿刺并发症。（右图）患者行超声引导下右肾➡非局灶性活检后数小时出现右侧腹部疼痛伴血尿，其横断位平扫 CT 显示肾周间隙➡及肾盂➡出血性膨胀

非局灶肝活检：超声引导下同轴技术

非局灶肝活检：超声引导下同轴技术

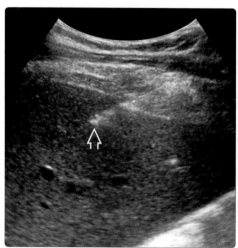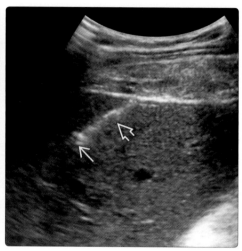

（左图）肋间扫查肝脏断面超声，显示 17G 套管针尖端➡️位于肝脏周边，准备行肝脏非局灶活检术。（右图）通过套管针➡️，18G 组织芯穿刺针在超声实时引导下进入肝实质➡️。利用同轴技术，只需要穿刺肝包膜一次，即可多次获取肝标本，从而降低出血风险

非局灶肝活检：并发症

非局灶肝活检：并发症

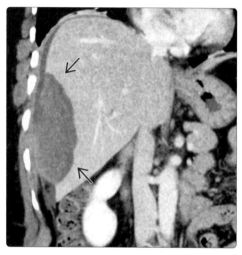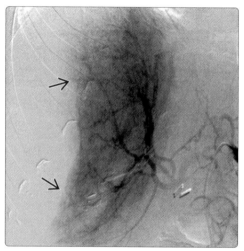

（左图）52 岁女性患者，右上腹疼痛，冠状位增强 CT 显示肝周大量积血➡️，该患者 3 天前行超声引导下肝活检。（右图）进一步行肝脏 DSA 检查，没有观察到对比剂外溢，尽管可见肝包膜下血肿➡️的肿块效应。根据肝活检部位，预防性地行右肝动脉明胶海绵栓塞

CT 引导下经结肠淋巴结活检

CT 引导下经结肠淋巴结活检

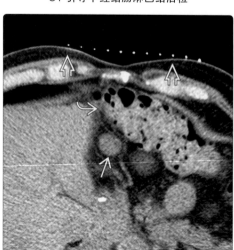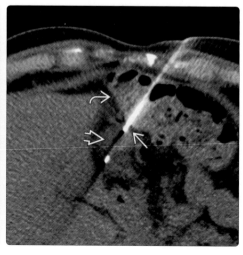

（左图）对小细胞癌患者进行 CT 平扫以定位 PET 阳性的胃肝淋巴结➡️，注意横结肠➡️覆盖于淋巴结前方，格栅➡️粘贴于皮肤表面确定进针点。（右图）没有发现合适的穿刺路径，19G 鞘管针➡️穿过结肠➡️进入淋巴结，利用同轴技术，20G 活检枪取材凹槽➡️准确定位于淋巴结

经皮腹膜后肿物活检：术前影像

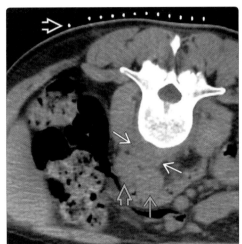

经皮腹膜后肿物活检：同轴活检

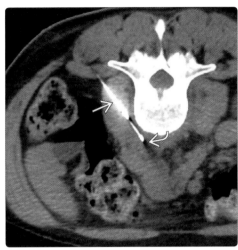

（左图）术前俯卧位 CT 平扫显示右侧脊柱旁肿物➡，拟行穿刺活检术。肿物接近主动脉➡和下腔静脉➡，皮肤粘贴不透射线格栅➡协助定位穿刺点。（右图）利用同轴技术经 17G 鞘管针➡插入 18G 穿刺针至肿物周边，使用短"前冲"活检针，避免针尖➡穿过肿物

经皮腹膜后肿物活检：术后 CTA

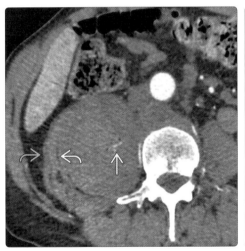

经皮腹膜后肿物活检：术后主动脉造影

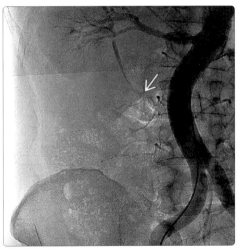

（左图）术后即刻鞘管针明显回血，患者取仰卧位，行 CTA 检查，显示与活检相关的腹膜后腰大肌➡旁血肿➡，伴活动性对比剂外溢➡。（右图）患者被送入介入导管室，行主动脉造影术，显示 L_3 水平可疑对比剂外溢➡

经皮腹膜后肿物活检：术后选择性动脉造影

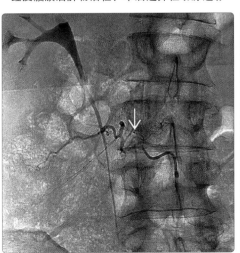

经皮腹膜后肿物活检：复习术前影像

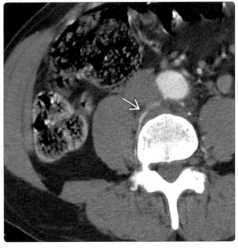

（左图）微导管超选择右侧 L_3 腰动脉，虽然造影➡未见明确活动性出血征象，仍选择性行明胶海绵栓塞，患者栓塞后未再出现出血表现。（右图）复习患者活检前 1 年的增强 CT，发现肿物生长区域的 L_3 腰动脉➡虽然活检时避开了下腔静脉和主动脉，但该支腰动脉可能被穿破了

（左图）横断位增强 CT 显示肝内多发散在高密度病灶➡️，考虑肝转移瘤可能性大。（右图）横断位平扫 CT 显示不透射线格栅➡️粘贴于前腹壁定位穿刺靶病灶，平扫 CT 中肝病灶显影不明显

CT 引导下肝病灶活检：术前 CT 扫描

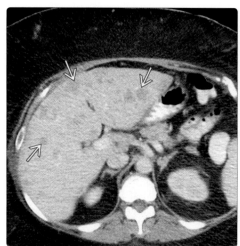

CT 引导下肝病灶活检：格栅定位

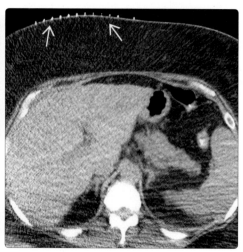

（左图）经格栅定位后，根据解剖标记，17G 鞘管针➡️穿刺靶病灶，增强 CT 评价穿刺针是否接近靶病灶➡️，该例患者，穿刺针准确指向靶病灶。（右图）利用同轴技术，经鞘管针进 18G 组织芯活检枪直至活检凹槽部分➡️位于靶病灶内，鞘管针针尖仍位于病灶外周➡️

CT 引导下肝病灶活检：穿刺

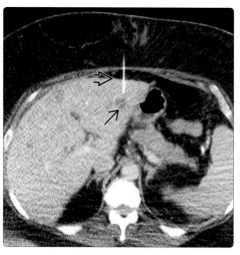

CT 引导下肝病灶活检：组织芯活检

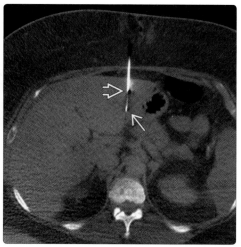

（左图）79 岁，男性，右颈部肿胀，横断位增强 CT 显示右侧梨状窝内软组织肿物，超声引导下，选择穿刺增大、坏死Ⅲ级的淋巴结➡️，注意其毗邻右侧颈总动脉➡️。（右图）超声清晰显示该坏死淋巴结，为提高活检阳性率，18G 穿刺针进针至淋巴结周边，避免穿刺中心坏死区➡️，针尖➡️避开颈动脉➡️

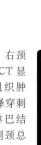

经皮淋巴结活检：术前 CT 扫描

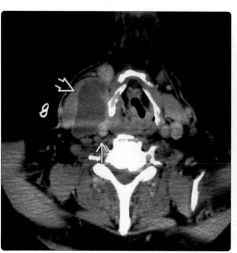

经皮淋巴结活检：同轴技术

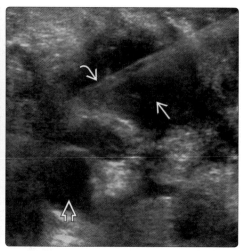

超声引导下淋巴结活检（彩色多普勒）

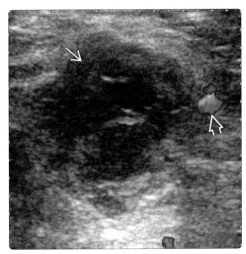

超声引导下淋巴结活检：同轴技术

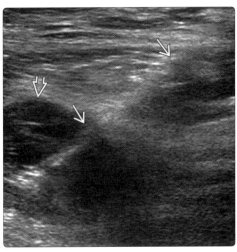

（左图）61 岁，男性，肺转移性癌，伴腋窝淋巴结增大➡️，活检前超声评估，彩色多普勒超声明确穿刺入路，避开局部血管➡️。（右图）利用同轴技术，超声引导下，18G 活检枪➡️经鞘管针穿刺淋巴结➡️。注意避开局部血管，获取数条组织标本，无穿刺并发症

经皮淋巴结活检：术前影像

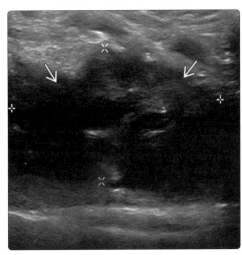

经皮淋巴结活检：FNA

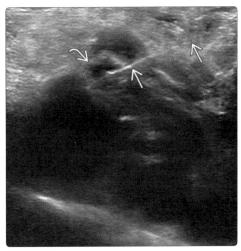

（左图）54 岁，女性，乳腺癌伴锁骨上淋巴结增大，（PET 确认）术前超声显示回声不均的浅表增大淋巴结➡️。（右图）超声引导下，22G 穿刺针➡️穿刺增大淋巴结➡️高回声部分，抽吸时来回移动穿刺针，由细胞病理学家确认标本是否满足要求

肾周肿物活检：术前 CT 扫描

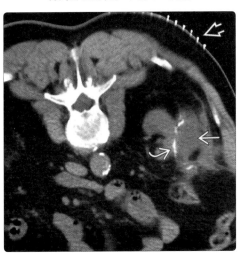

肾周肿物活检：穿刺

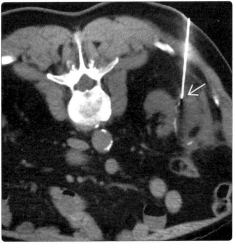

（左图）81 岁，男性，因肾细胞癌行部分肾切除术，毗邻缝合线➡️区域出现 CT 值 10～50HU 肿物➡️，该病灶鉴别诊断包括肿瘤复发和脓肿，皮肤粘贴不透射线格栅➡️协助定位穿刺入路。（右图）18G 鞘管针➡️穿刺至指定区域，利用同轴技术获取组织标本失败，之后通过鞘管针抽吸出脓性成分，明确为脓肿

关键点

术语

- 吸引术：通过针或导管抽吸液体
- 引流术：通过留置导管引流液体
- Seldinger 技术：套管针穿刺积液，引入导丝，沿导丝置管引流
- 套管针技术：含锐利内芯的套管针直接穿刺引流积液

术前

- 适应证
  - 脓肿的处理
  - 液体的描述
  - 缓解症状／减压

介入操作

- 超声引导
  - 应用多普勒超声评估穿刺路径上的血管
  - 直接套管针技术 vs. Seldinger 技术
- CT 引导
  - 利用不透射线格栅进行初始 CT 扫描

- 串联（tandem）套管针技术 vs.Seldinger 技术
- 经阴道／经直肠途径
  - 较少应用，导管移位发生率高
- 经臀肌途径
  - 紧靠骶尾部边缘
- 引流术后
  - 无菌生理盐水冲洗
  - 连接重力引流袋 vs. 负压吸引球

术后

- 脓肿引流的临床成功率＞90%
- 积液引流成功率低，包括
  - 分隔状／蜂窝状
  - 存在瘘／下游梗阻
- 引流管拔除标准
  - 体温正常／白细胞恢复正常；患者情况稳定
  - 引流量＜10～20ml/d；没有瘘

猪尾引流管

三通开关

（左图）猪尾导管（图示）通过附着于导管尖端的细绳➡来成攀，不透射线条带➡远端可见多个侧孔➡，通过插入金属硬芯➡使猪尾导管矫直，并沿导丝进入致密组织，再沿轻度弯曲导丝或尖锐套管针➡推送塑料导管➡。（右图）开放三通开关引流液体➡至引流管➡，关闭冲洗端口➡

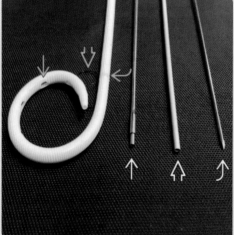

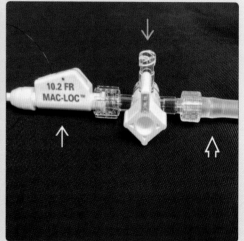

引流导管固定装置

引流液收集装置

（左图）引流导管可通过缝线或粘贴固定装置固定于皮肤。（右图）重力引流袋➡和负压吸引球➡（也称为JP 或者 Jackson Pratt）是两种常见引流液收集装置，根据是否需要负压（例如出现肠瘘时，很多术者不倾向于使用负压吸引装置）及预计引流量来决定使用哪种引流收集装置

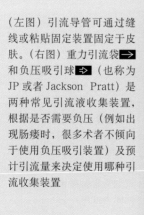

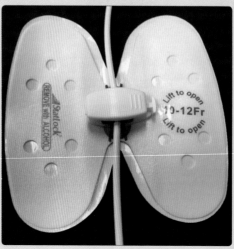

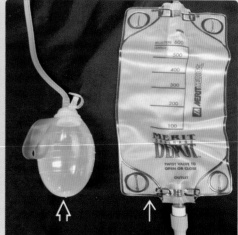

术　语

定义

- 抽吸术：通过针或导管抽吸液体
- 引流术：通过留置导管引流液体
- Seldinger 技术：套管针穿刺积液，引入导丝，沿导丝置管引流
  - 建议用于穿刺入路受限的小而深的积液
  - 操作不熟练的术者可能觉得进引流管时很难控制导丝，导致导丝弹出或将引流管位置放置错误
- 套管针技术：含尖利内芯的套管针直接穿刺引流积液
  - 一次穿刺，一般来说比 Seldinger 方法用时短
  - 一般用于大而浅表的积液
  - 串联套管针（Tandem-trocar）：小引导针旁平行进针穿刺积液
- 经腹（TA）入路：一般是最短路径，大部分患者可耐受
- 经臀肌（TG）入路：穿刺盆腔被前部肠管遮挡的深部组织结构
  - 必须选择接近骶尾部边缘的路径以避免神经血管结构
  - 经常会导致疼痛
- 经直肠（TR）入路：穿刺前列腺脓肿或直肠前 / 后积液
- 经阴道（TV）入路：穿刺直肠前的盆腔积液
  - TV/TR 导管存在很高的脱落风险

术　前

适应证

- 液体特征
  - 脓肿、腹水、胆汁瘤、积脓、渗出、血肿、淋巴囊肿、血清肿、尿性囊肿
- 治疗
  - 脓肿常可治愈
  - 复杂或胰周积液可暂时缓解症状
  - 复发性囊肿或积液可考虑硬化治疗
- 缓解症状
  - 大的肝 / 肾囊肿、胰腺假性囊肿导致的压力 / 疼痛

禁忌证

- 没有安全的穿刺入路
  - 穿刺路径上有肠管、血管或某些重要脏器
- 没有纠正的凝血障碍
- 肿瘤性脓肿
  - 可能需要终生带管生存
    - 需要患者、家属和医生之间的相互理解
- 棘球绦虫囊肿
  - 过敏反应风险

术前影像学检查

- 复习术前影像

- 明确异常及其毗邻结构
  - 设计穿刺入路
    - 一般来说选择避开重要结构的最短入路
      - 穿过肠管入路一般适合于抽吸活检，不适合置入导管
      - 经肝引流一般效果好，但需要避开大的血管和扩张的胆管
      - 经胸膜腹腔引流风险包括气胸和胸腔积液
    - TV/TR 存在很高的导管脱落风险
    - 沿选定穿刺路径定位动脉
    - 选择穿刺引流的影像引导方法
    - 超声
      - 对解剖结构及穿刺入路实时引导
      - 定位毗邻血管结构
      - 便携式操作
      - 可 TV，TR 入路
      - 没有放射线暴露
      - 受患者体位、骨骼和肠气的限制
    - CT
      - 对积液和干扰结构显示清晰，适合于深部小的积液
      - 耗时且昂贵
      - 扫描时无法操作穿刺针、导丝和导管
      - CT 透视实时信息；需要关注射线暴露
      - 参考前图使复习影像更加便捷，并能更好地理解手术过程和方案
    - 透视
      - 通常和超声引导结合应用
      - 手术过程实时可视化
      - 可注入对比剂定位瘘管

术前准备

- 核查项目
  - 临床病史和体格检查
    - 手术适应证
    - 目前用药情况
      - 任何抗凝或抗血小板药物
  - 过敏史
  - 凝血状况
    - 新置入引流管：中度风险
      - 推荐国际标准化比值（INR）≤1.5
      - 推荐血小板计数 >50 000/μl
      - 推荐活化部分凝血活酶时间（APTT）：≥1.5 倍正常值
      - 氯吡格雷：术前停药 5 天
      - 阿司匹林：无需停药
      - 分子肝素（LMWH）：术前停药一次
    - 沿导丝交换引流管：低风险
      - 使用华法林患者，INR<2.0
      - 不常规推荐血小板计数，一般 >50 000/μl

□ 推荐 APTT，尚无共识
□ 其他与新置入导管要求一致
- 不常规推荐红细胞压积
○ 特殊注意事项
- 附件积液：疑似恶性附件积液引流前需咨询妇科肿瘤专家意见
• 药物
○ 麻醉
- 1% 利多卡因局部麻醉
- 必要时给予术前镇静
□ 一般用芬太尼、咪达唑仑
□ 引流盆腔深部或感染性积液可能疼痛明显；术前与手术护士讨论镇静计划
○ 预防性抗生素
- 涉及患者一般需要抗生素
- 考虑有症状患者
- 考虑患者的过敏史及文化背景
- 典型的多种微生物感染时，广谱抗生素
□ 1~2g 头孢西丁静脉滴注每 6~12 小时 1 次
□ 1g 头孢曲松静脉滴注每 24 小时 1 次
□ 氨苄西林（1g）和庆大霉素（80mg）
□ 左氧氟沙星（500mg）
• 物品清单
○ 一般准备
- 超声
□ 2~12MHz 探头（根据不同位置选择）
□ 无菌超声探头罩／胶
- 透视
□ 与超声引导结合使用
- CT
□ 不透射线格栅
○ 套管针技术
- 8~14F 套管针，连接猪尾导管
○ 串联套管针技术
- 20G 千叶引导针
- 8~14F 猪尾导管
○ Seldinger 技术
- 穿刺针（如 18G 针，18G 带鞘粗针，19G 超细千叶针）
- 0.035 英寸导丝，3mm J 形前端
- 8~14F 扩张器
- 8~14F 猪尾导管
○ TV 或 TR 入路
- 阴道内／直肠内超声探头
- 2 个无菌探头罩和橡皮筋
- 无菌凝胶
- 塑料保护器固定猪尾导管
- 窥阴器
○ 穿刺术或胸腔穿刺术

- 18~22G 腰穿针（诊断性抽吸）
- 7F 尖端弯曲导管（治疗性抽吸）

介入操作

患者体位／位置
• 最佳操作方法
○ 一般原则：避免中间结构的最短穿刺路径
- 入路选择顺序
□ 经腹（TA）＞经臀（TG）＞经阴道（TV)／经直肠（TR）
○ TA 路径：一般仰卧位
- 如果必要时，取卧位或俯卧位
□ 避开中间结构，如肠管，明确穿刺入路
□ 卧位可通过同侧胸膜的挤压效应降低胸膜受侵风险
○ TG 入路：卧位或俯卧位
○ TV 入路：截石位
○ TR 入路：左侧卧位
手术步骤
• 常规步骤
○ 复习术前影像资料
- 确定靶病灶，选择影像引导方案
- 穿刺安全路径
□ 例如穿刺路径上没有动脉
• 影像引导方案
○ CT 引导
- 粘贴格栅进行初次扫描
- 计划穿刺路径；选择患者体位，避开中间结构
- 皮肤上标记穿刺点
- 1% 利多卡因局部麻醉
- ＃11 手术刀片切开皮肤
- 穿刺积液
□ 18G 千叶／环形针（Seldinger 技术）
□ 20G 引导针（串联套管针技术）
- 抽吸少量液体，观察颜色、清洁度、黏稠度
- 选择导管，大／黏稠积液一般选择大直径导管（12~14F）
○ 超声引导
- 超声探头涂胶：超声探头覆盖无菌罩
- 探头罩外面涂上无菌胶
- 定位穿刺目标，再次确认穿刺路径
- 1% 利多卡因局部麻醉
- ＃11 手术刀片切开皮肤
- 穿刺积液
□ 18G 千叶／环形针（Seldinger 技术）
□ 20G 引导针（串联套管针技术）
- 抽吸少量液体，观察颜色、清洁度、黏稠度
- 选择导管，大／黏稠积液一般选择大直径导管（12~14F）

引流术

- 透视引导
    - 超声引导确定入路
    - 进针方法与上面描述一致
        - 推注对比剂明确积液边界并明确有无窦道
    - Seldinger 或套管针技术
        - Seldinger 技术可用导丝寻表浅积液至更深的交通腔隙
- 穿刺技术
    - Seldinger 技术
        - 18G 针穿刺积液
        - 经穿刺针引入 0.035 英寸导丝至积液区
            - CT 确认积液内导丝位置
            - 如果需要穿过致密组织且液化好的积液可选择加硬导丝（例如 Amplatz）（不常规应用于肝内／肾内积液）
            - 尖端圆形的低硬度导丝（例如 Rosen，3J）应用于较小，未完全液化，或器官内积液（导丝不太可能穿透积液壁）；引流置管过程中容易出现导丝扭结；在置管过程中需轻微牵拉导丝
        - 测量从皮肤到积液的距离
        - 通过导丝扩张穿刺道（测量距离），选择合适直径的导管
        - 进硬芯支撑导管
        - 在导管上标记进管距离
        - 沿导丝进导管
            - 旋开硬内芯
            - 固定硬内芯，避免其继续前进
            - 沿导丝继续推进导管至积液区
        - 撤出硬内芯及导丝，固定猪尾导管
        - 抽吸积液，并送检实验室检查
        - 确认位置 ± 推对比剂；谨慎推注对比剂，可能导致菌血症／脓毒症
    - 直接套管针技术
        - 通过套管针安装猪尾导管
        - 1% 利多卡因局麻，钝性分离
        - 通过实时超声引导，进导管套装至积液区
        - 旋开套管针
        - 握住套管针避免其继续推进，沿套管针推进导管至积液区
        - 撤出套管针，猪尾导管成形，固定猪尾导管
        - 抽吸积液，送检实验室检查
        - 超声明确猪尾导管位置
    - 串联套管针技术
        - 复习初始 CT 影像
            - 测量从皮肤至积液的距离
            - 评估穿刺路径上的临近结构（例如动脉）
            - 沿针尖的 360°横断位选择位置，将导管／套管针串联进针，根据 CT 图像选择最安全的路径
        - 20G 引导针穿刺至积液区
        - 组装导管和套管针
        - 1% 利多卡因局麻，钝性分离
        - 在导管上标记至积液区距离
        - 根据测量距离，平行于引导针进导管套装
        - 旋开套管针，握住套管针避免其继续推进，沿套管针推进导管至积液区
        - 拔除套管针，固定猪尾导管
        - 抽吸积液，送检实验室检查
        - CT 确认导管位置
- 特殊入路
    - TG 入路
        - 穿刺针尽可能沿骶尾边缘进针，避开神经血管结构
        - 可能的话选择翼下肌入路（减轻疼痛）
        - 斜位可协助选择最佳入路
    - TV 和 TR 入路
        - 膀胱引流考虑选择 Foley 导管
        - 通过阴道内或直肠内获取初始影像
            - 明确显示积液位置
            - 多普勒超声显示中间血管
        - TV：阴道冲洗液冲洗阴道穹隆
        - 覆盖无菌探头罩，橡皮带固定
        - 将猪尾导管组套和针／导管架包入塑料保护套内
            - 缩短保护套，让导管伸出 5cm
            - 沿保护器长轴切割纵向狭缝
            - 将塑料保护器安装在超声探头上，用橡皮带固定远端和近端
        - 在整个装备上套上第二个无菌罩
        - 将超声探头放入引导／直肠
        - 显示积液；多普勒超声确定安全路径
        - 穿刺针抽吸；超声实时引导下，通过塑料保护器进 20G 穿刺针至积液区抽吸积液
        - 将 8~10F 猪尾导管装入支撑内芯及套管针
        - 通过塑料保护器进导管套装至积液区
        - 旋开套管针；进导管 2~3cm，同时握住套管针，让猪尾成襻
        - 拔出套管针
        - 切断远端橡皮带，取下外层无菌罩
        - 移除探头，切断近端橡皮带
        - 取下塑料保护器
        - 拔出导管内芯
        - 如果仅仅抽吸，抽吸所有液体后，超声确认，再拔除导管
        - 如果需要留置导管，将导管固定于大腿内侧
- 特殊应用
    - 附件积液
        - 抽吸／引流可疑恶性病灶前，咨询妇科专家意见

- 抽吸：输卵管卵巢脓肿，可能有效，置管引流一般是为了避免重复抽吸
- 腹水
  - 常见原因：肝硬化、恶性肿瘤
  - 根据腹水性状送检实验室检查
    - 常见：细菌染色, 细胞学检查, 细胞计数, 培养, 蛋白测定
  - 超声明确积液位置／积液量／积液深度
    - 选择积液最多的位置穿刺，没有重要中间脏器
    - 最常用穿刺点：右下象限
  - 彩色多普勒显示中间血管（如腹壁下动脉）
  - 自皮肤至覆膜行局部麻醉
    - 抽吸液体确认进入腹腔
  - 诊断性腹腔穿刺
    - 18～22G 腰椎穿刺针
    - 少量腹水：超声引导下进针
    - 大量腹水：超声定位后穿刺
  - 治疗性腹腔穿刺
    - 大量腹水引流后可能会肝硬化患者血流动力学紊乱，引流后需输注血清白蛋白
    - 第一次腹水引流最大不要超过 5000ml
    - #11 手术刀片切开皮肤
    - 7Fr 弯头导管装上套管
    - 超声引导或根据测量深度进导管 - 套管组套
    - 穿透腹膜会有落空感
    - 旋开套管，进导管至腹膜腔
    - 接上三通接头延长导管
    - 接导管至真空引流瓶
- 肾
  - 对于可疑尿性囊肿，获取积液肌酐值
  - 如果尿路梗阻／持续外引流
    - 可能需要肾造瘘／输尿管支架或肾输尿管导管
- 肝
  - 最常见肝脏引流是肝脓肿和胆汁瘤
  - 经过 2 周治疗后的顽固的棘球虫囊肿
  - 顽固的阿米巴脓肿
  - 避开胸膜、大血管、扩张的胆管
    - 斜位有助于获得最佳入路
  - 肝周积液需检测胆红素以确认／排除胆汁瘤
- 胰腺
  - 胰腺假性囊肿
    - >5cm，进行性增大或有症状
  - 感染
  - 因感染或症状性积液行引流
    - 蜂窝织炎因积液黏稠不易引流
    - 术前引流
  - 胰周积液送检淀粉酶检查
- 膈下积液
  - 超声结合透视引导或 CT 引导

- 胸膜受损不可避免
  - 斜位 CT 可提供最佳入路
  - 术后 CT 评估有无气胸
  - 避免损伤肺实质
- 左侧膈下积液需检查淀粉酶

- 引流后
  - 灌洗
    - 连接三通开关／引流袋
    - 将腔内抽吸干净
    - 无菌生理盐水灌洗
      - 灌洗量应小于腔内容量
      - 灌洗张力过高增加菌血症风险
      - 灌洗至清洁或血性抽吸液
    - 重复超声或 CT
      - 确认所有液体均被引流
      - 液体没有被引流可能是因为形成小腔，可能需要再置入导管
  - 导管固定
    - 猪尾成襻内固定
    - 外固定
      - 商用固定装置
      - 靠近穿刺点以胶带固定导管；缝合粘贴盘固定于皮肤

替代操作 / 治疗

- 外科
  - 腹腔镜下引流
  - 开放手术下引流
- 其他
  - 内镜下抽吸／引流
    - 胰周积液（例如胰腺假性囊肿）

术　后

拔管标准

- 发热及白细胞增多好转
- 每天引流量＜10～20ml
- 没有瘘和大的腔隙
- 断层影像上没有腔隙
  - 没有引流液时需要再次行影像检查，如果有残余的感染症状和体征
- 血流动力学稳定

应尽事宜

- 标本送检实验室检查；进行鉴别诊断
  - 脓肿：革兰染色，培养，敏感性
  - 胆汁瘤：胆红素
  - 胰周积液：淀粉酶
  - 尿性囊肿：肌酐
- 每班记录引流量
- 每 8～12 小时用 10ml 生理盐水冲洗导管
  - 通过三通开关，将 5ml 盐水冲进病灶腔，5ml 盐

水冲进引流袋
- 预防阻塞导管／引流管
◦ 如果积液黏稠，增加冲洗频率
◦ 一般抽吸后冲洗
• 注意革兰染色和细菌培养结果

规避事项
• 反复的 CT 扫描
◦ 根据临床需要增加扫描次数
◦ 可能产生大量射线累积剂量（如导致炎症性肠病，复发性胰腺炎，胆道梗阻性疾病）
• 如果出现如下情况，不要过早拔除导管
◦ 引流不畅，持续引流
◦ 持续发热，白细胞增高

结　果

问题
• 引流量少
◦ 可能引流管移位，未引流的小腔隙，积液黏稠或蜂窝织炎
◦ 如果持续引流量少伴持续发热，白细胞增多或血流动力学不稳定需行影像学检查
- 透视下推对比剂，如果导管移位
▫ 通过导丝重新调整引流管
▫ 如果穿刺道不合适，重新置管
▫ 如果积液黏稠，换大直径的导管
▫ 使用更多侧孔的导管，取得更好临床效果
◦ 腔内注入组织型纤溶酶原激活剂（tPA）
- 应用于导管位置良好，积液黏稠不易引流
▫ 成功率＞80%
- 4~6mg tPA 溶于 25ml 无菌生理盐水中
- 将 tPA 注入腔内，关闭引流管 30 分钟
- 打开引流管，不用抽吸
- 如果是多支引流管，分别给药
- 即使系统抗凝状态也可应用
• 持续大量引流
◦ 一般和瘘有关
- 治疗需要耐心，常常需要数月

- 胰瘘时应用奥曲肽
- 处理下游的梗阻

并发症
• 最严重并发症
◦ 出血
- 回顾影像资料寻找穿刺路径中的血管
- 可能的话彩色多普勒评价血管
◦ 感染性休克：应用广谱抗生素
• 即刻／围手术期并发症
◦ 出血
◦ 败血症
◦ 气胸
- 尽可能不要穿过胸膜
- 小的或无症状的气胸，可以观察
- 低位胸腔插管
• 远期并发症
◦ 导管移位
◦ 腹膜炎
◦ 出血
◦ 胸腔积液
• 其他并发症
◦ 内脏损伤
- 肠管
▫ 如果导管穿透肠管，则回撤导管至肠腔内
▫ 2 周后待肠壁成熟再拔除导管
- 膀胱
▫ 需要 Foley 导管减压

预期结果
• 肝脓肿临床成功率＞90%
• 如下情况成功率低：
◦ 多腔隙
◦ 蜂窝织炎
◦ 瘘／下游梗阻
• 初始治疗失败的预测因素：
◦ 引流后仍有大量积液
◦ CT 值＞20HU
◦ 存在瘘

（左图）64 岁女性，憩室炎，横断位增强 CT 显示骶前间隙 6cm×4cm 气液混合区➡。（右图）定位格栅协助定位选择最佳穿刺置管位置。红色激光线➡划分特殊的切线位置，CT 扫描可见不透射线的格栅➡。标记精确进针位置

骶前脓肿（初始增强 CT）

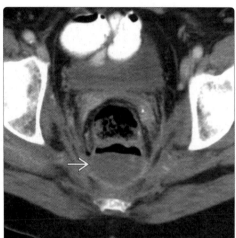

骶前脓肿（穿刺点选择）

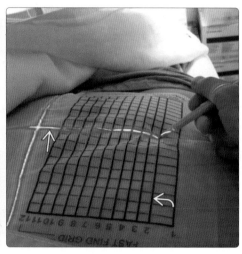

（左图）患者俯卧位，横断位 CT 显示皮肤上不透射线格栅➡。直肠➡充盈对比剂使之与骶前脓肿➡区别开。仔细审查翼下肌路径上结构。（右图）局部消毒铺巾局部麻醉。串联套管针技术，20G 千叶针引导穿刺脓肿➡，间断 CT 扫描确认针尖位置

骶前脓肿（CT 定位）

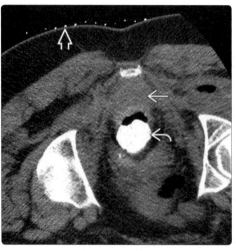

骶前脓肿（串联套管针技术，引导针）

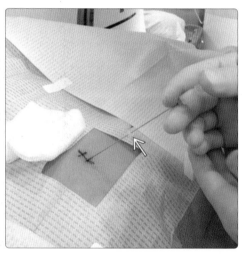

（左图）横断位平扫 CT 显示引导针针尖➡位于脓腔内➡。选择合适的皮肤进针点➡，进套管针及引流管。（右图）在选点的穿刺点➡切开皮肤。套管针经皮肤切开处沿引导针➡位置进针

骶前脓肿（串联套管针技术，引导针）

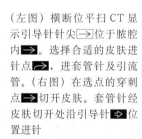

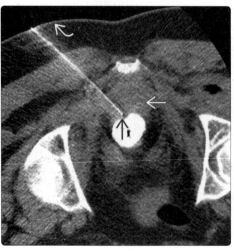

骶前脓肿（串联套管针技术，切皮）

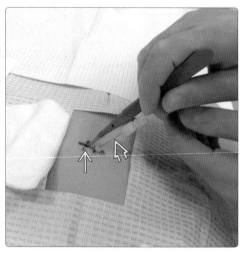

引流术

骶前脓肿（串联套管针技术，钝性分离）

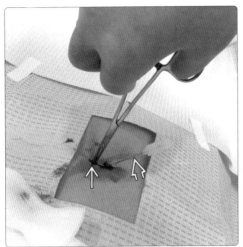

骶前脓肿（串联套管针技术）

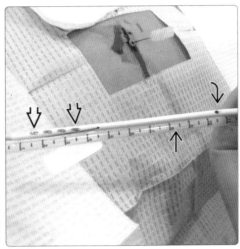

（左图）血管钳经皮肤切开处 ➡ 钝性分离皮下组织。注意引导针 ➡ 保持不动。（右图）多侧孔猪尾导管 ➡ 装上金属套管。根据初始 CT 确定至脓腔的距离，利用尺子 ➡ 标记于 ➡ 导管上

骶前脓肿（串联套管针技术）

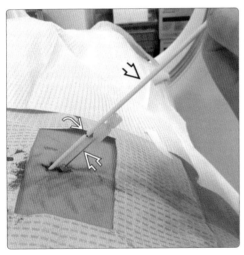

骶前脓肿（串联套管针技术，CT 确认）

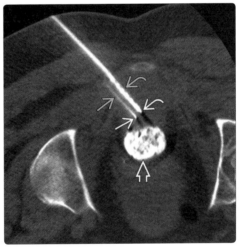

（左图）通过皮肤切开处平行引导针 ➡ 进引流导管 ➡ 至导管标记处 ➡。（右图）横断位非增强 CT 显示导管位置满意，导管尖端位于直肠 ➡ 前方的脓肿内。注意导管尖端 ➡ 与引导针 ➡ 相互毗邻，引导针 ➡ 和导管 ➡ 平行

骶前脓肿（串联套管针技术，置入导管）

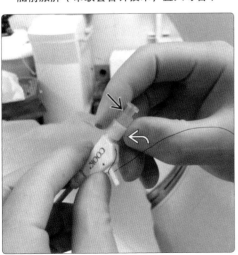

骶前脓肿（串联套管针技术，置入导管）

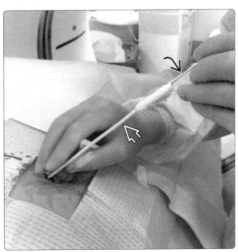

（左图）一旦导管尖端到达满意位置，从引流管上旋开 ➡ 内金属硬芯 ➡，但不要拔出硬芯。（右图）保持硬芯 ➡ 在满意的位置，通过硬芯推送导管 ➡ 进入脓腔，从而让猪尾导管成襻于脓腔内。毗邻导管尖端的侧孔需位于脓腔内

（左图）导管置入脓腔后，拔出内硬芯。通过拉紧管腔内丝线➡使猪尾导管成襻固定。松开丝线导管才可以被拉直。（右图）三通开关➡的一端连接猪尾导管➡，另一端连接引流管➡，其连接引流袋。注射器连接三通的侧端用于抽吸脓腔内全部脓液

骶前脓肿（串联套管针技术，置入导管）

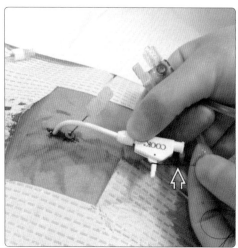

骶前脓肿（抽吸）

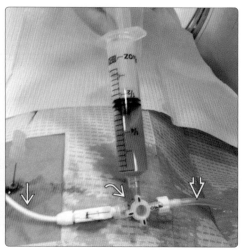

（左图）用无菌生理盐水➡小心冲洗脓腔直到无脓渣或抽吸液变成淡血性。注射过程中，三通开关的引流袋端处于关闭状态➡。（右图）脓腔抽吸和灌洗后，行 CT 明确引流管前端位置➡及确认不存在未引流到的脓腔部分，留为临床资料。注意图中已拔除引导针

骶前脓肿（灌洗）

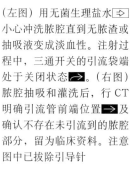
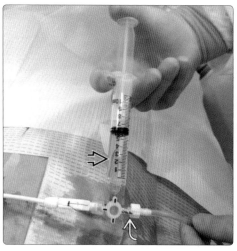

骶前脓肿（CT 确认）

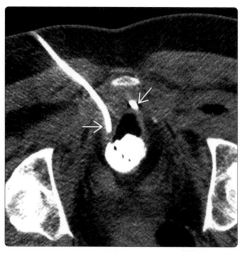

（左图）有多种导管固定装置。这例患者，引流导管穿过粘贴盘➡固定于皮肤。一块布胶布➡缠绕于引流导管并缝于➡粘贴盘上。（右图）保留三通开关➡，便于规律冲洗引流导管➡。延长导管➡连接于三通导管的另一端，并与重力引流袋➡连接。三通开关保持开放使脓液持续流入引流袋

骶前脓肿（固定导管）

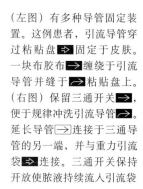
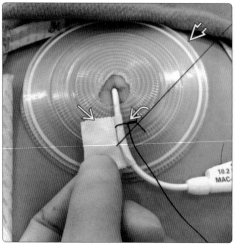

骶前脓肿（接引流装置）

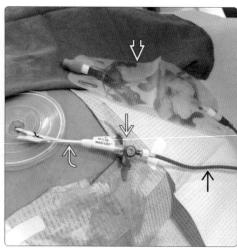

骶前脓肿：Seldinger 技术（CT 定位）

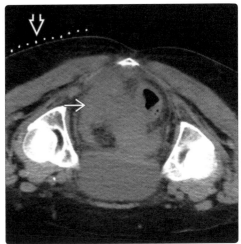

骶前脓肿：Seldinger 技术（增强 CT 定位）

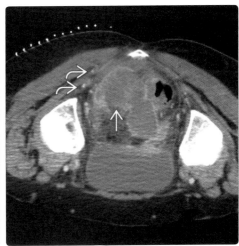

（左图）患者骶前脓肿，俯卧位，皮肤粘贴格栅➡，扫描定位 CT。然而，CT 图像并不能排除毗邻脓肿的靶区➡有肠管的存在。（右图）静脉注入 100ml 碘对比剂，脓肿区➡显示清晰，潜在的可能导致并发症的动脉➡亦明确。没有肠管位于靶区

骶前脓肿：Seldinger 技术（经皮入路）

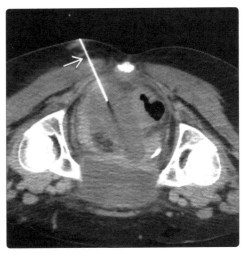

骶前脓肿：Seldinger 技术（引入导丝）

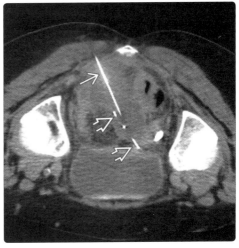

（左图）18G 千叶针➡经皮穿刺进入盆腔积液区，通过间断 CT 显像，经紧邻骶骨入路。（右图）通过 18G 穿刺针➡进 0.035 英寸导丝➡（Amplatz 或 Rosen）并在脓腔内打弯。导丝前进时，由于导丝在脓腔内打弯，术者会感到轻微的阻力感

骶前脓肿：Seldinger 技术（沿导丝置入导管）

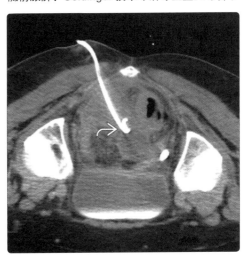

骶前脓肿：Seldinger 技术（随访影像）

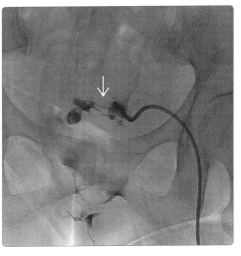

（左图）通过 CT 测量从皮肤到脓肿中心的距离。扩张经皮通路（选择性），沿导丝推送引流管。由于穿刺道直和组织致密，需要通过金属内芯推送导管。图像显示引流管➡位置满意。（右图）5 天后，引流量逐渐减少。拔除引流管前，通过引流管注入对比剂，显示肠瘘➡形成，继续保留引流管 1 周

（左图）37 岁女性，HIV 感染者，左肾结石，诊断为败血症，肾周脓肿➡。（右图）18G 千叶针➡穿刺脓肿，0.035 英寸导丝引入脓腔，使用 Rosen 导丝➡，因其尖端弯曲结构利于脓腔内打弯。Amplatz 导丝太硬，容易通过肾实质穿透至脓腔外

肾周脓肿（增强 CT）

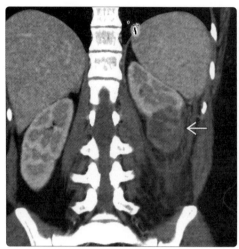

肾周脓肿（Seldinger 技术，Rosen 导丝）

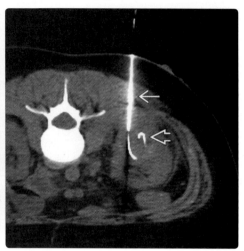

（左图）测量从皮肤至脓腔的距离，通过金属硬芯推送 Dawson-Mueller 导管➡（一种小猪尾的导管）。（右图）肾移植后 2 周，该患者出现移植肾周围积液。由于积液位于盆腔前部的表浅部位，穿刺风险小，操作在超声引导下进行。可见 18G 穿刺针➡进入积液区➡

肾周脓肿（最后导管位置）

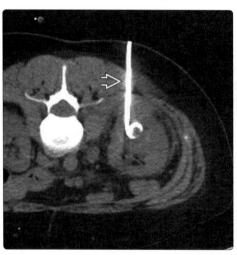

超声引导下置管（经皮穿刺进针）

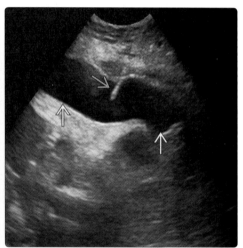

（左图）0.035 英寸导丝➡进入积液区。（右图）经皮扩张穿刺道，超声引导下进引流导管。看到完整的导管猪尾➡形态是很困难的，往往只能看到部分猪尾结构

超声引导下置管（导丝进入积液）

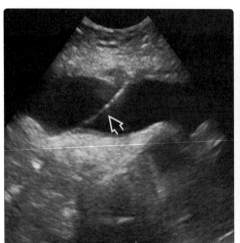

超声引导下置管（最后导管位置）

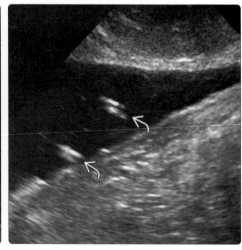

透视引导下置管（肝周脓肿）

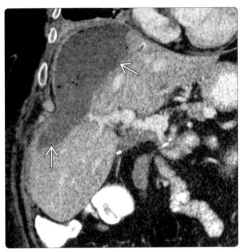

透视引导下置管（进导丝导管）

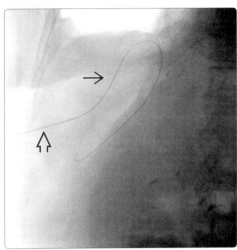

（左图）该例患者胆囊切除术后，肝周和膈下巨大脓肿➡️。透视下，采用Seldinger技术沿脓肿长轴置入导管。超声引导下进针。（右图）通过穿刺针⇨引入导丝➡️（Rosen），需要的话，带角度的导管有助于进入膈下积液区

透视引导下置管（置管后推注对比剂）

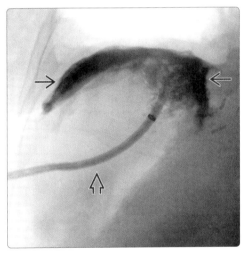

引流量减少（透视下评估）

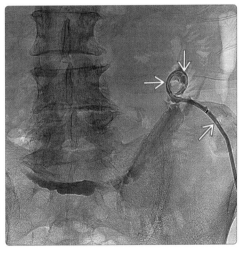

（左图）沿导丝扩张穿刺道，进引流导管⇨，通过导管推注对比确认导管位于脓腔内⇨，位置满意。对于大量积液病灶，可选择带更多侧孔的胆管型引流管。（右图）该盆腔引流管的引流量明显下降，考虑拔除引流管，但通过引流管推注对比显示引流管被杂质➡️部分阻塞，继续留管

引流量减少（导丝重新定位）

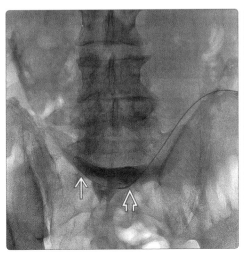

引流量减少（调整导管位置）

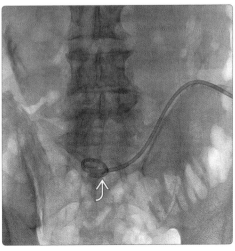

（左图）通过导丝撤出引流管，通过弯头导管⇨重新调整导丝➡️位置，让其位于积液多的区域。（右图）通过导丝置入新导管➡️，引流量显著增加。引流量减少与如下有关，积液减少、导管阻塞、导管移位、积液分隔和器材问题（例如三通开关位置不正确）。需要通过透视、CT和实验室检查等手段确定是否应该拔除导管

（左图）该患者 Whipple 术后，胃后➡低密度积液➡，考虑胃后脓肿。（右图）使用 Seldinger 技术，沿脓肿长径置入导管。测量自皮肤至脓腔的距离，通过穿刺针➡引入导丝，于脓腔内打襻➡，撤出穿刺针，通过扩张器扩张穿刺道，不要超过测量距离

胃后脓肿，CT 引导下引流（初始增强 CT）

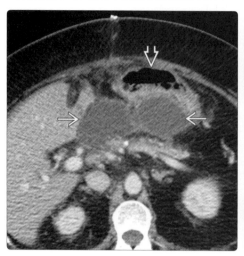

胃后脓肿，CT 引导下引流（Seldinger 技术）

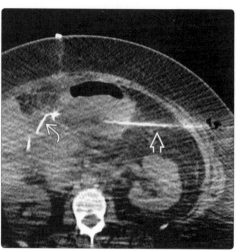

（左图）通过导丝置入多侧孔导管➡，横跨脓肿的整个长径，脓肿被完全抽吸干净，脓腔➡塌陷。（右图）左侧骨盆内低密度积液区➡，包绕于移植肾➡周围。该患者疼痛、白细胞增高、肾功能减退，考虑为肾周脓肿

胃后脓肿，CT 引导下引流（最后导管位置）

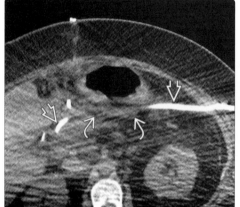

超声引导下套管针引流（移植肾周围积液）

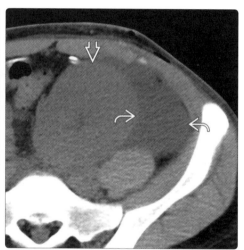

（左图）彩色多普勒超声显示移植肾➡和浅表脓肿➡，可见髂动脉➡和髂静脉➡，不位于穿刺路径上。（右图）10F 猪尾导管装上套管针➡，超声引导下进入肾周积液区，当在积液区看到导管前端，将导管从套管针上旋开，推送导管至积液区

超声引导下套管针引流（预计引流路径）

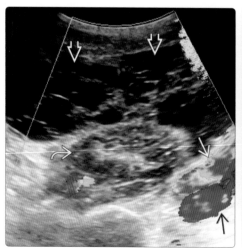

超声引导下套管针引流（导管 / 套管针鞘）

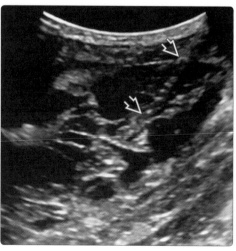

经阴道引流（初始 CT）

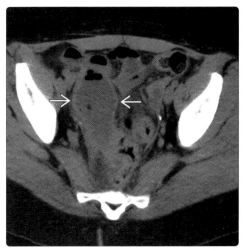

经阴道引流（初始超声评价）

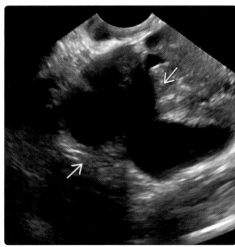

（左图）34 岁女性，发热伴盆腔疼痛。有盆腔积液➡️，考虑为输卵管卵巢脓肿。（右图）初始经阴道超声（另外一名患者）显示典型的附件囊性积液➡️

经阴道引流（套管针鞘）

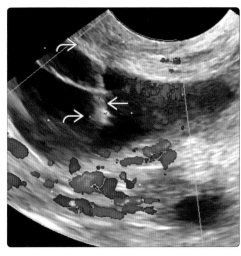

经阴道引流（导丝置入后透视）

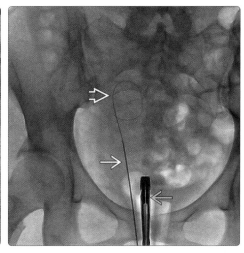

（左图）彩色多普勒超声评估经阴道超声引流路径中可能导致并发症的中间血管。可见导管‑套管针套装➡️进入脓肿区，通过超声换能器针尖引导标记➡️协助引导穿刺。（右图）另外一名患者，当导丝➡️通过穿刺针➡️进入脓肿区时，可见经阴道超声探头➡️

经阴道引流（最后导管评估）

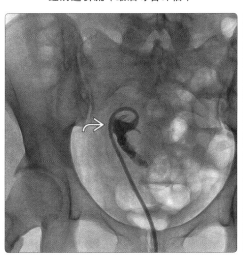

肠管皮肤瘘（引流评估）

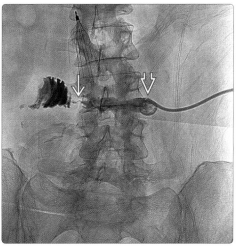

（左图）透视引导下，扩张穿刺道，通过导丝置入猪尾导管➡️。推注对比剂确认导管位置。（右图）Crohn 病患者置入导管，有利于控制肠内容物漏至皮肤，置管过程中，告知患者肠管皮肤瘘需要数月才能愈合（该患者用了 3 个月）。引流管➡️自瘘管➡️缓慢回撤，无需抽吸

胃造瘘术／胃肠吻合术

关键点

术前

- 适应证
  - 长期营养支持治疗
  - 胃减压
  - 如果存在抽吸、反流、胃瘫，置入胃肠吻合术（GJ）导管
- 回顾之前 CT（可能的话）评估操作窗口

介入操作

- 定位肝脏边缘并穿过结肠
- 经鼻胃管（NG）向胃腔充入空气
- 最佳导管入路位于胃小弯／胃大弯之间
  - 避开外周大血管
- 下列情况，选择 CT 引导
  - 胃术后
  - 没有能避开肝／肠管／肋缘的操作窗
  - 无法置入鼻胃管

- 行胃固定术预防导丝折曲
  - 不要固定 T 锚太紧
  - 可能会导致疼痛和皮肤坏死
- 置入针／导管的目标是幽门
  - 促进胃造口术（G）向胃空肠吻合术导管的转化
- 胃空肠吻合术
  - 使用定向导管至幽门

术后

- 不要使用胃造瘘术（G）或胃空肠吻合术（GJ）4～12 小时
- 7～10 天时切断 T 锚
  - 保留 T 锚会变成医源性刺激

结果

- 技术成功率：96%～100%
- 并发症：气腹
  - 可能因为导管移位

胃固定术

置入胃造口术导管

（左图）装有 T 锚➡的穿刺针➡穿刺腹壁和胃壁进入胃腔。经穿刺针由导丝➡推送 T 锚进入胃腔。示意图显示 T 锚。（右图）通过 T 锚将胃壁固定于腹壁，经皮插入胃造口术导管➡入胃腔。该例患者，胃造口术导管通过腔内球囊➡和外盘➡固定于皮肤，拉紧 T 锚丝线

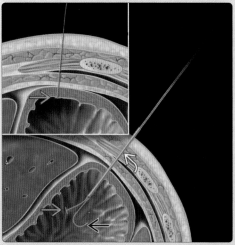
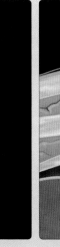
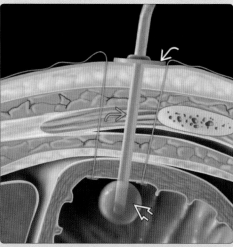

胃造口术导管，球囊类型

胃造口术导管，猪尾类型

（左图）经皮胃造瘘术（G）导管通过对比剂充填的腔内球囊➡固定。扩张良好的胃内含有鼻胃管（NG）➡和两个胃固定 T 锚➡，鼻胃管用于充气。（右图）用于胃造口术的腔内猪尾导管➡位于胃腔，通过 4T 锚（内科医生推荐 2～4 个）➡行胃固定术。通过胃造口术导管推注对比剂显示游离胃底➡

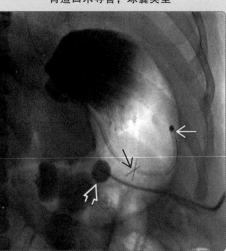
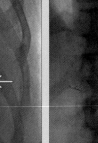

术 语

缩略语

- 胃造瘘术（G）导管
- 胃空肠吻合术（GJ）导管
- 空肠造瘘术（J）导管

同义词

- 放射线下胃造瘘术
- 经皮放射线引导下胃造瘘术
- 经皮内镜下胃造瘘术（PEG）
  - 未使用内镜的放射线下置入导管常被错误地认为是 PEG

定义

- 胃造瘘术：在胃腔做与外界相通的人工通道
  - 可通过外科／内镜／经皮的方法
  - 在胃腔内插入肠道导管
- 胃空肠吻合术：在胃腔做与外界相通的人工通道，插入肠道导管，使前端分别位于胃和空肠
  - 优势是通过胃造瘘口，降低误吸风险
  - 劣势在于潜在的导管移位或肠道梗阻
- 胃固定术：是胃前壁固定于腹壁
  - G/GJ 术时将胃壁经皮固定保持稳定
- 空肠造瘘术：在空肠做与外界相通的人工通道
  - 不穿过胃腔
  - 直接将导管插入空肠

术 前

适应证

- 长期营养支持治疗
  - 神经损伤影响吞咽功能
    - 脑卒中、肌萎缩性侧索硬化症
  - 食管恶性肿瘤／梗阻
  - 头颈部肿瘤
- 胃减压
- 如果存在如下情况，考虑 GJ 管
  - 误吸
  - 胃食管反流
  - 胃瘫

禁忌证

- 绝对禁忌证
  - 没有安全的操作通路
  - 没有纠正的凝血异常
- 相对禁忌证
  - 有胃手术史
  - 胃癌或静脉曲张
  - 未控制的腹水（需要腹腔穿刺术／胃固定术）

术前影像学检查

- 复习之前腹部 CT 资料
  - 评估安全操作通路
    - 是否存在间位结肠
  - 如果有腹水，考虑术前穿刺引流
- 如果之前没有 CT 资料，下列情况需做术前 CT
  - 之前有食管或胃的手术史
  - 怀疑／明确存在腹膜疾病
  - 存在门静脉高压
    - 评估可能的胃静脉曲张

术前准备

- 核查项目
  - 临床病史和体格检查
    - 患者的当前用药情况
      - 任何抗凝或抗血小板聚集药物
    - 是否有误吸或胃食管反流史
      - 考虑置入 GJ 管比 G 管更好
  - 凝血指标
    - 初次置管：中度出血风险
    - 血小板计数：不常规推荐
      - 如果血小板<50 000/μl 建议输血
    - 推荐国际标准化比值
      - 纠正至 1.5
    - 如果接受静脉肝素抗凝，推荐活化部分凝血活酶时间
      - 纠正至 1.5 倍正常值
    - 氯吡格雷：术前停药 5 天
    - 阿司匹林：无需停药
    - 沿导丝更换导管：低度出血风险
  - 术前禁食水 12 小时
  - 签署知情同意书
    - 包括出血、吸入性肺炎、脏器损伤(如肝脏、胰腺、肠管)、腹膜刺激、导管移位、固定器植入综合征（内固定器位于管内）
- 药物
  - 麻醉药
    - 1% 利多卡因局部麻醉
    - 必要时术前镇静
      - 常用芬太尼、咪达唑仑
    - 下列情况需麻醉医生协助
      - 气道管理问题、心脏功能问题、神经疾病、烦躁／意识不清／精神错乱患者
  - 预防性抗生素
    - 潜在微生物：金黄色葡萄球菌、表皮葡萄球菌、棒状杆菌属
    - 手术分类：清洁 - 污染
    - 介入放射学实践指南
      - 是否推荐常规预防性应用抗生素
      - 是，因经皮内镜下胃造瘘术（PEG）置管"拉"技术过程中会通过口咽部
      - 而在经皮"推"技术时是否应用抗生素无一致意见
      - 一线用药：头孢唑啉 1g IV
    - 头颈部肿瘤患者

- □ 一些报道提示可降低皮肤局部感染率
- □ 术前：1g 头孢唑啉静脉注射
- □ 术后：500mg 头孢氨苄口服或经 G 管给药，每天 2 次，共 5 天
- □ 如果头孢类过敏的话，可选择克林霉素
  - ○ 胃动力药
    - 1mg 胰高血糖素静脉注射减少胃肠蠕动
    - 空气滞留于胃腔内，限制其通过幽门
    - 避免在 GJ 管给药；可能妨碍空肠插管
    - 禁忌证
      - □ 嗜铬细胞瘤，胰岛细胞瘤
      - □ 胰岛素依赖性糖尿病
- 设备
  - ○ 常规物品
    - 透视设备
      - □ 影像引导的主要方法
    - CT 设备
      - □ 如果术前影像分析进入胃腔困难时选用
      - □ 用不透射线格栅定位入路位置
    - 超声设备
    - □ 3~5MHz 换能器
    - 鼻胃管，5F 导管即可
    - 充气装置，带三通开关的 60ml 注射器
    - #11 手术刀片
    - 扩张器和可撕脱鞘
  - ○ 胃固定术
    - T 锚（2~4），18G 凹槽针
    - 10ml 注射器（50：50 空气：盐水）
    - 0.035 英寸 Amplatz 导丝
  - ○ 胃造瘘术
    - 各种商业医用设备
      - □ 保留猪尾类型
      - □ 保留球囊类型
      - □ 保留蘑菇伞类型（保险杠型）：大部分持久，经口咽置入
      - □ 小尺寸：带阀门的小穀固定于皮肤上，很容易隐藏在衣服下面（活动的患者，儿童），尺寸大小取决于通路的距离
  - ○ 胃空肠吻合术
    - 各种商业医用设备
      - □ 保留猪尾类型
      - □ 保留球囊类型
      - □ 双腔导管类型，包含空肠喂养端和胃减压端
    - 5F 定向导管（如 Kumpe）
    - 导引导丝，选择导丝类型取决于通过幽门的难度
      - □ Amplatz，J 端，成角亲水导丝

介入操作

患者体位／位置
- 最佳操作方法

- 患者仰卧位，前方经皮入路
- 通过超声显示，用笔在皮肤上标记肝脏边缘
  - 预防误伤肝脏
- 初始透视定位横结肠
- 作为一种选择，评估是否可通过肠气识别结肠
  - 如果不能识别，给予空气／盐水对比剂／钡剂灌肠

设备准备
- 如果没有 NG 管
  - ○ 通过 J 端导丝插入 5F 导管（如 Kumpe），作为 NG 管使用
  - ○ 侧位透视有利于食管插管
- 将 T 锚装在 18G 凹槽针上
  - ○ 连接含 3~5ml 盐水的 10ml 注射器
  - ○ 各种 T 锚操作方法存在差异
    - 熟悉 T 锚的操作方法

手术步骤
- 常规步骤
  - ○ 预先准备的盐水清洁皮肤
  - ○ 操作区域的消毒
  - ○ 建立进入胃腔的窗口
    - 超声标记肝脏边缘，将钳子置于皮肤上，透视下确认钳子位置
    - 如果没有禁忌证情况，给 1mg 胰高血糖素
    - 通过 NG 管向胃腔内充气
      - □ 前后位显示：胃腔完全取代横结肠
      - □ 侧位显示：胃腔毗邻前腹壁
    - 选择胃造瘘部位
      - □ 最佳置管位置位于胃小弯／胃大弯之间
      - □ 胃体和胃窦交界处
      - □ 一般应该位于肝缘下／横结肠上
      - □ 避免肋间入路（疼痛）
      - □ 避免接近胃小弯或胃大弯的周边置管（避开大血管）
  - ○ 如下情况，考虑 CT 引导
    - 胃术后
    - 没有能避开肝脏、肠管和肋缘的入路窗
    - 无法放置 NG 管
- 胃固定术
  - ○ 固定胃前壁
    - 防止胃壁移动，扩张穿刺到时使导丝打襻
    - 一些术者行 G 管置入时不常规行胃固定术
      - □ 然而，一项研究显示胃固定术可降低初始覆膜内置管的风险
      - □ 如果不行胃固定术，需要持续充气以保持胃腔膨胀
      - □ 对于可能出现漏的患者推荐胃固定术
    - 可能会提高通道成熟前 1~2 周导管移位的复位概率
  - ○ 决定 T 锚的位置，1% 利多卡因局部麻醉，#11

手术刀片切开皮肤
- 作 2cm 正方形或三角形皮肤区作为胃造瘘的入路窗
  - 进装有 T 锚的穿刺针，同时用注射器抽吸
    - 间断观察前后位及侧位图像
    - 当抽出气体证实进入胃腔
  - 一旦抽出气体，拔下注射器
    - 侧位透视下，通过穿刺针缓慢注射对比剂
    - 观察对比剂进入胃腔
    - 确保对比剂没有滞留于胃腔的前 / 后
    - 通过穿刺针进 0.035 英寸 Amplatz 导引导丝以释放 T 锚
  - 推进导丝至少弯曲绕过三个胃壁
    - 确认导丝位于胃腔，而不是腹腔
    - 确认 T 锚释放入胃腔
  - 重复安置其他 T 锚
    - 安置 T 锚前检查胃腔膨胀程度；必要时再充气
  - 轻轻牵拉 T 锚上的预置缝线
    - 胃 / 前腹壁贴近
  - 锁定 T 锚以确保胃固定
    - 许多锚通过卷边金属袖固定
    - 不要固定的太紧（如皮肤皱褶），导致疼痛和潜在的皮肤坏死
  - 最近有报导单锚胃固定技术
    - 锚移位相对常见，主要相关并发症（如腹膜炎 / 出血）
- G 管
  - 胃造瘘中心行 1% 利多卡因局部麻醉
  - #11 手术刀片切皮
  - 血管钳钝性分离
  - 在 10ml 注射器中抽 3~5ml 盐水，并连接 18G 穿刺针
  - 透视下检查胃膨胀情况
    - 必要时再充气
  - 穿刺胃腔，同时注射器保持负压
    - 略微朝幽门方向
      - 如果需要的话，便于以后 G 管换为 GJ 管
    - 当抽吸出气体时表示针进入胃腔
    - 侧位透视时，向胃腔内注射对比剂
  - 进 Amplatz 导丝进入胃腔
  - 根据选择的胃造瘘管大小扩张穿刺道
  - 进可撕脱鞘
  - 进 G 管入胃腔
  - 拔出导丝
  - 后续处理
    - 锁定猪尾型 G 管的猪尾
    - 用水充填带球囊端的 G 管的球囊
  - 向 G 管内注射对比剂，确认 G 管在胃腔内位置
  - 不要再 12~24 小时内使用 G 管喂食
    - 最新研究支持 4~6 小时后喂食
  - 如果为了胃减压，接重力引流袋

- GJ 管
  - 前 5 步同 G 管置入
  - 穿刺胃腔，同时连接负压注射器
    - 一旦抽出气体表示穿刺针进入胃腔
    - 穿刺针朝向幽门方向非常重要
    - 抽吸气体、注射对比剂确认进入胃腔
  - 非亲水导丝进入胃腔
  - 沿导丝进定向导管（如 Kumpe）入胃腔
  - 导引导丝于定向导管配合穿过幽门
    - 如果进入困难，可使用亲水导丝或其他定向导管（如 Cobra/Kumpe）
    - 如果需要的话可通过导管注射对比剂使幽门显影
    - 胃内置鞘有助于幽门插管
  - 一旦通过幽门，进导管导丝穿过屈氏韧带进入空肠
  - 交换为 Amplatz 导引导丝
  - 根据选择的 GJ 管大小扩张胃穿刺道
  - 通过导丝在胃腔内置入可撕脱鞘
  - 沿导引导丝进 GJ 管至空肠
  - 拔出导丝及可撕脱鞘
  - 向 GJ 管内注射对比剂确认位置
  - 后续处理
    - 锁定猪尾型 GJ 管的猪尾
    - 用水充填带球囊系统的球囊
- 更换移位 / 失功能的 G/GJ 管
  - 更换移位导管
    - 理想状态是经原穿刺道重新置管
      - 如果导管移位后短时间内未重新置管，穿刺道可能会闭合
    - 用导管 / 亲水导丝探查穿刺道
      - 亲水导丝进入胃腔
      - 通过导丝进 5F 导管
      - 撤出亲水导丝，注射对比剂确认导管位于胃腔
    - G 管置换
      - 确认导管位于胃腔后，导管内插入加硬导丝（如 Amplatz）
      - 撤出导管，沿导丝送入新的 G 管
      - 推注对比剂确认 G 管位置
      - 固定 G 管
    - GJ 管置换
      - 确认导管位于胃腔后，使用定向导管 / 导丝配合通过幽门
      - 通过幽门后，进导管 / 导丝越过屈氏韧带进入空肠
      - 交换为 Amplatz 导丝
      - 沿导丝送入 GJ 管至尖端达空肠
      - 经 GJ 管注射对比剂确认位置
      - 固定 GJ 管
    - 如果未能成功通过原穿刺道，则需要做新的胃造瘘
  - 更换失功能的导管

- 导引导丝通过失功能导管
  - 导引导丝通过导管尖端
- 亲水导丝比非亲水导丝更易通过导管
  - 导管内含有固体分泌物／食物
- 通过导引导丝撤出导管，将导丝留住
- 如果使用亲水导丝，沿导丝置入 5F 导管进入胃腔／空肠
  - 交换为加硬导丝（如 Amplatz）
  - 沿导丝撤出导管
  - 沿导丝送入新的 G／GJ 管
  - 撤出导丝
  - 推注对比剂确认导管尖端位置
  - 固定 G／GJ 管
- CT 引导下 G／GJ 管
  - CT 引导适应证
    - 进入胃腔困难
    - 胃术后（如进入胃旁路患者排空段）
    - 无法置入 NG 管
  - CT 引导下胃造瘘置管
    - 皮肤上粘贴不透射线格栅，扫描 CT 图像
      - 通过 NG 管向胃腔内充气
    - 标记皮肤点，定位 T 锚（2～4 枚）
    - 预备液清洗皮肤
    - 消毒皮肤，铺巾
    - 1% 利多卡因局部麻醉
    - 必要时重复向胃腔内充气
    - 透视下推送 T 锚
      - CT 明确导引导丝的位置
    - 如果无 NG 管或插管于胃排空段
      - 22G 针穿刺胃腔
      - 扫描 CT 明确位置
      - 经针推注对比剂；如果胃腔塌陷，则重复扫描 CT
      - 确认胃腔内针的位置
    - 固定 T 锚
    - 胃固定术中心给予 1% 利多卡因局部麻醉
    - #11 手术刀片切皮
    - 血管钳钝性分离皮下组织
    - 进穿刺针，同时负压抽吸含盐水注射器
      - 针尖指向幽门
    - 一旦抽出气体，拔掉注射器，进导丝
    - CT 确认导丝位于胃腔
    - 沿导丝测量从皮肤至胃腔的距离
    - 扩张穿刺道
      - 循序进更大的扩张器
    - 进可撕脱鞘
    - 沿导丝送入 G 管进入胃腔
    - 拔出可撕脱鞘／导丝
    - 锁定 G 管
    - 扫描 CT 确认位置

- J 管
  - 置入新管
    - 难点：空肠活动度大，易塌陷
      - 进 5F 鼻空肠（NJ）管
      - 盐水缓慢扩张空肠
      - 通过透视／超声／CT 引导经皮穿刺入路
      - 建议锚胃固定术
      - 扩张通路，进 J 管，注射对比剂确认位置
      - 3～5ml 盐水扩张球囊（如果有的话）；过度扩张球囊会阻塞空肠内容物
    - 经皮放射线下空肠造瘘成功率 85%
    - 直接经皮内镜下空肠造瘘成功率 72%～88%
  - 更换导管
    - 透视下沿导丝更换导管
    - 通过原 J 管注射对比剂显示肠管轮廓
    - 通过 J 管进导丝（如果导管阻塞，导丝插入 4～6F 扩张器，再插入 J 管旁穿刺道）
    - J 管球囊放气（如果有的话）
    - 沿导丝（亲水）拔除 J 管
    - （根据需要）根据原 J 管长度切断新 J 管
    - 沿导丝送入新 J 管
    - 3～5ml 盐水扩张球囊（如果有的话）；过度扩张球囊会阻塞空肠内容物

观察和报告

- 报告 T 锚数目
  - 指示术后 7～10 天需切断 T 锚
- 描述导管尖端位置
- 术后嘱托
  - 术后 12～24 小时内不要经新 G／GJ 管营养支持
    - 最新研究显示术后 4～6 小时营养支持是安全的
  - 缓慢增加导管喂养量
    - 避免胃过度膨胀；蠕动亢进
  - 根据制造商建议更换导管
    - 预防导管失功能

替代操作／治疗

- 放射学
  - 经皮按钮式胃造瘘
    - 这类导管可能会产生内固定器植入综合征
      - 内保险杠迁移至胃造瘘通道；胃黏膜过度增生
      - 避免定期检查导管位置，外保险杠与皮肤支架留一小段距离，并且每天旋转一下导管
- 外科
  - 开放式或腹腔镜下胃造瘘／空肠造瘘
    - 比放射线下／内镜下应用少
- 内镜
  - 经皮内镜下胃造瘘术（PEG）
    - 对于胃术后患者比较困难
    - 由于 G 管经过口咽部，所以会增加皮肤感染率，使管和胃造瘘口暴露于口腔菌群

- 增加上消化道或耳 / 鼻 / 喉肿瘤患者胃造瘘通道肿瘤种植的发生率

术 后

持续的观察与护理
- 每天用中性肥皂水和清水冲洗管腔，避免杂质堵管
- 如果皮肤渗漏，确保支撑皮肤保持舒适
- 外用硝酸银或强效激素治疗过度增生肉芽组织
  - 可能需要手术剪修剪增生组织减少刺激和减少引流
- 疏通肠道导管
  - 50ml 温水冲洗可延长导管开放时间 1/3
  - 如果冲洗失败，注入胰酶
  - 使用设备，如 Fogarty 球囊或活检刷
- 常规更换导管间隔时间差异大，一般 3~6 个月
- 每次喂食或给药前后都需要冲管

应尽事宜
- 4~12 小时内不要使用 G 或 GJ 管
- 10~14 天后切断 T 锚
- 常规冲洗导管预防阻塞

规避事项
- 不要将 T 锚固定太紧
  - 可能会导致疼痛或皮肤坏死
- 避免导管置于胃腔外周
  - 增加出血风险；大血管沿着外周
- 避免在皮肤和垫枕之间使用纱布
  - 湿纱布会导致皮肤破溃
- 避免经导管给药丸

结 果

问题
- GJ 管置管过程中，导丝 / 导管难以通过幽门
  - 甲氧氯普胺（胃复安）10mg 静脉注射刺激肠管蠕动
  - 亲水导丝更容易通过
  - 可考虑置入 G 管
    - 以后再换成 GJ 管
- 术后胃固定部位疼痛
  - T 锚可能太紧
    - 考虑提前切断 T 锚
      - 一项研究显示术后第二天切断 T 锚未产生并发症
    - 最好保留不少于 2 枚 T 锚，10~14 天
  - 腹壁血肿
    - 镇痛药控制疼痛
    - 如果可能，暂停抗凝药 / 抗血小板药直至血肿消退
  - 腹壁感染
- 导管失功能 / 移位

- 导管内出血
  - 术后即刻少量出血可以有效控制
  - 如果持续或大量出血，考虑
    - 内镜明确出血来源
    - 血管造影，必要时栓塞
      - 血管造影时，需经导丝撤出 G 管
      - 留置导管会压迫出血，不利于出血征象显影
- 双腔胃空肠造瘘术
  - 用于同时需要胃减压和肠内营养支持患者
  - 胃端侧孔用于减压；位于胃前壁
  - 胃可能不能充分引流
    - 胃底位于后部，液体 / 食物残渣聚集并发症
- 最严重的并发症
  - 漏导致腹膜炎
    - 原因
      - 穿刺周围漏
      - 导管移位 / 腐蚀导致胃穿孔；产生腹膜炎
  - 导管损伤脏器 / 肠管
  - 导管误入腹腔而不是胃腔 / 空肠
- 即刻 / 围手术期并发症
  - 出血（发生率 1%~3%）
  - 疼痛
  - 腹膜炎
- 远期并发症
  - 出血（导管可能压迫了出血）
  - 皮肤感染
- 其他并发症
  - 气腹
    - 术后数天平片可确认气腹
    - 气腹增加或伴随相关症状可考虑 CT 检查，可能的原因
      - 肠管受损
      - 导管移位
  - 抽吸出 G 管食物
    - 考虑将 G 管更换为 GJ 管
      - GJ 管抽吸的风险非常小
  - G 管导致潜在的小肠梗阻
- 拔管并发症
  - 胃皮肤瘘
    - 一般拔管后数天闭合
    - 促进闭合的办法多种多样，包括抑酸治疗，硝酸银消融瘘管、氩离子凝固术、纤维蛋白胶、内镜下夹闭及内镜套扎

预期结果
- 技术成功率 96%~100%
- 30 天全因死亡率 4%~8%
  - 与潜在疾病的相关性高于与手术的相关性

置入胃造瘘导管（标记肝缘）

置入胃造瘘导管（标记肝缘）

（左图）无菌准备前，复习断层影像，了解胃与横结肠和肝左叶的位置关系。患者上手术台后，超声定位肝缘并标记➡️。（右图）止血钳置于标记处➡️显示肝缘。5Fr 鼻胃（NG）管➡️位于部分扩张的胃腔内，横结肠➡️当前位于手术野内

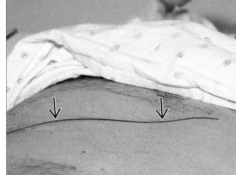

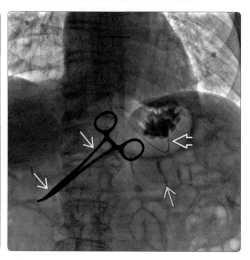

置入胃造瘘导管（胃固定术）

置入胃造瘘导管（胃固定术）

（左图）术中图片显示 T 锚➡️正被装载于18G 针➡️的凹槽内。T 锚是一种半柔韧性金属装置，不被吸收，如果不回收，会变成植入胃壁的刺激因素。（右图）0.5～1.0mg IV 胰高血糖素抑制非糖尿病患者的胃蠕动，经 NG 管注入 360ml 空气扩张胃腔，替代结肠➡️位置。经 18G 针➡️已经放置 1 枚 T 锚➡️

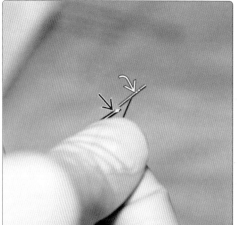

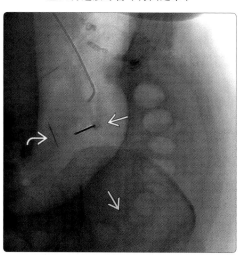

置入胃造瘘导管（胃固定术）

置入胃造瘘导管（胃固定术）

（左图）第 2 枚 T 锚已经装入穿刺针➡️。当进穿刺针时，盐水注射器负压吸引。角度略微指向幽门方向。注射器抽出空气➡️确认穿刺针进入胃腔。（右图）必须行侧位透视明确穿刺针➡️深度，在皮肤和胃之间寻找结肠气➡️。通过空心针缓慢推注对比剂➡️。心电图导联➡️移动

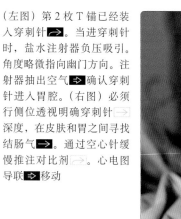

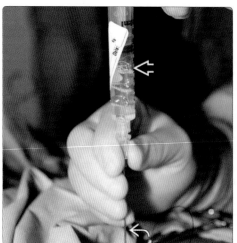

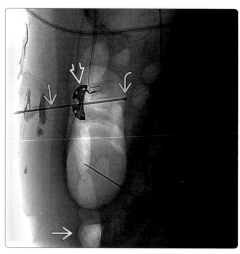

置入胃造瘘导管（胃固定术）

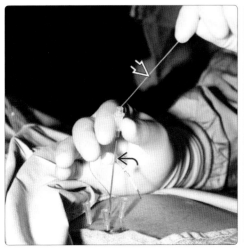

置入胃造瘘导管（胃固定术）

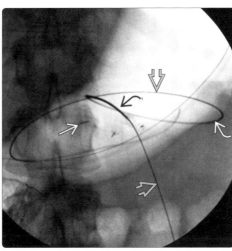

（左图）确认针尖位置后，经针 ⇗ 送入导丝 ➡ 于胃腔内放置 T 锚。（右图）透视图像显示经针 ⇗ 送入导丝 ⟳ 释放 T 锚 ➡，导丝至少盘绕三侧胃壁 ➡ 以确认位于胃腔，而不是误入腹腔内，侧位透视可以帮助确认导丝位置

置入胃造瘘导管（穿刺针进入胃腔）

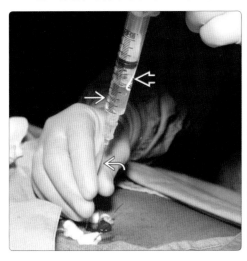

置入胃造瘘导管（穿刺针进入胃腔）

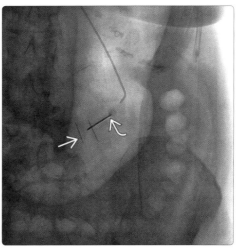

（左图）置入 2~4 枚 T 锚后，用连接生理盐水注射器 ➡ 的穿刺针 ➡，穿刺 T 锚中心局部麻醉区，向右朝向幽门方向，抽吸出空气 ➡，或注射对比剂侧位透视确认进入胃腔。（右图）透视下，穿刺针 ➡ 可见位于 T 锚中心区 ➡，并指向幽门方向，确认针尖位置后，将 0.035 英寸加硬导丝送入胃腔

置入胃造瘘导管（扩张穿刺道）

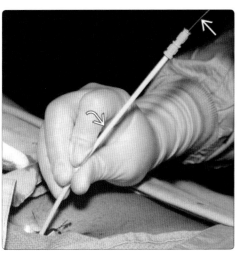

置入胃造瘘导管（扩张穿刺道）

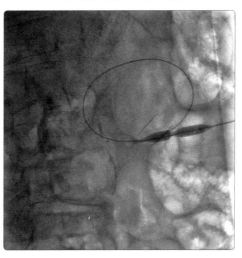

（左图）拔除穿刺针，沿导丝 ➡ 送入扩张器 ➡，顺序增大扩张器直径，使胃造瘘通道大小满足置入 G 管的需要。注意观察沿导丝扩张通道：主动脉位于胃腔后面，经常沿着扩张的路径。（右图）有些情况下可以用血管成形球囊经皮穿刺道扩张术（如小胃、导丝购买受限），但是成本更高

（左图）顺序扩张 G 通道后，沿导丝➡将装上内扩张器➡的可撕脱鞘➡送入胃腔，此时，可能需要通过 NG 管继续向胃内充气。（右图）确认沿导丝置入的可撕脱鞘位于胃固定区➡的中心，并指向幽门➡而不是胃底。入路指向胃底可能会对以后将 G 管更换为 GJ 管造成困难

置入胃造瘘导管（可撕脱鞘）

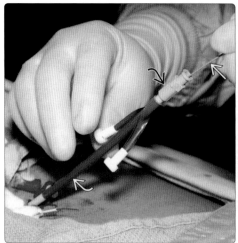

置入胃造瘘导管（可撕脱鞘）

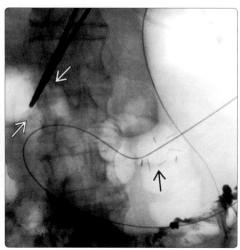

（左图）G 管➡沿导引导丝➡通过可撕脱鞘➡插入胃腔。置入带球囊的 G 管的可撕脱鞘需要比普通 G 管的大 2~4Fr，且不要用非亲水导丝。（右图）向带球囊的 G 管➡内注入对比剂确认其最终的胃腔内位置。对比剂➡聚集于胃底，注意猪尾保留环➡毗邻胃固定术区域➡

置入胃造瘘导管（插入猪尾导管）

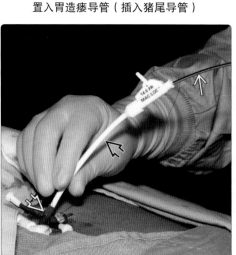

置入胃造瘘导管（确认位置）

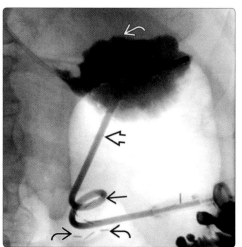

（左图）该图为猪尾型 G 管，拉直固定线➡使导管猪尾成形并锁定位置，再锁定 G 管➡的内固定扣。（右图）该图为带球囊 G 管，7~10ml 无菌用水充填顺应性球囊➡，外固定盘紧贴于皮肤。通过 G 管注入对比剂，可显示胃壁黏膜皱褶➡

置入胃造瘘导管（最后导管位置）

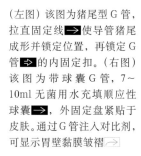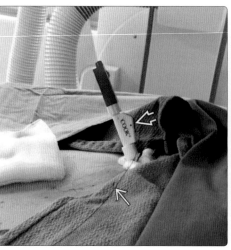

置入胃造瘘导管（最后导管位置）

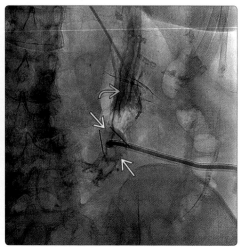

CT 引导下置入胃造瘘导管

CT 引导下置入胃造瘘导管

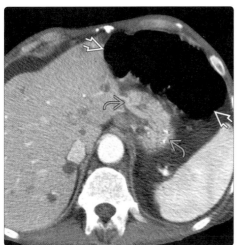
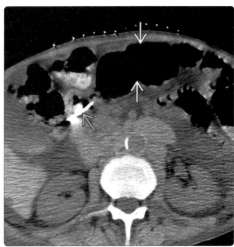

（左图）复习初始 CT 扫描评价 G 管置入，显示结肠➡️遮盖塌缩的胃➡️，提示透视引导下进入胃腔非常困难。（右图）CT 引导下置入 G 管的初始 CT 扫描显示胃腔内的 NG 管➡️，在预期的 G 管置入处皮肤上粘贴不透射线格栅，经 NG 管充气使胃腔➡️扩张

CT 引导下置入胃造瘘导管

CT 引导下置入胃造瘘导管

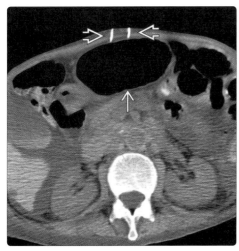
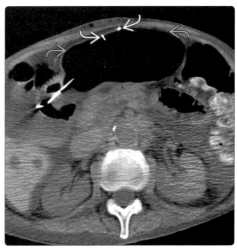

（左图）在不透射线格栅上选定胃固定术的位置，并在皮肤上标记。平扫 CT 显示 2 个穿刺针➡️已经进入可将 T 锚置入胃腔➡️的预定位置。（右图）可见 2 枚 T 锚➡️将胃前壁➡️与腹壁固定，形成胃固定术。确保 T 锚释放入胃腔而不是前腹壁是非常重要的

CT 引导下置入胃造瘘导管

CT 引导下置入胃造瘘导管

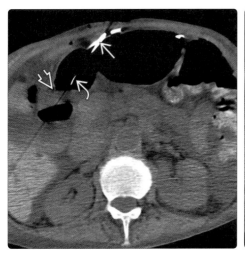
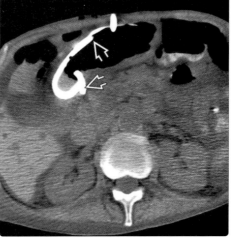

（左图）穿刺针➡️通过胃固定术中心穿刺胃腔，通过穿刺针将导丝➡️送入胃腔并指向幽门➡️方向，复查 CT 评估导丝位置。（右图）通过 CT 测量皮肤至胃的距离，根据测量的距离送入导丝，再沿导丝进扩张器扩张穿刺道，再送入可撕脱鞘，通过可撕脱鞘送入 G 管➡️进入胃腔

（左图）通过 5Fr NG 管 ➟ 向胃腔内充气，并置入 2 枚 T 锚后，沿导丝送入 18Fr GJ 管，该 GJ 管前端 ➡ 位于空肠，而充气 GJ 球囊 ⇨ 位于胃腔毗邻幽门 ➡，球囊 ⇨ 紧贴胃壁固定。（右图）该 GJ 管与穿过 T 锚 ⇨ 中心的导管的位置相似，前端位于空肠 ➡，猪尾 ⇨ 代替球囊，保持导管位置稳定

置入胃空肠导管（球囊型）　　　　　　**置入胃空肠导管（猪尾型）**

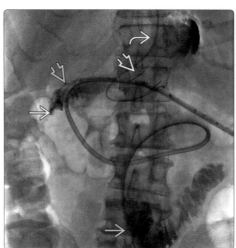 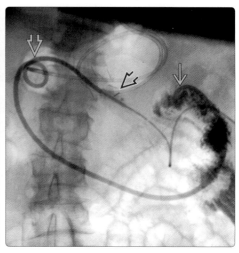

（左图）内镜下置入 PEG 管更换为 GJ 管常于胃底 ⇨ 打襻，由于内镜下置管角度指向食管而不是幽门 ➡ 导致。无论怎么尝试进入空肠，GJ 管都会保持在这个位置。（右图）放弃原穿刺通路。通过皮肤切开处作新的胃入口 ➡，指向幽门 ➡。通过 7Fr 导引鞘 ⇨ 进 5Fr 弯头导管 ➡

胃空肠导管移位（初始表现）　　　　　**胃空肠导管移位（新入路）**

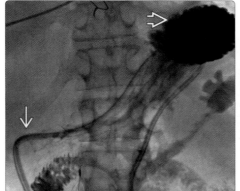 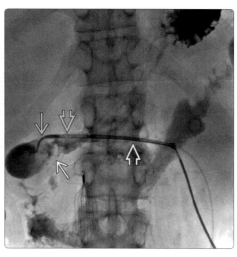

（左图）亲水导丝和弯头导管越过幽门 ➡ 进入空肠 ➟。扩张穿刺道，沿导丝通过可撕脱鞘送入新 GJ 管。不需要再行胃固定术，因之前 GJ 导致胃和腹壁粘贴。（右图）另一名患者的影像，显示的正确的 GJ 管位置和功能。经 G 端推注对比剂流向后方的胃底部 ⇨，J 端推注对比剂显示空肠 ➡，注意导管的球囊 ➡

胃空肠导管移位（进入空肠）　　　　　**胃空肠导管移位（正常表现）**

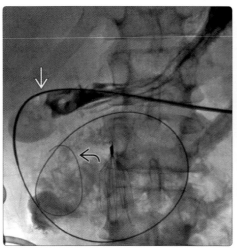 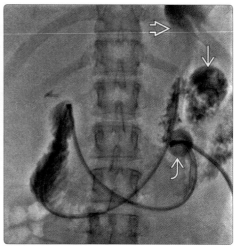

空肠造瘘导管（沿导丝交换）

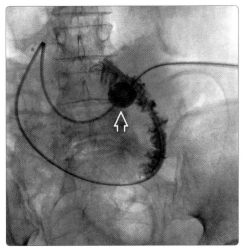

空肠造瘘导管（逆行交换）

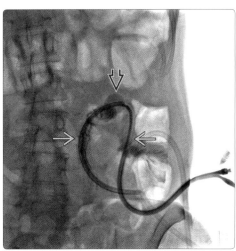

（左图）更换空肠造瘘导管后，注入对比剂，观察肠道蠕动方向，确保空肠造瘘导管位于球囊的下游。与毗邻的空肠直径相比，对球囊➡稍微过度充气。（右图）该病例可见对比剂向球囊➡两端➡扩散，考虑行空肠造瘘管逆行交换。另外，斜位可能会更好地确定解剖位置

并发症（胃造瘘导管位于胃腔外）

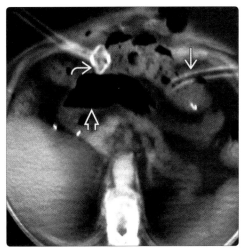

并发症（胃造瘘导管出血）

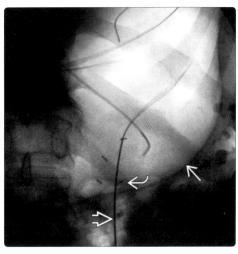

（左图）胃旁路术后患者三维容积重建 CT 显示 G 管前端➡位于胃体之外➡前方。在胃囊内可看见部分第 2 个 G 管➡。（右图）胃造瘘穿刺针➡和胃固定 T 锚➡与胃大弯➡非常接近

并发症（胃造瘘导管出血）

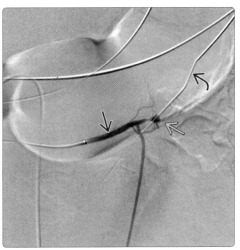

并发症（胃造瘘导管出血）

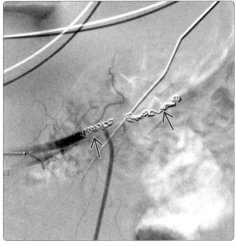

（左图）患者表现为 G 管的延迟出血，胃网膜动脉➡DSA 造影显示穿刺入路位置的假性动脉瘤形成一，注意通过导丝➡撤出 G 管，以消除导管可能对出血位置的压迫效应。（右图）弹簧圈栓塞➡胃网膜动脉。DSA 显示假性动脉瘤被成功栓塞

关键点

术前

- 胃肠支架植入术适应证
  - 恶性狭窄
  - 气管食管瘘
  - 外科术前临时措施
- 胃肠支架植入术禁忌证
  - 胃肠穿孔／覆膜炎
  - 胃流出道或小肠梗阻
  - 导管／导丝无法通过病变；长段病变

介入操作

- 选择合适的支架，评估：
  - 狭窄或瘘的位置／长度
  - 支架近端／远端充足的附着区
  - 病变远端／近端 1~2cm 正常腔道

- 覆膜、自膨式金属支架
  - 恶性食管或结肠狭窄
  - 气管食管瘘
- 非覆膜，自膨式金属支架
  - 胃十二指肠狭窄
  - 结肠狭窄

结果

- 技术／临床成功率高（＞90%）
- 并发症
  - 出血（一般轻度／自限性）
  - 穿孔（除结肠外少见）
  - 支架阻塞（肿瘤生长／食物嵌入）
  - 支架移位（覆膜支架更常见，随着技术改进目前亦比较少见）

（左图）恶性气管食管瘘患者，口服水溶性对比剂造影显示食管覆膜支架➡封闭瘘口，无对比剂进入气管↱。（右图）直立位钡剂食管造影显示食管➡显著扩张，可见渐变的"鸟嘴"征象➡，无蠕动波。诊断为贲门失弛缓症，通过外科或球囊扩张的方式治疗，不考虑植入支架

支架处理恶性气管食管瘘

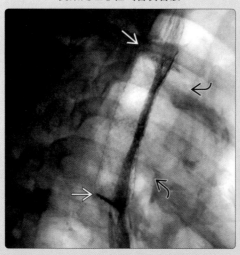

贲门失弛缓症

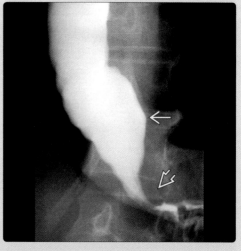

（左图）图片显示转移性黑色素瘤导致十二指肠和胆管梗阻患者植入十二指肠➡和胆管支架➡。注意胃空肠造瘘喂养导管➡穿过十二指肠支架。（右图）上消化道造影显示一软组织肿物压迫十二指肠➡第二段。外科切除肿物并证实为大的腺瘤息肉，不需要植入支架或球囊扩张治疗

支架处理十二指肠合并胆管梗阻

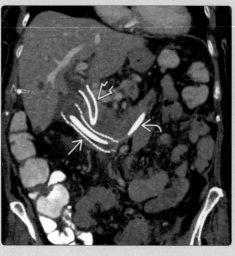

十二指肠肿物

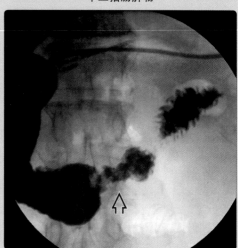

胃肠球囊扩张成形及支架植入术

术 前

适应证
- 食管
  - 食管球囊扩张
    - 良性食管狭窄
      - 原因：炎症／感染性食管炎（75% 的良性狭窄是由于消化系统疾病所致）、异物反应、摄入腐蚀性因子、放射治疗、Schatzki 环、外科因素所致狭窄
    - 贲门失弛缓症
      - 以食管蠕动减少／消失、食管下段括约肌压力增加、在吞咽过程中括约肌无法协调放松为特征的食管动力障碍性疾病
      - 球囊扩张与外科手术比较成功率更低。Heller 肌切开术和胃底折叠术是贲门失弛缓症当下的治疗选择
  - 食管支架
    - 恶性食管狭窄或食管气管瘘（TEF）
      - 不可手术病灶或临时对症处理（如放化疗或外科术前的处理）
    - 外源性压迫（如腺体淋巴结增大）
    - 经其他治疗无效的顽固性良性狭窄（如球囊扩张无效）
- 胃／十二指肠
  - 恶性胃十二指肠梗阻
    - 胃十二指肠肿瘤
    - 外压性恶性肿瘤（如胰腺肿瘤）
  - 恶性吻合口梗阻
- 结肠／直肠
  - 恶性梗阻或瘘
    - 不可手术切除；避免结肠造瘘／回肠造瘘
    - 外科术前的临时处理
  - 良性狭窄
    - 外科术前的临时处理

禁忌证
- 一般原则
  - 未纠正的凝血障碍
  - 胃肠穿孔／腹膜炎
  - 近期放疗史（<6 周）
    - 出血及穿孔风险增加
  - 胃流出道及小肠梗阻（如腹膜肿瘤）
  - 导管／导丝无法通过病灶；长段病灶
- 食管
  - 恶性肿瘤侵及上段食管括约肌
  - 良性疾病所致的瘘不应植入支架
    - 支架周围会发生瘘
- 胃十二指肠
  - 远端小肠梗阻
- 结直肠
  - 需要植入支架超过肛门括约肌
  - 非常近端的病灶（如盲肠）

- 更应该接受内镜的方法

术前影像学检查
- 食管／胃／十二指肠
  - 服用钡剂／上消化道造影
    - 明确病变特征
    - 明确狭窄的近端／远端边界
  - 上消化道内镜评估
    - 进一步评价食管造影的结果
    - 活检病理
  - CT
    - 评价食管外压性病变
    - 评价气管支气管受压
  - 复习腹部／盆腔 CT
    - 除外远端小肠梗阻
    - 除外穿孔／气腹
- 结肠和直肠
  - 下消化道造影：明确病变特征
    - 明确狭窄的近端／远端边界
  - 结肠镜：如果怀疑恶性，取活检

术前准备
- 核查项目
  - 临床病史和体格检查
    - 手术适应证
    - 当前用药；任何抗凝或抗血小板药物
  - 实验室检查
    - 血小板计数>50 000/μl
    - 凝血指标
      - INR≤1.5
      - 凝血酶原时间，部分凝血活酶时间正常
- 药物
  - 一般用药
    - 手术镇静：一般为芬太尼和咪达唑仑
    - 特殊患者选择全身麻醉
  - 食管／胃十二指肠支架：利多卡因气雾剂喷洒口腔麻醉
  - 结直肠支架：术前清洁灌肠
- 设备
  - 水溶性非离子型对比剂
  - 口腔保护器（食管／胃十二指肠支架）
  - 5F 定向导管（如 Kumpe）
  - 0.035 英寸 180~260cm 加硬导丝（如 Amplatz）
  - 通过狭窄可能需要的其他导丝（如 0.035 英寸亲水导丝，3J，Bentson）
  - 球囊扩张导管
    - 各种不同直径（6~20mm）
    - 30/35/40mm 球囊（如 Rigiflex II；Boston Scientific；Natick，MA）
      - 用于贲门失弛缓症的扩张
  - 支架（各种不同的选择）
    - 食管
      - Wallflex/Ultraflex 食管支架（Boston Scientific；Natick，MA）；高柔韧性覆膜／

- 非覆膜，用于恶性狭窄
  - □ 覆膜、自膨式金属支架用于 TEF
- 胃十二指肠梗阻
  - □ 非覆膜自膨式金属支架 [如 Wallstent（Boston Scientific；Natick，MA]
  - □ Ultraflex 支架（Boston Scientific；Natick，MA）；高柔韧性覆膜／非覆膜可供选择
- 结／直肠
  - □ 覆膜／非覆膜，自膨式支架

介入操作

患者体位／位置
- 最佳操作方法
  - ○ 左侧卧位
    - 通过结直肠狭窄后可能需要更换患者体位

手术步骤
- 一般原则
  - ○ 仔细复习术前影像资料，明确病变情况
    - 术前口服对比剂，上消化道造影，或灌肠
      - □ 明确病变或瘘的部位
      - □ 确定病变长度
    - 评估支架近端／远端附着区
      - □ 支架近／远端最好离病变区不少于 1~2cm
- 食管
  - ○ 利多卡因喷雾剂行口咽部局部麻醉
  - ○ 放入口器
  - ○ 送入 5F 定向导管（如 Kumpe）至食管狭窄近端
    - 食管插管时需用 3J 导引导丝
  - ○ 撤出导丝
  - ○ 推注水溶性非离子型对比剂显示病灶／狭窄边界
  - ○ 通过导丝和导管配合通过病灶段
    - 可用弯头亲水导丝或 Bentson 导丝
  - ○ 通过导管插入 0.035 英寸加硬导丝
    - 导丝在胃腔内盘绕
  - ○ 撤出导管
  - ○ 根据病灶情况选择合适支架
    - 各种不同的支架可供选择
    - 选择支架长度至少比狭窄长度长 3~4cm
      - □ 对于长段狭窄可能需要重叠支架
    - 恶性狭窄
      - □ 部分／全覆膜、自膨式金属支架（如 WallFlex 食管支架）
    - 颈段食管狭窄
      - □ 考虑更软的 Ultraflex 支架（疼痛风险低）
    - 食管外压性狭窄
      - □ 考虑非覆膜支架
    - 狭窄周围巨大食管扩张
      - □ 考虑非覆膜支架；降低食物积聚于支架和食管壁之间的风险
  - ○ 沿导丝送入支架输送器
    - 理想情况是，支架超出病变上／下 2cm
    - 定位支架超过狭窄近端的距离超过远端的距离

- □ 如果支架发生移位，一般是向远端移位
- ○ 除非支架输送器通过狭窄困难，一般不需要对狭窄进行预扩张
  - 扩张导致穿孔的风险
- ○ 如果需要扩张，使用 10~15mm 直径的球囊
  - 沿导丝送入球囊导管
  - 定位球囊导管于病变／狭窄处
  - 稀释对比剂扩张球囊
  - 抽空球囊，交换入支架
- ○ 释放支架
  - 熟悉支架释放技术
    - □ 通过撤鞘释放 WallFlex 支架
    - □ 通过撤线释放 Ultraflex 支架
  - 一般支架释放是自远端至近端
- ○ 支架在释放过程中可能前移
  - 缓慢回撤支架输送系统来重新定位
  - 一般来说，支架释放不超过 50% 情况下可以回收入鞘
- ○ 可能需要多支架重叠
  - 目的是支架完全覆盖狭窄段
  - 支架之间需要 1~2cm 重叠段，以降低支架分离／移位的风险
- ○ 沿导丝撤出支架输送器，送入 5Fr 定向导管，撤出导丝
- ○ 推注对比剂；确认支架位置
- 胃食管交界处狭窄
  - ○ 一般使用非覆膜支架
    - 覆膜支架出现支架移位风险增加
      - □ 增加支架突入胃腔的风险
  - ○ 首选新的改进型覆膜、自膨式金属支架
    - 支架近端和远端未覆膜
    - 近端膨大
    - 金属点阵内部纤维编织
- 气管食管瘘
  - ○ 覆膜、自膨式金属支架
  - ○ 如果出现气管支气管受压表现
    - 考虑植入食管支架前植入气管支气管支架；之后的话可能会加剧气管支气管受压
- 胃／十二指肠
  - ○ 术前 1~2 天行鼻胃管减压
  - ○ 手术过程与食管支架相似
    - 一般经口途径
    - 经胃造瘘植入支架也是一种选择
      - □ 一般用于复杂外科吻合术后
  - ○ 一般首选非覆膜支架（如 Wallstent）
    - 不会堵塞壶腹部
    - 与覆膜、自膨式金属支架比较发生支架移位的风险更低
  - ○ 评估胃扩张程度
    - 通过导管向塌缩的胃腔内注入气体
      - □ 便于十二指肠插管
  - ○ 如果导丝／导管在胃腔内打襻将增加十二指肠插

管难度
- 使用 12Fr 鞘可能有用
  - 支撑导丝／导管
  - 预防胃腔内打襻
- 一般支架植入前无需球囊扩张
  - 如果需要的话，使用 10~15mm 直径球囊
- 结肠／直肠
  - 肛门插管采用 5Fr 导管和 3J 导丝
  - 导管插管至狭窄水平
  - 撤出导丝
  - 经导管推注水溶性对比剂
    - 显示狭窄的近端／远端界限
  - 导丝导管配合通过狭窄段
    - 可能需要亲水导丝
  - 通过狭窄后，经导管再次注射对比剂
    - 更好地显示狭窄的远端界限
  - 送入 0.035 英寸加硬导丝（如 Amplatz）
  - 沿导丝送入支架输送器
  - 一般不需要对狭窄段进行预扩张
    - 注意脆性肿瘤的穿孔风险
    - 可能需要内镜下辅助
  - 释放支架覆盖病变段
  - 支架植入术后很少需要再球囊扩张
  - 支架植入术后行腹部／盆腔影像检查

术 后

应尽事宜
- 食管
  - 手术当日开始进清质流食
  - 术后第二日行食管造影
    - 评估支架通畅／膨胀／位置
      - 如果食管造影满意的话恢复正常饮食
  - 如果支架跨越胃食管（GE）连接处，给予质子泵抑制剂治疗
    - 支架的位置增加 GE 反流风险
      - 质子泵抑制剂减少胃酸
  - 鼓励引用碳酸饮料
    - 降低食物嵌塞风险
- 胃十二指肠梗阻
  - 术后 24 小时开始清质流食
  - 术后第二天行上消化道造影
    - 评估支架通畅性／膨胀／位置
      - 如果支架满意开始半固体／固体饮食
  - 鼓励充分地咀嚼食物
    - 降低支架内食物嵌塞的风险
- 结肠／直肠
  - 术后 1~2 天行腹部／盆腔影像检查
    - 评估支架位置／膨胀情况
    - 排除肠管梗阻
  - 开始软化大便治疗

规避事项
- 食管

- 支架不要跨越上段食管括约肌
  - 喉部异物感
- 近期放化疗（<6 周）患者，避免行支架植入术
  - 出血／穿孔风险增加
- 良性狭窄避免植入金属支架
  - 晚期并发症发生率高

术后影像
- 食管或胃十二指肠支架植入术后 24 小时后行口服水溶性对比剂或上消化道造影
- 结直肠支架植入术后 24~48 小时行腹／盆腔平片检查或水溶性对比剂灌肠检查

结 果

并发症
- 最严重的并发症
  - 穿孔
    - 食管／胃十二指肠支架植入术很少出现
    - 导丝操作损伤导致结肠穿孔（0%~18%）
- 即刻／围手术期并发症
  - 出血
    - 如果最近有接受放疗，出血风险增加
  - 支架损坏
    - Ultraflex 支架更易出现断裂
  - 疼痛
    - 上段食管支架发生率高
    - 胃十二指肠支架术后一过性轻度腹痛并不少见
- 远期并发症
  - 支架移位
    - 覆膜支架更常见
    - 通过植入新支架重叠处理
    - 完全支架移位一般无症状
      - 只有出现梗阻时，考虑内镜／外科取出支架
  - 支架阻塞
    - 肿瘤向支架内生长（非覆膜支架发生率高）
      - 通过植入新支架处理
  - 十二指肠支架导致胆管梗阻
    - 经皮经肝胆道引流
    - 内镜下胆道引流
  - 穿孔
  - 气管食管狭窄
    - 考虑植入新的食管支架
    - 考虑植入气管支气管支架
  - 反流
    - 由于食管支架跨过 GE 连接处
      - 质子泵抑制剂治疗

预期结果
- 食管
  - 治疗狭窄技术成功率：接近 100%
  - 吞咽困难 92%~98% 得到改善
    - 吞咽困难评分至少改善 1 级
      - 0 级：正常饮食
      - 1 级：部分固体饮食

□ 2级：只能半固体饮食　　　　　　　67%～100%
□ 3级：只能流食　　　　　　　　　　• 胃十二指肠
□ 4级：完全不能进食　　　　　　　　□ 技术成功率：94%～100%
○ 覆膜、自膨式金属支架封堵瘘口的临床成功率＞　　□ 临床成功率：约90%

食管狭窄支架植入术（初始 CT 评估）　　食管狭窄支架植入术（初始透视影像）

（左图）55 岁，男性，食管腺癌，横断位 CT 显示食管下段明显增厚➡️，可见右侧胸腔积液➡️。（右图）口服钡剂显示食管广泛病变的近端➡️和远端➡️伴食管远端黏膜不规则，考虑恶性肿瘤。支架植入术前复习食管造影是非常重要的，可帮助选择合适的支架类型、支架直径和长度

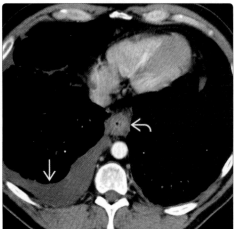
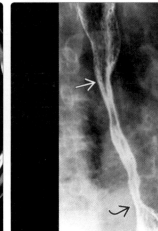

食管狭窄支架植入术（S/P 食管支架）　　低位胃十二指肠支架（回结肠 WallFlex 支架）

（左图）注射对比剂行食管造影显示已植入 1 枚覆膜 Ultraflex 食管支架➡️。与非覆膜支架比较，覆膜支架治疗恶性肿瘤可降低肿瘤向支架内生长的风险。（右图）转移性胆囊癌患者腹平片显示跨回结肠吻合口梗阻处已植入 1 枚非覆膜结肠 WallFlex 支架➡️，同时可见胆管支架➡️

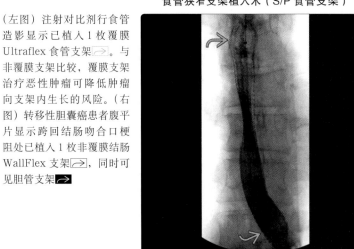
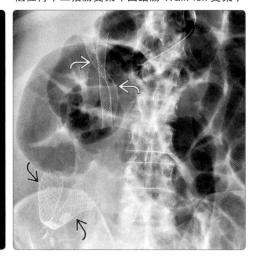

结肠支架（初始 CT 评价）　　结肠支架（随访 CT 评价）

（左图）患者严重腹痛伴腹胀，乙状结肠肿物➡️致完全性肠梗阻。（右图）横断位平扫 CT 显示跨狭窄植入 1 枚结肠 WallFlex 支架➡️，支架通过导丝植入，支架两端膨大降低支架移位风险。植入支架可作为姑息性治疗或作为结肠恶性梗阻的临时性治疗措施，该患者后续接受了结肠切除术

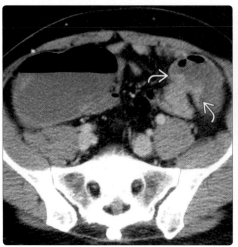
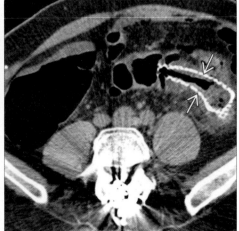

胃肠球囊扩张成形及支架植入术

- 10% 的临床失败一般是由于远端小肠梗阻或缺乏蠕动
- 结肠 / 直肠
  - 技术成功率 93%~96%

- 失败一般由于结肠扭曲或无法通过狭窄段
- 临床成功率：>90%
- 姑息性支架治疗的梗阻复发率：12%~29%

十二指肠支架并发症（初始腹部平片）

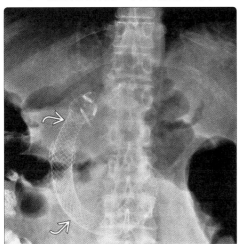

十二指肠支架并发症（MRCP 显示胆管梗阻）

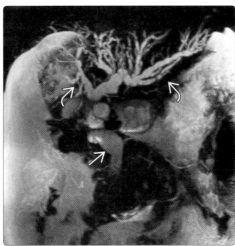

（左图）患者转移性异型细胞癌，行 2 次内镜下十二指肠第 2 段和第 3 段植入 WallFlex 支架➡，2 周后，该患者表现为上腹部疼痛伴黄疸。（右图）十二指肠支架植入术后出现胆管梗阻，出现严重肝内胆管➡和肝外胆管➡扩张，胆管梗阻是一种已知的非覆膜及覆膜十二指肠支架术后并发症

十二指肠支架并发症（经皮胆道引流）

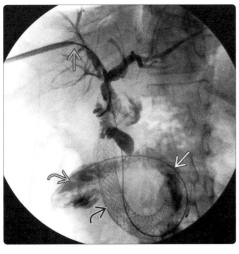

十二指肠支架并发症（经皮胆道支架植入）

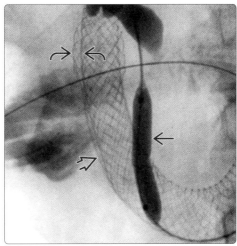

（左图）经皮胆道引流解除胆管梗阻，进入右侧胆管➡后，导丝➡穿过十二指肠支架➡网眼。（右图）沿导丝引入球囊➡扩张十二指肠➡网眼，利于胆道支架输送器通过。注意 2 枚十二指肠 WallFlex 支架重叠区➡

十二指肠支架并发症（经皮胆道支架植入）

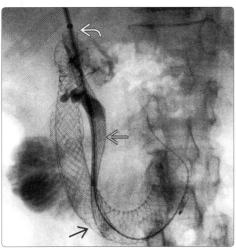

十二指肠支架并发症（S/P 胆道支架减压）

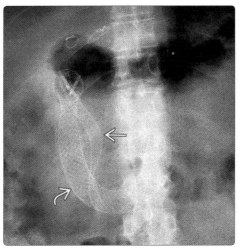

（左图）球囊扩张后，植入 1 枚非覆膜 Wallstent➡支架，支架近端位于左右胆管分叉处➡，支架远端进入十二指肠支架➡，留置胆道引流管并于次日拔除。（右图）接下来，延伸至十二指肠支架➡的胆管支架➡行胆管减压成功，如果十二指肠与胆管梗阻同时发生，胆管和十二指肠支架可并排放置

关键点

术语

- 经皮经肝胆道造影术（PTC）：通过微创影像技术显示胆管解剖形态
- 经皮经肝胆道引流术（PTBD）：胆管内置入引流管

术前

- 适应证
  ○ 胆管梗阻或胆漏
  ○ 无法行 ERCP
- 术前影像学检查
  ○ 评估胆管扩张，梗阻水平
  ○ 评估肝叶萎缩、肝脏肿物、腹水

介入操作

- PTBD，肝叶引流取决于
  ○ 梗阻位置／胆管解剖
  ○ 肝叶大小
- 超声或透视引导下穿刺
- 一步法或两步法技术放置引流管
- 下列情况，放置外引流管
  ○ 无法通过梗阻段
  ○ 败血症／血流动力学不稳定
- 不可切除恶性肿瘤，金属支架优于塑料支架，选择末梢穿刺入路

结果

- 胆管扩张：>95% 技术成功率
- 无胆管扩张：65%~80% 技术成功率
- 并发症
  ○ 败血症
  ○ 胆道出血／假性动脉瘤

胆道系统图示

（左图）示意图显示正常胆道引流模式，右肝管 → 引流 V～VIII 段，左肝管 → 引流 II～IV 段。存在胆道引流变异情况；介入术前复习 MRCP/PTC 非常重要。（右图）胆道引流的单帧图片显示胆管解剖变异，右后胆管 → 汇入左肝管 →

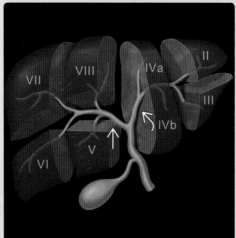

胆道解剖变异

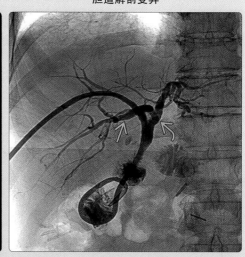

胆管扩张

（左图）单帧图片显示内／外胆道引流管 → 猪尾 → 成襻于肠管。由于胆总管狭窄 → 导致胆管扩张 →，胆道引流管通过胆总管狭窄段。（右图）锥束 CT 显示胆管造影 → 无法定位的左侧胆管狭窄部位。通过 PTBD → 注射欧乃派克，1mg/s，共 12ml，10 秒延迟

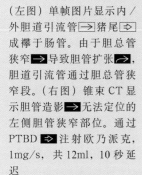

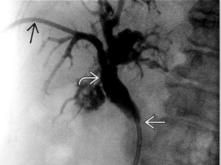

锥束 CT 胆管造影

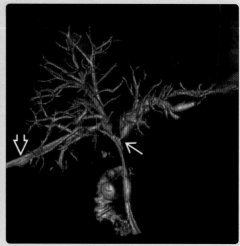

术　语

定义

- 经皮经肝胆道造影术（PTC）通过微创影像技术显示胆管解剖形态
  - 穿刺针通过皮肤进入肝脏内胆管，注射对比剂
  - 一般与经皮介入联合
- 经皮经肝胆道引流术（PTBD）胆管内置入引流管
  - 外引流管：经皮胆管引流的引流管前端位于胆管内
  - 内／外引流：经皮胆管引流的引流管前端位于肠管

术　前

适应证

- 胆管梗阻
  - 恶性病变
  - 吻合口狭窄
  - 胆总管结石
- 胆漏
  - 如胆囊切除术后
  - 排除性节段性胆漏（ESBDL）
    - 自功能性肝段上分离胆管时导致的外科并发症
- 无法行 ERCP（如 Whipple 术后）

禁忌证

- 未纠正的凝血障碍
- 多支胆管梗阻
  - 多支胆管高位梗阻不适宜做胆管引流

术前影像学检查

- 肝脏 MR／MRCP
  - 显示胆管解剖／梗阻水平
  - 正常解剖
    - 右前支胆管引流肝脏 V 和 VIII 段
      - 通常垂直方向汇入
    - 右后支胆管引流肝掌 VI 和 VII 段
      - 通常水平方向汇入
    - 右前支和右后支汇合成右主胆管
    - 右和左主胆管汇合成总胆管
  - 常见解剖变异
    - 右后或有时右前支汇入左主胆管
    - 右前、右后和左主胆管形成三支汇合
- 肝胆核素显像
  - 用于确认胆漏

术前准备

- 核查项目
  - 临床病史和体格检查
    - 手术适应证
    - 当前用药
      - 任何抗凝或抗血小板药物
    - 过敏史
    - 实验室检查
      - 全血细胞计数（CBC）
        - 血小板＞50 000/μl
      - 凝血指标
        - INR ≤1.5
        - 凝血酶原时间（PT）、部分凝血活酶时间（APTT）正常
      - 肝功能检查
        - 胆红素、碱性磷酸酶升高
      - 估算的肾小球滤过率（eGFR）
        - eGFR 下降影响预防性抗生素用药
  - 复习术前影像资料
    - 评估胆管扩张、梗阻水平
    - 评估实质萎缩
      - 对萎缩肝叶行胆管引流无获益
    - 评估肝脏肿物情况
      - 转移
      - 大囊肿
    - 评估腹水情况
  - 签署手术／镇静知情同意书
- 药物
  - 麻醉
    - 1% 利多卡因局部麻醉
    - 手术镇静
      - 一般使用芬太尼、咪达唑仑
    - 必要时需麻醉医生协助
      - 血流动力学不稳定患者
  - 预防性抗生素
    - 多种可能性
      - 氨苄西林 1g；庆大霉素 80mg
      - 哌拉西林／他唑巴坦 3.375g
  - 静脉水化
- 器械
  - 一般物品
    - 超声设备
      - 3~5MHz 换能器
      - 无菌探头盖／凝胶
    - 荧光检查设备
  - 一步法技术
    - 21~22G 千叶针
    - 0.018 英寸芯棒或镍钛合金导丝
    - 6~8Fr 导丝交换装置
    - 0.035 英寸 3J 导丝或类似导丝
    - 0.035 英寸 Amplatz 导丝或类似导丝
    - 4~5Fr 定向导管（例如，Kumpe）
    - 8Fr 扩张器
  - 二步法技术
    - 21~22G 千叶针
    - Longdwell 或 19G 超细千叶针
    - 0.035 英寸 3J 导丝或类似导丝

- 0.035 英寸 Amplatz 导丝或类似导丝
- 5Fr 定向导管（例如，Kumpe）
- 8Fr 扩张器
○ 通过梗阻段
- 亲水导丝
- 快速通过或亲水导管
○ 胆汁引流
- 用于外引流的 8Fr 猪尾导管
- 用于胆道内／外引流的 8Fr 胆道引流导管（即 32 侧孔）
○ 球囊扩张
- 鞘
- 0.035 英寸 Amplatz 导丝
- 血管成形球囊导管
□ 直径 6~10mm
□ 长度 4~8cm
○ 胆道支架
- 鞘
- 0.035 英寸 Amplatz 导丝
- 支架
○ 胆管活检
- 0.035 英寸 Amplatz 导丝
- 3mm 活检刷
- 活检钳装置
□ 例如，5.2Fr 翻盖式活检钳
○ 经皮取石
- 鞘
- 0.035 英寸 Amplatz 导丝
- Fogarty 球囊，取石装置（例如取石网篮）

介入操作

患者体位／位置
- 最佳操作方法
  ○ 可以进行右／左／双侧引流
  ○ 通常首选右侧入路
    - 导丝／导管的操作过程直接
    - 左侧入路，术者双手会接受到更高的放射线暴露
  ○ 对于 PTBD，选择合适的肝叶进行引流取决于
    - 梗阻位置
      □ 对于胆总管远端梗阻，右侧或左侧一般都可达到充分引流
      □ 如果胆管汇合处梗阻，可以进行双侧引流或单侧引流较大的肝叶
    - 胆道解剖
      □ 如果右前或后右胆管汇入左侧胆管，左侧引流可能是首选
    - 肝叶容量
      □ 避免引流萎缩的肝叶
    - 肝脏肿物情况

- 大量腹水
  □ 左侧引流出现穿刺点渗液的可能性更低
- 碎石术
  □ 引流梗阻结石外围胆管
○ 右侧 PTC/PTBD 入路
  - 患者仰卧在透视台上
  - 右腋中线入路
  - 第 9 至第 11 肋间隙
    □ 让患者深呼吸；选择肺下界入路
  - 进穿刺针，最初平行于操作台，指向 T_{12} 椎体
    □ 如果胆管可见的话，可以选择超声引导下接进扩张导管
○ 左侧 PTC/PTBD 入路
  - 患者仰卧在透视台上
  - 剑突下或肋下入路
  - 超声可见扩张的胆管
    □ 如果可以进入，首选 II 段胆管：与左主胆管很少形成锐角
    □ III 段胆管走形垂直；比 II 段胆管更易进入

手术步骤
- 常规步骤
  ○ 复习术前影像资料，明确病变特征
    - 右，左或双侧引流
    - 大量腹水可能需要腹腔穿刺术
  ○ 用预备液清洁皮肤，无菌区铺巾
- 右侧 PTBD
  ○ 透视引导下穿刺
    - 选择穿刺部位
      □ 右腋中线
      □ 第 9 至第 11 肋间隙
    - 1% 利多卡因局部麻醉
    - ＃11 手术刀片切皮
    - 将 21 至 22G 千叶针平行于操作台朝向 T_{12} 椎体方向进针
  ○ 超声引导穿刺
    - 将无菌罩覆盖超声换能器
      □ 首先在探针上涂上凝胶
      □ 在探头罩外部涂抹无菌凝胶
    - 超声显示扩张的胆管
    - 1% 利多卡因局部麻醉
    - ＃11 刀片切皮
    - 千叶针穿刺胆管
  ○ 千叶针穿刺后
    - 拔出内芯
    - 透视下注射少量对比剂
      □ 对比剂注入胆管显示为对比剂如烛般流向肝门区
      □ 对比剂流向 IVC 提示针尖位于肝静脉
      □ 对比剂流向外周提示肝动脉或门静脉受损

- 如果没有胆管显影
  - 慢慢回撤穿刺针并注射少量对比剂
  - 避免大剂量推注对比剂,因管腔外对比剂可能会使胆管造影模糊
  - 于肝脏边缘停止撤针;避免将穿刺针拔出肝脏(最大限度减少肝包膜穿刺/减少出血风险)
  - 在更低的方向上穿刺并重复;也可以考虑在更前/后的方向上穿刺
- 进入胆管后进行胆管造影
  - 获取前后位和斜位图像
  - 评估梗阻部位
- 一步法技术
- 如果初始穿刺进入合适的外周胆管,送入 0.018 英寸导丝进入胆管
- 将穿刺针交换为 6~8Fr 导丝交换装置
- 拧松内扩张器/硬芯;推进外鞘进入胆管
- 拔出导丝和内扩张器/硬芯
- 将 0.035 英寸导丝送入胆管
- 通过外鞘插入 4~5Fr 定向导管
  - 例如,Kumpe,多功能弯头导管
- 导管/导丝导丝配合通过梗阻段
  - 必要时通过导管注射对比剂
- 如果无法通过梗阻段
  - 使用亲水导丝
  - 快速通过或亲水导管
- 下列情况放置外引流管
  - 无法通过狭窄段
  - 脓毒症/血流动力学不稳定
- 外引流
  - 沿导丝扩张皮肤和软组织
  - 沿导丝置入 8Fr 锁定猪尾导管进入胆管
  - 撤出导丝
  - 胆管内猪尾成襻
  - 注入对比剂,确认位置;导管应引流自外周至梗阻段胆管
- 内/外引流
  - 通过阻塞段后,将导丝/导管送入肠道
  - 交换为 0.035 英寸 Amplatz 导引导丝
  - 沿导丝扩张皮肤和软组织
  - 送入 8Fr 引流管;前端位于肠管
  - 撤出导丝
  - 推注造影注射以确认位置
  - 撤引流管直至其侧孔位于梗阻段上下水平
- 二步法技术
- 选择初始穿刺造影显示的外周胆管
- 1% 局部麻醉
- #11 手术刀片切皮
- 透视下,Longdwell 鞘管针(例如 Ring 针)穿刺胆管

- 取下穿刺针;留鞘
- 经鞘送入 0.035 英寸 3J 导丝进入胆管
- 将鞘交换为 5Fr 定向导管
  - 例如,Kumpe,多功能弯头导管
- 推注对比剂确认位置
- 通过梗阻段或留置外引流管
  - 如一步法所述
- 可在留置引流管前放置 9~10Fr 可撕脱鞘以增加稳定性
- 左侧 PTBD
  - 超声引导穿刺
    - 除剑突下/肋间入路,其他与右侧穿刺引流方法一致
    - #11 手术刀片切皮
  - 透视引导穿刺
    - 肋骨和剑突边缘可能会影响穿刺
    - 适度镇静可使肝脏大量升至胸腔(由于浅吸气)
      - 穿刺左肝具有挑战性
    - 如果有胆管造影作为参考,则更有利于操作
    - 行右侧 PTC 使左侧胆管显影
      - 与右侧胆管相比,左侧胆管偏前且独立
      - 反 Trendelenburg 位置有利于造影显示左侧胆管系统
    - 根据胆管造影选择合适穿刺胆管,采用 Longdwell 穿刺针以二步法技术穿刺
- 胆管球囊扩张
  - 对于脓毒性/血流动力学不稳定的患者,一开始一般不行球囊扩张
  - 获得经皮胆道入路
    - 根据胆管造影明确狭窄近端/远端和严重程度
  - 将 Amplatz 导丝穿过狭窄进入肠道
  - 沿导丝置入鞘管
    - 根据内/外引流管尺寸选择合适的鞘
  - 推送球囊导管通过狭窄
    - 球囊直径:6~10mm
      - 较小球囊用于肝内胆管
      - 10mm 球囊用于胆总管
    - 球囊长度:4~8cm
  - 用稀释的对比剂扩张球囊
    - 可以用充气装置扩张球囊
    - 球囊中的"腰部"显示狭窄部位
    - 球囊扩张至"腰部"消失后,维持 1 分钟
      - 重复扩张球囊 3 次
  - 球囊扩张成形后重复胆管造影
- 胆管支架
  - 自膨式金属支架最常用于经皮入路
    - 一般置于无法手术的恶性疾病
      - 大多数金属支架不可回收
    - 覆膜和非覆膜支架均可应用

▫ 两种支架之间比较，获益情况尚不明确
- 将 Amplatz 导丝通过狭窄进入肠道
- 如果还没有做的话，可以在支架植入前对狭窄胆管行球囊扩张成形术
- 沿导丝送入支架输送器
  - 金属支架通常随时间膨胀 / 缩短
  - 支架的近端应至少超过狭窄近端 2~3cm
  - 支架远端超过狭窄远端 2~3cm
    ▫ 远端可进入肠道
- 因制造商不同，支架释放方式也不同
  - 大多数自膨式金属支架装载于外输送鞘内
    ▫ 撤鞘以释放自膨式支架
  - 支架释放时有前跳倾向
    ▫ 为了保持支架位置满意，释放支架时需调整 / 回撤导管 / 支架
- 经鞘推注对比剂以确认支架通畅和位置
- 在支架内留置 5~8Fr 导管
- 留置导管 1~7 天
  - 重复胆管造影
  - 如果支架通畅，位置满意，可拔除导管
- 胆管汇合处病变可能需要 2 个支架
  - 双侧胆管引流
  - 沿右侧胆管植入一枚支架，沿左侧胆管植入另一枚支架，共同延伸至总胆管
    ▫ 支架将在总胆管内平行放置
  - 亦可尝试通过单侧入路释放"T"形支架
    ▫ 从左侧或右侧胆管送入导丝，通过定向导管进入对侧胆管
    ▫ 支架跨过胆管汇合部，从右侧总胆管延伸至左侧总胆管，形成"T"的顶部
    ▫ 导丝穿过支架进入胆总管
    ▫ 球囊扩张支架网眼
    ▫ 通过扩张网眼，垂直释放第二支架进入胆总管，形成完整的"T"形

- 胆管内活检
  - 胆汁送细胞学检查
  - 刷检
    - 0.035 英寸 Amplatz 导丝通过胆道狭窄段进入肠管
    - 将鞘推送至狭窄远端
    - 推送活检刷至鞘远端
    - 撤鞘
    - 移动活检刷来回通过狭窄
    - 撤出活检刷
    - 在盐水中切断活检刷并沉积
    - 用第二个活检刷重复上述步骤
    - 立即送检细胞学检查
  - 钳检
    - 0.035 英寸 Amplatz 导丝通过胆道狭窄段进入

肠管
- 沿导丝推将鞘推送到狭窄胆管边缘
- 经鞘送入活检钳 / 毗邻狭窄的胆管
- 钳取标本，撤出活检钳
- 标本置入福尔马林固定；送检病理学检查

- 经皮取石
  - 经皮入路进入胆管
  - 将导丝送入小肠
  - 将鞘置入胆管
  - 通过鞘的侧臂推注对比剂显示胆管形态并定位结石
  - 沿导丝送入 Fogarty 球囊，在结石近端轻轻扩张球囊
    - 沿导丝推送扩张的球囊，将结石推送入小肠
    - 在将结石推出之前，可能需要对狭窄或壶腹部进行球囊扩张
  - 或者，在保留导丝于小肠情况下，经鞘送入胆石抓捕装置（如取石网篮）
    - 使用胆石抓捕装置抓取结石并压碎成较小的碎片或经鞘将结石取出
    - 随后需要用球囊将胆管内碎屑清理至小肠

- 排除性节段性胆漏（ESBDL）
  - 少见并发症
  - 术后患者出现胆漏，但胆管造影或 ERCP 没有胆漏的证据，则考虑 ESBDL 可能
  - 诊断 ESBDL 可能需要经皮胆汁瘤内置入引流管
    - 用力向胆汁瘤内引流管推注对比剂，使对比剂反流进入排除性胆管系统
    - 接下来，可以进入排除性胆管系统
  - 治疗选择
    - 肝切除被认为是确定有效的，但因高发病率而具有挑战性
    - 用胶栓塞排除性胆管节段
      ▫ 经皮入路进入排除性胆管系统
      ▫ 注胶以填充和栓塞胆道系统
      ▫ 可能需要重复上述过程
      ▫ 相关肝段将萎缩
    - 排除性节段的门静脉栓塞

- 导管固定
  - 在离皮肤穿刺部位至少 2cm 位置拉紧丝线固定导管
    - "给予"导管一些随呼吸 / 体位变动时的活动空间
    - 在皮肤穿刺部位的僵硬地固定导管会增加导管移位的风险
      ▫ 导管可在腹壁与肝包膜之间的腹腔内盘绕
      ▫ 导管可回撤，使侧孔从胆管内退至腹腔

观察和报告
- PTC / PTBD
  - 正常或变异的胆道解剖
  - 梗阻的位置；手术类型

- 行单侧或双侧引流
  - 外引流 VS 内／外引流
- 如何通过梗阻段
  - 需要亲水导丝吗
- 胆总管结石
- 胆管扩张
  - 使用球囊的直径和长度
  - 扩张前／后的表现
- 胆管支架
  - 植入支架的类型，长度和直径
  - 拔管指征
- 将标本送检微生物学、细胞学检查指征

替代操作／治疗

- 放射学
  - 经皮胆囊造瘘
    - 提供进入远端胆总管的通路
- 外科
  - 开腹或腹腔镜手术减压
    - 例如，胆总管空肠吻合术，Whipple 手术
- 其他
  - ERCP
  - 联合经皮／内镜介入治疗
    - Rendez-vous 手术
      - 有助于串通胆道
      - 获得经皮入路进入近端分支
      - 获得内镜入路进入远端分支
      - 通过经皮入路置入圈套导管；用于圈套远端分支的内镜导丝
      - 置入内／外引流管和(或)支架跨胆管横切区域

术 后

应尽事宜

- 术后注意警惕败血症
  - IV 水化和 IV 抗生素
- 随访肝功能检查
  - 在术后胆红素下降前最初几天可能看到胆红素升高
- 使用如下方案每天两次用 10ml 生理盐水冲洗胆管
  - 向引流管冲洗 5ml，向引流袋冲洗 5ml
- 制订管理计划
  - 将外引流转换为内／外引流
  - 球囊扩张和（或）支架植入
  - 胆汁流量大
    - 可能需要长期留管，大直径（12~14Fr）引流管处理良性胆管狭窄
  - 评估是否需要置入额外的引流管

规避事项

- 进入导管系统的穿刺点对之后的介入治疗至关重

要；避免次优穿刺入路
  - 优选外周胆管入路
- 支架的近端边缘应至少距离狭窄 2~3cm；不要放在狭窄内
- 遇到锐角时，导管和支架操作困难；避免锐角
  - 考虑选择能够在远端形成平缓角度的周边胆管
- 胸膜受损；承担潜在风险
  - 气胸／胸腔积液／脓胸

结 果

并发症

- 最严重的并发症
  - 假性动脉瘤
- 即刻／围手术期并发症
  - 胆道出血
  - 气胸
  - 脓毒症
  - 包膜下血肿
- 远期并发症
  - 胆道出血／假性动脉瘤
    - 检查红细胞压积
    - 如果患者不稳定
      - 行 DSA 检查；根据需要进行栓塞
    - 如果血流动力学稳定，获得漏道造影
      - 如果侧孔位于胆管外面，重新调整引流管位置
      - 如果静脉系统显影，则更换／加大导管直径进行填塞
      - 如果动脉显影，需要血管造影评估／可能需要栓塞
      - 如果血细胞比容下降但没有血管结构显影，仍必须考虑血管造影／栓塞
  - 胆汁性腹膜炎
    - 导管移位导致腹腔胆汁渗漏
  - 肿瘤向支架内生长导致支架阻塞
    - 可能需要重新放置引流管
    - 导丝通过阻塞支架，在阻塞腔内再次植入支架
- 其他并发症
  - 胸膜受损
    - 胸腔积液／脓胸
  - 电解质丢失
    - 由于外引流大量胆汁丢失
    - 需要补充电解质

预期结果

- PTC/PTBD 技术成功率
  - 胆管扩张：95%~100%
  - 无胆管扩张：65%~80%
- 12 个月金属支架通畅率：50%~75%

PTBD（初始 CT 评估）

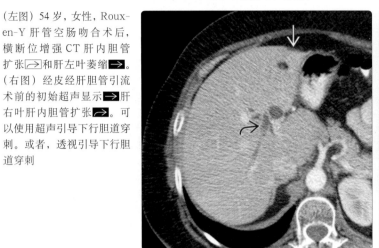

PTBD（初始超声影像）

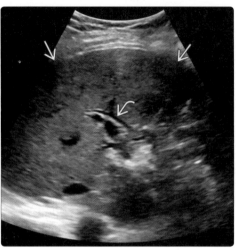

（左图）54 岁，女性，Roux-en-Y 肝管空肠吻合术后，横断位增强 CT 肝内胆管扩张➡️和肝左叶萎缩➡️。（右图）经皮经肝胆管引流术前的初始超声显示➡️肝右叶肝内胆管扩张➡️。可以使用超声引导下行胆道穿刺。或者，透视引导下行胆道穿刺

PTBD（穿刺点准备及麻醉）

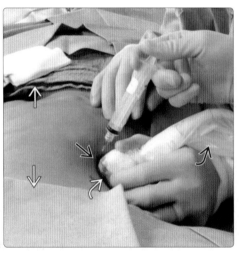

PTBD（初始超声引导下穿刺）

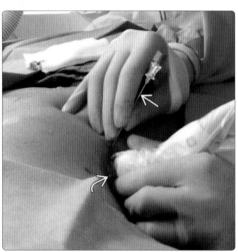

（左图）图片显示 PTBD 区域消毒、覆盖无菌手术巾➡️。超声探头➡️覆盖无菌罩➡️，在超声下定位靶胆管。拟穿刺部位➡️用 1% 利多卡因局部麻醉，一直麻醉至肝包膜。（右图）图片显示在超声➡️引导下将 21G 千叶针➡️穿刺皮肤麻醉部位

PTBD（初始超声引导下穿刺）

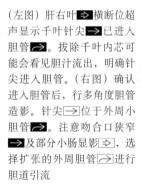
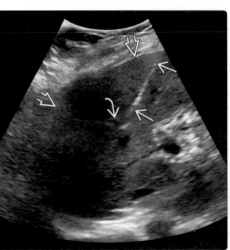

PTBD（初始胆管造影）

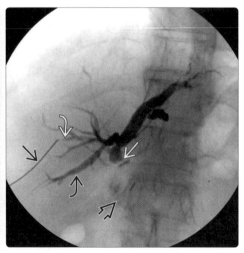

（左图）肝右叶➡️横断位超声显示千叶针尖➡️已进入胆管➡️。拔除千叶内芯可能会看见胆汁流出，明确针尖进入胆管。（右图）确认进入胆管后，行多角度胆管造影。针尖➡️位于外周小胆管➡️。注意吻合口狭窄➡️及部分小肠显影➡️，选择扩张的外周胆管➡️进行胆道引流

PTBD（第 2 穿刺点准备）

PTBD（第 2 穿刺点准备）

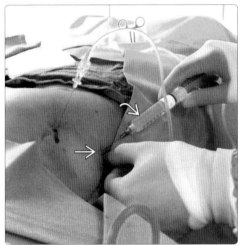

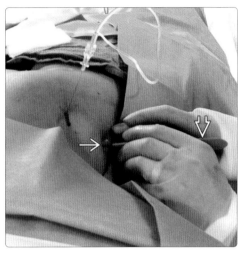

（左图）胆道引流的第 2 皮肤穿刺部位➡给予 1% 利多卡因局部麻醉➡。通过在拟穿刺部位皮肤上放置止血剂并在透视下评估以确定是否有合适的肋间穿刺通路行第 2 次胆管穿刺。（右图）然后使用 # 11 手术刀片➡在麻醉区域行皮肤切开➡。皮肤切口应足够大，以便放置 8Fr 引流管

PTBD（第 2 穿刺点穿刺）

PTBD（第 2 穿刺点透视）

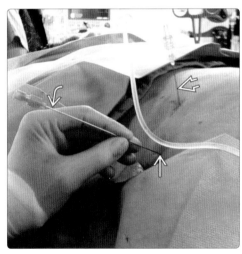

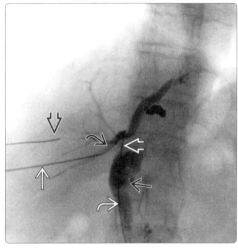

（左图）透视引导使用 19G 超细千叶针➡穿刺皮肤➡进入选定的胆管中。也可以使用 Longdwell 针（例如，Ring 针）。目标胆管对比剂充填表示进入胆管。第 1 穿刺针➡保持在原位，以便在需要时可以继续推注对比剂。（右图）0.035 英寸 3J 导丝➡通过 19G 穿刺针➡进入胆管➡。导丝穿过胆管狭窄部分➡进入肠道➡。初始穿刺道➡被保留

PTBD（胆道引流管置入）

PTBD（胆道引流管置入）

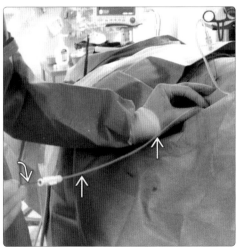

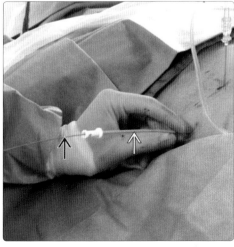

（左图）拔除 19G 穿刺针，沿导丝➡将 5Fr Kumpe 导管➡送入肠管内。这样将 3J 导丝交换为坚硬的 0.035 英寸 Amplatz 导丝。如果 3J 导丝未通过狭窄段，可以使用亲水导丝和 Kumpe 导管配合通过狭窄段。（右图）置入 Amplatz 导丝➡后，取出 Kumpe 导管，用 8Fr 扩张器➡扩张软组织通道

（左图）沿导丝将装有硬芯的 8F 猪尾导管➡️推送入胆管➡️。（右图）相应透视图像显示装有硬芯的引流管➡️沿导丝➡️推送到选定的胆管中。请注意，仍然保留了初始穿刺入路➡️，出现第二次穿刺入路丢失情况，保留的初次穿刺入路将非常有用。另请注意，左肝叶内留下的先前治疗肝脏损伤的栓塞弹簧圈➡️

PTBD（胆道引流管置入）

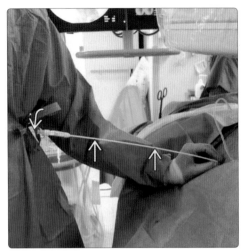

PTBD（胆道引流管置入）

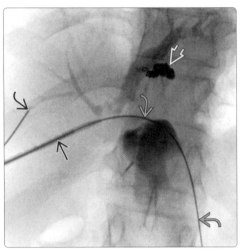

（左图）一旦引流管进入胆管中，旋开➡️内芯➡️上的Luer 锁并保持静止，然后透视下将引流管➡️沿着导丝推出套管。（右图）撤出导丝和内芯，并通过拉动锁定缝线➡️使引流管➡️的猪尾部分成襻。引流管的外毂➡️将连接三通和引流袋

PTBD（胆道引流管置入）

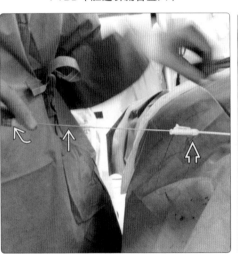

PTBD（胆道引流管置入）

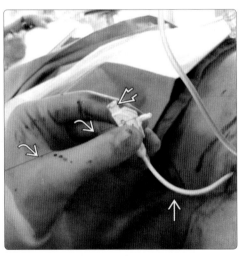

（左图）经内／外引流管➡️推注对比剂，证实导管跨过胆管狭窄➡️，猪尾尖端➡️在肠管中。不透射线的环显示➡️引流管最近端侧孔，该侧孔位于胆管内。（右图）经留置胆囊造瘘导管➡️推注对比剂显示胆囊➡️，扩张的肝内胆管➡️和胆总管狭窄➡️。随后通过二步法行经皮经肝胆管引流术

PTBD（最后引流管位置）

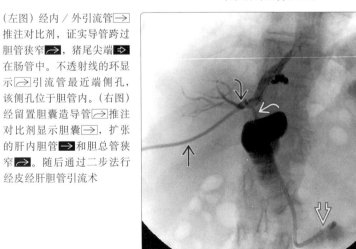

经胆囊造瘘行胆管造影术

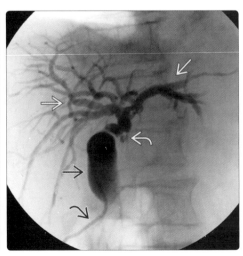

扩张胆管狭窄（通过病灶前影像）

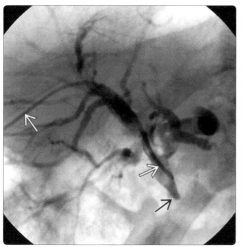

扩张胆管狭窄（导管通过病灶）

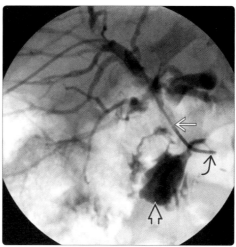

（左图）62岁，男性，胰腺腺泡细胞癌 Whipple 手术后，新发黄疸病史，单帧平片显示经 5Fr Kumpe 管➡推注对比剂。对比剂显示吻合口狭窄的近端范围➡。（右图）Kumpe 导管➡已经通过狭窄进入肠道➡，重复推注对比剂显示狭窄的远端➡范围

扩张胆管狭窄（置入球囊）

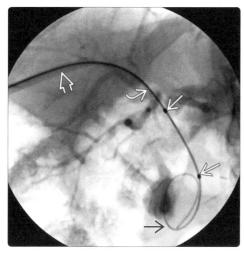

扩张胆管狭窄（扩张球囊）

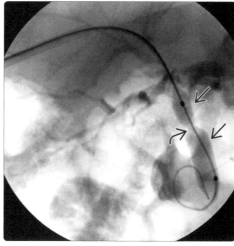

（左图）沿 Amplatz 导丝➡经鞘➡将球囊导管➡引入胆管狭窄水平。不透射线标记➡确定扩张球囊的近端和远端位置覆盖胆管狭窄。（右图）用对比剂扩张球囊导管➡，球囊"腰部"➡对应于胆管狭窄。有时，球囊可能会在充气过程中向前推进至肠道，因此用手牵拉球囊导管可能是必要的

扩张胆管狭窄（扩张球囊）

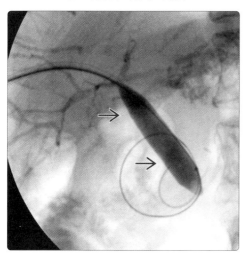

扩张胆管狭窄（球囊成形术后造影）

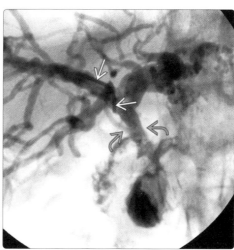

（左图）球囊➡进一步扩张至"腰部"消失，球囊扩张后维持1分钟。然后将球囊放气并重复该过程，总共3次扩张。介入学家的方法不同；常用方法，采用3次治疗，每次间隔1~2周。（右图）3次单独的球囊扩张周期后，经 Kumpe 导管➡推注对比剂，造影显示胆管狭窄➡得到改善。然后，撤出 Kumpe 导管

（左图）通过左侧入路→建立经皮经肝胆道通路。5Fr Kumpe导管➡穿过胆总管狭窄段➡，导管尖端➡位于肠中。可见肝内胆管扩张➡。（右图）沿Amplatz导丝➡经鞘➡送入Wallstent支架➡输送导管，Wallstent支架定位为覆盖整个胆管狭窄段➡，支架两端至少超过狭窄胆管的近端和远端2~3cm

经皮胆道支架植入术（初始进入胆管系统）

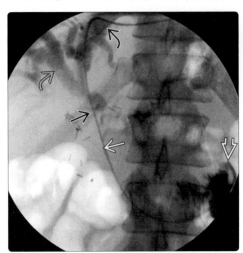

经皮胆道支架植入术（引入自膨式支架）

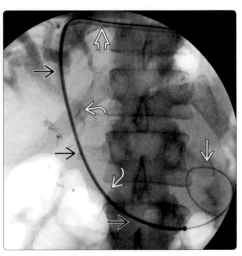

（左图）单帧X线显示已释放Wallstent支架➡。注意，支架远端➡位于小肠，支架近端➡在肝内胆管内。支架长度超过狭窄近端和远端非常重要，因为支架在扩张过程中会短缩。（右图）将引流管➡放置于支架内➡；导管尖端的不透射线标记➡在支架内腔内。推注对比剂确认支架位置和通畅性

经皮胆道支架植入术（植入自膨式支架）

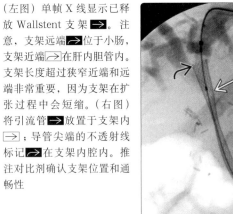

经皮胆道支架植入术
（胆道造影显示最后支架位置）

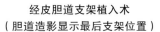

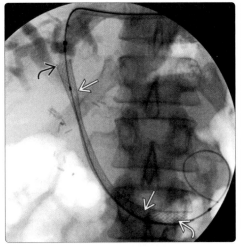

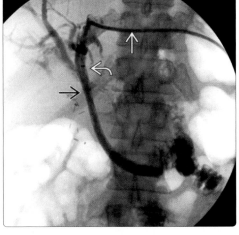

（左图）右肝切除术和胆道出血的患者，平片显示8Fr引流导管➡置入扩张的Ⅲ段胆管➡。先前通过内窥镜将金属支架➡和1枚塑料支架➡放置于Ⅱ段胆管中，从而影像了Ⅲ段胆管的引流。可见胆管内出血所致的充盈缺损。（右图）几天后，最初放置的外引流导管更换为内／外引流导管➡

PTBD：左侧外引流（胆管造影）

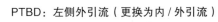

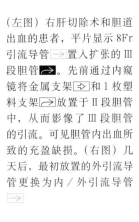

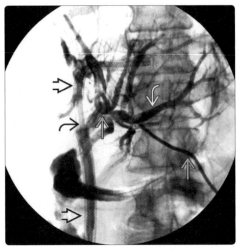

PTBD：左侧外引流（更换为内／外引流）

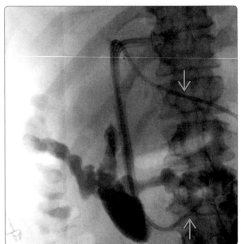

经皮取石（初始胆管造影）

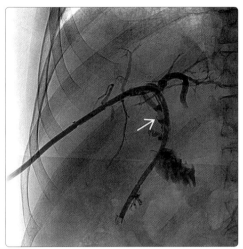

经皮取石（球囊推送胆总管结石）

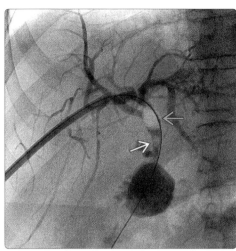

（左图）胆管造影的单帧平片显示 CBD 中的圆形充盈缺损➡️，考虑胆管结石。（右图）透视显示胆总管内位于结石➡️近端的扩张的 Fogarty 气囊➡️。然后将 Fogarty 球囊推进小肠，将结石推出胆总管

经皮取石（最后胆管造影）

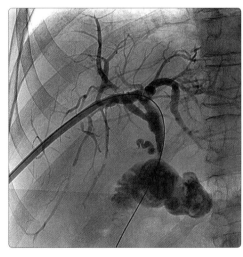

ESBDL（初始胆管造影）

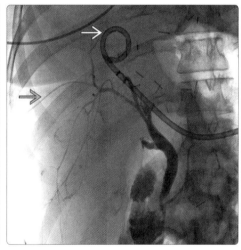

（左图）将结石移除到小肠中后的单帧透视图像显示在手术开始时看到的充盈缺损消退。（右图）54 岁，女性，扩大左肝切除术后，出现大量腹腔内胆漏数月。胆漏的引流导管➡️位于肝外。PTC ➡️未见胆漏；然而，多支右侧肝内胆道缺失

ESBDL（进入排除胆管系统）

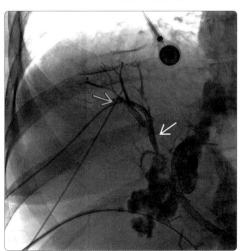

ESBDL（栓塞排除单管系统）

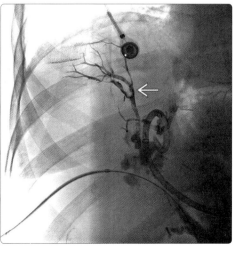

（左图）通过经皮引流管注射对比剂显示肝外间隙。用力注射导致对比剂从 5/8 段➡️逆行流入 ESBDL。这种情况，使得能够通过经皮入路进入排除性胆系统➡️。（右图）考虑手术方案，肝脏切缘的纤维蛋白胶未能阻止胆漏。将 Onyx 和胶联合部署到 ESBDL ➡️（分阶段进行），阻止胆漏。随访 CT 显示 ESBDL 肝段萎缩

关键点

术语
- 经皮胆囊造瘘术：影像引导下将导管置入胆囊（GB）内
- 适应证
  - 急性结石或非结石性胆囊炎的 GB 减压治疗
  - 经皮经肝入路失败情况下的胆道入路

介入操作
- 首选超声和透视引导
- 首选经肝入路 VS 经腹腔入路，除非存在严重出血倾向
- 首选 Seldinger 技术
  - 超声或 CT 引导下 18G 引导针穿刺 GB 腔
  - 经引导针送入0.035英寸加硬导丝，于GB腔内成圈
  - 沿导丝送入引流管
  - 确认 GB 腔内引流管位置

- 套管针技术
  - 在含尖锐套管针的硬套管上连接引流装置
  - 超声确认引流管前端位于 GB

术后
- 胆囊造瘘导管的维护，注意胆汁的实验室检查结果
- 拔除导管
  - 无胆囊炎
  - 穿刺道成熟（置管后 4~6 周）
  - 胆囊切除术（术中拔除导管）

结果
- 相对低风险手术，绝对的禁忌证很少
- 主要并发症
  - 肠穿孔
  - 胆漏或腹膜炎
  - 出血

（左图）图片显示胆囊造口术导管➡️，经皮经肝途径放置，穿过胆囊的裸区➡️（GB），猪尾➡️成襻于 GB 腔内。（右图）肝胆扫描管（HIDA）显示 GB 中没有摄取放射性示踪剂。这在 4 小时延迟成像中得到证实，并与急性胆囊炎一致。肝实质➡️活动性低暗示了胆囊周围炎症

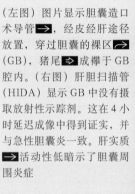
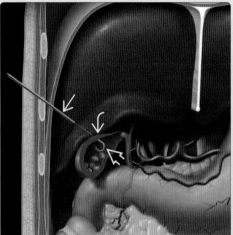

经皮经肝入路

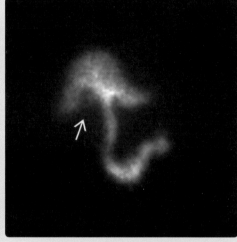

肝胆管扫描（HIDA）

（左图）斜冠状位 CT 重建显示经皮经肝胆囊造瘘的路径➡️。肝脏下缘位于管下方。（右图）通过胆囊造口管注射对比剂，可显示多个胆囊结石➡️和胆囊管➡️阻塞

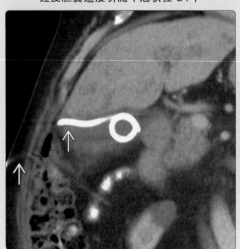

经皮胆囊造瘘引流（冠状位 CT）

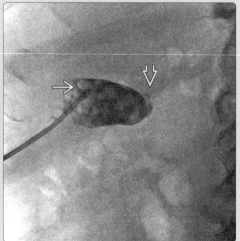

经皮胆囊造瘘引流（透视影像）

术 语

定义

- 经皮胆囊造瘘（PC）：影像引导下将导管置入胆囊（GB）内

术 前

适应证

- 急性结石或非结石性胆囊炎的 GB 减压治疗
  - 避免立即手术干预（危重病，怀孕等）的临时治疗
  - 无手术条件的最终治疗（慢性病，姑息治疗等）
  - 急性非结石性胆囊炎的最终治疗
- 经皮经肝入路失败情况下的胆道入路

禁忌证

- 绝对禁忌证：无法纠正的凝血功能障碍
- 相对禁忌证
  - 广泛的胆石症或瓷性胆囊（可能妨碍进入或引流管成形）
  - GB 肿瘤（引流管可能导致肿瘤种植）

术前影像学检查

- 确诊胆囊炎
  - 超声或 CT 的发现
    - GB 扩张
    - GB 壁增厚
    - 胆囊周围积液
    - 胆结石
    - 墨菲征阳性（超声）
  - 胆道闪烁显像（放射性核素或 HIDA 扫描）
    - 吗啡给药后 3~4 小时或 30 分钟后 GB 无显影

术前准备

- 核查项目
  - 临床病史和体格检查
  - 实验室检查：手术有中度出血风险
    - INR 建议，校正到 <1.5
    - 血小板检测不常规推荐，但如果血小板计数 <50 000/µl 则输血
    - 接受肝素治疗的患者建议使用部分凝血酶活酶时间
  - 药物：抗凝血药，抗生素（如果尚未给药，则考虑使用针对革兰阴性菌抗生素）
  - 过敏：碘化对比剂，抗生素，局部麻醉剂，黏合剂／乳胶
- 药物
  - 麻醉
    - 1% 利多卡因局部麻醉
    - 适度清醒镇静：常用芬太尼和咪达唑仑
    - 重症患者可以镇静和插管
  - 抗生素：根据机构最佳实践建议覆盖革兰阴性菌
- 设备

- 皮肤准备溶液和无菌巾
- Seldinger 技术
  - 适当长度的 18G 针
  - 0.035 英寸硬导丝（例如，Amplatz 或 Rosen）
  - ＃11 手术刀片
  - 硬扩张器（8~10 Fr）
  - 8~10Fr 锁定猪尾导管
  - 引流袋
- 套管针技术
  - 在套管针上装载 8 或 10Fr 锁定猪尾导管
  - 止血，不可吸收的缝合线，注射器，25G 针用于局部麻醉
  - 超声：2~5MHz 换能器，无菌罩和凝胶，导针器（可选）
  - 透视：血管造影机或 C 臂
- 引导方法的选择
  - 首选超声和透视引导
  - 对于重症患者，超声（无透视）是唯一可用于床边的引导设备
  - 如果广泛的胆石症，瓷性胆囊或体型庞大，可以考虑 CT 引导

介入操作

患者体位／位置

- 最佳操作方法
  - 首选经肝的方法
    - 可以避免进入腹膜（引流通路经过胆囊裸区）并避免胆汁性腹膜炎
    - 腹膜外路径有助于在穿刺时 GB 的固定并维持引流管位于 GB 腔内
    - 腋中线至锁骨中线的肋下入路，通过右肝下的无血管区域进入 GB
    - 避免穿透肠道
    - 可采取肋间或经膈肌途径，但可能导致术后不适或胸膜腔污染
  - 经腹膜肝下方法
    - 如果患者有出血性疾病，肝脏疾病或需要大穿刺道（用于胆囊取石／碎石），则首选
    - 计划中的去除／碎石术
    - 从前方或前外侧方入路
    - 避免穿透肠道
- 将患者置于透视台或床上：仰卧位或左侧卧位

手术步骤

- 常规步骤
  - 根据机构指南获得知情同意及手术时间
  - 行初始扫描并标记穿刺点
  - 根据机构指南准备手术区
  - 1% 利多卡因麻醉穿刺道
- 技术

- Seldinger 技术
  - 有透视时，首选用于穿刺 GB，避免因疏忽将引流管置于 GB 外
  - 使用 # 11 手术刀片做皮肤小切口，并用止血钳钝性分离皮下组织
  - 超声或 CT 引导下 18G 针穿刺 GB
  - 抽吸确认回抽胆汁
  - 透视下，注射少量对比剂
  - 经穿刺针送入 0.035 英寸硬导丝，于 GB 成圈
  - 拔出穿刺针，用逐渐增大的扩张器扩张道，直到满足导管尺寸
  - 置入引流导管
    - 拔出扩张器，沿导丝送入含硬芯的猪尾引流导管（通常为 8 或 10Fr）至 GB 腔
    - 透视下（如果有的话），旋开内芯并将引流导管推入 GB 腔
    - 拔出内芯和导丝
    - 透视下（如果有的话）或使用超声，通过注射对比剂明确引流导管在 GB 腔内的位置
    - 根据制造商的说明锁定猪尾引流导管
- 套管针技术
  - 对于特别适合床边操作，影像引导条件受限时，则需要减少手术步骤 / 对设备的需求
  - 做足够的皮肤切口并用止血钳钝性分离浅表组织
  - 在含尖锐套管针的硬套管上装上引流装置
  - 在超声引导下，将选定的猪尾引流导管推送入 GB 腔
  - 超声确认导管尖端位于 GB 内
  - 旋开锋利的套管针并将其取下
  - 通过硬导管抽吸
    - 如果轻松抽出胆汁，给予引流
    - 如果无法抽出胆汁，确认引流管尖端位置，必要时重新调整位置
  - 根据制造商的说明锁定猪尾导管
  - 确认猪尾导管位于 GB 内：超声显示，抽吸胆汁
- 在推注对比剂或导丝操作时，注意不要使 GB 过度膨胀
- 收集胆汁样本进行实验室分析
- 使用不可吸收的缝线将引流导管固定于皮肤
- 根据每个机构的指南要求给予导管位置换药
- 引流导管连接引流袋，并保持开放，直至考虑拔除导管

观察和报告

- 记录引流导管在 GB 腔内的位置和是否存在胆结石，阻塞位置，胆汁的物理性状描述

术 后

应尽事宜

- 短期

  - 每 8~12 小时一次，用 10ml 生理盐水冲洗导管：通过三通开关，5ml 冲向 GB，5ml 冲向水袋
  - 记录每天引流量
  - 补充因胆汁引流丢失的电解质
  - 追踪引流胆汁的实验室结果
- 长期
  - 非结石性胆囊炎
    - 疾病缓解后，考虑拔除引流管
    - 拔除引流管前，考虑行 48 小时夹闭试验
  - 如果有长期引流指征，则每 4~8 周更换一次引流管
- 拔除引流管
  - 拔除引流管的要求：临床症状改善，无胆石症，穿刺道成熟（置管后 4~6 周）
  - 通过引流管推注少量对比剂
    - 确认没有胆石症
    - 确认对比剂流经胆囊管，胆总管并进入肠道
    - 评估 GB 穿孔 / 漏
  - 根据制造商的说明解锁引流导管
  - 用轻柔的手动牵引拔除导管，并通过目视检查和透视检查确认完全取出
  - 如果通道成熟度有问题，可以进行穿刺道造影 / 窦道造影
    - 沿导丝拔除引流管，将导丝于 GB 内盘圈
    - 将血管鞘的尖端插入皮肤穿刺部位
    - 推注对比剂，观察道的造影情况
    - 如果存在漏，沿导丝重新插入引流管以预防胆汁性腹膜炎，胆汁瘤
    - 如果没有漏，拔除鞘和导丝

结 果

并发症

- 最严重的并发症
  - 肠穿孔：仔细规划可以避免
  - 出血：损伤肝脏血管，可能需要经导管栓塞或手术处理
- 即刻 / 围手术期并发症
  - 胆漏是最常见的并发症
    - 沿引流管通路的逆行泄漏或 GB 穿刺部位的腹膜炎
    - 通常随着 GB 减压而自限
  - 气胸：通过肋下入路可以避免
- 远期并发症
  - 导管移位
  - 胆汁瘤形成：可能需要额外的置管引流

预期结果

- 风险相对较低的手术，几乎没有绝对禁忌证
- 报告的并发症发生率（导管移位 / 堵塞除外）<6%

胆囊造瘘导管的置入（术前超声）

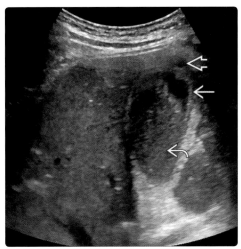

胆囊造瘘导管的置入（超声引导下经肝入路）

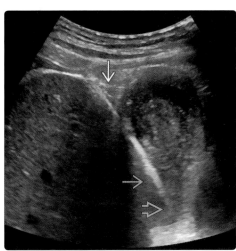

（左图）超声显示急性胆囊表现：胆囊壁增厚➡，少量胆囊周围积液➡和胆囊内胆泥➡。超声墨菲征阳性。（右图）矢状位超声显示，将 10cm，18G 的套管针➡经皮经肝➡方法穿刺进入 GB 腔。超声或透视下，经套管针送入 0.035 英寸导丝➡

胆囊造瘘导管的置入（超声引导下经肝入路）

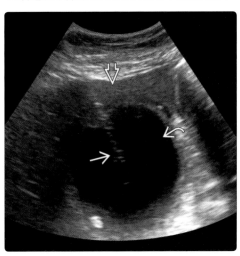

胆囊造瘘导管的置入（透视引导下置入导丝）

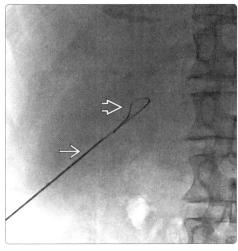

（左图）经皮经肝入路的另一例患者，这次是横断位图像。在超声引导下，套管针➡穿过肝实质➡，直到尖端进入 GB 腔➡。（右图）如有必要的话，抽取 5ml 胆汁样本送检微生物学检查。通过套管针注射对比剂，应该使用最小量的对比剂。通过套管针➡送入 0.035 英寸导丝➡（例如，Amplatz，Rosen）

胆囊造瘘导管的置入（透视引导下置入导管）

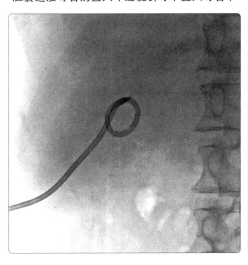

胆囊造瘘导管的置入（评估引流管位置）

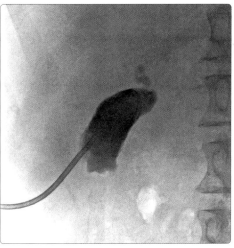

（左图）扩张穿刺道，然后沿导丝送入猪尾导管并于 GB 内成襻。（右图）通过引流出胆汁并推注对比剂的方法，确定引流管的位置。大量推注对比剂进入 GB 会因为胆汁入血产生菌血症的风险。评估胆囊管通畅性可等待随访影像检查时完成

胆囊造瘘导管移位（沿导丝拔除引流管）

胆囊造瘘导管移位（通过导管送入导丝）

（左图）带胆囊造瘘管患者主诉皮肤穿刺部位有渗漏。经引流管推注对比剂显示猪尾未完全成襻，其中几个侧孔➡位于 GB 的外部。通过引流管送入 Amplatz 导丝➡进入 GB，并拔除引流管。（右图）沿导丝送入 5Fr Kumpe 导管➡，直到导管尖端➡完全位于 GB 内。通过推注稀释对比剂确认导管位置

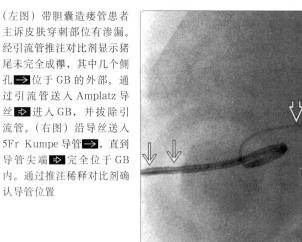

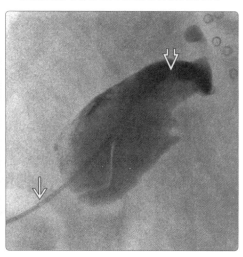

胆囊造瘘导管移位（置入新引流管）

胆囊造瘘导管的挽救（窦道造影）

（左图）沿 Amplatz 导丝引入新的猪尾胆囊造瘘引流管（带塑料内套管）。然后拔除内套管和导丝，并通过推注对比剂确认新引流管➡位置。（右图）单帧透视平片显示胆囊造瘘管移位，猪尾引流管前端➡位于肝外软组织内。经引流管推注对比剂显示通往充满结石的 GB ➡的穿刺道➡

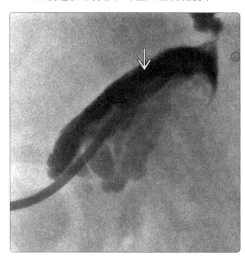

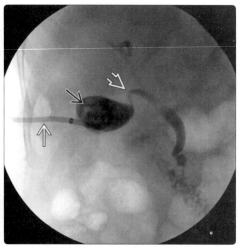

胆囊造瘘导管的挽救（进入胆囊）

胆囊造瘘导管的挽救（置入新的胆囊造瘘导管）

（左图）通过导丝去除引流管。通过原胆囊造瘘通道送入亲水性 Glidewire 和 Kumpe 导管。导管前端➡位于 GB 内➡，通过推注对比剂确认。（右图）将导丝送入 GB，拔除 Kumpe 导管，沿导丝引入新的胆囊造瘘引流管➡。注意猪尾位于充满结石的 GB 腔➡，并且胆囊管➡通畅

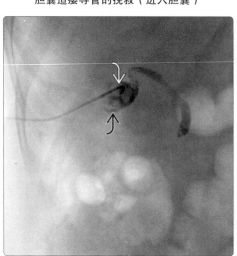

胆囊造瘘术

CT 引导下置入引流管合并并发症
（经肝置入）

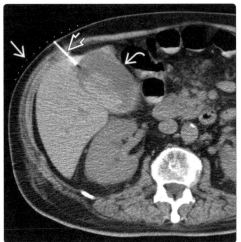

CT 引导下置入引流管合并并发症
（最后引流管位置）

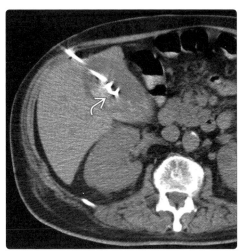

（左图）平扫 CT 在皮肤上粘贴不透射线的格栅 ➡️ 以定位 GB ➡️ 和合适的入路。在 CT 引导下，穿刺针 ➡️ 进入到 GB 边缘。穿刺针将进一步进入胆囊。（右图）经套管针送入导丝，并在 GB 内盘绕。拔除穿刺针，沿导丝送入扩张器推进到 GB 腔内，然后更换为胆囊造瘘引流管 ➡️（由 A. Thabet 博士提供）

CT 引导下置入引流管合并并发症
（术后出血）

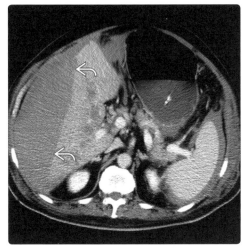

CT 引导下置入引流管合并并发症
（肝动脉造影）

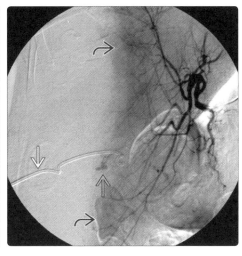

（左图）患者的血红蛋白水平开始下降。增强 CT 显示肝包膜下巨大血肿 ➡️。这些发现与活动性出血一致，需要再放置引流管。（右图）DSA 显示肝脏被肝包膜下血肿挤压移位 ➡️。对比剂外溢 ➡️ 提示活动性出血，毗邻胆囊造瘘管 ➡️ 经导管动脉栓塞治愈出血（由 A. Thabet 博士提供）

非结石性胆囊炎（诊断性超声）

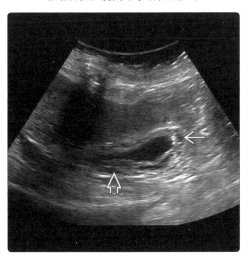

非结石性胆囊炎（胆囊造影）

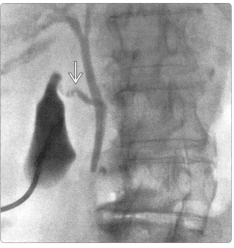

（左图）超声诊断一例严重疾病患者为急性胆囊炎。没有胆结石表现，但存在胆囊壁增厚 ➡️，少量的胆囊周围积液 ➡️ 和墨菲征阳性。符合非结石性胆囊炎表现。（右图）该非结石性胆囊炎患者随后的胆囊造影显示胆囊管 ➡️ 通畅。通过 GB 减压患者病情得到改善，在穿刺道成熟后拔除引流管

泌尿生殖系介入

关键点

术前

- 适应证
  - 尿液引流
  - 尿路改道
  - 经皮肾取石术
  - Whitaker 试验：评估梗阻
- 术前影像
  - 评估肾积水的程度
  - 评估肾的位置／解剖

介入操作

- 首选超声引导下初始穿刺
  - Brödel 的无血管平面：矢状位 20°~30°
- 直接透视下穿刺
  - 利用解剖学标志直接穿刺
  - 目标结石或留置支架
  - 静脉注射对比剂 ± 呋塞米（有助于非扩张系统）

- 如果手术开始时目标肾盏可见则采用一步法技术；否则二步法技术

术后

- 成功穿刺进入肾集合系统
  - 非扩张系统成功为 82%~96%
  - 扩张系统成功率为 96%~100%
  - 经皮介入 91% 可进入要求的目标位置
- 医源性损伤后恢复输尿管通畅
  - 总体成功率为 78%~87%
  - 除完全横断外，可与手术修复相媲美
- 置管后 1~2 天内常见出现一过性血尿

结果

- 并发症
  - 血管损伤和肉眼血尿
  - 如果持续存在，考虑血管造影／栓塞
  - 耻骨上置管时出现肠管损伤

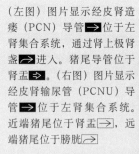

（左图）图片显示经皮肾造瘘（PCN）导管➡️位于左肾集合系统，通过肾上极肾盏➡️进入。猪尾导管位于肾盂➡️。（右图）图片显示经皮肾输尿管（PCNU）导管➡️位于左肾集合系统。近端猪尾位于肾盂➡️，远端猪尾位于膀胱➡️

经皮肾造瘘置管

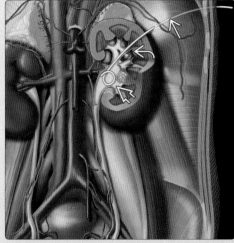

经皮肾造瘘置管

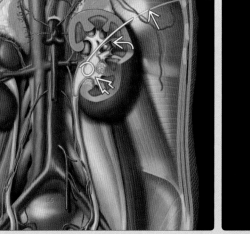
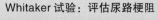

（左图）单帧透视显示 PCN 导管➡️猪尾位于肾盂➡️。输尿管支架近端猪尾位于肾盂➡️，远端猪尾位于膀胱➡️。（右图）Whitaker 试验示意图显示针➡️位于肾盂，连接注射器➡️灌注盐水。通过 Foley 导管➡️测定肾盂和膀胱的压力，通过传感器➡️评估输尿管淤滞与阻塞

经皮肾造瘘置管：透视

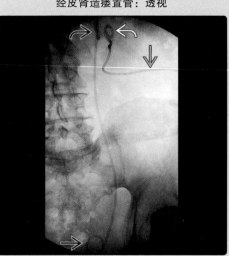

Whitaker 试验：评估尿路梗阻

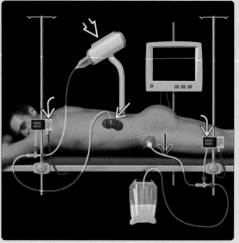

术 语

定义

- 经皮肾造瘘术（PCN）导管：经皮肾集合系统中置入导管用于外引流
- 经皮肾输尿管（PCNU）导管：经皮肾集合系统中置入导管，自输尿管延伸至膀胱，用于内或外引流
- 顺行输尿管（双 J）支架（AUS）：经皮植入支架，支架通过输尿管自肾盂延伸至膀胱，用于内引流
- 耻骨上膀胱造瘘术（SPT）：通过耻骨联合上方，经皮引流或 Foley 导管进入膀胱，用于外引流
- Whitaker 试验：顺行灌注稀释对比剂时检测肾集合系统和膀胱的压力，用于确认和（或）明确可疑输尿管梗阻的侵入性检查

术 前

适应证

- PCN，PCNU 或 AUS
  - 尿液引流
    - 内在或外在的输尿管梗阻
    - 良性或恶性病因
  - 尿路改道
    - 输尿管损伤（通常由于妇科手术引起的医源性损伤）
    - 涉及肾，输尿管或膀胱的瘘
    - 出血性膀胱炎
  - 经皮入路
    - AUS 安置
    - 经皮肾镜取石术
    - 活组织检查或肿瘤治疗
- Whitaker 试验：不明原因的肾积水或输尿管积水时，用于评估肾盂和膀胱之间的阻塞
  - 金标准，但是在无创性检查仍不明确时采用
- SPT
  - 膀胱出口梗阻
  - 尿失禁或神经源性膀胱
  - 涉及膀胱的瘘
  - 尿道创伤

禁忌证

- 无法纠正的凝血障碍
- 如果留置 AUS
  - 未经治疗的膀胱出口梗阻
  - 未经治疗的尿脓毒症

术前影像学检查

- 正常解剖
  - 肾朝向冠状位 30°～50°
  - 上极通常比下极更靠内侧
  - 集合系统：肾盏（约 14）排入肾盂
    - 前部肾盏：侧面看起来像杯状
    - 后部肾盏：底面看为圆形
  - Brödel 平面
    - 矢状位 20°～30°
    - 肾动脉前 / 后分叉处之间相对无血管的平面
- 解剖变异
  - 马蹄肾，旋转不良或下垂肾
  - 重复集合系统
- 移植肾
  - 位置和方向在右髂窝或左髂窝内
  - 吻合的位置
- 病理学
  - 肾积水或输尿管肾盂积水
  - 阻碍或怀疑占位
    - 术前准备
- 检查事项
  - 临床病史和体格检查
    - 手术适应证
    - 药物：抗凝血药或抗血小板药
    - 过敏
    - 尿脓毒症的体征或症状
      - 如果未治疗，术前应用抗生素
      - 血流动力学支持
    - 妊娠：介入干预前先考虑试验性保守治疗
  - 实验室参数
    - 全血细胞计数：血小板 > 50 000/μl
    - 凝血指标
      - 国际标准化比值 ≤ 1.5
      - 凝血酶原时间正常，部分凝血活酶时间
    - 血清电解质
      - 纠正任何与肾功能不全相关的高钾血症
- 药物
  - 麻醉
    - 1% 利多卡因局部麻醉
    - 程序性镇静（如果血流动力学稳定）
    - 因有败血症 / 感染性休克的风险，所以应及时请麻醉医生协助
  - 预防性抗生素
    - 根据不同细菌培养结果选择特定抗生素
    - 如果没有培养结果，应经验性覆盖革兰阴性菌
- 设备
  - 一般准备
    - 超声设备
      - 3.5MHz 换能器
      - 无菌超声探头罩和凝胶
    - 透视设备
    - CT 设备
      - 不透射线格栅
  - PCN
    - 21～22G 千叶针
    - 0.018 英寸导丝
    - 5～6Fr 同轴扩张器 - 鞘组件
    - 0.035 英寸 3J 导丝
    - 合适的 8～10Fr 扩张器

- – 8~10Fr 锁定猪尾导管
- ◦ PCNU
  - – 0.035 英寸 Amplatz 导丝
  - – 8Fr，20~24cm 的肾输尿管导管
- ◦ AUS
  - – 0.035 英寸 Amplatz 导丝
  - – 8Fr，20~24cm 双猪尾（J）输尿管支架
- ◦ Whitaker 试验
  - – 18~22G 针头
  - – 压力计或压力传感器
  - – 压力注射器 / 输液泵
  - – 膀胱导管（例如 Foley）
  - – 2 个独立的三通开关和连接管
- ◦ SPT
  - – 如果可能的话，经尿道插管
    - □ 如果不可能的话，使用 19G 穿刺针
  - – 套管技术
    - □ 加硬内套管
    - □ 尖锐的套管针
    - □ 8~16Fr Foley 导管
  - – Seldinger 技术
    - □ 5Fr Longdwell 针（20cm）
    - □ 0.035 英寸 Amplatz 导丝
    - □ 顺序性扩张器
    - □ 8~14Fr 锁定猪尾导管

介入操作

患者体位 / 位置

- 最佳操作方法
  - ◦ 一般原则
    - – 避开血管，脏器，胸膜的最短路径
    - – 复习之前影像资料，了解解剖及变异情况
    - – 实时成像以评估结构关系，因为这些可能随患者体位变化而变化
  - ◦ 患者体位
    - – 自体肾：首选俯卧位
      - □ 如果不能俯卧或妊娠，可斜卧位（同侧向上）
    - – 移植肾：仰卧位
  - ◦ 穿刺入路
    - – 通过 Brödel 平面无血管区进入：需要与矢状位呈 20°~30° 角
      - □ 自体肾：首选后方入路
      - □ 移植肾：考虑侧方入路以降低经腹穿刺的风险
    - – 进入集合系统
      - □ 首选中下极肾盏
      - □ 上极肾盏可能便于输尿管内介入治疗
      - □ 避免直接穿刺肾盂
  - ◦ SPT
    - – 患者处于仰卧位
    - – 耻骨联合上方的中线或旁正中入路
      - □ 由于下腹部血管，需避开侧方入路

手术步骤

- 常规步骤
  - ◦ 选择影像手段
    - – 超声
      - □ 首选：实时，低成本，无辐射
      - □ 特别是有肾积水时
    - – 透视检查
      - □ 在超声引导尝试失败，集合系统无扩张或存在不透射线目标（例如支架，结石）的情况下有用
      - □ 可能需要直接穿刺集合系统或静脉注射对比剂
    - – CT
      - □ 很少使用；用于复杂病例，例如肾解剖变异或严重脊柱后凸
  - ◦ 术前影像以识别靶目标和穿刺路径
  - ◦ 无菌准备皮肤、铺巾
  - ◦ 1% 利多卡因麻醉皮肤及穿刺通道
  - ◦ ＃11 手术刀片作皮肤切口
- 初始进入肾集合系统
  - ◦ 一步法技术
    - – 将 21~22G 千叶针穿刺入肾盏
      - □ 超声：实时直接可视化
      - □ 透视检查（未增强）：利用解剖标志确认或现有的不透射线目标
      - □ 透视检查（增强）：通过静脉注射对比剂和呋塞米行静脉肾盂造影显示肾集合系统
    - – 拔出针芯并通过针吸出尿液以确认进入集合系统
      - □ 吸入足够的尿液，以便注入对比剂时，不会过度扩张集合系统
      - □ 不要使集合系统完全减压；膨胀的集合系统利于进一步操作
      - □ 收集尿液样本进行实验室分析和细菌培养
    - – 顺行肾图造影以识别集合系统内的特定位置
      - □ 在期望的位置：继续进行 PCN 置管
      - □ 不在期望的位置：过渡到二步法技术
  - ◦ 二步法技术
    - – 通过一步法技术行顺行肾图造影
    - – 确定二步法技术的适当目标路径，最终用于 PCN 置管
      - □ 根据需要旋转 C 臂，通过正交成像平面对所希望的肾盏位置进行三角测量
    - – 二步法穿刺部位皮肤准备
      - □ 1% 利多卡因麻醉皮肤及穿刺道
      - □ ＃11 手术刀片作皮肤切口
    - – 以相同方式推进 21~22G 千叶针
      - □ 根据需要，使用超声或透视引导
    - – 通过二步法行顺行肾图造影以识别集合系统内的特定位置
      - □ 在期望的位置：继续进行 PCN 置管
      - □ 不在期望的位置：以现有的穿刺针作为指导重复二步法技术

- PCN 置管
  - 透视引导下，将 0.018 英寸导丝引入肾集合系统
    - 通过透视可以很容易识别导丝"软"和"硬"部分的过渡
    - 推进导丝直到"硬"部分进入集合系统
  - 将穿刺针交换为 5~6Fr 扩张器 - 鞘组件
    - 沿导丝将鞘推送至集合系统
    - 取下导丝和扩张器
  - 经鞘将 0.035 英寸 3J 导丝送入肾集合系统
    - 将导丝送入输尿管（首选）或远端肾盂
      - 如果需要将导丝选择至远端位置时，则将鞘交换为 5Fr 定向导管
    - 如果导丝无法推进至远端，则将导丝在肾盂中绕圈
  - 扩张穿刺道，使其比引流管尺寸大 1Fr
  - 将猪尾锁定肾造瘘导管装载到硬芯上
  - 沿导丝将装有硬芯的肾造瘘导管推进至肾集合系统
    - 当进入集合系统或导丝打弯，则旋开硬芯
    - 固定导丝和硬芯
    - 将肾造瘘导管从硬芯上推送至集合系统
  - 拔出导丝及硬芯
  - 牵拉丝线成形 / 锁定肾造瘘猪尾导管
    - 根据需要轻轻牵拽导管，直到猪尾位于肾盂内
  - 通过导管注射对比剂以确认位置
  - 在皮肤部位固定导管
- PCNU 置管
  - 初始进入肾集合系统如上所述
  - 经 5Fr 鞘将 0.035 英寸 3J 导丝送入肾集合系统，并推进至输尿管
    - 如果无法进入输尿管
      - 将鞘交换为 5Fr 定向导管，以帮助选择进输尿管
    - 如果无法跨越狭窄段
      - 更换为亲水导丝
  - 将 5Fr 鞘交换为 5Fr 导管，并沿导丝进入膀胱
    - 如果无法通过狭窄段
      - 使用可撕脱鞘减少摩擦
      - 使用比预期导管尺寸大 0.5~1.0Fr 的扩张器扩张输尿管
      - 行球囊输尿管成形术
    - 如果仍无法通过狭窄段，必须放置肾造瘘导管
      - 当炎症改善或阻塞原因消除后，可以尝试放置输尿管支架或转换为 PCNU
  - 拔出导丝，注射对比剂，确认膀胱内的导管位置
  - 将 0.035 英寸 Amplatz 导丝送入膀胱
    - 放置肾输尿管导管时，需要加硬 Amplatz 导丝的稳定性
  - 将 Amplatz 盘绕在膀胱中，撤出导管
  - 选择合适的肾输尿管导管
    - 带有 2 个猪尾的 8~10Fr 导管
      - 远端猪尾于膀胱内成襻
      - 近端猪尾于肾盂内成襻

- 不同导管之间两端猪尾的距离不同
  - 通常为 20~28cm
  - 可根据患者身高或使用导丝测量估计所需长度
- 根据需要扩张皮下穿刺道
- 将导管装载到硬套管上，沿导丝将装置推送至膀胱
  - 回撤导线，直到它刚好在导管尖端内
  - 拧下内套管
- 缓慢回撤导丝和内套管
  - 远端猪尾将在膀胱中自由成形
- 牵拉丝线以成形 / 锁定近端猪尾
  - 根据需要轻轻回撤导管，直到近端猪尾位于肾盂内
- 注入对比剂以确认位置
- 在皮肤部位固定导管
- AUS 置管
  - 初始进入集合系统与 PCNU 一致，直到 Amplatz 导丝延伸到膀胱
    - 可以通过现有的肾造瘘导管进行
  - 选择输尿管支架
    - 8Fr 双猪尾（J）支架
      - 远端猪尾于膀胱内成圈
      - 近端猪尾于肾盂内成圈
      - 与 PCNU 不同，系统完全内部化
    - 不同导管之间的猪尾距离不同
      - 通常为 20~28cm
      - 可根据患者身高或使用导丝测量估计所需长度
  - 准备输尿管支架
    - 将支架装载到硬芯上
    - 将推杆连接到近端（如果没有预装在长输送系统上）
  - 沿导丝推送支架至其远端进入膀胱
    - 推动器远端的不透射线标记应位于肾盂中
  - 回撤导丝，直到尖端在支架内
  - 旋开内芯，并与导丝一起回撤
    - 远端猪尾将在膀胱中自由成形
  - 继续缓慢地回撤硬芯和导丝至输尿管近端
  - 评估支架位置
    - 如果太远（即近端猪尾将在输尿管内），轻轻地沿导丝 / 硬芯回撤支架
      - 可能需要送入导丝以保持位置
    - 如果太靠近端（即远端猪尾将在肾盂外），轻轻推进整个系统
  - 保持导丝和内套管位于支架近端，以保持推送杆上的前向推送力
    - 切割并移除连接推杆到支架的丝线
    - 释放支架
    - 近端猪尾将在肾盂中自由成形
  - 如果需要临时（"安全"）肾造瘘导管，将导丝送进肾盂
    - 维持导丝 / 硬芯在肾盂中的位置
    - 将 8Fr 猪尾肾造瘘导管装载到硬套管上

- 沿导丝推送，并在肾盂中成襻
- **Whitaker 试验**
  - 获得进入肾集合系统的通道
    - 通过现有的 PCN 导管
    - 否则，按上述方法操作
      - 一步法技术：首选，风险较低
      - 二步法技术：1 针用于连续注射，2 针用于压力测量
  - 将导管插入膀胱并引流
  - 将针 /PCN 连接到 3 通开关
    - 将三通开关连接到压力传感器和压力注射器 / 泵
    - 将传感器置于与肾近似水平
  - 将 Foley 导管连接到三通开关
    - 将三通开关连接到压力传感器和尿液引流袋的管路
    - 将传感器置于与膀胱近似水平
  - 通过向传感器打开三通开关来记录静止（空）膀胱及集合系统压力
  - 开始通过压力注射器 / 泵向针 /PCN 中注射稀释对比剂
    - 成人流速：10ml/min
    - 小孩流速：5ml/min
  - 注入稀释对比剂时
    - 获得间歇性单帧透视图像
      - 监测肾盂和输尿管的扩张情况
      - 确定可能的阻塞点
    - 通过两个传感器间歇性地测量压力
      - 暂停灌注
      - 打开换能器的开关
  - 达到完全扩张后，停止灌注
  - 打开肾三通开关至换能器
    - 每 2 分钟测量肾盂和膀胱压力，持续 20 分钟或直至稳定
  - 计算压力梯度：（最终肾盂压力 - 基线）-（最终膀胱压力 - 基线）
    - 压力梯度 <15cmH$_2$O：正常
    - 压力梯度 >22cmH$_2$O：阻塞
    - 压力梯度 15~22cmH$_2$O：不确定
      - 在这种情况下，将输注速度提高到 20ml/min 可能会产生异常梯度
  - 在梗阻系统中，可以转换为 PCN 入路
- **SPT**
  - 一般原则
    - 用 150~500ml 生理盐水或稀释对比剂扩张膀胱
      - 经尿道插管行逆行滴注
      - 实时超声或 CT 下，经皮 19G 针穿刺膀胱，行顺行滴注
    - 术前超声确定入路和方法
    - 无菌皮肤准备及铺巾
    - 1% 利多卡因局麻皮肤和所需的穿刺道
    - # 11 手术刀片作皮肤切口

- 套管技术
  - 用血管钳对皮肤切口进行钝性分离
  - 准备 Foley 导管
    - 插入硬芯
    - 装到套管上
  - 在实时超声引导下，将整个系统推送入膀胱
    - 膀胱壁可能会相当大
  - 从 Foley 拔除套管并解脱硬芯
  - 将 Foley 导管顺硬芯推送至膀胱
  - 用无菌水扩张球囊
  - 通过超声或透视确认位置
- Seldinger 技术
  - 实时超声引导下，用 5Fr Longdwell 针（20cm）经皮穿刺进入膨胀的膀胱
    - 注意尿液流出以确认位置
    - 如果不确定位置，请注入对比剂
  - 送入 0.035 英寸 Amplatz 导丝，并在膀胱内成圈
  - 根据需要扩张穿刺道
  - 沿导丝将 8~14Fr 锁定猪尾导管送入膀胱
    - 撤出导丝
    - 牵拉丝线以行成 / 锁定猪尾
  - 通过超声或透视确认位置

观察和报告

- 初始入路的方向和体位
- 初始肾图造影或膀胱造影的发现
  - 充盈缺陷（例如肾结石）
  - 输尿管狭窄
  - 解剖变异（例如，重复集合系统）
- 术后肾图造影或膀胱造影的发现
  - 放置导管或支架的尺寸和长度
    - 在适当情况下包括"尾纤锁定系统"的标记，以防止不适当的移除
  - 导管 / 支架的位置，包括猪尾的位置
  - 观察即刻并发症
- 描述尿液标本及检测项目
- Whitaker 试验
  - 灌注流速
  - 肾和膀胱压力
    - 基线（空）和最终（扩张）压力
    - 压力梯度的计算和解释

替代操作 / 治疗

- 其他
  - 逆行输尿管镜下输尿管支架植入术
  - 去除肾结石
    - 体外冲击波碎石术
    - 输尿管镜取石术

术 后

应尽事项

- PCN 或 PCNU 导管
  - 通过三通开关每天用生理盐水冲洗

- 如果没有血尿或堵塞，可以停止定期冲洗
  ◦ 记录引流量（当放置外引流时）
  ◦ 定期更换导管
    - 每次换管前预防性应用抗生素
    - 如果通过穿刺道泄漏，则增加导管尺寸
- 输尿管支架
  ◦ 如果同时放置安全 PCN，可考虑第二天夹闭安全 PCN
    - 继续夹闭试验数天
      □ 如果出现腹痛或发热，请打开 PCN
    - 注射对比剂显示支架通畅，可去除 PCN
  ◦ 泌尿科定期逆行更换支架
- SPT
  ◦ 定期更换导管
    - 穿刺通路成熟，可在床边完成
  ◦ 当穿刺通路成熟后，可根据需要增大导管尺寸

规避事项
- 警惕增加并发症风险的入路
  ◦ 肋骨上入路：气胸／水肿／血胸／脓胸
  ◦ 直接穿刺进入漏斗部或肾盂：血管损伤，血尿，持续性尿漏
- PCN 和输尿管支架猪尾的重叠位置
  ◦ 可能会导致它们"连接"，从而很难在去除一个导管时不移位另一个导管

术后影像学检查
- 顺行肾造瘘造影
  ◦ 由于败血症／阻塞，可能无法在初始 PCN 置管时完全评估输尿管情况
    - 过度膨胀可加重败血症的风险
    - 临床状况改善时进行
  ◦ 用于显示支架通畅
- 包括泌尿系结石的随访
  ◦ 腹部和盆腔平片
  ◦ 超声
  ◦ CT（非增强）

结 果

问题
- 导管移位
  ◦ 如果建立良好的通路，可以在 1~2 天内进行解救
    - 否则，可能需要新的 PCN 通路
- PCN 频繁堵塞
  ◦ 增加冲洗导管的频率
  ◦ 增加更换导管的频率
  ◦ 增加导管尺寸
- 导管周围泄漏
  ◦ 更换损坏的导管
  ◦ 通路成熟时，增加导管尺寸
  ◦ 必要时获取新的通路

并发症
- 最严重的并发症

- 需要输血的医源性血管损伤（1%~4%）
  - 各种血管损伤的可能
    □ 假性动脉瘤形成
    □ 动静脉（AV）瘘
    □ 动脉撕裂
  - 可以用导管压迫填塞
    □ 静脉损伤通常是自限性的
    □ 小 AV 瘘管可能是自限性的
  - 持续性出血则需要血管造影和栓塞术
  ◦ 脏器损伤（0.2%~0.5%）
    - 结肠（肾后或耻骨上）
    - 脾脏
    - 肝脏
  ◦ 胸膜并发症（0.1%~0.6%）
    - 气胸，胸腔积血或血胸
- 即刻／围手术期并发症
  ◦ 一过性血尿
  ◦ 脓毒症（1%~10%）
    - 肾盂积脓时的风险更高
- 远期并发症
  ◦ 伴有肉眼血尿的假性动脉瘤
- 其他并发症
  ◦ 膀胱刺激／疼痛
    - 可考虑切割肾输尿管导管，使远端尖端终止于输尿管
    - 可能需要更换为 PCN
  ◦ 输尿管支架阻塞
    - 更换支架
  ◦ 输尿管支架形成包壳
    - 无法通过膀胱镜去除
    - 可能需要 PCN
  ◦ 支架的移位或断裂
    - 输尿管镜去除
    - 经皮圈套回收

预期结果
- 成功进入肾集合系统
  ◦ 集合系统无扩张 82%~96%
  ◦ 集合系统扩张 96%~100%
  ◦ 经皮介入进入特定靶目标 91%
- 医源性损伤后恢复输尿管通畅
  ◦ 总体成功率为 78%~87%
    - 单纯梗阻病例，成功率更高（>90%）
    - 联合 PCNU 或 AUS 比 PCN 单独更好
  ◦ 除完全横断外，可与手术修复相媲美
  ◦ 在许多情况下，由于微创技术，作为首选的处理方法
- 置管后一过性血尿常见
- Whitaker 试验：77% 的病例可作出诊断
  ◦ 对于非侵入性检查仍存疑虑的患者适用

首选穿刺路径：无血管 Brödel 平面

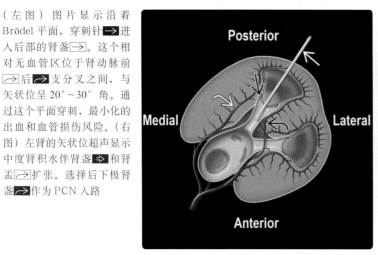

经皮肾造瘘：初步超声计划

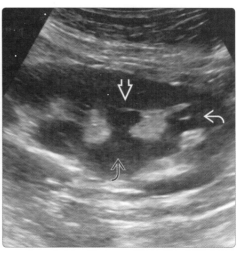

（左图）图片显示沿着 Brödel 平面，穿刺针➡进入后部的肾盏➡。这个相对无血管区位于肾动脉前➡后➡支分叉之间，与矢状位呈 20°~30° 角。通过这个平面穿刺，最小化的出血和血管损伤风险。（右图）左肾的矢状位超声显示中度肾积水伴肾盏➡和肾盂➡扩张。选择后下极肾盏➡作为 PCN 入路

经皮肾造瘘：穿刺点准备

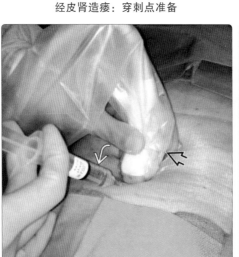

经皮肾造瘘：超声引导下穿刺

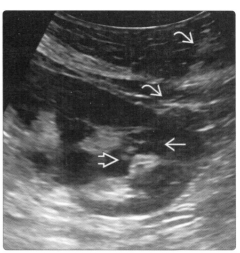

（左图）无菌皮肤准备，铺巾后，1% 利多卡因➡局部麻醉。使用无菌罩覆盖的超声探头➡，在矢状平面中进行肾的超声检查。（右图）使用实时超声引导将 22G 千叶针➡穿刺到下极后部肾盏➡。针尖➡在扩张的无回声集合系统内很好地显示出来

经皮肾造瘘：超声引导下穿刺

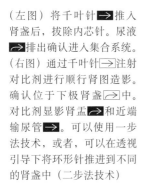
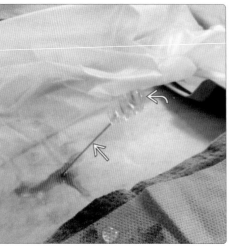

经皮肾造瘘：顺行肾造瘘造影

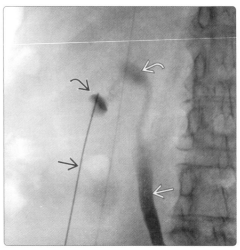

（左图）将千叶针➡推入肾盏后，拔除内芯针。尿液➡排出确认进入集合系统。（右图）通过千叶针➡注射对比剂进行顺行肾图造影。确认位于下极肾盏➡中。对比剂显影肾盂➡和近端输尿管➡。可以使用一步法技术，或者，可以在透视引导下将环形针推进到不同的肾盏中（二步法技术）

经皮肾造瘘：一步法技术

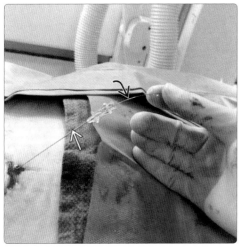

经皮肾造瘘：一步法技术

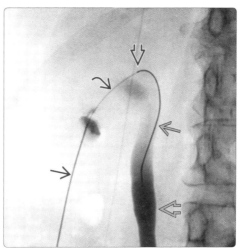

（左图）术中照片显示一步法技术，将 0.018 英寸导丝➡️通过 22G 千叶针➡️进入肾集合系统。（右图）0.018 英寸导丝通过穿刺针➡️进入近段输尿管➡️，直到导丝坚硬部分➡️进入集合系统。如果只有导丝的柔软部分➡️进入集合系统，那么在交换导管时可能会出现导丝扭结。通过透视可以很容易地识别导丝坚硬部分和柔软部分的移行➡️

经皮肾造瘘：二步法技术

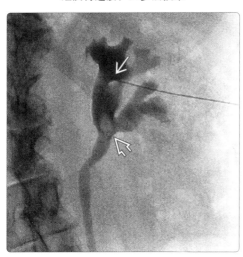

经皮肾造瘘：二步法技术

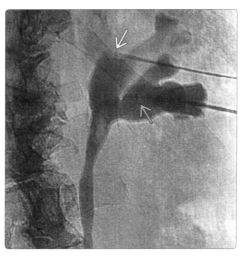

（左图）替代一步法技术，通过在超声引导下放置的 22G 千叶针行肾盂造影显示，对于输尿管肾盂交界处结石➡️拟行碎石患者，上极肾盏入路➡️为次优选择。（右图）透视下三角测量用于靶向更理想的对比剂填充的下极肾盏，第 2 枚穿刺针➡️已进入该肾盏。2 次穿刺时，根据需要经初始入路➡️重复推注对比剂填充和扩张肾集合系统

经皮肾造瘘：同轴扩张器 - 鞘

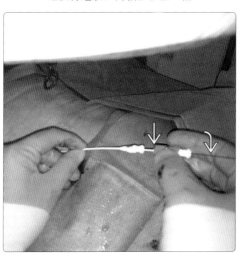

经皮肾造瘘：导丝置入肾盂

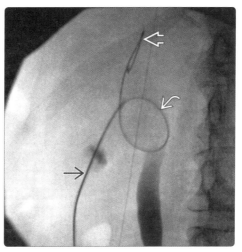

（左图）针已经交换为同轴扩张器 - 鞘，其沿导丝进入肾集合系统。撤出内扩张器／套管➡️和 0.018 英寸导丝➡️，并将 0.035 英寸导丝推送入集合系统。（右图）通过 6Fr 鞘➡️送入 0.035 英寸 3J 导丝，并在肾盂内➡️成圈。导丝尖端➡️位于上极肾盏，尽管它也可能进入输尿管

（左图）扩张穿刺道后，沿导丝将装有金属内芯的 8Fr 锁定猪尾肾造瘘导管推送入肾集合系统。当导管组套进入肾盂后，旋开硬芯➡️，并固定位置，将导管➡️沿导丝推送入集合系统。（右图）透视图像显示肾造瘘导管尖端进入集合系统➡️。此时，推进内芯可能导致肾损伤

经皮肾造瘘：置入导管

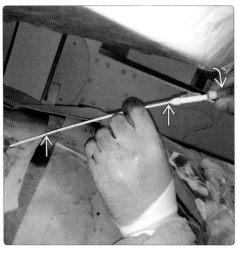

经皮肾造瘘：置入导管

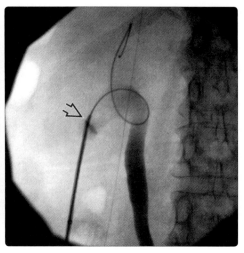

（左图）肾造瘘导管进入集合系统内满意位置后，撤出导丝，牵拉丝线➡️使导管远端猪尾成襻。（右图）经肾造瘘导管注射对比剂确认合适的位置。确保猪尾➡️和不透射线标记➡️位于肾盂内➡️

经皮肾造瘘：置入导管

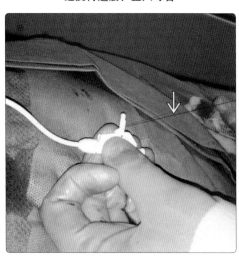

经皮肾造瘘：置入导管

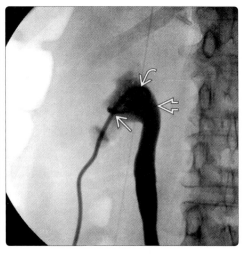

（左图）男性，左侧 PCN 和双 J 输尿管支架术后，主诉皮肤穿刺部位渗漏。顺行肾造瘘造影显示 PCN➡️通畅，双 J 输尿管支架阻塞，无对比剂进入膀胱➡️。显示中段输尿管➡️狭窄。（右图）需要取出输尿管支架。沿导丝去除 PCN 后，经鞘插入圈套器➡️。经鞘抓捕并拔除堵塞的双 J 输尿管支架➡️

去除输尿管支架：顺行肾造瘘造影

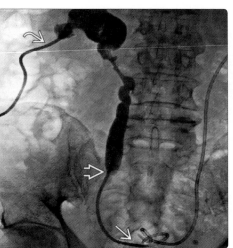

去除输尿管支架：圈套支架

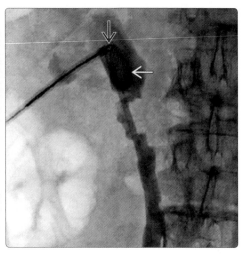

经皮肾输尿管引流：超声入路

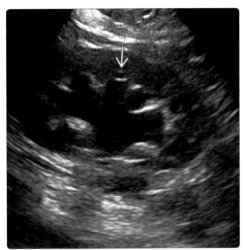

经皮肾输尿管引流：顺行肾造瘘造影

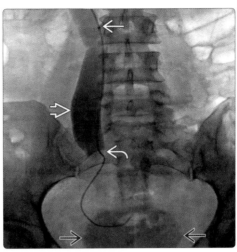

（左图）39岁，女性，转移性宫颈癌，CT显示输尿管肾积水后置入PCNU导管。经皮超声引导下，以扩张的中极肾盏➡️为靶目标。（右图）经位于中段输尿管的6Fr鞘➡️行顺行输尿管造影显示由于远端梗阻➡️导致大量输尿管积水➡️。亲水导丝和4Fr导管➡️配合下越过梗阻段，经导管注射对比剂确认其位于膀胱内的位置

经皮肾输尿管引流：球囊扩张输尿管成形

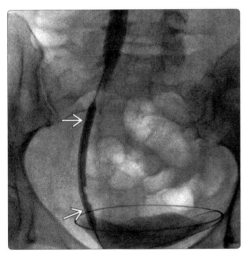

经皮肾输尿管引流：顺行肾造瘘造影

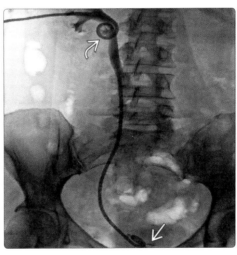

（左图）使用直径6mm的球囊➡️对狭窄段行输尿管扩张成形术。由于输尿管狭窄是由于转移性宫颈癌的外压所致，因此撤出球囊后输尿管并不能保持通畅。（右图）沿导丝置入PCNU后的顺行肾造瘘造影显示对比剂充盈膀胱➡️，成功跨越远端输尿管梗阻段。理想情况是，轻轻回撤近端猪尾➡️使其位于肾盂

输尿管损伤：术后输尿管漏

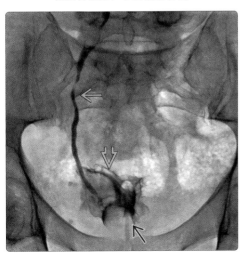

输尿管损伤：术后输尿管漏

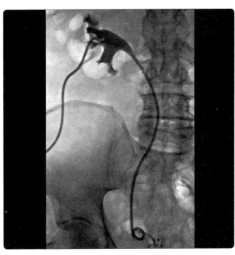

（左图）顺行输尿管造影显示膀胱内外对比剂➡️，证实子宫切除术期间可疑的输尿管损伤。注意减压输尿管➡️和Foley导管轮廓位于膀胱➡️。（右图）用直头亲水导丝和4Fr导管配合仔细通过损伤输尿管，并放置PCNU。PCNU充当支架促进输尿管愈合并防止泄漏。8周后，输尿管愈合，患者不必行输尿管再植术

（左图）68 岁，女性，临床表现为左侧腹疼痛伴复发性 UTI。增强 CT 显示扩张的下极肾盏钙化灶➡️。肾和输尿管内可见空气灶➡️，怀疑瘘。该患者被转诊给介入放射科医师进行 PCN 置管。（右图）PCN➡️后顺行肾图造影显示自慢性梗阻和瘘➡️至毗邻降结肠➡️的扩张的下极肾盏➡️。瘘和慢性梗阻都是 PCN 的指征

结直肠瘘

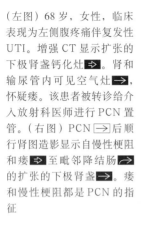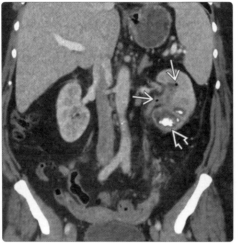

结直肠瘘：经皮肾造瘘后顺行肾造影

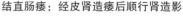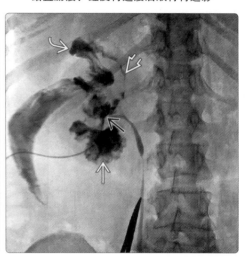

（左图）1 个月后随访图像显示结直肠瘘得到缓解。PCN 更换为 PCNU➡️，行内引流，并去除外引流袋。当猪尾成形时，将近端放射线标记➡️略微回撤。（右图）膀胱切除术后伴回肠膀胱术形成患者行逆行肾盂造影，通过 Foley 导管推注对比剂显示中重度吻合口狭窄➡️，Foley 导管通过瘘置入回肠导管➡️

结直肠瘘：经皮交换肾造瘘肾输尿管

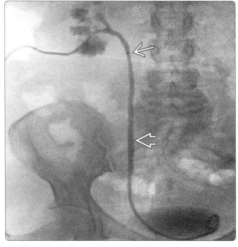

回肠膀胱术：正常逆行

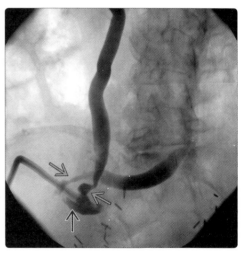

（左图）通过进入上肾盏➡️的鞘注射的对比剂显示严重的肾盂积水➡️并且对比剂缓慢进入回肠导管。导丝穿过吻合口进入回肠导管➡️。（右图）输尿管成形术后输尿管吻合口➡️的重度狭窄并未改善，因此需要放置 PCNU（未显示）。在该图像中，输尿管成形球囊位于回肠导管内

回肠导管吻合口狭窄：顺行肾盂造影

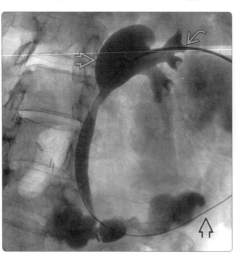

回肠导管吻合口狭窄：输尿管成形术

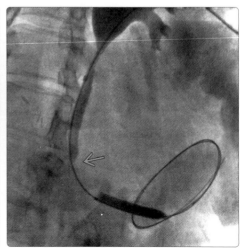

耻骨上膀胱造瘘：套管针技术

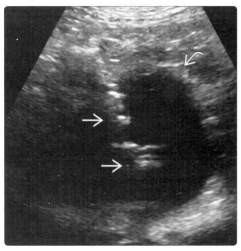

耻骨上膀胱造瘘：套管针技术

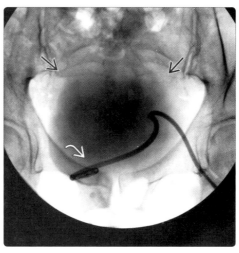

（左图）通过经尿道插管用生理盐水扩张膀胱➜。然后，在超声引导下，经皮将装有 14Fr Foley 导管➜的套管针推送入膀胱。用力刺穿膀胱壁，而不是慢慢穿刺形成帐篷样。（右图）同样地，在超声引导下，经皮将装有 12Fr 锁定猪尾膀胱造瘘管➜的套管针推送入膀胱。置管后，通过导管注射对比剂确认其在膀胱内➜的位置

耻骨上膀胱造瘘：经皮穿刺技术
（导丝置入）

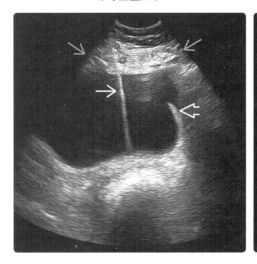

耻骨上膀胱造瘘：经皮穿刺技术
（球囊扩张穿刺道）

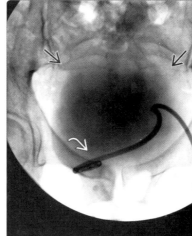

（左图）经尿道插管用 250ml 盐水填充膀胱后，仔细评估膀胱➜前方的间隙是否有肠管或蠕动迹象。然后，在超声引导下，使用 18G 套管针➜经皮穿刺进入膀胱，再通过该套管针送入 0.035 英寸导丝➜。（右图），如该病例所示，在扩张器或球囊➜扩张穿刺道时，必须要有侧位图像以确认导丝位于膀胱内➜。注意由于膀胱壁➜造成的多余部分

耻骨上膀胱造瘘：经皮穿刺技术
（置入鞘）

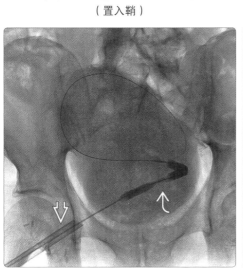

耻骨上膀胱造瘘：经皮穿刺技术
（最后位置）

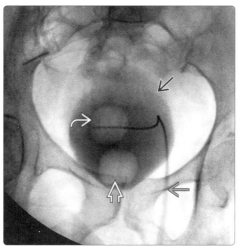

（左图）解决球囊浪费➜需要更高的球囊压力。一旦穿刺道扩张，鞘➜（比球囊更硬；在扩张器后剥离）可以推进到膀胱中，经鞘送入 SPB 导管。或者，直接沿导丝送入 SPB 导管。（右图）经 SPB 导管➜推注对比剂确认导管位于膀胱内➜的位置。注意耻骨上➜，经尿道➜插管的球囊

生育及不育介入

关键点

术语

- 子宫输卵管造影：透视／成像下，将对比剂注入子宫内膜腔
- 选择性输卵管造影：透视／成像下，将对比剂选择性注入输卵管
- 输卵管再通（FTR）：导丝通过闭塞的输卵管（FT）以再通
- 输卵管阻塞（FTO）：将机械闭塞装置放入 FT 中
- 宫腔内超声：经阴道超声检查期间将无菌生理盐水注入子宫内膜腔

术前

- 选择性输卵管造影适应证
  - 区分痉挛与真正的梗阻
  - HSG 时输卵管显影不佳
- FTR 适应证
  - 选择性输卵管造影，输卵管闭塞
- FTO 适应证
  - 预防意外怀孕

- 宫腔内超声适应证
  - 功能失调性子宫出血，不孕，流产

介入操作

- 选择性输卵管造影
  - 沿 0.035 英寸导丝送入 4～5Fr 导管超；楔形尖端位于子宫角区域
  - 轻轻推注对比剂；获得图像
- FTR
  - 导管／导丝通过阻塞
- FTO
  - 将装置置于最具挑战性的一侧
  - 在输卵管口处使用 5Fr 工作端
  - 将装置推进至第 3 个不透射线标记达输卵管开口；放置 Essure 弹簧圈
- 宫腔内超声
  - 通过子宫颈送入 5～7Fr 导管；用经阴道探头检查时注入无菌生理盐水

正常输卵管

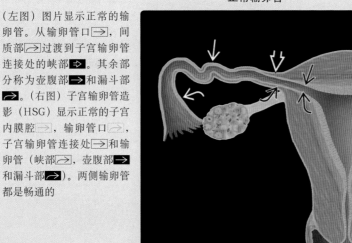

（左图）图片显示正常的输卵管。从输卵管口➡️，间质部➡️过渡到子宫输卵管连接处的峡部➡️。其余部分称为壶腹部➡️和漏斗部➡️。（右图）子宫输卵管造影（HSG）显示正常的子宫内膜腔➡️，输卵管口➡️，子宫输卵管连接处➡️和输卵管（峡部➡️，壶腹部➡️和漏斗部➡️）。两侧输卵管都是畅通的

正常子宫输卵管造影

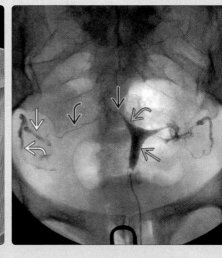

输卵管阻塞（成功阻塞输卵管）

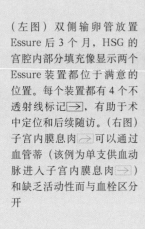

（左图）双侧输卵管放置 Essure 后 3 个月，HSG 的宫腔内部分填充像显示两个 Essure 装置都位于满意的位置。每个装置都有 4 个不透射线标记➡️，有助于术中定位和后续随访。（右图）子宫内膜息肉➡️可以通过血管蒂（该例为单支供血动脉进入子宫内膜息肉➡️）和缺乏活动性而与血栓区分开

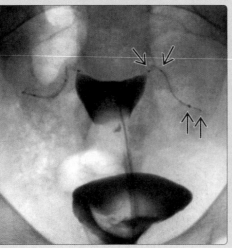

子宫内膜息肉（宫腔内超声）

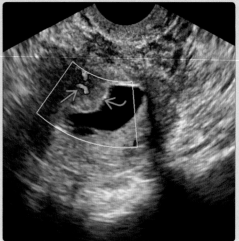

生育及不育介入

术 语

定义

- 子宫输卵管造影术（HSG）：透视监视／成像下，经宫颈管向子宫内膜腔注射对比剂
  - 通常显示子宫腔和双侧输卵管（FT）的填充
    - 如果对比剂通过输卵管溢出进入腹腔，则确认输卵管通畅
  - 检测病理学的敏感性和特异性
    - 输卵管闭塞定义为双侧均欠通畅：92% 和 87%
    - 输卵管阻塞定义为任何异常（单侧或双侧）：78% 和 53%
- 选择性输卵管造影：直接选择性插管至输卵管口
  - 成像期间通过导管进行对比剂注射
    - 提供输卵管的直接显影
- 输卵管解剖
  - 4 段
    - 间质部（壁内）
    - 峡部
    - 壶腹部
    - 漏斗部
  - 子宫输卵管交界处位于输卵管壁内段至峡部段的过渡处
    - 输卵管最狭窄的部分
  - 平均输卵管直径：0.8~2.0 mm
    - 输卵管向卵巢方向逐渐增粗
  - 平均输卵管长度：11cm（范围：7~16cm）
- 输卵管再通（FTR）：导丝和／或导管通过闭塞的输卵管以重建输卵管的通畅性
  - 输卵管疾病占不孕症病例超过 35%；各种原因
    - 感染（衣原体）
    - 术后
    - 结节性峡部输卵管炎
      - 峡部或壁内部的炎症；以结节性增厚导致阻塞为特征
      - 选择性输卵管插管具有更高的灵敏度，因为能够填充近端闭塞输卵管以外的峡部憩室
    - 周围粘连
  - 近端输卵管阻塞通常由黏液堵塞／炎性碎片引起；也可由痉挛引起的
    - 涉及间质部／子宫输卵管连接处
    - 对再通反应良好
  - 更远端的闭塞效果较差
    - 更常见的是由于瘢痕／纤维化
- 输卵管阻塞（FTO）：将机械性阻塞装置置入 FT
  - 双侧输卵管绝育类型
    - 宫腔镜经宫颈输卵管入路
    - 将 Essure 装置（Conceptus；Mountain View，CA）置入 FT
      - 外层镍钛合金／内层不锈钢圈导致组织生长；阻塞 FT
      - 最初 3 个月，装置不完全有效
      - 在此期间需要替代性节育措施
- 宫腔内超声：在经阴道超声检查时将无菌生理盐水注入子宫内膜腔
  - 提高标准超声检查未见的子宫内膜异常
  - 手术后盆腔游离积液增多，表明至少有 1 侧输卵管是通畅的

术 前

适应证

- 选择性输卵管造影
  - 区分痉挛与真正的输卵管阻塞
  - HSG 输卵管显影不佳
- FTR
  - 选择性输卵管造影后持续性输卵管阻塞
- FTO
  - 永久性节育手段
- 宫腔内超声
  - 评估功能失调性子宫出血，不孕和反复流产的原因
    - 通常黏膜下肌瘤，子宫内膜息肉／增生／恶性肿瘤，先天性异常和宫腔粘连

禁忌证

- 选择性输卵管造影
  - 活动性感染
- FTR
  - 活动性感染
- FTO
  - 渴望保持生育能力
  - 妊娠；近期或目前感染
  - 与 Essure 设备相关的禁忌证
    - 先前的输卵管结扎术
    - 终止妊娠／分娩<6 周
    - 免疫抑制
    - 未知病因的月经过多／子宫出血
    - 对镍或其他插入组件（钛，银，铂，锡）过敏
- 宫腔内超声
  - 活动性感染
  - 妊娠

术前准备

- 核查项目
  - 详细的临床资料和身体评估
    - 症状评估；排除其他诊断
    - 妇科评估和骨盆检查
      - 常规巴氏涂片检查
      - 淋病／衣原体培养阴性
  - 手术当天尿 β-hCG 阴性
    - 无需额外的实验室检查

- 过敏史
- 选择性输卵管造影：复习影像资料 / 解剖
- FTR：记录输卵管阻塞
- 手术时间
  - FTO：在月经的滤泡期（第 7~10 天）进行；限制黄体期妊娠的机会
  - 宫腔内超声：在月经停止后至下一周到来前 10 天进行
- 药物
  - 酮咯酸（30mg）静脉注射
    - 解决术后疼痛和痉挛
    - 可能会减少输卵管痉挛
  - 抗生素预防（广泛实践，不通用）
    - 克林霉素（600mg）和庆大霉素（80mg）静脉注射
    - 如果仅进行选择性输卵管造影术
      - 多西环素（100mg）BID 5 天；在手术前 2 天开始
  - 术中清醒镇静
  - 宫颈旁阻滞麻醉
    - 在 4 点钟和 8 点钟位置使用 3~5ml 利多卡因局部麻醉
  - 宫腔内超声检查，可以使用抗炎药或抗生素
- 设备
  - 窥器
  - 用于 HSG 的经宫颈导管 / 设备（各种选项）
    - Thurmond-Rösch 子宫导管（Cook Medical；Bloomington，IN）
      - 可用于引入最高 9Fr 的导管 / 其他器械
    - 子宫内膜膜内的 9Fr 鞘
    - 带气囊的 12Fr 经宫颈导管
  - Essure 装置
    - 4.3Fr 外径输送系统
    - 通过 5Fr 导管工作端放置
  - 用于选择性 FT 插管的导管
    - 4Fr 弯头导管
    - 5Fr Kumpe 导管
  - 用于 FT 再通的导管
    - Thurmond-Rösch 输卵管插管套装（Cook Medical；Bloomington，IN）
      - 3Fr 锥形同轴导管，预装 0.015 英寸导丝
  - 宫腔内超声：5~7Fr 导管，经阴道超声探头，温热无菌生理盐水，20ml 注射器

介入操作

患者体位 / 位置
- 患者取截石位

设备准备
- 透视研究：将对比剂稀释至 30%

- 允许导管 / 导丝可见

手术步骤
- HSG/FTR/FTO 的宫颈插管
  - 无菌准备 / 覆盖外阴和会阴部位
  - 插入窥器；显示宫颈
  - 置入 9~12Fr 闭塞导管并通过把持钩,宫颈外吸引,或宫颈内 / 子宫球囊固定
  - 置入 5Fr 诊断导管
    - 注入对比剂以显影宫腔
- 选择性输卵管造影
  - 沿 0.035 英寸导丝送入 4~5Fr 导管；楔形导管的尖端位于宫角区
    - 大多数医生使用 Thurmond-Rösch 套装
  - 轻轻注入对比剂
  - 行对侧输卵管插管
- FTR
  - 预装在 0.014~0.018 英寸导丝上的 3Fr 锥形导管
  - 推送导管 / 导丝通过阻塞段
  - 持续阻塞
    - 与 0.014~0.018 英寸软尖导丝 /0.035 英寸亲水导丝交换
    - 用力牵引宫颈以固定子宫
- 宫腔内超声：无菌准备和显示宫颈之后步骤与透视（上文）不同
  - 应至少在 2 个平面上获取并记录插管前图像
    - 包括在矢状位上测量最厚的双层子宫内膜
  - 将 5~7Fr 球囊冲洗导管插入宫颈管
  - 用盐水扩张导管球囊
  - 取出窥器，沿导管旁插入经阴道超声探头
  - 将 20ml 注射器连接到导管上，将温热的无菌生理盐水注入子宫内膜腔，实际量有变化（约 40ml）
  - 实时扫描子宫内膜腔和宫颈管观察和报告
- 选择性输卵管造影
  - 选择性输卵管插管：在高达 90% 的病例中技术上成功
    - 90% 病例为近端输卵管阻塞
    - 80% 病例为双侧或累及单侧输卵管
  - 20%~30% 为正常输卵管显影伴对比剂溢入腹腔
- FTR
  - 90% 的病例改善了输卵管诊断
  - 40% 的病例恢复输卵管通畅
- FTO
  - 用于弹簧圈放置和输卵管阻塞评级的 HSG 标准（FTO 后 3 个月随访）
    - I 级
      - 驱出弹簧圈或＞50% 的内弹簧圈长度拖出至宫腔
      - 在宫角处输卵管闭塞

- II 级
  - <50% 内弹簧圈长度进入子宫腔或内弹簧圈近端 <30mm 进入输卵管
  - 输卵管内注入对比剂，未通过弹簧圈的任何部分
- III 级
  - 弹簧圈内部近端 > 输卵管口远端 30mm 或弹簧圈位于腹腔
  - 对比剂通过弹簧圈或进入腹腔
- 弹簧圈放置必须是 II 级，绝育要求输卵管阻塞必须是 I 级或 II 级

- 宫腔内超声
  - 区分局灶性（<25% 的子宫内膜表面）与弥漫性子宫内膜病变状况
  - 彩色多普勒有助于评估宫内异常的血管分布

替代操作 / 治疗

- 外科
  - 恢复输卵管通畅性
    - 外科修复近端输卵管阻塞
    - 输卵管镜下导管成形术
  - 双侧输卵管绝育
    - 输卵管结扎而不是 FTO
- 其他
  - 宫腔镜放置 Essure 装置
  - 子宫输卵管造影 - 超声造影是 HSG 或宫腔内超声的替代方法

术　后

应尽事项

- FTO
  - 指导患者在手术后 3 个月内使用其他避孕方式
  - 在 3 个月内进行随访 HSG 以确认输卵管阻塞成功
    - HSG 备选：节育协议（最少 6 张 X 线照片）
      - 侦察，最小 / 部分 / 完全宫腔充盈像，双斜位放大宫角像
  - 消除预期的阴道小量出血和痉挛（可用 NSAIDS 治疗痉挛）
- FTR
  - 对未能妊娠的患者重复 HSG

结　果

并发症

- 即刻 / 围手术期并发症

- 输卵管穿孔：2% 的病例
  - 通常实际上是导丝穿过黏膜下
- 对比剂内渗
  - 如果导管定位不当，可能会发生
- 感染（极为罕见）
  - 腹膜炎：发病率 <1%
  - 输卵管积脓，子宫内膜炎
- 不恰当的 Essure 放置（太靠近端）
  - 除非 18 个或更多个 Essure 弹簧圈脱入子宫腔，否则不应立即进行宫腔镜并取出弹簧圈
    - <18 个时尝试取出弹簧圈可能导致插入物断裂，输卵管穿孔或其他伤害

- 远期并发症
  - 宫外（异位）妊娠
    - FTR 后高达 3% 的女性报告输卵管妊娠
    - FTR 后风险较高但低于显微外科输卵管介入术后风险
    - 与妇科医生密切随访
- 其他并发症
  - 放射暴露
    - 卵巢暴露约 1rad（10mGy）
    - 在排卵周期的卵泡期进行手术，以确保患者没有受孕
  - 宫腔内超声：一般仅限于恶心或发热（<1%）和骨盆疼痛（4%）

预期结果

- FTR
  - 手术成功率：71%～92%
  - 妊娠率：变化大；高达 30%
    - 如果妊娠，通常在 FTR 的 6 个月内
- FTO
  - Essure 预防妊娠的有效率：99.8%
  - Essure 放置后妊娠最常见的原因是未遵守放置术后协议
    - 未能进行为期 3 个月的 HSG 随访
    - 未能遵医嘱在过渡期采取避孕措施
  - 阴道少量出血，预计骨盆痉挛
  - 与腹腔镜输卵管结扎术相比，宫腔镜下节育妊娠率更低和并发症率更少

输卵管再通（输卵管炎致输卵管阻塞）

输卵管再通（初始子宫输卵管造影）

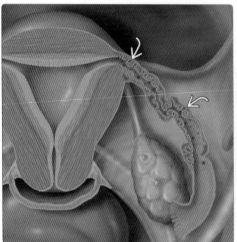
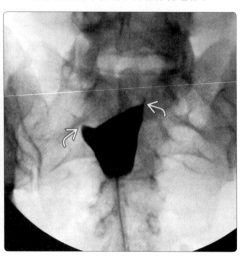

（左图）各种原因导致输卵管阻塞的输卵管疾病占不孕症病例高达35%。该图片显示输卵管炎导致的左侧输卵管病变➜。另外，近端输卵管可被炎性碎片堵塞，并且适于行输卵管再通。（右图）通过HSG行初步评估。进入子宫颈和子宫内膜管后，注射对比剂，并获得图像。该例患者，双侧输卵管➡闭塞

输卵管再通（选择右侧输卵管造影）

输卵管再通（选择左侧输卵管造影）

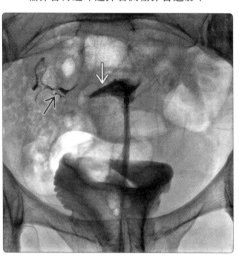
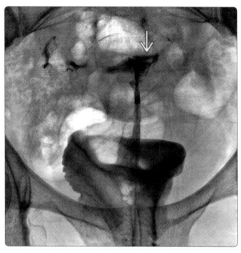

（左图）弯头导管的尖端➡已放置在右侧输卵管口位置，用于选择性输卵管造影，显示输卵管通畅➡。如先前的HSG所见，近端闭塞并不少见（报告多达40%的患者）。虽然注射对比剂可以冲洗阻塞碎片，但是经常需要导丝通过。（右图）弯头导管➡被重新定位到左侧宫角，如果注射对比剂不能填充输卵管，表明输卵管闭塞

输卵管再通（导丝通过左侧）

输卵管再通（最后子宫输卵管造影）

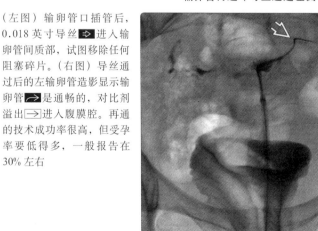
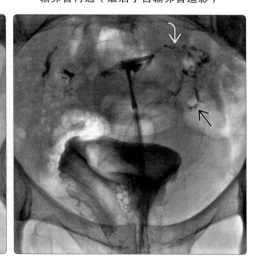

（左图）输卵管口插管后，0.018英寸导丝➡进入输卵管间质部，试图移除任何阻塞碎片。（右图）导丝通过后的左输卵管造影显示输卵管➡是通畅的，对比剂溢出➡进入腹膜腔。再通的技术成功率很高，但受孕率要低得多，一般报告在30%左右

输卵管阻塞（输卵管口插管）

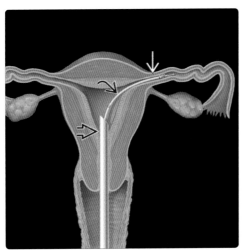

输卵管阻塞（放置 Essure 装置）

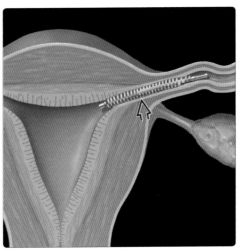

（左图）图示显示一经宫颈套管➡️，通过该套管送入 Essure 装置的 4.3Fr 输送系统➡️。选择性左侧输卵管口插管，推送装置，一旦装置释放后展开将横跨子宫管连接处➡️。（右图）图示显示已释放的 Essure 装置➡️。装置外部镍钛合金和内部不锈钢线圈导致组织增生，将在 3 个月后堵塞输卵管

输卵管阻塞（输卵管阻塞成功）

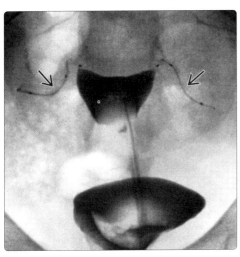

输卵管阻塞（不完全输卵管阻塞）

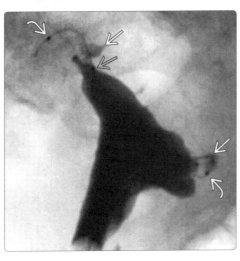

（左图）双侧 Essure ➡️放置后 3 个月 HSG 显示两个装置位置满意。对比剂无法填充输卵管，提示输卵管阻塞成功。（右图）双侧 Essure 放置后 3 个月 HSG 显示两个装置➡️位置良好（第 3 个标记位于输卵管口➡️），但对比剂➡️可进入输卵管近端。这表明不完全性输卵管阻塞；对比剂不应扩散超出弹簧圈的任何部分

输卵管阻塞［Essure 装置（拜耳的节育装置）移位，不完全阻塞］

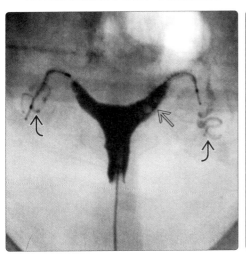

输卵管阻塞（Essure 装置移位）

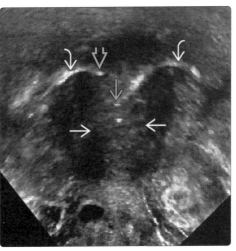

（左图）该例患者，左侧 Essure 装置尖端➡️延伸至宫腔太远，而右侧装置位置满意。另外，对比剂填充双侧输卵管➡️，提示输卵管通畅，尽管术后不到 3 个月。（右图）同一患者经阴道子宫超声显示子宫内膜腔➡️和双侧 Essure 装置➡️。右侧装置的尖端➡️稍微伸入宫角。左侧装置尖端➡️延伸到子宫腔内

关键点

术前

- 适应证
  - 诊断性胸腔穿刺引流：未知病因的胸腔积液
  - 治疗性胸腔穿刺引流：症状性积液
  - 胸腔置管：气胸，脓胸，胸腔积液，血胸
  - 隧道式胸腔留置导管：有症状的复发／难治性胸腔积液
  - 经皮肺穿刺引流：脓肿

介入操作

- 一般原则
  - 在肋骨的上方进入导管／穿刺针
  - 直接套管针穿刺 vs. 串联套管针穿刺 vs. Seldinger 穿刺技术
- 胸腔穿刺术
  - 对于胸腔积液，患者坐直，双臂交叠在桌上
  - 后方或后外侧入路
- 气胸
  - 患者仰卧位，前方或前外侧入路

- 将胸腔导管连接到水封系统 ± （−20mmHg）
- 隧道式胸腔留置导管
  - 患者仰卧位，置于前外侧胸部
  - 对存在渗漏指征的不完全引流患者
  - 对护理／家庭健康后续指导
    合理使用导管
- 肺脓肿
  - 采取最短路径使穿过的肺实质最少

术后

- 胸部平片，术后和每日
- 胸引流管移除（气胸）
  - 连接水封膜，24小时没有气胸／漏气，闭管4小时，复查胸部平片
  - 如果胸部平片复检没有气胸，取出引流管
- 处理胸膜粘连
  - 注入 5mgtPA+5mgDNA 裂解酶，每天2次，连续3天

（左图）图中示液体➡代表胸腔积液。在肋骨的上方引入小导管➡，从而避开了肋骨➡下方的神经血管结构。（右图）治疗性胸腔穿刺，行超声检查。超声检查显示胸腔积液具有异质性并包含大量小分隔➡。一枚18G的套管针➡经皮穿刺进入到液体内

肋间通路示意图

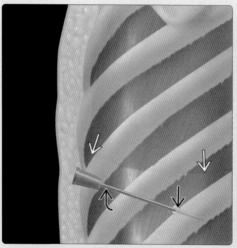

脓胸（超声引导穿刺入路）

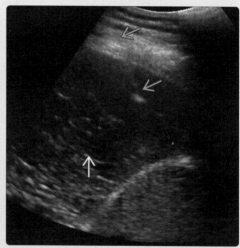

（左图）使用 Seldinger 技术行胸腔置管，超声引导下经 0.035 英寸罗森导丝将 10Fr ➡猪尾导管引入到液体内。（右图）随后胸部平片显示导管➡在液体中心。引流区的气体➡与引流管的放置有关。引出浓厚的混浊黄色液体并送微生物学检查

脓胸（超声引导猪尾引流管置入）

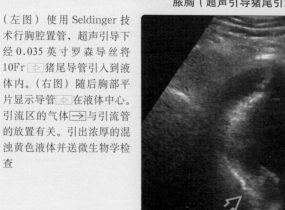

脓胸（引流管置入后）

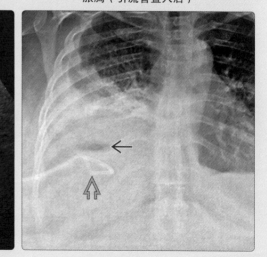

术　前

适应证

- 诊断性胸腔穿刺引流
  - 未知病因的胸腔积液
- 治疗性胸腔穿刺引流：
  - 症状性积液（例如恶性肿瘤）
- 胸腔置管
  - 气胸
  - 脓胸
  - 术后胸腔积液
  - 血胸
- 隧道式胸腔留置导管
  - 有症状的复发／难治性胸腔积液
- 肺脓肿
  - 通常由于吸入／肺炎／感染性栓塞
  - 通常对抗生素／支气管灌洗有反应
  - 内科治疗无效
    - 开胸手术 vs. 经皮引流
    - 经皮引流有支气管胸膜瘘风险

禁忌证

- 不可纠正的出血倾向

术前成像

- 综合分析先前的胸部平片，CT，MR，超声
  - 确认有积液或气胸
    - 评估定位引流区
    - 如果血管阻塞存在，评估在引流通道上的侧支血管
- 为手术确定适当的成像方式来指导操作
  - 超声
    - 大多数胸腔积液理想的方式
  - CT
    - 可能对小的引流区或气胸是必须
  - 透视
    - 可用于非常大的胸腔积液／气胸

术前准备

- 核查项目
  - 临床病史和体格检查
    - 手术指征
    - 目前患者使用的药物
      - 任何抗凝血剂或抗血小板药物
  - 过敏
  - 实验室参数
    - 全血计数（CBC），血小板＞50 000/μl
    - 凝血概况
      - 国际标准化比率（INR），胸腔穿刺≤2.3，胸管置入≤1.5
      - 正常部分凝血活酶时间（PTT）
  - 手术知情同意书
- 药物
  - 1% 利多卡因局部麻醉剂

- 很少需要操作性镇静
  - 需要镇静药时使用芬太尼／咪达唑仑
- 设备
  - 成像引导设备
    - 超声设备
      - 3~5MHz 传感器
      - 用于标记皮肤上的穿刺点部位
      - 如果用于实时指导，无菌探头覆盖隔离罩／凝胶
    - CT 设备
      - 不透射线网格用于定位穿刺通道
    - 透视设备
      - 现在使用较少
  - 诊断胸腔穿刺设备
    - 18~22G Spinal 针
  - 治疗性胸腔穿刺设备
    - 6~7Fr 引流导管
  - 胸管置管设备
    - 套管针技术
      - 8~16Fr 套管式导管
    - 串联套管针技术
      - 20G 千叶针或 Spinal 针
      - 8~16Fr 套管式导管
    - Seldinger 技术
      - 18G（Longdwell）针
      - 0.035 英寸引导导丝，带 3mm J 型尖端
      - 适当的 8~16Fr 扩张器
      - 8~16Fr 导管
    - 隧道式胸膜导管（PleurX，DenverBiomaterials Inc.）
    - Pleur-evac 收集系统（Teleflex Medical）

介入操作

患者体位／位置

- 最佳操作方法
  - 在肋骨的上方引入导管
    - 血管走行于肋骨下
  - 游离性胸腔积液
    - 后部或后外侧入路
    - 患者坐在椅子上，双臂交叉在桌子上
      - 如果不能直立坐姿，置于侧卧位，同侧向上
  - 定位胸腔积液
    - 体位取决于积液位置
  - 气胸
    - 仰卧时行前侧入路或前外侧入路
  - 隧道胸膜导管
    - 患者仰卧位，置于前外侧胸部
  - 肺脓肿
    - 通过肺实质最少的最短路径
      - 如果可以的话，尽可能穿刺胸膜旁的脓肿

操作步骤

- 常规步骤
  - 检查术前图像以验证
    - 选择适当成像引导模式使穿刺目标充分可视化
    - 确定到达穿刺部位的安全路线
  - 用提前预备溶液清洁皮肤
  - 铺无菌巾以隔离无菌区域
- 胸腔穿刺术
  - 超声是胸腔积液的首选成像模式
    - 不适用于气胸
    - 可能因空气阻挡无法准确显示积液
  - 成像穿刺区域，用笔标记皮肤穿刺点
  - 大量积液，可能无需实时图像指导
  - 超声的实时引导独特的优势
    - 在传感器上放置无菌隔离罩
      - 首先在超声探头上涂抹凝胶
      - 将无菌凝胶外部涂在探头盖上
    - 成像时引入针头／导管
  - 设计穿刺路线保证在肋骨上方（避免肋骨下面的神经血管束）
  - 使用1%利多卡因局部麻醉剂
    - 麻醉皮肤／皮下组织
    - 壁层胸膜敏感
      - 根据成像估计胸膜深度
      - 深层麻醉壁层胸膜
      - 如果麻醉抽吸出积液，则确定胸膜麻醉，也可估计深度
  - 诊断性胸腔穿刺
    - 推进18~22G Spinal针，直到液体可以从胸腔抽出
    - 注意液体的颜色和透明度
    - 收集足够量的液体用于实验室分析
  - 治疗性胸腔穿刺术
    - 在入口处使用#11手术刀片划开皮肤
    - 使用装在套管针上的7Fr弯头导管，连接10ml注射器
    - 在推进导管套管针组件时抽吸胸膜腔
      - B超的实时指导可能会有所帮助
    - 以"POP"描述胸腔穿刺
    - 一旦注射器抽吸到液体，拧开套管针上的导管；将导管从套管针推进2~3cm进入胸膜腔
      - 导管进入胸膜腔之前不要拔出套管针；当在注射器中看到第一次吸出物时，导管可能仍然是在胸膜外
      - 不要把导管完全插入皮肤中，当吸到液体时，将导管推进2~3cm
      - 将手放在患者背部将有助于导管及套管针在胸腔内保持稳定
    - 连接三通活塞和延长管
    - 如果需要，可以通过三通活塞抽取液体获取诊断标本
    - 将管道连接到真空排水瓶
    - 排出适当体积的胸腔积液
      - 在过去，因为害怕再次扩张导致肺水肿，避免大容量胸腔穿刺术（>1L）
      - 现在知道大量积液可以安全地排出
      - 大容量胸腔穿刺术可能会增加气胸风险
- 胸管置管
  - 治疗气胸／肺脓肿／包裹性胸腔积液时考虑CT引导
  - 胸腔积液引流考虑超声引导
  - 与治疗性胸腔穿刺操作相似
  - 皮肤切开后，使用止血钳进行钝性分离
  - 估计到达引流区域的深度和轨迹
  - 直接套管技术
    - 将8~16Fr（通常为10~12Fr）的猪尾导管上加载尖锐的套针
    - 抽吸时推进导管-套管针组件，可能会使用实时超声引导
    - 按"常规"的模式胸膜穿刺和抽吸穿刺液
    - 从套针上旋开导管；推进导管进入胸膜腔
  - Seldinger技术
    - 送入18G穿刺针到达引流部位，可能会使用实时超声
    - 吸入少量液体
    - 送入0.035英寸J尖端导丝，可能会使用透视或超声
    - 将导丝替换为选定的导管直径的导丝
    - 将8~16Fr（通常为10~12Fr）的猪尾导管安装上加强组套内芯
    - 沿导丝推进导管和加强组套内芯到达引流区域，估计深度，测量深度可使用CT，或使用透视／超声
    - 拧开内部加强组套；抓住加强组套，保证其位置固定不前进
    - 进一步沿着导丝送进导管至引流区，位置足够远以确保导管上最后一个引流孔在引流区内
    - 去除加强组套内芯和导丝
  - 用CT／超声确认猪尾导管的位置
  - 安装三通活塞和延长管
  - 通过三通旋塞收集实验室标本
  - 将延长管连接到水封（Pleur-evac）系统
  - 用胶带固定管连接以防止无意中断开连接
  - 水封（Pleur-evac）系统可能连接到墙吸（-20cmH$_2$O）
  - 胸管固定
    - 将导管直接缝合到皮肤上
    - 用绷带将管粘在皮肤上
- 隧道式胸腔留置导管
  - 确定适当的肋间胸腔通路到达引流区域
    - 通常是第6第7肋间，前外侧
  - 沿同一肋间区域确定导管皮肤出口部位

- 距胸膜腔通路 5~10cm
- 麻醉通道
- 在肋骨上方经皮进入胸膜腔，推进针头和导引器
- 将 J 形尖端导丝通过导引器推进胸膜腔
- 在胸膜通路和皮肤出口处做 1cm 切口
- 从皮肤出口将隧道式导管送入胸膜腔，直到隧道导管袖口位于通道内
- 扩张胸膜腔通路，通过导丝放置剥离导引器
- 拆下导丝和导引器，将手指放在护套上（不要捏护套）
- 通过剥离护套推进导管
- 去除／剥离护套
- 在胸膜腔进入部位缝合／粘连皮肤切除术
- 肺脓肿
  - 在内科治疗／体位引流失败的时，推荐使用经皮引流
  - CT 引导是良好的选择
  - Seldinger 技术，与胸管放置一样
  - 在 CT 图像上选择最安全的路径
    - 尽量减少穿越肺实质
    - 最好选择靠近胸膜的通路到达引流区
  - 通常使用 8~14Fr 导管

观察和报告
- 注意引流液体的颜色和不透明度
- 估算引流量
- 记录并发症

替代操作／治疗
- 外科
  - 手术胸管放置
- 其他
  - 使用解剖标志进行胸腔穿刺

术　后

应尽事宜
- 胸腔穿刺
  - 胸片（CXR）评估气胸
    - 如果无症状性气胸，则行连续性 CXR 评估观察
      - 如果小而稳定／或者可吸收的，则无需处理
      - 如果气胸扩大／有症状患者，行胸腔置管入院处理
- 胸管
  - 将胸管置于墙壁吸引（-20cmH$_2$O）
  - 获取胸部平片，术后每日
  - 每次移位后记录引流管位置
  - 每 8~12 小时用 10ml 生理盐水冲洗导管
  - 胸管去除标准
    - 临床改善
    - 胸腔积液（渗出液）
      - 引流量≤生理产生量 [1ml/(kg·d)]
      - 胸部平片显示积液消失
    - 胸腔积液（渗出液）／脓胸

- 引流量≤20ml/d
- CT 上显示引流完全
  - 气胸
    - 在 CXR 显示无气胸或 24 小时不漏气，可用水封膜封闭
    - 夹管 4 小时，重复胸部平片
    - 如果重复胸部平片无气胸，取出导管
  - 隧道式胸腔导管
    - 安排护理／家庭健康护理以指导正确使用导管
    - 所有积液必须在 7~10 天内清除来保证袖口可以黏附到隧道上
      - 每天排出液体，直到只有微量液体，然后每隔一天、每隔三天排出引流液，以达到适合的目标

结　果

问题
- 胸腔引流不完全
  - 胸膜粘连
    - 5mg tPA+5mg DNA 酶溶解在 25~50ml 无菌 0.9% Nacl
    - 将溶液灌入胸膜腔；钳闭胸管 ×30 分钟
    - 松开并恢复胸管引流
    - 每天重复 2 次，连续 3 天
    - 循环操作后进行胸部 CT 评估反应
    - 如果排水不完全，可以考虑重复上述循环操作
    - 对于深静脉血栓形成的预防性抗凝不是禁忌证
    - 治疗性抗凝由于胸腔内出血的风险是相对禁忌证
  - 引流区内多个分隔
    - 可能需要额外的胸管
- 漏气
  - 在 Pleur-evac 封闭空间内中观察气泡来检测
  - 检查导管／管路以评估
    - 无意中断开连接
    - 胸管是否拔出
  - 胸片评估气胸和胸管位置
  - 如果怀疑支气管胸膜瘘，咨询胸外科
    - 长时间的漏气可能需要注意等待
    - 有些可以作为门诊患者进行管理，单向阀连接胸管

并发症
- 胸腔穿刺：气胸／血胸
- 胸管：移位，胸痛
- 穿隧胸膜导管
  - 从皮肤泄漏：引流不畅
  - 导管不引流
    - 堵塞管腔，用盐水冲洗以清除
    - 残留少量胸腔积液，取出导管
    - 胸腔积液内分隔
- 肺脓肿排出物：支气管胸膜瘘

胸腔引流术

预期结果

- 胸管
  - ﹥80% 成功治疗胸腔积液和气胸
- 肺脓肿引流

- 10~15 天排水后﹥70% 成功
- 穿隧胸膜导管
  - 40% 的病例发生自发性胸膜固定，允许去除导管

胸腔穿刺术（术前影像）　　胸腔穿刺术（超声定位）

（左图）在术后患者横断位增强 CT 显示双侧大量胸腔积液➡和相关的压迫性肺不张➡。胸腔穿刺可以确定这些是否是恶性胸腔积液，并且还可以用于改善通气。（右图）患者位于支撑架的侧面，手臂折叠在桌子上来支撑。左胸膜腔超声➡被用来定位肋间评估胸管放置路径

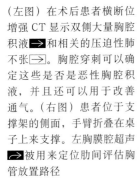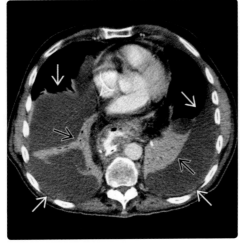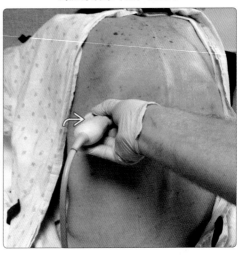

胸腔穿刺术（超声引导）　　胸腔穿刺术（穿刺点选择）

（左图）左胸膜腔的横断位超声显示肺底有一个大的无回声区，也就是一个大的胸腔积液➡。这将作为胸管放置的目标区域，这一过程使用超声进行成像指导。（右图）在对胸腔积液进行超声评估之后，皮肤已被标记出选作位于肋间隙经皮胸管置入的穿刺点➡

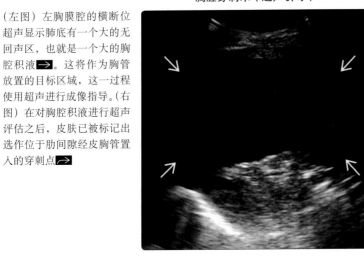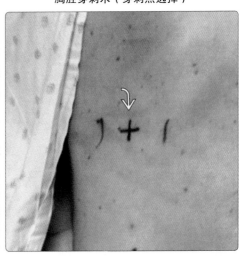

胸腔穿刺术（穿刺点准备）　　胸腔穿刺术（穿刺点准备）

（左图）皮肤用氯己定或必妥碘消毒，并铺巾➡，使用小号针（例如 25G）➡用 1%~2% 利多卡因麻醉皮肤表面和胸膜表面。（右图）在选定的皮肤穿刺点➡用＃11 手术刀片➡划开切口。该部位将用于推进穿过皮肤的导管，进入到胸腔积液

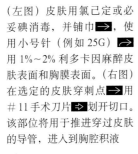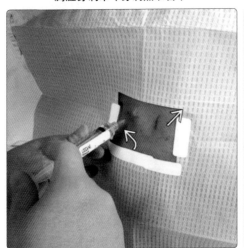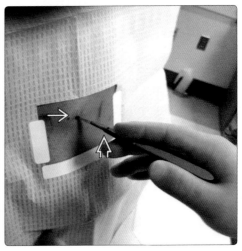

782

胸腔引流术

胸腔穿刺术（穿刺点准备）

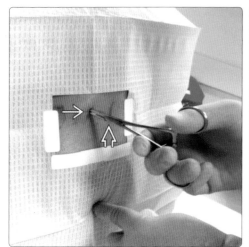

胸腔穿刺术（直接套管技术）

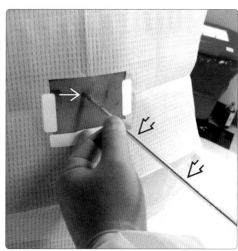

（左图）由手术刀在皮肤做切口 ➡ 后，应用止血钳 ➡ 钝性剥离的皮下组织。（右图）装在套管针上的 16Fr 胸管 ➡ 插入皮肤切口 ➡ 并向前推进，直到感觉到突破感，这意味着穿过了壁层胸膜。胸腔积液也可能从导管的侧孔流出。因为积液量大，超声的实时可视化被认为是不必要的

胸腔穿刺术（直接套管技术）

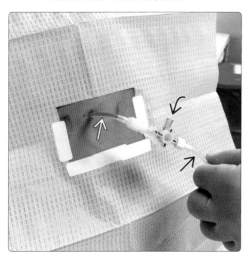

胸腔穿刺术 [水封（Pleur-evac）系统]

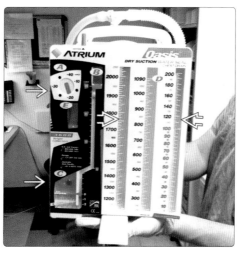

（左图）一旦进入胸膜内，导管就从套管针上拧下。在将套管针固定在固定位置时，将导管沿套管针推入渗出物，直到所有的侧孔位于胸膜腔内。注意观察导管内的胸腔积液 ➡。连接一个三通活塞 ➡ 和连接管 ➡。（右图）准备一个水封收集系统，包含一个用于收集和定量引流胸腔积液的校准室 ➡

胸腔穿刺术 [水封（Pleur-evac）系统]

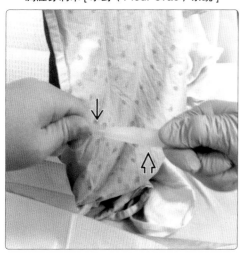

胸腔穿刺术（抽吸液体）

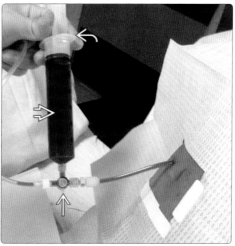

（左图）水封收集系统 ➡ 从胸管牢固连接到延长管 ➡。（右图）连接管道后，将 20ml 注射器 ➡ 连接到三通旋塞上的一个端口 ➡，取出一个或多个胸腔积液样本送往实验室分析。应该确保收集的胸腔积液 ➡ 量足以满足所要求的实验室分析。吸入液的颜色和一致性应在操作记录中注明

胸腔穿刺术（导管外固定）

胸腔穿刺术（导管外固定）

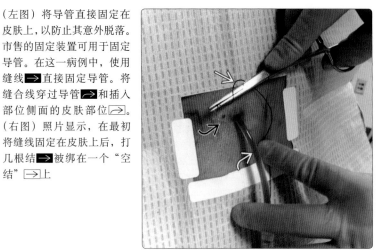
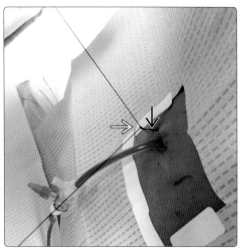

（左图）将导管直接固定在皮肤上，以防止其意外脱落。市售的固定装置可用于固定导管。在这一病例中，使用缝线➡直接固定导管。将缝合线穿过导管➡和插入部位侧面的皮肤部位➡。（右图）照片显示，在最初将缝线固定在皮肤上后，打几根结➡被绑在一个"空结"➡上

胸腔穿刺术（导管外固定）

胸腔穿刺术（覆盖导管穿刺点）

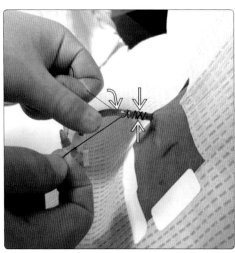
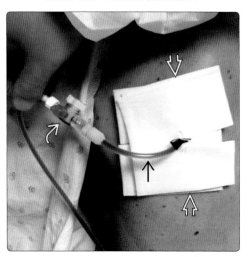

（左图）缝合线的两个自由端随后紧紧缠绕导管➡并多次捆绑➡；然后剪断多余的缝合线。应确保绑扎的缝线不会使导管卷曲限制液体的排出。（右图）固定导管➡后，用过氧化氢清洁皮肤，并在导管周围放置几个吸水无菌棉➡。注意导管横向导向，使患者在仰卧时不会躺在管道或旋塞上➡

胸腔穿刺术（覆盖导管穿刺点）

胸腔穿刺术（保护导管）

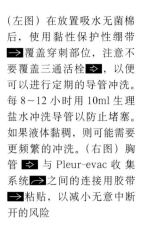
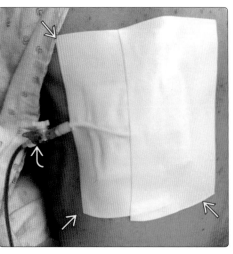
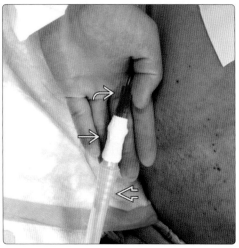

（左图）在放置吸水无菌棉后，使用黏性保护性绷带➡覆盖穿刺部位，注意不要覆盖三通活栓➡，以便可以进行定期的导管冲洗。每8~12小时用10ml生理盐水冲洗导管以防止堵塞。如果液体黏稠，则可能需要更频繁的冲洗。（右图）胸管➡与Pleur-evac收集系统➡之间的连接用胶带➡粘贴，以减小无意中断开的风险

CT 引导的胸腔引流（初始定位）

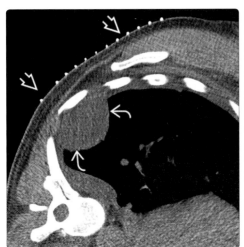

CT 引导的胸腔引流（双套管技术）

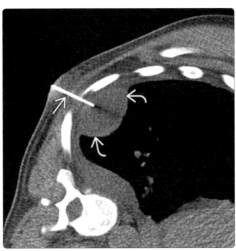

（左图）患者处于侧卧位时，带有不透射线的网格➡️已经放置在位于柱状胸膜引流区的皮肤上➡️。网格将用于选择最适合导管放置的皮肤入口点。（右图）通过 CT 引导(或 CT 荧光透视)，将 20G 导引针➡️穿刺进入引流区➡️，进针深度通过对初步图像进行测量确定

CT 引导的胸腔引流（双套管技术）

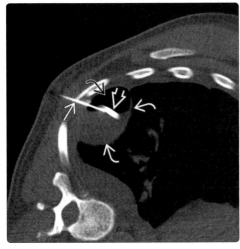

CT 引导的胸腔引流（确认导管位置）

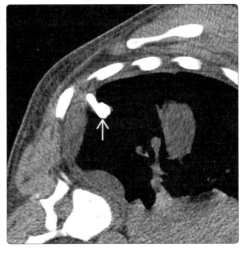

（左图）导管➡️从套管针前进，并进入引流区➡️到达初始放置的导引针针头➡️位置。由于已经吸入了局部胸腔积液，因此收集的样本中有少量空气➡️。（右图）取下最初放置的导引针并抽吸积液后，CT 显示导管在塌陷腔内的尖端➡️。记录最后的导管位置很重要

医源性气胸（为放置引流管定位穿刺点）

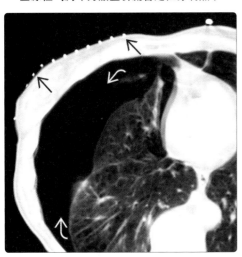

医源性气胸（引流管置入术后）

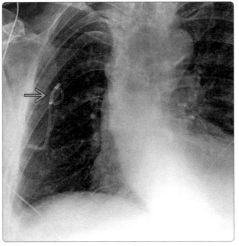

（左图）CT 引导胸腔置管，成像示具有不透射线的网格➡️覆盖前外侧右胸膜间隙。CT 图像显示在超声指导下的胸腔穿刺术中出现一个大的右侧气胸➡️。（右图）将 10Fr 猪尾管胸管放置在气胸处并附着到水封上。随后的平片显示气胸消失。排气管➡️定位于固定的胸膜前间隙内

关键点

术前

- 适应证
  - 胸部肿块，结节或实变
    - 诊断原发性恶性肿瘤与良性疾病
    - 确认转移，恶性程度
    - 获取组织用于分子分析／基因组分析
    - 获取用于微生物分析的材料
    - 重复非诊断性支气管镜活检

介入操作

- 一般原则
  - 确定最佳通路：最短路径，最小化胸膜受损，避免血管，支气管，纵裂，肺泡和肺大泡
  - 细针穿刺 ± 核心活检
  - 通常使用双针共轴针技术
  - 模态：CT，CT透视，透视，透视锥束CT，超声
  - CT透视：可能降低并发症发生率，但增加对患者和操作者的辐射照射
  - 超声：最适合胸壁，纵隔，胸膜下肿块
    - 多普勒血管成像显示沿路径或靶标内血管

术后

- 拔针后，将患者活检侧朝下放置
- 术后即刻及在活检后2~4小时行胸部平片

结果

- 据报告，准确度：77%~96%
  - 联合FNA和核心区活检，诊断准确性可达95.2%
  - 现场细胞病理学观察可提升准确性
- 并发症
  - 气胸：总报告率为17%~27%；需要胸管为1%~14%
  - 如果气胸大或增大，或患者有症状，放置胸管
  - 咯血报告率为4%

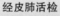

经皮肺活检

CT引导的胸膜下结节穿刺

（左图）图形显示了导引针 ▷ 的末端位于肺肿块边缘 ↱。引导针的尖锐的内芯 → 仍然在位，并且将拔出以便将活检针送达至肿块 ⇨。（右图）CT引导经皮穿刺活检胸膜下肺部肿块 ↱，横断位图像显示导引针 ⇨ 已进入肿块。病理证实为小细胞肺癌

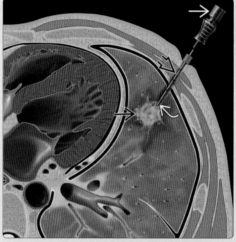

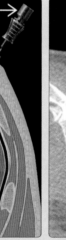

胸膜肿块

活检时的低剂量CT图像

（左图）CT适用于靶向胸膜肿块，如这一患者有着胸膜肿块 ⇨ 和分叶的胸腔积液 ⇨。最后确诊为转移性非小细胞癌。（右图）通过限制kVp和mAs（以及每次扫描获得的切片数量），最大限度地减少手术辐射。该图像条件为19mAs和120kVp，比典型的肺部筛查检查中使用的剂量更少。最低限度的图像分辨率不会影响手术操作；如图，肿块 ⇨ 和活检针 ⇨ 都清楚的显示了

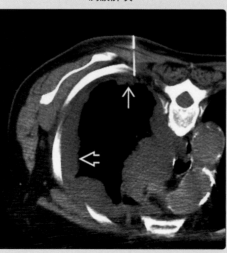

术　前

适应证
- 胸部肿块，结节或实变
  - 诊断原发性恶性肿瘤与良性疾病
  - 确认疑似转移性疾病
  - 恶性程度分级
  - 获取组织用于分子谱分析和基因组分析
  - 获取微生物培养的材料
  - 重复非诊断性支气管镜活检

禁忌证
- 不合作的患者
- 肺动静脉畸形，静脉曲张
- 海胆球囊肿（过敏反应的风险）
- 相对禁忌证
  - 严重肺气肿或间质性肺病（活检后气胸单独的最大的预测指标）
  - 不可纠正的出血倾向
  - 缺乏安全的穿刺路径
  - 严重的肺动脉高压
  - 正压通气
  - 对侧全肺切除术
  - 已知的肺外疾病
  - 支气管镜下可见的病灶（通常为中央区域邻近大血管／支气管的病变）
- 结节大小 <1cm 不一定是禁忌证

术前影像学检查
- 通常需要胸部 CT
  - 评估是否适合进行经皮活检
    - 外周病变一般更适合经皮活检
    - 中心支气管周围病变可能适合于支气管镜检查
    - 小的基底节结节可能更适合视频辅助胸腔镜活检（VATS）
  - 存在肺外淋巴结病，肾上腺皮质或肝脏病变
    - 可同时进行更安全的活检，诊断和分期
- PET／CT，如果有条件可以考虑使用
  - 病灶内活动增加的区域

术前准备
- 核查项目
  - 临床病史和体格检查
    - 手术适应证
    - 过敏
    - 药物，停用全身抗凝血剂
      - 肺活检被认为有中等程度的出血风险
      - 手术前 5 天停药阿司匹林
      - 停用口服抗凝剂并转换为 IV 肝素，在手术前数小时停止
      - 参考介入放射学会提出的共识指南（2013）
  - 实验室检查
    - 建议全血计数
      - 血小板＞50 000／μl
    - 建议检测凝血功能
      - 国际标准化比率（INR）≤1.5
      - 活化部分凝血活酶时间（APTT）≤1.5
  - 知情同意
    - 讨论潜在的气胸，出血／咯血
    - 考虑在具有挑战性的病例中讨论假阴性活检结果，以及可能的胸腔置管
- 药物
  - 麻醉
    - 1% 利多卡因局部麻醉剂
  - 镇静
    - 芬太尼，通常使用咪达唑仑
- 设备
  - CT
    - 主要成像模态
    - 可联合 PET
    - 可视化介入胸壁结构和血管
      - 内部乳房，锁骨下动脉
    - 可视化介入肺内结构和血管
      - 正常的肺叶裂隙，支气管，血管
      - 靶标的粗大供血血管
      - 提高针迹的精度
    - CT 荧光透视
      - 可实时显示针的位置及调整变化
      - 对移动性较大病变有优势
      - 缩短手术时间
      - 可以降低并发症发生率
      - 增加对患者和手术操作人员的辐射照射
  - 透视
    - 比以前使用次数少
    - 适用于至少 2 个突出部位可见的大结节／肿块
    - 可实时显示针的位置及调整变化
    - 较小的病变显示欠佳
    - 荧光锥束 CT
      - 在透视过程中实时显示针的位置和调整变化
      - 允许横断面成像验证针的位置
      - 减少诊断性 CT 扫描仪的负担
  - 超声
    - 适用于胸壁和大型胸膜病变
    - 实时显示针的位置和调整变化
    - 肺充气会抑制超声显像的效果
    - 肺结节一般划分不清
  - 活检针
    - 同轴技术最大限度地减少穿过覆盖病变的胸膜／组织的次数
      - 19G 导引针
      - FNA：20~22G 抽吸针（如千叶）
      - 活检芯：20G 核心活检枪
      - 无菌盐水溶液（微生物学）

- 福尔马林溶液（病理）
- RPMI 溶液用于流式细胞仪，如果怀疑淋巴组织增生性疾病
  ○ 申请当场细胞病理学分析

介入操作

手术步骤
- 常规步骤
  ○ 评估原始图像；穿刺靶标
    - 空腔病变的外围
    - 病灶的 PET 阳性成分
    - 部分实体病变的固体成分
  ○ 确定最佳最佳穿刺路径
    - 避免胸壁血管，例如内乳动静脉，锁骨下动静脉，肋间动静脉
    - 最短路径，胸腔受损最小化
    - 尽可能减少穿越纵裂（仅穿刺一次胸膜）
    - 避免肺大泡，支气管，肺内血管
    - 倾斜的路径具有较高的气胸风险
    - 活检胸膜下病变时慎重考虑穿越正常肺组织
      □ 尽量减少胸膜穿刺的次数
      □ 病变不会被活检装置上推开
  ○ 患者体位
    - 尽量取仰卧位
      □ 减少呼吸运动
      □ 后部间隙宽于前部间隙
      □ 患者无法看到针头
      □ 为了尽量减少肩胛干扰，在患者侧放置手臂，内旋
    - 偶尔需要被褥／倾斜位置
      □ 可能适用于某些深层病变
      □ 患者位置稳定性下降
      □ 气胸的风险较高
    - 弯曲走行可能是必要的
      □ 避免叶间裂
      □ 对肋间空间的妥协
  ○ 同轴与单次穿刺技术
    - 优先选择同轴技术减少胸膜穿刺损伤
    - 至少有一项研究显示并发症发生率没有差异
  ○ FNA vs. 核心活检 vs. FNA 与核心活检联合
    - FNA：诊断准确性：恶性肿瘤 85.1%，良性肿瘤 40%
    - 核心活检：诊断准确性：恶性肿瘤为 86.7%，良性肿瘤为 92%
      □ 与 FNA 相比，并发症发生率略高
      □ 不建议用于 <10mm 的病变
    - FNA 和核心组合：95.2% 的诊断准确性
      □ 在恶性肿瘤样病变时更有好处，完成特定的良性诊断
  ○ 呼吸指导

- 屏住呼吸
  □ 最适用于下叶／活动性病变
  □ 要求轻度吸气，然后屏住
  □ 扫描和针定位时重复
  □ 可以减少镇静
- 正常呼吸
  □ 呼气阶段长于吸气阶段
  □ 假设在呼气过程中发生扫描（如果病变发生移动，重新扫描）
  □ 呼气后立即调整针头／活检
  □ 可对患者使用更多的镇静

- CT 引导
  ○ 根据之前的资料，将局部不透射线网格放置在相应部位皮肤上
  ○ 获得原始图像
    - 与先前资料比较比较靶标与外观
      □ 感染／炎性结节可能在术前减小或消失，无需进行活检
  ○ 在网格上选择皮肤穿刺点；用笔标记
  ○ 消毒皮肤和遮盖皮肤
  ○ 给予皮肤和胸膜 1% 利多卡因
  ○ 带 # 11 手术刀片的切开皮肤
  ○ 将 19 号导引针推入浅表胸膜组织
    - 在浅层组织中调整针头
    - 每次调整针后再做 CT 扫描
  ○ 在达到符合计划针道轨迹的针的角度时，进针穿过胸膜
  ○ 根据需要对针进行调整
    - 避免通过胸膜后回抽针头
    - 稍微调整穿刺针的角度似乎是有必要的（当针穿过胸壁时，由于弯曲，针尖将小于针座的角度）
    - 测量到病变的距离，快速进针
  ○ 确认针尖位于病变周围
  ○ 取出针芯，用生理盐水或手指盖住针尾
  ○ 行 FNA
    - 将 10ml 注射器连接至 22G FNA 针头
    - 通过导引针送入 22G FNA 针头
    - 在向注射器施加吸力的同时往复运动针头
    - 在取针过程中避免抽吸血液
    - 2~3 次穿刺，或依靠现场细胞病理学医师涂片
    - 将标本放到载玻片上，或者送到细胞病理学医师处
      □ 用于流式细胞仪的将更多的样品置于无菌生理盐水／RPMI 中（疑似淋巴瘤）
      □ 将样品吸入无菌生理盐水中进行微生物学检测（疑似感染）
  ○ 核心活检
    - 出现以下情况，除 FNA 之外还可行核心活检
      □ 在评估 FNA 标本时，由细胞病理学医师要求进一步行核心活检

- 需要分型特定的恶性肿瘤（如淋巴瘤，神经内分泌肿瘤）
  - 怀疑有良性诊断
  - 了解选定活检装置的操作
    - 通常是自动的，弹簧启动的侧切装置
  - 确认针尖在病变部位，观察相邻结构，计算活检枪投射范围
  - 激活（"开火"）活检枪扳机
  - 样品放入无菌盐水中
  - 重复 2～4 针，或由现场细胞病理学医师决定
  - 覆盖敷料
- 超声引导
  - 适用于较大的胸膜、胸壁或胸膜下肿物
  - 成像穿刺靶标
    - 多普勒用于评估沿路径或靶标内血管
    - 注意观察病变的运动
    - 重新确认针的轨迹
  - 准备皮肤，如上所述进行活检

观察和报告

- 描述活检靶标的大小和位置
- 指定选取 FNA，核心活检或组合 FNA 和核心活检的方式
- 围手术期并发症和反应

替代的操作 / 治疗

- 外科
  - VATS 活检
  - 切开活检
- 其他
  - 支气管镜活检

术 后

应尽事宜

- 取出引导针后，将患者活检侧置于下方
  - 如果俯卧位活检，取仰卧位
  - 患者的重量减少了活检部位的空气泄漏 / 气胸风险
- 在恢复期间减少咳嗽和说话
- 通过鼻导管继续补充氧气
- 术后立即并在活检后 2～4 小时拍摄胸片
  - 评估气胸

结 果

并发症

- 气胸
  - 通常小而无症状
    - 总报告率为 17%～27%
    - 需要胸管为 1%～14%
  - 相关危险因素和气胸风险：病灶大小，病变深度，手术医师经验，胸膜穿刺数目，针非垂直角度穿过胸膜，慢性阻塞性肺病
  - 治疗

- 术中气胸
  - 考虑二次进针抽吸空气
  - 活检完成时的气胸
    - 抽出针时抽吸胸腔空气
  - 术后气胸
    - 大气胸，体积增大或患者有症状：放置胸管
    - 补充氧气可能有助于促进气胸再吸收
- 肺出血
  - 病变周围毛玻璃混浊
    - 报告率为 4%～27%
  - 咯血
    - 报告率为 4%
    - 病变 <2cm 时，穿刺路径>4cm 时发生率更高
    - 安抚患者，因为通常会自愈
    - 治疗
      - 终止手术，取出穿刺针
      - 患者侧卧位，活检侧向下（防止血液抽吸进对侧肺）
      - 通畅气道
      - 考虑胸腔镜手术 / 肺部支气管镜检查血液的清除
- 空气栓塞
  - 报告率为 0.06%（非常罕见）
  - 患者吸气时针穿过肺静脉引起
  - 用内探针，注射器，盐水滴或手指遮挡活检针
  - 治疗
    - 置于左侧卧位
    - 补充氧气
- 血胸：报告率为 1.5%～2.5%
- 肿瘤播种：报告率为 0.01%～0.06%

预期结果

- 总体报告的经皮活检准确率（77%～96%）
  - 通过以下操作可增加
    - 现场细胞病理学分析
    - 组合 FNA 和核心活检
  - 以下情况准确率可降低
    - 更长的针道
    - 病灶大小<15mm（取样误差）或>5cm（坏死）
- FNA
  - 诊断准确性：恶性肿瘤 85%，良性肿瘤 40%
  - 灵敏度（82%～99%）；特异性（86%～100%）
  - 假阳性率低（0%～0.2%）
  - 假阴性结果范围可变（6%～54%）
- 核心活检
  - 断准确性：恶性肿瘤 87%，良性肿瘤 92%
  - 敏感度（89%）；特异性（97%）
- FNA 和核心组合联合：95.2% 的诊断准确性
- 成像模态：透视、锥形束 CT 与 CT 诊断准确率相似
- 重复活检：最初的非诊断样本中有 50% 可做出诊断

（左图）带有不透射线的定位网格➡放置在目标病变上方的皮肤后方。基于初步 CT 图像沿着不透射线的网格上选择一个部位。沿着红色激光术➡在这个位置标记⇨，标定所选的横断位切片位置。（右图）放置患者时，横断位 CT 显示不透射线标记为点口➡。显示有毛的肺结节➡的这个横断位图像对应于皮肤上的定位激光

CT 引导的肺活检（选择穿刺部位）

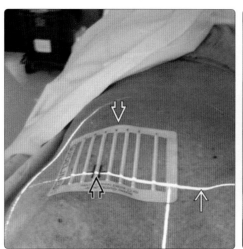

CT 引导的肺活检（原始图像）

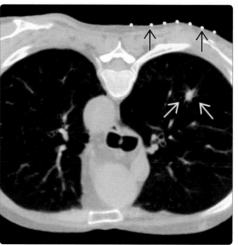

（左图）用预备溶液清洁皮肤后，无菌巾➡覆盖，1% 利多卡因⇨作为局部麻醉剂在所选穿刺点进行给药。（右图）横断位 NECT 显示软组织内的导引针➡，针的末端正在胸膜外⇨。为了限制气胸风险，重要的是在穿越胸膜之前确认适当的针迹轨迹，或根据需要进行校正

CT 引导的肺活检（局部麻醉）

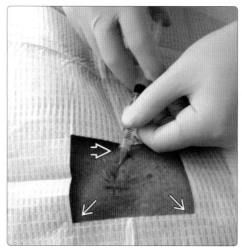

CT 引导的肺活检（置入引导针）

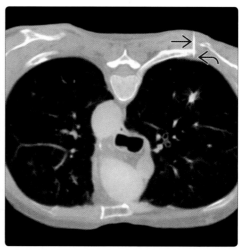

（左图）在导引针推进的时候，参照导引针侧面的 1cm 标记➡。在整个过程中，确保导引针未被意外推进或收回。（右图）导引针➡穿过胸膜➡到达病变部位的边缘➡。随后，可以进行多次细针抽吸（22G 针头）或核心活检（20G 取芯枪）。使用同轴技术，可以通过胸膜的单次穿刺获得多个样本

CT 引导的肺活检（局部麻醉）

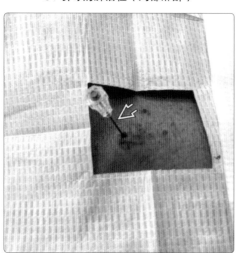

CT 引导的肺活检（置入引导针）

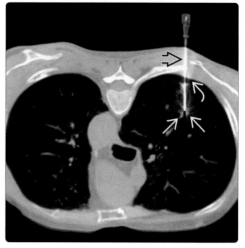

CT 引导的肺活检（核心活检）

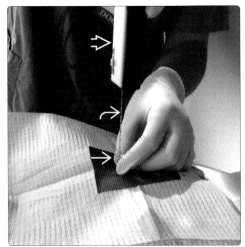

CT 引导的肺活检（术后成像）

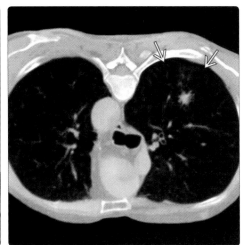

（左图）20G 核心活检枪➡的针头➡正在同轴进入导引针➡内，准备进行核心活检。（右图）取出导引针后的 CT 图像显示存在小气胸➡，但没有其他明显的并发症。患者应取仰卧位，因为患者在活检部位的重量降低了气胸进一步扩大的风险

CT 引导的肺活检（样品准备）

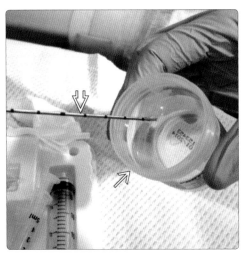

意外地推进导引针

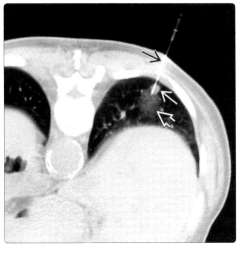

（左图）将核心活检针➡从引导针取出后，可将组织条➡置于含有福尔马林或无菌盐水的标本罐中。标本的准备应按照病理科的指导要求进行。（右图）在不同的患者中，活检取得的组织碎片，不是预期的核心组织。活检后 CT 显示导引针➡在手术过程中穿过病变部位，导致相邻肺组织➡活检，而不是肿块➡

肺活检并发症（气胸）

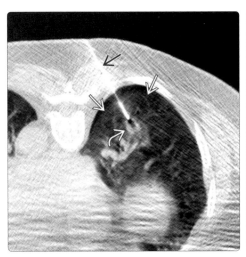

肺活检并发症（抽吸气胸）

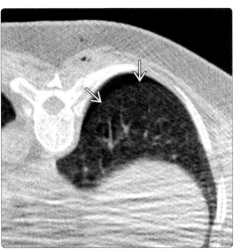

（左图）导引针➡末端位于肺结节➡的周围。图中显示小气胸➡的存在。（右图）在结节尾部的 CT 图像更好的显示气胸➡。在完成活检后，抽出导引针的同时抽吸附属的注射器，从而吸入气胸内气体。术后胸片显示无气胸

（左侧）靶向空洞样肺结节 ➡️，并且借助于放置在覆盖病变的皮肤上的不透射线网格➡️选择穿刺路径。患者侧卧位，因为这样到达结节的路径最短。（右图）引导针➡️已被送入到结节 ➡️的外围。由于坏死中心的组织可能无法诊断，因此选择对结节周围进行取样以最大限度地提高诊断的准确性。此病例存在微量气胸 ➡️

CT 引导的空洞样结节活检

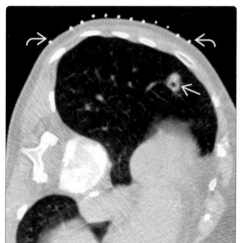

CT 引导的空洞样结节活检

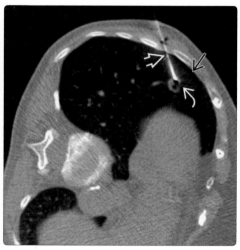

（左图）图中显示活检后存在地图样毛玻璃密度影➡️，符合病变周围出血的表现。活检相关的病变周围出血的情况并不罕见，虽然可能导致咯血和咳嗽，但通常是自限性的。咳嗽可能会恶化气胸➡️。（右图）一名 73 岁男性前列腺癌患者被发现有 1.2cm 胸膜下结节 ➡️。因结节较小，呼吸运动会导致假阴性结果，所以采取超声引导下穿刺

CT 引导肺活检并发症（病变周围出血）

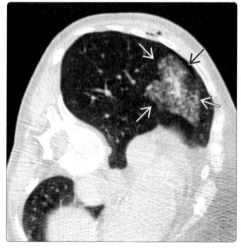

超声引导的胸膜下肿块穿刺（诊断性 CT）

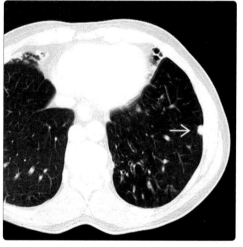

（左图）9Hz 传感器清楚地显示附着在胸膜➡️的病变 ➡️，而肺内的空气使更深层肺内结构不可视。相邻的肋骨➡️下有阴影产生。在呼吸过程中，病灶从肋下移动到图中显示的位置。（右图）20G 活检枪➡️被送达胸膜外➡️。在呼吸过程中实时观察移动病灶➡️，可以确保有足够的时间穿过胸膜到达病变核心部位。此病例没有使用同轴技术

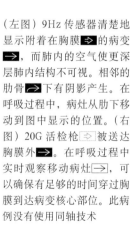

超声引导的胸膜下肿块穿刺（诊断性超声）

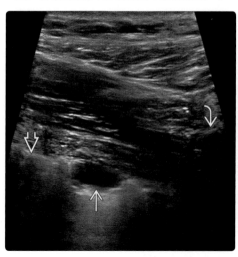

超声引导的胸膜下肿块穿刺（诊断性超声）

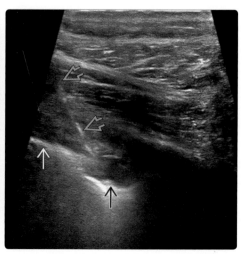

胸部活检术

未确诊的活检

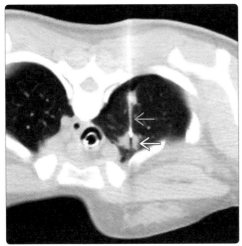

CT 引导下的纵隔肿物穿刺

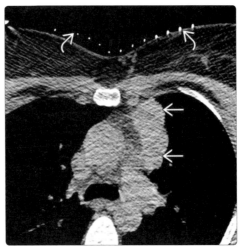

（左图）尽管表面上针➡的位置理想，但该病变➡活检仍未确诊。事实上，针尖的轨迹较病灶轻度偏颅侧，导致在吸气过程中取样位于病灶上方。（右图）在 CT 引导前纵隔肿瘤➡活检的原始图像中，不透射线的定位网格➡已经放置在覆盖在异常纵隔上方的皮肤上，因此可以选择安全的穿刺入路

CT 引导下的纵隔肿物穿刺

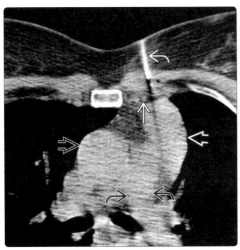

CT 引导下的纵隔肿物穿刺

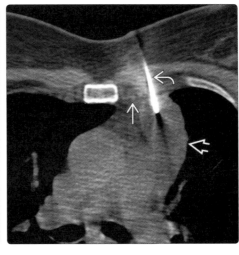

（左图）将导引针➡置于纵隔肿瘤➡上方的软组织中。内乳动脉➡，主动脉➡和肺动脉➡必须被定位出来，并选择适当的穿刺路径以避开它们。（右图）导引针➡推进到肿块➡中，避开内乳血管➡。要始终了解活检路径上方和下方以及激发后到达区域的潜在的介入结构

活检后出血（术中影像）

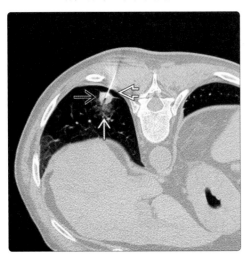

活检后出血（9 天后随访）

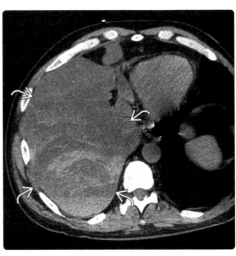

（左图）肋膈间肿物➡活检图像显示轻微实质内出血➡和小气胸➡。随后 2 小时的胸部平片显示气胸吸收。患者第二天重新开始全身抗凝。（右图）9 天后，该患者因气促回到急诊室。CT 显像显示巨大血胸➡，行手术去除减压。没有发现活动性出血

关键点

术语

- 神经阻滞：在神经孔水平选择性麻醉脊神经根

术前

- 适应证
  - 脊神经根的神经根病
  - 退行性椎间盘或关节面疾病
- 术前成像
  - 确定致病性损害
  - 评估多层与单层疾病

介入操作

- 颈
  - 位置：仰卧位，外侧入路
- 胸／腰
  - 位置：背外侧入路
- 确认椎间孔针尖放置
  - 侧面外侧皮质下（正面）

- 记录患者疼痛变化

术后

- 预期结果
  - 对应于注射的神经根的疼痛显著改善
  - 皮质类固醇 48~72 小时才能充分发挥作用
  - 在麻醉药消退和皮质类固醇生效期间，疼痛可能会恶化
- 问题
  - 未能减轻疼痛
    - 注射部位不在神经孔
    - 注入不正确的水平；仔细计数椎体水平
  - 血管迷走神经反应
- 最严重的并发症
  - 神经根损伤
  - 血管或脊髓损伤
  - 气胸

（左图）冠状图显示出神经根与颈椎的关系。C_1 神经根 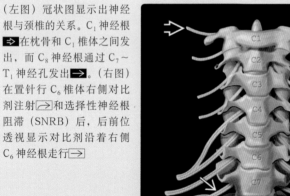 在枕骨和 C_1 椎体之间发出，而 C_8 神经根通过 C_7~T_1 神经孔发出。（右图）在置针行 C_6 椎体右侧对比剂注射和选择性神经根阻滞（SNRB）后，后前位透视显示对比剂沿着右侧 C_6 神经根走行

神经根与颈椎（冠面观）

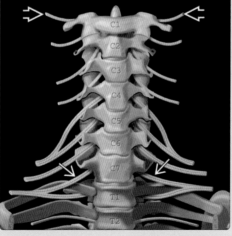

C_6 神经根（对比剂高亮）

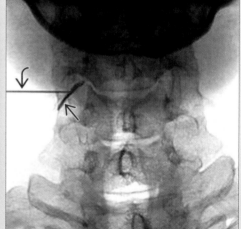

（左图）右侧 S_1 神经根阻滞针放置后的横断位 CT 显示针尖邻近神经根，但在其外侧。CT 引导的优点是神经根直接可视。（右图）横断位 CT 显示注射混合有类固醇和麻醉剂的对比剂后显示出了神经根袖的形态

S_1 神经根阻滞（置针）

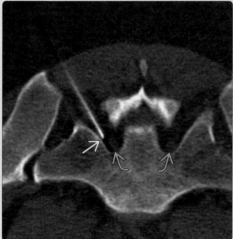

S_1 神经根阻滞（神经根袖）

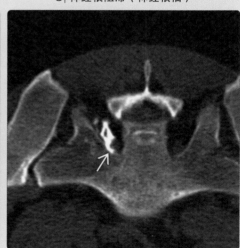

椎间神经阻滞

术 语

定义
- 神经阻滞：在神经孔水平选择性麻醉脊神经根
  - 又名选择性神经根阻滞

术 前

适应证
- 相应脊神经根的神经根病
  - 退行性椎间盘或关节面疾病
  - 肿瘤／其他原因引起的外源性压迫
- 椎体成形术／椎体后凸成形术后疼痛

禁忌证
- 局部或全身感染
- 凝血障碍
- 过敏
- 最近接种疫苗（活微生物制剂）
- 相对禁忌证：碘对比剂过敏，妊娠（辐射致畸影响）

术前成像
- 平片
  - 评估可能退变的椎间盘或关节面疾病的缩小神经孔
    - 终板硬化，椎间盘狭窄
    - 骨质增生／骨性肿大引起的神经孔缩小
- CT
  - 可详细地观察引起神经孔缩窄的骨性原因
- CT 脊髓造影
  - 直接可观察脊神经根
  - 与磁共振相比，脊柱内硬植入物的伪影更小
- 磁共振
  - 直接观察脊神经根
  - 可更详细的观察压迫神经根的病变：椎间盘突出，小关节积液，滑液囊肿，软组织肿块

术前准备
- 核查项目
  - 成像：致病性病变，多水平与单一水平
  - 凝血参数
  - 知情同意
- 药物
  - 皮质类固醇
  - 长效麻醉剂（例如 0.5% 布比卡因）
  - 短效局部麻醉剂（例如 1% 利多卡因）
  - 碘对比剂（脊髓造影安全）
- 设备
  - 无菌准备和覆盖材料
  - 10ml 注射器；25G 针头用于局部麻醉
  - 10ml 注射器和管用于碘对比剂注射
  - 3ml 注射器注射
  - 22G 脊椎针头（或其他优选针头）进入／注射

介入操作

患者体位／位置
- 最佳操作方法
  - 颈椎
    - 仰卧位，外侧入路
      - 必须有颈椎的实际侧位透视图，对齐椎骨和小关节边缘
      - 在侧位透视下观察中下颈椎可能由于肩部位置而变得困难，"拉动"下臂而无需患者努力可改善可视化
      - 靶向目标神经相应椎体的上关节突（神经在颈椎椎弓根上方走行）
  - 胸椎
    - 偏好的位置
      - 仔细辨别胸膜反射
      - 考虑在针头的 1/3 远端放置柔和的曲线以帮助保持针头内侧至胸膜／便于将针头导入椎间孔
  - 腰椎
    - 偏好的位置
      - 前视图：从侧面接近 45°角
      - 同侧斜视图：按照射线照片"针筒下"的视图

设备准备
- 抽取 10ml 1% 利多卡因
- 抽取 5~10ml 碘对比剂（脊髓造影安全）
- 抽取注射剂 [例如 80mg 甲泼尼龙和 0.5% 布比卡因（1~2ml）]，在注射器中留下空间以便在注射前即刻混合

手术步骤
- 常规步骤
  - 检查所有的步骤（"超时"）
  - 标记皮肤穿刺点，然后确保在正确的脊柱水平
  - 无菌准备和遮盖皮肤
  - 应用局部麻醉剂
  - 将手术针插进足够深的位置使其固定在皮下组织中
  - 确认针的轨迹是到达目标位置
    - 在透视下使用正面和侧面透视，使用 CT 活检模式成像
  - 将针头推向目标部位
    - 间断成像，直到达到目标
    - 做好一旦接触神经根患者跳起和（或）发声的准备
- 颈椎
  - 将同一椎体上关节突的前方作为神经进行注射的靶标
  - 将针头推向目标
  - 在上关节突的前方确认骨性接触

- 　　◦ 小心地向前偏转针头，缓慢地向后推进神经孔以避免碰到椎动脉
- 胸椎
  - ◦ 一定要数清楚整个胸椎
  - ◦ 标记皮肤，允许枕头的轨迹在胸膜边缘内侧
  - ◦ 使用间歇成像引导，针小心地向前推送
  - ◦ 如果遇到骨头，最可能是遇到了关节面
    - 使用倾斜成像评估针尖位置
    - 向前"走"针，直到能够进入椎间孔
- 腰椎
  - ◦ 正面观：皮肤穿刺点距神经孔 6~8cm
  - ◦ 倾斜视角（朝向相对侧约 45°）
    - 瞄准椎弓根／"猎狗"形的"眼睛"下方，然后沿着射线束的轴线引导针前进
  - ◦ 小心向前推进针
  - ◦ 如果遇到骨头，最可能是遇到了关节面
    - 使用斜位成像来评估针尖位置
    - 小心地向前"走"针，直到不能前进为止
- 所有层面
  - ◦ 确认针尖在椎间孔放置
    - 正面观椎弓根骨皮质的侧方
    - 侧面观在椎间孔内
  - ◦ 取下探针并观察血管
  - ◦ 安装对比剂注射器；轻轻抽吸以确认针尖置于血管外
  - ◦ 缓慢注入对比剂
    - 应该看到对比剂沿着神经根向远离椎间孔的方向蔓延；这预示着针位于适合注射药物的位置
    - 对比剂向内侧蔓延，位于椎弓根下方，这表示正在经椎间孔硬膜外注射；药物可以在此处注射，但应报告硬膜外注射
    - 不应该看到血管增强，对比团聚或在骨骼肌边缘
  - ◦ 用图像记录针尖放置位置
  - ◦ 连接含有药物的注射器并缓慢推注
    - 注射前立即混合注射，因为类固醇和麻醉剂会自动分离
  - ◦ 如果由于对比剂堵塞导致无法注射，请将一部分药物放入 1ml 注射器中注射
    - 高压注射通常会突破注射的屏障
    - 提醒患者注射可能会非常痛苦
  - ◦ 注意注射过程中是否出现一致性疼痛
    - 注意注射前／注射时／注射后的疼痛质量／强度
  - ◦ 取出针头并止血
  - ◦ 清洁皮肤并涂抹绷带
  - ◦ 坐稳患者并评估肌力
  - ◦ 帮助患者离开操作台
    - 始终有两名助手在身边以防患者出现虚弱／晕厥

观察和报告

- 患者疼痛的变化
  - ◦ 记录注射前，注射期间和注射后的疼痛强度
  - ◦ 记录注射过程中一致／不一致的疼痛再现
- 注射的平面／左右侧
- 注射物的成分：麻醉剂 ± 类固醇
- 还要记录注射过程中是否是硬膜外类固醇注射（ESI）（经椎间孔注射 ESI）
- 所有的并发症

术　后

应尽事宜

- 随访
- 提醒患者记录直到下次就诊时的疼痛情况

规避事项

- 患者不应将注射部位浸入水中超过 48 小时

结　果

问题

- 未能减轻疼痛
  - ◦ 技术失败
    - 注射操作未能正确定位于神经孔的神经根袖
    - 注射到了错误的椎体节段
  - ◦ 临床失败
    - 选择了错误的注射椎体水平
    - 多因素疼痛
- 血管迷走神经反应

并发症

- 最严重的并发症
  - ◦ 血管损伤
    - 脑或脊髓梗死
    - 椎管内血肿
  - ◦ 脊髓损伤
    - 直接刺伤或血肿压迫
    - 脑膜炎
  - ◦ 气胸
- 远期并发症
  - ◦ 穿刺后头痛
- 其他并发症
  - ◦ 神经根损伤
  - ◦ 出血
  - ◦ 感染

预期结果

- 相应神经根的疼痛显著改善
  - ◦ 皮质类固醇可能需要 48~72 小时才能起作用
  - ◦ 在麻醉药消退后和皮质类固醇生效前，疼痛可能会恶化

颈神经根（旁矢状观）

颈神经根：放置穿刺针（侧位像）

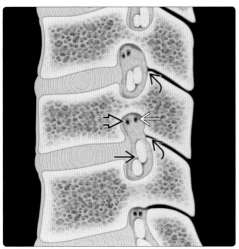
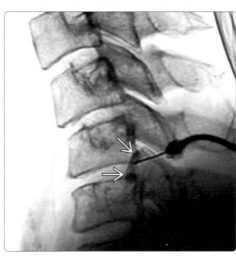

（左图）旁矢状观示意图显示颈神经根➡（由脂肪组织↗包围）与伴随的动静脉➡➡和上关节突的解剖关系。这个关节突是 SNRB 的靶标区。（右图）侧位透视图照自针尖前缘到达上关节突旁时，图像显示对比剂沿着 C₆ 神经根➡显影

左 C₇ 神经根 SNRB（锥体束外）

右 C₇ 神经根 SNRB（孔内）

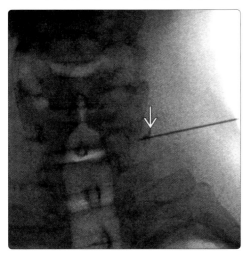
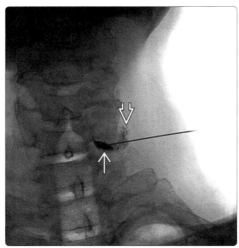

（左图）对比剂注射后的前方透视显示对比剂位于神经孔外侧。对于成功的针尖放置，对比剂➡应该位于神经孔内／或者沿着在神经孔外倾斜的延伸（右图）在针头重新定位后，同一患者的前后位平片显示对比剂注射位于左侧神经孔➡，即所需位置。注意之前在椎间孔外注射残余对比剂➡

颈部 CT 引导（针道计划）

颈部 CT 引导（穿刺进针）

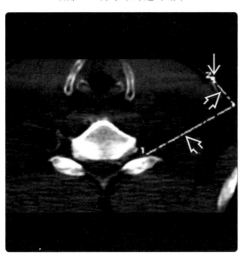
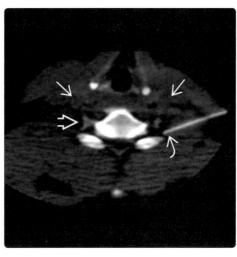

（左图）为定位颈椎神经孔的横断位 CT 显示了用于穿刺方法的测量线➡。这些线条从皮肤上不透射线的标记物延伸出来➡。（右图）同一患者的横断位 CT 显示针尖➡位于神经孔侧缘。腹外侧入路对于避免危重血管结构非常重要。注意颈动脉鞘➡和横突孔中椎动脉➡的预期位置

（左图）冠状位示意图描绘了颈椎神经根 ➡️ 从相应椎弓根上方发出，而胸椎（和腰椎）神经根 ➡️ 从相应椎弓根下方发出。注意 C_8 神经根 ➡️ 在 C_7 和 T_1 之间退出。（右图）在针 ➡️ 放置后透视点片显示右胸神经孔内有对比剂 ➡️。注意其沿着神经根走行方向的线性延伸并内侧延伸进入硬膜外间隙 ➡️。还要注意椎弓根 ➡️ 和棘突 ➡️

胸神经根（冠状观）

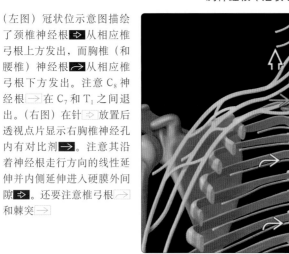

胸部冠状观神经孔内注射
（经椎间孔硬膜外类固醇注射）

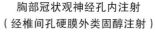
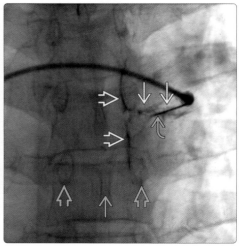

（左图）示意图描绘了胸神经根 ➡️ 与颈神经根不同的自神经孔发出的方式。腰部神经根也以此方式发出。请注意，动脉和静脉 ➡️ 位于神经根的下方。（右图）同一位患者的侧位透视点平片显示神经孔内的对比度 ➡️ 并延伸到硬膜外间隙 ➡️。在这种情况下应该报告为经椎间孔硬膜外类固醇注射

胸神经根（旁矢状观）

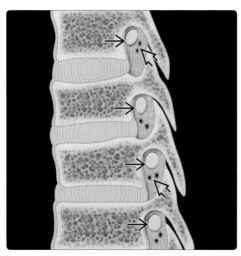

胸部矢状观神经孔内注射
（经椎间孔硬膜外类固醇注射）

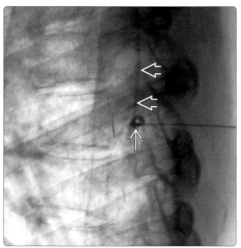

（左图）横断位示意图显示下端胸椎典型的胸神经 ➡️ 产生腹侧 ➡️ 和背侧 ➡️ 初级分支。（右图）横断位 NECT 显示针尖 ➡️ 的后缘。注意 CT 引导的胸神经阻滞手术显著改善了肺和其他软组织结构的可显示性

胸神经及其分支（横断位观）

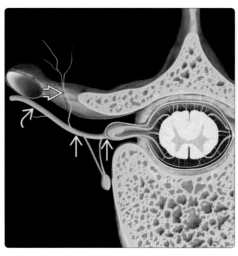

胸部横断位置针（CT）

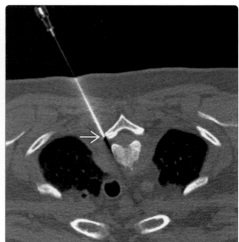

椎间神经阻滞

腰神经根（冠状观）

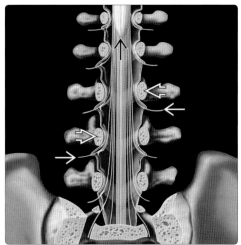

腰部置针（斜位观）

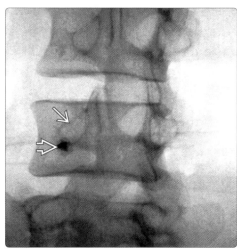

（左图）冠状图显示末端胸椎脊髓终止于圆锥➡️。腰神经根➡️从同名腰椎的椎弓根下方的硬膜囊发出⏩，这与胸椎一致。（右图）倾斜的"猎狗"位腰椎透视成像能够靶向椎弓根／"眼睛"➡️下方的神经孔，同时沿着成像光束➡️直接推进针。间断侧位成像对确定适合的进针深度至关重要

腰部置针（前后位观）

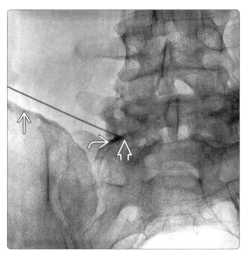

腰部置针（侧位观）

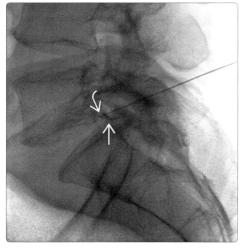

（左图）穿刺针⏩置入后行前后位透视点片，随后注射对比剂，显示对比剂沿左 L_5 神经根➡️迁移。注意为避开髂嵴➡️所采用的倾斜进针轨迹。（右图）侧位平片显示针头深度➡️在 L_5 神经孔的前下方。在比较前后位图和侧位图时，对比剂从神经孔内的针尖流出并沿着神经根➡️流出

腰椎神经孔内和硬膜外注射（前后位观）

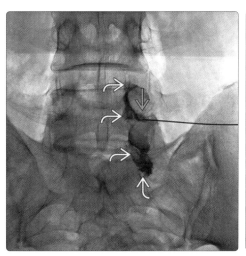

腰椎神经孔内和硬膜外注射（侧位观）

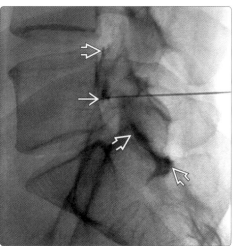

（左图）前后位透视点片显示，针尖位于 L_5 神经孔深处，位于椎弓根中央下方。在神经孔内注入的对比剂➡️从 $L_5 \sim S_1$ 水平延伸到硬膜外腔➡️。（右图）同一位患者的侧位透视点平片证实针尖位于神经孔深处➡️。对比剂在 $L_5 \sim S_1$ 水平的硬膜外腔内⏩。注射液的硬膜外蔓延是可以接受的

关键点

术语

- 关节突关节阻滞：麻醉剂（或合并皮质类固醇）注射入颈椎，胸椎或腰椎关节突关节
  - 诊断／治疗研究，以评估关节突关节的疼痛

术前

- 适应证
  - 慢性关节突关节骨性关节炎的慢性或急性发作
  - 创伤后骨关节炎
  - 症状性滑膜囊肿

介入操作

- 仰卧位
  - 枕骨／C_1 级：侧方入路
  - $C_2/C_3 \sim C_7/T_1$：侧方入路
- 俯卧位
  - C_1/C_2：后入路
  - $T_{2/3} \sim L_5/S_1$：后外侧入路

- 可能需要 CT 引导
  - 多平面确认可能会有所帮助
- 在关节腔的下 1/3 处最容易进针
- 注射局部麻醉剂用于诊断或类固醇用于治疗目的
- 症状性滑膜囊肿可能会破裂

术后

- 预期
  - 注射时疼痛症状再次发作
  - 注射后疼痛改善
- 问题
  - 未能改善／缓解临床症状
  - 血管迷走神经反应
- 最严重并发症
  - 血管和（或）脊髓损伤
  - 气胸

关节面解剖

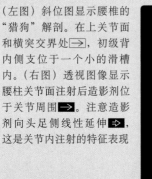
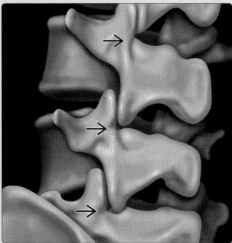
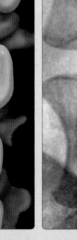

（左图）斜位图显示腰椎的"猎狗"解剖。在上关节面和横突交界处➡，初级背内侧支位于一个小的滑槽内。（右图）透视图像显示腰柱关节面注射后造影剂位于关节周围➡。注意造影剂向头足侧线性延伸➡，这是关节内注射的特征表现

关节面注射

症状性滑膜囊肿（T_2MR）

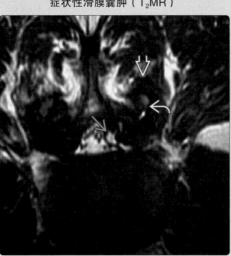
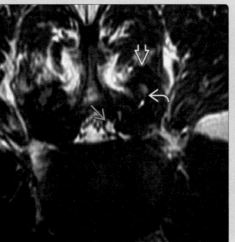
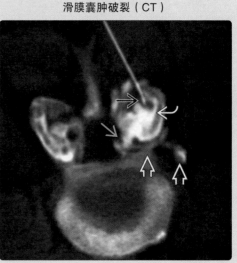

（左图）腰椎滑膜囊肿侵犯椎管和左外侧隐窝➡，骨过度生长➡伴关节面线各不规则➡。（右图）CT引导下，将生理盐水麻醉药和造影剂注入同一患者的关节面，针尖➡位于关节内，关节线➡内对比剂延伸至滑膜囊肿➡及硬膜外／神经周围间隙➡。造影剂延伸至关节外提示囊肿破裂

滑膜囊肿破裂（CT）

术　语

定义

- 关节面阻滞：麻醉剂（或合并皮质类固醇）注射入颈椎，胸椎或腰椎关节面
- 研究评估和治疗关节面的疼痛

术　前

适应证

- 慢性关节面骨性关节炎
- 慢性关节面骨性关节炎的急性加重
- 创伤后骨关节炎
- 症状性滑膜囊肿

禁忌证

- 局部或全身感染
- 对注射的药物过敏
- 亲属：妊娠；对碘化对比剂过敏

术前影像学检查

- 平片
  ○ 关节面对齐
  ○ 进展的关节面退行性改变
  ○ 关节腔缩小
  ○ 关节内气体（真空现象）
- CT
  ○ 对骨关节炎的放射线照相比更敏感
  ○ 继发于小关节骨赘的椎间孔狭窄
  ○ 联合空间缩小；小平面的硬化变化
  ○ 真空现象
  ○ 对比剂通常显示关节突关节周围的炎性软组织变化
- MR
  ○ 滑膜增厚
  ○ 小关节周围的炎症变化
  ○ 邻近神经孔的骨赘变窄
  ○ 小关节积液
  ○ 滑膜囊肿

术前准备

- 核查项目
  ○ 以前的诊断成像
    - 评估骨骼过度生长：计划对穿刺至关节突关节的路径
    - 将成像异常与症状相关联
  ○ 凝血参数：根据机构指南
    - 国际标准化比率：适用于接受华法林治疗的患者
    - 血小板计数：不常规推荐
  ○ 感染／炎症的体征或症状
    - 体温升高，白细胞计数增加
    - C 反应蛋白，红细胞沉降率
  ○ 以前的手术史和（或）疼痛注射
    - 何时有过

- 什么类型的手术和（或）注射
- 之前干预的功效
  ○ 身体检查
    - 评估肌肉力量
    - 评估疼痛点和加重因素（例如，弯曲／伸展）
  ○ 获得知情的程序许可
- 药物
  ○ 局部麻醉剂（例如，1% 利多卡因）
  ○ 长效麻醉剂（如布比卡因）
  ○ 皮质类固醇（如果需要治疗注射）
  ○ 碘对比剂（鞘内注射安全）
- 设备
  ○ 不透射线的皮肤标记物
  ○ 无菌皮肤预备和覆盖材料
  ○ 注射针（例如 22 号脊柱针）
  ○ 1.5 英寸 25G 针头；5ml 注射器
    - 用于局部麻醉
  ○ 5～10ml 注射器；延长管
    - 用于碘对比剂
  ○ 3ml 注射器

介入操作

患者体位 / 位置

- 最佳操作方法
  ○ C_1/C_2
    - 患者位置：俯卧位
    - 方法：后方
  ○ 枕骨大孔 $/C_1$，$C_2/C_3 \sim C_7/T_1$
    - 患者位置：仰卧
    - 最佳方法：横向
    - 替代方法
      □ 卧位：受影响的一面
      □ 将垫子放在头部下方，允许向远离注射方向轻微倾斜（打开关节空间）
  ○ $T_2/T_3 \sim L_5/S_1$
    - 患者位置：俯卧位
    - 方法：后方
      □ 通过荧光透视向关节侧倾斜成像以注射进"开放关节"
      □ 在胸部，注意内侧胸膜反射以避开胸膜
      □ 穿刺／气胸
      □ 可能需要 CT 引导才能实现关节内穿刺
    设备准备
- 吸取 5ml 局部麻醉剂；连接 25 号针头
- 吸取 5～10ml 脊髓造影安全的碘化对比剂，并连接和预装载延长管
  ○ 从管道和注射器中排除空气以防注射入动脉内
- 吸取 0.5～1.0ml 长效麻醉剂和 0.5～1.0ml 皮质类固醇（如果需要）

手术步骤

- 关节面阻滞
  - 程序"超时"
    - 验证正确的患者，正确的水平，注射的侧面，正确的手术操作，所有需要的设备均为可用状态
  - 仔细标记正确的介入水平
  - 无菌准备和铺巾
  - 局部麻醉
  - 将注射针插入皮下组织，用透视或 CT 评估针道
  - 在间断成像引导下缓慢推进针，直到针处于关节腔内
    - 避免针头进入椎管
  - 通常关节腔下 1/3 最适合置针
  - 如果在进入关节腔之前遇到骨骼，停止进针并评估针尖位置
    - 尖端可能触碰上下关节面
    - 轻轻移动针尖进入关节腔
      - 避免弯针
      - 通常需要针回撤 2~3cm 以重定向针尖
      - 使用针尖斜面帮助"转向"，使针尖远离斜面一侧
  - 进入关节腔常伴有"突破感"
  - 拔出管芯针
    - 确保无血液反流以确认针位于血管外
  - 安装预装的造影注射器和延长管
    - 轻轻抽吸确认血管外
  - 注入足够的对比剂以确认关节内针尖位置
    - 获取图像以记录令人满意的位置
  - 连接注射器
    - 如果使用皮质类固醇，在注射前即刻混匀
    - 尽快开始注射，以避免对比剂"堵塞"注射器
      - 如果发生这种情况，使用带注射液的 1ml 注射器清除针内的对比剂
  - 慢慢注射，因为患者可能会再发疼痛症状
    - 注意患者在注射前，注射过程中和注射后即刻的疼痛
      - 手术疼痛与基线疼痛一致或不一致
      - 疼痛强度和特点
- 滑膜囊肿治疗性破损术
  - 与关节突关节阻滞步骤相同
    - 目标是通过关节囊过度压迫囊肿以破损囊肿
    - 替代方法：层间囊肿穿刺
      - 采用替代方法时建议使用 CT 引导
  - 患者经常会感到囊肿破裂
    - 可能需要很大的注射压力
    - 患者可能会非常痛苦
  - 在囊肿破裂时可见突然扩散到硬膜外腔
- 取下针头并止血
- 用过氧化氢清洁皮肤；敷绷带
- 重新评估患者的疼痛；体征和（或）症状表明并发症

- 准备好后，协助患者下手术台

观察和报告

- 评估患者的疼痛
  - 一致或不一致
    - 将手术与基线疼痛分开
  - 特点和强度（1~10 级）
    - 注射前，注射期间和注射后
- 记录注射的水平
- 使用的注射物
- 并发症

术 后

应尽事宜

- 临床随访
- 提醒患者在门诊就诊之间保持疼痛日记，以确定注射的有效性

规避事项

- 将针穿刺点浸没 24~48 小时

结 果

问题

- 未能改善／缓解临床症状
  - 技术失败
    - 注入的水平不正确
      - 可能需要多级注射
    - 关节外注射
  - 临床失败
    - 临床检查确定的水平不正确
    - 关节突关节不是患者疼痛的原因
- 血管迷走神经反应

并发症

- 最严重的并发症
  - 血管损伤或血管内注射
    - 脑或脊髓缺血／脑卒中
  - 脊髓损伤
    - 直接穿刺
    - 血肿压迫
  - 气胸
- 远期并发症
  - 感染：脑膜炎，骨髓炎／脓毒性关节突关节炎，局部皮肤／皮下感染
- 其他并发症
  - 出血
  - 神经根损伤

预期结果

- 高技术成功率
  - 注射期间疼痛再度出现表明注射的关节突关节是引起症状的原因
- 注射后疼痛得到改善
  - 不同的患者的缓解程度和持续时间不同

颈椎正常关节面解剖

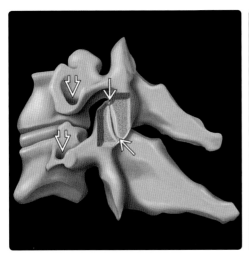

颈椎 C₃/C₄ 关节面注射

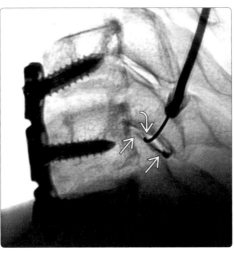

（左图）矢状位示意图显示了颈部关节面➡️的陡倾斜方向，这常常妨碍了后入路的经皮穿刺入路。注意横向椎间孔➡️，其内有椎动脉走行。（右图）侧位平片显示针尖位于关节面内➡️，其是从侧方入路。注意对比剂在关节腔内沿线性延伸➡️，并且在下部凹陷中有一些汇集

颈椎 C₃/C₄ 关节面注射

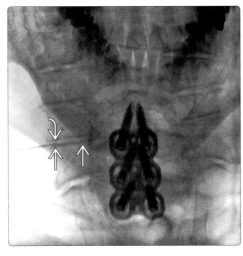

颈椎枕骨大孔 /C₁ 关节面注射

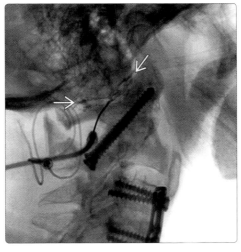

（左图）来自同一患者的前后位透视显示了针尖➡️的位置和在关节腔➡️内对比剂的线性扩散。（右图）侧位荧光点片，该患者处于 C₁~C₂ 融合和 C₃~C₆ 颈椎前路椎间盘切除术和融合术后的状态，图像显示在枕骨/C₁ 关节面内有对比剂➡️。注意关节内的对比剂呈线性，其在关节空间内向远离针尖方向延伸

颈椎 C₁/C₂ 关节面注射

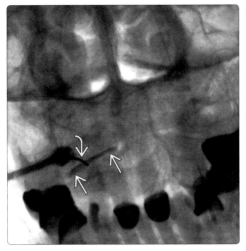

颈椎 C₁/C₂ 关节面注射

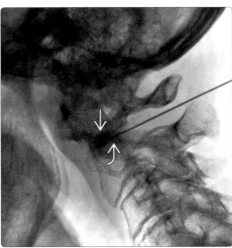

（左图）在左侧 C₁~C₂ 关节突关节内置针➡️后的平片，注射对比剂后，显示线性平滑对比剂区➡️。这种表现是关节内注射的特征。（右图）同一患者的右侧透视平片显示在 C₁~C₂ 关节面➡️内的适当的进针深度➡️和对比剂。注射对比剂时患者的疼痛会再现并且在皮质类固醇注射后显著改善

（左图）矢状示意图显示胸椎神经孔的特征性外观。注意胸椎关节面➡️的陡峭角度及其与骨性神经孔（➡️）的关系。（右图）矢状位重建 NECT 确认置针后针尖➡️的位置。最初置针是在横断位 CT 成像引导下的。两个成像平面可有助于确定针尖定位，特别是在没有进行对比剂注射的情况下

胸椎正常关节面解剖

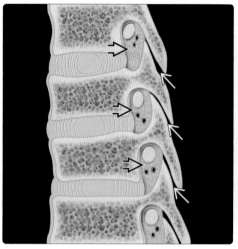

胸椎关节面内置针

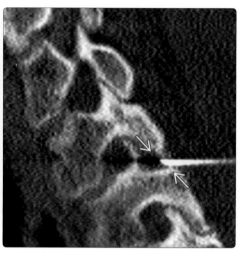

（左图）在 CT 引导穿刺针放置期间的横断位 NECT 显示针尖➡️位于目标胸椎关节面的上方并且沿着内侧边缘。（右图）横断位 NECT 显示了针尖的位置。穿刺针在轻微横向和头侧挑动后，感到突破感，进入到关节腔内。该图像证实针尖现在位于关节面➡️内

胸椎针的推进

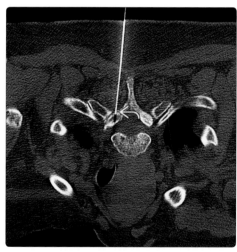

胸椎关节面内置针

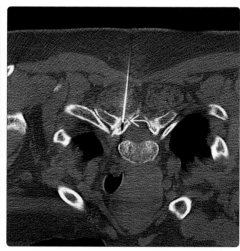

（左图）在左侧关节面注射期间获得的斜视图显示在针推进到关节腔内后在关节内➡️注射对比剂，部分外溢到关节外➡️。（右图）同一患者，对比剂注入到右侧 T_{12}～L_1 关节面➡️。T_{12}～L_1 和 L_1～L_2 关节面在该投影中都被显示出良好的轮廓，并且后面的针在对比剂注射之前看起来很好地定位在关节面➡️的上 1/3 处

胸椎关节面注射（斜位）

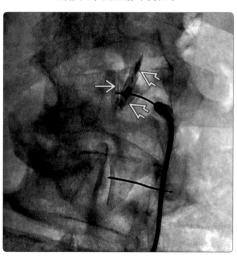

胸椎关节面注射（斜位）

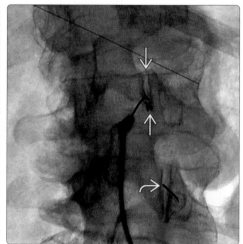

腰椎滑膜囊肿

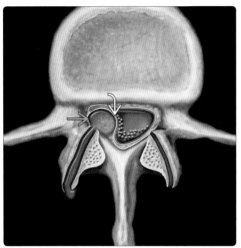

腰椎滑膜囊肿（横断位 T₂ MR）

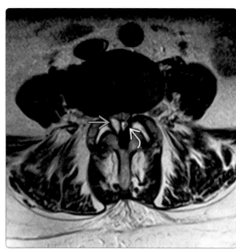

（左图）横断位示意图图形描绘了涉及退化的右小关节的滑膜囊肿➡️。滑液致右关节面扩张，延伸到关节下形成积液。囊肿的占位效应➡️压迫硬膜囊，可能导致临床症状。（右图）横断位 T₂WI MR 显示右侧 L₄~L₅ 滑膜囊肿➡️，它导致背外侧椎管狭窄。注意由于滑膜囊肿的占位效应➡️，硬膜囊存在明显的前内移位

腰椎穿刺针定位（斜位）

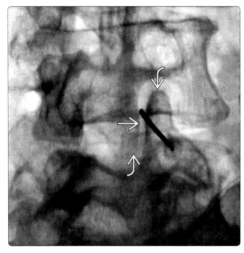

腰椎对比剂注射

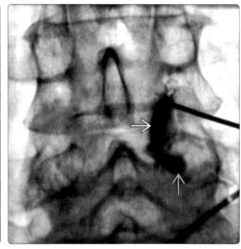

（左图）倾斜荧光透视照片显示 22G 脊柱针穿过相邻关节面之间➡️进入右侧 L₄~L₅ 小关节➡️。参考侧位成像有助于确定正确的针深度。（右图）前后位荧光透视显示关节面内的对比剂积聚➡️，向尾侧延伸并形成局部聚集区➡️，与滑膜囊肿形态一致

腰椎滑膜囊肿（矢状位 TR MR）

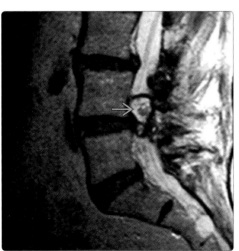

腰椎滑膜囊肿破裂

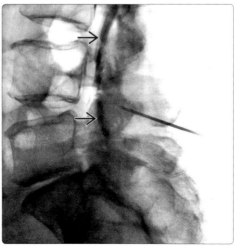

（左图）同一患者的矢状 T₂WI MR 显示在 L₄~L₅ 水平的椎管内分叶状的高信号团块➡️。另外的 MR 图像证实该结构与关节面邻接并且表现为滑膜囊肿。（右图）侧位荧光透视片显示对比剂➡️在硬膜外腔内向头侧和尾侧延伸。这是治疗性囊肿破裂后成功的特征性表现

腹腔神经丛阻滞

术语

- 腹腔神经丛：最大的内脏神经网络，为上腹部提供交感神经，副交感神经和内脏感觉传入纤维
- 腹腔神经丛神经松解：通过直接注射乙醇破坏腹腔神经丛，通常通过 CT 引导

术前

- 适应证
  - 上腹部内脏源性的顽固性腹痛
    - 最常见的是：原发性胰腺恶性肿瘤
  - 阿片类药物引起与为治疗上腹部内脏源疼痛有关的并发症
    - 目标是减少疼痛，以便也可以减少阿片类药物的使用（及相关的副作用）

介入操作

- 最常见的方法：双侧后路椎旁远端入路，患者处于俯卧位

- 如果不存在其他适当的路径，横穿器官的穿刺方法也是可接受的
- 局部注射利多卡因，然后注射 100% 乙醇
- 术后成像确认乙醇的扩散

结果

- 技术成功：>90%
- 临床成功：70%~90%
  - 临床成功的定义为改善疼痛控制和（或）减少麻醉剂使用，而不是完全缓解疼痛
- 轻微并发症
  - 轻度背部或肩部疼痛：96%
  - 直立性低血压：10%~52%
  - 短暂腹泻：44%
- 严重并发症：小于所有手术的 2%

后椎旁入路（CT 定位）

后椎旁入路（进针到达膈角肌前方空隙）

（左图）这名 53 岁男子因胰腺癌而出现难治性腹痛。腹腔干（上图）和肠系膜上动脉（下图）的增强 CT 显示，一个低密度团块 ➡ 包裹着肝总动脉 ➡。左侧腹腔神经节 ➡ 位于主动脉的前外侧。（右图）经皮椎旁穿刺后，将 21G 千叶针推进到膈角肌前、主动脉前间隙 ➡。还要注意到也显示了部分胆道支架 ➡

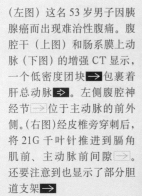
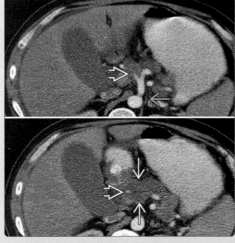
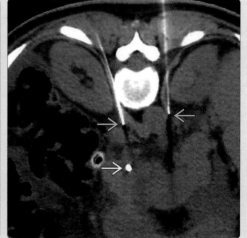

后椎旁入路（注射对比剂确认位置）

后椎旁入路（注射乙醇）

（左图）通过注射稀释的对比剂确认针位置，对比剂沿着膈角肌前方空隙扩散。注意腹腔动脉的起始部 ➡，是确认腹腔神经丛位置最可靠的标志。（右图）在每针中注射 7ml 利多卡因后，注射 30ml（每针 15ml）的神经分解剂（100% 乙醇）。乙醇 ➡ 具有类似于空气的衰减度，并且可以被观察到从针头自由扩散，这是技术成功的指标

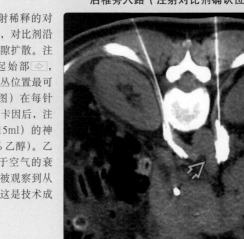
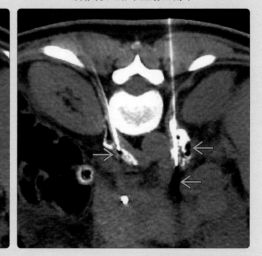

腹腔神经丛阻滞

术 语

定义
- 腹腔神经丛：最大的内脏神经网络，为上腹部提供交感神经，副交感神经和内脏感觉传入纤维
  - 上腹部器官疼痛信号的主要目标
    - 来自器官的疼痛→内脏传入纤维→腹腔神经丛→内脏神经→脊髓
    - 支配着胰腺、肝脏、胆道、胆囊、脾脏、肾上腺、肾、肠系膜、胃和横结肠近端的肠管
  - 在膈肌脚前间隙、主动脉前外侧的双侧腹膜后腹腔神经节
    - 94% 位于 T_{12} 或 L_1 的水平
    - 腹腔干下方 0.5~1.0cm
      - 腹腔干的位置，被认为是腹腔神经丛最可靠的标志
    - 左腹腔神经节：左肾上腺的前内侧，在肾上腺和左侧膈肌之间
      - 在大多数情况下，略多于右侧
      - CT 显示率高达 89%
    - 右腹腔神经节：右侧肾上腺的前内侧，在下腔静脉和右侧膈肌之间
      - CT 显示率高达 67%
  - 影像表现
    - 类似于肾上腺肢的多孔结构，平均长度为 2.7cm
    - CT
      - 未增强和门静脉期：与肾上腺密度一致
      - 延迟期（注射对比剂后 10 分钟）：比肾上腺密度高
    - 超声：低回声，多孔结构或具有低回声带的小球体
- 内脏神经：成对的内脏神经，将腹腔神经丛的疼痛信息传递给脊髓
  - 更大的内脏神经（T_5~T_9），内脏神经较少（T_{10}~T_{11}），内脏神经最少（T_{12}）
  - 位于逆行神经空间内，与腹腔神经丛大致相同
- 下腹部神经丛：负责从远端至横结肠的肠道以及盆腔器官的疼痛传播
  - 这解释为什么腹腔神经丛的破坏仅导致上腹部内脏去神经支配
- 腹腔神经丛神经松解：腹腔神经丛的永久性破坏，通常通过直接注射乙醇，由于不可逆的神经元损伤导致上腹部内脏疼痛传递的中断
  - 一般用于上腹部恶性肿瘤患者的姑息性疼痛控制
  - 最常通过 CT 引导下经皮穿刺技术完成
- 腹腔神经丛阻滞：通过直接注射皮质类固醇或长效麻醉剂暂时破坏腹腔神经丛，导致上腹部内脏疼痛传导的药理阻滞，而不伴随神经元损伤

术 前

适应证
- 疼痛：缓解上腹部内脏源性的顽固性腹痛
  - 进展期或不能手术的上腹部恶性肿瘤
    - 最常用于原发性胰腺恶性肿瘤
      - 也用于原发性胃癌，食道癌或胆道恶性肿瘤
    - 转移性肝癌
    - 腹膜后淋巴结转移
  - 慢性胰腺炎
- 阿片类药物引起的并发症：与治疗上腹部内脏来源的疼痛有关（例如，严重的便秘，精神状态改变，警觉性下降）
  - 目标是减少疼痛，使阿片类药物的使用（以及因此不必要的副作用）也可以减少
- 恶心／呕吐：对不能手术的胰腺癌患者的严重的、难治性恶心／呕吐的缓解
  - 单独出现少见；通常伴随发生顽固性腹痛 ± 阿片类药物引起的并发症

禁忌证
- 绝对禁忌证
  - 严重无法矫正的凝血病
  - 严重的局部或全腹腔感染
  - 肠梗阻
    - 由于对肠蠕动的共同影响而导致穿孔的风险增加
- 相对禁忌证
  - 腹主动脉瘤或主动脉壁血栓
  - 腹腔轴的异常起源
  - 大的软组织肿块阻隔腹膜后脂肪层

术前影像学检查
- 查看以前的 MR，CT 或超声
  - 腹腔神经节的位置
    - 大多数患者可在 CT 上直接观察
    - 否则由腹腔干的位置推断
      - 评估腹腔干变异，这可能意味着腹腔神经丛位于异常位置
  - 手术计划，包括可能需要替代方法，包括穿过的器官
  - 存在其他血管异常（例如主动脉瘤）

术前准备
- 核查项目
  - 手术指征，包括明确的上腹部内脏来源的疼痛
  - 过敏
  - 根据 SIR 共识指南，基于"中度出血风险"的实验室检查和用药
    - 实验室检查
      - 全血细胞计数（CBC）：血小板计数＞50 000/μl
      - 国际标准化比率（INR）：≤1.5
    - 药物

- 噻氯匹定：在手术前 7 天停药
- 达比加群酯和磺达肝癸钠：在手术前 2~3 天停药（如果 CrCl<50ml/min，则为 3~5 天）
- 氯吡格雷：在手术前 5 天停药
- 低分子量肝素（治疗）：在手术前 12 小时停药
- 阿司匹林：不要停药
    - 预防性抗生素
        - SIR 指南：不经常推荐
        - 例外：穿过胃／肠或经椎间盘入路
            - 经常推荐预防
            - 建议使用 1g 头孢唑啉
    - 知情同意：腹腔神经丛神经松解需考虑特别因素
        - 暂时性直立性低血压和腹泻
        - 神经分解的非靶向递送
        - 计划或非计划的穿过器官
        - 尽管技术成功，但未能改善疼痛控制
- 设备
    - 不透射线网格
    - # 11 手术刀片
    - 21G 千叶针
    - 5~10ml 注射器
    - 注射剂
        - 利多卡因：用于皮下注射和靶点注射
        - 稀释的对比剂
        - 100% 乙醇
        - 生理盐水

介入操作

患者体位／位置
- 最佳操作方法：双侧后路椎旁膈肌脚前方入路，患者处于俯卧位
- 后路入路
    - 俯卧位或侧卧位患者
    - 入路选择
        - 双侧椎旁膈肌脚前方入路
            - 最常见
            - 在大多数患者穿过器官或受伤的风险最小
        - 双侧椎旁膈肌脚后方入路
            - 会导致内脏神经松解，而不是腹腔神经丛神经松解，效果较差
            - 当广泛的肿瘤扩散于主动脉前间隙导致膈肌脚前方入路被阻塞时考虑这一方法
        - 经椎间盘
            - 单边或双边
            - 考虑当椎旁结构被椎骨结构阻塞时
            - 患有晚期退行性疾病的患者可能无法做到
        - 经主动脉
            - 通过初始左侧椎旁或间盘进入完成
            - 在极少数情况下，在无法找到其他安全访问

- 路径下考虑
- 前入路
    - 患者处于仰卧位
        - 如果患者无法忍受俯卧位，例如由于疼痛或呼吸窘迫，则可能是首选
    - 这一入路通常需要穿过器官
        - 通常是胃，肠或肝脏
            - 肾／肾上腺损伤风险低于后路手术风险
        - 一般认为安全
            - 这些器官通常在其他经皮手术被穿过（如活组织检查或脓肿引流）
            - 虽然风险高于后路手术，但手术的姑息性益处仍然超过风险
            - 可能需要额外的术后监测或抗生素预防

手术步骤
- 常规步骤
    - 选择成像模态
        - CT（首选）
            - 清晰成像解剖结构，低成本，易于使用
            - 如果需要，可以轻松更改穿刺入路或方法
            - 姑息性手术获益抵消了辐射风险
        - 超声
            - 显示解剖结构的能力低于 CT，增加了并发症的风险
            - 注射麻醉剂或神经松解剂后最容易出现伪影
            - 取决于患者体质
            - 如果 CT 不可用或必须进行床边程序，可以考虑由经验丰富的超声医师操作
        - MR
            - 尽管对软组织的成像更敏感，但尚未证明可以提高 CT 的技术或临床成功率
            - 成本增加，易用性降低；需要专门的设备
            - 可考虑用于复杂病例，例如需要经椎间盘入路的病例
        - 荧光检查：由于并发症的严重风险，不建议使用
    - 初步成像以确定进针路径
    - 皮肤无菌准备和覆盖
    - 在皮肤穿刺部位和所需的皮下注射 1% 利多卡因
    - # 11 刀片的皮肤缺口
- 经皮入路
    - 将 21G 千叶针插入皮肤穿刺点
        - 在 CT 指导下顺序推进
            - 目标：腹腔干和肠系膜上动脉起源之间的膈肌脚前间隙，主动脉前 1~2cm
        - 一旦进入所需位置，抽吸以排除针尖的血管内
            - 如果血液回流，重新调整针的位置
    - 确认针尖处于适当位置
        - 注入约 5ml 的稀释对比剂
            - 使用稀释（1：10）对比剂盐水来限制条纹伪影

- 每根针置入后都要注射对比剂
  - 对比剂应在膈肌脚前间隙内自由地向远离针尖方向扩散
  - 根据需要重新调整针尖并重复注射对比剂，直至确认位置
  - 水分离法可用作创建安全针路的辅助方法
  - 沿所需路径注射盐水有助于使内脏结构远离针道
- 神经松解
  - 注射 5~10ml 长效镇痛药
    - 通过每根针注入 5~10ml
    - 减少与神经松解相关的手术性疼痛
    - 用的药物包括利多卡因或布比卡因
  - 重新确认针尖位置
    - 注射镇痛药后重新扫描
    - 回抽以排除位于血管内
      - 如果血液回流，将需要重新定位如上
  - 注射神经分解剂
    - 最常见的是：100% 乙醇
      - 必须＞40% 乙醇才能实现神经松解
      - 苯酚也被使用，但效果不如乙醇
    - 对于膈肌脚前方入路，总共 40ml 是首选
      - 如果使用双边通道，则 2 针分开注射（即每侧 20ml）
      - 对膈肌脚后方入路，减少 15~20ml
    - 注射期间不应遇到阻力
      - 如果有阻力，暂停注射和重新成像以评估针位置
    - 注射期间可能发生短暂的疼痛和心率增加
      - 通常在 1~2 分钟内返回基线
- 神经松解术后
  - 重复 CT 成像
    - 神经分解剂应在主动脉前空间内自由扩散
      - 乙醇的衰减与空气类似
    - 评估神经分解剂的任何即时并发症或非目标给药
  - 在取出针之前注射约 5ml 生理盐水
    - 防止残留的神经分解剂在撤回时在针道周围泄漏

观察和报告

- 报告穿刺方法和注射位置（膈肌脚前 / 膈肌脚后，单边 / 双边）
  - 通过在所需空间中成像稀释的对比剂度来确认适当的位置
- 报告稀释对比剂，局部麻醉剂和神经松解剂的量
- 关于术后成像的结果
  - 神经分解剂的扩散程度
    - 与技术成功相关联
  - 评估任何穿过器官造成的损伤（例如，是否存在包膜下血肿）
  - 描述任何对非目标注射神经分解剂的情况

替代操作 / 治疗

- 放射学
  - 腹腔神经丛阻滞
    - 仅通过药物阻滞短暂缓解疼痛
    - 技术和风险相似，但没有长期效果
    - 在非典型的疼痛描述 / 非恶性疼痛 / 模糊腹痛的情况下阻滞可能有益；如果阻滞能够改善疼痛，则可以考虑分期行神经松解术
- 外科
  - 外科腹腔神经丛神经松解术
    - 需要进行侵入性手术，其风险远大于经皮手术，且无任何额外益处
    - 与明确的肿瘤手术切除术相结合（例如在 Whipple 期间进行）时，发病率 / 死亡率无其他益处
- 其他
  - 内镜超声（EUS）引导的腹腔神经丛神经松解
    - 由于如下情况，患病风险增加
      - 需要插管和增加术中镇静
      - 与 EUS 相关的解剖分辨率降低
    - 由于如下情况，手术成功率降低
      - 与 EUS 相关的解剖分辨率降低
      - 由于肿瘤的占位效应 / 侵袭，无法分辨改变的解剖结构
      - "暴风雪效应"：神经崩解术后的充血如"暴风雪"，会阻挡膈肌脚前方解剖结构
    - 如果同时需要合格的操作员进行其他内镜干预（例如，胆道支架置入），可以考虑使用

术 后

应尽事宜

- 卧床休息和监护至少 12 小时
- 监测直立性低血压，液体复苏
- 出院前注意专门的神经系统检查

结 果

问题

- 技术失败
  - 不常见
  - 提高技术成功的因素
    - 图像引导技术（CT/MR ＞ EUS ＞ US ＞透视）
    - 注射足够量的神经裂解剂
      - 在膈肌脚前方注射总计 40ml，而不是 20ml，可改善长期疗效
    - 注射后神经分解剂的满意扩散
- 临床失败
  - 由于疼痛的多因素病因而更为常见
    - 只有通过腹腔神经丛传播的内脏疼痛信息被破坏才能起效

□ 非内脏上腹部疼痛不受影响（例如腹壁，肌肉等）

□ 通过其他神经通路传播的内脏疼痛也不受影响（例如，腹下神经丛或下腹部／盆腔器官）

○ 促进临床成功的因素
  - 膈肌脚前方注射（腹腔神经丛神经松解术）与逆行注射（内脏神经松解术）
  - 无远处转移性疾病
    □ 会增加疼痛信号通过腹腔神经丛的可能性，从而改善腹腔神经丛神经松解
  - 疾病持续时间短
    □ 据报道，在疼痛发作的 2 个月内会最成功
    □ 可能与麻醉品总使用量减少有关

并发症

• 轻微并发症
  ○ 轻度背部或肩部疼痛：96%
    - 由于直接的神经松解和膈肌刺激引起的疼痛
    - 通常在 72 小时内消失
  ○ 直立性低血压：10%～52%
    - 由于交感神经张力下降引起的血管舒张
    - 可以通过充分的水化和术后卧床休息来预防／治疗
    - 通常在 12 小时内消失
  ○ 短暂腹泻：44%
    - 失去抑制的副交感神经张力导致肠道通过时间减少和蠕动活动增加
    - 尽管列为并发症，但由于许多患者已经患有阿片类药物引起的便秘，因此常常被认为是好的副作用
    - 通常在几天到几周内消失
      □ 很少报道慢性腹泻
• 严重并发症：占所有手术的 <2%
  ○ 神经损伤：<1%
    - 即刻的下肢麻痹，伴可能丧失膀胱／肠功能
    - 由于无意中注入脊髓动脉或间接通过局部刺激

引起脊髓动脉血管痉挛导致脊髓缺血或梗死

○ 膈肌麻痹：极为罕见
  - 即刻呼吸困难，呼吸时膈肌反复运动
    □ 这一效应可能包括症状性呼吸困难／端坐呼吸，急性呼吸衰竭和依赖机械通气
  - 很少有文献记载的案例报告，大多数发生在 EUS 指导的手术中，这些报告将这一并发症归因于膈神经的直接神经松解

○ 动脉损伤：非常罕见
  - 在使用 CT／MR 并配有经验丰富的操作员时不太可能发生

• 针对特定方法的并发症
  ○ 后入路
    - 腹膜后血肿或脓肿
    - 气胸
    - 穿过造成伤害和（或）出血的器官：肾上腺或肾
      □ 由于针头尺寸小，通常可以很好地耐受
    大多数并发症与穿越肾门或盆腔神经系统相关
    - 经椎间盘入路时椎间盘损伤
  ○ 前入路
    - 穿过引起损伤和（或）出血的器官：肝，胃，肠，胰腺
      □ 由于针头尺寸小，通常可以很好地耐受
      □ 主要并发症与穿越门静脉，扩张胆管或粪便充填结肠环相关
    - 在穿越胰腺或直接肿瘤注射时的胰腺炎

预期结果

• 技术成功：>90%
• 临床成功：70%～90%
  ○ 立即缓解疼痛：由于局部麻醉的瞬时效应
  ○ 长期缓解疼痛：由于永久性神经松解
    - 定义为改善疼痛控制和（或）减少麻醉剂使用，而不是完全缓解疼痛
    - 由于麻醉剂使用减少的影响，可能适度改善癌症存活率

前路经肝 / 经胰途径（肿瘤定位）

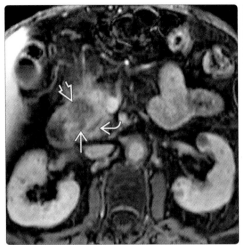

前经肝 / 经胰途径（腹腔神经丛定位）

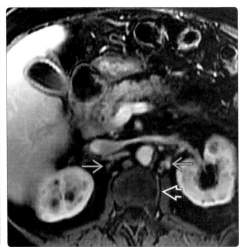

（左图）MR 横断位增强 T₁ 脂肪抑制在一名患有转移性胰腺癌，严重腹痛和阿片类药物引起的便秘的 68 岁女性中表现出低强化、阻塞性胰头肿块➡️，导致胆总管➡️和胰管➡️扩张。（双管征）。（右图）腹腔肝和肠系膜上动脉之间的 MR 横断位增强 T₁ 脂肪抑制显示在膈肌脚前方间隙和主动脉外侧的多腔腹腔神经节➡️，与肾上腺等信号（图中未显示）。接近腰椎动脉➡️

前路经肝 / 经胰途径（进针）

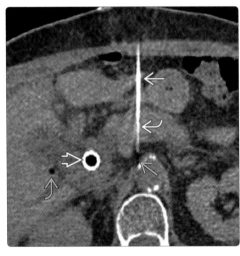

前路经肝 / 经胰途径（注射对比剂）

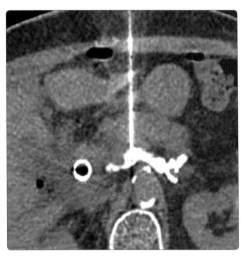

（左图）由于患者无法忍受俯卧位，因此选择了前入路。一个 21G 的千叶针通过肝脏➡️和胰腺➡️进入了膈肌脚前方间隙➡️，在腹腔干起始部的尾部（图中未显示）。注意胆管支架➡️以及存在胆道积气➡️。（右图）注入稀释对比剂以确认针尖处于适当位置。正如预期的那样，对比剂沿着膈肌脚前方间隙自由地向远离针头方向流动

前路经肝 / 经胰途径（注射乙醇）

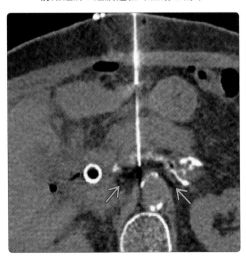

前路经肝 / 经胰途径（最终图像）

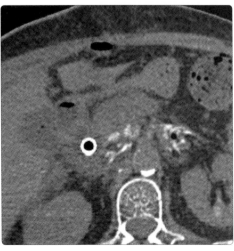

（左图）注射 5ml 利多卡因后，注入约 20ml 的 100% 乙醇。术后成像显示乙醇在膈肌脚前间隙➡️内自由扩散（类似于空气的衰减）。（右图）拔针后的术后成像未显示任何即刻的术后并发症。尽管穿过肝脏和胰腺，但患者没有任何重大的术后并发症

关键点

术前

- 诊断性关节造影
  - 软骨，韧带，肌腱，关节囊受伤
  - 通常与 CT 或 MR 联合使用
- 关节抽吸（关节穿刺术）
  - 关节感染、结晶性疾病的液体分析
- 治疗性注射
  - 皮质类固醇、透明质酸制剂和（或）麻醉剂
- 与 MR 工作人员合作（如果是 MR 关节成像）
  - 一般情况下，MR 应在关节注射后数小时内完成

介入操作

- 使用 20～22G 针头进行深部关节注射
- 使用 22～25G 针头进行浅表关节注射
- 使用 18G 针头抽吸感染
- 选取方法基于

- 舒适，易于避开神经血管，直接性
- CT 关节造影
  - 用生理盐水 1∶1 稀释碘化对比剂
- MR 关节造影
  - 1∶200 稀释的钆对比剂
  - 稀释剂：纯盐水或 50% 碘化对比剂和 50% 盐水

结果

- 极高的技术成功率
- 并发症
  - 术后疼痛（常见）
  - 肢体麻木，刺痛，短暂性肌肉无力（由于局部麻醉）
  - 化脓性关节炎（罕见）
  - 邻近结构的损伤：使用标准方法可提高安全性
  - 对比剂反应（关节内罕见）

（左图）临床照片显示典型的关节造影套装内的标记的物品。这些一次性套装几乎提供了进行关节造影所需的所有物品。套装中不包含对比剂。（右图）髋部的横断位示意图显示了针尖 ➡️ 的理想位置，也就是远离水平（即陷凹）的骨性弯曲。针的斜面正对骨骼的曲线

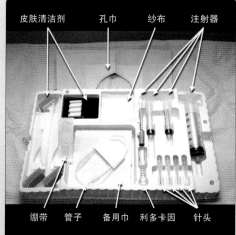

关节造影套装

皮肤清洁剂　孔巾　纱布　注射器

绷带　管子　备用巾　利多卡因　针头

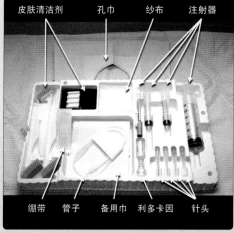

理想的针尖位置

（左图）前后位髋关节造影显示最佳针位置处于股骨头远离水平面的骨性弯曲上。这允许斜面的近端部分以及针尖 ➡️ 位于关节囊内。对比剂 ➡️ 在注射时从针头流出并且沿着关节轮廓分布，这也确认针处在关节内。（右图）前后位右髋关节造影显示注射对比剂扩张关节的理想量，其填充关节隐窝 ➡️ 并在关节面之间延伸 ➡️

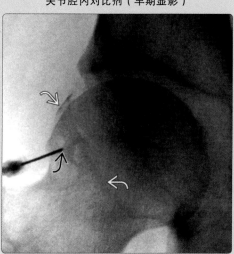

关节腔内对比剂（早期显影）

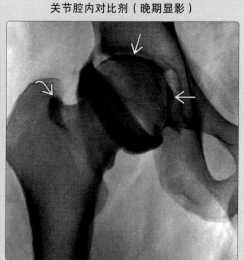

关节腔内对比剂（晚期显影）

术 语

定义

- 关节造影：关节成像检查
  - 注入不透明／描绘关节的对比材料
    - 注射剂包括碘化对比剂，钆，空气
  - 成像选项
    - 透视和 X 线照相
    - CT
    - MR

术 前

适应证

- 诊断性关节造影
  - 软骨，韧带，肌腱，关节囊受伤
  - 通常与 CT 或 MR 联合使用
- 关节抽吸（关节穿刺术）
  - 关节感染、结晶性疾病的液体分析
- 治疗性注射
  - 皮质类固醇，透明质酸制剂和（或）麻醉剂

禁忌证

- 周围／关节上软组织感染
  - 切勿将针穿过受感染的组织进入关节；可能引起关节感染
- 凝血功能障碍（相对禁忌证）
  - 关节造影和关节穿刺术是具有非常低的出血风险的手术操作
  - 通常不会使用抗凝血剂
  - 通常不必在术前行常规实验室检查；但是如果患者使用华法林，确保最后一次的国际标准化比率（INR）在治疗范围内

术前准备

- 核查项目
  - 病史：出血风险，药物清单
  - 过敏
    - 排除对比剂或麻醉剂过敏史
  - 实验室指标
    - 最近的 INR（如果是使用华法林患者）
  - 获得知情同意，包括讨论
    - 感染风险 [罕见（1：20 000）]
    - 局部瘀伤（不常见，用冰治疗）
    - 过敏反应（关节不常见）
    - 麻木，刺痛，短暂性肌肉无力
      - 来自麻醉剂注射
    - 术后疼痛
      - 常见，可能会延长
      - 用对乙酰氨基酚，非甾体类抗炎药物治疗
  - 与 MR 工作人员合作（如果是 MR 关节造影）

- 钆很快被人体吸收
- 一般情况下，MR 应在注射后一小时内完成
- 药物
  - 1% 盐酸利多卡因（如果注射类固醇，确保不含防腐剂）
  - 碳酸氢钠；用利多卡因 1：9 混合
    - 非必须，但减少"刺痛"
  - 非离子碘化对比剂
  - 盐水
  - 基于钆的对比剂（用于 MR 关节造影）
  - 治疗性注射
    - 皮质类固醇（类型／剂量取决于关节，偏好）
      - 如果怀疑感染，不要注射类固醇
      - 皮质类固醇可以添加到诊断性关节造影中，而不会降低图像质量
    - 长效麻醉剂
      - 罗哌卡因 0.5%
      - 一些研究显示，与布比卡因相比，罗哌卡因对体外软骨细胞的毒性更低
  - 注射的所有药物应为一次性小瓶
- 设备
  - 引导设备的模态
    - 透视检查（最常用）
    - CT
    - 超声
  - 定位装置（毛巾，沙袋，枕头，楔子，胶带）
  - 皮肤定位器：在胶带或其他标记上定位
  - 在皮肤上标记不可磨灭的标记
  - 聚维酮碘皮肤清洁剂或其替代品
  - 用于进入关节的针（量规／长度取决于所用于的关节）
    - 18G 针用于抽吸疑似感染
    - 20～25G 针可用于诊断性检查
      - 22G 推荐用于深关节（例如臀部）
      - 25G 建议用于浅表关节（例如手腕）
    - 针的长度根据关节、患者大小确定
  - 手术套装
    - 无菌有孔覆盖巾
    - 纱布；创可贴
    - 多用途针
      - 18G 针用于吸取药物／对比剂
      - 局部麻醉注射用 25G 针
    - 注射器
      - 1ml 用于钆
      - 5ml 用于局部麻醉，皮质类固醇
      - 5～10ml 用于吸入关节液
      - 10～20ml 用于对比剂混合物

术 中

患者体位／位置

- 最佳操作方法
  - 选择方法基于
    - 患者舒适度：必须能够轻松保持姿势
    - 避开血管和神经
    - 避开覆盖的感染的软组织
    - 使用透视时直接穿刺问题关节
      - 针垂直而不是倾斜
    - 如果使用超声成像，可以使用倾斜方法穿刺关节

设备准备

- 准备对比剂溶液
  - 平片关节造影
    - 全碘化对比剂
  - CT 关节造影
    - 用盐水或麻醉剂 1：1 稀释碘对比剂
  - MR 关节造影
    - 1：200 稀释的钆
    - 稀释剂：50% 非离子对比剂／50% 盐水
      - 例如，0.1ml 钆，10ml 非离子碘化对比剂，10ml 盐水
      - 可以用麻醉剂替换一些稀释剂
    - 或者，一些放射科医生更喜欢 2 个独立的造影注射器
      - 一个全非离子碘对比剂注射器，以确认针位置
      - 一个含稀释钆注射器（1：200 稀释）用于 MR（例如，0.1ml 钆和 20ml 盐水）
- 将充满对比剂的注射器连接到冲洗管并用对比剂冲洗，确保没有气泡

手术步骤

- 获得手术的知情同意
- 执行 "超时" 手术
  - 确认患者是否正确
  - 确认正确的手术／正确的位点
  - 确认没有任何相关的过敏症
  - 确认设备／药物可用状态
- 透视引导的注射
  - 将患者就位并准备注射部位
    - 使用直的、垂直方法（例如，靶心）进入关节
    - 选择骨骼上的位置，而不是关节腔的位置
      - 触及骨骼会停止，因此针不会进入过深
    - 选择骨骼远离水平弯曲的位置（即轻微的凹陷）
      - 例如，肱骨头的上缘而不是肱骨头的中心
      - 否则针尖可能处在关节内，但斜面可能部分关节外
    - 让患者处于合适的位置，使穿刺进入的部位位于图像中心
      - 避免视差

- 使用透视定位，并用不可磨灭的标记来标记表面的皮肤
- 常规消毒皮肤并铺皮肤
- 穿刺进入关节并注射对比剂
  - 用 1~2ml 利多卡因进行局部麻醉
  - 用穿刺针替代麻醉针
  - 将针头推进几厘米，以便在软组织中固定，然后用透视检查针头位置
    - 要看到针面（看起来像点）
    - 如果可见针轴，则针角度必须重新调整
  - 纠正针头的角度，将针头推进几厘米，然后用透视检查针头位置
  - 推进针直到它接触骨质（或假体）
  - 移除内部管心针，连接冲洗管，并在透视检测下注入少量对比剂
    - 对比剂应向远离针头方向并沿关节轮廓自由流动
    - 关节液的自发复位也证实针位于关节内
    - 如果对比剂围绕针头团聚，则针尖不是关节内的，必须重新定位
  - 确认针关节内定位后，注入对比剂或皮质类固醇溶液（治疗性注射）
    - 推荐对比剂的量将根据关节而变化
  - 取下针头，清洁皮肤，并放置绷带
  - 根据需要透视点片
- 关节抽吸
  - 使用 18G 针头（感染的液体可能很厚）
  - 避开异常皮肤或蜂窝织炎的区域
  - 将 18G 针头插入关节
  - 如果液体容易回流，此时抽吸液体
  - 如果没有自发流体回流
    - 注入少量碘化对比剂以验证关节内位置
  - 如果没有回流，再次抽吸
    - 尝试使用较小的注射器；使用 5ml 比 10ml 注射器更容易吸出
    - "移动" 针到关节内不同区域
      - 感染的关节可能有包裹性积液
    - 注射无菌生理盐水；立刻回抽
      - 经常推荐的方法，但抽吸量较少
  - 收集标本，送去分析
    - 革兰染色，培养，细胞计数；其他要求的实验室检查

观察和报告

- 诊断性关节造影
  - 关节常与腔室／积液异常交通
  - 滑膜炎（常规关节造影图像上显示为不规则关节囊边缘）
  - 关节炎的迹象；其他骨骼异常
- 关节抽吸：天然关节或关节成形术

- 吸入液的特性
  - 正常滑液
    - 清澈的黄色
    - 黏稠，略带气泡的稠液
  - 感染的滑液
    - 可能剧烈化脓或混浊
    - 可能看起来很正常
  - 金属沉积病可能导致深色滑液
    - 钛：黑液
    - 钴铬合金：绿灰色液体
- 松动的证据
  - 对比剂延伸到假肢／骨骼界面
- 对比剂通过窦道延伸至关节周围脓肿内

替代操作／治疗

- 放射学
  - 超声引导
    - 避免电离辐射
    - 可直接观察解剖结构，渗出物
    - 当患者对碘化对比剂过敏时，MR 关节造影有帮助
  - 间接 MR 关节造影
    - 注射静脉使用时标准剂量的钆
    - 对对比剂将通过滑膜排泄到关节
    - 让患者在正常运动范围内反复移动关节以增加血流量
    - 注射后 15～30 分钟进行 MR

结　果

问题

- 关节外注射
  - 在完全注射前确认针在关节内位置
    - 在手术前必须熟悉正常的关节轮廓
      - 关节周围的其他潜在空间可能造成关节内注射的假象
    - 在针尖处汇集对比剂是针位置不正确的标志
  - 针尖置入血管内
    - 对比剂将填充动脉／静脉
      - 注射后迅速清除

并发症

- 最严重的并发症
  - 化脓性关节炎
    - 使用严谨的无菌技术
    - 不要重复使用药瓶
    - 切勿通过可疑感染的软组织将针头穿入关节
    - 在关节造影术问询患者是否有感染征象
      - 如果在手术过程中将少量细菌引入关节内，需要时间来增殖／发展为症状性感染
- 其他并发症
  - 邻近结构损伤：使用标准方法可提高安全性
    - 在整个操作中，始终考虑到相邻神经／血管
  - 对比剂反应：如果对比剂过敏，建议使用标准术前用药
  - 神经刺激
    - 如果针穿过神经
      - 患者会感到神经受到"电击"
      - 重新定位针头，安抚患者
  - 短暂性麻木或四肢无力
    - 用于局部麻醉的利多卡因可能会扩散至神经
    - 症状在约 30 分钟内消退
    - 帮助患者下台；确保没有弱点
  - 术后疼痛
    - 可能会持续数天
    - 用对乙酰氨基酚，非甾体类抗炎药物治疗
  - 关节外注射引起的软组织刺激
    - 通常采取保守处理会有效
      - 通常用冷敷料可充分治疗
      - 如果需要，可以使用非甾体类抗炎药物
    - 第二天回访确认治疗有效
    - 如果严重，建议到皮肤科咨询

预期结果

- 极高的技术成功率
  - 诊断关节异常的准确性高
    - 取决于使用的技术／成像模态
  - 用于分析／培养的液体的关节内抽吸
    - 诊断化脓性关节炎的必要条件

关键点

术语
- 注射各种药物，最常见的是皮质类固醇、麻醉剂和（或）透明质酸（HA）制剂，用于治疗关节疼痛

术前
- 适应证：关节炎引起的疼痛，其他软组织病变，或确定疼痛来源
- HA 制剂对比皮质类固醇激素
  - 较昂贵，缓解疼痛的起效较慢
  - 1 个研究表明组合 HA／类固醇的协同作用
  - HA 可能引起炎症反应，特别是在意外的关节外注射时
- 市售的 HA 具有不同的分子量，黏度，关节内停留时间等

- 迄今为止，没有文献支持这些区别具有实质性临床差异

结果
- 局部麻醉剂引起的初期症状缓解
  - 持续数小时
- 对类固醇制剂的反应变化较大
  - 通常 2~10 天
- 皮质类固醇反应的持续时间变化较大
  - 通常 2~6 个月
- 对 HA 补充剂的反应缓慢
  - 通常为 6 个月
- 并发症
  - 皮质类固醇相关的高血糖，对 HA 的炎症反应，感染，出血，过敏

踝关节侧位观

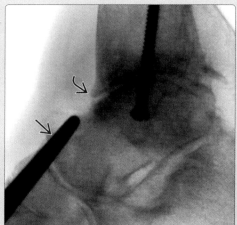

踝关节斜位观

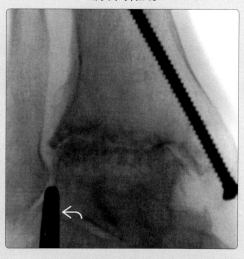

（左图）患有严重骨关节炎的患者进行治疗性注射的侧位平片显示止血钳➡被置于常规进针枕头位置。由于大的骨赘➡，这里的注射可能是困难的。（右图）斜位透视图像显示在关节注射之前止血钳➡作为标记放置在骨关节炎不太严重的区域上。已知关节穿刺的各种技术在患有晚期骨关节炎的情况下特别有用，在这种病例，骨赘可阻断典型的关节穿刺路径

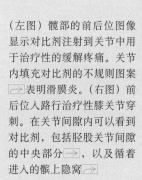

髋关节注射

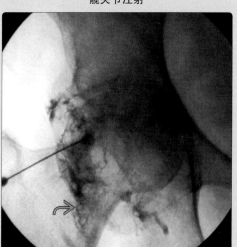

膝关节注射

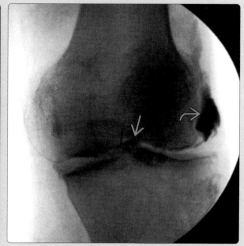

（左图）髋部的前后位图像显示对比剂注射到关节中用于治疗性的缓解疼痛。关节内填充对比剂的不规则图案➡表明滑膜炎。（右图）前后位入路行治疗性膝关节穿刺。在关节间隙内可以看到对比剂，包括胫股关节间隙的中央部分➡，以及循着进入的髌上隐窝➡

治疗性关节内注射

术　语

定义
- 治疗性关节注射：注射各种药物，最常见的是皮质类固醇、麻醉剂和（或）透明质酸（HA）制剂，用于治疗关节疼痛

术　前

适应证
- 治疗性缓解各种疾病的疼痛，最常见的是关节炎
- 当不希望或不能进行手术时，在由于软组织疾病引起的疼痛中也可应用
  - 肌腱病，部分撕裂或无法行外科手术患者
- 诊断性合并治疗性注射
  - 注射可能有助于确定疼痛的原因是否来自关节或关节外
  - 特别适用于髋关节，如不清楚疼痛是由于关节内病变还是其他原因引起的(腰神经根病,滑囊炎等)

禁忌证
- 绝对禁忌证
  - 活动性关节感染或菌血症
  - 覆盖／附近注射部位的皮肤感染
  - 已知对使用的药剂敏感或过敏
- 相对禁忌证
  - 抗凝治疗
    - 如果在医学上有必要，可以在抗凝患者中进行联合注射，通常是安全的
    - 手术前核对实验室检查结果（即 PT／INR）
    - 告知患者具有增加出血风险，在各自临床状况下的风险收益比

术前准备
- 核查项目
  - 临床病史和体格检查
  - 患者过敏史
  - 包括抗凝剂在内的相关药物和所需的实验室检查
- 麻醉剂
  - 1% 利多卡因
    - 数秒到数分钟起效，持续时间 60~120 分钟
  - 0.5% 罗哌卡因或 0.5% 布比卡因
    - 一些体外报道称罗哌卡因对软骨细胞的毒性低于布比卡因
    - 两种药剂具有等效镇痛作用
    - 2~10 分钟起效，持续时间 180~360 分钟
  - 推荐的关节内剂量（不包括皮质类固醇）
    - 髋／肩／膝：4~8ml 1% 不含防腐剂的利多卡因 +0.5% 罗哌卡因
      - 利用两种麻醉剂可提供即时和中长期麻醉特性
    - 肘／腕／踝：2~4ml
    - 手／脚较小的关节：1ml 麻醉剂
  - 确保麻醉剂不要充满关节腔，这可能会阻碍类固醇充足给药
- 皮质类固醇
  - 皮质类固醇起效／作用持续时间因类型而异
    - 一般 3~5 天起效，持续 4~8 周
  - 关于小型，中型和大型关节中适当剂量的类固醇尚没有明确的共识
  - 效应持续时间理论上与溶解度相反
  - 皮质类固醇注射的频率仍存在争议
    - 由于担心软组织／软骨细胞损伤
    - 在很长一段时间内反复进行皮质类固醇注射，至少在理论上可以抑制自身的类固醇生成
  - 一般推荐不大于 3~4 次／年
    - 权衡注射的收益与潜在风险
- 透明质酸制剂：基本原则
  - 作用机制：HA 在滑液中的作用
    - 保持关节基质的黏弹性结构和功能特性
    - 可能是多因素的，包括改善滑液的粘弹性结构和功能特性以及改善软骨基质稳定性
  - 外源性 HA 的可能作用机制
    - 抗炎，伤害感受和（或）刺激体内 HA 合成
  - 通常需要多次 HA 制剂注射
- 透明质酸产品之间的差异
  - 市售的 HA 具有各种分子量，黏度，关节停留时间等
    - 迄今为止没有文献支持基于这些区别具有实质性临床差异
  - 文献中提示在 5~13 周时缓解疼痛最佳
  - 一些疼痛／功能改善可达 26~52 周
- HA 与皮质类固醇比较
  - 比皮质类固醇更昂贵
  - HA 起效比皮质类固醇慢得多
    - 1 个研究表明组合 HA／类固醇具有协同作用
    - 作用持续时间可能比皮质类固醇长
  - HA 可能引起炎症反应，特别是在意料外的关节外注射时
- HA 产品的适应证
  - FDA 仅批准用于膝关节骨性关节炎

介入操作

患者体位／位置
- 最佳操作方法
  - 尽可能使用标准关节穿刺技术
  - 在穿刺点标记，使穿刺点位于透视光束，以避免失真／视差
  - 严重的骨关节炎可能限制标准穿刺入路
    - 骨赘可能会阻止关节进入
    - 如有必要，更换针入口部位，以避开骨赘并成功进入关节

－ 可以在骨赘周围轻轻地"挑动"小针头进入关节

手术步骤

- 标准无菌技术
- 如果患者对碘对比剂过敏，使用钆或空气作为对比剂
- 如果对比剂没有流入关节，调整针头（每次调整后分别尝试）
  - 确认针尖在骨骼上，而不是致密的瘢痕或其他相邻的软组织
  - 确保针头没有埋在骨头中（可能需要稍微向后拉并行试验注射）
  - 转动针的斜角
  - 回撤针头 1~2cm，与关节的相邻部分稍微倾斜
  - 如果重复尝试继续不成功，可能拔出针并重新选取穿刺点
- 注射少量对比剂后获取图像，显示对比剂流向远离针头方向并进入关节腔
  - 对比剂不应在针尖处聚集
- 注射治疗剂后获得附加的图像
  - 对比剂的分散与稀释可确认治疗剂的关节内注射
- 记录关节内异常交通
  - 例如，与距下关节交通的踝关节，与髂腰肌囊连通的髋关节等
  - 当异常交通存在时，可能会限制区分疼痛缓解来源的能力

观察和报告

- 报告注射前后疼痛的水平（0~10分）
  - 可以让患者休息或肢体试验来评估疼痛（术前和术后评估应该是一致的）

替代操作／治疗

- 放射学
  - 可以使用透视或超声波进行引导
    - 超声引导提供了实时可视化的好处，周围是血管结构的时候尤其有用
      - 还可以直接观察到靶标的关节积液
      - 有用性取决于患者的身体习惯和用户体验

结 果

问题

- 糖尿病患者的糖皮质激素关节内注射引起的高血糖
  - 建议患者在手术后 72 小时内频繁监测血糖水平
- 皮质类固醇注射面部潮红
- HA 制剂的炎症反应风险较小（2%~3%）
- 皮肤变色／萎缩
  - 在更浅表关节注射时更常见
  - 使用更多可溶性药物（如地塞米松）进行浅表注射，以降低风险
- 过敏反应（不常见）
- 没有缓解疼痛
- 注射后疼痛恶化
  - 已有报告，使用皮质类固醇，术后数天有加重现象

并发症

- 最严重的并发症
  - 感染（1：30 000 发病率）
- 其他并发症
  - 暂时性感觉异常或肌肉无力
    - 由于局部麻醉（注射时避开神经通路）
    - 小心移动患者，协助患者从桌子上下来，防止其跌倒
      - 也可能来自血管迷走神经反应
  - 软骨细胞损害的潜在风险
    - 已经有麻醉药的体外研究的报道
      - 有些报道称罗哌卡因比布比卡因更安全

预期结果

- 局部麻醉剂的初期症状缓解
  - 持续数小时
- 对类固醇制剂起反应可变
  - 平均 2~5 天，可能需要长达 10 天
- 可变的皮质类固醇反应持续时间
  - 通常 2~6 个月
- 对 HA 补充剂的响应时间可变
  - 起效缓慢，4~6 周最大效益
  - 可变持续时间，最长 6 个月

常用类固醇注射剂量

	强度	相对效能	推荐剂量：小	推荐剂量：中	推荐剂量：大	氟化的
大部分可溶						
倍他米松磷酸钠（天青石磷酸盐）	3mg/ml	25		1.5~3.0mg	6~12mg	是
可溶						
地塞米松磷酸钠（地塞米松）	4mg/ml	25		2~4mg	7.5~15.0mg	是
泼尼松磷酸盐（乙二醇）	20mg/ml	4	5~10mg	12.5~25.0mg	50~100mg	否
微溶						
醋酸甲基泼尼松龙	20/40/80mg/ml	5	2.5~5.0mg	10~20mg	40~80mg	否
醋酸曲安西龙	25/40mg/ml	5	2.5~5.0mg	10~20mg	40~80mg	是
特布泼尼松龙	20mg/ml	4	5~10mg	12.5~25.0mg	40~80mg	否
相对可溶						
曲安奈德	10/40mg/ml	5	2.5~5.0mg	10~20mg	40~80mg	是
己曲安奈德	20mg/ml	5	2.5~5.0mg	10~20mg	40~80mg	是
醋酸氢化可的松	25mg/ml	1	2.5~5.0mg	10~20mg	40~80mg	是
醋酸地塞米松	8mg/ml	25		2~4	7.5~15.0mg	是
结合						
倍他米松磷酸钠	6mg/ml	25		1.5~3.0mg	6~12mg	是

皮质类固醇效能相对的，氢化可的松定义为数值1

引自：Skedros JG et al: BMC Musculoskeletal Disorders. 8:63, 2007.

关节分类

小关节	中关节	大关节
手指	肩锁关节	髋关节
足趾	肘关节	膝关节
跗跖关节	腕关节	盂肱关节
跗骨间关节	颞下颌关节	肩峰关节
	踝关节	

引自：Current Procedural Terminology (CPT) 2004. American Medical Association: AMA Press.

补充疗法药物

	Euflexxa	Hyalgan	Orthovisc	Supartz	Synvisc
注射次数	3	5	3~4	5	3或1

健康透明质酸分子量＝5000kDa

关键点

术前

- 穿刺的替代引导方法
- 优点
  - 靶向软组织结构（如法氏囊或腱鞘）时的理想模态
  - 能够在整个过程中实时显示针头
  - 可显示要靶向（积液，腱鞘炎）和避免（神经血管结构）的软组织结构
  - 可以在具有挑战性的无法采用标准方法的患者或行动不便的患者中进行定位

介入操作

- 使用高频超声探头，除非是深部目标或巨型体格
- 长平头线性阵列探头，最适合跟踪针迹
- 行初步超声检查用于手术计划
  - 确定血管的位置

- 评估穿刺靶标和最佳皮肤穿刺部位
- 详细了解精确定位小关节和腱鞘所需的解剖结构
- 超声允许灵活选择进针入路
- 定位针；沿探头的长轴以一定角度成像
  - 成像探头越水平，更容易看到针
- 在关节或所需的隔室定位时成像针尖
- 使用实时超声抽吸／注射液体
  - 确认隔室的容量变化

结果

- 通过治疗性注射缓解疼痛
- 如果有诊断需求时，提供诊断信息
- 潜在的并发症
  - 感染（罕见）
    - 必须使用仔细的无菌操作

超声长轴技术

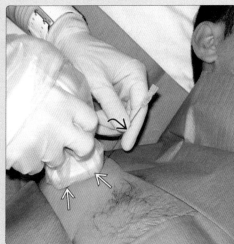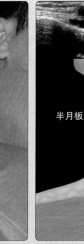

（左图）照片显示超声引导下的针头放置。针 ⇨ 沿着超声探头 ➡ 的长轴以一定角度引入，以实现最佳成像效果。值得注意的是，有时也可以采用短轴技术，尽管在这种情况下只能看到针尖。（右图）示通过长轴技术显示超声引导程序的探头和针的定位。针以45°角显示；进一步将角度减小到30°将提升针的成像效果

超声长轴技术

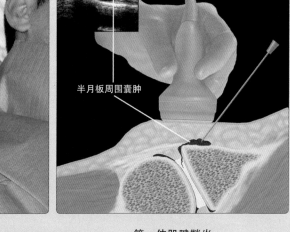

半月板周围囊肿

第一伸肌腱鞘炎

（左图）能量多普勒超声显示第一伸肌的腱鞘增厚，伴有充血，与晚期腱鞘炎一致。（右图）超声在同一患者中展示了在第一伸肌腱间隙中进行类固醇注射的置针过程。注意小心地将针尖 ⇨ 定位在肌腱鞘中，但要小心避开肌腱 ⇨

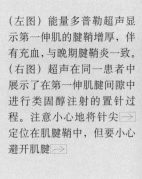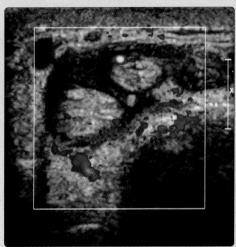

第一伸肌腱鞘炎

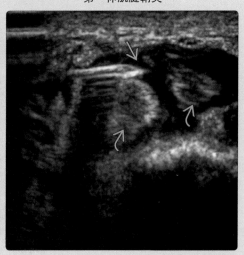

术　语

定义

- 超声引导
  - 手术操作时，超声为成像引导可用形式之一
  - 可在手术过程中实时直接观察针头和软组织结构

术　前

适应证

- 靶向软组织结构（如法氏囊或腱鞘）时的理想方式
- 当要抽吸关节周围积液或知道积液存在可能抽吸时，可以使用超声成像直接成像
- 在 CT/MR 关节造影前，偶尔可用于关节造影注射，主要用于碘化造影过敏患者

术前准备

- 核查项目
  - 原始成像目标区域用于手术计划
    - 确定可能针抽吸／注射靶标的任何异常（关节积液，关节周围积液，法氏囊或腱鞘液等）
    - 注意任何周围神经血管结构的存在，以在手术过程中避免
    - 标记最佳皮肤穿刺部位和探针位置
- 设备准备
  - 标准操作套装，麻醉剂，针等
  - 带有无菌盖的超声探头和无菌凝胶
  - 根据需要选取注射器和标本管

介入操作

患者体位／位置

- 最佳操作方法
  - 定位患者，以便术者可以在观察监视器的同时用一只手握住探头，另一只手握住针
    - 或者，可以让超声医师协助持有探针，使医生可以双手自由进行手术
  - 将套装放在靠近持针的手的位置，便于换针
  - 超声允许灵活选择非标准进针方法
    - 对于难以解剖或难以定位的患者，通常比透视更容易

手术步骤

- 确定最佳超声探头
  - 通常使用中高频探头，除非针对深层结构或身体较大的患者

- "曲棍球棒"探头适用于较小的身体部位，特别是腕／手和踝／脚
- 详细了解精确定位小关节和腱鞘所需的解剖结构
  - 将类固醇注入肌腱鞘时，将针置于肌腱鞘内，而不是肌腱本身至关重要
- 标准无菌技术
- 使用无菌探针和无菌凝胶，重复制订计划时获得的图像
- 定位针；沿探针的长轴插入以更好成像
  - 更容易看到更平坦的针道
  - 有助于定位针尖的操作
    - 略微摆动针；实时观察
    - 水分离术：注射麻醉剂，观察组织平面的解剖，定位针尖
    - "脚跟-脚趾动作"：用距离针尖最远的探头部分向下压，使探头和尖端之间的角度变平
- 在任何注射之前，成像针尖，确认针尖在关节或所需的腔隙中
- 使用实时超声抽吸／注射液体
  - 确认腔隙的容量变化
  - 对于肌腱鞘或法氏囊注射，注射液应在适当的腔隙内自由流动

观察和报告

- 相关的术前结果
- 吸入液体的质量／颜色
- 治疗性注射后疼痛缓解程度

术　后

术后成像

- 注射后注射液的位置
- 记录抽吸后残余液体

结　果

并发症

- 最严重的并发症
  - 感染（罕见）
    - 必须严格仔细的无菌操作
    - 切勿将针穿过可疑感染的皮肤／表面软组织
- 其他并发症
  - 邻近结构受伤
    - 在手术过程中成像和避免神经血管结构至关重要

（左图）超声显示在抽吸髋关节积液时用作成像引导。针 ➡ 可被成像出来沿着它的路线到达其穿刺目标，即股骨颈 ➡。（右图）超声显示在冈上肌腱 ➡ 的钙化区域内放置18G针头 ➡，这一钙化符合羟基磷灰石沉积疾病表现。钙化显示为曲线和阴影，并且这种处理方法反复开窗和冲洗

抽吸髋关节积液

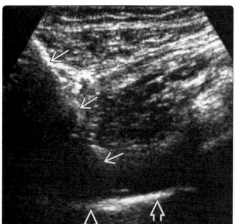

肌腱鞘钙化灌洗

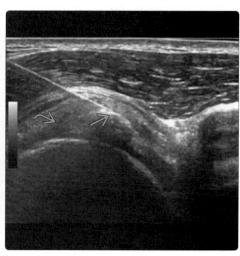

（左图）超声显示针尖 ➡ 被小心的放置在二头肌腱鞘内，避开了肱二头肌腱 ➡，用于治疗性类固醇注射。（右图）超声显示麻醉剂和类固醇的治疗注射到肩峰下-三角肌下法氏囊内。针尖 ➡ 位于法氏囊 ➡ 内。可见冈上肌腱 ➡ 内嵌入了一个较大的结节 ➡。应注意将类固醇注入法氏囊而不是真正的肌腱

二头肌肌腱鞘注射

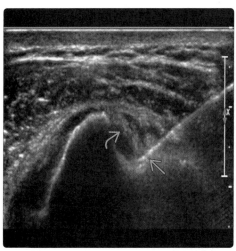
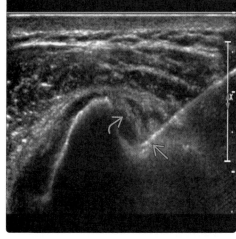

肩峰下法氏囊注射

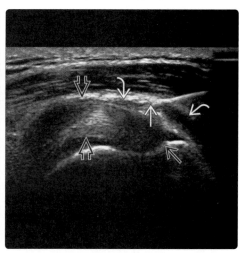

（左图）超声图像是在患者仰卧时使用前路进针的方法时获取的。远端胫骨 ➡ 和距骨穹顶 ➡ 是独特的标志性结构。在踝关节中可以看到25G针尖 ➡ 的回声。（右图）超声在同一患者在皮质类固醇注射期间成像显示关节内有类固醇的高回声 ➡，同时踝关节液体积 ➡ 增大可见

踝关节注射

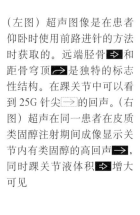
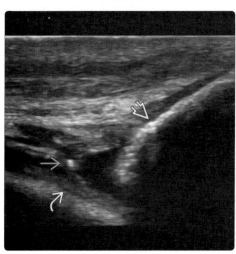

踝关节注射

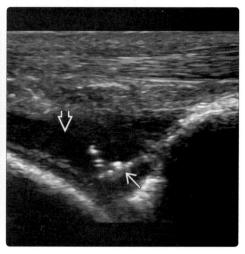

尺侧腕伸肌腱鞘注射

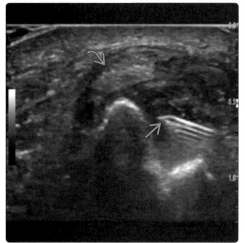

尺侧腕伸肌腱鞘注射

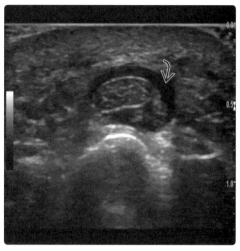

（左图）超声显示针尖⇒被放置在第 6 伸肌腔隙内，毗邻尺侧腕伸肌腱⇒，用于治疗性类固醇注射。（右图）超声在同一患者注射后显示注射液在尺侧腕伸肌腱鞘内自由流动⇒，在该图像中成像地更靠近近端

跟腱变性

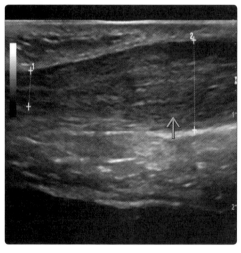

跟腱富血小板血浆治疗

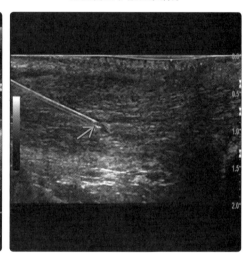

（左图）术前超声证实跟腱变性，跟腱的梭形增厚⇒，最厚约 1cm。在前后位，跟腱的厚度通常应 ≤6mm。（右图）同一患者在富含血小板的血浆治疗期间的超声成像。这是一个罕见的例子，将针尖⇒特意放置在肌腱内，在这种情况下，用富含血小板的血浆疗法治疗潜在的肌腱变性和难治性疼痛

腓骨肌腱鞘注射

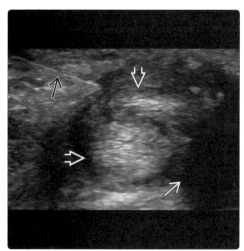

腓骨肌腱鞘注射

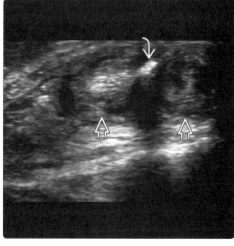

（左图）沿着后足的侧面获得的超声显示了用于腓骨肌腱鞘注射的 25G 针⇒的放置。腓骨肌腱⇒在短轴上被观察到具有高回声性。在患有腱鞘炎的患者的腱鞘中可见固有液体⇒。（右图）在同一患者拔针后的超声成像显示腱鞘中的回声物质⇒，其代表注射的皮质类固醇。由于注射液的存在，使腓骨肌腱略微分开⇒

关键点

术前

- 适应证
  - 对盂唇，韧带或关节囊的疑似损伤
  - 与标准 MR 相比，诊断小的、部分肩袖损伤／撕裂的灵敏度略有提高

介入操作

- 最常用的前路手术，通过转子间隔入路或中间关节入路（Schneider technique）
- 后路手术：很少用于透视检查；根据操作者的偏好，可用于有前部疼痛的病例
- 对比剂应远离针尖
  - 针尖处对比剂浓聚表示针位置不正确
- 问题

- 关节囊通常相当坚固；可能被没有经验的手术者误认为骨，导致关节外注射
- 盂唇，韧带或周围肌肉的对比剂注射可能会引起损伤
- 在旋转间隔注射可能会掩盖该部位的疾病

术后

- 关节造影术后 MR 应包括 3 个平面的成像（横断位／冠状位／矢状位）
  - 与常规肩关节 MR 方案一样，液体敏感序列可用于评估水肿／撕裂
  - T_1 脂肪饱和序列也有助于区分对比剂和液体
  - 包括 T_1 非脂肪饱和序列，主要用于解剖学和评估肌肉的脂肪萎缩

患者体位

患者体位，后入路

（左图）临床照片显示患者处于仰卧位手臂外旋。在中间关节和肱骨转子间隔中示出了两个可能的进入位置。中间关节注射穿过肩胛下部并且可以引起疼痛加重。（右图）临床照片显示患者位于俯卧位，患侧肩部被楔形物抬高并向外侧旋转。该位置下穿刺部位应该超过肱骨头

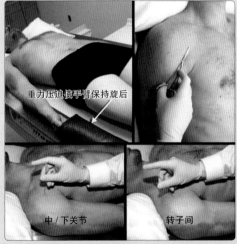

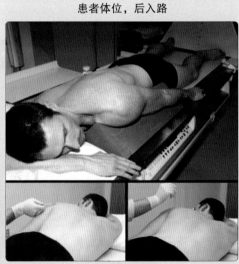

重力压迫使手臂保持旋后

中／下关节　　　转子间

转子间隔解剖绘图

转子间隔入路

（左图）转子间隔的示意图显示了要考虑的相应的解剖学因素。理想的靶标部位 位于肩胛下肌 上方，位于肱二头肌腱 下方。（右图）转子间隔注射显示针尖位于理想位置。尖端应位于喙突 下缘的上方和上盂缘 的下方，分别避开肩胛下肌和肱二头肌腱

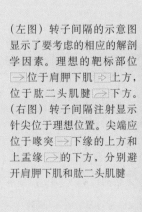

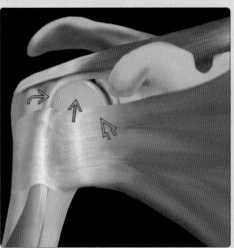

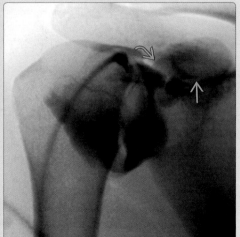

术 前

适应证

- 怀疑盂唇或周围韧带受伤
- 疑似肩袖损伤／撕裂（RCT）
  - MR 关节造影仅比标准 MR 略微准确，主要用于诊断部分撕裂

术前准备

- 注射 12～15ml 会使盂肱关节扩张
- 22G 针头（1.5 英寸或 3.5 英寸，取决于患者体型）效果最佳

介入操作

患者体位／位置

- 最佳操作方法
  - 前入路手术是最常见的，通过转子间隔或中间关节方法（Schneider 技术）
- 前入路（仰卧位）
  - 向外旋转手臂，将重物放在手掌上以保持位置
  - 几个可能的穿刺点
    - 转子间隔间隔：肱骨头的上内侧部分
      - 由肩胛下肌（下），冈上肌（上）和周围韧带形成的空间
      - 理想目标是肱骨皮质外侧、内伤象限，喙突基部上方和关节盂上缘下方几毫米
    - 中间关节：肱骨头的中下部，位于关节盂的外侧
  - 许多人首选转子间隔方法，因为它避免穿越肩胛下肌，现已证明可以减少患者的不适和透视时间，并且注射错位的次数也减少
- 后入路（俯卧位或半卧位）
  - 用楔形垫／毛巾抬高肩部
  - 向外旋转手臂
  - 2 个有用的穿刺点
    - 高：肱骨头内上侧
    - 低：肱骨头内下侧
      - 囊外注射的风险较高
  - 很少进行透视检查；可以与前部疼痛一起使用，以避免在注射时遮挡前部结构
    - 更常见的是使用超声引导，或临床上没有成像指导的操作

手术步骤

- 根据选择的方法定位患者
- 无菌准备／铺巾
- 在选定的穿刺点，使针保持垂直于桌子和透视束
- 将针头推进到肱骨头（针头在骨头上）
- 间歇性透视下注射对比剂
  - 对比剂应在关节腔内自由流动（低阻力）
  - 对比剂在针尖处汇集表示是在关节外注射

术 后

术后成像

- MR
  - T$_1$ 加权序列
    - 不含脂肪饱和序列的横断位成像：评估骨性前盂唇损伤和软骨损伤
    - 斜冠状脂肪饱和成像：有助于区分对比剂与液体
    - 不含脂肪饱和序列的矢状位图像：用于评估肩袖肌肉萎缩
  - T$_2$ 加权或 PD 加权与脂肪饱和序列
    - 斜冠状位
    - 斜矢状位
  - 外展，外旋（ABER）
    - 特别适用于评估肩关节不稳定时的前下唇撕裂
- CT：具有多平面重建的 MDCT
  - 采用斜冠状位和矢状位，以确保与标准 MR 平面一致
  - 一般用于 MR 禁忌证患者（相对或绝对）

结 果

问题

- 关节外注射：对比剂不会勾勒出关节轮廓，但会出现针尖周围的对比剂团或肌肉的平面解剖结构
  - 可以造成 MR 上假撕裂表现
- 转子间隔注射
  - 可能会掩盖转子间隔病理状态
- 峰下／三角肌下法氏囊注射
  - 当试图诊断 MR 上的肩袖全层撕裂时可能导致诊断困境，因为关节内的对比剂通常不应该在肩袖完整时进入相应的囊

（左图）前后关节造影显示最佳关节扩张，对比剂同时填充腋窝隐窝➡和肱二头肌腱➡。盂肱关节通常由12~15ml注射液填充。（右图）通过转子间隔的方法注射对比剂显示出肩袖全层缺损➡，对比填充肩峰下／三角肌下法氏囊➡。这表明肩袖全层撕裂（RCT）

常规肩关节造影（理想的盂肱关节扩张）

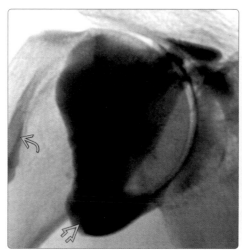

注射显示全层肩袖撕裂

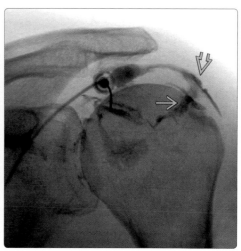

（左图）中间关节入路的前肩部注射。如前图所示，针尖穿过肩胛下肌腱。使用这种技术的针尖也可以直接指向这一点的侧方，覆盖在肱骨头➡上。（右图）前后位关节造影显示下部前入路，针部分在关节内和部分在囊内。肱骨颈➡和关节盂➡的外渗明显。这种技术对患者来说可能是痛苦的，应该避免

中间关节（Schneider）入路

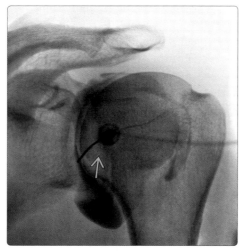

下部前入路

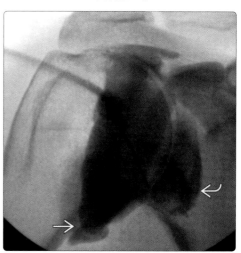

（左图）肩关节造影显示前方中间关节入路，针尖➡位于肱骨头中部。覆盖关节上的细条状对比剂➡表明针部分位于关节外。（右图）同一患者的MR横断位T₁WI脂肪抑制关节造影➡确认肩胛下肌腱及其前方都有对比剂注射➡。这可能是会误诊为撕裂的征象；在这种情况下，在关节镜检查下肩胛下肌腱是完整的。注射时有阻力应让针重新定位

中间关节入路（初始关节镜图像）

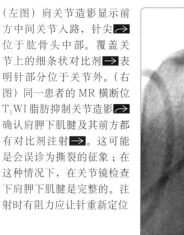

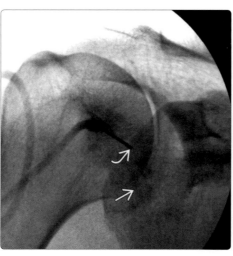

中间关节入路

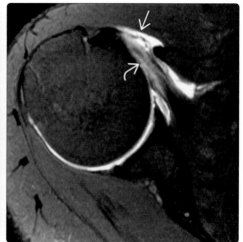

肩关节造影术

后位关节造影入路（早期盂肱关节填充）

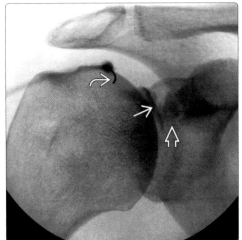

转子间隔入路

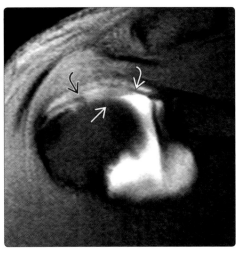

（左图）肩关节造影显示通过后入路引入盂肱关节的针头➡️。对比剂➡️自由地从针头流入关节。由于肩胛下囊➡️在俯卧位是悬垂的，因此在注射期间会早期充满。（右图）后路手术后的斜 MR 冠状位 T₁WI 脂肪抑制关节造影显示针的位置➡️。它靠近上盂肱➡️和肱骨韧带➡️，形成二头肌吊带

肩袖全层撕裂

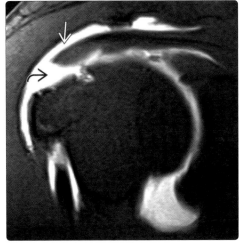

肩袖部分撕裂

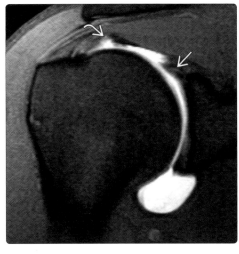

（左图）MR 冠状位 T₁WI 脂肪抑制关节造影显示冈上肌腱的全层撕裂。对比剂延伸穿过撕裂➡️并进入肩峰下／三角肌下囊➡️。（右图）棒球投手的 MR 冠状位 T₁WI 脂肪抑制造影显示沿着冈下肌➡️的下表面的小的、部分撕裂。MR 关节造影比非对比剂 MR 成像可以更好地看到小的，部分的撕裂。在横断位图像上可以更好地看到相关的后上唇撕裂➡️

前盂肱唇撕裂

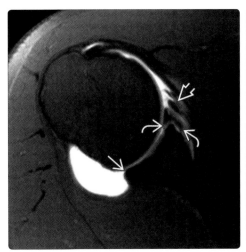

上盂肱唇 SLAP 撕裂

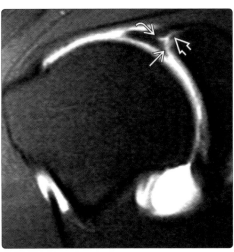

（左图）横断位 MR 关节造影显示前唇分离➡️。在撕裂的盂唇前方可见正常的中盂肱韧带➡️。后盂唇➡️是完整的。（右图）冠状 MR 关节造影显示在上唇和关节盂之间延伸的对比剂➡️。这可能发生在变异的盂唇解剖或 SLAP 撕裂（从前到后的上唇撕裂）。对比剂延伸到上盂唇➡️和肱二头肌➡️下方是 SLAP 撕裂的可靠迹象

肘关节造影术

关键点

术前

- 适应证
  - 副韧带损伤，骨软骨损伤，身体松弛
  - 治疗性注射
    - 麻醉剂和（或）皮质类固醇
  - 抽吸可疑感染
- 禁忌证
  - 覆盖的软组织感染

介入操作

- 患者位置
  - 患者俯卧，头转向侧面
  - 手臂举过头顶，肘部弯曲，拇指向上
- 定位注射部位
  - 在肱骨小头和桡骨头之间

- 替代：后方穿三角肌入路
- 用 25G 针头进行局部麻醉
- 将同一针推入关节
  - 即使在肥胖患者中，关节也很表浅
- 在透视监测下注射对比度
  - 确认前／后隐窝扩张良好
  - 注射量：5~8ml
- 术后透视点片
  - 进行诊断检查，获得 MR 或 CT

结果

- 问题
  - 从浅表针位置横向对比外渗可能会造成韧带撕裂假象
  - 感染是罕见的并发症

(左图) 照片显示肘关节关节位置：俯卧，手臂举过头顶，肘部弯曲，拇指向上。头颅和桡骨头之间的间隙被定位出来➡️，一个 25G 的短针➡️进入关节。(右图) 侧位平片显示不透射线标记➡️被贴在皮肤上，用于关节定位。通过使用这种技术，标记物不会在透视下和在该部位的墨水标记之间移动

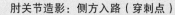
肘关节造影：侧方入路（穿刺点）　肘关节造影：侧方入路（穿刺点）

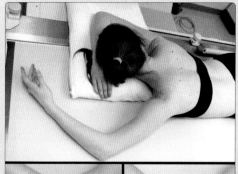
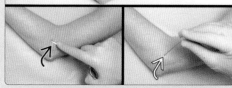
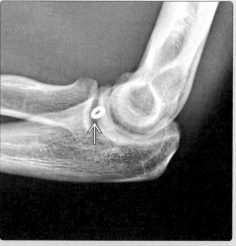

(左图) 侧肘关节造影显示针的理想位置，邻近桡骨中央凹的中心➡️。对比剂通常在向后填充之前填充冠状窝➡️。(右图) 肘关节外侧关节造影显示关节完全扩张，对比剂延伸到冠状窦➡️和鹰嘴➡️窝，并填充桡骨隐窝➡️

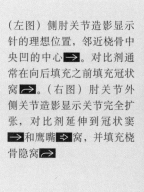
肘关节造影：侧方入路（透视成像）　肘关节造影：侧方入路（透视成像）

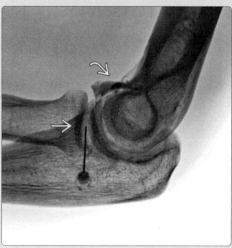
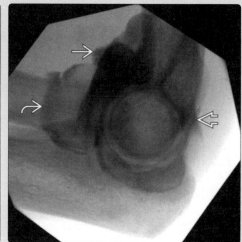

术 前

适应证
- 副韧带损伤，骨软骨损伤，身体松弛
- 治疗性注射：麻醉剂和（或）皮质类固醇
- 疑似感染

禁忌证
- 覆盖的软组织感染

术前准备
- 核查项目
  - 病史：出血风险，药物清单
  - 过敏：对于碘化对比剂过敏，可以进行术前预防，也可以在超声引导下进行检查
  - 实验室参数：最近的 INR（如果患者使用华法林）；应该在治疗范围内
  - 书面知情同意书
  - 与 MR 工作人员协调（如果是 MR 关节造影）
    - 通常，MR 应在注射后 1 小时内完成
- 药物
  - 1% 利多卡因用于局部麻醉
    - 可以用碳酸氢钠缓冲 1：9（可选）
  - 非离子碘化对比剂
  - 基于钆的对比剂（稀释 1：200）
  - MR 关节造影的对比剂混合物：5ml 非离子碘化对比剂，5ml 生理盐水和 0.05ml 钆
  - CT 关节造影的对比剂混合物：5ml 非离子碘化对比剂和 5ml 生理盐水
- 设备
  - 标准关节造影套装
    - 有孔的无菌巾
    - 局部消毒液
    - 18G 和 25G 1.5 英寸针
    - 1ml，5ml 和 10ml 注射器
    - 无菌管
  - 引导设备（透视，超声）
  - 定位辅助工具（枕头，毛巾，楔子等）
  - 皮肤定位器：胶带或其他标记上的标记
  - 标记皮肤的标记

术 前

患者体位 / 位置
- 最佳操作方法
  - 侧方入路
    - 患者俯卧在透视台上，手臂头部和肘部弯曲 90°；旋转前臂，使尺骨位于透视检查台上，拇指指向上方
    - 看起来像肘侧位 X 线照片，肱桡关节清晰可见

设备准备
- 准备对比剂溶液并将充满对比剂的注射器连接到冲洗管并用对比剂冲洗，确保没有气泡

手术步骤
- 侧方入路：肱桡关节入路
- 定位患者并准备注射部位
  - 通过荧光透视定位肱桡关节腔，并用不可擦除的标记标记其上覆的皮肤
  - 无菌消毒，覆盖无菌巾
- 进入关节并进行对比剂注射
  - 使用 25G 1.5 英寸针头，用 1% 利多卡因进行局部麻醉
  - 在保持用于局部麻醉的针头的同时，分离含有利多卡因的注射器
  - 采用透视引导，将麻醉针引导至肱桡关节关节；应该感觉针落空进入关节
  - 将对比剂充满注射器和冲洗管连接到针头
  - 在观察透视的同时注射非常少量的对比剂
    - 应该看到对比剂远离针头；如果对比剂在针尖周围，则针不是关节内的，必须重新定位
  - 确认针关节内定位后，进行对比剂注射
    - 注射量：5~8ml
  - 取下针头，清洁皮肤，并放置绷带
- 透视点片（前后位，侧面，斜面）
- 对于诊断检查，后面行 MR 或 CT 检查
- 替代方法：后方经三头肌入路
  - 使用标准的患者定位
  - 触诊内侧和外侧上髁和鹰嘴
  - 在皮肤上，标记上髁之间的穿刺点，使其距上髁和鹰嘴尖端近端等距
  - 推进针，直到它触碰鹰嘴窝的骨头
  - 通过透视确认位置
  - 这种方法避免医源性对比剂外渗到侧副韧带，这可能发生肱桡关节注射时

观察和报告
- 描述关节炎，滑膜炎，关节构成部分的征象

替代操作 / 治疗
- 放射学
  - 超声：显示肌腱，韧带，滑膜炎
  - 没有关节造影的 MR：韧带 / 软骨异常的敏感性降低

结 果

问题
- 沿肘侧方的外渗
  - 由于针的位置浅表

（左图）照片显示后入路肘关节造影的计划注射部位。触诊内侧和外侧上髁和鹰嘴。皮肤标记在内侧上髁和外侧上髁之间的中间位置，正好在鹰嘴➡的上方。为了进一步说明，在皮肤上标记了外上髁➡和肱三头肌腱➡。（右图）前后位肘部平片显示了计划的穿刺部位➡，用于接近鹰嘴尖端➡的后入路肘关节造影

肘关节造影：后入路（穿刺点）

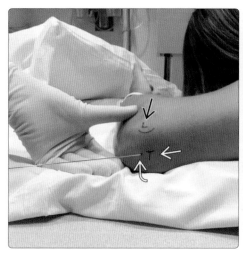

肘关节造影：后入路（穿刺点）

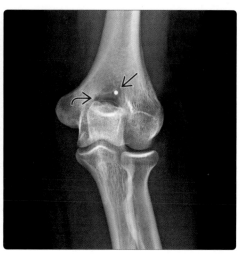

（左图）侧位肘关节造影显示后入路理想的置针位置，即接近鹰嘴尖端连接鹰嘴窝处➡。对比剂填充鹰嘴➡，冠状➡桡侧➡隐窝。（右图）前后位肘关节造影显示尺侧副韧带➡不规则，它反映了部分撕裂。桡侧结构是正常的，对比剂显示出了桡侧副韧带的下表面结构➡

肘关节造影：后入路（透视成像）

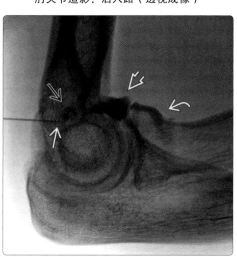

尺侧副韧带撕裂

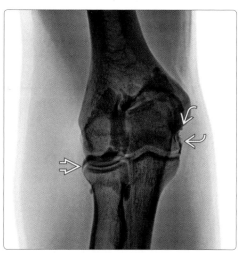

（左图）前后位关节造影显示肘关节充盈良好，但在伸肌腱的注射部位有外渗➡。由于针尚未完全就位，这种伪影通常发生在注射的初始阶段。（右图）侧位关节造影显示注射对比剂中的多个充盈缺损➡，这表明这名有银屑病关节炎的患者患有滑膜炎

对比剂外溢

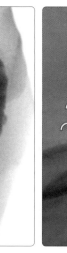

滑囊炎

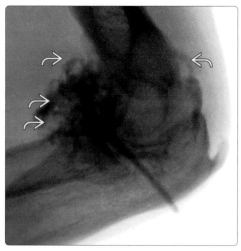

肱桡关节（矢状位）

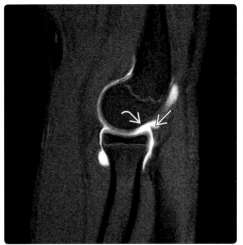

肱尺关节（矢状位）

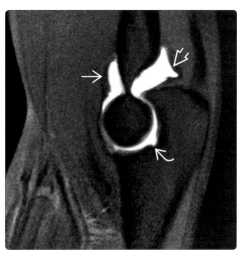

（左图）MR 矢状位 T$_1$WI 脂肪抑制肘关节造影显示正常的肱桡关节。肱骨小头的轻微后部凹陷及其上的骨软骨附着点➡不应该被误认为是骨软骨病变。三角滑膜边缘➡是半月板同源物。（右图）MR 矢状位 T$_1$WI 脂肪抑制关节图显示正常的滑车尺骨关节。滑车软骨有一个中央碗状附着点➡。冠状窦➡和鹰嘴➡凹陷位于肱骨远端的前方和后方

尺侧副韧带（横断位）

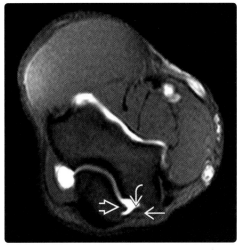

近端桡尺关节（横断位）

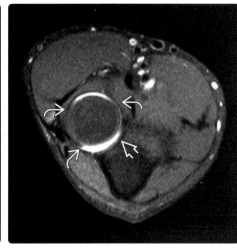

（左图）MR 横断位 T$_1$WI 脂肪抑制关节造影显示尺侧副韧带的后束➡位于尺神经➡的深处。在这个水平上由鹰嘴引起的尺侧副韧带或骨赘➡的损伤可能导致尺神经受累。（右图）MR 横断位 T$_1$WI 脂肪抑制关节造影显示近端桡尺关节。这是一种允许旋后和旋前的滑膜关节。近端桡骨与尺骨的 S 形切口➡连接。环形韧带➡环绕近端桡骨

尺侧副韧带（冠状位）

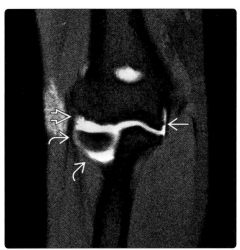

桡侧副韧带（冠状位）

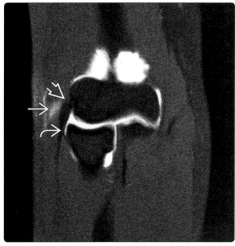

（左图）MR 冠状位 T$_1$WI 脂肪抑制关节造影显示外侧尺侧副韧带➡。在近端，它与桡侧副韧带合并➡。内侧尺侧副韧带➡位于屈肌的深处。它起源于内侧上髁，并嵌入到尺骨的高耸结节。（右图）MR 冠状位 T$_1$WI 脂肪抑制关节造影桡侧副韧带➡起源于桡侧腕伸肌➡并插入环状韧带。注意医源性对比剂外渗➡

关键点

术前

- 适应证
  - 最常用于评估韧带撕裂（舟月骨，月三角，三角纤维软骨复合体）

介入操作

- 可以使用 3 种不同的位置
  - 患者俯卧手臂举过头顶，手腕旋转，手腕下方有轻微弯曲
  - 患者仰卧手臂位于两侧，手腕旋转，手腕下方有轻微屈曲
  - 患者坐在桌子旁边，手臂伸展在图像接收器下面
- 注射通常通过背侧方法进行
- 桡腕关节注射是标准方式

- 三室关节（桡腕，腕骨间，远端桡尺关节）也可能很少进行
- 在透视下监测注射，以观察异常的室外交通
- 注射直到遇到明显阻力
  - 腕掌关节容量 2~3ml
  - 腕骨间关节容量 2ml
  - 远端桡尺关节容量约 1ml

术后

- MR 具有 3 个成像平面，小 FOV 线圈
  - T₂WI 脂肪抑制或 PD 脂肪抑制序列
  - 无脂肪饱和的 T₁WI 序列和冠状位脂肪饱和 T₁WI 序列
- CT 多平面重建

（左图）照片显示了一种手腕关节造影的定位方法。可选位置是：（1）患者俯卧，手臂在头上或（2）患者坐在透视检查台旁边，手臂放在身体前面的透视台上。（右图）图像显示典型的穿刺靶标位点。桡腕关节可以针对近端舟状突（最常见，浅黄色）或近端三角（深绿色）。蓝点表示远端桡尺关节（DRUJ）靶标位点，而深黄色和浅绿色点表示中部距骨靶标位点

患者姿势

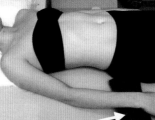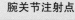

垫子让手腕轻微弯曲

腕关节注射点

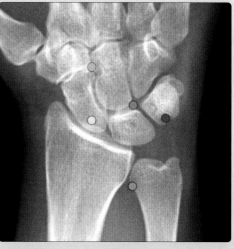

（左图）正面荧光透视斑位显示最常见的桡腕关节注射部位，即桡舟关节 ➡。靶标是近端舟状骨。这通常是注射对比剂用于 CT 或 MR 关节造影的唯一关节。关节容量通常为 2~3ml。（右图）前后位腕关节造影显示早期桡腕关节充盈。针尖 ➡ 与近端月骨相邻放置，可以感觉到滑过骨头。对比度在关节 ➡ 内远离针尖方向流动

桡腕关节注射

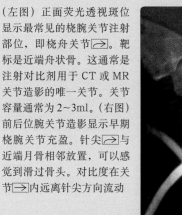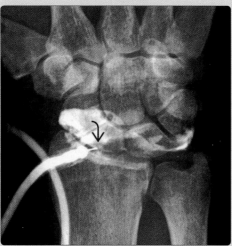

常规腕关节造影（早期桡腕关节填充）

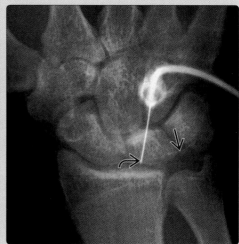

术 语

定义

- 单室关节造影（最常见）
  - 桡舟关节注射
  - MR（最为理想）或 CT 遵循以最佳方式评估韧带损伤
- 三室关节造影（在目前的实践中很少进行）
  - 顺序注射桡腕关节，中桡关节和远端桡尺关节
    - 注射之间的短时间延迟允许对比消散
  - 对小韧带撕裂的敏感度略有增加，特别是部分撕裂

术 前

适应证

- 韧带撕裂（舟月骨韧带，月三角韧带，三角纤维软骨复合体 TFC）
- 软骨损伤 / 关节内小体

术前准备

- 22~25G，1.5 英寸的针通常用于穿刺手腕关节

介入操作

患者体位 / 位置

- 最佳操作方法
  - 可以使用 3 种不同的患者位置
    - 患者俯卧，手臂举过头顶；将手放在手腕下以轻微弯曲手腕
    - 患者仰卧，双手置于身侧，手旋转；将手放在手腕下以轻微弯曲手腕
    - 患者坐在桌子旁边，手臂伸展在图像接收器下方
      - 位置允许患者观察针入口；可以诱发血管迷走神经发作

手术步骤

- 桡舟关节注射
  - 背部方法（最常见）
    - 几个可能的注射部位
      - 最常见的部位是近端舟状突，位于背侧桡骨的远端
      - 在有桡侧疼痛的情况下，也可沿着三角肌的

近端边缘注射到腕骨的尺侧
      - 避开在预期的腕骨间韧带附近注射
      - 避开桡骨的背唇，这是透视下可见的最远端桡侧表面
    - 将针头推入关节，利用骨骼作为深度支撑
    - 关节内对比剂从针尖自由流动
    - 在透视下监测对比剂注射，以确保关节内放置
    - 注射 2~3ml 以扩张关节或直到达到明显的阻力
    - 去除针后，活动尺骨和桡骨的机动关节；在透视下观察对比剂延伸到腕骨关节或远端桡尺关节
  - 侧方入路
    - 患者的手握拳，桡侧向上
    - 将针头置于近端舟状骨上，位于桡骨茎突的远端
    - 将手腕旋转到旋前位置进行后前透视；在透视成像下注射
- 腕骨间注射
  - 可显示在桡腕关节注射时未见的微小、部分撕裂
  - 目标："四角"间隔，从背侧接近，在三角，月骨，头状骨和钩状骨交汇处
  - 针头笔直向下放入关节，并在透视下观察
  - 注射约 2ml 以扩张关节或直至达到明显阻力
- 远端桡尺关节注射
  - 通过背侧入路，靶向远端尺骨的桡侧缘，即近端骺板，并向骨骼推进
    - 可以在此处针尖指向桡侧，进入关节腔
  - 注射约 1ml 以扩张关节或直至达到明显阻力

观察和报告

- 评估韧带撕裂，以及完全（"沟通"）撕裂，撕裂处有着对比剂异常室外沟通
- 后续 MR 评估其他症状来源

术 后

术后成像

- MR 在 3 个平面（横断位 / 冠状位 / 矢状位）
  - T_2WI 脂肪抑制或 PD 脂肪抑制序列
  - 无脂肪饱和的 T_1WI 序列和冠状位脂肪饱和 T_1WI 序列
- CT 多平面重建

（左图）前后位腕部关节造影显示晚期关节充盈➡。有良好的桡腕关节扩张，没有对比剂外渗到DRUJ（TFC复合体完好无损）或腕骨间关节（舟月骨韧带和三角韧带完整）。（右图）侧位关节造影确认针尖➡在在月骨和桡骨之间的正确位置。可以看到早期关节填充对比剂➡。转动手腕以确认针头放置于正确的位置是一种有用的操作，特别是对于没有经验的关节镜医师

常规腕关节造影（晚期桡舟关节充盈）

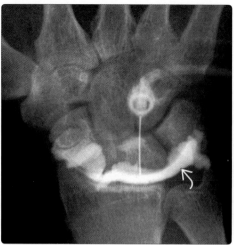

确认针尖位置（腕关节侧位观）

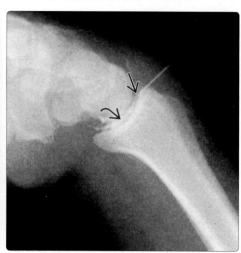

（左图）MR冠状位T₁WI脂肪抑制在桡舟关节注射后表现出良好的关节扩张。舟月骨韧带➡和三角韧带➡完好无损。在腕骨远端或远端桡骨下腔内没有对比剂外渗。（右图）在桡腕关节腔注射后的T₁WI MR关节造影显示对比剂通过舟月韧带撕裂➡外渗到腕骨间➡

直接MR腕关节造影（正常桡舟关节）

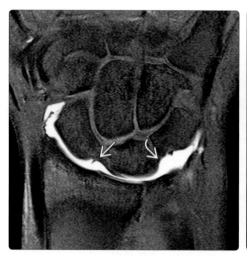

直接MR腕关节造影（舟月骨韧带韧带撕裂）

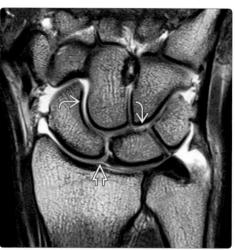

（左图）在静脉注射对比剂并运动后的T₁WI脂肪抑制间接MR关节造影显示两侧的舟月骨撕裂➡，撕裂后对比剂通过滑膜排泄到所有关节腔内。关节扩张不如直接关节造影。（右图）常规关节造影显示在桡舟关节注射后对比剂填充于腕骨关节➡。对比剂延伸通过舟月骨韧带➡，将其识别为异常部位。注意邻近尺骨茎突➡的正常隐窝

间接MR关节造影（舟月骨韧带韧带撕裂）

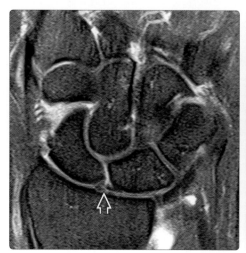

常规腕关节造影（舟月骨韧带韧带撕裂）

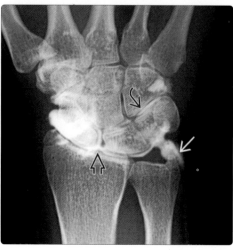

常规腕关节造影（TFC 撕裂）

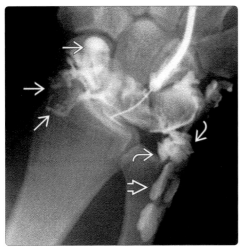

常规腕关节造影（月三角骨间韧带和 TFC 撕裂）

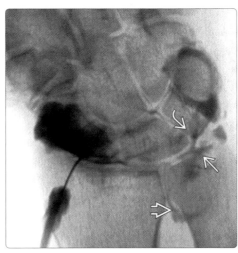

（左图）手腕关节造影显示外周三角纤维软骨复合体（TFC）撕裂 ➡。对比剂沿着撕裂的伸肌腱尺侧肌腱鞘及 TFC 复合体的一部分延伸 ➡。在掌侧方向上的桡关节隐窝是正常的 ➡。（右图）桡腕关节内注射的常规腕关节造影显示对比剂通过撕裂的 TFC ➡ 进入 DRUJ ➡，并通过月三角骨间韧带撕裂进入腕骨间腔 ➡

冠状直接 MR 关节造影

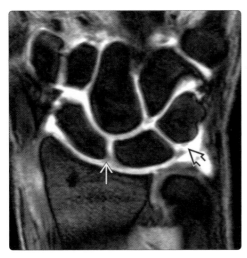

常规腕关节造影（腕骨间关节注射）

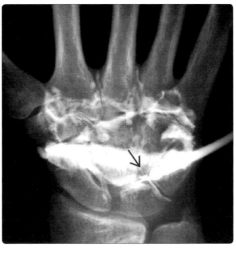

（左图）冠状直接 MR 腕关节造影显示月三角韧带 ➡ 撕裂，舟月韧带正常 ➡。双回波稳态图像提供薄切片和高分辨率，但是由于需要较长的成像时间，通常会有运动伪影。（右图）前方透视片显示在钩状骨和月骨之间注射（"4 角"区域）➡。腕骨间关节和腕掌关节有着正常对比剂充盈

常规腕关节造影（DRUJ 注射）

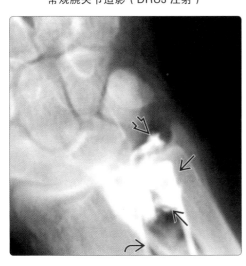

常规腕关节造影
（DRUJ 注射，TFC 复合体撕裂）

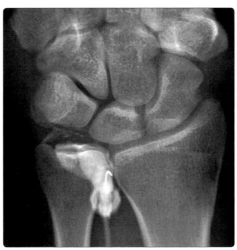

（左图）常规前后位腕关节造影显示 DRUJ ➡ 的填充和 TFC 下表面的不规则性 ➡，这表明部分撕裂。对比剂沿伸肌腱 ➡ 的外渗是医源性的。（右图）注意，对比剂注入到 DRUJ 内。由于 TFC 复合物撕裂，在桡腕关节间隙（黄色箭头）中存在异常对比剂延伸

关键点

术前

- 适应证
  - 评估软骨和关节盂损伤
  - 治疗
    - 麻醉剂和皮质类固醇
  - 麻醉性关节造影
    - 有助于确认关节内疼痛来源
  - 疑似感染或结晶性疾病的抽吸
- 禁忌证
  - 覆盖软组织感染
  - 凝血功能障碍（相对）

介入操作

- 患者体位／位置
  - 患者仰卧
  - 臀部略微内旋，沙袋放在脚的外侧，以保持内旋
- 定位股骨头颈部连接处的外侧缘

- 使用 1% 利多卡因进行局部麻醉
- 将 3.5 英寸 20~22G 规格的针头推入髋关节，直到针接触骨头
  - 使用 18G 针抽吸疑似感染
- 在透视检查的同时去除内部管心针并进行对比剂注射
  - 注射量：10~18ml
- 获得术后透视点片图像

结果

- 问题
  - 关节外注射
- 并发症
  - 感染（罕见）
  - 股神经麻醉
  - 出血
  - 疼痛

（左图）该患者臀部内旋，将髂腰肌肌腱置于内侧以避免滑囊内注射。必须避开股神经血管束。可以使用几种穿刺入路方法。（右图）透视点片显示针位于理想位置，及在股骨头和颈部交界处的外侧方 ➡️。针头的方向与投影方向一致，针头在针尖正上方

患者体位

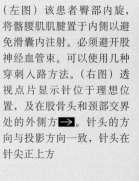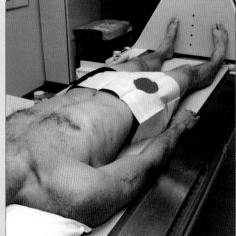

髋关节造影：穿刺针置入

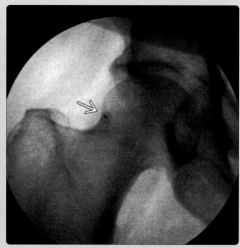

（左图）在注射初始期间获得的透视点片显示出对比剂从针尖流出并填充正常关节隐窝 ➡️。（右图）前后位髋关节关节造影显示了扩张的完整关节。对比剂显示了关节面 ➡️。上面 ➡️ 和下面关节隐窝 ➡️ 由轮匝带分开 ⬜➡️

髋关节造影：早期充盈

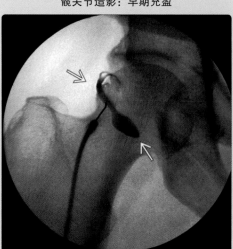

髋关节造影：晚期充盈

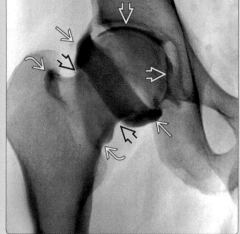

术　前

适应证

- 软骨和关节盂损伤
- 治疗性的
  - 麻醉剂和皮质类固醇
- 麻醉性关节造影
  - 仅麻醉
  - 有助于确认关节内疼痛来源
- 疑似感染或结晶性疾病的抽吸

禁忌证

- 覆盖的软组织感染
- 凝血功能障碍（相对）

术前影像学检查

- 始终仔细检查平片以排除细微的不全骨折
  - 不完全性不足骨折的治疗性注射可能导致骨折进展

术前准备

- 核查项目
  - 病史：出血风险，药物清单
  - 过敏：对于碘化对比剂过敏，可以进行术前用药，也可以在超声指导下进行注射
    - 如果是治疗性注射或抽吸，空气也可用作对比剂
  - 实验室参数
    - 通常不在手术前获得的常规实验室；但是，如果患者服用香豆素，请检查 INR 以确保在治疗范围内
- 药物
  - 1% 利多卡因用于局部麻醉
    - 可以用碳酸氢钠 1∶9 稀释（可选）
  - MR 关节造影的对比剂溶液
    - 1 个 10ml 全强度碘化对比剂注射器，以确认针在关节内的位置
    - 1 个注射稀释钆（0.1ml 钆和 20ml 盐水）的 20ml 注射器
    - 或者，一些手术者喜欢在单个注射器中混合碘化对比剂和钆
      - 例如，0.1ml 钆，10ml 非离子碘化对比剂，10ml 盐水
    - 可以用麻醉剂替换一些稀释剂
  - CT 关节造影的对比剂溶液
    - 1∶1 稀释碘化对比剂和盐水
  - 治疗性注射
    - 皮质类固醇和麻醉剂
    - 例如，1ml 曲安奈德（40mg/ml），2ml 0.5% 罗哌卡因，2ml 1% 无防腐剂利多卡因
  - 麻醉性关节造影
    - 8ml 1% 利多卡因和 0.5% 罗哌卡因的 1∶1 溶液
- 设备
  - 标准关节造影套装

- 无菌铺巾
- 局部消毒液
- 18G 和 25G 1.5 英寸穿刺针
- 1ml，5ml 和 10ml 注射器
- 无菌管
- 3.5 英寸脊柱针（注射 20~22G，抽吸 18G）
  - 肥胖患者可能需要更长的针
- 引导设备（透视）
- 定位辅助工具（枕头，毛巾，楔子等）
- 皮肤定位器：胶带上的 BB 或其他标记
- 标记皮肤的不可磨灭的标记

介入操作

患者体位 / 位置

- 患者仰卧
- 臀部略微内旋，沙袋放在脚的外侧，以保持内部旋转

设备准备

- 准备对比剂溶液，将对比度充足的注射器连接到冲洗管并冲洗，确保没有气泡

手术步骤

- 最佳操作方法
  - 股骨头 / 颈部交界处的外侧面（推荐）
    - 通过荧光透视定位股骨头和颈部交界处的外侧面，并标记覆盖的皮肤
    - 触诊股动脉并确保其不在针头轨迹中
    - 使用无菌技术，消毒并覆盖注射部位
    - 用 1% 利多卡因进行局部麻醉
    - 使用直的，垂直（牛眼）方法将脊柱针推进到髋关节内
    - 当针遇到骨头时，移除内部管心针
    - 将对比剂滴入针座（以消除空气），然后连接充满对比剂的冲洗管和注射器
    - 在荧光检查的同时，注入少量对比剂以确认针关节内的位置
      - 对比剂应想远离针的方向扩散；如果团聚在针尖周围，则它不是关节内的，必须重新定位
    - 确认针关节内定位后，进行对比剂注射
      - 注射量：10~18ml
- 替代方法：内侧股骨头 / 颈部交界处
  - 使用直行垂直方法
  - 在股骨头 / 颈部交界处的内侧象限上方引入针
  - 当针遇到骨头时，缓和压力并轻轻前进；针略微弯曲向内侧
  - 针在内侧关节隐窝
  - 有股神经麻醉的风险
- 替代方法：中央股骨头
  - 使用直行垂直方法
  - 在股骨头中心引入针头
  - 推进针至骨；注射前缓解压力

- 强力注射,特别是在这个位置的强力注射,可能会导致骨内注射
  - 同时关节内和关节外注射的风险高
    - 针的斜角可能仅部分在关节内
- 替代方法:倾斜方法
  - 在转子间区域进入皮肤
  - 向头侧倾斜针,沿着股骨颈内侧轴
  - 接近于桌子 45°~60° 的角度
  - 通常在颈部或头部进入关节
  - 对于肥胖患者血管翳覆盖,而其他手术方法不使用时,尤其有用
  - 关节囊或混合注射的风险
- 替代方法:侧位穿刺方法
  - 触诊大转子;标记其上方
  - 透视检查确认位置
  - 对大转子上方引入针穿刺
  - 将针头推入髋关节,使针头平行于透视台
  - 在避开针头通过前蜂窝织炎区域时有用
  - 如果肥胖患者大转子无法触及,会很困难
- 髋关节和髋关节置换术的抽吸
  - 使用 18G 针
    - 受感染的液体可能很厚
  - 避开覆盖蜂窝织炎或软组织感染的区域
  - 髋关节置换术:定位假体股骨颈侧面的外侧面,并靶向假体的侧缘
    - 与金属假体重叠后,难以看到针头
  - 将 18G 针插入关节,直到针尖接触骨头(或金属)
    - 在髋关节置换术中,假包膜可能会严重钙化,类似骨骼
    - 必须感觉针尖接触金属
  - 如果液体容易回流,此时会吸出液体
  - 如果没有自发性液体流出,注入少量碘化对比剂以验证针在关节内位置
  - 再次抽吸;如果没有液体返回,请尝试使用较小的注射器
    - 使用 5ml 比 10ml 注射器更容易吸出
  - "挑动"针到不同的关节区域
  - 如果仍无流体返回,则注入 10ml 无菌生理盐水;立刻吸回来
    - 经常推荐的方法,但抽吸效率低
  - 收集标本并送去分析
    - 革兰染色,培养,细胞计数;任何其他要求的实验室检测

观察和报告
- 治疗性注射

- 对注射的疼痛反应
- 抽吸
  - 流体的量和外观(颜色,透明度,黏度)
    - 正常的滑液,淡黄色,清澈

替代操作 / 治疗
- 放射学
  - 无对比剂 MR
    - Meta 分析表明 MR 关节造影优于无对比剂 MR 检测成人的关节盂唇撕裂
  - 间接 MR 关节造影
    - 间接关节造影已被证明是诊断关节盂唇撕裂的准确工具,但对软骨病变的检测不太有用

结　果

问题
- 由于血管翳,肥胖患者可能难以进入关节
  - 把血管翳用胶带移开;黏住桌子和腹部
  - 使用长(5 英寸)脊椎针
- 关节外或混合注射
  - 针尖可能在关节内,但斜面位于关节囊内或外
  - 向后拉几毫米,旋转针以使斜面朝向骨骼的曲线,瞄准骨的侧边缘并轻轻前进,直到针接触骨头
- 意外髂腰肌囊注射
  - 在股骨头中心注射或斜入路时发生
  - 混合注射导致关节膨胀不良

并发症
- 最严重的并发症
  - 感染(罕见)
    - 症状可能在几天内发生或延迟 1 个月或更长时间
- 其他并发症
  - 股神经麻醉
    - 可能在关节内侧部分进行麻醉注射时发生
    - 利多卡因在股神经周围扩散
      - 通常不直接注入神经,因此注射时无疼痛感
    - 导致大腿短暂无力
      - 利多卡因注射持续约 30 分钟
    - 帮助患者离开透视台,确保没有大腿无力
  - 出血
  - 疼痛
    - 通常 <24 小时;有时几天
    - 建议患者在关节造影后限制剧烈的体力活动
    - 对乙酰氨基酚,NSAIDs 有效,通常苯海拉明有效

股骨颈应力性骨折

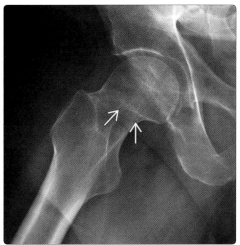

内侧入路

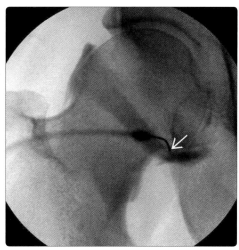

（左图）青蛙腿侧位平片显示头颈交界处的应力性骨折 ➡️。随后的 CT 证实了这一点。在该位置关节内注射应力性骨折可能会阻碍愈合并导致骨折进展。（右图）前后位髋关节造影显示内侧针位置 ➡️，由于关节隐窝较大，技术上很简单。然而，它也存在无意的股神经麻醉和暂时性大腿无力的风险

斜位入路

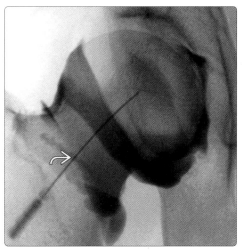

正常冠状位 MR 关节造影

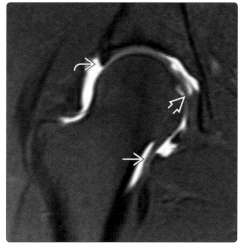

（左图）前后位髋关节造影显示斜位入路，在股骨转子间线 ➡️ 进入皮肤并沿着股骨颈对准针。用这种方法很难测量深度；在肥胖患者中针可能太浅或在轮匝肌处到达股骨颈。（右图）MR 冠状位 T₁ 脂肪抑制关节造影显示对比剂张开的关节，有着正常的盂唇 ➡️，骨折的髂骨 ➡️ 和韧带 ➡️

正常横断位倾斜 MR 关节造影

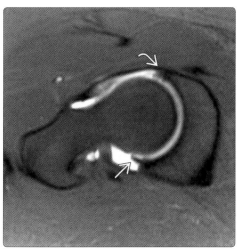

正常冠状位 CT 造影

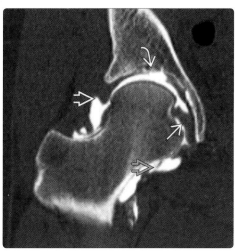

（左图）MR 横断位倾斜 T₁ 脂肪抑制关节图显示完整的前 ➡️ 和后 ➡️ 关节盂上唇。（右图）冠状位 CT 关节造影显示髋臼上内侧的裸露区域和其下方星状缺损 ➡️，这被认为是正常变异。还要注意正常的韧带柱 ➡️，髂耻襞 ➡️ 和大的完整的上唇 ➡️。CT 造影是极好的透明软骨的评价方法，但盂唇撕裂较 MR 关节造影不容易观察到

髋关节造影术

（左图）使用空气对比的前后关节造影显示关节隐窝 ➡️ 良好填充。空气可用于治疗性注射和液体抽吸，并避免过敏反应或与对比剂注射相关的疼痛。（右图）前后位关节造影显示囊外空气 ➡️ 勾勒出了髂股韧带。针尖位于关节囊上，感觉针尖前方坚固，并且可能被缺乏经验的关节造影者误认为是骨头。此时，针头应进一步推进

气体造影

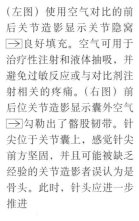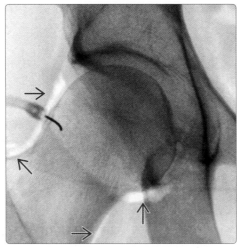

囊外气体注射

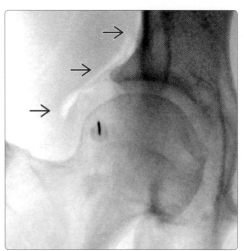

（左图）前后位右髋关节造影显示对比剂分别在髂腰肌囊和腱鞘 ➡️ 以及髋关节 ➡️ 的斜向混合注射。关节扩张不良限制了软骨和盂唇的 MR 成像。（右图）前后位髋关节造影显示不成功的轮匝带注射。对比剂显示了关节的外部，但没有进入关节腔。在这种情况下注射是困难的，但有时关节外对比剂容易在围绕臀部的潜在腔隙中流动

混合髋关节注射

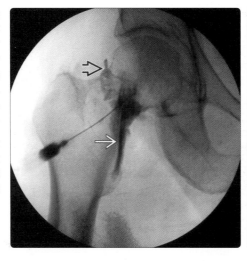

关节外注射

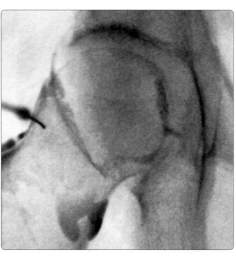

（左图）MR 横断位倾斜 T_1 脂肪抑制右髋关节造影显示对比剂使髂股韧带 ➡️ 分层显示，造成关节囊损伤的假象。对比剂是在关节外 ➡️ 的，并且只有少量的位于关节内 ➡️。（右图）同一患者的 MR 矢状位 T_1 脂肪抑制关节造影显示对比剂错误地位于髂股韧带层内 ➡️

混合注射，MR 成像

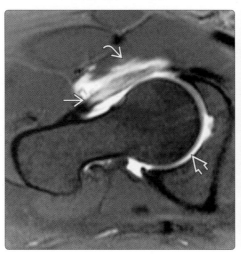

混合注射，MR 成像

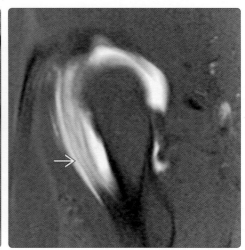

髋关节造影术

错误的置针

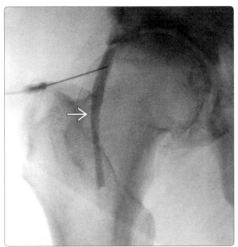

错误的置针

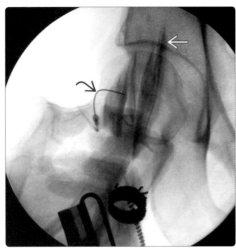

（左图）前后位关节造影显示髂股韧带➡内有对比剂。对比剂注射在髂腰肌囊的侧面，与囊内注射对比剂不同，不会向股骨的较小结节延伸。针尖应该继续推进。（右图）前后位髋关节关节造影显示操作者的手在视野中，同时对弯曲的针头➡施加压力。手和弯针是注入对比剂需要很大力的迹象。对比剂位于髂腰肌和腱鞘➡内

关节外注射

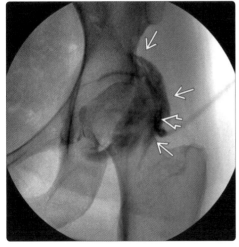

关节外注射，MR 关节造影

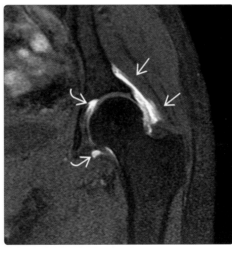

（左图）前后位髋关节造影显示关节外注射，针尖位于股骨头➡侧面，对比剂通过关节囊➡的层延伸。应该将针拉回，稍微向内侧重新定向，然后前进直到它接触骨头。（右图）同一患者的 MR 冠状位 T_1 脂肪抑制关节造影显示通过髋关节囊➡的对比剂延伸，在关节内仅有少量对比剂➡

髋关节植入物抽吸

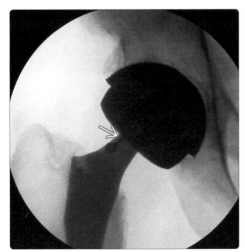

假体周围积液

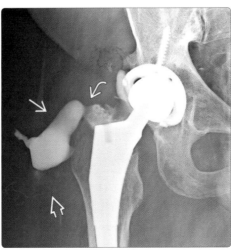

（左图）髋部抽吸期间的前后位透视显示针从股骨假体➡的颈部的上外侧面进入关节。（右图）髋部抽吸后获得的前后位关节造影显示对比剂填充于外侧髋关节囊➡中的缺损，其与大转子➡侧面的积液连通。还要注意沿右侧髋部和大腿侧面的淋巴管渗入的对比剂➡。在这种情况下，临床上怀疑是感染

第7部分 非血管介入

关键点

术前
- 治疗指征：用于缓解疼痛的类固醇／麻醉剂注射
- 诊断指征：当怀疑感染时，抽吸

介入操作
- 可以使用透视或 CT 进行指导；CT 可理想成像和确认针尖位置
- 用注射器定位注射部位
- 骶髂关节（SI）从后内侧到前外侧倾斜延伸
  - 靶向关节的下缘（主要是该站点的滑膜）
  - 也可靶向关节的后方
- 避开 SI 关节的上部
  - 主要是韧带，而不是滑膜
- SI 关节的注射容量小

- 治疗：如果在透视下进行，则注射 1~2ml 对比剂；CT 不需要
  - 一般用 0.5~1ml 麻醉剂注射 1ml 类固醇
  - 首先注射类固醇，以确保足够量的类固醇可以输送到关节
- 感染：不要注射对比剂；抽吸液体

术后
- 疼痛治疗成功率高
- 一些患者在皮质类固醇充分发挥作用之前可能会出现短期疼痛恶化
- 术后报告
  - 治疗：报告手术前后的疼痛水平（1~10 级）
  - 感染：报告外观和抽取的液体量

(左图) SI 关节的滑膜和纤维部分以前位视图显示。治疗性注射应针对 SI 关节的滑膜部分，其被认为是关节的下 1/3 或下 2/3。(右图) 轴位 CT 显示 CT 引导下的穿刺针放置。针尖 位于后 SI 关节边缘。要注意，针头略微倾斜以平行于关节的走向。由于具有出色的针头成像能力和小的关节容量，因此不需要注射对比剂

骨盆和骶髂关节

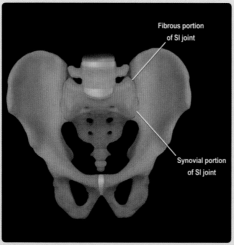

CT 引导下的骶髂关节注射

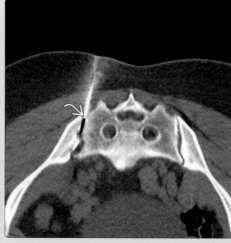

(左图) 透视点片显示针 理想地定位用于 SI 关节用于关节造影。后关节线很好的显示；前关节线是横向的 。对比剂填充于整个关节，包括正常的关节下隐窝 。(右图) 前后位置透视显示针位于关节内侧。对比剂位于囊外 ，甚至肌肉 内注射。内侧关节线可见 于针尖侧面

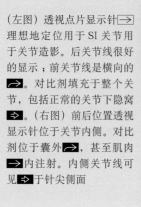

透视引导下的骶髂关节注射

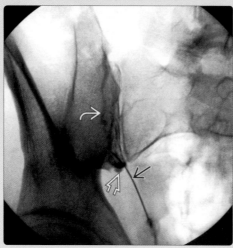

透视引导下的骶髂关节注射合并对比剂外溢

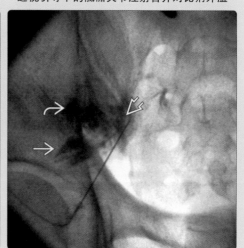

术　语

定义

- 骶髂（SI）关节造影：对比剂注射进入 SI 关节
  - 治疗和诊断的实用操作

术　前

适应证

- 治疗性：治疗疼痛，最常见的原因是关节炎和／或骶髂关节炎
  - 类固醇注射
- 诊断性：疑似感染可能需要抽吸
- 如果在 CT 引导下进行，直接观察关节间隙中的针尖位置，则无需进行对比剂注射

术前准备

- 药物
  - 用于治疗性注射：皮质类固醇和麻醉剂混合物
    - SI 关节容量小；一般只能容纳 1~2ml
    - 大多数情况下，将 1ml 皮质类固醇和 0.5~1.0ml 麻醉剂注射到关节中
  - 据报道，依那西普注射可治疗强直性脊柱炎
- 设备清单
  - 最常用于关节注射的是 22G，3.5 英寸针

介入操作

患者体位／位置

- 最佳操作方法
  - 可以使用透视或 CT 引导进行
    - CT 引导可实现理想的成像效果
  - 患者俯卧

手术步骤

- 用注射器定位注射部位
  - 指向 SI 关节的下缘
    - 避开 SI 关节的上部
      - 主要是韧带，不是滑膜
  - 指向关节的后方
    - SI 关节有着倾斜的走向
      - 从后内侧到前外侧
    - 透视标志
      - 后关节突出于前关节内侧
- 皮肤准备和深度麻醉
- 用麻醉针确认位置
- 将 22G 脊柱针推入关节

- 如果针尖在骨头上，可以通过触觉和成像引导将针"行走"到关节腔内，这两者都可确认进入到关节
- 治疗：如果使用透视，注射 1~2ml 对比剂以确认位置；CT 不需要注射对比剂
- 感染：不要注射对比剂；抽吸液体
  - 对比剂是抑菌的
  - 如果没有液体，重新定位针头
  - 可以用非抑菌生理盐水轻轻灌洗

观察和报告

- 治疗：使用标准 1~10 疼痛量表报告手术前后的疼痛程度
- 感染：报告液体的外观和抽取的液体量

术　后

应尽事宜

- 允许适度活动
- 使用对乙酰氨基酚，非甾体类抗炎药物控制疼痛
- 让患者保持疼痛缓解记录
  - 向转诊医师报告日志结果

术后成像

- 记录针头放置和对比剂注射
- 如果 CT 用于指导，则执行完整的 CT 评估
  - 排除该区域其他疼痛原因

结　果

问题

- 针向头侧进的太深
  - SI 关节的头侧 2/3 主要是韧带
  - 该区域的小滑膜关节
    - 位于前方；很难进入
- 针向侧面进的太深
  - 确保成像关节的后面
    - 请记住，后关节边缘位于 SI 关节的前部内侧
  - 如果不确定，调整投照角度直到可以清楚地看到前后边缘
- 放置针时神经根疼痛
  - 可能会遇到臀上神经
    - 重新定位针并安抚患者

预期结果

- 痛治疗的治疗成功率高
  - 部分患者疼痛短期恶化
    - 发生在皮质类固醇充分发挥作用之前

关键点

术语

- 膝关节造影：将对比剂注入膝关节，然后进行成像

术前

- 适应证
  - 半月板切除术后膝关节评估
  - 已知／疑似透明软骨缺损
  - 评估骨软骨病变
- 禁忌证
  - 覆盖的软组织感染

介入操作

- 患者体位／位置
  - 患者仰卧，膝关节完全伸展或尽可能减小屈曲，脚趾指向上方

- 方法
  - 髌股关节侧方入路
    - 触诊髌骨外侧缘，并在其中点标记皮肤
    - 轻柔地找到髌骨外侧，将 20~22G，1.5 英寸针推进关节，瞄准髌骨中心下表面的假想点
    - 注射量：30ml
  - 替代方法：前入路法
    - 对于肥胖患者，髌骨不可触及，以及严重髌股关节骨关节炎患者有用
    - 定位股骨滑车的下方，在髌腱的内侧或外侧
    - 将 20~22G，1.5 英寸的针头推入关节，直到针接触股骨滑车
- 替代手术
  - 无关节造影的 MR 检查

按步骤操作：髌股关节侧方入路

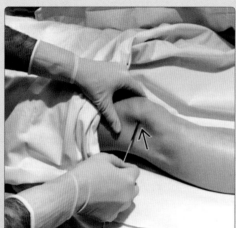

按步骤操作：髌股关节侧方入路（早期填充）

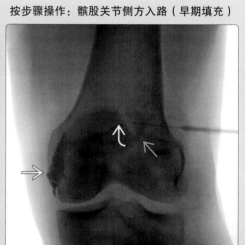

（左图）临床照片显示髌股关节侧缘穿刺发的膝关节造影的计划穿刺点 ➡️。触诊髌骨的外侧边缘，并在其中点标记皮肤。在大多数患者中，髌骨很容易被触诊到。（右图）显示了侧向髌股关节入路膝关节造影。针头盖髌骨外侧，尖端靠近中线 ➡️。对比剂从针尖流出并填充正常关节隐窝 ➡️。患者是分开两瓣的髌骨 ➡️，这是一种正常变异

按步骤操作：髌股关节侧方入路

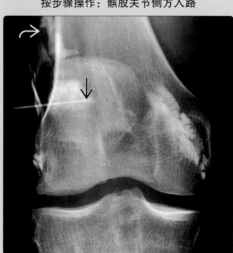

按步骤操作：髌股关节侧方入路（早期填充）

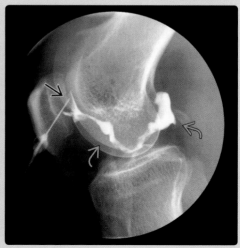

（左图）针尖 ➡️ 前进到髌骨中段。对比剂从针尖自由地流入到关节隐窝内。髌上凹 ➡️ 外侧延伸到股骨外侧，在该区域看到的对比剂不应该被误认为是外渗。（右图）在髌股关节侧缘入路时获得的侧位平片上，针尖 ➡️ 覆盖在股骨关节上方。对比剂从针尖 ➡️ 流出，与关节内定位一致

术 语

定义

- 膝关节造影：将对比剂注入膝关节，然后进行成像

术 前

适应证

- 半月板切除术后膝关节评估
- 已知／疑似透明软骨缺损
- 评估骨软骨病变

禁忌证

- 覆盖的软组织感染
- 凝血功能障碍

术前准备

- 药物
  - 1% 利多卡因用于局部麻醉
  - 全强度碘化对比剂
  - 钆（MR 关节造影）
  - 盐水
- 设备
  - 标准关节造影托盘
    - 无菌的，有孔铺巾
    - 局部消毒液
    - 18G，20G 和 25G 1.5 英寸针头
    - 1ml，5ml，10ml 和 30ml 注射器
  - 引导设备（透视）
  - 皮肤定位器：金属 BB 或其他定位仪器
  - 不被擦除的标记

介入操作

患者体位 / 位置

- 患者仰卧，膝关节完全伸展或尽可能减小屈曲，脚趾指向上方

设备准备

- 准备对比剂溶液
- MR 关节造影
  - 1 个 30ml 注射器，内含有用生理盐水 1∶200 稀释的钆剂
    - 例如，0.15ml 的钆和 30ml 的盐水
  - 1 个 10ml 全强度碘化对比剂注射器
- CT 关节造影
  - 1 个 1∶1 稀释的全强度碘化对比剂和生理盐水的 30ml 注射器

手术步骤

- 髌股关节侧方入路
  - 触诊髌骨外侧缘，并在其中点标记皮肤

- 使用无菌技术，消毒和覆盖注射部位
- 用 1% 利多卡因进行局部麻醉
- 在侧向轻轻地推动髌骨，同时将 20~22G，1.5 英寸针头推入关节，针对准髌骨中心下表面的假想点
- 针尖应与髌骨软骨接触
- 一旦针与髌骨软骨接触，如果可能，吸出液体
  - 避免因关节积液过度稀释对比剂
- 注入少量碘化对比剂以确认针位置
  - 对比剂应向远离针头方向移动
  - 如果针尖周围的团聚，则针不是关节内的，必须重新定位
- 换用含有稀释钆的注射器（如果 MR 关节造影）并进行对比剂注射
  - 注射量：约 30ml
- 点片获取图像（前后位和侧位）
- 将 ACE 绷带紧贴在髌上囊上
  - 非必须的；使对比剂从关节囊到膝关节内
- 替代方法：前入路法
  - 对于肥胖患者，髌骨不可触及，以及严重髌股关节骨关节炎患者有用
  - 患者仰卧，膝盖轻微屈曲，脚趾指向上方
  - 定位在股骨滑车的下方，仅在髌腱的内侧或外侧
  - 将 20~22G，1.5 英寸的针头推入关节，直到针接触股骨滑车

替代操作 / 治疗

- 放射学
  - 无关节造影的 MR
    - 通常，MR 关节造影在诊断复发性半月板撕裂方面比传统 MR 更准确

结 果

问题

- 关节外注射
  - 通常，针尖太浅表；推进针直到遇到骨头
  - 采用髌股关节入路，针尖可能过于后方
    - 穿刺时更靠前，瞄准髌骨下表面

并发症

- 最严重的并发症
  - 感染（罕见）
- 其他并发症
  - 手术后疼痛
    - 通常是短暂的，可能会持续数天
    - 使用非甾体类抗炎药物，对乙酰氨基酚
    - 苯那君通常可有效治疗疼痛

（左图）透视点片平片显示了前入路膝关节造影的理想置针位置，针尖➡在股骨滑车上。当髌骨不易触及时，这种方法在肥胖患者中通常更容易。（右图）前入路膝关节造影显示关节内对比剂自由地从针尖流出并延伸到髌上囊➡

按步骤操作：前入路法

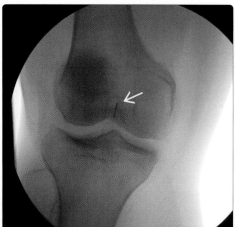

按步骤操作：前入路法（早期填充）

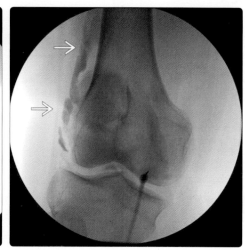

（左图）对比剂良好的关节充盈，对比剂勾勒出正常的关节隐窝陷➡并延伸到髌上囊。（右图）侧位图显示足够的关节充盈，对比剂填充膝盖的前隐窝➡和后隐窝➡并延伸到髌上囊➡

按步骤操作：前入路法（晚期填充）

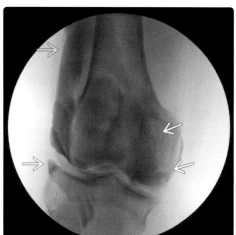

按步骤操作：前入路法（侧面观）

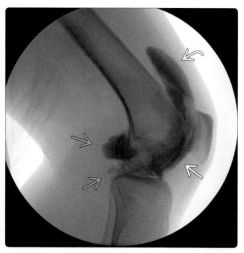

（左图）MR 冠状位 T_1 脂肪抑制关节造影显示对比剂显示出了前交叉韧带➡和半月板➡。（右图）冠状位 CT 关节造影显示十字韧带➡和半月板➡周围的对比剂。与 MR 关节造影不同，CT 关节造影只有当它们被对比剂包绕着才能很好地显现关节内结构。含有对比剂的良好的关节扩张是诊断性 CT 关节造影的关键

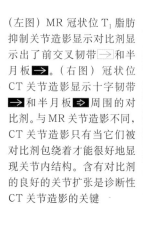

正常 MR 关节造影

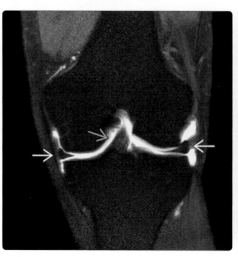

正常冠状位 CT 关节造影

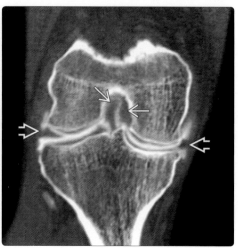

外侧半月板撕裂

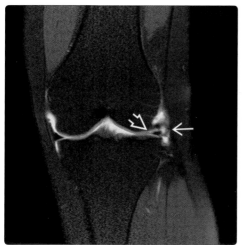

关节外对比剂注射

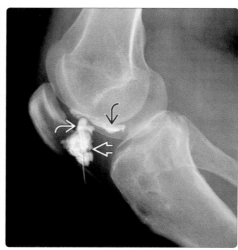

（左图）MR 位冠状位 T_1 脂肪抑制显示关节内对比剂延伸进入到外侧半月板的水平撕裂 ➡️，并进入一个与半月板撕裂相通的半月板旁囊肿 ➡️。（右图）侧位透视片显示针尖 ➡️ 太低。对比剂在 Hoffa 脂肪垫 ➡️ 成团。少量对比剂延伸到关节内 ➡️，可能沿着髌下皱褶。注射到 Hoffa 脂肪内，患者会非常痛苦

混合注射

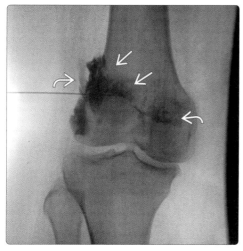

混合注射

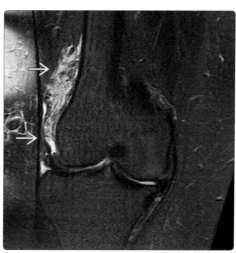

（左图）前后位膝关节造影显示针尖周围的关节外对比剂池，不符合正常的关节轮廓 ➡️。在膝关节内侧和外侧有少量的关节内对比剂 ➡️。（右图）同一患者的MR 冠状位 T_2 脂肪抑制显示沿着股骨外侧的脂肪中的关节外对比剂 ➡️

上皱襞

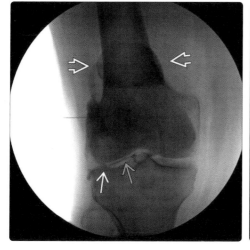

上皱襞

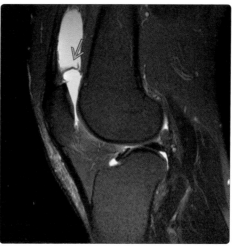

（左图）前后位膝关节造影显示，由于上皱襞存在，对比剂池优先地出现在髌上囊 ➡️。膝盖的外侧隔室有少量的对比剂，勾勒了软骨 ➡️ 和外侧半月板 ➡️。（右图）同一患者的 MR 矢状位 T_1 脂肪抑制表现为膝关节和髌上囊之间的带状结构 ➡️，与上皱襞一致。滑膜皱襞是滑膜层叠并且被认为代表着胚胎残余物

关键点

术前
- 适应证
  - 诊断性：主要用于评估骨软骨病变和（或）游离体
  - 治疗性：关节炎；缓解疼痛

介入操作
- 前路手术，膝关节屈曲，足底与足底相对，或在侧卧位
  - 如果设备允许，理想的是能够在前后位和侧位投影中间歇地观察针
- 触诊和避免足背动脉以及前踝肌腱的关键
- 使用 25G 针头，用于麻醉和实际关节造影
- 存在许多潜在的穿刺点
  - 胫骨前肌腱内侧

- 伸肌腱长的内侧
- 伸肌腱长伸肌和伸长趾长肌之间
- 内侧或外侧间隙
- 进入关节远端的皮肤，以避开背侧距骨唇
  - 可将针角度调整向头部，放置在关节间隙内，或简单地对准距骨圆顶，因为这是关节内结构
- 填充屈肌腱长腱鞘或距下关节是正常变异
- 如果在脚踝处进行金属植入，或在精选骨细节的情况下植入，CT 关节造影优于 MR 关节造影
- 报告结果
  - 报告传统的 MR 表现，特别注意距骨穹隆的骨软骨病变，评估稳定／不稳定的病变，以及游离体

（左图）胫前肌腱 →，拇趾长肌腱（EHL）→ 和趾长伸肌（EDL）肌腱 ➡ 与足背动脉一起显示。在进针时应避开这些结构。（右图）前后位透视图像显示在 EHL 肌腱和 EDL 肌腱之间的前入路注射。触诊和避开前踝肌腱和足背动脉对这种技术至关重要。对比剂注射确认关节内针位置 →

踝部韧带前面观

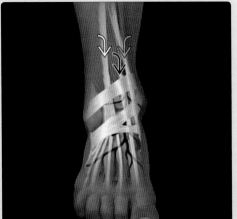
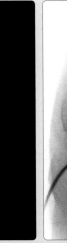

前入路穿刺法踝关节注射

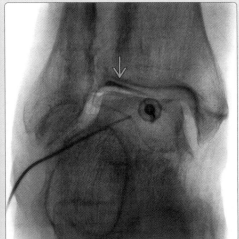

（左图）前后位透视图像显示针位于内侧透明腔的上半部分内。该技术避开了胫前肌腱和足背动脉。（右图）前后位透视图像显示针尖位于外侧透明腔的上半部分，伴随着关节内注射对比剂流 →

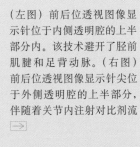

内侧透明腔注射

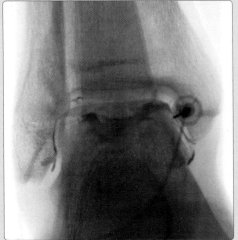

外侧透明腔注射

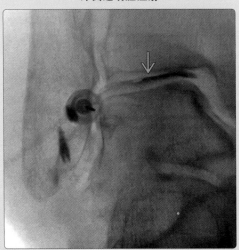

踝关节造影术

术 前

适应证

- 诊断性：主要用于评估骨软骨病变和（或）游离体
  - 也可以用于评估韧带损伤，尽管这通常可以通过用常规 MR 来完成
- 治疗性：关节炎；缓解疼痛

禁忌证

- 感染覆盖／涉及针入口部位

介入操作

患者体位／位置

- 最佳操作方法
  - 前入路
- 可以在患者仰卧位或侧卧位进行
  - 可以弯曲膝盖将脚的足底表面平放在桌子上
    - 未受影响的腿弯曲并置于靠近患侧位置
  - 旋转透视检查臂以提供前后位或榫眼视图
  - 理想情况下，透视旋转也可以在手术过程中进行侧位成像

手术步骤

- 按照常规消毒皮肤／覆盖目标区域
- 触诊和避开足背动脉至关重要
- 使用 25G 1.5 英寸针头进行麻醉和关节造影
- 从前入路进入关节，可选以下几种方法之一操作
  - 瞄准距骨穹顶，内侧至胫骨前肌腱，内侧至拇长伸肌，或伸肌腱长伸肌和趾长伸肌之间
    - 由于前脚踝囊位于距骨颈部，因此接触的距骨穹顶则是位于关节内
    - 实际上无需在胫骨和距骨关节面之间置针
  - 也可以瞄准内侧或外侧透明腔，同时在榫眼视图中显示踝关节
- 穿刺点~踝关节下方 1~2cm，以避免胫骨远端背侧关节唇
- 将针推入关节并注射少量对比剂以确认针在关节内位置
  - 注意：胫骨关节可与距下关节以及拇长屈肌腱鞘连通
- 注射对比剂扩张胫骨关节，2~6ml

替代操作／治疗

- 超声
  - 特别适用于关节积液的情况和（或）要求抽吸
  - 成像和标记足背动脉和伸肌腱
  - 定位关节前隐窝，内侧至胫骨前肌腱，并将针推进关节
  - 也可以直接靶向最大的关节积液区，注意避开主要的神经血管结构

术 后

术后成像

- MR 成像规范
  - 者仰卧，脚跟对着起落架，脚趾垂直
  - 矢状位和冠状位图像通常最适用于软骨异常和骨软骨病变的评估
  - 冠状和轴状图像通常最适合韧带损伤评估
    - 冠状图像：垂直于距骨轴
    - 横断位图像：与距骨轴平行
  - 需要 1 个不含脂肪饱和的 T_1WI 平面序列
    - 否则可能无法识别骨髓异常及肌肉萎缩等
  - 在所有 3 个平面中联合扫描 PD/T_2 脂肪抑制序列和 T_1 脂肪抑制序列
- CT 成像规范
  - 如果金属植入踝关节内或者踝关节周围，则 CT 关节造影优于 MR 关节造影
    - 或者询问临床医生／外科医生详细评估骨质
  - 毫米或亚毫米切片，冠状和矢状位重建
  - 查看软组织窗和骨窗重建

结 果

问题

- 针穿刺点过于偏向头侧
  - 在前后视图上会看起来位置很好
  - 侧位视图显示针被胫骨前缘阻塞
- 对比剂填充距下关节
  - 正常变异
  - 如果进行注射以缓解疼痛，与距下关节的交通理论上可能会混淆确定疼痛部位的结果
- 对比剂填充跖长屈肌腱鞘
  - 正常变异

（左图）侧位视图显示针尖触碰到距骨圆顶，这是一种关节内结构。对比剂注射确认针尖位置▭➡处于关节内。（右图）侧位关节造影显示针尖➡进入踝关节稍下方并且向头侧倾斜角度。进针的过程避开了胫骨的背侧关节唇➡，如果使用直线穿刺方法，背侧关节唇会阻止针的进入。值得注意的是，针尖可以如本例所示直接放置在胫骨和距骨关节表面之间，或者在距骨圆顶处

置针

置针，向头侧倾角

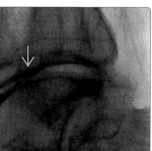
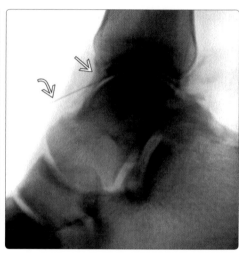

（左图）侧面关节造影显示踝关节对比剂注射后FHL肌腱腱鞘➡正常的对比剂填充。任何其他肌腱鞘的填充表明置针错位或韧带断裂。（右图）横向关节造影显示置针位置不良。针穿刺点的位置太高➡，导致关节外的注射▭➡。随后的重新定位实现了关节内注射▬➡。后距下关节填充▭➡是正常变异，约15%的患者中可见

腱鞘填充

较差的置针

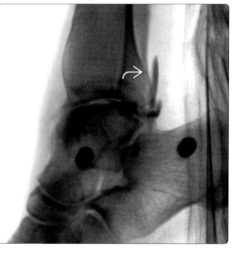
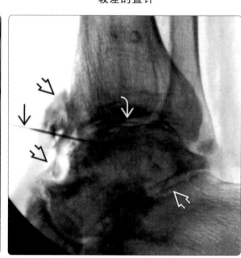

（左图）关节造影后的横断位MR显示正常的前➡、后▭➡胫腓韧带，正好处于胫骨平台上方。前关节隐窝扩充良好。在该水平应该没有后关节隐窝。（右图）关节造影后的MR横断位T_1WI脂肪抑制显示正常的前距腓韧带➡，其附着于距骨颈▭➡的上外侧角。还可以看到一部分踝间韧带▬➡

正常 MR 踝关节造影（横断位）

正常 MR 踝关节造影（横断位）

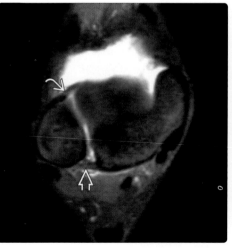
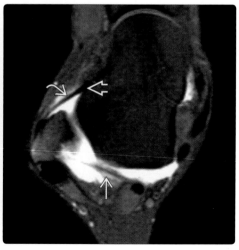

正常 MR 踝关节造影（横断位）

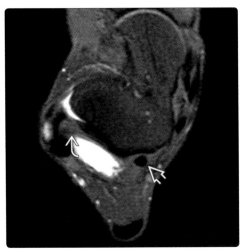

正常 MR 踝关节造影（冠位）

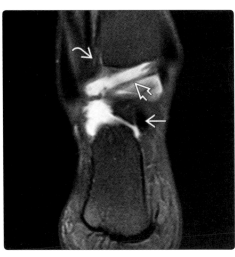

（左图）关节造影术后获得的 MR 横断位 T_1WI 脂肪抑制显示正常的后距腓韧带 →，它很少被撕裂。但 FHL → 肌腱鞘虽然在本例中未见对比剂，但有时会看到充盈着的对比剂。（右图）关节造影后获得的 MR 冠状位 T_1WI 脂肪抑制显示正常的后胫腓韧带 → 和正常的髁间韧带 →，有时称为横韧带。在关节附近可以看到 FHL 肌腱 →

正常 MR 踝关节造影（冠位）

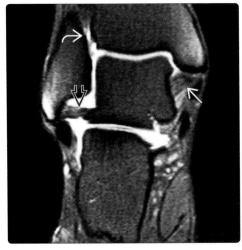

正常 MR 踝关节造影（冠位）

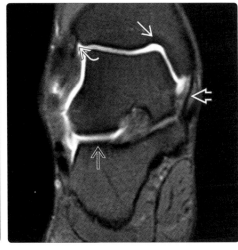

（左图）MR 冠状位 T_1WI 脂肪抑制关节图显示正常的三角肌 → 和距腓后韧带 →。对比剂延伸到正常的韧带联合隐窝 →。（右图）MR 冠状位动脉 T_1WI 脂肪抑制关节造影显示正常的胫腓前韧带 →。三角肌浅韧带的胫骨关节带 → 可见于内侧。注意距下关节 → 的正常填充。胫骨内侧髁 → 的局灶性凹陷是正常的

正常 MR 踝关节造影（冠位）

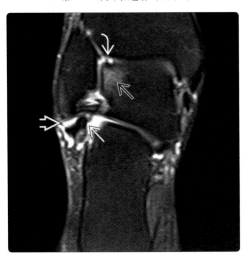

正常 MR 踝关节造影（横断位）

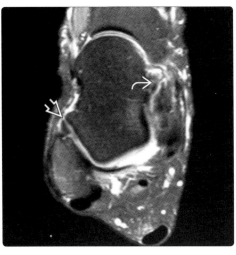

（左图）MR 冠状位 PD 脂肪抑制关节造影显示小的软骨缺损 → 与沿着距骨圆顶的骨髓水肿 →。还要注意到撕裂的跟腓韧带 →。对比剂穿过撕裂的韧带延伸并围绕在腓骨肌腱周围 →。（右图）横断位 MR 关节造影显示慢性距腓前韧带撕裂 →，可能是由于前外侧踝撞击的关节唇损伤。三角浅韧带也撕裂了 →

足关节造影术

术前

- 适应证
  - 大多数足部注射是治疗性的
  - 用于治疗和确认疼痛来源

介入操作

- 定位患者以将关节置于可现实状态
  - 根据需要将毛巾放在脚下
- 使用同一 25G 针进行浅表麻醉和关节注射
- 关节容量很小；不要过度注射
  - 在治疗注射前，使用少量对比剂（0.5ml 或更少）确认针位于关节内
- 在结核菌素注射器中使用小体积的高浓度皮质类固醇，以准确测量注射剂量
- 首先注射皮质类固醇；如果有足够的空间，再使用

长效麻醉剂

- 不要过度注射
  - 让患者在感觉关节饱满时，报告以终止注射
- 观察和报告
  - 疼痛缓解程度，关节间变异的沟通

结果

- 问题
  - 骨赘可能会阻止注射
    - 特别是在中足部
  - 正前方骨赘常在透视检查中看不到
    - 转动脚或透视方向以观察和避开骨赘
- 并发症
  - 最严重的并发症
    - 感染（罕见）

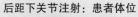

后距下关节注射：患者体位　　　　　　**后距下关节注射**

（左图）照片显示患者对后距下关节内注射的定位。脚不是完全的侧向投影，但是脚趾➡️略微向下突出。这使关节侧面➡️的部分得以显示。（右图）关节造影显针位于距骨外侧突➡️与足跟骨 Gissane's 角➡️之间。针位于腓骨尖端的下方并略微偏前侧。对比剂从针尖流入关节内➡️

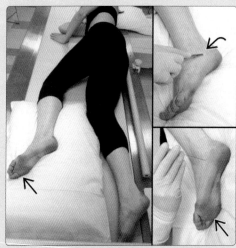
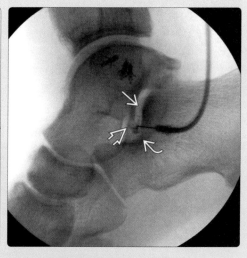

后距下关节注射　　　　　　**后距下关节注射：替代入路**

（左图）前后位关节造影显示针➡️进入后距下关节，对比剂勾勒出了关节面➡️。前后位视图可用于确认针位置，但不建议用于引导初始进针。（右图）侧面关节造影显示针➡️在患者的后距下关节的后外侧部分，患者较大的侧方骨移植物阻塞了通常的注射部位。对比剂➡️勾勒了关节的轮廓

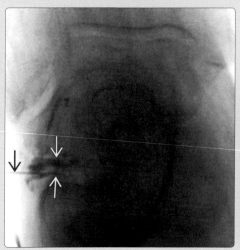
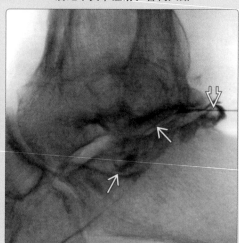

术 语

定义

- 足部关节造影：影像引导下的足部对比剂注射

术 前

适应证

- 大多数的足部注射都是治疗性的

术前准备

- 核查项目
  - 观看先前的相关成像
  - 签署手术知情同意书
  - 过敏
- 药物
  - 麻醉剂
    - 1% 不含防腐剂的利多卡因
    - 0.5% 罗哌卡因
  - 皮质类固醇：用于治疗性关节造影
    - 小剂量使用高浓度皮质类固醇（足部小关节）
    - 例如，80mg/ml 乙酸甲泼尼龙；在小关节使用 20~25mg
- 设备
  - 非离子碘化对比剂
  - 标准关节造影套装
  - 皮肤定位装置

介入操作

患者体位 / 位置

- 最佳操作方法
  - 定位患者将关节置于可显示位置
  - 脚下的放置毛巾，将其放置在最佳位置

设备准备

- 使用相同的 25G 针头进行浅表麻醉和关节注射

手术步骤

- 注射尽量少量（<0.5ml）碘对比剂，以记录针位于正确的位置
  - 足部关节容量小；必须为类固醇和（或）麻醉剂留出足够的空间
- 注射皮质类固醇；考利到小的关节量，如果有足够的空间，再使用长效麻醉剂（0.5% 罗哌卡因）
- 距下关节
  - 距骨和跟骨之间的关节
    - 分为前，后距下关节，他们之间不交通
      - 前距下关节有前、中关节面，与距舟关节沟通；有时被称为距跟舟关节
      - 后距下关节仅有后关节面；在少数患者，后距下关节可与胫距关节相通
  - 后距下关节（侧入路）
    - 将患者置于侧卧位
    - 侧脚的侧面向上，脚支撑在毛巾上

- 根据需要将枕头放在膝盖下
  - 调整脚的旋转直到距骨外侧突斜面和足跟骨 Gissane's 角（由跟骨上表面向下和向上的斜面形成的角）清晰可见
  - 距骨外侧突与足跟骨 Gissane's 角之间进针
  - 可以在前后位或和椎眼视图上确认位置
  - 注射量：3~4ml
- 前距下（距跟舟）关节
  - 让患者仰卧
    - 膝盖弯曲，足部平放在透视台上
  - 在前后位视图上定位距骨和舟骨
  - 在侧位图对比剂流入距下关节显示最佳
  - 注射量：3~4ml
- 跟骰关节
  - 与后距下关节注射相同的姿势
  - 将脚旋转至跟骰关节显示
    - 通常通过轻微的内部旋转实现
  - 注射量：约 1ml
- 舟楔关节
  - 将患者置于仰卧位
    - 膝盖弯曲，足部平放在透视台上
  - 以前后位视图，在舟骨和第 1 或第 2 之间楔骨之间定位用于注射
  - 注射量：约 1ml
- 跗跖（TMT）关节
  - 将患者置于仰卧位
    - 膝盖弯曲，足部平放在透视台上
  - 如果使用 C 臂，调整投射角度获取显示关节轮廓的最佳角度
  - 3 个独立的关节囊
    - 第 1 跗跖关节：在关节中心注射
    - 第 2 至第 3 跗跖关节：可以在切线位置注射；穿刺不太严重的骨关节炎部位可以更容易进入关节
    - 第 4 至第 5 跗跖关节：将脚转向内部倾斜位置，注入任一射线位置
  - 注射量：约 1ml
- 跖趾关节（MTP）
  - 将患者置于仰卧位
    - 膝盖弯曲，足部平放在透视台上
  - 在关节近端中心置针，向远端成角，在近节跖骨的背缘之下
  - 第 1 跖趾关节注射量：1.0~1.5ml
  - 第 2 至第 5 跖趾关节注射量：<1ml

观察与报告

- 疼痛缓解程度
- 关节间变异的交通

替代操作 / 治疗

- 放射学
  - 超声引导下注射

（左图）侧位关节造影显示针➡️似乎覆盖在后距下关节。然而，由于脚是倾斜定位的，关节的较小的、更水平的中间部分得以显示，而关节的后部未得以显示。对比剂➡️邻近关节聚集成团。（右图）在调整足的定位和针的位置后，侧位关节造影显示对比剂➡️现在是关节内的。正确定位对于后距下关节注射至关重要

后距下关节注射：关节外置针

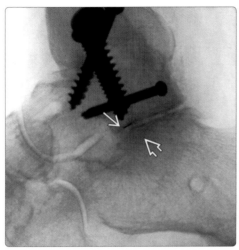

后距下关节注射：正确置针

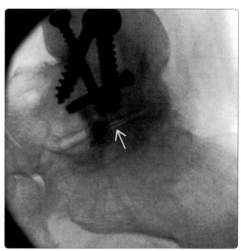

（左图）侧位关节造影显示针位于前距下关节中间关节面➡️。对比剂显示了关节➡️轮廓并延伸到邻近的前关节面➡️。（右图）前后位关节造影显示针➡️位于距舟关节内。距舟关节与前距下关节连通。因此，注射前距下关节的最简单方法是通过距舟关节注射

前距下关节注射

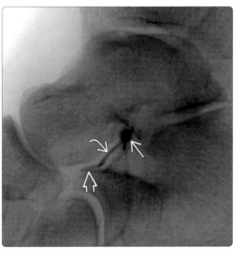

距舟关节注射

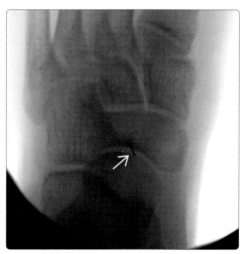

（左图）侧位关节造影显示针位于跟骰关节下部边缘处➡️，该部位存在有关节凹陷，并且该处关节通常最容易进入。脚处于倾斜的侧位。（右图）斜位关节造影显示第5跖跗关节（TMT）关节内的针位置➡️，对比剂显示了第4和第5跖跗关节的共同腔➡️。将脚放置在倾斜位置以消除第3跖跗关节的重叠

跟骰关节注射

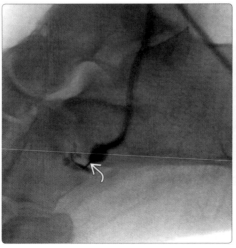

跖跗关节注射

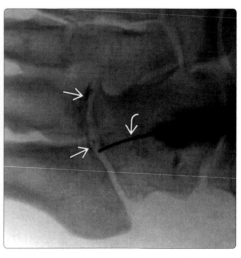

第 1 跗跖关节注射

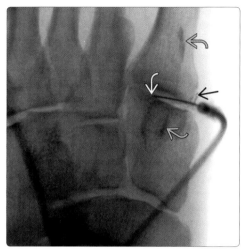

第 1 跗跖关节注射

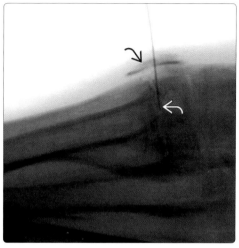

（左图）前后位关节造影显示针尖 ➡ 在第 1 跗跖关节中的适当位置。初始注射进入伸肌腱腱鞘 ➡，背侧至关节。向前推进针，并且在第二次尝试时，对比剂显示了关节轮廓 ➡。（右图）同一患者的侧面关节造影显示伸肌腱鞘 ➡ 内的初始注射的对比剂，并确认了针在关节中满意的位置 ➡

第 2 跗跖关节注射

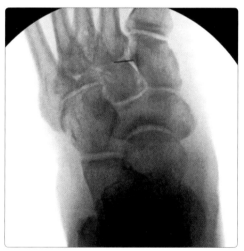

骨赘导致的拇趾外翻

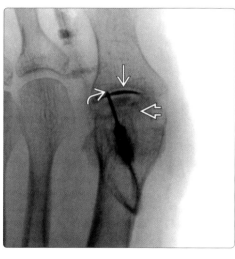

（左图）前后位关节造影显示在第 2 跗跖关节的针。透视球管已经倾斜以显示关节的轮廓。第 2 和第 3 跗跖关节具有共用的关节腔，针可以放置在任一关节处以进行注射。（右图）前后位关节造影显示第 1 距趾关节（MTP）关节的针位置 ➡ 和勾勒出关节面的对比剂 ➡。大的背侧骨赘 ➡ 并不常见，因为它们都是在脚面部的。针轻轻地"越过"骨赘，直到它滑入关节

距趾关节造影

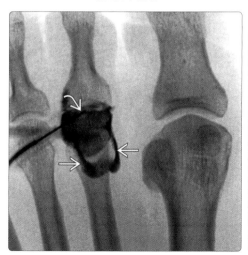

距板破裂

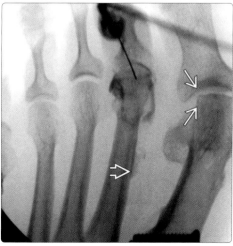

（左图）前后位关节造影显示位于第 2 距趾关节内的穿刺针 ➡ 和填充正常关节及足底凹陷 ➡ 的对比剂。针可以穿过或临近趾伸肌腱。（右图）前后位关节造影显示沿屈肌腱鞘的对比剂外溢 ➡，表明足距板破裂。这种情况发生在第 2 脚趾压力突然增加的情况。注意短的第 1 距骨，距骨内翻和拇外翻畸形 ➡，导致压力转移到第 2 脚趾上

参考文献详见：